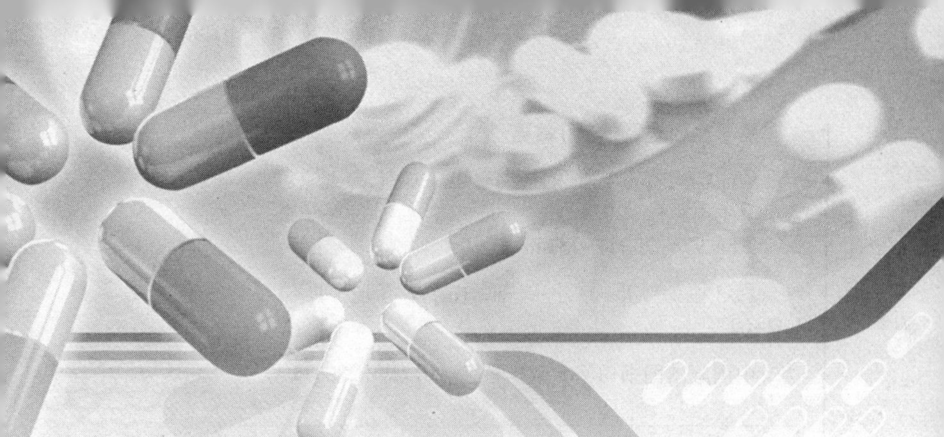

临床实用药物手册

第3版

主　编　刘华钢

副主编　黄仁彬　吴　闯　李　梅

编　委（按姓氏笔画排序）

王　劲　王希斌　王稼农　叶冬梅

刘华钢　刘晓霞　李　梅　杨　斌

杨天燕　杨玉芳　吴　闯　宋次娇

席加喜　凌建国　黄仁彬　焦　杨

人民卫生出版社

图书在版编目(CIP)数据

临床实用药物手册/刘华钢主编. —3 版. —北京：人民卫生出版社，2014

ISBN 978-7-117-18148-8

Ⅰ. ①临… Ⅱ. ①刘… Ⅲ. ①药物-手册 Ⅳ. ①R97-62

中国版本图书馆 CIP 数据核字(2013)第 280575 号

临床实用药物手册

第 3 版

主　　编：刘华钢
出版发行：人民卫生出版社（中继线 010-59780011）
地　　址：北京市朝阳区潘家园南里 19 号
邮　　编：100021
E - mail：pmph @ pmph. com
购书热线：010-59787592　010-59787584　010-65264830
印　　刷：北京人卫印刷厂
经　　销：新华书店
开　　本：850×1168　1/32　　**印张**：26. 5
字　　数：923 千字
版　　次：2004 年 8 月第 1 版　　2014 年 2 月第 3 版
2018 年 5 月第 3 版第 5 次印刷(总第 13 次印刷)
标准书号：ISBN 978-7-117-18148-8/R · 18149
定　　价：58. 00 元

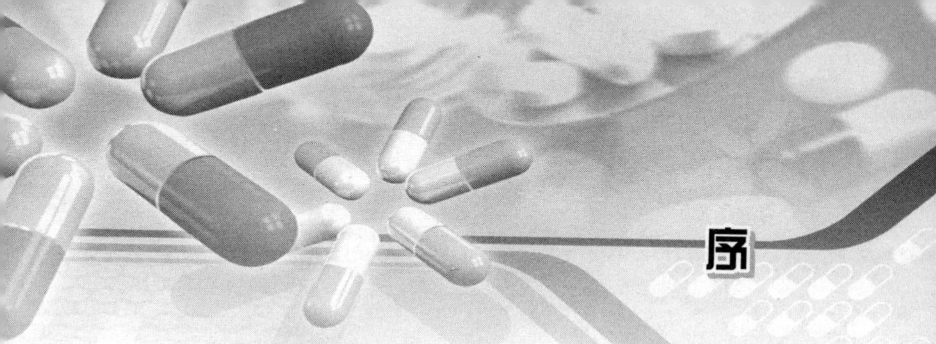

序

应广大读者要求，由广西医科大学药理学教授、博士生导师刘华钢主编的《临床实用药物手册》初版于2004年，2008年再版后，如今又得以再版。十年前的药物手册，至今仍受青睐，可见其不同一般。“千锤万凿出深山，烈火焚烧若等闲”，或许可为该书作此比喻。

今日经作者重新组织、整理、修订，附上近年诸多新信息。新版《临床实用药物手册》继续根据国家基本药物目录和医保药物目录，结合临床应用实际，淘汰一些临床上不常使用的旧品种，补充了一批临床上使用的新品种，调整了部分药物品种分类，使该书与时俱进，更符合临床用药实际。全貌呈现读者面前，令感耳目一新。

我有幸与作者曾有数年同事的经历，深感她不仅行政领导能力一流，在药理学科研和临床方面技术精湛，在国内同行中享有很高盛誉。她治学严谨、言传身教，带出了众多博士、硕士，驰行八桂，为广西药理工作贡献甚多。此书再版系她在烦琐行政事务中抽出业余时间，逐行、逐句修订，费功不少。我有幸提早拜读，受益匪浅。有鉴于此，乐从华钢教授盛请，再版作序，向临床医师、研究生和医学生推荐此书。

广西心血管病研究所所长

广西医科大学博士生导师、二级教授　刘唐威

2014年1月

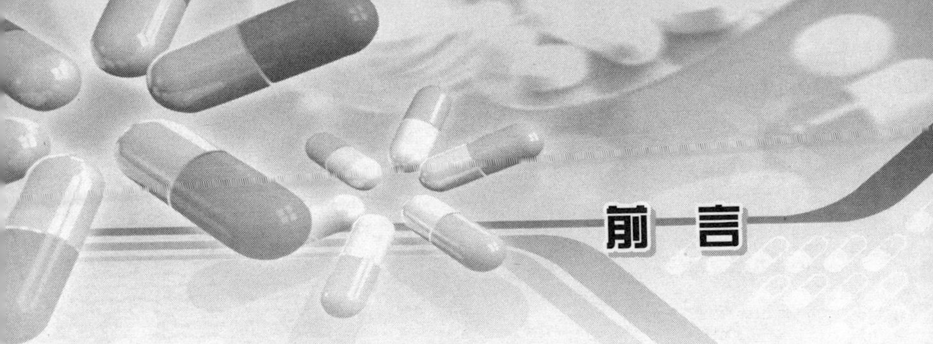

前言

临床用药是防病治病的重要环节，由于医药科学发展迅速，药物品种、剂型、规格迅猛增加，给临床医生在合理选用药物品种、有效防治疾病方面带来了一定困难，特别是对临床实习的医学生而言，迫切需要一本能够快速查阅药品信息的实用类药物手册，为此，在2004年我们组织广西医科大学药理学教研室的老师和药剂科的药师共同编写了这本《临床实用药物手册》，给临床医生和临床实习医学生提供了方便。经过几年的临床使用，《临床实用药物手册》很受读者欢迎，为了适应临床用药的新发展，我们根据临床用药的情况，对《临床实用药物手册》进行了修订，删除了淘汰药物，补充了新上市进入临床的药物，以满足临床用药的需要。

本次修订收载临床上常用的西药处方药和中成药，西药处方药按疾病系统分类，中成药按功能主治分类，药品主要收载国家基本药物目录和医保品种及部分临床使用的新药品种。

本书共收录西药24类1138种药物，中成药24类518种药物。每一品种包括的内容：品名（中文药名、英文药名）、剂型与规格、用法与用量、药理与用途、不良反应、注意事项。

随着医药科学的不断发展，药品在使用期限中剂型规格可能会有变化，作用和用途、不良反应和药物相互作用也可能有新的发现。请读者密切注意药品剂型规格的变化，注意药品新的研究动态，注意总结临床使用经验，更加合理、更加安全、更加有效地使用药品，为人类健康服务。

编　者

2014年1月

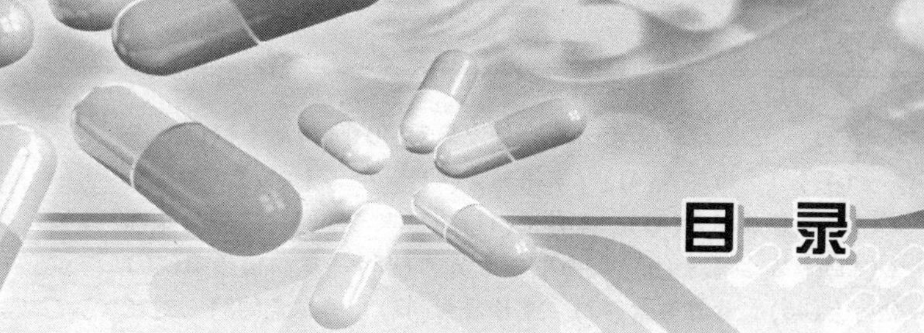

目 录

上篇 化学药品

下篇　中成药

目 录

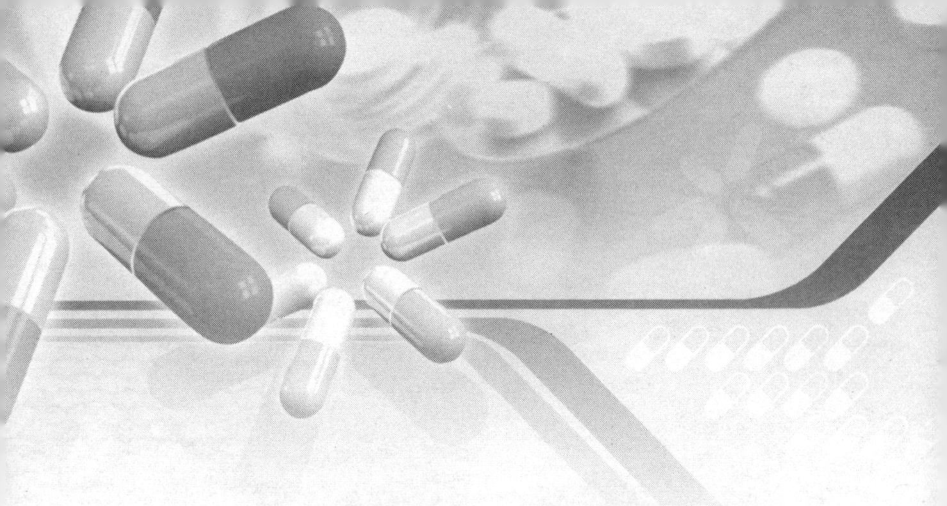

上篇　化学药品

第一章 处方书写与发药程序

一、处方的正确书写

（一）处方概念

1. 处方组成　处方作为执业医师或执业助理医师为患者开具的用药指令，是药学人员调配药品的一种特殊文件，具有一定的组成及格式。处方由处方前记、处方正文、处方后记三部分组成，已被国际公认。

（1）处方前记：首先各医院的专用处方，在处方抬头处均印有各医院名称，其他印有姓名、性别、年龄（婴幼儿要写体重）、科别、病历号（门诊处方应为门诊号，住院处方应为住院号）、日期等，以上项目均为处方前记的必备部分，处方前记一般也称为自然项目。处方前记的认真填写，有利于药师在审查处方及调配药物时作为参考。

（2）处方正文：处方正文是以 RP（拉丁文 Recipe“请取”的缩写）起头，主要包括：药品名称、剂型、规格、数量及用药方法等。正文部分是处方的核心部分，药品名称开通用名，医院制剂开药品监督管理部门批准的名称，医师不可随便制造药名或随便简写或缩写药名，以避免发错药，造成不良后果。药品的剂量单位均应按法定要求书写。

（3）处方后记：通常在处方下方印有医师、药师调配及发药等人员签字处，同时还有药费（价）或记帐一项，有的开处方日期放在处方笺下方。

2. 处方的区分　为了区分处方类别，减少差错，保证患者安全用药，以药品分类管理为依据，对处方颜色做相应规定：普通处方用纸为白色；急诊处方用纸为淡黄色，右上角标注“急诊”；儿科处方用纸为淡绿色，右上角标注“儿科”；麻醉药品和第一类精神药品处方用纸为淡红色，右上角标注“麻、精一”；第二类精神药品处方用纸为白色，右上角标注“精二”。

3. 处方的意义 处方包括法律性、技术性、经济性等三重意义。

(1) 法律性:因开具处方或调配处方所造成的医疗差错或事故,医师和药师分别负有相应的法律责任。医师具有诊断权和开具处方权,但无调配处方权;药师具有审核、调配处方权,但无诊断和开具处方权。

(2) 技术性:开具或调配处方者都必须由经资格认定的医药卫生技术人员担任。医师对患者作出明确的诊断后,在安全、合理、有效、经济的原则下,开具处方。药学技术人员按医师处方准确、快捷地调配,并将药品发给患者应用。体现出开具或调配处方的技术性。

(3) 经济性:处方是药品消耗及药品经济收入结账的凭证和原始依据,也是患者用药的真实凭证。

4. 处方权限 医师均有处方权,进修医师经院领导或医务部(处)批准有处方权,实习医师在医师指导下可开具处方,其处方必须经医师签名方可生效。有处方权的医师应将本人签名式样留在药房备案。对于麻醉药品,必须具有医师以上专业技术职务,并经考核能正确使用麻醉药品的方可授权予麻醉药品处方权;有处方权的医师均不得为自己及其家属开方取药。院外会诊处方,须由经治医师签署后方可取药。急救用药,须在处方右上角注明"急"字,要求药房优先调配。对不符合规定、不合理处方,药房有权拒绝调配。

5. 处方限量 处方一般不得超过7日用量;急诊处方一般不得超过3日用量;对于某些慢性病、老年病或特殊情况,处方用量可适当延长,但医师应当注明理由。

医疗用毒性药品处方用量应当严格按照国家有关规定执行,不得超过2日极量。

为门急诊患者开具的麻醉药品注射剂,每张处方为一次常用量;控缓释制剂,每张处方不得超过7日常用量;其他剂型,每张处方不得超过3日常用量。第一类精神药品注射剂,每张处方为一次常用量;控缓释制剂,每张处方不得超过7日常用量;其他剂型,每张处方不得超过3日常用量。哌醋甲酯用于治疗儿童多动症时,每张处方不得超过15日常用量。第二类精神药品一般每张处方不得超过7日常用量;对于慢性病或某些特殊情况的患者,处方用量可以适当延长,医师应当注明理由。

为门急诊癌症疼痛患者和中、重度慢性疼痛患者开具的麻醉药品、第一类精神药品注射剂,每张处方不得超过3日常用量;控缓释制剂,每张处方不得超过15日常用量;其他剂型,每张处方不得超过7日常用量。

为住院患者开具的麻醉药品和第一类精神药品处方应当逐日开具,每张处方为1日常用量。

对于需要特别加强管制的麻醉药品，盐酸二氢埃托啡处方为一次常用量，仅限于二级以上医院内使用；盐酸哌替啶处方为一次常用量，仅限于医疗机构内使用。

医师利用计算机开具、传递普通处方时，应当同时打印出纸质处方，其格式与手写处方一致；打印的纸质处方经签名或者加盖签章后有效。药师核发药品时，应当核对打印的纸质处方，无误后发放药品，并将打印的纸质处方与计算机传递处方同时收存备查。

（二）处方书写规则

1. 患者一般情况、临床诊断填写清晰、完整，并与病历记载相一致。每张处方限于一名患者的用药。字迹清楚，不得涂改；如需修改，应当在修改处签名并注明修改日期。

2. 药品名称应当使用规范的中文名称书写，没有中文名称的可以使用规范的英文名称书写；医疗机构或者医师、药师不得自行编制药品缩写名称或者使用代号；书写药品名称、剂量、规格、用法、用量要准确规范，药品用法可用规范的中文、英文、拉丁文或者缩写体书写，但不得使用“遵医嘱”、“自用”等含糊不清字句。

3. 患者年龄应当填写实足年龄，新生儿、婴幼儿写日、月龄，必要时要注明体重。

4. 西药和中成药可以分别开具处方，也可以开具一张处方，中药饮片应当单独开具处方。开具西药、中成药处方，每一种药品应当另起一行，每张处方不得超过5种药品。

5. 药品用法用量应当按照药品说明书规定的常规用法用量使用，特殊情况需要超剂量使用时，应当注明原因并再次签名。

6. 除特殊情况外，应当注明临床诊断。开具处方后的空白处划一斜线以示处方完毕。处方医师的签名式样和专用签章应当与院内药学部门留样备查的式样相一致，不得任意改动，否则应当重新登记留样备案。

7. 药品剂量与数量用阿拉伯数字书写。剂量应当使用法定剂量单位：重量以克（g）、毫克（mg）、微克（μg）、纳克（ng）为单位；容量以升（L）、毫升（ml）为单位；国际单位（IU）、单位（U）；中药饮片以克（g）为单位。片剂、丸剂、胶囊剂、颗粒剂分别以片、丸、粒、袋为单位；溶液剂以支、瓶为单位；软膏及乳膏剂以支、盒为单位；注射剂以支、瓶为单位，应当注明含量；中药饮片以剂为单位。

二、发药的规范程序

（一）处方调配的基本程序

1. 药师应当凭医师处方调剂处方药品，非经医师处方不得调剂。药师应当按照操作规程调剂处方药品：认真审核处方，准确调配药品，正确书写药袋或粘贴标签，注明患者姓名和药品名称、用法、用量，包装；向患者交付药品时，按照药品说明书或者处方用法，进行用药交待与指导，包括每种药品的用法、用量、注意事项等。

2. 药师应当认真逐项检查处方前记、正文和后记书写是否清晰、完整，并确认处方的合法性，对处方用药适宜性进行审核，审核内容包括：规定必须做皮试的药品，处方医师是否注明过敏试验及结果的判定；处方用药与临床诊断的相符性；剂量、用法的正确性；选用剂型与给药途径的合理性；是否有重复给药现象；是否有潜在临床意义的药物相互作用和配伍禁忌；其他用药不适宜情况。

3. 药师经处方审核后，认为存在用药不适宜时，应当告知处方医师，请其确认或者重新开具处方。发现严重不合理用药或者用药错误，应当拒绝调剂，及时告知处方医师，并应当记录，按照有关规定报告。

4. 药师在完成处方调剂后，应当在处方上签名或者加盖专用签章。麻醉药品和第一类精神药品处方，按年月日逐日编制顺序号。不规范处方或者不能判定其合法性的处方不得调剂。

（二）查对制度

药师调剂处方时必须做到“四查十对”：查处方，对科别、姓名、年龄；查药品，对药名、剂型、规格、数量；查配伍禁忌，对药品性状、用法用量；查用药合理性，对临床诊断。

三、小儿用药剂量的计算方法

在审核小儿用药剂量时，可根据体表面积计算（表1-1）、根据体重计算（表1-2），以及根据成人剂量换算。

1. 根据体表面积计算小儿用药剂量　此方法比较合理，不仅适用于小儿，也适用于成人。

表 1-1　按照体表面积计算用药剂量

年龄	剂量(成人=1)	年龄	剂量(成人=1)
初生~1 个月	1/18~1/14	6~9 岁	2/5~1/2
1~6 个月	1/14~1/7	9~14 岁	1/2~2/3
6 个月~1 岁	1/7~1/5	14~18 岁	2/3~1
1~2 岁	1/5~1/4	18~60 岁	1~3/4
2~4 岁	1/4~1/3	60 岁以上	3/4
4~6 岁	1/3~2/5		

表 1-2　小儿剂量及体重的计算

年龄	按年龄换算剂量(折合成人剂量)	按年龄推算体重(kg)
新生儿	1/10~1/8	2~4
6 个月	1/8~1/6	4~7
1 岁	1/6~1/4	7~10
4 岁	1/3	
8 岁	1/2	
12 岁	2/3	

体重 30kg 以下的小儿:小儿体表面积=体重×0. 035+0. 1

小儿用量:成人剂量×某体重小儿体表面积/1. 7(其中 1. 7m^2 为成人 70kg 的体表面积)

体重 30kg 以上的儿童,其体表面积按下法推算,即体重每增加 5kg,体表面积增加 0. 1m^2。如 35kg 体表面积为 1. 1+0. 1=1. 2m^2;45kg 为 1. 4m^2;但 60kg 为 1. 6m^2;70kg 为 1. 7m^2。见表 1-1。

2. 根据体重和成人剂量计算小儿用药剂量(见表 1-2)

一岁以上体重按下式计算:实足年龄×2+8=体重(kg)

第二章 抗微生物药

一、抗 生 素

品名:青霉素 Benzylpenicillin(青霉素 G、Penicillin)

剂型与规格:粉针剂:注射用青霉素钠(钾)40 万 U、80 万 U、100 万 U、160 万 U。

用法与用量:一般感染:肌内注射或静脉注射,每日 80 万 ~ 320 万 U;儿童每日 3 万 ~ 5 万 U/kg;分 2 ~ 4 次给药。重症感染:静脉滴注,每日 240 万 ~ 2000 万 U;儿童每日 20 万 ~ 40 万 U/kg;分 4 ~ 6 次加至少量输液中作间歇性快速静脉滴注。

药理与用途:青霉素为 β-内酰胺抗生素。对革兰阳性菌及某些革兰阴性菌有较强的抗菌作用,金黄色葡萄球菌(金葡菌)、肺炎链球菌、淋病奈瑟菌及链球菌等对本品高度敏感;脑膜炎奈瑟菌、白喉杆菌、破伤风杆菌及梅毒螺旋体也很敏感。主要用于敏感菌引起的各种急性感染。

不良反应:青霉素类的毒性很低,但较易发生变态反应,严重的可致过敏性休克而引起死亡;大剂量应用青霉素抗感染时,可出现神经精神症状,停药或减少剂量可恢复;赫氏反应表现为以青霉素治疗梅毒时可有症状加剧现象;二重感染主要为耐药金葡菌、革兰阴性杆菌或白色念珠菌感染。

注意事项:有过敏性疾病史者、肾功能严重损害慎用;对本品、β-内酰胺类药物过敏者禁用;使用前必须做皮肤过敏试验;本品可经乳汁使婴儿致敏;钾盐不宜作静脉注射。

品名:普鲁卡因青霉素 Procaine Benzylpenicillin(青霉素混悬剂)

剂型与规格:粉针剂:40 万 U(含普鲁卡因青霉素 30 万 U、青霉素钾或青霉素钠 10 万 U)、80 万 U(含普鲁卡因青霉素 60 万 U、青霉素钾或青霉素钠 20 万 U)。

用法与用量:肌内注射,每日 40 万 ~160 万 U;儿童每日 40 万 ~80 万 U;婴儿为每日 5 万 U/kg;分 1 ~2 次肌内注射。预防应用时,则于术前肌内注射 80 万 U,术后每日 80 万 U,连续 2 日。

药理与用途:本药的抗菌谱基本上与青霉素相似。本品肌内注射后,慢慢游离出青霉素,使血浓度维持时间延长,显示长效作用,可达 48 小时,但血浓度较青霉素低。用于敏感菌所致的轻度感染,也可用本品治疗淋病、尿路感染、梅毒和喉炎等。亦用于治疗链球菌引起的肺炎、脑膜炎以及风湿性或先天性心脏病患者、化脓性皮肤病的治疗。

不良反应:参见青霉素。

注意事项:与青霉素相似,亦可发生各种变态反应等,因此用药前应先做过敏试验;对青霉素过敏者禁用;本品切不可作静脉注射或静脉滴注。

品名:青霉素 V Phenoxymethylpenicillin(苯氧甲基青霉素、Penicillin V)

剂型与规格:片剂:125mg、250mg、300mg、500mg。

用法与用量:口服,每日 1 ~1.5g;儿童每日 10 ~40mg/kg;分 3 ~4 次服用。

药理与用途:本品对酸稳定,口服吸收良好,其抗菌谱与青霉素完全相同。对革兰阳性菌和耐药金葡菌引起的感染有效,临床主要用于治疗葡萄球菌、溶血性链球菌及肺炎链球菌等所致的扁桃体炎、咽炎、中耳炎、肺炎、支气管炎、猩红热等以及蜂窝织炎、丹毒等软组织感染。

不良反应:可引起荨麻疹,皮疹,过敏性休克;可以引起胃肠道反应。

注意事项:青霉素过敏者禁用;有过敏疾病史者禁用;未经批准可免皮试的产品,使用前应进行皮肤过敏试验。

品名:苄星青霉素 Benzathine Benzylpenicillin(长效西林、比西林、Bicillin)

剂型与规格:粉针剂:30 万 U、60 万 U、120 万 U。

用法与用量:本品供肌内注射用,每日 60 万 ~120 万 U;儿童每日 30 万 ~60 万 U;每 2 周或 1 个月注射 1 次。临用前每 30 万 U 加注射用水 1ml,制成混悬液,宜用粗针头作深部肌内注射。

药理与用途:本品为青霉素与二苄基乙二胺结合的盐,为长效青霉素,抗菌谱与青霉素相似。肌内注射后缓慢游离出青霉素而呈抗菌作用,具有吸收较慢、维持时间长等特点。但由于在血液中浓度较低,故不能替代青霉素用于急性感染。本品适用于对敏感菌所致的轻度或中度感染，如肺炎、扁桃体炎、泌尿道感染及淋病等。还可用于风湿性心脏病及风湿热等患者的长期给药等。

不良反应：少数患者可发生过敏反应；偶有胃肠道反应；局部肌内注射可发生疼痛。

注意事项：对青霉素过敏者禁用。用药前需做过敏试验。本品不可作静脉注射。

品名：苯唑西林 Oxacillin（苯唑青霉素、新青霉素Ⅱ）

剂型与规格：粉针剂：0.5g、1g；胶囊剂：0.25g；片剂：0.25g。

用法与用量：静脉注射、肌内注射，每次1～2g，每日3～4次；儿童每日50～100mg/kg，分4次。口服，每次0.5～1g，每日4次。

药理与用途：本品为半合成青霉素，抗菌谱同青霉素，其特点是耐青霉素酶，故对耐药性葡萄球菌有效。对其他青霉素敏感菌的效力不如青霉素。本品对酸稳定，不被胃酸破坏且易吸收，故口服有效。主要用于耐青霉素的葡萄球菌所致的多种感染，如呼吸道感染、心内膜炎、烧伤、骨髓炎、脑膜炎、败血症等。

不良反应：与青霉素相同，除变态反应外，偶有胃肠道反应，如轻度中、上腹区不适、腹泻、食欲减退、恶心及呕吐等。大剂量应用本品可引起转氨酶升高。

注意事项：与丙磺舒合用可提高血药浓度；与青霉素有交叉变态反应，使用前应用本品或青霉素做过敏试验，对青霉素过敏者禁用；本品大剂量应用对肝、肾可能引起损伤，出现血清转氨酶升高及血尿、蛋白尿等，一般停药后可恢复。

品名：氯唑西林 Cloxacillin（邻氯青霉素、氯唑青霉素、欧苯宁、Orbenin）

剂型与规格：胶囊剂：0.125g、0.25g、0.5g；颗粒剂：50mg；粉针剂：0.5g。

用法与用量：肌内注射或静脉注射，每日2～6g；儿童每日50～100mg/kg；肌内注射每4～6小时给药1次，静脉注射时可分次作静脉滴注或徐缓静脉推注。口服，每次1～2g，每日3～4次，儿童每日50～100mg/kg，分3～4次。

药理与用途：本品为合成青霉素，抗菌谱与苯唑西林相似，对产酶金黄色葡萄球菌有抗菌作用。特点是耐青霉素酶、耐酸，既可口服，又可注射。临床主要用于耐药金葡菌所致的各种感染，如创伤感染、烧伤感染、肠道感染、肺炎、脓肿、败血症、心内膜炎、脑膜炎、骨髓炎及泌尿系统感染等。

不良反应:过敏反应较青霉素少,偶有头昏、嗜睡、皮疹及荨麻疹;另可有腹胀、恶心、呕吐等胃肠道反应;长时间用药可发生二重感染;有局部刺激症状;静脉注射偶可引起静脉炎。

注意事项:与青霉素有交叉变态反应,用药前需做青霉素过敏试验,对青霉素过敏者禁用;肝功能严重损害及有黄疸的新生儿慎用。

品名:氨苄西林 Ampicillin(氨苄青霉素、安必仙)

剂型与规格:片剂:0.25g;粉针剂:0.5g、1g、2g。

用法与用量:口服,每日 50 ~ 100mg/kg,分 4 次空腹服用;儿童每日 100mg/kg,分 3 ~ 4 次,空腹服用。肌内注射,每日 2 ~ 4g,分 4 次给予;儿童每日 50 ~ 100mg/kg;一般每 4 ~ 6 小时 1 次。静脉注射给药,每次 1 ~ 2g,溶于 100ml 输液中,滴注 1/2 ~ 1 小时,每日 2 ~ 4 次。儿童每日 100 ~ 150mg/kg,分次给予。

药理与用途:本品为广谱半合成青霉素,对革兰阴性菌和革兰阳性菌均有抗菌作用,对大肠埃希菌、流感嗜血杆菌、沙门菌、志贺菌和变形杆菌的抗菌作用较强,但对铜绿假单胞菌无效,对革兰阳性菌的抗菌作用不如青霉素。适用于敏感菌引起的感染,对敏感菌所致呼吸系统感染及治疗伤寒均可获满意的疗效,对粪链球菌引起的尿路感染也有效。由于耐药菌的发展,本品仅适用于治疗一般轻症感染。

不良反应:本品可致过敏性休克,皮疹发生率较青霉素为高,有时也发生药物热,胃肠道反应,严重时引起假膜性肠炎;大剂量应用时,可出现神经系统毒性反应;少数口服用药患者可发生短暂的血清转氨酶升高;偶见粒细胞或血小板减少,耐药菌或白色念珠菌所致的二重感染。

注意事项:本品注射前必须做皮试,阴性者方可使用;有青霉素过敏史者禁用;静脉注射时应尽量避免与碱性药物并用;且不宜与口服避孕药同服。

品名:阿莫西林 Amoxicillin(羟氨苄青霉素、阿莫仙、弗莱莫星)

剂型与规格:片剂:0.125g、0.25g;胶囊剂:0.125g、0.25g;粉针剂:0.25g;干糖浆剂:0.125g;混悬剂:0.125g/5ml、0.25g/5ml。

用法与用量:口服,每日 1 ~ 4g;儿童每日 50 ~ 100mg/kg;分 3 ~ 4 次服。

药理与用途:本品为广谱半合成青霉素,抗菌谱与氨苄西林基本相同,但细菌对本品和氨苄西林有完全的交叉耐菌性。本品口服吸收良好,服用同量药物,阿莫西林的血药浓度比氨卞西林血药浓度高约1倍。临床上主要用于敏感菌所致的呼吸道感染(如支气管炎、肺炎)、伤寒、泌尿道感染、皮肤软组织感染及胆道感染等。对引起小儿呼吸道、泌尿道感染的病原菌有高度抗菌活性,疗效比青霉素强。

不良反应:主要有胃肠道反应、皮疹、转氨酶升高等,但一般较轻;少数患者出现转氨酶升高;偶有嗜酸性粒细胞增多和白细胞降低。

注意事项:用药前需做青霉素的过敏试验,凡对青霉素过敏者禁用。

品名:羧苄西林 Carbenicillin(羧苄青霉素、羧苄青)

剂型与规格:粉针剂:0.5g、1g。

用法与用量:肌内注射,每次1~2g,每日4次;儿童每日50~200mg/kg,分4次。静脉注射或静脉滴注,每日5~20g,儿童每日100~400mg/kg,分3~4次。

药理与用途:本品为半合成青霉素,对革兰阳性菌的抗菌作用与氨苄西林相似,而强度较弱,但对铜绿假单胞菌和变形杆菌的作用则较强。临床上用于铜绿假单胞菌、变形杆菌及大肠埃希菌所引起的尿路感染、肺部感染、胸腹腔感染、败血症、胆道感染及烧伤等治疗。本品不耐青霉素酶,故不能用于耐药金葡菌感染。

不良反应:大剂量应用可出现神经毒性反应,高血钠或低血钾,二重感染等;个别患者可有转氨酶升高及恶心、呕吐、肝大等症状,停药后可逐渐恢复正常;偶可见皮疹,中性粒细胞减少伴骨髓中髓细胞抑制及出血现象。

注意事项:与青霉素有交叉过敏反应,用药前应做过敏试验,阳性反应者禁用;对青霉素过敏者禁用;本品为双钠盐,大剂量静脉滴注可出现高钠血症,因此用药期间应适当限钠补钾;大剂量静脉注射,特别是有肾功能损害者,可引起紫癜和黏膜出血,因此每日剂量不宜超过500mg/kg;用药期间定期检查血常规、肝功能。

品名:磺苄西林 Sulbenicillin(磺苄青霉素、卡达西林、Kedacillin)

剂型与规格:粉针剂:1g、2g、4g。

用法与用量:本品可供肌内注射、静脉注射或静脉滴注,每日2~4g,严重者每日8~13g;儿童每日40~160mg/kg,分次给予。

药理与用途:本品为广谱半合成青霉素,抗菌谱和羧苄西林相似,对铜绿假单胞菌及变形杆菌具杀灭作用,对耐药性金葡菌的抗菌作用稍强,对

β-内酰胺酶较稳定。临床主要用于败血症、铜绿假单胞菌引起的感染,泌尿系统感染及呼吸系统感染等。

不良反应:主要为皮疹,变态反应,肌内注射部位疼痛,丙氨酸氨基转移酶(ALT)升高及胃肠道反应。本品大剂量应用时可出现电解质紊乱,可导致出血倾向。

注意事项:用药前应做皮试;对青霉素过敏者禁用;肝肾功能不全者慎用。

品名:替卡西林 Ticarcillin(羧噻吩青霉素)

剂型与规格:粉针剂:1g、3g、6g。

用法与用量:治疗铜绿假单胞菌所致的严重感染,剂量为每日 12 ~ 20g,分 3 ~ 4 次,缓慢静脉注射或静脉滴注(30 ~ 40 分钟)。治疗尿路感染,剂量为每日 3 ~ 4g,分次肌内注射或缓慢静脉注射。肌内注射可用 0.25% 利多卡因 2 ~ 3ml 溶解后深部肌内注射。儿童剂量一般为每日 50 ~ 100mg/kg。重症铜绿假单胞菌感染剂量为每日 200 ~ 300mg/kg,分次给予。

药理与用途:本品为广谱抗生素,抗菌谱与羧苄西林相似,对革兰阳性菌的抑菌作用低于青霉素,但对革兰阴性菌的作用较羧苄西林强数倍。对铜绿假单胞菌的活性较羧苄西林强 2 ~ 4 倍。临床主要用于治疗革兰阴性菌感染包括铜绿假单胞菌、普通变形杆菌及肠杆菌属、淋病奈瑟菌、流感嗜血杆菌等的感染,如败血症、肺炎及尿路感染等。

不良反应:有胃肠道反应;大剂量应用易引起电解质和酸碱平衡失调;偶见抑制血小板功能,导致出血。

注意事项:用前需做青霉素皮试,对青霉素过敏者禁用;肾功能不全者酌情减量。

品名:哌拉西林 Piperacillin(氧哌嗪青霉素)

剂型与规格:粉针剂:0.5g、1g、2g。

用法与用量:肌内注射或静脉注射、静脉滴注,每日 4 ~ 8g,分 3 ~ 4 次;儿童每日 100 ~ 300mg/kg,分 2 ~ 4 次。肌内注射可用 0.25% 利多卡因作溶剂;静脉注射、静脉滴注可溶于 10% 葡萄糖液或生理盐水中。

药理与用途:对革兰阳性菌的作用类似于氨苄西林,对肠球菌有较好的抗菌作用,对于某些拟杆菌和梭菌也有一定作用。对革兰阴性菌的作用强。临床主要用于铜绿假单胞菌及其他敏感的革兰阴性杆菌所致的肺炎、败血症、呼吸道、胆道和泌尿系统感染、亚急性心内膜炎及化脓性脑膜炎等。

不良反应:有过敏反应、胃肠道反应;大剂量应用时可发生凝血时间改变和低钾血症。

注意事项:用前先做青霉素皮试,凡对青霉素过敏者禁用;孕妇忌用;肾功能减退时应适当减量。

品名:美洛西林 Mezlocillin(磺苯咪唑青霉素、天林)

剂型与规格:粉针剂:1g。

用法与用量:肌内注射、静脉注射或静脉滴注,每日为4~8g;儿童每日200mg/kg;分2~3次给药。

药理与用途:酰脲类青霉素。广谱但不耐酶,对革兰阳性及阴性菌及厌氧菌均有抗菌作用。对肠杆菌科细菌有较好的抗菌作用,对青霉素敏感的淋病奈瑟菌、流感嗜血杆菌对本品也高度敏感,对粪肠球菌的作用较强。主要用于铜绿假单胞菌为主的革兰阴性杆菌引起的各种感染。

不良反应:多见过敏反应,主要为皮疹、药物热、嗜酸性粒细胞增多。少数患者有恶心、呕吐的胃肠道反应。个别患者可有血清转氨酶升高和白细胞减少。

注意事项:用前需做青霉素皮试;对青霉素过敏者禁用。

品名:阿洛西林 Azlocillin(苯咪唑青霉素、咪氨苄西林、咪酮氨苄青霉素、阿乐欣、Azlin)

剂型与规格:粉针剂:0.5g、1g、2g。

用法与用量:肌内注射、静脉注射或静脉滴注,一般每次2g,重症每次5g,8小时1次;小于7日的新生儿每天100mg/kg;婴儿每天100mg/kg,儿童每天75mg/kg,分2~4次给药。

药理与用途:本品抗菌作用与羧苄西林相似,对大多数革兰阴性菌(包括铜绿假单胞菌)、革兰阳性菌和厌氧菌皆有抗菌活性,对铜绿假单胞菌的活性比羧苄西林强8倍。临床应用于治疗铜绿假单胞菌等革兰阴性菌所引起的各种感染,如尿路感染及呼吸道感染等。

不良反应:可见腹泻、恶心、发热等;个别患者可延长出血时间,有白细胞减少等。

注意事项:用前需做青霉素皮试;对青霉素过敏者禁用;过敏体质者慎用;肾功能减退患者应减量;使用前先加少许注射用水溶解后,再加入输液中静脉滴注。

品名:头孢噻吩 Cefalotin(先锋霉素Ⅰ、噻孢霉素)

剂型与规格:粉针剂:0.5g、1g。

用法与用量:肌内注射或静脉注射,每日 2～6g;儿童每日 50～100mg/kg;分 2～4 次,以注射用水或生理盐水溶解供肌内注射;以生理盐水或5%～10%葡萄糖液 20～30ml 溶解,供缓慢静脉注射,稀释后可静脉滴注。

药理与用途:本品为半合成的第一代头孢菌素,抗菌作用机制与青霉素相似,通过抑制细胞壁合成而产生杀菌作用。本品为广谱抗生素,抗菌谱包括革兰阳性菌和某些革兰阴性菌。临床主要用于耐青霉素的葡萄球菌和其他敏感菌引起的感染,如呼吸道感染、尿路感染、皮肤软组织感染、败血症、骨髓炎、急性心内膜炎、脑膜炎、梅毒等。

不良反应:可引起过敏反应;肌内注射部位疼痛,静脉注射本品单剂量过大,可发生血清病样反应;偶有胃肠道反应;其他有肝、肾功能轻度减退,丙氨酸氨基转移酶升高。

注意事项:对青霉素有过敏性休克史者禁用;应定期检查肾功能;长期应用可发生耐药菌及二重感染。

品名:头孢氨苄 Cephalexin(先锋霉素Ⅳ、申嘉、Keflex)

剂型与规格:片剂:0.125g、0.25g;胶囊剂:0.125g、0.25g;缓释胶囊剂:0.25g;混悬剂:200mg/100ml;颗粒剂:0.05g、0.125g。

用法与用量:口服,每次 0.25～1g,每日 3～4 次;儿童每日 30～100mg/kg;分 3～4 次。

药理与用途:本品为半合成的第一代口服头孢菌素,抗菌谱与头孢噻吩、头孢噻啶基本相同,抗菌效力较两者弱,但本品的特点是耐酸,口服吸收良好。对耐药金葡菌有良好抗菌作用。主要用于敏感菌所致的呼吸道感染、泌尿道感染、妇产科感染、皮肤及软组织感染、淋病等。

不良反应:常见有胃肠道反应;也可发生过敏反应。

注意事项:对β-内酰胺类药物过敏者禁用或慎用;急性卟啉症患者应慎用;肾功能严重损害者应酌减用量。

品名:头孢唑林 Cefazolin(先锋霉素Ⅴ、赛福宁、Cefamezin)

剂型与规格:粉针剂:0.5g、1g。

用法与用量:肌内注射或静脉注射、静脉滴注,每日 3～5g,分 2～3 次。儿童每日 20～100mg/kg,分 2～4 次。

药理与用途:本品为半合成第一代头孢菌素,抗菌作用与头孢噻吩、头孢噻啶基本相同。对革兰阳性菌有较强的作用。对革兰阴性菌的作用也较强，特别对克雷伯肺炎杆菌有效。对大肠埃希菌、奇异变形杆菌及伤寒杆菌也有效。但对铜绿假单胞菌则无效。本品在第一代头孢菌素中具有明显的优越性。其特点是耐酶、高效、低毒。临床主要用于敏感菌所致的呼吸道感染、泌尿生殖系统感染、胆囊炎、肝脓肿、心内膜炎、败血症及软组织及耳部感染等。

不良反应：少见肝肾功能损害；肌内注射局部有轻度疼痛，可有过敏性皮疹、药物热、恶心、呕吐、腹泻等；与青霉素有交叉过敏反应。

注意事项：不可和氨基糖苷类抗生素混合同时注射，以免降效；青霉素过敏的患者、肝肾功能不全者慎用；对头孢菌素过敏者禁用；供肌内注射用的粉针剂内含利多卡因，不可注入静脉。

品名：头孢拉定 Cefradine（先锋霉素Ⅵ、头孢雷定、泛捷复、赛福定）

剂型与规格：片剂：0. 25g、0. 5g；胶囊剂：0. 25g、0. 5g；粉针剂：0. 5g、1g；干混悬剂：1. 5g、3g；颗粒剂：0. 125g、0. 25g。

用法与用量：口服，每次 0. 25 ~0. 5g，每日 3 ~4 次，空腹给药；儿童每日 25 ~50mg/kg，分 3 ~4 次。肌内注射或静脉注射、静脉滴注，每次 0. 25 ~0. 5g，每日 3 ~4 次。对严重感染，每日可增至 4g。

药理与用途：本品为第一代半合成头孢菌素，抗菌作用与头孢氨苄相似。本品耐酸可以口服，吸收好，血药浓度较高，特点是耐 β-内酰胺酶，对耐药性金葡菌及其他多种对广谱抗生素耐药的杆菌等有迅速而可靠的杀菌作用。临床主要用于呼吸道、泌尿道、皮肤和软组织等的感染，如支气管炎、肺炎、肾盂肾炎、膀胱炎、耳鼻咽喉感染、肠炎及痢疾等。

不良反应：偶有胃肠道功能紊乱，长期应用可致菌群失调，二重感染和维生素缺乏。少数患者可发生嗜酸性粒细胞增多、白细胞下降及轻度的尿素氮或转氨酶升高的现象。

注意事项：急性卟啉症患者、对青霉素过敏的患者慎用，对头孢菌素过敏者禁用；对 β-内酰胺类药物过敏者禁用或慎用；肾功能严重损害者应酌减用量。

品名：头孢羟氨苄 Cefadroxil（赛峰、Duricef、Ultracef）

剂型与规格：片剂：0. 125g、0. 25g；胶囊剂：0. 125g、0. 25g、0. 5g；颗粒剂：0. 125g。

用法与用量：口服，每日 1 ~2g；儿童每日 50mg/kg；分 2 次服用。

药理与用途:本品为半合成第一代口服头孢菌素,抗菌活性与头孢氨苄相似,为广谱抗生素,对葡萄球菌、肺炎链球菌及大肠埃希菌等有效,对耐青霉素的葡萄球菌也有效。主要用于泌尿道、胆道及呼吸道等感染。

不良反应:偶可致过敏。少数患者有皮疹、恶心、腹痛、腹泻等不良反应,偶见转氨酶升高。

注意事项:对其他头孢菌素过敏者忌用;肾功能不全者宜减量,有胃肠道病史者、孕妇及哺乳期妇女慎用。

品名:头孢硫脒 Cefathiamidine(先锋霉素 18、仙力素)

剂型与规格:粉针剂:0.5g、1g。

用法与用量:肌内注射或静脉滴注,每日 2~8g;儿童每日 50~100mg/kg;分 2~4 次。

药理与用途:抗菌谱与头孢噻吩相似,对金葡菌、草绿色链球菌、肺炎链球菌的作用较强,对肠球菌有独特的抗菌活性。主要用于金葡菌、肺炎链球菌及链球菌所致呼吸道感染、胆道感染、尿路感染、妇科感染、肺炎、脑膜炎等感染。

不良反应:少数患者出现过敏反应,症状为荨麻疹、哮喘、皮肤瘙痒、寒战、高热、血管神经性水肿等,偶见治疗后非蛋白氮和丙氨酸氨基转移酶升高。

注意事项:肌内注射常引起疼痛;应定期检查肾功能;长期应用可发生耐药菌及二重感染;对本品过敏及对青霉素有过敏性休克史者禁用。

品名:头孢呋辛 Cefuroxime(新菌灵、西力欣、Zinacef)

剂型与规格:片剂:0.125g、0.25g;胶囊剂:0.125g;粉针剂:0.25g、0.75g。

用法与用量:口服,每次 0.25~0.5g;儿童每次 0.125~0.25g;每日 2 次。肌内注射或静脉滴注,每次 0.75~1.5g,每日 3~4 次;儿童每日 50~100mg/kg,分 2~3 次。重症患者每日用量可达 9g。

药理与用途:本品为一种半合成第二代头孢菌素,对革兰阴性杆菌产生的 β-内酰胺酶有一定的稳定性,特别是对产酶流感嗜血杆菌有良好的抗菌作用。本品抗革兰阳性菌的作用不如第一代头孢菌素,厌氧菌对本品不敏感。用于产酶耐药菌引起的系统感染,可作为革兰阴性菌感染的首选药物。

不良反应:有少数患者可发生血红蛋白下降、嗜酸性粒细胞升高及

Coomb's 试验阳性;本品毒性较小,对肝、肾一般无损害,但肾功能不全者应减量;一般有胃肠道反应及皮肤过敏,肌内注射时可有局部疼痛。

注意事项:长期使用,可导致菌群失调;急性卟啉症、青霉素过敏的患者慎用;对头孢菌素过敏者禁用。

品名:头孢克洛 Cefaclor(头孢氯氨苄、希刻劳、Ceclor)

剂型与规格:片剂:0.25g;胶囊剂:0.25g;干混悬剂:0.125g、1.5g;颗粒剂:0.1g、0.125g;分散片:0.125g、0.25g。

用法与用量:口服,每次 250mg,每 8 小时 1 次,重症可加倍;儿童每日 20mg/kg,分 3 次给予,重症每日 40mg/kg,分次给予,饭前服用。

药理与用途:本品为半合成的第二代头孢菌素,抗菌谱及抗菌活性与头孢唑林相似。对肺炎链球菌、化脓性链球菌、葡萄球菌、奇异变形杆菌、大肠埃希菌和肺炎杆菌、流感嗜血杆菌、淋病奈瑟菌及厌氧菌等有良好抗菌活性。临床主要用于呼吸道感染、尿路感染、皮肤软组织感染。

不良反应:可发生一过性转氨酶升高,血小板减少及 Coomb's 试验阳性,有过敏反应及胃肠道反应。

注意事项:对青霉素过敏的患者、严重肾功能损害者、有胃肠道疾病史特别是结肠炎的患者慎用本品;对孕妇,只用于明确的适应证;对头孢菌素过敏者禁用。

品名:头孢丙烯 Cefprozil(施复捷)

剂型与规格:片剂:0.25g。

用法与用量:口服,每次 500mg,轻症每日 1 次,重症每日 2 次;儿童 7.5mg/kg,每 12 小时 1 次或 20mg,每日 1 次;1 岁以内儿童 15mg/kg,每 12 小时 1 次,宜空腹服用。

药理与用途:本品为第二代头孢菌素类药物,具有广谱抗菌作用。对革兰阳性需氧菌中的金黄色葡萄球菌(包括产酶菌株)、肺炎链球菌、化脓性链球菌作用明显,对革兰阴性需氧菌的嗜血流感嗜血杆菌(包括产酶菌株)、卡他莫拉菌(包括产酶菌株)高度敏感;用于敏感菌所致的轻、中度感染,呼吸道感染,皮肤和皮肤软组织感染。

不良反应:主要为胃肠道反应,亦可发生过敏反应、一过性血清转氨酶升高及血小板减少,可发生 Coomb's 试验阳性。

注意事项:严重肾功能损害者、青霉素过敏者、有胃肠道疾病史特别是结肠炎的患者慎用;对头孢菌素过敏者禁用。

品名:头孢孟多 Cefamandole(锋多欣、头孢孟多酯、先锋孟多)

剂型与规格:粉针剂:0.5g、1.0g。

用法与用量:肌内注射或静脉滴注,每日剂量为2.0~8.0g,分3~4次给药,每日最高剂量不超过12g。1个月以上的婴儿和小儿根据感染程度,一日剂量为50~100mg/kg,分3~4次给药。

药理与用途:第二代头孢菌素类抗生素。抗菌谱广。适用于敏感细菌所致的肺部感染、尿路感染、胆道感染、皮肤软组织感染、骨和关节感染以及败血症、腹腔感染等。

不良反应:可有肌内注射区疼痛和血栓性静脉炎;肾脏毒性比第一代头孢菌素低;过敏反应表现为药疹、嗜酸性粒细胞增多、Coomb's反应阳性等,偶见药物热;少数患者出现肝功能改变(ALT、AST、ALP一过性升高);少数患者可出现可逆性肾损害;少数患者应用大剂量时,可出现凝血功能障碍所致的出血倾向,凝血酶原时间和出血时间延长,多见于肾功能减退患者。

注意事项:对本药或其他头孢菌素类药过敏者、有青霉素过敏性休克或即刻反应者禁用;新生儿和早产儿不推荐应用此药;有胃肠道疾病史者,特别是溃疡性结肠炎、局限性肠炎或抗生素相关性结肠炎者、肾功能减退患者、对青霉素过敏患者、孕妇及哺乳期妇女应慎用;肾功能减退患者若应用大剂量,在治疗前和治疗过程中应测定出、凝血时间;用药期间饮酒可出现双硫仑样反应。

品名:头孢替安 Cefotiam(泛司博林、头孢噻乙胺唑、Pansporin、Alospar、Sporidyn)

剂型与规格:粉针剂:(盐酸盐)0.5g、1g。

用法与用量:静脉注射或静脉滴注,每日0.5~2g,分2~4次缓慢静脉注射或静脉滴注。严重感染可增至每日4g;小儿每日40~80mg/kg,分3~4次,严重感染可增至每日160mg/kg。

药理与用途:为第二代半合成头孢菌素,对革兰阴性菌有较强的抗菌活性,其抗革兰阴性杆菌活性和对β-内酰胺酶稳定性均比第一代头孢菌素强。对革兰阳性球菌的作用与第一代头孢菌素相似或略差,但比第三代头孢菌素强。对革兰阴性菌和阳性菌都有广泛的抗菌作用。用于治疗敏感菌所致的感染如肺炎、支气管炎、胆道感染、腹膜炎、尿路感染,以及手术后或外伤引起的感染和败血症等。

不良反应:过敏性反应:可出现皮疹、荨麻疹、红斑、瘙痒、发热、淋巴结肿大、关节痛等,偶见过敏性休克;消化系统:可引起恶心、腹泻,偶可出现呕吐、食欲不振、腹痛以及伴血便症状的严重结肠炎(如假膜性结肠炎)等;血液:可出现红细胞、粒细胞或血小板减少,嗜酸性粒细胞增高,偶见溶血性贫血;肝脏:可出现丙氨酸氨基转移酶、天门冬氨酸氨基转移酶、碱性磷酸酶增高,偶见胆红素、乳酸脱氢酶、γ-谷氨酰转肽酶增高;肾脏:偶见急性肾功能衰竭等严重肾损害;呼吸系统:偶见伴随发热、咳嗽、呼吸困难、胸部X线异常、嗜酸性粒细胞增高等症状的间质性肺炎;中枢神经系统:偶可引起头晕、头痛、倦怠感、麻木感等。对肾功能衰竭患者大剂量给药时可出现痉挛等神经症状;其他:偶可致维生素K缺乏症、维生素B族缺乏症以及菌群交替现象;注射部位疼痛、硬结;大剂量静脉给药偶可引起血管痛、血栓性静脉炎。

注意事项:对本品或其他头孢类抗生素过敏或有过敏史者、对青霉素类药有过敏性休克史者禁用;孕妇及哺乳期妇女、对青霉素类药有过敏史者、本人或父母兄弟有易引起支气管哮喘、皮疹、荨麻疹等变态反应性疾病体质者,严重肾功能障碍者、高龄、全身状态不佳及经口摄取不良或采取非经口营养的患者(因可能出现维生素K缺乏症)、有胃肠道疾病史者、特别是溃疡性结肠炎、克罗恩病或假膜性肠炎者慎用;给药期间,最好定期做肝功能、肾功能、血象等检查。

品名:头孢噻肟 Cefotaxime(头孢氨噻肟、凯福隆、Claforan)

剂型与规格:粉针剂:0.5g、1g、2g。

用法与用量:肌内注射或静脉注射,中等度感染,每次1~2g,每12小时1次,严重感染,每日8~12g,分3~4次。儿童每日50~100mg/kg;新生儿每日50mg/kg;分2~4次。本品亦可供静脉滴注,宜将1~2g溶于生理盐水或葡萄糖注射液中稀释,在20~60分钟内滴注完毕。婴幼儿不能肌内注射。

药理与用途:本品为第三代半合成头孢菌素,对链球菌作用较强。抗菌谱包括嗜血流感嗜血杆菌、大肠埃希菌、沙门杆菌、克雷伯产气杆菌属及奇异变形杆菌、奈瑟菌属、葡萄球菌、肺炎链球菌、链球菌等。临床上主要用于各种敏感菌的感染,如呼吸道、五官、腹腔、胆道感染及脑膜炎、淋病、泌尿系统感染、败血症等。

不良反应:应用本品可出现皮疹、药物热、嗜酸性粒细胞增多;偶见ALT、AST升高及白细胞减少;罕见粒细胞减少及溶血性贫血。

注意事项:对严重肾功能损害者,剂量应相应减小;如发生持续性腹泻，应立即停药；长期用药可致二重感染，应予警惕；对青霉素过敏的患者慎用；对头孢菌素过敏者禁用。

品名：头孢噻肟舒巴坦 Cefotaximeand Sulbactam

剂型与规格：注射剂：0.75g、1.5g、2.25g、3.0g（头孢噻肟和舒巴坦的标示量之比为2∶1）。

用法与用量：静脉滴注，成年人每日剂量一般为3～9g（头孢噻肟2～6g、舒巴坦1～3g），分2～3次注射；重度感染者，每6～7小时注射3～4.5g，其中舒巴坦最大日剂量为每日4g。小儿剂量每日75～150mg/kg，必要时按体重300mg/kg，分3次给药。严重肾功能减退应调整剂量。

药理与用途：用于治疗由对头孢噻肟单药耐药，对本复方敏感的产β-内酰胺酶细菌引起的中、重度感染：下呼吸道感染、泌尿生殖系统感染、菌血症/败血症、皮肤和皮肤软组织感染、腹腔内感染、骨和（或）关节感染、脑膜炎以及外科手术预防感染等。

不良反应：常见有皮疹、荨麻疹、瘙痒、药物热、注射部位疼痛、静脉炎、腹泻、恶心、呕吐、食欲不振等；碱性磷酸酶或血清氨基转移酶轻度升高、暂时性血尿素氮和肌酐升高等；白细胞减少、嗜酸性粒细胞增多或血小板减少等。偶见头痛、麻木、呼吸困难和面部潮红。极少数患者可发生黏膜念珠菌病。

注意事项：对头孢菌素类及β-内酰胺酶抑制剂类药物过敏的患者禁用本品。肾功能减退者应在减少剂量情况下慎用；有胃肠道疾病者慎用。哺乳期妇女应用本品时宜暂停哺乳。怀孕3个月以内的孕妇应慎用，孕妇应限用于有确切适应证的患者。儿童应用需仔细权衡利弊。老年患者肾功能减退，须调整剂量。本品对实验室诊断存在干扰。本品药物配伍禁忌较多，应单独给药。

品名：头孢哌酮 Cefoperazone（头孢氧哌唑、先锋必、Cefobid）

剂型与规格：粉针剂：0.5g、1g、2g。

用法与用量：静脉注射或静脉滴注，每次1～2g，每日2～4次，严重感染可增至每次2～4g，每日6～8g；儿童每日50～150mg/kg，分2次用，可用生理盐水或5%葡萄糖注射液溶解稀释后供输注。

药理与用途：本品为第三代广谱半合成头孢菌素，能对抗多种β-内酰胺酶的降解作用，抗菌谱广，对革兰阳性菌及阴性菌均有作用。临床上主要用于敏感菌引起的各种感染，对呼吸系统感染、尿路感染、胆道感染临床有效率为80%。本品对外科系统感染的治疗效果更理想。

不良反应:有过敏反应,胃肠道反应,一过性血清转氨酶升高;本品中含有甲硫基四咪唑侧链,用药患者可有出血倾向,凝血时间延长。

注意事项:用药期间应忌酒;本品可干扰体内维生素K的代谢,造成出血倾向,大剂量用药时尤应注意,对接受抗凝剂治疗的患者更应注意;严重胆道梗阻、肝脏疾病或同时伴肾功能障碍者应减量慎用,每日剂量不应超过2g。用药期间要定期检查血象、肝功能、肾功能等;对头孢菌素过敏者禁用;对青霉素过敏者、孕妇、婴幼儿应慎用。

品名:头孢他啶 Ceftazidime(头孢噻甲羧肟、凯复定、复达欣、Fortum)

剂型与规格:粉针剂:0.5g、1g、2g。

用法与用量:肌内注射、静脉注射或静脉滴注,每日2~6g;儿童每日30~100mg/kg,严重感染可增至每日150mg/kg;分2~3次给予;2个月内新生儿每日25~60mg/kg,分2次给予。

药理与用途:本品为第三代头孢菌素类抗生素,抗菌活力较强,抗菌谱较广,对革兰阴性菌产生的β-内酰胺酶具有高度的稳定性,本品对阴性杆菌具有较强的抗菌活性。用于敏感菌引起的系统感染,特别是用于由产酶的铜绿假单胞菌引起的感染。常用于治疗呼吸道、皮肤和软组织、骨和关节、胸腔、泌尿生殖系统、肝胆系统以及中枢等部位的感染,也可用于败血症、菌血症、烧伤、肿瘤及免疫抑制患者的感染。

不良反应:有过敏反应,偶有血管性水肿、气喘和低血压;胃肠道反应;血清丙氨酸氨基转移酶可轻度升高;局部肌内注射部位可引起疼痛,静脉注射可引起静脉炎或血栓性静脉炎;少有头痛、眩晕、感觉失常等神经系统反应。

注意事项:对头孢菌素类抗生素过敏的患者禁用;对青霉素过敏或过敏体质者、孕妇及哺乳期妇女慎用。

品名:头孢唑肟 Ceftizoxime(头孢去甲噻肟)

剂型与规格:粉针剂:0.5g、1g。

用法与用量:肌内注射、静脉注射、静脉滴注,每日2~4g;儿童每日25~150mg/kg;分2~3次注射。静脉注射时可用注射用水、生理盐水或等渗葡萄糖注射液10~40ml溶解,缓慢注射,亦可加入10%葡萄糖注射液或氨基酸输液中供静脉滴注。一般可溶于100ml输液中,于30分钟左右滴完。

药理与用途:本品为半合成的第三代头孢菌素,抗菌谱较广,与头孢噻肟相似。对β-内酰胺酶具有良好的稳定性,对铜绿假单胞菌也有抗菌作用,但作用比头孢噻肟差。抗脆弱拟杆菌的作用不如头孢西丁。主要用于敏感细菌所致败血症、呼吸系统感染、泌尿及生殖系统感染、胸膜炎、腹膜炎、胆囊炎、宫腔感染、附件炎、脑膜炎、创伤和烧伤等继发感染。

不良反应:有过敏反应,个别患者发生过敏性休克,一旦发生立即停药;胃肠道反应;偶见血清转氨酶、肌酐及尿素氮一过性升高。

注意事项:对本药有过敏史者禁用。一次静脉注射大量,可引起血管痛及血栓性静脉炎,故宜减慢注射速度;应用本品可出现维生素 K、B 缺乏症以及二重感染;肾功能不全者应减量或延长给药间隔;对其他β-内酰胺类抗生素过敏者慎用。

品名:头孢曲松 Ceftriaxone(头孢三嗪、菌必治、Rocephin)

剂型与规格:粉针剂:0.25g、0.5g、1g、2g。

用法与用量:肌内注射、静脉滴注、静脉注射,每日 1~2g;儿童每日 20~80mg/kg;分 1~2 次给药。脑膜炎患儿,每日 100mg/kg,分 2 次给药。

药理与用途:本品为半合成的第三代头孢菌素,对大多数革兰阳性菌和阴性菌都有强大抗菌活性,本品对耐氨苄西林的流感嗜血杆菌及耐第一代头孢菌素并耐青霉素的金黄色葡萄球菌也有良好的抗菌作用。临床主要用于敏感菌感染的呼吸道、皮肤软组织感染,腹膜炎、泌尿系统感染、败血症及生殖器感染等。也用于败血症和脑膜炎。

不良反应:过敏反应;胃肠道反应;偶见白细胞下降及血清转氨酶升高。

注意事项:静脉注射不宜过快;用药期间注意检查血象,禁酒或禁用含乙醇的食物,以免发生双硫醒样作用;肾功能不全者应减量或延长给药间隔;新生儿黄疸者避免使用;过敏者慎用。

品名:头孢曲松他唑巴坦 CeftriaxoneTazobactam

剂型与规格:粉针剂:0.5g、1.0g、2.0g。

用法与用量:静脉滴注,成人及 12 岁以上儿童,体重 50kg 以上儿童均使用成人剂量,通常剂量每日 2.0~4.0g,分 1~2 次给药。12 岁以下儿童,每日 40mg/kg,分 1~2 次给予。肝肾功能不全患者一般不需调整剂量,但严重的肝、肾功能障碍者(如透析患者),应进行血药浓度测定,以决定是否需要调整剂量。

药理与用途：本品用于治疗由对头孢曲松单方耐药、对本复方敏感的产β-内酰胺酶细菌引起的中、重度感染：下呼吸道感染、急性细菌性中耳炎，皮肤和皮肤软组织感染、尿路感染、单纯性淋病、盆腔炎、菌血症、骨和（或）关节感染、腹腔内感染。

不良反应：常见有胃肠道反应如上腹不适、恶心、呕吐、腹泻等；皮肤瘙痒、斑丘疹、荨麻疹等；血液学检查异常。偶有头痛、胸闷、药物热、静脉炎等不良反应。

注意事项：对头孢菌素类及β-内酰胺酶抑制剂类药物过敏的患者禁用。治疗中，如发生过敏反应，应立即停药。有胃肠道疾病史者，特别是溃疡性结肠炎、局限性肠炎或抗生素相关性结肠炎者应慎用。严重肾功能不全患者每日应用本品剂量应少于2g。血液透析清除本品的量不多，透析后无需增补剂量。慢性肝病患者应用本品时不需调整剂量，严重肝损害或肝硬化者应调整降低剂量。由于本品药物配伍禁忌较多，应单独给药。

品名：头孢克肟 Cefixime（世福素、Cefspan）

剂型与规格：胶囊剂：50mg、100mg；微粒剂：50mg/g。

用法与用量：口服，每日100～200mg；儿童每日3～6mg/kg；分2次服用。

药理与用途：本品为半合成的第三代头孢菌素，对革兰阴性杆菌产生的β-内酰胺酶高度稳定，对大多数革兰阳性菌和阴性菌都有强大抗菌活性，对铜绿假单胞菌的作用较差。临床主要用于由敏感菌引起呼吸道感染、耳鼻咽喉感染、尿道感染及淋菌性尿道炎等。

不良反应：胃肠道反应；过敏反应；粒细胞减少，嗜酸性粒细胞增多，肝、肾功能异常等。

注意事项：对本品过敏者禁用；对β-内酰胺类抗生素过敏者慎用；孕妇、新生儿、早产儿均宜慎用；肾功能不足者应减量使用。

品名：头孢地尼 Cefdinir（全泽复）

剂型与规格：胶囊：100mg；颗粒：50mg。

用法与用量：口服，每次100mg；儿童每日9～18mg/kg；每日3次。可依年龄、症状进行适量增减。

药理与用途：对头孢地尼敏感的葡萄球菌属、链球菌属、肺炎链球菌、淋病奈瑟菌、大肠埃希菌等菌株所引起的下列感染：毛囊炎、疖、疖肿、痈、传染性脓痂疹、丹毒、蜂窝织炎、淋巴管炎、炭疽、化脓性甲沟炎、皮下脓肿、汗腺炎、粉瘤感染、慢性脓皮症；乳腺炎、肛门周围脓肿、外伤和手术刀口浅存性继发感染；咽喉炎、急性支气管炎、扁桃体炎、肺炎；肾盂肾炎、膀胱炎、淋菌性尿道炎；附件炎、宫内感染、前庭大腺炎；眼睑炎、睑腺炎、睑板腺炎；中耳炎、鼻窦炎。

不良反应：偶有恶心、腹泻、腹痛、胃部不适、便秘等。当有过敏症状出现时，应停药并进行适当处理。

注意事项：对本品有休克史者禁用；对青霉素或头孢菌素有过敏史者、严重的肾功能障碍者慎用。

品名：头孢吡肟 Cefepime（马斯平、Maxipime）

剂型与规格：粉针剂：0.5g、1.0g。

用法与用量：静脉注射、静脉滴注或深部肌内注射，（13岁以上）中、轻度感染每次1g，每日2次，疗程7～10天，严重感染为每次2g，每日2～3次，可根据病种或病情适当增减剂量，对肾功能不全（肌酐清除率≤50ml/min）患者，应调整剂量。

药理与用途：本品为第四代头孢菌素，呈电中性的两性离子，具有高度的水溶性，能快速穿透 G^- 菌外膜带负电的微孔通道，对许多β-内酰胺酶具有低亲和力。其杀菌力强，抗菌谱广，对葡萄球菌、链球菌（除粪便肠球菌外）、嗜血流感嗜血杆菌、肠杆菌属、铜绿假单胞菌具有极强的抗菌活性。用于上述敏感菌引起的感染：下呼吸道、泌尿道、皮肤及皮肤软组织感染、腹腔和妇产科感染、败血症等。

不良反应：本品不良反应发生率低。可能引起胃肠道症状、变态反应症状、心血管系统反应、呼吸系统反应、中枢神经系统反应及乏力、盗汗、阴道炎、外周水肿、疼痛、背痛等。

注意事项：对头孢吡肟或L-精氨酸、β-内酰胺类抗生素有高敏反应者禁用；孕妇及哺乳期妇女慎用；肾功能不全患者减量使用；治疗期间出现腹泻时应考虑假膜性肠炎的可能性。

品名：亚胺培南-西司他丁 Imipenem/Cilastatin（亚胺硫霉素-西司他丁、泰能、Tienam）

剂型与规格：粉针剂：0.5g、1g（1:1）。

用法与用量：一般感染：每日1～2g，分3～4次静脉滴注；重症感染：每日2g，分2次静脉滴注，最大剂量不能超过每日4g。静脉滴注速度30分钟以500mg为宜。

药理与用途：亚胺培南对革兰阳性、阴性的需氧和厌氧菌具有抗菌作用。制剂中加入西司他丁钠，为一特异酶抑制剂，可阻断亚胺培南在肾内的代谢，以保证药物的有效性。本品对细菌产生的β-内酰胺酶的稳定性强，抗菌谱广。临床主要用于革兰阳性菌、阴性菌、厌氧菌所致的呼吸道感染、胆道感染、泌尿系统和腹腔感染、皮肤软组织、骨和关节、妇科感染等。

不良反应：过敏反应；胃肠道反应；可发生肝功能轻度损伤、肾功能损伤。

注意事项：对本品过敏者禁用；超剂量使用本品可能出现神经系统毒性反应，尤其是肾功能严重损害伴有癫痫病患者。

品名：美罗培南 Meropenem（倍能、美平、Mepem）

剂型与规格：注射剂：0.25g、0.5g。

用法与用量：每日0.5～1g；儿童10～20mg/kg；分2～3次。每次经30分钟以上静脉滴注给药。对重症感染者，可增加剂量，但不应超过4g/d（效价）。对脑膜炎患者的剂量应增加。

药理与用途：本品是注射用极广谱的碳青霉烯类抗生素，具有很强的抗菌活性。革兰阳性菌、革兰阴性菌对本品均敏感，尤对革兰阴性菌有很强的抗菌活性，本品与其他碳青霉烯类抗生素不同，对人肾脱氢肽酶极其稳定。用于敏感菌引起的各种中、重度感染。

不良反应：偶见过敏性休克；急性肾衰等严重肾功能障碍；伴有血便的重症结肠炎；间质性肺炎；痉挛、意识障碍等中枢神经系统症状。其他不良反应还有粒细胞减少症、中毒性表皮坏死症、血栓性静脉炎、皮疹；偶见黄疸、ALT和AST升高、腹泻、恶心等症状。

注意事项：对本药成分有过敏性休克史的患者、使用丙戊酸钠的患者禁用；对碳青霉烯类、青霉素类或头孢菌素类抗生素有过敏史的患者、有支气管哮喘、皮疹、荨麻疹等过敏体质的患者、哺乳期妇女、高龄患者及严重肝、肾功能障碍者慎用。

品名：氟氧头孢 Flomoxef（氟吗宁、Flumarin、FMOX）

剂型与规格：粉针剂：0.5g。

用法与用量：静脉注射或静脉滴注，每日2～4g，分2次给药。儿童每日60～80mg/kg，重症150mg/kg，分3～4次给药。溶解后尽快使用。需保存时，冰箱内保存24小时，室温保存6小时。

药理与用途：为新的氧头孢烯类广谱抗生素。对革兰阳性球菌、革兰阴性杆菌和厌氧菌均有强大的抗菌作用，对耐甲氧西林金葡菌（MRSA）的作用优于常用头孢菌素类抗生素。对葡萄球菌属、链球菌属（肠球菌除外）、肺炎链球菌、消化链球菌、卡他布拉汉菌、淋病奈瑟菌、大肠埃希菌、克雷伯菌、变形杆菌属、流感嗜血杆菌属、拟杆菌属有强大的抗菌作用。对β-内酰胺酶稳定。用于败血症、感染性心内膜炎、呼吸系统感染、泌尿系统感染、胆囊炎、腹膜炎、外伤及手术创伤等浅表性二次感染、子宫附件炎、骨盆感染等。

不良反应：过敏反应；消化道反应；偶见嗜曙红细胞增多，粒细胞及血小板减少。

注意事项：对头孢菌素、拉氧头孢、青霉素类抗生素过敏者、过敏体质者、严重肾功能障碍者慎用；对氧头孢烯类抗生素曾引起休克的患者禁用。

品名：氨曲南 Aztreonam（单酰胺菌素、君刻单、Azactam）

剂型与规格：粉针剂：0.5g、1g。

用法与用量：肌内注射、静脉注射或静脉滴注，每日 2～6g，严重感染，每日最大量不超过 8g；儿童每日 40～80mg/kg；分 2～3 次给药。

药理与用途：本品为全合成的单环β-内酰胺抗生素。对革兰阴性菌包括铜绿假单胞菌呈现强大抗菌作用，对革兰阴性菌产生的β-内酰胺酶稳定，对革兰阳性菌和厌氧菌几乎没有作用。临床主要用于敏感菌引起的各种感染，如肠杆菌科细菌、不动杆菌、铜绿假单胞菌引起的下呼吸道感染、复杂性尿路感染、败血症等。

不良反应：胃肠道反应；过敏反应；罕见血小板和白细胞计数下降，凝血时间延长；偶见 ALT、AST 升高。个别患者出现感觉异常，眩晕等。

注意事项：对β-内酰胺类抗生素过敏者或过敏体质者、肝功能损害者慎用；对肾功能损害的患者，应酌情调整剂量。

品名：头孢西丁 Cefoxitin（甲氧头霉噻吩、美福仙、Mefoxin）

剂型与规格：粉针剂：1g。

用法与用量：静脉注射或静脉滴注，每日 4～6g；儿童每日 80～120mg/kg；分 3～4 次。

药理与用途：本品为半合成第二代头孢菌素，特点为对革兰阴性菌有较强的抗菌作用，具有高度抗β-内酰胺酶性质。临床主要用于敏感菌所致的呼吸道感染、心内膜炎、腹膜炎、肾盂肾炎、尿路感染、败血症以及骨、关节、皮肤和软组织等感染。

不良反应:过敏反应;局部注射疼痛及血栓性静脉炎;对肾有一定毒性,用药后产生蛋白尿;Coomb's 试验阳性及转氨酶升高等。

注意事项:用药期间定期进行肝肾功能检查;对肾功能不全者应减量;不宜与有肾毒性的抗生素合用;与青霉素有时有交叉变态反应;对青霉素过敏者应慎用;对头孢菌素类过敏者应禁用。

品名:头孢美唑 Cefmetazole(先锋美他醇、头孢美他唑、CMZ)

剂型与规格:粉针剂:0.5g、1g、2g。

用法与用量:静脉注射或静脉滴注,每日 2~4g;儿童每日 25~100mg/kg;分 2 次给药。

药理与用途:为头霉素类抗生素,抗菌谱与抗菌活性与头孢西丁相似。对革兰阴性菌产生的 β-内酰胺酶有良好的稳定性。对金葡菌、大肠埃希菌、肺炎克雷伯菌及变形杆菌显示很强的抗菌力。对脆弱拟杆菌、消化球菌、消化链球菌等厌氧菌有较强的抗菌活性,铜绿假单胞菌、不动杆菌等对本品有耐药性。临床主要用于呼吸道感染、尿路感染、败血症、胆道及腹腔感染及妇科感染等。

不良反应:过敏反应,偶可发生过敏性休克;偶见肝、肾功能损害,出现血清尿素氮和转氨酶升高;长期用药可出现菌群失调;有可能发生溶血性贫血、Coomb's 试验阳性。

注意事项:主要经肾排泄,肾功能受损者慎用;本品不能与强利尿药合用,以免加重肾损害;对青霉素过敏者、孕妇应慎用;对头孢菌素类过敏者应禁用;用药期间应避免饮酒或含乙醇饮料。

品名:头孢咪唑 Cefpimizole(甲吡咪唑头孢、Ajicef、Renilan)

剂型与规格:粉针剂:0.5g、1g。

用法与用量:静脉注射或静脉滴注,每日 1~2g,分 2 次给药,严重感染者剂量加倍;儿童 20mg/kg,每日 2 次。静脉注射时用注射用水、生理盐水或 5%、10% 的葡萄糖注射液溶解,每 1g 用上述溶液 20ml 溶解。

药理与用途:具广谱抗菌作用,对大部分革兰阴性及革兰阳性菌和厌氧菌有效,对铜绿假单胞菌的作用强于头孢哌酮、头孢他啶及头孢磺啶。对 β-内酰胺酶高度稳定。用于敏感菌引起的败血症、支气管炎、扁桃体炎、肺炎、肾炎、胆道炎、腹膜炎、膀胱炎及子宫内感染。

不良反应:消化道症状;过敏反应;肝功能异常;肾功能异常;偶见口炎,念珠菌感染,维生素 K 及维生素 B 缺乏症;静脉内大量给药可致静脉炎及血管痛。

注意事项：对青霉素或头孢菌素有过敏史者慎用；对本品有休克史者禁用；注射速度尽量缓慢，配好的溶液不宜保留。

品名：阿莫西林-克拉维酸 Amoxycillin-Clavulanic Acid（安灭菌、强力阿莫仙）

剂型与规格：片剂：375mg（2∶1）；干混悬剂：1g（4∶1）；糖浆剂：5ml（4∶1）；粉针剂：1.2g（5∶1）。

用法与用量：口服，每日3.6～4.8g，分3～4次。静脉注射或静脉滴注最大剂量为每日7.2g；儿童3个月内每日60mg/kg，分2次给药；3个月～12岁每日90～120mg，分3～4次给药。

药理与用途：为阿莫西林与克拉维酸制成的复合制剂。通过克拉维酸抑制细菌产生的β-内酰胺酶，保护阿莫西林免于被酶破坏而发挥抗菌作用，因而增大了阿莫西林的抗菌效力。本品对氨苄西林及阿莫西林的耐药菌有强大的杀菌作用。本品主要用于治疗呼吸系统、泌尿生殖系统、皮肤软组织及手术后的细菌性感染，特别是需氧菌与厌氧菌引起的混合感染，治疗一些常见的妇产科感染也有很好的疗效。

不良反应：除过敏反应外，少数患者有胃肠道反应；少数患者可有血清转氨酶升高、白细胞降低、耐药菌引起的二重感染。

注意事项：用前需做青霉素皮试，过敏者禁用；孕妇不宜使用；严重肝功能障碍患者慎用。

品名：替卡西林-克拉维酸 Ticarcillin Sodium-Clavulanate Potassium（羧噻吩青霉素钠-棒酸钾、泰门汀、Timentin）

剂型与规格：粉针剂：1.6g、3.2g。

用法与用量：静脉注射或静脉滴注，每次3.2g；儿童每次80mg/kg；每8小时1次。

药理与用途：替卡西林为广谱抗生素，对铜绿假单胞菌及其他革兰阴性杆菌有强大的抗菌作用，但易被各种β-内酰胺酶破坏，联合应用克拉维酸可发挥良好的抗菌作用。适应证与阿莫西林-克拉维酸相似，主要用于敏感菌所致全身性感染或厌氧菌、需氧菌混合感染。

不良反应：可致过敏反应，罕见过敏性休克等。

注意事项：用前应做青霉素皮试，过敏者禁用；严重肝肾功能不全者慎用。

品名:氨苄西林/舒巴坦 Ampicillinand Sulbactam(氨苄西林钠舒巴坦钠、凯兰欣、舒氨新、优立新)

剂型与规格:粉针剂:0.75g(0.5g/0.25g)、1.5g(1.0g/0.5g)、3.0g(2.0g/1.0g)。

用法与用量:深部肌内注射,每次0.75～1.5g,每6小时1次。每日最大剂量不超过6g;静脉注射、静脉滴注,每次1.5～3g,每6小时1次。每日最大剂量不超过12g(舒巴坦每日剂量最高不超过4g)。儿童每日0.1～0.2g/kg,分次给药。

药理与用途:本品是由属于β-内酰胺类抗生素的氨苄西林和β-内酰胺酶抑制剂的舒巴坦共同组成的混合物,重量(效价)比为2:1。两者联合应用,不仅可保护β-内酰胺类抗生素(氨苄西林)免受酶的水解破坏,增强其抗菌作用,而且还扩大了抗菌谱,增强了抗菌活性。适用于治疗敏感菌(包括产β-内酰胺酶菌株)所致的呼吸道感染、肝胆系统感染、泌尿系统感染、皮肤软组织感染。可用于治疗需氧菌与厌氧菌混合感染(特别是腹腔感染和盆腔感染)。对高度耐药的肠杆菌属引起的感染、铜绿假单胞菌感染与MRSA感染无效。

不良反应:常见有皮疹、瘙痒及其他皮肤反应、注射部位疼痛;偶见腹泻、恶心、粒细胞和血小板减少、血清氨基转移酶一过性增高;极个别病例发生剥脱性皮炎、过敏性休克。

注意事项:与青霉素有交叉过敏反应,用药前应询问青霉素过敏史,对青霉素类抗生素过敏者禁用;使用前应做皮肤过敏试验;有哮喘、湿疹、枯草热、荨麻疹等过敏性疾病史者、肾功能不全、对头孢菌素类药物过敏者、孕妇和哺乳期妇女、新生儿特别是早产儿慎用;传染性单核细胞增多症、巨细胞病毒感染、淋巴细胞白血病、淋巴瘤等患者应用本品易发生皮疹,故不宜应用。

品名:舒他西林 Sultamicillin

剂型与规格:片剂:375mg。

用法与用量:口服,每日750～1500mg;儿童体重小于30kg,每日50mg/kg;体重大于30kg按成人剂量服用,分2次服用。

药理与用途:由氨苄西林与舒巴坦(1:1摩尔比)以甲基相连而成。在体内迅速分解成氨苄西林与舒巴坦发挥作用。用于治疗由敏感菌引起的中、轻度呼吸道、皮肤软组织及尿路感染。

不良反应:胃肠道反应,症状较重需停药;其他不良反应参见氨苄西林。

注意事项：参见氨苄西林。青霉素过敏者禁用。

品名：哌拉西林-他唑巴坦 Piperacillin-Tazobactam（邦达、联邦他唑仙、他唑西林、特治星）

剂型与规格：粉针剂：0.75g(2∶1)、1.5g(2∶1)。

用法与用量：静脉滴注，成人、青少年(12岁以上)4.5g，每8小时1次。

药理与用途：由酰脲类青霉素哌拉西林和新型的不可逆竞争性β-内酰胺酶抑制剂他唑巴坦组成的复方制剂。通过他唑巴坦强大的酶抑制作用，增强和扩展了哌拉西林对产酶菌的抗菌作用和抗菌谱。用于产酶菌引起的中度、重度感染。

不良反应：过敏反应；胃肠道反应；注射部位刺激反应，疼痛、静脉炎、血栓性静脉炎和水肿等；与氨基糖苷类联合应用时可见血小板减少、发热、发热伴嗜酸性粒细胞增多、转氨酶升高等。

注意事项：治疗中若有过敏反应，应立即停药，给予相应的处理；对青霉素类、头孢菌素类或β-内酰胺酶抑制剂过敏者禁用；治疗期间，患者若出现腹泻，应考虑是否有假膜性肠炎发生，若诊断确立，应采取相应的措施；应定期检查血清电解质水平；对于同时接受细胞毒药物或利尿剂治疗的患者，要警惕发生低血钾的可能；孕妇、哺乳期妇女应慎用；定期检查造血功能，特别是对疗程长于21天的患者；肾功能不全患者应调整给药剂量。

品名：头孢哌酮-舒巴坦 Cefoperazone-Sulbactam（海舒必、舒普深、瑞普欣）

剂型与规格：粉针剂：1g(1∶1)、2g(1∶1)。

用法与用量：静脉滴注，每日2～8g；儿童每日40～80mg/kg；分2～4次给药。

药理与用途：头孢哌酮为第三代头孢菌素，具有抗菌活性强、抗菌谱广、血药浓度高、体内分布广等特点，但与其他三代头孢菌素相比对酶稳定性差。舒巴坦对大多数细菌产生的β-内酰胺酶均有不可逆性抑制作用，二者联用，可提高头孢哌酮的抗菌谱与抗菌活性。用于治疗敏感菌引起的感染，以及败血症、脑膜炎等。

不良反应：参见头孢哌酮。

注意事项：使用本品期间禁酒及禁用含乙醇的饮品；对本品任何成分过敏者禁用；对β-内酰胺酶类抗生素过敏者慎用或禁用。

品名:链霉素 Streptomycin(Ampistrep、SM、Strycin、Strysolin)

剂型与规格:粉针剂:(硫酸盐)0.75g(75 万 U)、1g(100 万 U)、2g(200 万 U)、5g(500 万 U)。

用法与用量:肌内注射,每日 0.75～1.0g,儿童每日 15～30mg/kg,分 1～2 次给药。40 岁以上患者每日 0.75g,每日 1 次。

药理与用途:最早的氨基糖苷类抗生素,抗菌谱广,对一些革兰阴性菌及少数革兰阳性菌有抗菌作用。对结核杆菌有强大杀菌作用,仍为治疗结核菌感染的重要药物。本品为抗结核的一线药物。单独应用链霉素抗结核易出现耐药性,联合其他抗结核药可推迟细菌耐药的产生。另外亦用于布氏杆菌病及鼠疫的治疗。

不良反应:过敏反应,本品可致过敏性休克,注射数分钟内发生呼吸困难、面色苍白、昏迷抽搐、大小便失禁等,发作急不易抢救;耳毒性;肾毒性;其他毒性,表现为神经肌肉接头阻滞,偶可见骨髓抑制,白细胞减少。

注意事项:有过敏史者禁用;可引起口麻、四肢麻感等一过性的症状;肾功能减退患者用量应适当减少;急性中毒可经血液透析清除处理。

品名:卡那霉素 Kanamycin(Kamaxin、Kanaline)

剂型与规格:注射剂:0.5g(50 万 U)/2ml;粉针剂:0.5g(50 万 U)、1g(100 万 U)。

用法与用量:肌内注射或静脉滴注,每日 1g,分 1～2 次给药。静脉滴注时勿过速。

药理与用途:本品为氨基糖苷类抗生素,抗菌谱和链霉素相似。抗菌作用强于链霉素。对大多数常见的革兰阴性菌及结核杆菌有效,对铜绿假单胞菌无效。临床上主要用于敏感菌所致的肺部感染、败血症、腹腔感染、尿路感染及胆道感染等。

不良反应:耳毒性;肾脏毒性;神经毒性;过敏反应。

注意事项:一般疗程不宜超过 2 周,肾功能减退者慎用;对老年患者应减少剂量;对本品及其他氨基糖苷类过敏者禁用。

品名:新霉素 Neomycin(Neomin)

剂型与规格:片剂:0.1g(10 万 U)、0.25g(25 万 U)。

用法与用量:口服,每日 1～4g;儿童每日 25～80mg/kg;分 4 次给药。

药理与用途:本品为氨基糖苷类抗生素,对革兰阴性菌、阳性菌及结核杆菌等都有较好作用。以大肠埃希菌最敏感,对金葡菌、炭疽杆菌、白喉杆菌、产气杆菌、变形杆菌及痢疾杆菌等较敏感，对铜绿假单胞菌较不敏感。仅用于口服及局部应用。口服吸收很少，可用于治疗腹泻，对大肠埃希菌引起的小儿腹泻疗效较好。亦可用于腹部及肠道手术前用药。局部应用，对敏感菌所致的皮肤黏膜感染如脓疮、疖、溃疡及烧伤等效果都好。

不良反应：胃肠道反应；肾脏毒性；耳毒性，听力损害常为不可逆，即使停药后，听力损害仍会加重。

注意事项：对本品过敏者禁用。

品名：庆大霉素 Gentamicin（正泰霉素）

剂型与规格：片剂：40mg；注射剂：4 万 U/ml、8 万 U/2ml；颗粒剂：5g（含硫酸庆大霉素 1 万 U）。

用法与用量：口服，每日 0.24～0.64g；儿童每日 10～15mg/kg；分 3～4 次服用。肌内注射或静脉滴注，每次 8 万 U，儿童每日 0.2 万～0.4 万 U/kg，每 8 小时 1 次。

药理与用途：本品为氨基糖苷类广谱抗生素，对多种革兰阴性菌及阳性菌都具有抑菌和杀菌作用。对铜绿假单胞菌、产气杆菌、肺炎克雷伯杆菌、沙门菌属、大肠埃希菌及变形杆菌等革兰阴性菌和金葡菌等作用较强。临床上用于敏感菌所引起的败血症、呼吸道感染、胆道感染、化脓性腹膜炎、颅内感染、尿路感染及菌痢等疾患。

不良反应：与卡那霉素相似，对耳前庭的影响较大，而对耳蜗损害较小，对肾功能不全或儿童更应注意毒性反应，严重者可导致听力减退甚至耳聋；偶见神经肌肉阻滞；过敏反应少见，可见胃肠道不适。

注意事项：血药谷浓度超过 2μg/ml 可出现毒性反应，对肾功能不全者或长期用药者应监测血药浓度；有抑制呼吸作用，不可静脉推注。

品名：妥布霉素 Tobramycin（托普霉素、妥布拉霉素、Nebcin）

剂型与规格：注射剂：40mg（4 万 U）/1ml、20mg（2 万 U）/2ml、40mg（4 万 U）/2ml、80mg（8 万 U）/2ml。

用法与用量：肌内注射或静脉滴注，每日 80～240mg；儿童每日 3～5mg/kg；分 2～3 次给药。

药理与用途：本品为氨基糖苷类广谱抗生素，主要对革兰阴性菌有效。临床主要用于上述革兰阴性杆菌引起的系统感染，败血症及软组织感染。

不良反应：其肾毒性较庆大霉素稍轻或相似；耳毒性的发生率较庆大霉素低，主要为对前庭的毒性；恶心、呕吐、头痛、皮疹、转氨酶升高等也可发生;偶见神经肌肉接头阻滞,二重感染等。

注意事项:不宜与有耳毒性和肾毒性的药物合用;大剂量应用时应监测肝功、肾功、血常规及听力;对本品及氨基糖苷类抗生素有过敏史者禁用。

品名:阿米卡星 Amikacin(丁胺卡那霉素、Amikin)

剂型与规格:注射剂:0.2g(20 万 U)/2ml。

用法与用量:肌内注射或静脉滴注,每日 1g;儿童每日 15mg/kg;分 1 ~ 2 次给药,每日总量不宜超过 1.5g。新生儿首次剂量 10mg/kg,以后每 12 小时用 7.5mg/kg。滴速为 0.5g 输注 0.5 ~ 1 小时为宜。

药理与用途:本品为卡那霉素的半合成衍生物,对常见的革兰阴性菌(包括铜绿假单胞菌)、某些革兰阳性菌及部分分枝杆菌有很强的抗菌活性。主要用于各种需氧革兰阴性菌引起的各系统感染。

不良反应:对肾及听觉的毒性和卡那霉素相似;个别患者可出现一过性转氨酶升高及胃肠道反应。

注意事项:治疗过程中应监测血药浓度;对本品过敏者禁用;肾功能减退、孕妇和老年人慎用;不宜与利尿剂、青霉素类合用;与其他氨基糖苷类有交叉过敏反应;对氨基糖苷类有过敏史者禁用。

品名:西索米星 Sisomicin(西梭霉素、紫苏霉素、西索霉素、Rickamicin)

剂型与规格:注射剂:5 万 U(50mg)/1ml、10 万 U(100mg)/2ml。

用法与用量:肌内注射或静脉滴注,每日 3mg/kg,分 3 次给药。疗程不超过 7 ~ 10 天。

药理与用途:本品为氨基糖苷类抗生素。抗菌谱和庆大霉素相似。临床上主要用于革兰阴性敏感菌所致的局部或系统感染,对尿路感染作用尤佳。

不良反应:参见庆大霉素。

注意事项:肾功能不全者或较长疗程用药时则应进行血药浓度监测,有肾功能损伤患者应减少剂量;出现轻度肾毒性表现时,立即停药;对氨基糖苷类过敏及严重肾功能损害者禁用。

品名:奈替米星 Netilmicin(立克菌星、乙基西梭霉素)

剂型与规格:注射剂:5 万 U(50mg)/1ml、10 万 U(100mg)/2ml。

用法与用量:肌内注射或静脉滴注,每日 4 ~ 6mg/kg;儿童每日 2 ~

4mg;分 2 次给药。

药理与用途:本品为半合成的氨基糖苷类抗生素,抗菌谱与庆大霉素相似。主要用于大肠埃希菌,克雷伯杆菌,变形杆菌,肠杆菌属,枸橼酸杆菌,流感嗜血杆菌,沙门杆菌,志贺杆菌所致的呼吸道,消化道,泌尿生殖系统,皮肤和软组织,骨和骨节及创伤感染,也可用于败血症。

不良反应:耳、肾毒性比同类药物低,但若发现异常应立即停药;偶有皮疹,过敏性休克;可发生消化道症状,偶见转氨酶升高。

注意事项:避免与有耳、肾毒性的药物及神经肌肉阻滞药同用;对氨基糖苷类抗生素有过敏史者或家族中有严重耳毒性反应的患者禁用。其他参见西索米星。

品名:核糖霉素 Ribostamycin(威他霉素、威斯他霉素)

剂型与规格:粉针剂:1g(100 万 U)。

用法与用量:肌内注射,每日 1~2g;儿童按体重每日 20~40mg/kg;分 2 次给药。

药理与用途:本品为氨基糖苷类广谱抗生素,抗菌谱与卡那霉素相似,对革兰阴性菌作用较强,对革兰阳性菌中的金葡菌、链球菌和肺炎链球菌有抗菌作用。临床上主要用于敏感菌所致各种感染。

不良反应:偶有皮疹、重听、耳鸣、注射部位疼痛、硬结、头痛、麻木和胸压感;个别患者血尿素氮、转氨酶轻度升高;偶可引起听神经损害。

注意事项:12 岁以下的儿童不宜使用;与右旋糖酐联用能增加对肾脏的毒害;肾功能不全者慎用;细菌对本品与卡那霉素显示交叉耐药性;对本品及卡那霉素过敏者禁用。

品名:巴龙霉素 Paromomycin(巴母霉素、巴罗姆霉素)

剂型与规格:片剂:0.1g(10 万 U)、0.25g(25 万 U)。

用法与用量:口服,治疗阿米巴痢疾:每次 0.5~0.75g,每日 3~4 次;治疗绦虫病:每日 0.01~0.03g/kg,连服 5 天;肠道感染及肠道消毒:每次 0.5~0.75g,每日 4 次。

药理与用途:本品为氨基糖苷类广谱抗生素,抗菌谱与新霉素相似。对革兰阳性和革兰阴性菌有抑制作用,对阿米巴原虫有强大的杀灭作用,本品还对绦虫有效。对铜绿假单胞菌无效。临床上主要用于阿米巴病、细菌性痢疾及细菌性肠道感染,也可治疗绦虫病。

不良反应:偶有胃肠道反应;偶可引起吸收不良综合征及听力损害。

注意事项:因毒性大,一般不做全身应用。其他参见卡那霉素。

品名:大观霉素 Spectinomycin(壮观霉素、淋必治)

剂型与规格:粉针剂:2g(200 万 U),附 0.9% 苯甲醇注射液 1 支。

用法与用量:肌内注射,每次 2g,每日 2 次,连用 3 日。临用时,取本品 1 支,加 0.9% 苯甲醇溶液 5ml,猛力振摇成混悬液后,深部肌内注射。

药理与用途:本品为链霉菌所产生的一种氨基环醇类抗生素,是一新型特效专治淋病的抗生素,对淋病奈瑟菌有较强的抗菌作用。临床上主要用于淋病奈瑟菌所致的尿道炎、急性淋病、直肠炎、子宫颈炎等。

不良反应:有注射部位疼痛、荨麻疹、恶心、呕吐、失眠等。偶见血红蛋白、红细胞减少、肌酐清除率降低,以及碱性磷酸酶、尿素氮(BUN)和氨基转移酶等值升高。也有尿量减少的病例发生。

注意事项:对本品过敏和肾衰患者禁用;孕妇、新生儿慎用;不得静脉给药;无明显的耳毒性。

品名:依替米星 Etimicin(爱大、悉能)

剂型与规格:注射剂:50mg/1ml、100mg/2ml。

用法与用量:静脉滴注,0.1 ~ 0.15g,每日 2 次。稀释于 100ml 的生理盐水或 5% 葡萄糖注射液中,1 小时滴完。

药理与用途:水溶性氨基糖苷类抗生素,是我国自行研制开发的一种新药。抗菌谱广,对多种病原菌有较好的抗菌作用,其中对大肠埃希菌、克雷伯菌、肠杆菌属、沙雷菌属、奇异变形杆菌、沙门菌属、嗜血流感嗜血杆菌及葡萄球菌属等有较高的抗菌活性;对部分铜绿假单胞菌、不动杆菌属等具有一定抗菌活性。用于敏感菌引起的感染,如呼吸道、肾脏、泌尿生殖系统、皮肤软组织和其他感染。

不良反应:耳、肾的毒性反应,与奈替米星相似。耳、前庭毒性较轻,主要发生于肾功能不全和用量过大的患者;个别病例可见尿素氮、转氨酶等肝肾功能指标轻度升高,停药后即恢复正常;其他不良反应有恶心、皮疹、静脉炎、心悸、胸闷及皮肤瘙痒等。

注意事项:应密切观察肾功能和第八对脑神经功能的变化,尤其是已明确或怀疑有肾功能减退者、大面积烧伤患者、老年患者和脱水患者;肾功能损伤者原则上不用,必要时应调整使用剂量,并应监测血药浓度及血清肌酐水平,肌酐清除率等肾功能指标;对本品及其他氨基糖苷类抗生素过敏者禁用。

品名：红霉素 Erythromycin(Erycin)

剂型与规格：肠溶片剂：0.125g(12.5 万 U)、0.25g(25 万 U)；注射剂：(乳糖酸)0.25g(25 万 U)、0.3g(30 万 U)。

用法与用量：口服，每日 1～2g；儿童每日 30～50mg/kg；分 3～4 次。静脉滴注，每日 1～2g；儿童每日 30～50mg/kg；分 3～4 次。

药理与用途：本品为大环内酯类抗生素，抗菌谱和青霉素相似，主要是对革兰阳性菌有强大抗菌作用。对革兰阴性菌有一定作用。临床上主要用于链球菌所致的呼吸道感染、军团菌肺炎、支原体肺炎、皮肤软组织等感染，此外，对白喉患者，以本品及白喉抗毒素联用则疗效显著。

不良反应：胃肠道反应；过敏反应；可引起肝脏损害；静脉注射或静脉滴注乳糖酸红霉素可引起血栓性静脉炎；肌内注射局部刺激性大，可引起疼痛及硬结，因此不宜肌内注射。

注意事项：本品在酸中不稳定；乳糖酸红霉素应先以注射用水溶解，切不可用生理盐水或其他无机盐溶液溶解，待溶解后则可用等渗葡萄糖注射液或生理盐水稀释供静脉滴注，浓度不宜大于 0.1%，以防血栓性静脉炎产生；静脉滴注易引起静脉炎，滴注速度宜缓慢。

品名：依托红霉素 Erythromycin Estolate(无味红霉素)

剂型与规格：片剂：0.125g(12.5 万 U)；胶囊剂：0.05g(5 万 U)、0.125g(12.5 万 U)；颗粒剂：0.075g(7.5 万 U)、0.25g(25 万 U)。

用法与用量：口服，每次 0.25～0.5g，每日 3～4 次，儿童每日 30～50mg/kg，分 3～4 次服用或遵医嘱。

药理与用途：依托红霉素为红霉素丙酸酯的十二烷基硫酸盐，在高浓度时对高度敏感的细菌也具有杀菌作用。用于敏感菌及非典型病原体引起的呼吸系统、生殖泌尿系统及皮肤软组织感染。

不良反应：偶有胃肠道反应及肝毒性；少有过敏反应。

注意事项：肝功能不全者慎用。

品名：琥乙红霉素 Erythromycin Ethylsuccinate(利菌沙)

剂型与规格：片剂：0.1g(10 万 U)、0.125g(12.5 万 U)、0.25g(25 万 U)；颗粒剂：0.05g(5 万 U)、0.1g(10 万 U)、0.125g(12.5 万 U)、0.25g(25 万 U)。

用法与用量：口服，每次 0.25～0.5g，每日 3～4 次；儿童每日 30～40mg/kg，分 3～4 次。

药理与用途:红霉素的酯化物,口服吸收优于红霉素,吸收后的药物在体内水解,释放出红霉素而起抗菌作用。对革兰阳性菌有较强的抑制作用。用于耐青霉素的金葡菌感染,也可用于链球菌、肺炎链球菌的感染及白喉带菌者。

不良反应:肝毒性反应较小。

注意事项:肝毒性比依托红霉素为低,由于仍经肝脏代谢和排泄,故肝功能不全者慎用;孕妇、哺乳期妇女慎用。

品名:罗红霉素 Roxithromycin(罗力得、Rulid)

剂型与规格:片剂:50mg(5 万 U)、75mg(7.5 万 U)、150mg(15 万 U);胶囊剂:50mg(5 万 U)、75mg(7.5 万 U)、150mg(15 万 U);颗粒剂:50mg(5 万 U)、150mg(15 万 U)。

用法与用量:口服,每次 150mg;儿童每次 2.5~5mg/kg;每日 2 次。饭前服用。

药理与用途:为红霉素衍生物,抗菌活性与红霉素相似,对化脓性链球菌、肺炎链球菌、金葡菌、军团菌、衣原体、梅毒螺旋体、脑炎弓形虫、表皮葡萄球菌、阴道厌氧菌及肺炎支原体等有作用。临床用于敏感菌引起的支气管炎、肺炎、扁桃体炎、五官科感染、泌尿系统感染、皮肤和软组织感染等。

不良反应:胃肠道反应较轻;偶有过敏反应,应停止给药。

注意事项:肝、肾功能不全者慎用。

品名:阿奇霉素 Azithromycin(舒美特、希舒美)

剂型与规格:片剂:0.125g(12.5 万 U)、0.25g(25 万 U)、0.5g(50 万 U);胶囊剂:0.125g(12.5 万 U)、0.25g(25 万 U);干混悬剂:0.1g(10 万 U)。

用法与用量:口服,每日 250mg,连用 5 天,首次加倍。或每日 500mg,连用 3 天;儿童每日 10mg/kg,连服 3 日;体重 25~40kg 的儿童每日 0.125g,连用 5 天,首日加倍;性传播疾病,1g,1 次顿服。

药理与用途:抗菌谱与红霉素相似,对革兰阳性菌具更强抗菌活性;对革兰阴性杆菌的活性较红霉素强;临床主要用于敏感菌引起的呼吸道感染、皮肤和软组织感染。沙眼衣原体和非耐药淋病奈瑟菌所致的单纯生殖器感染。

不良反应:常见的有胃肠道反应;偶见丙氨酸氨基转移酶升高等;少数

患者出现白细胞计数减少。

注意事项:对本品及大环内酯类药品过敏者禁用;肝、肾功能不全者和孕妇、哺乳期妇女慎用;避免与抗酸剂同时服用。

品名:克拉霉素 Clarithromycin(甲红霉素、甲吉宁、克拉仙、Klacid)

剂型与规格:片剂:0.125g(12.5 万 U)、0.25g(25 万 U);胶囊剂:0.125g(12.5 万 U)、0.25g(25 万 U);颗粒剂:0.125g(12.5 万 U);粉针剂:0.5g(50 万 U)。

用法与用量:口服,每次 0.25~0.5g,每日 2 次;儿童每日 10~15mg/kg,分 2~3 次服用。静脉滴注,每次 500mg,每日 2 次。

药理与用途:抗菌谱与红霉素相似,对胃酸稳定,对革兰阳性菌作用更强,对部分革兰阴性菌、链球菌属、支原体及衣原体等均有抗菌活性。对肺炎链球菌、化脓性链球菌、金葡菌、卡他莫拉菌、流感嗜血杆菌及肺炎支原体等有效。临床主要用于支气管炎、肺炎、咽喉炎、扁桃体炎、支原体肺炎、皮肤及软组织感染、中耳炎、牙周炎、百日咳、猩红热。

不良反应:胃肠道反应,偶有转氨酶上升;过敏反应。

注意事项:对本品或大环内酯类药物过敏者、孕妇及哺乳期妇女、严重肝肾功能低下者、心律失常、心动过缓、Q-T 间期延长、缺血性心脏病、充血性心力衰竭等心脏病患者及服用特非那定者禁用。

品名:吉他霉素 Kitasamycin(白霉素、柱晶白霉素、Leucomycin)

剂型与规格:片剂:100mg、200mg;粉针剂:200mg。

用法与用量:静脉注射或静脉滴注,每日 600~800mg,分 2~3 次给药。儿童每日 10~20mg/kg,分 2~4 次服用。口服较少用。

药理与用途:本品为大环内酯类抗生素,抗菌谱与红霉素相似,对革兰阳性球菌的作用较红霉素稍弱,但对耐红霉素的金葡菌效力较好,临床主要用于上呼吸道感染、肺炎、淋病、胆囊炎、百日咳、扁桃体炎及败血症等。

不良反应:口服时以胃肠道反应为主,偶见皮疹和瘙痒,静脉用药引起的血栓性静脉炎也比红霉素少。

注意事项:与红霉素有较密切的交叉耐药性;饭后口服给药影响吸收,应餐前服;对本品及其他大环内酯类过敏者禁用。

品名:麦迪霉素 Midecamycin(美地霉素、Medecamycin)

剂型与规格:片剂:100mg。

用法与用量:口服,每日 0.6~1.2g;儿童每日 30mg/kg;分 3~4 次服用。

药理与用途:本品为大环内酯类抗生素,抗菌谱及作用机制与红霉素相似,抗菌作用稍低于红霉素。临床主要用于革兰阳性菌感染引起的上呼吸道感染、肺炎、扁桃体炎、急性咽喉炎、中耳炎、尿路感染及皮肤软组织感染等,对多种红霉素耐药菌有效。

不良反应:可引起恶心、呕吐、食欲减退、胃不适及腹泻等,偶有皮疹;个别患者偶见转氨酶一过性升高。

注意事项:对本品及其他大环内酯类过敏者禁用;肝肾功能损伤者慎用。

品名:乙酰螺旋霉素 Acetylspiramycin

剂型与规格:片剂:0.1g(10 万 U)、0.2g(20 万 U);胶囊剂:0.1g(10 万 U)、0.2g(20 万 U)。

用法与用量:口服,每日 0.8~1.2g;儿童每日 20~30mg/kg;分 2~4 次服用。

药理与用途:本品为大环内酯类抗生素,抗菌谱和红霉素相似,口服后即脱乙酰基而显示抗菌作用,不良反应较少。很多对红霉素耐药的金葡菌对本品敏感。主要用于治疗由敏感菌引起的呼吸道感染、皮肤软组织感染等。

不良反应:偶有食欲减退、恶心、呕吐及有轻度头昏、头痛、嗜睡等现象,偶见转氨酶升高。

注意事项:肝肾功能不全者慎用;对本品及其他大环内酯类过敏者禁用。

品名:交沙霉素 Josamycin(角沙霉素)

剂型与规格:片剂:100mg、200mg。

用法与用量:口服,每次 0.2~0.4g,每日 3~4 次。儿童每日 30mg/kg,分 3~4 次服用。

药理与用途:本品为大环内酯类抗生素,与红霉素近似。抗菌强度仅为红霉素的 1/4~1/2,对敏感厌氧菌的抗菌作用则比红霉素强。临床主要用于敏感菌引起的呼吸系统、化脓性皮肤病及口腔内的感染。

不良反应:可见胃肠道不适,皮肤过敏反应,偶见肝功能损害。

注意事项:肝功能异常者慎用。对本品过敏者、初孕 3 个月内禁用。

品名:四环素 Tetracycline

剂型与规格:片剂:0.125g、0.25g;胶囊剂:0.25g。

用法与用量:口服,每次0.25~0.5g,每日3~4次。

药理与用途:本品及其他四环素族均为广谱抗生素,对多数革兰阳性与阴性菌有抑制作用,高浓度时有杀菌作用,并能抑制立克次体及沙眼衣原体等,对革兰阴性杆菌作用较好。主要用于衣原体、支原体和立克次体引起的感染,对布氏杆菌也有良好的疗效。

不良反应:胃肠道反应;长期口服或大剂量静脉滴注后可发生肝损害,孕妇大剂量应用尤易发生;四环素可沉积在牙齿中,引起牙齿变色,釉质发育不全,易发生龋齿。也可沉积于骨骼内钙化区,抑制骨生长;肾功能不全会加重肾脏损害;过敏反应较少,偶见药物热、皮疹、光敏性皮炎等。

注意事项:肾功能损伤患者、孕妇、哺乳期妇女、7岁以下儿童及对四环素类抗生素过敏的患者禁用;有肝功能减退的患者应慎用;本品与许多金属离子可络合成不溶化合物,影响吸收,故不宜与钙盐、铝盐、铁盐等化合物同服。

品名:土霉素 Oxytetracycline(氧四环素、Terramycin)

剂型与规格:片剂:0.125g、0.25g。

用法与用量:口服,每日1~2g,分3~4次服用。

药理与用途:抗菌谱与四环素相似,对多数革兰阳性菌、阴性菌均有抗菌活性,但抗菌作用弱,耐药菌多见。对立克次体、衣原体、支原体、阿米巴原虫仍有一定的抗菌作用。用于治疗由敏感菌引起的局部或系统感染。由于耐药菌多见且普遍,临床应用减少,对肠道感染包括阿米巴痢疾尚有一定的疗效。

不良反应:参见四环素。

注意事项:儿童、孕妇及哺乳期妇女禁用。其他参见四环素。

品名:多西环素 Doxycycline(强力霉素、脱氧土霉素)

剂型与规格:片剂:0.05g、0.1g;胶囊剂:0.1g。

用法与用量:口服,每日200mg,分2次服用,首剂加倍。

药理与用途:抗菌谱与四环素基本相同,抗菌活性强于四环素,次于米诺环素。用于敏感菌所致上呼吸道感染、胆道感染、淋巴结炎、蜂窝织炎等,也可用于斑疹伤寒、支气管肺炎等。

不良反应:与四环素基本相同,胃肠道反应及皮疹较常见。

注意事项:在四环素族中对肾功能影响很小的一种,可较安全地用于轻度肾功能受损的患者,但对重度肾衰患者仍应慎用;儿童、孕妇及哺乳期妇女禁用;其他同四环素。

品名:米诺环素 Minocycline(二甲胺四环素、美满霉素、Minocin、Minomycin)

剂型与规格:片剂:100mg;胶囊剂:50mg、100mg。

用法与用量:口服,每日 200mg,分 2 次服用,首次剂量加倍;8 岁以上儿童每日 2~4mg/kg,分 1~2 次服用。

药理与用途:本品系一种高效、速效、长效的新半合成四环素类抗生素,其抗菌谱与四环素相似。对部分立克次体、支原体、衣原体、非典型的分枝杆菌及阿米巴原虫敏感。临床主要用于上述敏感菌引起的感染,对布氏杆菌感染也有较好的疗效。对由敏感金黄色葡萄球菌、链球菌属及其他敏感革兰阴性杆菌引起的系统感染也有一定的疗效。

不良反应:主要为胃肠道不适,严重时可发生二重感染所致的假膜性肠炎;长期应用可造成肝损害;肾功能不良者应用本品,偶见肾功能损害加重;可引起前庭功能紊乱;偶见过敏反应;应用本品时可发生光敏反应;可发生牙齿黄染。

注意事项:肝、肾功能不全者慎用;儿童可出现牙齿黄染及前囟隆起;婴幼儿、儿童、孕妇及哺乳期妇女禁用;对本品及四环素类抗生素过敏的患者禁用。

品名:金霉素 Chlortetracycline(氯四环素、Aureomycin)

剂型与规格:软膏剂:1% 10g;眼膏剂:0.5% 2g。

用法与用量:外用,涂于患处。每日 3 次。

药理与用途:本品抗菌谱与四环素相似,刺激性强,仅作外用。主要用于局部抗感染,也可用于治疗结膜炎、沙眼。

不良反应:同四环素,由于口服、注射使用已被淘汰,只限于外用及眼用,不良反应少。

品名:美他环素 Metacycline(甲烯土霉素)

剂型与规格:片剂:0.1g;胶囊剂:0.2g。

用法与用量:口服:每日 0.6~0.9g,分 2~3 次服用。

药理与用途:本品系一种半合成四环素类抗生素,具广谱抗菌活性,抗菌作用与四环素类相似。其特点是口服吸收良好，作用时间长，对耐药菌株仍敏感，用于敏感的金葡菌、链球菌属、大肠埃希菌、痢疾杆菌及立克次体、衣原体、支原体等引起的局部和系统感染。

不良反应：同四环素。

注意事项：孕妇、4 岁以下儿童及肾功能不全者禁用。

品名：替加环素 Tigecycline

剂型与规格：粉针剂(盐酸盐)：50mg。

用法与用量：推荐给药方案为首剂 100mg，然后，每 12 小时 50mg。替加环素的静脉输注时间应该每 12 小时给药 1 次，每次约 30～60 分钟。治疗复杂性皮肤软组织感染或复杂性腹腔内感染的推荐疗程为 5～14 天。肾功能损伤或接受血液透析患者，轻～中度肝功能损伤患者无需调整替加环素的剂量。重度肝功能损伤患者应在医师指导下调整给药剂量。

药理与用途：用于治疗由革兰阴性或阳性细菌、厌氧菌及耐甲氧西林金葡菌(MRSA)和甲氧西林敏感金葡菌(MSSA)导致的复杂性皮肤软组织感染、复杂性腹腔内感染。替加环素为甘氨酰环素类抗菌药，其通过与核糖体 30S 亚单位结合、阻止氨酰化 tRNA 分子进入核糖体 A 位而抑制细菌蛋白质合成。

不良反应：最常见为恶心、呕吐，通常发生于治疗的第 1～2 天。较少发生的有：注射部位炎症、注射部位疼痛、感染性休克、过敏反应、寒战、注射部位水肿、注射部位静脉炎、血栓性静脉炎、食欲减退、黄疸、排便异常、肌酐水平升高、低钙血症、低血糖症、嗜睡、味觉倒错、部分凝血活酶时间(APTT)延长、凝血酶原时间(PT)延长、嗜酸性粒细胞增多、国际标准化比率(INR)升高、血小板减少、瘙痒、阴道念珠菌病、阴道炎、白带过多。

注意事项：禁用于已知对本品过敏的患者，四环素类抗生素过敏的患者应慎用本品。妊娠妇女应用本品时可导致胎儿受到伤害，本品只有在对胎儿的潜在利益超过潜在风险时才可考虑在妊娠期间使用。哺乳期妇女慎用。在牙齿发育期间使用本品可导致牙齿永久性变色。不推荐用于 18 岁以下患者。和四环素类药物一样，本品使用中报道有胰腺炎的发生，对怀疑出现胰腺炎的患者应考虑停止本品治疗。接受本品治疗的患者应监测肝功能指标，防止肝功能继续恶化并评价本品治疗的风险和利益。抗菌药物与口服避孕药同时使用可导致口服避孕药作用降低。为了减少耐药细菌的出现并维持本品及其他抗菌药物的有效性，本品应该仅用于治疗确诊或高度怀疑细菌所致的感染。

品名：氯霉素 Chloramphenicol(氯胺苄醇、Chloromycetin)

剂型与规格：片剂：0.25g；胶囊剂：0.25g；注射剂：0.25mg/2ml；滴眼剂：0.25%；滴耳剂：0.25%。

用法与用量：口服，每日1～2g；儿童每日25～50mg/kg；分3～4次服用。静脉滴注，每日1～2g，分2次滴入。滴眼：滴于眼睑内，一次1～2滴，一日3～5次。滴耳：滴于耳道内，一次2～3滴，一日3次。

药理与用途：为广谱抗生素，通过抑制细菌蛋白质合成而产生抑菌作用。对大多数革兰阴性和阳性细菌有效，而对革兰阴性菌作用较强。特别是对伤寒、副伤寒杆菌作用最强。对流感嗜血杆菌、百日咳杆菌、痢疾杆菌的作用亦强，对大肠埃希菌、肺炎杆菌、变形杆菌、铜绿假单胞菌亦有抑制作用。对革兰阳性细菌的作用不及青霉素和四环素、对立克次体、沙眼衣原体也有效。因有严重的毒副作用，氯霉素一般不用于轻度感染。主要用于伤寒、副伤寒和其他沙门菌属感染。与氨苄西林合用于流感嗜血杆菌性脑膜炎。

不良反应：主要是抑制骨髓造血功能，引起粒细胞及血小板减少症，再生障碍性贫血虽少见，但难逆转，常可致死；也可引起皮疹及药物热。少数可引起黄疸，原有肝脏疾病者甚至可引起急性重型肝炎；可引起精神症状如幻觉及谵妄；口服后可发生胃肠道反应；新生儿、早产儿应用本品可引起循环衰竭(灰婴综合征)，应禁用；长期大量应用本品可引起视神经炎及视力障碍。

注意事项：由于对造血系统毒性大，应严格掌握适应证用药，用药期间应监测血常规；骨髓造血功能抑制及肝病患者禁用。

品名：甲砜霉素 Thiamphenicol(甲砜氯霉素、硫霉素、赛美欣)

剂型与规格：片剂：0.125g、0.25g；胶囊剂：250mg。

用法与用量：口服，每次0.25～0.5g，每日3～4次；儿童每日25～50mg/kg，分4次给药。

药理与用途：作用机制、抗菌谱及抗菌作用与氯霉素相似，但对多数肠杆菌、金葡菌及肺炎链球菌的作用略低于氯霉素。作用机制与氯霉素相同。与氯霉素有完全交叉耐药性。具有较强的免疫抑制作用，是氯霉素的6倍。用于呼吸道、肝胆系统及尿路系统感染，但其疗效不如氯霉素。

不良反应：常见胃肠道反应及菌群失调；对血液系统有一定的毒性，个别患者出现可逆性红细胞生成抑制，白细胞和血小板减少；偶见皮疹、肝损害、口腔炎及黏膜炎症。偶尔可致周围神经炎、脱发等，停药后可恢复。

注意事项:对本品过敏者禁用;对血液系统的毒性比氯霉素轻,但仍应慎重;孕妇及新生儿慎用;肾功能不全者须减量或延长给药间隔。

品名:琥珀氯霉素 Chloramphenicol Succinate(琥珀酸钠氯霉素)

剂型与规格:粉针剂:0.125g、0.25g、0.5g、1g(按氯霉素计)。

用法与用量:肌内注射或静脉滴注,每次0.5~1g,每日2次。

药理与用途:本品的特点为易溶于水,可供肌内注射、静脉注射或静脉滴注。进入体内经水解游离出氯霉素而产生作用。用途同氯霉素。

不良反应:见氯霉素。

注意事项:对本品过敏者禁用。其他参见氯霉素。

品名:万古霉素 Vancomycin(稳可信、Vancocin)

剂型与规格:粉针剂:500mg。

用法与用量:静脉滴注,每日1~2g;儿童每日20~40mg/kg;分2次给药。口服,每日2g,分4次服;儿童剂量酌减。

药理与用途:糖肽类杀菌性窄谱抗生素,仅对革兰阳性菌有效,如溶血性链球菌、肺炎链球菌、淋病奈瑟菌及肠球菌等均属敏感,对耐药金葡菌本品尤为敏感。临床主要用于耐青霉素金葡菌所引起的严重感染,如肺炎、心内膜炎及败血症等,对溶血性链球菌引起的感染及败血症等也有较好的疗效。对MRSA(耐甲氧西林金葡菌)感染,目前仍以万古霉素及去甲万古霉素为首选药物。口服治疗难辨梭状杆菌引起的严重的假膜性肠炎有效。

不良反应:产生耳毒性,有的是不可逆的。可出现肾脏损害,特别是与氨基糖苷合用易出现。可发生过敏反应。另外静脉输注可出现静脉炎等。

注意事项:非严重感染、老年人慎用;新生儿、早产儿不宜应用,如必须用,剂量应减为每日12~15mg/kg;输入速度过快可产生红斑样或荨麻疹样反应;药液过浓可致血栓性静脉炎,应适当控制药液浓度和滴注速度;对本品过敏者、肾功能不全者及孕妇禁用。

品名:去甲万古霉素 Norvancomycin(Demethylvancomycin)

剂型与规格:粉针剂:0.4g(40万U),相当于盐酸万古霉素0.5g(50万U)。

用法与用量:注射,每日0.8~1.6g;儿童每日15~30mg/kg,分2~3次注射。口服,每日1.6g,分4次服用。

药理与用途:其化学结构、药理性质和抗菌作用与万古霉素相似。对革兰阳性菌有良好的抗菌作用。革兰阴性菌对本品不敏感。适用于敏感菌所致的各种皮肤感染、软组织感染、心内膜炎、骨髓炎、肺炎、败血症等。也用于难辨芽胞梭状杆菌引起的假膜性结肠炎。

不良反应:可发生过敏反应;偶可产生耳毒性;也可引起肾功能损害;个别患者可出现一过性白细胞降低,血清 ALT 升高等;一般症状较轻,静脉输注可发生静脉炎,输注速度过快可致皮肤潮红。

注意事项:一般不作为第一线药物应用;避免大剂量、长期使用;不得与其他药物共同输注;本品可引起听力损害;肾功能不全者禁用;对本品过敏者和孕妇禁用。

品名:多黏菌素 B Polymyxin B(Aerosporin)

剂型与规格:注射剂:50mg(50 万 U)。

用法与用量:静脉滴注,每日 1.5~2.5mg/kg(一般不超过 2.5mg/kg),分 2~3 次给药。肌内注射,每日 50~100mg;儿童每日 1.5~2mg/kg,分 4~6 次用;婴儿一天量可用到 4mg/kg;新生儿可用到 4.5mg/kg。鞘内注射(用于铜绿假单胞菌性脑膜炎),以氯化钠注射液制备 5mg/1ml 药液,成人与 2 岁以上儿童,每日 5mg,应用 3~4 天后,改为隔日 1 次,至少 2 周,至脑脊液培养阴性,检验糖量正常;2 岁以下儿童,每日 2mg,连续 3~4 天后用 2.5mg,隔日 1 次,直到检验正常。

药理与用途:本品对革兰阴性杆菌有抑制或杀菌作用。临床上主要用于敏感菌引起的感染及铜绿假单胞菌引起的泌尿系统感染、脑膜炎、败血症、烧伤感染以及皮肤黏膜感染等。本品不是抗感染首选药物。

不良反应:肌内注射区剧烈疼痛,可加入局麻药;大剂量可引起肾脏损害及神经系统功能紊乱,严重者可招致呼吸抑制;静脉滴注时偶可发生血栓性静脉炎、过敏反应、过敏性休克、白细胞减少等。

注意事项:原有肾功能损害者及对多黏菌素有过敏史的患者不宜使用本品;不宜与其他肾毒性药物同用;鞘内给药剂量每次不超过 5mg,且不能用普鲁卡因溶液溶解;静脉滴注时速度宜缓慢;含有局麻药的注射剂不能做静脉给药。

品名:黏菌素 Colistin(抗敌素、多黏菌素 E、Polymyxin E)

剂型与规格:片剂:50 万 U、100 万 U、300 万 U;粉针剂:100 万 U(供配制外用溶液用)。

用法与用量:口服,每次 50 万~100 万 U;儿童 25 万~50 万 U;每日

3～4 次。外用，外用生理盐水溶液，浓度为 1 万～5 万 U/1ml。肌内注射或静脉滴注，每日 100 万～150 万 U；儿童每日 2 万～3 万 U/kg；分 2～3 次给药。

药理与用途：本品对大多数革兰阴性杆菌有较强抗菌作用，抗菌谱与抗菌作用与多黏菌素 B 相似。临床上主要用于治疗革兰阴性菌感染，特别是铜绿假单胞菌和大肠埃希菌引起的各种感染，不是首选抗感染药物。

不良反应：注射给药后对肾脏有损害，一般为可逆性；有时可引起神经毒性反应，一般情况下并不严重，停药后可消失。偶有皮疹及药物热等；肌内注射后可有局部红肿疼痛，可酌情加用局麻药，如 1% 普鲁卡因。

注意事项：因常有毒性及神经毒性发生，现已很少注射；孕妇慎用；宜空腹时口服。

品名：林可霉素 Lincomycin（洁霉素、Jiemycin、Alboitic、Lincocin）

剂型与规格：片剂：0.25g、0.5g；胶囊剂：0.25g、0.5g；注射剂：0.2g/1ml、0.6g/2ml。

用法与用量：口服，每次 0.5g，每日 3～4 次；儿童每日 30～60mg/kg，分 3～4 次，饭前或饭后 2 小时服用。肌内注射或静脉滴注，每次 0.6g，每日 2～3 次；儿童每日 10～20mg/kg，分 2 次。

药理与用途：本品为窄谱抗生素，作用与红霉素相似，对革兰阳性球菌有较好作用，特别对厌氧菌、金葡菌及肺炎链球菌有高效。临床主要用于敏感菌引起的各种感染，如肺炎、脑膜炎、心内膜炎、蜂窝织炎、扁桃体炎、丹毒、疖及泌尿系统感染等。由于本品可进入骨组织中，和骨有特殊亲和力，故特别适用于厌氧菌引起的感染及金葡菌性骨髓炎。

不良反应：胃肠道反应；偶可引起白细胞减少、血小板减少、血清转氨酶升高及假膜性肠炎等；过敏反应。

注意事项：长期使用，应定期检查肝功能及血常规；严重肾功能不全者，应根据肾功能调整剂量；不可静脉推注，进入静脉速度太快可致低血压甚至心跳暂停；孕妇、1 月龄以下新生儿、哺乳期妇女、深部真菌感染者及肝功能不全者慎用。

品名：克林霉素 Clindamycin（氯洁霉素，氯林霉素、特丽仙、Cleocin）

剂型与规格：片剂：75mg、150mg；胶囊剂：75mg、150mg；注射剂：150mg/2ml、300mg/2ml。

用法与用量：口服，每日 0.6～1.8g；儿童每日 10～30mg/kg；分 3～4

次。肌内注射或静脉滴注，每日0.6～1.8g；儿童每日15～25mg/kg，分3～4次。

药理与用途：抗菌谱和林可霉素相同，但抗菌作用较林可霉素强4～8倍。临床主要用于骨髓炎、厌氧菌引起的感染、呼吸系统感染、胆道感染、心内膜炎、中耳炎、皮肤软组织感染及败血症等。

不良反应：胃肠道反应，少数患者可发生假膜性肠炎；产生过敏反应性皮疹，短暂性转氨酶轻度升高等；局部反应：肌内注射部位偶可出现轻微疼痛，静脉滴注应注意静脉炎的出现；偶可见中性粒细胞减少、嗜酸性粒细胞增多、血小板减少等，一般轻微，为一过性。

注意事项：肝功能不全者、孕妇、哺乳期妇女、新生儿、对克林霉素或林可霉素过敏史者禁用；应用时间长者应监测肝功能及血常规；与红霉素有拮抗作用，不可联合应用；与林可霉素有交叉耐药性；本品不宜加于组成复杂的液体中应用。

品名：磷霉素 Fosfomycin（复安欣、复美欣、Fosfocin、Phosphonomycin）

剂型与规格：粉针剂：1g（100万U）、2g（200万U）、4g（400万U）。

用法与用量：口服，用于轻度感染，每日2～4g；儿童每日50～100mg/kg；分3～4次给药。静脉注射或静脉滴注，用于中度、重度感染，每日4～12g，重症可加至16g；儿童每日100～300mg/kg；分2～4次给药。

药理与用途：为广谱抗生素，能抑制细菌细胞壁的合成，导致细菌死亡。对葡萄球菌属、大肠埃希菌属、志贺菌属有较高的抗菌活性，对铜绿假单胞菌、产气夹膜杆菌、肺炎链球菌、链球菌和一部分厌氧菌也有一定的抗菌作用。用于敏感菌引起的泌尿系、肠道、皮肤软组织感染。也可用于败血症、骨髓炎、脑膜炎、肺炎等严重感染。

注意事项：心、肾功能不全、高血压病患者、孕妇及肝功能受损者应慎用；与其他抗生素联用时，应分别给药，不可混合输注；静脉滴注时应控制给药速度；对本品过敏者禁用。

品名：达托霉素 Daptomycin

剂型与规格：粉针剂：0.5g。

用法与用量：金黄色葡萄球菌（包括甲氧西林敏感和甲氧西林耐药）导致的伴发右侧感染性心内膜炎的血流感染：将6mg/kg本药溶解在0.9%氯化钠注射液中，以30分钟的时程滴注，每24小时1次，至少2～6周。本药的给药次数不得超过每天1次。肾功能受损患者，应在医师指导下调整剂量。

药理与用途:本品不适用于治疗肺炎。仅用于金黄色葡萄球菌(包括甲氧西林敏感和甲氧西林耐药)导致的伴发右侧感染性心内膜炎的血流感染(菌血症)。如果确定或怀疑的病原体包括革兰阴性菌或厌氧菌,则临床上可采用联合抗菌治疗。本品为一类新型的环脂肽类抗生素,其作用机制不同于任何其他的抗生素。本品与细菌细胞膜结合,并引起细胞膜电位的快速去极化。细胞膜电位的这种降低抑制了蛋白质、DNA 和 RNA 的合成,最终导致细菌细胞死亡。达托霉素在体外对革兰阳性菌显示出快速、浓度依赖性的杀菌活性。

不良反应:最常见的不良反应包括便秘,注射点的局部反应、恶心、头痛、腹泻与呕吐。另外,健康志愿者接受该药多剂量静脉给药后出现一过性肌无力、肌痛及肌酶升高,不良反应在中止用药后自行消失或部分逆转。

注意事项:在未确认或强烈怀疑为细菌感染的情况下,使用本品不能为患者带来益处,反而会增加耐药菌发展的危险。对于接受本品治疗的患者,应对其肌肉痛或肌无力,尤其是肢体远端症状的发展进行监测;监测肌酸激酶水平,尤其是对于那些最近或伴随使用 HMG-CoA 还原酶抑制剂进行治疗的患者。本品治疗期间,应考虑暂时停止使用与横纹肌溶解症相关的药物。对于肾功能不全的患者,应对其肾功能和肌酸激酶水平进行更频繁地监测。警惕和监测患者出现神经病变体征和症状的可能性。

二、合成抗菌药

品名:吡哌酸 Pipemidic Acid(吡卜酸、PPA)

剂型与规格:片剂:0. 25g、0. 5g;胶囊剂:0. 25g。

用法与用量:口服,每日 1. 5 ~2g;儿童每日 30 ~40mg/kg;分 3 ~4 次。

药理与用途:第二代喹诺酮类,对革兰阴性杆菌,如大肠埃希菌、变形杆菌、克雷伯杆菌、痢疾杆菌有较好的抗菌作用。对肠杆菌、铜绿假单胞菌、金葡菌需较高浓度才有抗菌作用。临床主要用于敏感菌所致急性或慢性肾盂肾炎、尿路感染、膀胱炎、菌痢、中耳炎等。

不良反应:胃肠道反应,有时可致血清转移酶升高等肝功能异常及血肌酐升高;过敏性反应,偶可引起过敏性休克;偶有头晕、头痛、倦怠、口渴等。

注意事项:肾功能不全者应酌情减量;有中枢神经系统疾病、有抽搐或癫痫史者慎用；幼儿、孕妇、哺乳期妇女禁用。

品名：诺氟沙星 Norfloxacin（氟哌酸、淋克星、Noroxin、Fulgram）

剂型与规格：片剂：100mg；胶囊剂 100mg；注射剂：0.2g/100ml。

用法与用量：口服，每次 0.1～0.2g，重症酌加至每次 0.4g，每日 4 次；饭前服。静脉滴注，每次 200mg，每次滴注 1.5～2 小时，每日 2 次。

药理与用途：本品为第三代喹诺酮类抗菌药，对大肠埃希菌、痢疾杆菌、变形杆菌、铜绿假单胞菌等革兰阴性菌有高度抗菌活性，对葡萄球菌、肺炎链球菌等革兰阳性菌也有良好抗菌作用。临床上用于敏感菌所致的泌尿道、肠道、耳鼻喉科、妇科、外科和皮肤科等感染性疾病。

不良反应：轻度胃肠道反应，偶有眩晕，头痛或皮疹；少数患者可引起氨基转移酶升高，停药后可恢复正常；少数患者可出现周围神经刺激症状，四肢皮肤有针刺感或轻微的灼热感，可加服维生素 B_1、维生素 B_{12}。

注意事项：严重肝、肾功能不全者和有惊厥病史者慎用；对喹诺酮类有过敏史者、孕妇、哺乳期妇女及儿童禁用。

品名：培氟沙星 Pefloxacin（哌氟喹酸、培氟哌酸、Peflacine）

剂型与规格：片剂：200mg；胶囊剂：200mg；注射剂：400mg。

用法与用量：口服，每次 400mg，每日 2 次，首次加倍。静脉滴注，用 400mg 溶于等渗葡萄糖注射液中，1 小时滴完，早、晚各 1 次。

药理与用途：本品为第三代喹诺酮类抗菌药，其抗菌谱与诺氟沙星相似，临床上主要用于敏感的革兰阴性菌和葡萄球菌所致的呼吸道感染、泌尿道感染、妇科感染、骨和关节感染、败血症、心内膜炎、脑膜炎、伤寒、淋病等。

不良反应：胃肠道不适；轻度中枢神经系统障碍及肌肉、关节症状，光过敏型或红斑型皮肤反应。

注意事项：肝功能严重不全者剂量应酌减；孕妇、哺乳期妇女及儿童禁用；避免同时服用茶碱类、含镁或铝的抗酸剂；有中枢神经系统疾病的患者慎用。

品名：依诺沙星 Enoxacin（氟啶酸、复克、Flumark）

剂型与规格：片剂：0.1g、0.2g；胶囊剂：0.1g、0.2g。

用法与用量：口服，每次 0.2～0.4g，每日 2 次。

药理与用途：本品为第三代喹诺酮类药物，具广谱抗菌作用。体外抗菌谱和抗菌活性与诺氟沙星相似。临床主要用于对其敏感的革兰阴性菌和阳性菌引起的感染,如泌尿、肠道、呼吸道、外科、眼科、妇产科、皮肤科及五官科等感染性疾病。

不良反应:偶见一过性转氨酶、尿素氮轻度升高、白细胞降低及皮肤过敏。尚有胃肠不适、头痛、失眠等症状。

注意事项:肾功能减退者应酌情减量;儿童、孕妇、哺乳期妇女不宜服用;对本品或其他喹诺酮类药物过敏者禁用。

品名:环丙沙星 Ciprofloxacin(环福星、希普欣、Ciproxin、Cifran)

剂型与规格:片剂:100mg、200mg、250mg;胶囊剂:0.25g;注射剂:100mg/50ml、200mg/100ml;滴眼剂:15mg/5ml。

用法与用量:口服,每次0.25~0.5g,每日2次。静脉滴注,每次0.2g,每日2次。滴眼:滴于眼睑内,一次1~2滴,一日3~5次。

药理与用途:本品为合成的第三代喹诺酮类抗菌药物,具广谱抗菌活性,对革兰阳性菌和革兰阴性菌均有抗菌作用。对肠杆菌、铜绿假单胞菌、流感嗜血杆菌、淋病奈瑟菌、链球菌、军团菌、金黄色葡萄球菌具有抗菌作用。临床主要用于敏感菌所致的呼吸道、泌尿道、消化道、皮肤软组织等的感染及胆囊炎、胆管炎、中耳炎、鼻窦炎、淋病奈瑟菌性尿道炎等。对耐甲氧西林金葡菌(MRSA)所致感染不能耐受万古霉素者,可选用本品作为联合用药之一。

不良反应:常见的为恶心、腹上区隐痛及腹泻等;有头痛、烦躁和皮疹等。

注意事项:与华法林合用时,应密切注意出血倾向。孕妇、哺乳期妇女及儿童、对喹诺酮类药物过敏者禁用。肾功能减退者应酌情减量。

品名:氧氟沙星 Ofloxacin(氟嗪酸、泰利必妥、Tarivid)

剂型与规格:片剂:100mg、200mg;胶囊剂:100mg;注射剂:200mg/100ml、200mg/200ml、200mg/250ml;滴耳剂、滴眼剂:0.3%。

用法与用量:口服,每次0.2~0.3g,每日2次。静脉滴注,每次200~400mg,每日2次。输注时间1小时。滴眼,每次1~2滴,每日4~6次。滴耳,每次1~2滴,每日2次。

药理与用途:本品为第三代喹诺酮类抗菌药,抗菌谱广,对革兰阳性菌及阴性菌均有强大的抗菌作用。对厌氧菌和肺炎支原体也有良好作用。临床主要用于敏感菌引起的呼吸系统、泌尿生殖系统、皮肤软组织及消化道感染。滴眼液(0.3%):用于治疗细菌性结膜炎、角膜炎、角膜溃疡、泪囊炎及术后外眼感染等。滴耳剂:用于治疗化脓性中耳炎。

不良反应:偶见腹部不适感及失眠、头晕、头痛、皮疹;血清丙氨酸氨基转移酶上升,停药后即可消失。

注意事项:肾功能不良者可致药物蓄积;重度肾功能损害者、严重血管硬化者慎用;孕妇、哺乳期妇女及儿童、对喹诺酮类药物过敏者禁用。

品名:左氧氟沙星 Levofloxacin(左旋氧氟沙星、左克、可乐必妥、Cravit)

剂型与规格:片剂:0.1g;注射剂:0.2g/100ml。

用法与用量:口服,成人一次 0.5g,一日 1 次。静脉滴注,成人每日 0.3g~0.6g,分 1~2 次静脉滴注。

药理与用途:本品为氧氟沙星的左旋体,对于包括厌氧菌在内的革兰阳性菌和阴性菌具广谱抗菌作用。抗菌活性比氧氟沙星强。临床用于由敏感菌引起的各种系统感染。

不良反应:主要有过敏反应症状、胃肠道不适和轻度的中枢神经系统症状。其他同氧氟沙星。

注意事项:同氧氟沙星。

品名:洛美沙星 Lomefloxacin(罗氟哌酸、多龙、Bareon)

剂型与规格:胶囊剂:0.1g;颗粒剂:0.1g;注射剂:0.2g/100ml。

用法与用量:口服:每日 0.6g,分 2 次服用。静脉滴注,每次 0.2g,每日 2 次。滴注时间约 1 小时。

药理与用途:本品为第三代喹诺酮类抗菌药,抗菌谱广,对革兰阳性菌的抗菌活性与诺氟沙星相同,强于依诺沙星;对革兰阴性菌的作用与依诺沙星相同,较诺氟沙星弱。临床上用于敏感菌所致的呼吸道、尿道感染。

不良反应:主要为恶心、呕吐、轻微头痛,可有血清转氨酶升高,血肌酐升高,一般症状较轻,停药后可恢复正常。

注意事项:与茶碱无相互作用,对于接受茶碱治疗的哮喘患者不需禁忌。孕妇、哺乳期妇女及儿童、对喹诺酮类药物过敏者禁用。其他参见诺氟沙星。

品名:氟罗沙星 Fleroxacin(多氟哌酸、麦佳乐杏、Quinodis)

剂型与规格:片剂:100mg、200mg、400mg;胶囊剂:100mg;注射剂:50mg、100mg。

用法与用量:口服,400mg,每日 1 次。静脉滴注,200 ~ 400mg,每日 1 次。

药理与用途:具有广谱杀菌作用,对革兰阳性菌及阴性菌均有较强的抗菌作用。临床主要用于敏感菌及衣原体引起的呼吸道、泌尿道、胆道等的感染,如淋病奈瑟菌尿道炎、细菌性肠炎等。

不良反应:一般为胃肠道反应;少数患者有失眠、皮疹、瘙痒等;有的患者在用药过程中可出现 ALT、AST 及 BUN 升高等。

注意事项:服药期间避免日晒;严重肝、肾功能障碍者慎用;孕妇、哺乳期妇女及儿童、对喹诺酮类药物过敏者禁用。

品名:芦氟沙星 Rufloxacin(如氟沙星、赛孚、卡力、Qari)

剂型与规格:片剂:200mg。

用法与用量:每次 0.2g,每日 1 次,首剂加倍。

药理与用途:本品为广谱喹诺酮类抗菌药,对革兰阳性菌、阴性菌均有良好抗菌活性,特别对大肠埃希菌具显著的抗菌作用。临床主要用于敏感菌引起的泌尿生殖系统及妇科感染,呼吸系统感染。

不良反应:副作用主要为过敏反应,胃肠道及中枢神经系统反应;长期应用可出现肠道菌群失调;老年人、肝肾功能损害或中枢神经系统异常者慎用;偶有肌肉炎或跟腱水肿。

注意事项:肾功能不全者慎用;孕妇、哺乳期妇女及儿童、对喹诺酮类药物过敏者禁用。

品名:司帕沙星 Sparfloxacin(司巴沙星、巴沙、帕氟沙星、司氟沙星、司巴乐、Spara)

剂型与规格:片剂:100mg。

用法与用量:口服,每日 200 ~ 300mg,分 1 ~ 2 次。

药理与用途:本品为广谱喹诺酮类抗菌药,对革兰阳性菌、阴性菌、厌氧菌、衣原体、支原体、分枝杆菌等均具有强大抗菌活性。用于常见致病菌、厌氧菌、支原体、衣原体引起的各种感染。

不良反应:具有喹诺酮类抗菌药所具有的不良反应,但光敏反应发生率比其他同类品种高。

注意事项:孕妇、哺乳期妇女及儿童、对喹诺酮类药物过敏者禁用。

品名:加替沙星 Gatifloxacin(加迈欣、悦博、来佳)

剂型与规格：片剂：100mg、200mg；胶囊剂：100mg、200mg；注射剂：0.1g/2ml；粉针剂：0.2g。

用法与用量：口服，每次 400mg，每日 1 次。连服 7～14 天。静脉滴注，每次 200mg，每日 2 次，用 5% 葡萄糖注射液或 0.9% 氯化钠注射液稀释成 2mg/ml 后方可使用。滴注时间 1 小时以上。疗程 7～10 天。

药理与用途：为 8-甲氧基氟喹诺酮类外消旋体化合物，通过抑制细菌的 DNA 旋转酶和拓扑异构酶Ⅳ，从而抑制细菌 DNA 的复制、转录及修复。对大肠埃希菌等革兰阴性菌有高度抗菌活性，对葡萄球菌等革兰阳性菌也有良好抗菌作用。也可用于肺炎衣原体、肺炎支原体、嗜肺军团菌感染。用于治疗敏感菌所致的各种感染性疾病，包括慢性支气管炎急性发作、急性鼻窦炎、社区获得性肺炎、单纯性或复杂性泌尿道感染（膀胱炎）、急性肾盂肾炎、男性淋病奈瑟菌性尿道炎症或直肠感染和女性淋病奈瑟菌性宫颈感染、皮肤及软组织感染。

不良反应：所见不良反应多属轻度，主要见于静脉给药局部和胃肠道及神经系统反应为主，包括静脉炎、恶心、呕吐、腹泻、头痛及眩晕等；其他少见或罕见的不良反应包括：心血管系统：少见高血压、心悸，罕见心动过速、心动过缓及胸痛；消化系统：腹痛、便秘、消化不良、舌炎、念珠菌性口腔炎、口腔炎、口腔溃疡、呕吐、食欲不振、胃炎及胃肠胀气；代谢与内分泌系统：少见外周水肿，罕见高血糖及低血糖；神经精神系统反应：多梦、失眠、感觉异常、震颤、血管扩张、眩晕、激动、焦虑、混乱及紧张；呼吸系统：呼吸困难、咽炎；皮肤及皮肤软组织：皮疹、出汗、皮肤干燥及瘙痒等；泌尿生殖系统：少见排尿困难，罕见血尿、子宫出血；肌肉骨骼系统：罕见肌痛、骨痛、关节炎、肌无力；眼：罕见眼痛、畏光、上睑下垂、视觉异常；耳：罕见耳痛、耳鸣；其他：罕见颈痛、全身水肿及不能耐受乙醇；此外，可引起白细胞减少和电解质异常等。

注意事项：对本品或喹诺酮类药物过敏者、孕妇、18 岁以下患者、糖尿病患者禁用；服用本品引起血糖异常者应立即停药；哺乳期妇女使用本品时暂停哺乳；加替沙星与其他喹诺酮类药物类似，可使心电图 Q-T 间期延长。Q-T 间期延长、低血钾或急性心肌缺血患者应避免使用本品。本品不宜与Ⅰa 类（如奎尼丁、普鲁卡因胺）及Ⅲ类（胺碘酮、索他洛尔）抗心律失常药物合用。正在使用可引起心电图 Q-T 间期延长药物（如西沙比利、红霉素、三环类抗抑郁药）的患者慎用本品；服药期间避免日晒；治疗中有可能出现肌腱炎和肌腱断裂，一旦出现疼痛或炎症，应停药；对患有或疑有中枢神经系统疾患的患者应慎用；本品静脉滴注时间不少于 60 分钟，严禁快速静脉滴注或肌内、鞘内、腹腔内或皮下用药。

品名:莫西沙星 Moxifloxacin(拜复乐、莫昔沙星、Avelox、Vigamox)

剂型与规格:片剂:400mg;注射剂:(盐酸盐)0.4g/250ml。

用法与用量:口服,每次400mg,每日1次;静脉滴注,每次400mg,每日1次。疗程:根据症状的严重程度或临床反应决定疗程。治疗上呼吸道和下呼吸道的感染时可按照下列方法:慢性气管炎急性发作5天,社区获得性肺炎10天,急性鼻窦炎7天,治疗皮肤和软组织感染的推荐治疗时间为7天。

药理与用途:为8-甲氧基氟喹诺酮类抗菌药,通过抑制细菌的DNA复制、转录、修复及重组所需的细菌DNA拓扑异构酶发挥抗菌作用。具有广谱抗菌活性,对革兰阳性菌、革兰阴性菌、厌氧菌、抗酸杆菌和非典型微生物如支原体、衣原体和军团菌具有广谱抗菌活性。用于成人(≥18岁)上呼吸道和下呼吸道感染以及皮肤和软组织感染。

不良反应:有消化道反应、肝酶升高、神经精神系统反应、心电图Q-T间期延长(心脏病者慎用),以及光敏性皮炎(较司氟沙星轻)。

注意事项:对喹诺酮类高度过敏者禁用;儿童和发育阶段的青少年不建议使用本药;喹诺酮类使用可诱发癫痫的发作,对于已知或怀疑有能导致癫痫发作或降低癫痫发作阈值的中枢神经系统疾病的患者,在使用中要注意;服药期间避免日晒;肝功能不全者慎用;Q-T间期延长的患者、患有低钾血症或接受Ⅰa类(如奎宁丁、普鲁卡因胺)或Ⅲ类(如胺碘酮、索托洛尔)抗心律失常药物治疗的患者慎用;治疗中有可能出现肌腱炎和肌腱断裂,一旦出现疼痛或炎症,应停药。

品名:妥舒沙星 Tosufloxacin(妥苏沙星、托氟沙星、三氟沙星、托磺沙星)

剂型与规格:片剂:150mg、300mg;胶囊剂:150mg。

用法与用量:口服,每日0.3~0.45g,分2~3次服用。严重感染者:每日0.6g,分2~3次服用。

药理与用途:为喹诺酮类广谱抗菌药。通过抑制细菌DNA旋转酶而达到抑菌或杀菌作用,其抗菌谱广、抗菌活性强。对革兰阳性菌、革兰阴性菌、厌氧菌等有抗菌作用。适用于敏感菌所致的各种感染。

不良反应:过敏反应:发热、呼吸困难、光敏症、皮疹、皮肤瘙痒、嗜酸性细胞增多;消化系统反应:恶心、呕吐、纳差、腹泻;头痛、失眠、疲倦、痉挛、血小板减少；偶可发生急性肾功能不全、粒细胞缺乏症、假膜性肠炎、低血糖、肝功能异常。

注意事项：对本品或喹诺酮类药物过敏者、孕妇、哺乳期妇女及18岁以下患者禁用；原有中枢神经系统疾患者，包括脑动脉硬化或癫痫病史者慎用。肝、肾功能不全者慎用，必要时监测肝、肾功能调整剂量；服药期间避免日晒。

品名：安妥沙星 Antofloxacin

剂型与规格：片剂（盐酸盐）：0.1g。

用法与用量：口服，每次0.1g，1日2次，或遵医嘱服用。

药理与用途：适用于敏感细菌所引起的下列轻、中度感染：呼吸系统感染、泌尿系统感染、生殖系统感染、皮肤软组织感染、肠道感染、败血症、粒细胞减少及免疫功能低下患者的各种感染。其他感染：乳腺炎、外伤、烧伤及手术后伤口感染、腹腔感染（必要时合用甲硝唑）、胆囊炎、胆管炎、骨与关节感染以及五官科感染等。

不良反应：常见不良反应有恶心、胃部不适、丙氨酸氨基转移酶（ALT）升高、头晕。少见不良反应：乏力、双下肢水肿、心慌、室性期前收缩；消化系统：口干、纳差、呕吐、腹痛、大便干，门冬氨酸氨基转移酶（AST）升高、谷氨酰转肽酶（GGT）升高、总胆红素（TBIL）升高、尿频、头痛、失眠、嗜睡、眩晕、皮疹、白细胞减少、中性粒细胞降低、血糖升高、乳酸脱氢酶（LDH）升高。

注意事项：禁用于以下患者：对本品或喹诺酮类药物过敏者；癫痫患者；孕妇及哺乳期妇女、18岁以下患者；有潜在的心律失常或QT间期延长患者（如严重的心动过缓或急性心肌缺血患者）。肾功能不全者慎用，严重肝功能不全者慎用，中枢神经系统疾患者慎用。有报道接受某些喹诺酮类药物后引起周围神经病变，患者自觉感觉迟钝、疲乏、疼痛、烧灼感、麻刺感、麻木等感觉异常，出现后应立即停药，防止不可逆情况发生。使用本品期间避免过度日光或人工紫外线照射。建议糖尿病患者使用本品时应注意监测血糖。如发生血糖异常改变，应立即停药并就诊。使用盐酸安妥沙星治疗中如患者出现严重的腹泻时，应考虑假膜性肠炎的可能性，立即停药，予以止泻、调整肠道菌群、补液等适当的治疗措施。

品名：磺胺嘧啶 Sulfadiazine（SD）

剂型与规格：片剂：0.5g；注射剂：0.4g/2ml、1g/5ml；粉针剂：0.4g、1g。

用法与用量:口服,每次1g,每日2g。治疗脑膜炎,每次1g,每日4g。静脉注射,每次1~1.5g,每日3~4.5g。本品注射液为钠盐,需用灭菌注射用水或等渗氯化钠注射液稀释,静脉注射时浓度应低于5%;静脉滴注时浓度约为1%(稀释20倍)混匀后应用。儿童一般感染可按每日50~75mg/kg,分为2次用;流脑时则按每日100~150mg/kg应用。

药理与用途:本品为治疗全身感染的中效磺胺,抗菌谱广,对大多数革兰阳性菌和阴性菌均有抑制作用,对脑膜炎奈瑟菌、肺炎链球菌、淋病奈瑟菌、溶血性链球菌的抑制作用较强,能通过血-脑脊液屏障渗入脑脊液。临床主要用于流脑,为治疗流脑的首选药,也可治疗上述敏感菌所致其他感染。

不良反应:有时有恶心、呕吐、眩晕等;严重反应可有粒细胞减少、血小板减少、血尿、过敏性皮疹,偶致剥脱性皮炎;可致肝、肾功能损害等。

注意事项:口服需与等量的碳酸氢钠同服;服药时应大量饮水,每日至少1500ml;避免不必要的加大剂量或长期用药,用药1周以上者,应定期检查尿液,发现结晶尿、血尿、腰痛等症状,应立即停药;老年患者,肾功能不良、脱水少尿患者及休克患者慎用;分娩前的孕妇、新生儿、早产儿禁用;对磺胺药过敏者、有肝功能损害者、肾功能损害达中度以上者禁用。

品名:磺胺嘧啶银 Sulfadiazine Silver(SD-Ag)

剂型与规格:乳膏剂:1%。

用法与用量:外用,涂布于创面,或制成油纱布,包扎于创面。

药理与用途:本品为外用磺胺药,具有磺胺嘧啶的抗菌作用与银盐的收敛作用,对铜绿假单胞菌具有强大抑制作用,比磺胺苯酰(甲磺灭隆)强,特别适用于烧伤及烫伤创面感染。

不良反应:用药时局部有一过性疼痛。

注意事项:对本品过敏者禁用;应用前将创面清洗干净;本品经光照后变黑,可影响创面深度的观察。

品名:磺胺甲噁唑 Sulfamethoxazole(新诺明、SMZ、新明磺、磺胺甲基异噁唑)

剂型与规格:片剂:0.5g。

用法与用量:口服,每次1g,首剂加倍;儿童每次25mg/kg;每日2次。

药理与用途:抗菌谱与磺胺嘧啶相似,但抗菌作用较强。临床用于扁桃体炎、急性支气管炎、肺部感染、尿路感染、皮肤化脓性感染、菌痢及伤寒等。

不良反应：参见磺胺嘧啶。对肾脏损害较磺胺嘧啶小，但大剂量、长期使用也可发生；变态反应，皮疹，药物热有时也可发生。

注意事项：参见磺胺嘧啶。

品名：复方磺胺甲噁唑 Sulfamethoxazole Compound（百炎净、复方新诺明、SMZ CO）

剂型与规格：片剂：含 SMZ 0.4g、TMP 0.08g；小儿用片剂：含 SMZ 0.1g、TMP 0.02g；注射剂：每支含 SMZ 0.4g、TMP 0.08g。

用法与用量：口服：2 片，每日 2 次；老年人或肾功能较差者应酌情减量。肌内注射，每次 2ml，每日 2 次。

药理与用途：内含 SMZ（磺胺甲噁唑）及 TMP（甲氧苄啶）。SMZ 的作用同磺胺嘧啶（SD）。但其抗菌作用较 SD 强，为中效磺胺药。TMP 的加入可使细菌的叶酸合成受到双重阻断，从而加强抗菌作用并减少耐药菌株的出现。

不良反应：乙酰化率高，尿中溶解度低，易在尿中析出结晶；可致皮疹、药物热；严重者可出现剥脱性皮炎：偶见粒细胞、血小板减少及再生障碍性贫血。

注意事项：参见磺胺甲噁唑和甲氧嘧啶。长期服用应加服碳酸氢钠。

品名：甲氧苄啶 Trimethoprim（磺氨增效剂、甲氧苄氨嘧啶、TMP）

剂型与规格：片剂：0.1g。

用法与用量：口服，每次 0.1～0.2g，每日 2 次；小儿每日 5～10mg/kg，分 2 次服用。

药理与用途：广谱抗菌剂，对多种革兰阳性菌及革兰阴性菌均有较强的抗菌活性。单独使用，细菌容易产生耐药性，与磺胺药合用，可使细菌的叶酸代谢受到双重阻断，抗菌作用增强数倍至数十倍，并可减少耐药菌株的出现。最常与 SMZ 或 SD 配成复方制剂，用于治疗泌尿道、呼吸道、肠道感染以及败血症。对伤寒、副伤寒也有效。

不良反应：少数患者可出现胃肠反应；大剂量或长期应用时，可影响叶酸的代谢和利用，发生再生障碍性贫血、中性粒细胞减少、急性粒细胞缺乏和急性血小板减少，需用亚叶酸钙治疗。

注意事项：大剂量连续用药或较长期应用时，应注意检查血象。尤其是对中老年患者、类风湿关节炎患者或营养较差的患者，可适当加服叶酸；

已应用或同时应用噻嗪类或呋塞米等利尿剂的患者更易出现血小板减少；早产儿、新生儿、早期孕妇应避免使用；严重肝、肾功能损害的患者，白细胞减少症、巨细胞性贫血和血小板减少症患者禁用。

品名：柳氮磺吡啶 Sulfasalazine（水杨酸偶氮磺胺吡啶 Salicylazosulfapyridine、SASP）

剂型与规格：片剂：0.25g、0.5g；栓剂：0.5g。

用法与用量：口服，每日 2～3g，分 3～4 次服用，如无胃肠道反应和过敏反应，可逐渐增至每日 4～6g，分 4 次服用，待症状好转后，可逐渐减至每日 1.5g，分 3 次服用，直至症状完全消失。用于灌肠，每日 2g，加生理盐水 20～50ml（可添加白及粉 3g，以增加药液黏滞度），成混悬液，作保留灌肠。栓剂：直肠给药。重症患者每日早、中、晚排便后各用一粒；中或轻症患者早、晚排便后各用一粒，症状明显改善后，改用维持量，每晚或隔日晚用一粒，晚间给药时间最好在睡前。

药理与用途：本品为水杨酸与磺胺吡啶的偶氮化合物，其特点是服用后，在远端小肠和结肠，在肠内微生物作用下分解为磺胺吡啶和 5-氨基水杨酸而显效。临床用于治疗急慢性溃疡性结肠炎。

不良反应：可见恶心、呕吐、药疹、发热、关节痛等；偶见粒细胞减少症和急性溶血性贫血，此反应多见于葡萄糖-6-磷酸脱氢酶遗传缺陷者；可影响精子活动而导致男性不育。

注意事项：服药期间应检查血象；出现较严重的不良反应时，应及时停药，并予以对症治疗；肝、肾功能不全者慎用。

品名：磺胺米隆 Mafenide（氨苄磺胺、甲磺米隆、甲磺灭脓、Sulfamylon）

剂型与规格：粉剂：5%、10%；溶液剂：5%、10%；乳膏剂或软膏：5%、10%。

用法与用量：粉剂，可直接撒布于创面，但 1 次外用量不宜超过 5g；5%～10% 溶液用于创面湿敷，每日换药 1～2 次；5%～10% 乳膏剂，用于创面涂布，每日换药 1～2 次。

药理与用途：抗菌谱广，对革兰阳性菌及革兰阴性菌都有效。尤对铜绿假单胞菌抗菌活性最强，且不受脓液、坏死组织的影响，不为对氨基苯甲酸 PABA 拮抗。可自创面部分吸收。对组织穿透力强，能迅速渗入创面和焦痂。适用于烧伤感染及大面积创伤的铜绿假单胞菌感染，用后 4～6 小时，即可将铜绿假单胞菌杀灭。应用后还可使皮肤移植的存留期延长。

不良反应:有较强的刺激性,应用时有局部疼痛及灼烧感,偶见过敏反应;代谢物抑制碳酸酐酶,可使尿酸呈碱性,甚至产生代谢性酸中毒;可见呼吸急促及伴有呼吸性碱中毒的过度呼吸。

注意事项:应用本品时,尤其较大创面,不宜选用盐酸盐,因其可能引起酸中毒,故以应用醋酸盐为宜;对本品过敏者禁用。

品名:呋喃妥因 Nitrofurantion(硝呋妥因、呋喃坦定、Furadantin)

剂型与规格:片剂:50mg、100mg。

用法与用量:口服,每次 50~100mg,每日 4 次;儿童每日 6~10mg/kg,分 4 次服用。

药理与用途:具有广谱抗菌活性,对葡萄球菌、肠球菌、大肠埃希菌、淋病奈瑟菌、枯草杆菌、痢疾杆菌、伤寒杆菌等有良好的抗菌作用;对变形杆菌、克雷伯杆菌作用较弱;对铜绿假单胞菌无效。用于敏感菌引起的泌尿系统感染,如肾盂肾炎、尿路感染、膀胱炎、前列腺感染等。与 TMP 联合应用可提高疗效。

不良反应:常见有胃肠道反应;偶致过敏,出现皮疹、药物热、胸闷、气喘应停药;尚可致溶血性贫血、黄疸等;大剂量长期应用可发生周围神经炎,表现为手足麻木,久之可致肌萎缩,肾功能不全者更易出现。严重者应及时停药,并用维生素 B_1 及维生素 B_6 治疗。

注意事项:空腹口服吸收快,疗效高,但易致胃肠道反应;本品在酸性尿中抗菌活性增强,不宜与碳酸氢钠等碱性药合用;因不良反应大,连续用药不宜超过两周;肾功能不全者慎用;对本品过敏者禁用。

品名:呋喃唑酮 Furazolidone(痢特灵、Furoxon、Nifurazolidone)

剂型与规格:片剂:25mg、100mg。

用法与用量:口服,每次 0.1g,每日 3~4 次,症状消失后再用 2 日,梨形鞭毛虫病服药 7~10 日。

药理与用途:抗菌谱与呋喃妥因相似,对大肠埃希菌、葡萄球菌、沙门菌、志贺杆菌,部分变形杆菌、产气杆菌、霍乱弧菌等有抗菌作用,对梨形鞭毛虫、滴虫也有抑制作用。用于菌痢、肠炎,也可用于伤寒、副伤寒、梨形鞭毛虫和阴道滴虫病。对胃炎、胃溃疡和十二指肠溃疡有治疗作用,外用可治疗阴道滴虫。

不良反应:常见胃肠道反应;过敏反应;肺浸润、头疼、直立性低血压、低血糖等;大剂量应用,可引起多发性神经炎;新生儿和葡萄糖-6-磷酸脱氢酶缺乏者可致溶血性贫血。

注意事项:服药期间和停药5天内不宜饮酒或食富含酪胺的食物;成人最大剂量不宜超过每日0.4g,儿童用量每日不超过10mg/kg;长期应用本品治疗溃疡病,可导致周围神经炎,需警惕;服药后尿液可呈黄色;对本品过敏者禁用。

品名:呋喃西林 Nitrofurazone(Furacilin)

剂型与规格:溶液剂:0.02%,软膏剂:0.2%。

用法与用量:用0.02%灭菌溶液冲洗创面;冲洗膀胱,以防止尿路感染;含漱,每日数次,用于急慢性咽炎、扁桃体炎等。软膏剂:外用,适量涂患处,一日2~3次。

药理与用途:本品为合成抗菌药物,具有抑菌及杀菌作用。本品只供局部应用,临床用其粉剂、溶液、软膏用于黏膜及皮肤感染的涂敷、冲洗和湿敷等。0.02%水溶液,用于溃疡、化脓性皮炎及烧伤等皮肤消毒。0.2%软膏,用于皮肤及黏膜感染的涂敷。

不良反应:外用可引起皮肤过敏反应,有反应时应立即停用。

注意事项:对本品过敏者禁用。

品名:甲硝唑 Metronidazole(灭滴灵、甲硝基羟乙唑、Flagyl)

剂型与规格:片剂:0.2g;阴道泡腾片:0.2g;胶囊剂:0.2g;栓剂:0.5g、1g;注射剂:500mg/100ml。

用法与用量:治疗厌氧菌感染:口服,每次0.2~0.4g,每日3~4次;直肠给药,0.5g,每日3次;静脉滴注,500mg,每日2次。阴道给药:阴道给药,用戴上指套的手指将本品塞入阴道深处,每次1或2片,每晚1次,7天为一个疗程。手术预防用药:于术前24小时开始给药,0.2~0.4g,术后每日3次。治疗破伤风:每日量为2.5g,分次口服或滴注。

药理与用途:具广谱抗厌氧菌和抗原虫的作用,临床主要用于预防和治疗厌氧菌引起的感染,如呼吸道、消化道、腹腔及女性生殖系、皮肤软组织、骨和骨关节等部位的感染以及脆弱拟杆菌引起的心内膜炎、败血症及脑膜炎等,此外还广泛应用于预防和治疗口腔厌氧菌感染。

不良反应:可见胃肠道反应,偶有过敏反应;如发现有中枢神经中毒症状,应立即停药;部分患者可能有白细胞计数减少、膀胱炎、排尿困难。

注意事项:肝功能不全者慎用;中枢神经系统疾病及血液病患者、孕妇、哺乳期妇女禁用;肾功能不全者,剂量减半;用药期间应戒酒及戒饮含乙醇的饮料和戒用含乙醇的药品。

品名：替硝唑 Tinidazole（希普宁）

剂型与规格：片剂：0.5g；胶囊剂：0.25g；注射剂：200mg/100ml、400mg/200ml（注射剂含葡萄糖 5%）。

用法与用量：口服，每次 2g，每日 1 次。静脉滴注，每日 1.6g，分 1～2 次用药。

药理与用途：本品为硝基咪唑衍生物，对大多数专性厌氧菌有强大的抗菌作用，对滴虫、阿米巴原虫、鞭毛虫均有很好的抗菌作用。用于治疗厌氧菌引起的系统感染及腹部外科、妇科手术厌氧菌感染的预防，亦可用于阴道厌氧菌感染和阿米巴病。

不良反应：主要为胃肠道反应，口中有金属味，偶见头痛、疲倦；尚有过敏反应；有的患者可有神经系统的轻微症状，停药后可恢复。

注意事项：有血液病史及器质性神经系统疾患史者慎用；用药期间，应戒酒及戒饮含乙醇的饮料和戒用含乙醇的药品，否则可能产生双硫仑样反应；片剂应于餐间或餐后服用；对替硝唑及硝基衍生物、亚硝基衍生物过敏者禁用；妊娠 3 个月内及哺乳期妇女、12 岁以下儿童禁用。

品名：奥硝唑 Ornidazole

剂型与规格：片剂：0.25g。

用法与用量：口服，治疗厌氧菌感染：每次 500mg；儿童每次 10mg/kg；每 12 小时 1 次。

药理与用途：本品为第三代硝基咪唑类衍生物，其发挥抗微生物作用的确切作用机制尚不清楚，可能是通过其分子中的硝基，在无氧环境中还原成氨基或通过自由基的形成，与细胞成分相互作用，从而导致微生物的死亡。用于治疗厌氧菌感染，如腹部、口腔、妇科、外科、脑部感染引起的多种疾病，及败血症、严重全身感染等。此外，还可治疗男女泌尿生殖道毛滴虫、贾第虫感染，治疗消化系统阿米巴虫病。

不良反应：可能出现轻度胃部不适、口中异味、胃痛、头痛及困倦，偶尔会出现眩晕、颤抖、四肢麻木、痉挛、皮疹和精神错乱，但非常罕见，当发生罕见不良反应时应立即请医师诊治。

注意事项：肝损伤患者服药每次剂量与正常用量相同，但服药间隔时间要延长一倍；妊娠早期和哺乳期妇女慎用；禁用于对本品及硝基咪唑类药物过敏的患者；禁用于脑和脊髓发生病变的患者、癫痫及各种器官硬化症患者。

品名:左奥硝唑 Levornidazole

剂型与规格:注射液:100ml:左奥硝唑0.5g与氯化钠0.83g。

用法与用量:静脉滴注时间为每瓶(100ml,浓度为5mg/ml)0.5~1小时内滴完,用量如下:治疗厌氧菌引起的感染,成人起始剂量为0.5~1g,然后每12小时静脉滴注0.5g,连用5~10天,如患者的症状改善,可以改为口服给药,每次0.5g,每12小时1次,儿童剂量为每日20~30mg/kg体重。每12小时静脉滴注1次。若患者的肝脏功能严重受损,建议给药间期延长一倍。

药理与用途:用于治疗由敏感厌氧菌所引起的多种感染性疾病,包括腹部感染、盆腔感染、口腔感染、外科感染、败血症等严重厌氧菌感染等。用于手术前预防感染和手术后厌氧菌感染的治疗。

不良反应:常见不良反应:轻度胃部不适、胃痛、口腔异味、头痛及困倦、眩晕、颤抖、四肢麻木、痉挛和精神错乱、皮疹、瘙痒;其他有刺感、疼痛、白细胞减少等。

注意事项:禁用于以下患者:对硝基咪唑类药物过敏的患者;中枢神经系统有器质性病变的患者;造血功能低下患者、慢性乙醇中毒患者。建议妊娠(特别是妊娠前三个月)及哺乳期妇女不使用左奥硝唑,对已过了前三个月妊娠期的孕妇,医师必须慎重考虑使用左奥硝唑对孕妇的治疗作用以及对胎儿可能造成的不良影响。建议3岁以下儿童慎用左奥硝唑,体重低于6kg的儿童慎用。肝损伤患者用药每次剂量与正常用量相同,但用药间隔时间要延长一倍,以免药物蓄积。使用过程中,如有异常神经症状反应即停药,并进一步观察治疗。

三、抗结核病药及抗麻风病药

品名:异烟肼 Isoniazid(雷米封、Rimifon、INH)

剂型与规格:片剂:100mg;注射剂:100mg/2ml。

用法与用量:口服,每日4~6mg/kg,1次或分次给药;儿童每日10~20mg/kg;一次或分3次服用。每日用量不超过300mg。静脉滴注或静脉注射,对较重度浸润结核、肺外活动结核等,每次0.3~0.6g,加5%葡萄糖注射液或等渗氯化钠注射液20~40ml,缓慢推注,或加入液体250~500ml

中静脉滴注。

药理与用途:本品为治疗结核病第一线药,对结核杆菌有较强抑制和杀灭作用,对细胞内外的结核菌同样有效。多与其他抗结核药合用,减少结核杆菌耐药性的产生,并有协同作用而提高疗效。临床用于各型肺结核、结核性脑膜炎及肺外活动性结核等。

不良反应:有轻度胃肠道反应;常有周围神经炎;大剂量可引起肝脏毒性;过敏反应;血液系统症状:贫血、白细胞减少、嗜酸性粒细胞增多;内分泌失调,男子女性化乳房、泌乳、月经不调、阳痿等。

注意事项:长期、大剂量服用本品,应定期检查肝脏功能,对快乙酰化者尤需注意,出现肝损害指征应立即停药;糖尿病患者服用本品时,其临床症状将难以控制,要特别注意;出现过敏反应,立即停药;肝功能不良者、有精神病和癫痫病史者及孕妇慎用;对本品过敏者禁用。

品名:利福平 Rifampicin(甲哌利福霉素、力复平、利米定、RFP)

剂型与规格:片剂:0.15g;胶囊剂:0.15g;滴眼剂 0.1%:5ml。

用法与用量:口服,每日 0.45~0.6g,饭前 1 小时或饭后 2 小时顿服疗效好;儿童每日 10~20mg/kg。滴眼,每日 4~6 次。

药理与用途:本品为广谱抗生素,对结核杆菌、革兰阳性菌、革兰阴性菌、麻风杆菌和沙眼病毒均有抑制作用。临床上常与其他抗结核药合用,治疗各种结核。还可用于治疗麻风病、沙眼及其他眼部疾病。

不良反应:对肝脏有一定毒性;胃肠道反应;过敏反应;神经系统反应;偶见血象改变、血小板减少、急性出血、溶血性贫血、呼吸困难、过敏性休克。

注意事项:用药过程中应定期检查肝功能,与异烟肼、吡嗪酰胺合用时更需注意;老人、幼儿、营养不良或肝功能异常者应慎用;服用利福平后,尿、粪便、汗、泪、痰、唾液可有红染,应预先告知患者;对本品过敏者及妊娠早期妇女禁用;食物干扰本品吸收,需空腹服。

品名:吡嗪酰胺 Pyrazinamide(异烟酰胺、Aldinamide、PZA)

剂型与规格:片剂:0.25g、0.5g;胶囊剂:0.25g。

用法与用量:口服,每日 15~30mg/kg,顿服,每日量不超过 2g;儿童每日 20~25mg/kg,分 3 次用。3 岁以下儿童慎用。间歇疗法:每次 50mg/kg,每周 2~3 次。

药理与用途:对结核杆菌有抑制及杀灭作用,在 pH 较低的条件下,抗菌活性较强，本品为一线抗结核药，与其他抗结核药无交叉耐药性。单用本品易产生耐药性，需与其他抗结核药物联合应用。

不良反应：肝脏损害；可致关节痛，有痛病史的患者忌用；过敏反应，甚至可出现黄疸；皮肤反应，个别对光敏感，皮肤曝光部位呈鲜红棕色；长期服药者，皮肤呈古铜色，停药后可渐恢复；胃肠道反应，有食欲不振、恶心及呕吐等。

注意事项：用药期间，应定期检查肝功能及血尿酸，发现异常及时处理或停药；肝肾功能不良者，有痛风病史者，高尿酸血症和糖尿病患者、3 岁以下小儿慎用。

品名：卫非宁 Rifinah

剂型与规格：片剂：卫非宁 TM150（每片含利福平 150mg、异烟肼 100mg）；卫非宁 TM300（每片含利福平 300mg、异烟肼 150mg）。

用法与用量：口服，体重小于 50kg，每日 3 片卫非宁 TM150；体重大于 50kg，每日 2 片卫非宁 TM300，饭前 30 分钟或饭后 2 小时 1 次顿服。治疗应坚持到细菌阴转、临床症状获得最大程度改善为止。

药理与用途：为利福平与异烟肼的复方制剂。适用于各种结核病的治疗。

不良反应：参见利福平、异烟肼。

注意事项：营养不良患者及青少年患者用本品时建议加服维生素 B_6。其他参见利福平、异烟肼。

品名：卫非特 Rifater

剂型与规格：片剂：含利福平 120mg、异烟肼 80mg、吡嗪酰胺 250mg。

用法与用量：口服，体重 30 ~ 39kg，每日 3 片；体重 40 ~ 49kg，每日 4 片；体重 50kg 以上，每日 5 片；饭前 1 ~ 2 小时顿服，通常 2 个月为 1 个疗程。

药理与用途：利福平、异烟肼、吡嗪酰胺的复方制剂。三种成分作用于三种不同菌群，均为杀菌抗结核药。利福平和异烟肼特别作用于快速生长繁殖的细胞外菌群，并可杀死细胞内菌群。吡嗪酰胺主要作用于细胞内特别是巨噬细胞酸性环境中的菌群。利福平对缓慢和间歇生长的结核菌有效。适用于治疗结核病短程化疗时加强期的治疗。

不良反应：参见利福平、异烟肼、吡嗪酰胺。

注意事项：参见利福平、异烟肼、吡嗪酰胺。

品名:利福定 Rifandin(异丁哌力复霉素、FRD)

剂型与规格:胶囊剂:150mg。

用法与用量:口服,治疗肺结核或麻风病:每日 0.15~0.2g,儿童 3~4mg/kg,早晨 1 次空腹服。间歇疗法,200~300mg,儿童 4~6mg/kg,每周 2 次,疗程 0.5~1 年。

药理与用途:本品为利福平的同系物,对结核杆菌及麻风杆菌比利福平有更强的抑制作用。临床用于治疗肺结核及其他结核,麻风病,化脓性皮肤病,沙眼,急性结膜炎及病毒性角膜炎等。

不良反应:偶有恶心、呕吐、腹泻等;罕见白细胞减少、丙氨酸氨基转移酶升高。

注意事项:肾功能不良者慎用;需定期做血、尿常规和肝肾功能检查;服药后出现尿液黄染现象;肝功能严重不全、胆道阻塞及 3 个月内孕妇禁用。

品名:利福喷丁 Rifapentine(迪克菲、环戊哌嗪利福霉素)

剂型与规格:胶囊剂:0.1g、0.15g、0.2g、0.3g。

用法与用量:清晨空腹顿服,每次 600mg,每周 1 次,必要时每周 2 次。一般 6~9 个月为一疗程。

药理与用途:本品为半合成的利福霉素类抗生素,抗菌谱与利福平相似。其特点为高效、长效及低毒。对结核杆菌、麻风杆菌、金黄色葡萄球菌及病毒、衣原体,均有抗菌作用。临床上常与其他抗结核药联合应用治疗结核病。亦用于麻风病治疗及耐药金葡菌感染。

不良反应:较利福平轻,有头昏、失眠、皮疹及胃肠道反应;可出现白细胞或血小板减少,转氨酶升高。

注意事项:与利福平有交叉过敏现象;服药期间,因药物代谢,可使患者排泄物出现橙红色;肝功能异常、白细胞减少者及孕妇慎用。

品名:丙硫异烟胺 Protionamide(丙基硫异烟胺、Ektebin)

剂型与规格:片剂:0.1g。

用法与用量:口服,每日 10mg/kg,分 3 次给药,或 0.1~0.2g,每日 3 次,最高每日不超过 1g。

药理与用途:作用似乙硫异烟胺,与乙硫异烟胺、异烟肼等其他抗结核药物无交叉耐药性。用于治疗肺结核。常与异烟肼、利福平、链霉素等合用。

不良反应:胃肠道反应、头痛、抑郁、失眠、兴奋不安等;偶见肝功能异常、畏光、四肢感觉异常等。

注意事项:应定期检查肝功能;孕妇禁用。

品名:对氨基水杨酸钠 Sodium Aminosalicylate(对氨柳酸钠、PAS-Na)

剂型与规格:片剂:0.5g;粉针剂:2g、4g、6g。

用法与用量:口服,每次2~3g,每日3~4次,饭后服。静脉滴注,每日8~12g,从小剂量开始,用前溶于5%葡萄糖液或生理盐水中配成3.6%的等渗溶液滴注。

药理与用途:抗菌谱窄,仅对细胞外结核杆菌具抑菌作用。常与其他抗结核药联用,作用增强,并能延缓耐药菌的产生。临床用于各种类型的活动性结核病。

不良反应:胃肠道反应,甚至可致溃疡和出血,饭后服药可减轻反应;肝脏损害,症状有肝大及压痛、尿色变深(黄疸)、ALT升高、胆汁淤积等,应立即停药;过敏反应及嗜酸性粒细胞升高等,应立即停药;肾脏刺激症状;长期用药,偶可引起甲状腺肿大或黏液性水肿。大剂量能抑制凝血酶原的生成,使凝血时间延长。

注意事项:告诫患者如出现发热、咽喉痛、异常出血等,应立即停药;肝、肾功能不全者慎用。

品名:乙胺丁醇 Ethambutol(Myambutol、EB)

剂型与规格:片剂:0.25g;胶囊剂:0.25g。

用法与用量:口服,15~20mg/kg,儿童15mg/kg,每日1次顿服。病情严重者每日25mg/kg,每日总量不超过1500mg。2个月后减为每日15mg/kg作维持量。

药理与用途:本品对生长繁殖期结核杆菌有较强的抑制作用,与其他抗结核药无交叉耐药性。长期服用可缓慢产生耐药性。临床用于对链霉素或异烟肼产生耐药的患者。与利福平或异烟肼联用,可增强疗效并延缓耐药性的产生,治疗各型活动性结核病。

不良反应:主要为球后视神经炎,应提醒患者若发现视力异常,应及时报告医师;胃肠道反应;偶见过敏反应;有肝功能损害、下肢麻木、关节痛、粒细胞减少以及幻觉、不安、失眠等精神症状或高尿酸血症等。

注意事项:肾功能不全者应减量;糖尿病、高尿酸血症、痛风患者及老年人、孕妇慎用;乙醇中毒者及婴幼儿均禁用。

品名:利福平异烟肼 Rifampicin and Isoniazid

剂型与规格:片剂:每片含利福平0.2g、异烟肼0.2g。

用法与用量:口服。本品应用于初治涂阳、初治涂阴患者或重症涂阴患者继续期,每2日用药1次,共4个月,用药60次。成人,体重50kg以上的患者每次空腹顿服本品3片,体重不足50kg的患者根据医嘱酌减,饭前1小时或饭后2小时顿服。治疗全过程不能中断用药或擅自改变治疗方案。

药理与用途:本品适用于成人各类结核病。供初治涂阳、初治涂阴患者或重症涂阴患者继续期用。

不良反应:见利福平及异烟肼项下。

注意事项:对利福平和异烟肼过敏者禁用;肝功能障碍患者、胆道梗阻患者、3个月以内孕妇及痛风、精神病、癫痫、糖尿病有眼底病变、卟啉症患者禁用。禁与伏立康唑和蛋白酶抑制剂联合使用。3个月以上的孕妇应慎用。哺乳期间应用应充分权衡利弊。本品不宜用于儿童。老年及糖尿病患者慎用。乙醇中毒、肝功能损害者、视神经炎、肾功能减退患者慎用。对诊断有干扰:可使血液尿素氮、血清碱性磷酸酶、血清丙氨酸氨基转移酶、门冬氨酸氨基转移酶、血清胆红素及血清尿酸浓度测定结果增高。本品可使血清尿酸浓度增高,引起痛风发作。治疗期间应检查眼部视野、视力、红绿鉴别力等,在用药前、疗程中每日检查1次,出现视神经炎症状,应立即进行眼部检查,并定期复查。原有肝病患者,仅在有明确指征情况下方可慎用,治疗开始前、治疗中严密观察肝功能变化,肝损害一旦出现,立即停药。利福平可能引起白细胞和血小板减少,并导致齿龈出血和感染、伤口愈合延迟等。此时应避免拔牙等手术、并注意口腔卫生、刷牙及剔牙均需慎重,直至血象恢复正常。用药期间应定期检查周围血象。服药后尿、唾液、汗液等排泄物均可显橘红色。有发生间质性肾炎的可能。

品名:氨苯砜 Dapsone(二氨二苯砜、Diaminodiphenylsulfone、DDS)

剂型与规格:片剂:0.05g、0.1g。

用法与用量:口服,治疗麻风病:从每日25mg开始,以后每2周增加25mg,直至每日100~200mg分2次服。为防止细菌发生耐药,需连续服药,每日剂量不低于100mg,并应同时服用利福平每天600mg;红斑狼疮:每日100mg,连服3~6个月;痤疮:每日50mg;银屑病和变应性血管炎:每日100~150mg;带状疱疹:每次25mg,每日3次,连服3~14天;糜烂性扁平苔藓:每日50mg,连用3个月。上述治疗,均应遵循服药6天,停药1天的原则。

药理与用途:本品有抑制麻风杆菌生长的作用。用于治疗各型麻风病和疱疹样皮炎等皮肤病。但因毒性较大而麻风杆菌可产生耐药性,应联合用药和坚持长期用药。近年来,也试用于治疗系统性红斑狼疮、痤疮、银屑病、带状疱疹等。

不良反应:常见胃肠道反应,偶见头痛、头晕、心动过速等;有白细胞减少、粒细胞缺乏、贫血;偶见中毒性肝炎;中毒性精神病、周围神经炎等也偶发生。

注意事项:密切注意患者用药后的反应,定期检查血象及肝功能;肝、肾功能不全、严重贫血、葡萄糖-6-磷酸脱氢酶缺乏、溃疡病及有精神病史者禁用。

品名:醋氨苯砜 Acedapsone(二乙酰氨苯砜、DADDS)

剂型与规格:油混悬注射剂:0.225g/1.5ml、0.45g/3ml、0.9g/6ml。

用法与用量:肌内注射,预防麻风病:每次225~300mg,每隔60~75日1次,疗程2年。为了防止细菌产生耐药性,每周2次,加服氨苯砜0.1~0.15g,以及并用其他抗麻风病药。

药理与用途:本品是氨苯砜的二乙酰化合物,在体内被酶分解,生成氨苯砜或乙酰氨苯砜而起治疗作用。本品具长效作用,注射每次225mg,可维持60~75日。临床上应用于各型麻风病。

不良反应:初次注射有较强的疼痛感,连续用药可减轻。其他参见氨苯砜。

品名:氯法齐明 Clofazimine(氯苯吩嗪、克风敏、Lamprene)

剂型与规格:胶丸剂:50mg、100mg。

用法与用量:口服,麻风病:每日服100mg,服6天停1天;控制麻风反应:开始用每日300mg,分3次,待反应控制后逐渐减到每日100mg(维持量);其他皮肤病:每日100~200mg。

药理与用途:本品干扰麻风杆菌的核酸代谢,属二线抗麻风药,用于治疗瘤型麻风和界线类麻风,适用于对砜类药物过敏者或细菌对砜类耐药时,能控制反复发作。本品不易引起麻风反应,故能在其他药物引起麻风反应不能继续用药时使用。也可用于治疗慢性盘状红斑狼疮和坏疽性脓皮病等。

不良反应:有轻中度消化道反应,偶见皮肤瘙痒、头晕等;本品可使皮肤红染，皮损部位可发生棕黑色变化，停药后色素尚可存在数月。尿、汗、痰液也可不同程度染色；其他有皮肤干燥、嗜睡、眩晕、四肢水肿等，一般不必停药。

品名：沙利度胺 Thalidomide（反应停、酞胺哌啶酮、Distaval）

剂型与规格：片剂：25mg、50mg。

用法与用量：口服，每次 25～50mg，每日 4 次，视病情可渐增至每次 50～100mg，症状控制后减量，维持量为每日 25～50mg，可较长期服药。

药理与用途：本品为一镇静剂，对麻风病无治疗作用，与抗麻风病药同用以减少麻风反应，治疗各型麻风反应，如淋巴结肿大、结节性红斑、发热、关节痛及神经痛等疗效较好。

不良反应：胃肠道不适；头昏、头痛、嗜睡、皮疹及面部水肿、中毒性神经炎、心率减慢、白细胞减少等。

注意事项：能致畸胎，孕妇禁用；非麻风病患者不应使用本药。

四、抗真菌药

品名：两性霉素 B Amphotericin B（二性霉素 B、庐山霉素）

剂型与规格：粉针剂：5mg（5000U）、25mg（2.5 万 U）、50mg（5 万 U）。

用法与用量：静脉滴注，开始每日 1～5mg，每日 1 次。将药物溶于 5% 葡萄糖 500ml 中，静脉滴注 5～6 小时。视患者输液后反应，第二天增加药量 5mg，或维持前 1 天剂量，即每日或隔日增加 5mg，直至每日输注 30～50mg，且以此剂量维持治疗。对于隐球菌感染，维持量可增加，1 个疗程总量可达 1～3g。对于一般的真菌感染，疗程可视病情酌减。

药理与用途：两性霉素 B 为多烯类抗真菌抗生素，通过影响细胞膜通透性发挥抑制真菌生长的作用。临床上用于治疗严重的深部真菌引起的内脏或全身感染。

不良反应：毒性较大，可有恶心、呕吐、食欲不振、发热、寒战、头痛等不良反应。静脉给药可引起血栓性静脉炎；肾毒性较常见，可出现蛋白尿、管型尿；尚有白细胞下降、贫血、血压下降或升高、周围神经炎、复视和急性肝功能衰竭；静脉滴注过快可致心律失常或心跳骤停；鞘内注射可致严重头痛、发热、下肢痛、尿潴留、蛛网膜炎等；偶见过敏反应。

注意事项：用药期间应定期检测血钾、血常规及尿常规、肾功能及肝功能和心电图;不可用氯化钠注射液稀释;应经常更换静脉滴注部位;孕妇及肝、肾功能不全者禁用。

品名:制霉素 Nystatin(制霉菌素、米可定、Mycostatin)

剂型与规格:片剂:50 万 U;阴道栓剂:10 万 U;阴道泡腾片:10 万 U。

用法与用量:口服,消化道念珠菌病:每日 50 万 ~100 万 U,每日 3 次,7 ~10 日为一疗程;阴道念珠菌病:先用 0.1% 苯扎溴铵(新洁尔灭)溶液坐浴,再以阴道栓剂或泡腾片放入阴道深处,每次 1 ~2 粒,每日 1 次,6 ~10 日为一疗程。

药理与用途:抗真菌抗生素。对各种真菌如白色念珠菌、隐球菌、荚膜组织胞浆菌及球孢子菌等有抑制作用。主要用于口腔、胃肠道、阴道及皮肤和黏膜的念珠菌感染。但口服治疗全身性真菌感染或深部真菌感染则无效。

不良反应:口服后可引起恶心、呕吐、腹泻、皮疹等。

注意事项:肝、肾功能不全者慎用。

品名:灰黄霉素 Griseofulvin(Grivulfin)

剂型与规格:片剂:0.1g、0.125g。

用法与用量:口服,每日 0.5 ~1g;儿童每日 10 ~15mg/kg;分 2 次服。顽固性真菌感染 0.5g,每日 3 次,宜在饭时或饭后服,高脂餐有助于吸收。一般疗程为足癣 4 ~6 周,体癣 4 周,迭瓦癣 2 周。

药理与用途:本品为抗浅表真菌药,能有效地抑制各种皮肤癣菌。临床上主要用于治疗头癣、严重体股癣、迭瓦癣、指(趾)甲癣及发癣等。

不良反应:胃肠道反应;过敏反应、偶有血管神经性水肿或持续性荨麻疹、感光性过敏;有时可致暂时性白细胞减少、一过性蛋白尿、黄疸指数增高及肝功能损害等。

注意事项:长期服用应进行血常规、肝功能及肾功能检查;动物实验有致癌、致畸的报道;毒性较大,不宜长期口服;孕妇及肝、肾功能衰竭的患者禁用。

品名:咪康唑 Miconazole(霉可唑、达克宁)

剂型与规格:乳膏剂:2%。

用法与用量:皮肤给药:可用乳膏涂于患处,每日 2 ~4 次。

药理与用途:本品为咪唑类抗真菌药,能渗透入真菌细胞壁的壳质,抑制真菌细胞膜的固醇合成，增加细胞膜的通透性，抑制真菌生长，导致死亡。主要用于治疗深部真菌病，对皮肤、五官及阴道等部位的真菌感染也有效。

不良反应：静脉用药可发生寒战、高热、血栓性静脉炎、贫血、血小板减少、血钠下降及高脂血症；胃肠道反应；过敏反应；静脉滴注速度过快可发生心律不齐，甚至呼吸、心跳停止。

注意事项：治疗过程中，定期监测血常规、红细胞比容、电解质及血脂；要警惕本品肝毒性。出现肝脏损害症状要及时停药；不宜与两性霉素 B 合用；对本品过敏者、孕妇及 1 岁以下儿童禁用。

品名：益康唑 Econazole（氯苯甲氧咪唑、双氯甲氧苯咪唑）

剂型与规格：栓剂：50mg、150mg；乳膏剂、酊剂、溶液剂：浓度均为 1%。

用法与用量：治疗阴道念珠菌感染，用栓剂或乳膏剂，用 150mg 益康唑栓，每晚 1 粒，连用 3 日；50mg 益康唑栓，每晚 1 粒，连用 15 日；乳膏剂（1%），每晚涂擦 1 次。皮肤给药，涂于患处。

药理与用途：为咪唑类抗真菌药，作用同咪康唑。主要用于皮肤或黏膜感染，治疗皮肤癣病，如股癣、手足癣及念珠菌阴道炎等。

不良反应：常见瘙痒和烧灼感染，不影响继续治疗。偶见红斑和水疱。

品名：克霉唑 Clotrimazole（氯三苯甲咪唑、氯曲马唑）

剂型与规格：片剂：0.25g、0.5g；外用药膜：每贴 50mg；口腔药膜：每贴 40mg；软膏剂 1%、3%：1g；栓剂：0.1g、0.15g；喷剂：0.15%；癣药水：1.5%。

用法与用量：皮肤给药，可用软膏、溶液、喷剂涂或喷于患处，每日 2～4 次；阴道用药，可将药膜揉成松软小团或用栓剂送入阴道深部，100mg，每晚 1 次；口腔给药，可用口腔药膜贴于患处，每日 3 次。口服，每次 0.5～1g，每日 3 次。

药理与用途：为咪唑类抗真菌药，作用近似咪康唑。临床主要供外用，治疗皮肤真菌病，如手足癣、体癣、耳道、阴道真菌病等。

不良反应：口服可出现消化道反应、神经系统反应、白细胞减少、贫血及肝、肾功能损害。局部应用有轻微刺激及烧灼感。

注意事项：本品毒性大，口服可有胃肠道反应、肝功能异常及白细胞减少等；肝病、白细胞减少及肾上腺皮质功能减退者忌用或慎用。

品名：酮康唑 Ketoconazole（采乐、里素劳）

剂型与规格:片剂:0.2g;洗剂:5ml(2%);乳膏剂:0.2g/10g。

用法与用量:片剂:口服,每日200~400mg,儿童每日3~5mg/kg,分1~2次给药,疗程视病情而定。洗剂:外洗,本品涂在皮肤或头发上,待3~5分钟后用清水冲净。治疗花斑:每日1次,连用5日;夏季开始预防每日1次,3日为一疗程。治疗脂溢性皮炎和头皮屑:每周2次,连用2~4周,预防每周1~2次。

药理与用途:本品为咪唑类抗真菌药,其作用机制为抑制真菌细胞膜麦角甾醇的生物合成,影响细胞膜的通透性,抑制其生长。对皮肤真菌、酵母菌和一些深部真菌有效。可用于治疗浅表和深部真菌病,如皮肤和指甲癣、阴道白色念珠菌病、胃肠真菌感染等,以及由白色念珠菌、类球孢子菌、组织胞浆菌等引起的全身感染。也用于免疫功能低下而引起的真菌感染。

不良反应:有恶心、呕吐、腹痛、头痛、嗜睡、皮疹、瘙痒等,少数患者有肝功能损害和男性乳房发育;外用有局部烧灼感、瘙痒、刺激等症状。

注意事项:内服应监测肝功能;不宜与环孢素合用。孕妇、急性肝病及对本品过敏者禁用。

品名:氟康唑 Fluconazole(大扶康、Diflucan)

剂型与规格:胶囊剂:50mg、150mg;注射剂:0.1g/50ml、0.2g/100ml;滴眼剂:15mg/5ml。

用法与用量:口服或静脉滴注,0.2~0.4g,每日1次。治疗隐球菌脑膜炎的疗程不少于6~8周。对于免疫抑制的患者,疗程过后以每日0.1g小剂量维持治疗。黏膜真菌感染,每日50mg。滴眼,每日3次,每次1~2滴。

药理与用途:本品为氟代三唑类抗真菌药,抗菌谱与酮康唑相似,抗菌活性比酮康唑强。本品对白色念珠菌、大小孢子菌、新型隐球菌、表皮癣菌及荚膜组织胞浆菌等均有强力抗菌活性。临床主要用于隐球菌引起的全身感染,包括隐球菌脑膜炎、肺部真菌感染;阴道念珠菌病、鹅口疮、萎缩性口腔念珠菌病、腹部感染、泌尿道感染及皮肤真菌感染、免疫抑制患者的真菌感染的预防。滴眼剂,用于真菌感染的眼疾。

不良反应:胃肠道反应;过敏反应;偶见肝、肾功能损害,主要为转氨酶升高及尿素氮升高等。

注意事项:孕妇、哺乳期妇女及1岁以下婴儿避免应用,儿童也不被推荐应用;肾功能不全者应调整给药剂量;静脉滴注速度不超过10ml/min;对本品及其他三唑类过敏者禁用。

品名:伊曲康唑 Itraconazole(斯皮仁诺)

剂型与规格:胶囊剂:100mg;注射剂:250mg/25ml。

用法与用量:口服,胶囊餐后立即服用,整个吞服胶囊。治疗甲真菌病:每日 200mg,分 2 次服用,每月服药 1 周,停药 3 周为一疗程,手指甲的甲真菌病需 2 个疗程,脚趾甲的甲真菌病需 3 个疗程。皮肤真菌病:每日 200mg,分 2 次服用,连服 7 日。注射液:刚开始 2 天给予伊曲康唑注射液每日 2 次,以后改为每日 1 次。每次 1 小时静脉滴注 200mg 伊曲康唑,静脉用药不超过 14 天。

药理与用途:胶囊应用于外阴阴道念珠菌病、花斑癣、皮肤真菌病、真菌性角膜炎、口腔念珠菌病、甲真菌病、系统性真菌感染(系统性曲霉病及念珠菌病、隐球菌病、组织胞浆菌病、孢子丝菌病等)。注射液应用于系统性真菌疾病:曲霉病、念珠菌病、隐球菌病(包括隐球菌性脑膜炎)和组织胞浆菌病。

不良反应:常见胃肠道不适,如厌食、恶心、腹痛和便秘;其他报告较少见的副作用包括头痛、可逆性肝酶升高、月经紊乱、头晕和过敏反应(如瘙痒、红斑、风团和血管性水肿)。

注意事项:禁用于对本品过敏者和孕妇。

品名:氟胞嘧啶 Flucytosin(5-氟胞嘧啶、5-FC)

剂型与规格:片剂:0.5g;注射剂:2.5g/250ml。

用法与用量:口服或静脉滴注,每日 10 ~ 150mg/kg,分 4 次给药。一疗程一般为 2 ~ 4 周。

药理与用途:合成抗真菌药,抗真菌谱窄,仅对酵母菌(新型隐球菌)和酵母样菌(念珠菌属)有较高的活性。主要用于由念珠菌与隐球菌引起的深部真菌感染。常配合两性霉素 B 联合用药。

不良反应:有胃肠道症状、血清转氨酶升高、白细胞减少、血小板减少、贫血、肾功能损害、过敏反应、皮疹等。

注意事项:用药期间应进行肝功能及血常规检查;有肾功能损害者应定期监测血药浓度,以便及时调整剂量和间隔时间;单用此药,短期内真菌可产生耐药性,可与两性霉素 B 伍用;孕妇禁用。

品名:伏立康唑 Voriconazole(活力康唑、威凡、Vfend、VRC)

剂型与规格:片剂:50mg、200mg;粉针剂:200mg。

用法与用量:口服,患者体重≥40kg:①用药第一日给予负荷剂量:每

12 小时 1 次,每次 400mg。②开始用药 24 小时后给予维持剂量:每日 2 次,每次 200mg。③如果患者治疗反应欠佳,维持剂量可以增加到每日 2 次,每次 300mg。如果患者不能耐受上述较高的剂量,可以每次减 50mg,逐渐减到每日 2 次,每次 200mg;患者体重<40kg:①用药第一日给予负荷剂量:每 12 小时 1 次,每次 200mg。②开始用药 24 小时后给予维持剂量:每日 2 次,每次 100mg。③如果患者治疗反应欠佳,维持剂量可以增加到每日 2 次,每次 150mg。如果患者不能耐受上述较高的剂量,可以每次减 50mg,逐渐减到每日 2 次,每次 100mg。静脉滴注,用药第一日给予负荷剂量:每 12 小时 1 次,每次 6mg/kg。开始用药 24 小时后给予维持剂量:每日 2 次,每次 4mg/kg。如果患者不能耐受维持剂量,可减为每日 2 次,每次 3mg/kg。

药理与用途:是一种广谱的三唑类抗真菌药,作用机制是抑制真菌中由细胞色素 P450 介导的 14α-甾醇去甲基化,从而抑制麦角甾醇的生物合成。主要用于治疗可能威胁免疫缺陷功能减退患者生命的进行性感染,包括:治疗侵袭性曲霉病、对氟康唑耐药的念珠菌(包括克柔念珠菌)引起的严重侵袭性感染、由足放线病菌属和镰刀菌属引起的严重感染、尖端单孢子菌感染。

不良反应:常见为视觉障碍、发热、皮疹、恶心、呕吐、腹泻、头痛、败血症、外周水肿、腹痛以及呼吸功能紊乱。肝功能实验值增高。重症患者应用本品时可发生急性肾功能衰竭。

注意事项:对本品过敏者、孕妇、哺乳期妇女及 2 岁以下儿童禁用;肝肾功能不良者、存在潜在心律失常患者慎用;服药期间避免日光照射;在使用伏立康唑治疗初及治疗中均应检查肝功能,如在治疗中出现肝功能异常,则需严密监测,以防发生更重的肝损害。

品名:卡泊芬净 Caspofungin(醋酸卡泊芬净、科赛斯、Cancidas、Caspofungin Acetate)

剂型与规格:粉针剂:(醋酸盐)50mg、70mg。

用法与用量:静脉滴注,第一天给予 70mg 负荷剂量,随后每天给予 50mg 的维持剂量,缓慢静脉滴注 1 小时。

药理与用途:为半合成棘白菌素类,是葡聚糖合成酶抑制剂类抗真菌药。通过非竞争性抑制 β(1,3)-D-葡聚糖合成酶,破坏真菌细胞壁糖苷的合成。用于念珠菌所致的食管炎、菌血症、腹腔内脓肿、腹膜炎及胸膜腔感染。对其他药物治疗无效或不能耐受的侵袭性曲霉菌病。

不良反应:恶心、呕吐、腹痛、腹泻、转氨酶升高、面部水肿、皮疹、皮肤潮红、瘙痒、皮疹恶化、支气管痉挛,也可见呼吸困难、喘鸣、静脉炎、血栓性静脉炎、发热、头痛、白细胞及血小板减少等。

注意事项:对本品过敏者、18岁以下儿童禁用;孕妇及哺乳期妇女、肝肾功能不全者及肝疾病患者、骨髓抑制患者慎用。

品名:米卡芬净 Micafungin

剂型与规格:粉针剂:50mg。

用法与用量:静脉滴注,治疗食管白色念珠菌病感染:每日1次,每次150mg,连续用药10~30天,平均用药15天;预防造血干细胞移植患者的白色念珠菌感染:每日1次,每次50mg。连续用药6~51天,平均用药19天。

药理与用途:为半合成棘白菌素类,是葡聚糖合成酶抑制剂类抗真菌药。通过非竞争性抑制β(1,3)-D-葡聚糖合成酶,破坏真菌细胞壁糖苷的合成。主要用于治疗食管白色念珠菌病以及预防造血干细胞移植患者的白色念珠菌感染。

不良反应:可能出现肝功能异常及皮疹、瘙痒、面部肿胀和血管扩张、静脉炎、血栓性静脉炎、白细胞及血小板减少、恶心、呕吐、腹痛、消化不良、便秘、头痛、头晕、嗜睡、低钾血症、低磷血症、低镁血症、低钙血症。

注意事项:对本品过敏者、孕妇及哺乳期妇女禁用;使用本品期间应监测肝、肾功能。

五、抗病毒药

品名:吗啉胍 Moroxydine(病毒灵、ABOB)

剂型与规格:片剂:0.1g;滴眼剂:4%(10ml)。

用法与用量:口服,每次0.1~0.2g,每日3次;儿童每日10mg/kg,分3次服用。滴眼,每1~2小时1次。

药理与用途:本品为广谱抗病毒药,对多种病毒有抑制作用。临床主要用于呼吸道感染、流感、流行性腮腺炎、水痘、疱疹及扁平疣等治疗。滴眼剂用于治疗结膜炎和角膜炎。

不良反应:可引起出汗及食欲不振,视觉紊乱等反应。

注意事项:对胃有刺激性,宜饭后服用;对本品过敏者慎用。

品名:利巴韦林 Ribavirin(三氮唑核苷、病毒唑、三唑核苷)

剂型与规格:片剂:20mg、50mg、100mg;注射剂:100mg/ml、250mg/2ml;气雾剂:400mg/100 喷;滴眼剂:8mg/8ml;滴鼻剂:50mg/10ml。

用法与用量:口服,每次 0.1 ~0.3g,每日 3 次。肌内注射或静脉滴注,每日 10 ~15mg/kg,分 2 次,缓慢静脉滴注。滴眼,每日 4 ~6 次。滴鼻,每小时 1 次,可防治流感。

药理与用途:为广谱抗病毒核苷类化合物。能抑制病毒合成核酸,对多种 RNA、DNA 病毒有抑制作用。临床主要用于病毒性感冒、腺病毒、肺炎、麻疹、甲型肝炎、流行性出血热、带状疱疹及病毒性脑炎等。

不良反应:超剂量使用,偶有轻度胃肠道反应;长期或大剂量给药,可引起贫血和白细胞减少;可致心脏损害;对有呼吸道疾病患者,可致呼吸困难、胸痛等。

注意事项:动物实验有致畸作用;孕妇禁用。

品名:阿昔洛韦 Aciclovir(无环鸟苷、无环鸟嘌呤、甘泰、Acyclovir)

剂型与规格:片剂:0.2g;粉针剂:0.25g;眼膏剂:3%(3g);乳膏剂:3%(10g);滴眼剂:0.1%。

用法与用量:口服,每日 1g,分 5 次用,7 日为 1 个疗程。静脉滴注,5mg/kg 输注 1 小时,每日 3 次。儿童每次按体表面积每平方米 250mg 给予。

药理与用途:本品为一种高效广谱抗病毒药。在体内转化为三磷酸化合物,干扰单纯疱疹病毒 DNA 聚合酶的作用,抑制病毒 DNA 的复制。临床用于防治单纯疱疹病毒引起的皮肤和黏膜感染,也用于治疗带状疱疹病毒感染。治疗乙型肝炎也有明显的近期效果。

不良反应:局部有轻微刺激;可见转氨酶升高、皮疹、荨麻疹;偶有肾功能损害,多见于大剂量用药同时伴脱水的患者。

注意事项:肾功能不良者应减少剂量;妊娠妇女、孕妇、小儿、哺乳期妇女及肾功能不全者慎用;过敏体质及精神异常者忌用;不宜肌内注射或皮下注射,静脉滴注时不可漏出血管,否则可致炎症及溃疡。

品名:伐昔洛韦 Valaciclovir(明竹欣、万乃洛韦、Valtrex、Zelitrex)

剂型与规格:片剂:0.3g。

用法与用量:口服,每日 0.6g,分 2 次服用,一疗程为 7 ~10 日。

药理与用途:阿昔洛韦的前体药,进入人体后水解成阿昔洛韦发挥抗病毒作用。抗病毒作用同阿昔洛韦。其特点为血中有效成分维持时间延长。

不良反应：偶有轻度的胃肠道不适，其他同阿昔洛韦。对阿昔洛韦过敏者、孕妇、2 岁以下儿童禁用。

注意事项：同阿昔洛韦。

品名：更昔洛韦 Ganciclovir（丙氧鸟苷、赛美维、Cymevene、Cytovene、DHPG）

剂型与规格：粉针剂：0.5g。

用法与用量：静脉滴注，诱导治疗：5mg/kg，每日 2 次，连续给药 14～21 日（预防用药则为 7～14 日）；维持治疗：5mg/kg，每日 1 次，输注时间应控制在 1 小时以上。

药理与用途：无环鸟苷的衍生物，属抗巨细胞病毒药，由于毒性较大，只用于艾滋病，器官移植，恶性肿瘤患者和严重巨细胞病毒感染的肺炎，肠炎及视网膜炎。

不良反应：主要的不良反应为骨髓抑制，引起白细胞及血小板减少，也能损害生殖器官，因此必须确诊为巨细胞病毒感染才能应用；偶见胃肠道不适、肝功能损害、尿素氮升高、低血钾、低血糖等，也可见发热、皮疹等。

注意事项：对阿昔洛韦及本品过敏者禁用。

品名：碘苷 Idoxuridine（碘甙、疱疹净、IDU、IDUR）

剂型与规格：滴眼剂：8mg/8ml、10mg/10ml；眼膏剂：0.5%。

用法与用量：滴眼，0.1% 滴眼液，每次 1～2 滴，2 小时 1 次。眼膏，每 4 小时 1 次。

药理与用途：本品为嘧啶类抗病毒药，临床用于治疗浅层单纯疱疹性角膜炎，眼带状疱疹及其他病毒感染性眼病。

不良反应：有瘙痒、疼痛、水肿、发炎、过敏等反应；长期应用能损伤角膜，出现变性、浑浊或点状着色。

注意事项：孕妇慎用；角膜溃疡者禁用。

品名：阿糖腺苷 Vidarabine（阿糖腺嘌呤、Adenine、Ara-A、Vira-A）

剂型与规格：粉针剂：200mg、500mg、1000mg；眼膏剂：3%。

用法与用量：静脉滴注，每日 5～15mg/kg，先用注射用水或其他输液 5ml 加入药瓶中，充分振摇后抽取混悬液加入已预热至 35～40℃ 的输液中,振摇使其充分溶解至澄明,使其浓度不超过每毫升 0.4mg;缓慢滴注,每分钟不超过 30 滴,滴注时间 12 小时以上;每日 1 次,10～28 日为一疗程。眼部病症可使用眼膏。

药理与用途:对病毒无直接灭活作用,进入细胞后在酶的作用下转化为有活性的阿糖腺苷三磷酸,可竞争抑制 DNA 多聚酶从而抑制 DNA 合成。具有体外广谱抗疱疹病毒作用,对痘病毒、单纯疱疹病毒(Ⅰ型、Ⅱ型)、带状疱疹、E-B 病毒、巨细胞病毒、Rous 肉瘤病毒和 Gross 白血病病毒均有抑制作用。用于疱疹病毒性脑炎、巨细胞病毒性脑炎、疱疹性角膜炎、带状疱疹和慢性乙型肝炎的治疗。

不良反应:静脉滴注后可有胃肠道反应;中枢神经系统可有头晕、震颤、共济失调、幻觉等;偶有肌肉疼痛和血小板减少;如果滴注减慢,反应可以减轻,一般不必停药。

注意事项:不宜做皮下注射或肌内注射;配好的静脉滴注液仍有沉淀的可能,故在静脉滴注过程中应每 2 小时振摇 1 次,必须在 48 小时内用完;有脑水肿、肾功能不全及体液超负荷者,必须注意监测输液量和速度;严重肝功能损害者及哺乳期妇女慎用;用药过程中注意监测血常规和肝功能;孕妇禁用。

品名:金刚烷胺 Amantadine(三环癸胺、金刚胺、Symmetrel)

剂型与规格:片剂:0.1g;胶囊剂:0.1g。

用法与用量:口服,每次 0.1g,每日 2 次;小儿用量酌减,一般连服 3～5 日。

药理与用途:本品为抗病毒药,对亚洲甲Ⅱ型流感病毒有明显的抑制作用。另外对帕金森病有缓解作用,并有退热作用。临床主要用于预防和治疗亚洲甲Ⅱ型流感病毒感染。

不良反应:有头晕、头痛、失眠、眩晕、精神不安、运动失调等精神症状;偶见恶心、呕吐、口干、便秘、皮疹和视力障碍;最严重的不良反应为充血性心力衰竭、精神病和白细胞减少。

注意事项:严重的心血管、肝、肾疾患者应避免使用;复发性红斑患者、老年人、精神患者、孕妇及哺乳期妇女慎用;长期使用不宜突然停药;驾驶人员及机械操作者慎用;癫痫、胃及十二指肠溃疡患者禁用。

品名:金刚乙胺 Rimantadine(甲基金刚烷乙胺、Roflual)

剂型与规格:片剂:0.1g;糖浆剂:1g/100ml。

用法与用量:口服,成人及10岁以上儿童每日200mg;1~10岁儿童每日5mg/kg,每日不超过150mg;分1~2次服用。

药理与用途:金刚烷胺的类似物,能抗A型流感病毒,对其感染有预防作用。

不良反应:恶心、呕吐、腹痛、食欲减退、腹泻、失眠、头晕、头痛、口干、无力等。

注意事项:癫痫、肾功能衰竭者及老年人慎用;严重肝功能不全者禁用。

品名:干扰素 Interferons(基因工程干扰素、人血细胞干扰素、IFN)

剂型与规格:基因工程干扰素注射剂:每ml含$(1\sim3)\times10^6$IU,纯度大于96%,相对分子质量18 500,无菌试验与热原试验均应合格,符合WHO基因重组干扰素规格的规定标准。

用法与用量:皮下注射或局部注射(瘤周浸润),腔内注射(癌性胸腹腔积液)或膀胱内灌注。每日$1\times10^6\sim3\times10^6$IU。肿瘤患者可以增大剂量。

药理与用途:干扰素具有广谱抗病毒活性、抗肿瘤作用和免疫功能调节作用。主要用于治疗带状疱疹、小儿病毒性肺炎及上呼吸道感染、病毒性脑膜炎、尖锐湿疣、慢性宫颈炎、慢性活动性乙型肝炎、丙型肝炎、丁型肝炎等病毒感染。还可用于多种肿瘤的治疗。

不良反应:可出现发热、乏力、寒战、肌痛、厌食;注射部位出现红斑以及脱发;白细胞减少和血小板减少等骨髓抑制现象;低血压和转氨酶升高;大量长期使用干扰素,会使中枢神经系统出现毒性反应。

注意事项:发生过敏反应,立即停药,并应给予适当治疗;溶解后如有浑浊和沉淀则不宜使用;用注射用水溶解时应沿瓶壁缓慢注入,避免产生气泡,溶解后当日用完;过敏体质、严重心脏病、肾功能性疾病、中枢神经系统功能紊乱者不宜使用;孕妇给药应慎重;慢性活动性乙型肝炎孕妇禁用。

品名:拉米夫定 Lamivudine(贺普丁)

剂型与规格:片剂:0.1g。

用法与用量:口服,0.1g,每日1次。

药理与用途:核苷类抗病毒药,对体内及实验性感染动物体内的乙型肝炎病毒(HBV)有较强的抑制作用。拉米夫定可在HBV感染细胞和正常细胞内代谢生成拉米夫定三磷酸盐。拉米夫定三磷酸盐掺入到病毒DNA链中,阻断病毒DNA合成。主要用于乙型肝炎病毒复制的慢性乙型肝炎。

不良反应:常见的不良反应有上呼吸道感染样症状、头痛、恶心、身体不适、腹痛和腹泻。

注意事项:少数患者停止使用本品后,肝炎病情可能加重;因此如果停用本品,要对患者进行严密观察,若肝炎恶化,应考虑重新使用本品治疗;肌酐清除率小于每分钟 30ml 的患者,不宜使用本品;对拉米夫定过敏者及孕妇禁用;哺乳期妇女慎用;目前尚无 16 岁以下患者的疗效和安全性资料。

品名:泛昔洛韦 Famciclovir(凡乐)

剂型与规格:片剂:125mg、250mg。

用法与用量:口服,治疗带状疱疹、带状疱疹后遗神经痛:每次 125~250mg,每日 3 次,7 日为一疗程;治疗原发性生殖器疱疹:每次 125mg,每日 2 次或 250~500mg,每日 1 次;治疗乙型肝炎:每次 250~500mg,每日 3 次,连续 3 周。

药理与用途:第三代核苷类抗病毒药,在体内转化为活性物喷昔洛韦(Penciclovir)而起抗病毒作用。对带状疱疹病毒、单纯疱疹病毒和乙型肝炎病毒有显著的抑制作用。用于治疗带状疱疹、带状疱疹后遗神经痛、原发性生殖器疱疹、唇疱疹,预防复发性生殖器疱疹,治疗乙型肝炎。

不良反应:少数患者出现头痛、恶心、腹泻或疲倦等,停药后消失。

注意事项:严重肝、肾功能损害者慎用;孕妇慎用;对本品过敏者禁用。

品名:替比夫定 Telbivudine(素比伏、Sebivo、Tyzeka)

剂型与规格:片剂:0.6g。

用法与用量:口服,推荐剂量为每日 1 次,每次 0.6g,饭前或饭后口服均可。

药理与用途:是人工合成的胸腺嘧啶脱氧核苷类抗乙肝病毒(HBV)DNA 多聚酶药物。替比夫定在细胞激酶的作用下被磷酸化为有活性的代谢产物-腺苷,腺苷的细胞内半衰期为 14 小时。替比夫定 5′-腺苷通过与 HBV 中自然底物胸腺嘧啶 5′-腺苷竞争,从而抑制 HBV DNA 多聚酶的活性;通过整合到 HBV DNA 中造成乙肝病毒(HBV)DNA 链延长终止,从而抑制乙肝病毒的复制。替比夫定同时抑制乙肝病毒(HBV)DNA 第一链(EC_{50} value = 1.3μm±1.6μm)和第二链(EC_{50} value = 0.2μm±0.2μm)的合成。本品适用于治疗有乙型肝炎病毒活动复制证据,并伴有血清氨基酸转移酶(ATL 或 AST)持续升高或肝脏组织学活动性病变的肝功能代偿的成年慢性乙型肝炎患者。

不良反应:常见不良反应为虚弱、头痛、腹痛、恶心、(胃肠)气胀、腹泻和消化不良。

注意事项:对本品过敏者、16岁以下儿童禁用;哺乳期妇女应用本品时应停止哺乳;对肾功能障碍或有潜在肾功能障碍风险的患者,使用本品慢性治疗会导致肾毒性;服用本品期间,应当定期监测乙型肝炎生化指标、病毒学指标和血清标志物,至少每6个月1次;单用核苷类似物或合用其他抗反转录病毒药物会导致乳酸性酸中毒和严重的伴有脂肪变性的肝大,包括致命事件。患者停止乙肝治疗会发生肝炎急性加重,包括停止使用替比夫定。因此,停止乙肝治疗的患者应密切监测肝功能,若必要,应重新进行抗乙肝治疗。

品名:恩替卡韦 Entecavir(博路定、Baraclude、ETV)

剂型与规格:片剂:0.5mg、1.0mg。

用法与用量:口服,每次0.5mg,每日1次。拉米夫定治疗时发生病毒血症或出现拉米夫定耐药突变的患者,每日1次,每次1mg。

药理与用途:本品为鸟嘌呤核苷类似物,在体内通过磷酸化形成有活性的三磷酸盐,与HBV多聚酶竞争细胞内的三磷酸脱氧鸟嘌呤核苷,从而抑制HBV DNA的复制。适用于病毒复制活跃,血清转氨酶ALT持续升高或肝脏组织学显示有活动性病变的慢性成人乙型肝炎的治疗。

不良反应:头痛、疲劳、眩晕、恶心、呕吐、腹痛、腹泻、嗜睡、失眠、风疹及ALT升高。

注意事项:对本品过敏者、哺乳期妇女和儿童禁用;孕妇慎用;本品应空腹服用(餐前或餐后至少2小时)。

品名:阿德福韦 Adefovir(阿德福韦酯、代丁、贺维力、Adefovir Dipivoxil)

剂型与规格:片剂:(酯)10mg。

用法与用量:口服,乙肝:每次10mg,每日1次;HIV感染:每次125mg,每日1次,疗程12周。不与食物同服。

药理与用途:是一种单磷酸腺苷的无环核苷类似物,在细胞激酶的作用下被磷酸化为有活性的代谢产物即阿德福韦二磷酸盐。阿德福韦二磷酸盐通过下列两种方式来抑制HBV DNA多聚酶(反转录酶);一是与自然底物脱氧腺苷三磷酸竞争,二是整合到病毒DNA后引起DNA链延长终止。有较强的抗 HIV、HBV 及疱疹病毒的作用，用于治疗乙型肝炎病毒感染及人类免疫缺陷病毒感染。

不良反应：常见不良反应为虚弱、头痛、腹痛、恶心、（胃肠）气胀、消化不良、白细胞减少（轻度）、腹泻（轻度）和脱发（中度）；罕见肝衰竭。

注意事项：对本品过敏者、儿童禁用；孕妇、肾功能不全者、先天性肉毒碱缺乏者慎用；哺乳期妇女用药期间应暂停哺乳。

品名：奥司他韦 Oseltamivir

剂型与规格：胶囊剂（磷酸盐）：25mg，75mg。

用法与用量：可以与食物同服或分开服用。但对一些患者，进食同时服药可提高药物的耐受性。在流感症状开始的第 1 天或第 2 天（理想状态为 36 小时内）就应开始治疗。成人和 13 岁以上青少年的推荐口服剂量是每次 75mg，每日 2 次，共 5 天。

药理与用途：用于成人和 1 岁及 1 岁以上儿童的甲型和乙型流感治疗。用于成人和 13 岁及 13 岁以上青少年的甲型和乙型流感的预防。磷酸奥司他韦是其活性代谢产物的药物前体，其活性代谢产物（奥司他韦羧酸盐）是强效的选择性的流感病毒神经氨酸酶抑制剂。神经氨酸酶是病毒表面的一种糖蛋白酶，其活性对新形成的病毒颗粒从被感染细胞中释放和感染性病毒在人体内进一步播散至关重要。

不良反应：常见不良反应有恶心、呕吐、腹痛、鼻出血、耳痛、支气管炎、结膜炎、失眠和头晕，这些不良事件一般只出现一次，继续服药也可缓解，大多数情况下不会导致停止治疗。有极少病例报道出现发红（皮疹）、皮炎和大疱疹。有流感样疾病的患者出现了肝炎和肝酶升高。个案报道出现了胰腺炎、血管性水肿、喉部水肿、支气管痉挛、面部水肿、嗜酸性粒细胞升高、白细胞下降和血尿。观察到极少病例在用药后出现胃肠道出血。特别是出血性大肠炎，有报道显示当感冒病程缓解或中断本品治疗时，病症有所消退。使用本品的流感患者，特别是儿童和青少年中，有惊厥和谵妄的报道，极少数情况下，这些事件会导致意外伤害。

注意事项：对本品活性成分或任何辅料过敏的患者禁用。本品不能取代流感疫苗，本品使用不应影响每年接种流感疫苗。本品对流感的预防作用仅在用药时才具有。只有在可靠的流行病学资料显示社区出现了流感病毒感染后才考虑使用本品治疗和预防流感。对肌酐清除率在 10～30ml/min 的患者，用于治疗和预防的推荐剂量应做调整。本品不推荐用于肌酐清除率小于 10ml/min 的患者，和严重肾功能衰竭需定期进行血液透析和持续腹膜透析的患者。

品名:扎那米韦 Zanamivir

剂型与规格:粉雾剂:5mg。

用法与用量:本品经口吸入给药,使用前患者应在其主治医师的指导下学习吸入剂正确使用。治疗流感病毒感染:成人及大于7岁儿童,每次10mg,每日2次,连用5天,症状发作后(48小时内)尽早给药。第1天两次给药至少间隔2小时;以后每12小时给药1次。季节性预防社区内A和B型流感:成人及大于12岁儿童,每次10mg,每天1次,28天,在流感暴发5天内开始治疗。

药理与用途:用于治疗流感病毒感染以及季节性预防社区内A和B型流感。扎那米韦是一种唾液酸衍生物,能抑制流感病毒的神经氨酸苷酶,影响病毒颗粒的聚集和释放。本品能有效抑制A型和B型流感病毒的复制。

不良反应:常见鼻部症状、头痛、头晕、胃肠功能紊乱、咳嗽、感染、皮疹、支气管炎。罕见过敏反应、心律不齐、支气管痉挛、呼吸困难、面部水肿、惊厥和昏厥。

注意事项:对本品活性成分或任何辅料过敏的患者禁用,妊娠和哺乳期妇女慎用。慢性呼吸系统疾病患者用药后发生支气管痉挛的风险较高。哮喘或慢性阻塞性肺疾病(COPD)患者应给予速效性支气管扩张剂。避免用于严重哮喘患者。在使用本药前先吸入支气管扩张剂。如果出现支气管痉挛或呼吸功能减退,应停药。

品名:依曲韦林 Etravirine

剂型与规格:片剂:100mg。

用法与用量:推荐剂量为每天400mg,分2次餐后给药。食物种类不影响吸收和分布。不可在压碎或咀嚼后服用。若患者无法整片吞服药片。可将该药溶于水中,旋摇至呈乳状混浊液后再饮服;饮服后注意用水冲洗水杯,并将杯中残留物服下,以免给药量不足。

药理与用途:与其他抗反转录病毒药物合用于经抗反转录病毒药物初步治疗后出现耐药的HIV-1感染成年患者。本品属于1型人免疫缺陷病毒(HIV-1)的非核苷类反转录酶抑制剂(NNRTI),它可与HIV-1反转录酶直接结合,通过破坏酶催化部位而阻断RNA依赖性及DNA依赖性的DNA聚合酶活性。本品不会抑制人α、β和γ型DNA聚合酶。

不良反应:皮疹等皮肤反应,胃肠道反应,疲劳、手或足有麻刺感或疼痛感、麻木、头痛、尿量改变或黑尿、眼睛或皮肤黄染、精神或情绪改变(如神经质或意识错乱)、癫痫发作,高血压。

注意事项:肝脏疾病(乙肝或丙肝)患者及孕妇慎用。HIV 感染女性应避免母乳喂养。

六、其 他

品名:小檗碱 Berberine(黄连素)

剂型与规格:片剂:0.025g、0.05g、0.1g、0.15g;胶囊剂:0.1g。

用法与用量:口服,每次 0.1～0.3g,每日 3 次;儿童:每日 3 次,1～3 岁,体重 10～14kg 者,每次 0.05～0.1g;4～6 岁,体重 16～20kg 者,每次 0.1～0.15g;7～9 岁,体重 22～26kg 者,每次 0.15～0.2g;10～12 岁,体重 28～32kg 者,每次 0.2～0.25g。

药理与用途:本品对细菌只有微弱的抑菌作用,但对痢疾杆菌、大肠埃希菌引起的肠道感染有效。用于治疗敏感菌所致的胃肠炎、细菌性痢疾等胃肠道感染。可用于治疗眼结膜炎、化脓性中耳炎等。

不良反应:口服不良反应较少,偶有恶心、呕吐、皮疹和药物热,停药后消失。

注意事项:对本品过敏者、溶血性贫血患者及葡萄糖-6-磷酸脱氢酶缺乏患者禁用;过敏体质者、孕妇及哺乳期妇女慎用。

品名:小檗碱甲氧苄啶 Berberine Hydrochloride and Trimethoprim

剂型与规格:片剂、胶囊剂:每片(粒)含小檗碱 0.1g、甲氧苄啶 50mg。

用法与用量:口服,每次 1～3 片(粒),每日 3 次。

药理与用途:盐酸小檗碱和甲氧苄啶有协同抗菌作用,盐酸小檗碱体外对多种革兰阳性及阴性菌均有抑制作用,其中对溶血性链球菌、金黄色葡萄球菌、霍乱弧菌、脑膜炎奈瑟菌、志贺菌属、伤寒杆菌、白喉杆菌等抑制作用较强。对阿米巴原虫也有一定抑制作用。甲氧苄啶主要干扰细菌叶酸代谢,选择性抑制二氢叶酸还原酶,阻止核酸的合成。因此二者合用的抗菌作用较单药增强,耐药性菌株减少。用于敏感菌所致的胃肠炎、细菌性痢疾等肠道感染。

不良反应:恶心、呕吐、药疹、腹泻,停药后即消失;可发生瘙痒,皮疹;

偶可呈严重的渗出性多形红斑;偶可发生无菌性脑膜炎,有头痛、颈项强直等现象。

注意事项:对盐酸小檗碱和甲氧苄啶及磺胺类药物过敏者、葡萄糖-6-磷酸脱氢酶缺乏的儿童、新生儿及2个月以内婴儿禁用;孕妇及哺乳期妇女、肝功不全者慎用;本品可引起溶血性贫血,导致黄疸;用药期间应注意血象检查,在疗程长、服用剂量大、老年、营养不良及服用抗癫痫药者,易出现叶酸缺乏症,如周围血象中白细胞或血小板已有明显减少,则应停药。

第三章 抗寄生虫病药

一、抗 疟 药

品名:氯喹 Chloroquine(氯化喹啉、氯喹啉、Aralen)

剂型与规格:片剂:磷酸氯喹 75mg(相当于氯喹 50mg),磷酸氯喹 250mg(相当于氯喹 150mg);注射剂:250mg/5ml(相当于氯喹 155mg)、322mg/5ml(相当于氯喹 200mg)。

用法与用量:口服,首剂 1g,第 2、3 天各 0.5~0.75g;儿童首剂 16mg/kg,6~8 小时后及第 2~3 天各服 8mg/kg。肌内注射,2~3mg/kg,每日 1 次,8 小时后可重复 1 次;儿童 2~3mg/kg,分 2 次给药,先注射半量,0.5 小时后再注射半量。静脉滴注,每次 2~3mg/kg,加入 5% 葡萄糖注射液或 0.9% 氯化钠注射液 500ml 稀释后缓慢滴注。

药理与用途:作用于疟原虫红细胞内期,为杀灭裂殖体的抗疟药。临床上主要用于治疗疟疾急性发作,控制疟疾症状。还可用于治疗肠道外阿米巴病、华支睾吸虫病、肺吸虫病、结缔组织病等。另可用于治疗日晒红斑症等光敏性疾病。

不良反应:有头重头痛、头晕、耳鸣、烦躁、眩晕、倦怠及皮肤瘙痒等,停药后症状即可消失;偶见粒细胞减少或因角膜浸润和视网膜受影响所引起视力障碍;可引起药物性精神病;少数患者用药后,由于房室结及心肌的传导受抑制而引起心律失常,甚至发生阿-斯综合征以致心搏骤停,若抢救不及时,可造成死亡;胃肠道反应。

注意事项:本品在肝内代谢缓慢,同时服用对肝脏有损伤的药物,可加重肝脏负担;长期使用,可产生抗药性;对角膜和视网膜有损害,如需长期应用本品,控制维持剂量每日 0.25g 以下,疗程不超过 1 年;孕妇、心脏病患者禁用。

品名:哌喹 Piperaquine(喹哌、抗矽-14)

剂型与规格:片剂:(磷酸盐)250mg(相当于哌喹 150mg)、(磷酸盐)500mg(相当于哌喹 300mg)。

用法与用量:口服,治疗疟疾:宜在控制症状后继续使用本品,首次服 0.6g,第 2、3 天分别服 0.6g 及 0.3g,总量 1.2 ~ 2.5g。预防疟疾:每次 0.6g,每月 1 次,睡前服,可连服 3 ~ 4 个月,不宜超过 6 个月。硅沉着病的防治:预防量每次 0.5g,10 ~ 15 日服 1 次,每月量 1 ~ 1.5g;治疗量每次 0.5 ~ 0.75g,每周 1 次,每月量 2g;半年为 1 个疗程;间歇 1 个月后,可进行第 2 疗程。总疗程约 3 ~ 5 年。

药理与用途:本品抗疟作用与氯喹相类似。口服吸收后贮存于肝脏,缓慢释放进入血液,有长效预防的作用。主要用于疟疾症状的抑制性预防,也用于疟疾的治疗。现也试用于硅沉着病的防治。

不良反应:偶有头昏、嗜睡、乏力、胃部不适、面部和唇周麻木感。

注意事项:有严重的急性肝、肾、心脏疾患患者禁用;孕妇慎用。

品名:青蒿素 Artemisinin(黄蒿素、黄花蒿素、Arteannuin)

剂型与规格:片剂:0.05g、0.1g、0.3g;栓剂:0.1g、0.2g、0.3g、0.4g、0.6g;水混悬注射液:0.3g/2ml;油注射剂:0.05g/2ml、0.1g/2ml、0.2g/2ml、0.3g/2ml。

用法与用量:口服,首次服 1g,间隔 6 ~ 8 小时后再服 0.5g,第 2、3 天各服 0.5g,3 日为一疗程,总量为 2.5g;儿童 15mg/kg,按上述方法 3 日内服完。深部肌内注射,首次 200mg,间隔 6 ~ 8 小时后再肌内注射 100mg,第 2、3 天各肌内注射 100mg,总量 500mg;或肌内注射每日 300mg,连用 3 日,总量 900mg;儿童 15mg/kg,按上述方法 3 日内注完;直肠给药,每次 0.4 ~ 0.6g,每日 2 次。

药理与用途:本品为一高效、速效抗疟药。作用于疟原虫红细胞内期,适用于间日疟及恶性疟,特别是抢救脑型疟均有良效。其退热时间及疟原虫转阴时间都较氯喹短。对氯喹有抗药性的疟原虫,使用本品亦有效。

不良反应:有轻度胃肠道反应;注射部位浅时,易引起局部疼痛和硬块;个别患者可出现一过性转氨酶升高及轻度皮疹。

注意事项:妊娠早期妇女慎用;应深部肌内注射,以防止局部疼痛和结硬块。

品名:青蒿琥酯 Artesunate(青蒿酯)

剂型与规格：片剂：50mg、100mg；粉针剂：60mg（附5%碳酸氢钠溶液）、100mg。

用法与用量：口服，每次100mg，每日1次，首剂加倍，连服5日；儿童11～15岁者服75mg，7～10岁者服50mg，3～6岁者服35mg，3岁以下者服25mg。肌内注射，用所附的5%碳酸氢钠注射液溶解配制，首剂200mg，每日1次，第2、3天各100mg。静脉注射，临用前用所附的5%碳酸氢钠注射液溶解后，用5%葡萄糖注射液或葡萄糖氯化钠注射液5.4ml，使每毫升含青蒿琥酯10mg，缓慢静脉注射，每次60mg；7岁以下儿童1.5mg/kg。首剂注射后4小时、24小时、48小时各重复注射1次。

药理与用途：对疟原虫无性体有较强的杀灭作用，起效快，能迅速控制疟疾发作。对疟原虫抗氯喹株亦有效。主要用于治疗脑型疟疾及各种危重疟疾的抢救。

不良反应：推荐剂量下未见不良反应。如使用剂量过大，可出现外周网织红细胞一过性降低。

注意事项：妊娠早期妇女慎用；本品应在注射前溶解，出现浑浊不可使用；本品应缓慢静脉注射，每分钟不超过3～4ml；应用本品控制症状后，宜选用其他抗疟药根治。

品名：双氢青蒿素 Dihydroartemisinin（Eannuin）

剂型与规格：片剂：20mg。

用法与用量：口服，每次60mg，每日1次，连服5～7日，首剂加倍；儿童按年龄递减。

药理与用途：对疟原虫无性体有强的杀灭作用，能迅速控制症状和杀灭疟原虫。对氯喹、哌喹耐药的恶性疟亦具同样药效。可用于各类疟疾，尤适用于抗氯喹、哌喹的恶性疟疾和凶险型脑型疟的救治。

不良反应：少数病例有轻度网织红细胞一过性减少。

注意事项：孕妇慎用；冷处保存，宜于冰箱中贮存。

品名：蒿甲醚 Artemether（青蒿醚、Artemtherin）

剂型与规格：胶囊剂：25mg、40mg、100mg；油注射剂：80mg/ml、100mg/ml、200mg/2ml；复方蒿甲醚片：含蒿甲醚20mg、本芴醇120mg。

用法与用量：抗疟治疗：口服，胶囊剂每日80mg，首剂加倍，连服5～7日。肌内注射，油针剂每日200mg，第2～4天各肌内注射100mg；或第1、2天各注射200mg，第3、4天各注射100mg，总量600mg；儿童剂量酌减。退热:肌内注射,200mg;口服,复方蒿甲醚首剂4片,以后第8小时、24小时和48小时各服4片,总量16片,儿童剂量按年龄递减。

药理与用途:本品为一高效、速效的疟原虫红细胞内期杀灭剂。尚有解热作用。用于各型疟疾,尤适用于抗氯喹恶性疟治疗及凶险型疟疾的急救,显效迅速,近期疗效好。亦可用于急性呼吸道感染的高热患者。

不良反应:偶见门冬氨酸氨基转移酶、丙氨酸氨基转移酶轻度升高,网织红细胞可能有一过性减少。

注意事项:妊娠3个月内妇女慎用;注射液遇冷如有凝固现象,可微溶解后用。

品名:本芴醇 Benflumetol(Lumefantrine)

剂型与规格:胶丸:0.1g。

用法与用量:口服,第1天0.8g,顿服,第2、3、4天各顿服0.4g;儿童每日8mg/kg,顿服,连服4日,首剂加倍;儿童首剂最大剂量不超过0.6g。

药理与用途:本品为杀灭疟原虫红内期无性体抗疟药。主要用于治疗恶性疟疾,尤其适用于对氯喹抗药恶性疟疾的治疗。

不良反应:少数患者出现心电图Q-T间期一过性轻度延长。

注意事项:心脏病和肾脏病患者慎用。

品名:奎宁 Quinine(金鸡钠霜、Chinine)

剂型与规格:片剂(硫酸盐):0.3g;片剂(盐酸盐):0.12g、0.33g;注射液(二盐酸盐):0.25g/1ml、0.5g/1ml、0.25g/10ml;复方奎宁注射液:2ml(盐酸奎宁0.136g、咖啡因0.034g、乌拉坦0.028g)。

用法与用量:治疗疟疾:口服,每次0.3~0.6g,每日3次,连服7日。肌内注射,每日0.25~0.5g。静脉滴注,每次0.2~0.4g,每日2次,用5%葡萄糖液稀释,缓慢滴注。

药理与用途:作用于疟原虫红内期,可抑制或杀灭疟原虫,控制疟疾症状,并有解热及子宫收缩作用。主要用于良性及恶性疟疾的症状控制。

不良反应:头痛、耳鸣、眼花、恶心、呕吐、视力及听力减退(称金鸡钠反应),停药后可恢复;特异体质者可有急性溶血、皮炎、瘙痒、血管神经性水肿及支气管哮喘等;中毒时有发热、烦躁及谵妄等症状;严重者可致体温及血压下降,心律失常,最后呼吸麻痹而死(致死量为8g左右)。

注意事项:奎宁对心脏有抑制作用,应严密观察心脏功能,心肌病患者不宜用;本品可降低骨骼肌兴奋性,重症肌无力者禁用;孕妇禁用,月经期慎用。

品名:咯萘啶 Malaridine(疟乃停、Pyronaridine)

剂型与规格:肠溶片:磷酸盐 100mg(盐基);注射剂:80mg/2ml(盐基)。

用法与用量:口服,每次 0.3g,每日服 2 次(间隔 6 小时),第 2、3 天各服 1 次。深部肌内注射,每次 2~3mg/kg,每日 2 次(间隔 4~6 小时)。静脉滴注,每次 3~6mg/kg,以 5% 葡萄糖注射液 500ml 稀释,于 2~3 小时内滴完。间隔 6~8 小时后再静脉滴注 1 次,12 小时内总剂量 12mg/kg。以上剂量均以盐基计算。

药理与用途:本品对疟原虫红细胞内期裂殖体有杀灭作用。与氯喹无交叉抗药性,临床上用于治疗抗氯喹株恶性疟和抢救脑型疟等凶险型疟疾。

不良反应:有轻度胃部不适;偶见便稀;部分患者有头昏、头痛、恶心、呕吐,反应较轻,停药后即消失;个别患者,肌内注射部位有轻度疼痛、红肿、硬块,能自行消失。

注意事项:应用本品后尿液呈红色。严重心、肝、肾病患者慎用。严禁作静脉推注。

品名:伯氨喹 Primaquine(伯氨喹啉、伯喹)

剂型与规格:片剂:磷酸伯氨喹 13.2mg(相当于盐基 7.5mg)、26.4mg(相当于盐基 15mg)。

用法与用量:根治间日疟:口服,每日 26.4mg(盐基 15mg),连服 14 日,或每日服 39.6mg,连服 8 日。服本品时,前 3 天同服氯喹,或在第 1、2 天同服乙胺嘧啶。控制疟疾传播:配合氯喹等治疗恶性疟疾时,口服,每日 26.4mg,连服 3 日。

药理与用途:8-氨基喹啉衍生物,对红外期及各型疟原虫的孢子体有较强的杀灭作用,是阻止复发、中断传播的有效药物。通过干扰疟原虫红外期三磷酸吡啶核苷酸的还原过程,影响疟原虫的能量代谢和呼吸而导致死亡。主要用于根治间日疟和控制疟疾传播。

不良反应:毒性比其他抗疟药大,每日剂量超过 52.8mg 时,易发生疲乏,头昏,恶心,呕吐,腹痛,发绀,药物热等症状,停药后可自行恢复;少数特异体质者(葡萄糖-6-磷酸脱氢酶缺乏者等)服用本品可发生急性溶血性贫血,多见于男性,应即停药,给予地塞米松或泼尼松可缓解;如发生高铁血红蛋白症,可静脉注射亚甲蓝 1~2mg/kg。

注意事项:肝、肾功能不良及血液系统疾病者、糖尿病患者慎用,因可增加其溶血作用;孕妇及哺乳期妇女应禁用;患蚕豆病,有其他溶血性贫血病史、家族史者及葡萄糖-6-磷酸脱氢酶缺乏者禁用。

品名:乙胺嘧啶 Pyrimethamine(息疟定、Daraprim)

剂型与规格:片剂:6.25mg。

用法与用量:预防疟疾:口服,每次25mg,每周1次,进入疫区前1~2周开始服,离开疫区后再服6~8周;儿童0.9mg/kg,每周服1次。防复发治疗(多与伯氨喹合用):口服,每次25~50mg,连服2日;儿童酌减。治疗弓形虫病:50~100mg,顿服,共1~3日,然后每日服25mg,疗程4~6周;儿童每日1mg/kg,分两次服,服1~3日后改每日0.5mg/kg,分两次服,疗程4~6周。

药理与用途:本品可抑制疟原虫的二氢叶酸还原酶,因而干扰疟原虫的叶酸正常代谢,对恶性疟及间日疟原虫的原发性红外期有抑制作用,是较好的预防药。此外,也能抑制疟原虫在蚊体内的发育,故可阻断传播。临床上用于预防疟疾和休止期抗复发治疗。也可用于治疗弓形虫病。

不良反应:长期较大量口服可致叶酸缺乏而影响消化道黏膜及骨髓等细胞的增殖功能,引起恶心、呕吐、腹痛及腹泻,较严重者出现巨幼细胞性贫血或白细胞减少。长期用药应定期检查血象。

注意事项:本品可透过血胎屏障并可进入乳汁,引进胎儿畸形和干扰叶酸代谢,孕妇和哺乳期妇女禁用;急性中毒,往往因误服(特别注意儿童误服)或超剂量,可引起惊厥、抽搐,甚至死亡;本品有高蓄积性,肾功能不良者慎用。

二、抗阿米巴病药

品名:氯碘羟喹 Clioquinol(安痢生、喹碘方、药特灵)

剂型与规格:乳膏剂:0.3g/10g。

用法与用量:外用于患处,每日2~3次,或遵医嘱。

药理与用途:主要用于皮肤、黏膜真菌病,如头癣、股癣、体癣、脚癣及皮肤擦烂型念珠菌病的治疗。细菌感染性皮肤病、肛门生殖器瘙痒和湿疹类炎症性皮肤病,以及这类疾病伴发感染。此外也用于皮脂溢出的治疗。

不良反应:少数敏感性皮肤患者可引起皮肤刺激,表现为局部灼感和痒感。

注意事项:对碘过敏、甲状腺肿大、严重肝、肾功能不良者慎用。注意避光保存。该药可引起衣物染色。

品名:依米丁 Emetine(吐根碱、Methylcepheline)

剂型与规格:注射剂:30mg/ml、60mg/ml。

用法与用量:治阿米巴痢疾:每日 0.5~1mg/kg(体重过高者以 60kg 计算),分 1~2 次作深部皮下注射,连用 6~10 日为一疗程;如未愈,间隔 1 个月后再用第 2 疗程。治蝎子螫伤:3%~6% 注射液少许,注入螫孔内即可。

药理与用途:本品能干扰溶组织阿米巴滋养体分裂与繁殖,故能将其杀死。用于急性阿米巴痢疾急需控制症状者,肠外阿米巴病因毒性大已少用。此外,还可用于蝎子螫伤及肺吸虫病。

不良反应:本品排泄缓慢,易蓄积中毒,不宜长期连续使用。对人的致死量为 10~20mg/kg;用药后期,多出现不良反应,常见有胃肠道反应,肌无力等;偶见周围神经炎(用前静脉注射 10% 葡萄糖酸钙注射液 10ml 可减轻不良反应);心肌损害可表现为血压下降,心前区痛,脉细弱及心律失常等。如有心电图变化,应立即停药,否则易致急性心肌炎而引起死亡。

注意事项:注射前后 2 小时必须卧床休息。检查心脏与血压有无改变。禁用于肌内注射、静脉注射、静脉滴注及口服,仅可深部皮下注射。用药期间禁饮酒及服刺激性食物。重症心脏病、高度贫血、肝、肾功能明显减退,即将手术的患者、老弱、孕妇与幼婴均禁用。

品名:双碘喹啉 Diiodohydroxyquinoline(双碘喹、Diodoquin)

剂型与规格:片剂:0.2g。

用法与用量:口服:每次 0.4~0.6g,每日 3 次;儿童每次 5~10mg/kg,连服 14~21 日。

药理与用途:同氯碘羟喹相似。对肠道的刺激比氯碘羟喹少。

不良反应:偶有腹泻。

注意事项:对碘过敏、甲状腺肿大及肝功能不全者慎用。

品名:巴龙霉素 Paromomycin(巴母霉素)

剂型与规格:片剂:0.1g(10 万 U)、0.25g(25 万 U)。

用法与用量:口服,每次0.5~0.75g,每日4次,连服5~10日。绦虫病:每日0.01~0.03g/kg,连服5日。

药理与用途:氨基糖苷类抗生素,巴龙霉素能抑制阿米巴的共生性细菌,从而使阿米巴的生长繁殖发生障碍,间接发挥抗阿米巴作用;此外,并有直接杀灭阿米巴作用。其强度约为依米丁的2倍。用于治疗阿米巴痢疾、菌痢和肠炎,亦可用于绦虫病治疗。

不良反应:常见头晕,食欲减退,恶心,呕吐,腹部不适及轻度腹泻和皮疹;长期口服后,也有可能引起肾脏损伤及听力损害。

注意事项:听觉功能损害、肾功能不良者及对本品过敏者禁用。

三、抗滴虫病药

品名:甲硝唑 Metronidazole(灭滴灵、Flagyl、Meronidal)

剂型与规格:片剂:0.2g;胶囊剂:0.2g;栓剂:0.25g、0.5g、1g;注射剂:0.5g/100ml、0.5g/250ml。

用法与用量:滴虫病:每次服200mg,每日3次,另每晚以0.5g栓剂放入阴道内,连用7~10日。为保证疗效,须男女同治。阿米巴病:每日3次,每次400~600mg(大剂量宜慎用),5~7日为一疗程。贾第鞭毛虫病:每次400mg,每日3次口服,一疗程5~10日;儿童每日5~25mg/kg,分3次口服,连服10日。酒糟鼻:口服,每次200mg,每日2~3次,配合2%甲硝唑霜外搽,每日3次,一疗程3周。治疗麦地那龙线虫病:口服,每次0.2g,每日3次,一疗程7日;儿童每日15~25mg/kg,分3次服,连服10日。皮肤利什曼病:口服,每次0.2g,每日4次,疗程10日,间隔10日后,重复疗程。

药理与用途:本品有强大的杀灭滴虫作用,为治疗阴道滴虫病的首选药物。此外对肠道及组织内阿米巴原虫也有杀灭作用,可用于治疗阿米巴痢疾和阿米巴肝脓肿,疗效与依米丁相仿。本品有抗厌氧菌作用,可用于治疗厌氧杆菌引起的产后盆腔炎、败血症、牙周炎等。还可用于治疗贾第鞭毛虫病、酒糟鼻、皮肤利什曼病、麦地那龙线虫感染等。

不良反应:可见胃肠道反应,偶有荨麻疹、瘙痒、皮疹、肢体麻木及感觉异常等;白细胞减少、膀胱炎、排尿困难。

注意事项:用药期间,应戒酒及戒饮料含乙醇的饮料和戒用含乙醇的药品,如发现有中枢神经中毒症状,应立即停药。肾功能不全者,剂量减半。肝功能严重不全者、孕妇、哺乳期妇女禁用。中枢神经系统疾病和血液病患者禁用。

品名:替硝唑 Tinidazole(希普宁)

剂型与规格:片剂:0.5g;胶囊剂:0.25g;注射剂:200mg/100ml、400mg/200ml(注射剂含葡萄糖5%)。

用法与用量:泌尿生殖道毛滴虫病:每次口服2g,儿童每次50~75mg/kg,必要时重复1次。梨形鞭毛虫病:每次口服2g。肠阿米巴病:每日2g,服2~3日,儿童每日50~60mg,连用5日。肝阿米巴病:每日1.5~2g,连用3日,必要时可延长至5~10日,应同时排出脓液。

药理与用途:本品为硝基咪唑衍生物,对大多数专性厌氧菌有强大的抗菌作用,对滴虫、阿米巴原虫、鞭毛虫均有很好的抗菌作用。用于治疗厌氧菌引起的系统感染及腹部外科、妇科手术厌氧菌感染的预防,亦可用于阴道厌氧菌感染和阿米巴病或泌尿生殖道毛滴虫病、梨形鞭毛虫病。

不良反应:主要为胃肠道反应,口中有金属味,偶见头痛、疲倦;尚有过敏反应;有的患者可有神经系统的轻微症状,停药后可恢复。

注意事项:有血液病史及器质性神经系统疾患史者慎用;用药期间,应戒酒及戒饮含乙醇的饮料和戒用含乙醇的药品,否则可能产生双硫仑样反应;片剂应于餐间或餐后服用;对替硝唑及硝基衍生物、亚硝基衍生物过敏者、妊娠3个月内及哺乳期妇女、12岁以下儿童禁用。

四、抗血吸虫病药

品名:吡喹酮 Praziquantel(环吡异喹酮、Biltricide)

剂型与规格:片剂:0.2g、0.6g;缓释片:0.2g。

用法与用量:口服,血吸虫病:每次10mg/kg,每日3次,连服2日。急性血吸虫病患者可连服4日。脑囊虫病:每日20mg/kg,分3次服。体重大于60kg,以60kg计算,9日为1个疗程,疗程间隔3~4个月。华支睾吸虫病:每日45~75mg/kg,连服2日。总剂量120mg/kg。

药理与用途:本品为一广谱抗寄生虫药,对日本血吸虫、曼氏血吸虫和埃及血吸虫、华支睾吸虫、肺吸虫、姜片虫、绦虫和囊虫病均有效。主要用于治疗血吸虫,也可用于肺吸虫、华支睾吸虫及绦虫病、囊虫病等。

不良反应:有头昏、头痛、乏力、腹痛、腹胀、关节酸痛、腰酸、恶心、腹泻、失眠、多汗、肌束震颤及期前收缩等。一般不需处理可自行消失;偶见便血、低热、皮疹等过敏反应。血清转氨酶升高,室上性心动过速,心房颤动,中毒性肝炎,弛缓性瘫痪,心绞痛等。

注意事项:对本品过敏者,严重心、肝、肾功能不全者,眼囊虫病患者禁用;有癫痫病史及精神病史者慎用;有明显头昏、嗜睡等神经系统反应者,服药期间与停药24小时内勿进行驾驶、操作等工作;哺乳期妇女服药期间,直至停药后72小时内不宜哺乳;脑囊虫病患者使用本品应辅以降低颅内压和防治脑水肿的治疗措施。

品名:呋喃丙胺 Furapromide(F-30066)

剂型与规格:片剂:(缓释肠溶片)0.125g、0.25g、0.5g。

用法与用量:口服,驱血吸虫:每次20mg/kg,每日3次,连服14~20日。驱姜片虫:每日1~2g,分2次服,连服2~3日。华支睾吸虫病:第1天1g,第2天2g,第3天以后每日3g,分次服用,连服14~20日。

药理与用途:对日本血吸虫童虫及成虫均有杀灭作用,对姜片虫、华支睾吸虫也有效。临床用于治疗慢性、急性、部分晚期并发症的日本血吸虫病,还可用于姜片虫病和华支睾吸虫病。

不良反应:常见为胃肠道反应和阵发性肌痉挛;少数晚期血吸虫患者,可发生精神障碍,表现为记忆力减退、性格变异、情绪失常,甚至狂躁或昏睡,多在停药后逐渐消失。

注意事项:有消化道出血史、精神病史、癫痫病史、急慢性肾炎及伴有腹水、黄疸或肝功不良的晚期患者忌用。

品名:硫氯酚 Bithionol(双硫酚、别丁、Bittin、Actamer)

剂型与规格:片剂:0.2g、0.25g;胶囊剂:0.5g。

用法与用量:口服,肺吸虫病:每日50mg/kg,分3次服,隔天用药,共服7~10次。姜片虫病:50mg/kg,顿服。牛绦虫病:50mg/kg,分2次服,间隔半小时,第2次服药后3~4小时服导泻药。

药理与用途:对肺吸虫、华支睾吸虫、姜片虫及绦虫均有较强作用,是目前治疗肺吸虫病的首选药物。对姜片虫、牛绦虫病及华睾吸虫病也有一定疗效。

不良反应:可见胃肠道反应、头晕、头痛、荨麻疹等不良反应;个别患者可出现赫氏样反应,表现为不安、呼吸急促、血压下降、发绀、喉头水肿等症状。

注意事项:大剂量可致中毒性肝炎;服本品前应先驱蛔虫和钩虫;严重肝病、肾病、心脏病患者及孕妇禁用。

五、抗丝虫病药

品名:乙胺嗪 Diethylcarbamazine(海群生、Hetrazan)

剂型与规格:片剂:50mg、100mg。

用法与用量:口服,每次0.1~0.2g,每日3次,7~14日为一疗程。一般采用两个疗程,疗程间隔1~2个月。短程疗法:治疗马来丝虫,1.5g顿服或分两次服为一疗程;治疗班氏丝虫,每日1g,分1~2次服,连服3日为一疗程。以上治疗可服2~3疗程,每个疗程间隔1个月以上。预防:于流行区按每日5~6mg/kg服药,服6~7日。

药理与用途:本品对微丝蚴及丝虫成虫均有作用,能使血中微丝蚴迅速集中到肝脏的微血管中,经过一段时间即被肝脏吞噬细胞所消灭。临床用于防治马来丝虫病和斑氏丝虫病、罗阿丝虫病。

不良反应:可引起胃肠道反应、头痛、乏力及关节痛等;因消灭大量丝虫后释出异体蛋白,可引起过敏反应;大剂量服药后成虫在淋巴结及淋巴管中的死亡,可引起局部淋巴结炎及淋巴管炎。偶可发生脑病和视网膜出血等。

注意事项:治疗重症马来丝虫患者时,先服抗组胺药,且不宜用大剂量短疗程法;用本品前应先驱蛔虫,以免引起胆道蛔虫症;有活动性肺结核、严重心脏病、肾和肝疾病、急性传染病者以及孕妇、哺乳期妇女应暂缓治疗。

六、驱肠虫病药

品名:左旋咪唑 Levamisole(左米唑、Levasole)

剂型与规格:片剂(普通片、肠溶片):25mg、50mg;搽剂:0.7%溶液;糖浆剂:8mg/ml。

用法与用量:驱蛔虫:每日100~200mg;儿童每日2~3mg/kg。睡前顿服,必要时1周后再服1次。驱钩虫:每日100~200mg,饭后顿服,连服2~3日。搽剂用于早期钩虫感染,每日搽药3次,连续2日,用量依体表范围,每次约0.5~1.0ml。驱蛲虫:成人每日50mg,睡前顿服,连服7日。治丝虫病:每日200~300mg,分2~3次饭后服,连服2~3日。

药理与用途:本品为四咪唑的左旋体,是一种广谱抗线虫药。它能选择性地抑制虫体肌肉中的琥珀酸脱氢酶,使延胡索酸不能还原为琥珀酸,从而影响虫体肌肉的无氧代谢,减少能量的产生。使蛔虫肌肉麻痹而随粪便排出。主要用于驱钩虫、蛔虫、蛲虫及粪类圆线虫病。

不良反应:可引起头晕、恶心、呕吐及腹痛等,多在数小时后自行恢复;偶见流感样症状如头痛、畏寒、高热、肌肉酸痛及全身不适等,应给予对症处理;个别患者可有肝功能损害、白细胞减少症、剥脱性皮炎。

注意事项:妊娠早期、肝功能异常、肝炎活动期及肾功能减退者禁用。

品名:甲苯咪唑 Mebendazole(甲苯达唑、安乐士、Vermox、Antiox)

剂型与规格:片剂:100mg;混悬液:20mg/ml。

用法与用量:蛔虫、蛲虫感染:采用200mg顿服。钩虫、鞭虫感染:1次200mg,每日2次,疗程3~4日;第1次治疗鞭虫及钩虫病未见效者,可于3周后再给予第2疗程。绦虫感染:每次300mg,每日2次,一疗程3日。棘球蚴病:每日50mg/kg,分3次服,疗程3月。毛细虫病:0.4g,每日1次,疗程20日;儿童:4岁以上的儿童应用成人剂量;4岁以下者减半量应用。

药理与用途:本品的作用类似阿苯达唑,抑制虫体摄取葡萄糖,使之因能源耗竭而死亡。可杀死蛲虫、蛔虫、钩虫、鞭虫、粪类圆线虫、绦虫和包虫。还可杀死钩虫、鞭虫和部分蛔虫卵。主要用于治疗蛲虫病、蛔虫病、钩虫病、鞭虫病,也可用于治疗绦虫病、棘球蚴病。

不良反应:少数患者有胃部刺激症状,尚可发生乏力、皮疹,偶见剥脱性皮炎、全身性脱毛症、血嗜酸性粒细胞增多等,可望恢复正常;少数病例特别是蛔虫感染较重的患者服药后可引起蛔虫游走,造成腹痛或吐蛔虫,此时应加用左旋咪唑等驱虫药以避免发生。

注意事项:孕妇及2岁以下儿童禁用;有过敏史者禁用,肝肾功能不全者慎用;治疗包虫时,可引起过敏反应,应注意。腹泻时不宜用本品。

品名:哌嗪 Piperazine(驱蛔灵、哌吡嗪)

剂型与规格:片剂:(枸橼酸盐)250mg、500mg;(磷酸盐)200mg、500mg。

用法与用量:口服,驱蛔虫:枸橼酸哌嗪3~3.5g,睡前1次服,连服2日;儿童每日0.15g/kg,每日不超过3g,连服2日。驱蛲虫:口服枸橼酸哌嗪每日2~2.5g,分2次服,连服7~10日;儿童每日60mg/kg,分2次服,每日不超过2g,连服7～10日。驱蛔虫:口服磷酸哌嗪2.5～3.0g,睡前1次服,连服2日;儿童按80～130mg/kg,每日不超过2.5g,连服2日。驱蛲虫:口服磷酸哌嗪每日1.5～2.0g,分2次服,连服7～10日;儿童每日50mg/kg,分2次服,每日不超过2g,连服7～10日。

药理与用途:本品有麻痹蛔虫肌肉作用,使蛔虫不能附着于宿主肠壁而自寄生部位脱开,随肠蠕动而排出,本品有枸橼酸哌嗪和磷酸哌嗪两种盐,体内过程相似,但排泄率差异很大。临床用于蛔虫和蛲虫感染。

不良反应:本品毒性低,偶可引起恶心、呕吐、头晕、头痛,过敏者可发生流泪、流涕、乏力、荨麻疹等反应;严重反应多与用药过量或排泄障碍有关,可发生眼球震颤、共济失调、乏力、遗忘、抽搐。

注意事项:肝肾功能不全、神经系统疾病或癫痫史的患者禁用;营养不良或贫血者应先予纠正,便秘者可加服泻药。

品名:阿苯达唑 Albendazole(丙硫达唑、丙硫咪唑、肠虫清)

剂型与规格:片剂:100mg、200mg;颗粒剂:200mg。

用法与用量:口服,驱钩虫、蛔虫、蛲虫、鞭虫:0.4g顿服;2周岁以上儿童单纯蛲虫、单纯蛔虫感染,0.2g顿服。囊虫病:每日15～20mg/kg,分2次服用,10日为一疗程,停药15～20日后,可进行第2疗程治疗,一般为2～3个疗程。必要时可重复治疗。其他寄生虫如粪类圆线虫等:每日服400mg,连服6日,必要时重复给药1次;12岁以下儿童用量减半。服药前不需空腹或清肠,可嚼服、吞服或研碎后与食物同服。

药理与用途:本品为高效广谱驱虫新药,对线虫、血吸虫、绦虫均有高度活性,而且对虫卵发育具有显著抑制作用。本品尚可用于治疗各种类型的囊虫病,如脑型、皮肌型,显效率为80%以上;用于治疗旋毛虫病,总有效率达100%,疗效优于甲苯咪唑。

不良反应:少数病例有轻度头痛、头昏、恶心、呕吐、腹泻、口干、乏力等不良反应,可自行消失;在治疗囊虫过程中,部分患者会出现不同程度的头晕、头痛、发热、荨麻疹等反应;重度感染患者必须住院治疗,进行脑脊液及眼底检查,并密切观察。必要时可酌情给予地塞米松、20%的甘露醇;对皮肌型囊虫病无需处理。

注意事项:2岁以下儿童及孕妇禁用;急性病、蛋白尿、化脓性或弥漫性皮炎、癫痫等患者以及哺乳期妇女不宜应用;有严重肝、肾、心脏功能不全及活动性溃疡患者慎用;少数患者服药后可能在3～10日始出现驱虫效果。

品名:噻苯唑 Tiabendazole(噻苯呔唑、噻苯咪唑、Mintezole)

剂型与规格:片剂:0.25g。

用法与用量:粪圆线虫、蛲虫感染:每次25mg/kg,每日2次,或顿服,连服2~3日;重症感染连服5日。旋毛虫感染:一疗程为5~7日,用法与用量同上。蠕虫蚴移行症:一疗程为7~10日,用法与用量亦同上。

药理与用途:本品是一广谱驱肠虫药,对蛔、钩、蛲、粪圆线虫和旋毛虫感染,均有驱除作用;以驱蛲虫效果最佳;亦是粪圆线虫的首选药物。适用于治疗蛲虫、粪类圆线虫,亦可用于钩虫、蛔虫、混合感染。

不良反应:可引起胃肠道反应、眩晕、头痛、嗜睡及黄视等,停药后可自行消失;偶尔出现过敏反应;偶可出现血糖下降、白细胞减少、结晶尿;可致丙氨酸氨基转移酶暂时升高。

注意事项:肝、肾功能不良的患者或孕妇慎用;有时刺激蛔虫引起游走,应予注意。

品名:氯硝柳胺 Niclosamide(灭绦灵、血防-67、Yomesan)

剂型与规格:片剂:500mg。

用法与用量:口服,牛肉绦虫和猪肉绦虫:每次1g,间隔1小时后再服1g,共服2g;儿童10~35kg,1g单剂顿服,10kg以下0.5g单剂顿服。短小膜壳绦虫:初剂2g,以后每日1g,连服6日,必要时间隔1个月后重复治疗。

药理与用途:可抑制绦虫线粒体的氧化磷酸化反应,阻止虫体摄取葡萄糖,破坏绦虫的头节及体节前段,使死亡虫体从肠壁脱落随粪便排出。用于治疗牛肉绦虫、短小膜壳绦虫、阔节裂头绦虫,对猪肉绦虫亦有效。

不良反应:偶见胃肠道功能紊乱症状,个别有轻微乏力、头晕、发热、瘙痒等不适。

注意事项:本品对虫卵无作用,当虫体在肠内被消化而释出虫卵时,可能逆流入胃及十二指肠而引起囊虫病,故应与止吐药合用,以防呕吐;服药前一天晚宜进软食:有慢性便秘者治疗前最好先给一剂泻药;药片应充分嚼碎后吞下,并尽量少饮水,使药物在十二指肠上部达较高浓度。第2次服药后2小时,需服硫酸镁导泻,以排除死去的成虫。

七、抗黑热病药

品名:葡萄糖酸锑钠 Sodium Stibogluconate(葡酸锑钠、斯锑黑克、Solustibosan)

剂型与规格：注射剂：6ml（含五价锑 0.6g，相当于葡萄糖酸锑钠 1.9g）。

用法与用量：静脉注射或肌内注射，每次 6～9ml，每日 1 次，连用 6 日为一疗程；儿童总量为 120～240mg/kg，分 6 次注射，每日 1 次。对体弱而感染严重的患者，总剂量 150mg/kg，分 6 次注射，每周注射 2 次，注射液极量为每次 12ml。

药理与用途：本品为五价锑衍生物，在体内先还原为三价锑，以抑制原虫的活动和繁殖，原虫最后被单核-吞噬细胞系统消除。临床用于治疗黑热病。

不良反应：少数患者有咳嗽、胃肠道反应；偶见白细胞减少，可停药 1～2 日，待症状消失后再继续注射。

注意事项：肺炎，肺结核，严重心、肝、肾疾病者禁用；有大出血倾向、体温突然上升或粒细胞减少时应暂停注射；病情较重，有严重贫血或并发其他感染的，应先治疗并发症，待一般情况改善后，再用锑剂。

品名：喷他脒 Pentamidine（戊双脒、戊烷脒）

剂型与规格：注射剂：200mg、300mg。

用法与用量：肌内注射，每日 3～5mg/kg，每日 1 次，一疗程 10～15 日。静脉滴注，剂量同上，与 5% 葡萄糖注射液混合后，每日 1 次，15～20 日为一疗程。

药理与用途：本品在体外能直接杀死利什曼原虫。治黑热病的效果不及葡萄糖酸锑钠。近年发现本品对获得性免疫缺陷综合征（艾滋病）患者的卡氏肺囊虫极为有效。用于治疗黑热病和卡氏肺囊虫病。也适用于艾滋病患者卡氏肺囊虫肺炎的预防。

不良反应：偶可引起肝、肾功能损害，低血糖或高血压、眩晕、头痛、恶心、呕吐、幻觉、口渴、心动过速或心律失常、面部潮红、皮疹，偶见皮肤瘙痒、黄疸与出汗等不良反应；应用较大剂量时，可引起肾脏与脾脏的损害；注射局部可出现硬结与血肿；可使结核病灶恶化，结核病患者应注意。

注意事项：妊娠和哺乳期妇女、血液病、心脏病、糖尿病或低血糖病、肝、肾功能不全、低血压、肺结核等患者禁用；用药期间宜作肝、肾功能、血象、血清钙、血压、心电图等监测；本品可影响血糖、肝功能、肌酐、钾和钙等检测结果。

第四章　神经系统药

一、中枢兴奋药

品名:尼可刹米 Nikethamide(可拉明、Coramine)

剂型与规格:注射剂:0.25g/ml、0.375g/1.5ml。

用法与用量:皮下、肌内注射或静脉注射,每次 0.25～0.5g,极量:每次 1.25g。儿童:6 个月以下者,每次 75mg;1 岁者,每次 125mg;4～7 岁者,每次 175mg。

药理与用途:能选择性地兴奋延髓呼吸中枢,也可通过颈动脉体和主动脉体化学感受器反射地兴奋呼吸中枢,使呼吸加深加快,当呼吸中枢被抑制时其兴奋作用更为明显。临床主要用于中枢性呼吸抑制,对肺心病引起的呼吸衰竭及吗啡过量引起的呼吸抑制疗效显著。

不良反应:不良反应少见;用量过大时出现血压升高、心悸、出汗、呕吐、震颤及阵挛性惊厥等;中毒时可出现癫痫样惊厥,随之中枢抑制。

注意事项:用量过大时可引起惊厥,可用短效巴比妥类药(硫喷妥钠)控制;儿童高热不宜使用;注意选择剂量和给药间隔,静脉注射应缓慢。

品名:山梗菜碱 Lobeline(洛贝林)

剂型与规格:注射剂:3mg/ml、10mg/ml。

用法与用量:皮下或肌内注射,每次 3～10mg,极量:每次 20mg,每日 50mg;儿童每次 1～3mg。静脉注射,每次 3mg,极量每日 20mg;儿童每次 0.3～3mg,必要时,每半小时可重复 1 次。静脉注射需缓慢。

药理与用途:能选择性地兴奋颈动脉体化学感受器,反射性地兴奋呼吸中枢,大剂量也能直接兴奋呼吸中枢。临床主要用于新生儿窒息、一氧化碳中毒引起的窒息、吸入麻醉药及其他中枢抑制剂(如阿片、巴比妥类)

的中毒，以及肺炎、白喉等传染病引起的呼吸衰竭。

不良反应：大剂量能引起心动过速、传导阻滞及呼吸抑制，甚至可引起惊厥；中等剂量可发生恶心、呕吐、咳嗽、震颤及头晕。

注意事项：注意选择剂量和给药间隔时间，静脉注射应缓慢；由进行性呼吸中枢衰竭引起的呼吸停止和呼吸无力等不宜使用本品。

品名：多沙普仑 Doxapram(吗乙苯咯、吗啉吡酮、Dopram)

剂型与规格：注射剂：20mg/ml、400mg/20ml。

用法与用量：对麻醉药引起的中枢抑制：静脉注射，0.5～1mg/kg(不超过 2mg/kg)，5 分钟内注完。用于其他药物引起的中枢抑制：静脉注射，2mg/kg，每 1～2 小时重复 1 次，至患者清醒。静脉滴注，每次 0.5～1.5mg/kg，开始速度为每分钟 5mg，以后逐渐减少。

药理与用途：本品能直接兴奋延髓呼吸中枢与血管运动中枢。作用原理是可通过颈动脉体化学感受器，兴奋呼吸中枢。其特点是作用快、维持时间短。临床用于麻醉药、中枢抑制药引起的中枢抑制。

不良反应：不良反应少见，但也有引起头痛、无力、恶心、呕吐、呼吸困难、腹泻及尿潴留等；大剂量可引起反射亢进或惊厥。

注意事项：高血压、惊厥、冠心病、脑水肿、甲亢、嗜铬细胞瘤及癫痫患者禁用；孕妇及 12 岁以下儿童慎用。

品名：二甲弗林 Dimefline(回苏灵)

剂型与规格：注射剂：8mg/2ml。

用法与用量：肌内注射，每次 8mg。静脉注射，每次 8～16mg，以 5% 葡萄糖液稀释后缓慢注入。静脉滴注，适用于重症患者，可用 16～32mg 以生理盐水稀释后作静脉滴注。

药理与用途：对呼吸中枢有较强的兴奋作用。其作用比尼可刹米强 100 倍。一般适用于各种原因引起的中枢性呼吸衰竭。麻醉药、催眠药所致的呼吸抑制，以及外伤、手术等引起的虚脱和休克。

不良反应：不良反应有恶心、呕吐及皮肤烧灼感等；剂量过大可引起肌肉抽搐或惊厥，尤以儿童多见。

注意事项：静脉注射速度必须缓慢；用量大较易引起肌肉抽搐或惊厥，可用异戊巴比妥等短效巴比妥类药物急救；有惊厥病史者忌用，肝、肾功能不全者及孕妇禁用。

品名:一叶萩碱 Securinine(叶萩碱)

剂型与规格:注射剂:4mg/ml、16mg/2ml。

用法与用量:儿童麻痹后遗症:依病情选穴,再选配穴位组合。穴位分2~3组,每组2~4个穴位,每日或隔日轮流注射1组,10~20日为一疗程,0.2~0.4mg/kg。面神经麻痹:在患侧面部穴位注射,每日1次,12日为一疗程,休息1~2日再开始第2疗程;穴位可选9个,分为3组轮流注射,每日1组,每穴每次注入0.8~1.2mg。神经内科疾患:每次肌内注射8~16mg,每日1次,14日为一疗程。

药理与用途:作用与士的宁相似,但毒性较低。能兴奋脊髓,增强反射及肌肉紧张度。体内代谢较快,无蓄积。动物实验表明,小量能增强心肌收缩,并有抑制胆碱酯酶作用。用于治疗儿童麻痹症及其后遗症、面神经麻痹,对神经衰弱、低血压、自主神经功能紊乱所引起的头晕以及耳鸣、耳聋等有一定疗效。

不良反应:局部肿胀,疼痛感。

注意事项:局部肿胀和疼痛感,多发生在面部穴位注射时,一般在停药后2~3天自愈;不可注入血管内。

品名:吡硫醇 Pyritinol(脑复新、Neuroxin)

剂型与规格:片剂:100mg、200mg;注射剂:100mg、200mg。

用法与用量:口服,每次100~200mg,每日3次;儿童每次50~100mg,每日3次。静脉滴注,200~400mg,每日1次。

药理与用途:本品系维生素B_6的衍生物,能促进脑内葡萄糖及氨基酸代谢,改善全身同化作用。增加颈动脉血流量,改善脑血流量。用于脑震荡综合征、脑外伤后遗症、脑炎及脑膜炎后遗症等的头胀痛、头晕、失眠、记忆力减退、注意力不集中、情绪变化等症状的改善。亦用于脑动脉硬化症、老年痴呆精神病等。

不良反应:少数患者服后出现皮疹、恶心等,停药后可恢复。

注意事项:孕妇慎用。

品名:哌甲酯 Methylphenidate(利他林、Ritalin)

剂型与规格:片剂:5mg、10mg;注射剂:10mg/ml、20mg/2ml。

用法与用量:口服,每次10mg,每日3次(饭前服);儿童每次5mg,每日2次(早饭及午饭前服),之后逐渐增加,每日最大剂量40mg。皮下注射、肌内注射、静脉注射,每次10mg,每日1~3次。

药理与用途:本品为呼吸兴奋剂,小剂量时通过颈动脉体化学感受器反射性兴奋呼吸中枢,大量时直接兴奋延髓呼吸中枢。用于注意缺陷多动障碍(儿童多动综合征,轻度脑功能失调)、发作性睡病,以及巴比妥类、水合氯醛等中枢抑制药过量引起的昏迷。

不良反应:儿童长期应用可产生食欲减退、失眠、视觉模糊、惊厥、精神病样的情感或思维改变;偶见腹痛、心动过速和过敏。

注意事项:长期用药可产生依赖性,儿童一般不注射用药;注射用药能引起血压暂时明显升高;过度兴奋、青光眼、心律失常、癫痫,高血压患者和6岁以下儿童、孕妇禁用。

品名:甲氯芬酯 Meclofenoxate(氯酯醒、遗尿丁、Lucidril)

剂型与规格:片剂:0.1g;粉针剂:0.06g、0.1g、0.25g。

用法与用量:口服,每次0.1~0.2g,每日3次;儿童每次0.1g,每日3次。静脉注射或静脉滴注,每次0.1~0.25g,每日3次;儿童每次60~100mg,每日2次;新生儿可注入脐静脉,临用前用5%葡萄糖注射液稀释成5%~10%溶液使用。肌内注射,昏迷状态每次0.25g,每2小时1次;新生儿缺氧症每次60mg,每2小时1次。

药理与用途:能促进脑细胞的氧化还原代谢,增加对糖类的利用,并能调节细胞代谢。对中枢抑制的患者有兴奋作用。用于外伤性昏迷、新生儿缺氧症、儿童遗尿症、意识障碍、老年性精神病、乙醇中毒及某些中枢和周围神经症状。

不良反应:有兴奋、失眠、倦怠、血管痛、头痛、血压波动等不良反应。

注意事项:精神过度兴奋或锥体外系症状患者、高血压患者禁用。

品名:纳洛酮 Naloxone(丙烯吗啡酮、烯丙羟吗啡酮、Narcan)

剂型与规格:注射剂:0.4mg/ml。

用法与用量:静脉注射,每次0.4~0.8mg加生理盐水或葡萄糖液稀释,必要时可重复给药甚至连续静脉给药;儿童每次0.01mg/kg,每次最大剂量0.2mg。本品口服无效。

药理与用途:阿片受体拮抗剂,通过阻断阿片受体而发挥兴奋中枢神经、兴奋呼吸、抑制迷走神经中枢作用。纳洛酮尚具有稳定溶酶体膜、降低心肌抑制因子作用。临床适用于麻醉和非麻醉镇痛药过量、安眠药中毒、急性乙醇中毒、脑梗死、休克等。

不良反应:偶见恶心、呕吐、血压升高、心率加快及肺水肿。

注意事项:应用时需注意观察,在用药后5分钟内可出现一过性恶心、呕吐;高血压和心功能不全的患者禁用。

品名:士的宁 Strychnine(番木鳖碱、士的年)

剂型与规格:片剂:1mg;注射剂:2mg/ml。

用法与用量:口服,1~3mg,每日3次,每次最大剂量5mg,每日最大剂量10mg。皮下注射,每次1~3mg,每次最大剂量5mg。

药理与用途:选择性地兴奋脊髓,提高骨骼肌的紧张度,对大脑皮层亦有一定兴奋作用。临床适用于巴比妥类药物中毒、瘫痪、弱视症及阳痿的治疗,亦可用于对抗链霉素的毒性反应。

不良反应:过量可出现烦躁不安、呼吸困难、牙关紧闭,甚至出现强直性惊厥,窒息等。

注意事项:安全范围小,现已少用;排泄缓慢,有蓄积作用,不能长时间应用;如误服超量,早期可用0.1%高锰酸钾洗胃,而惊厥发生后则禁用洗胃等措施,宜用戊巴比妥钠或水合氯醛灌肛;癫痫、破伤风、突眼性甲状腺肿、高血压、动脉硬化、肝肾功能不全及骨骼肌兴奋性增强的疾病患者禁用。吗啡中毒,因脊髓处于兴奋状态,禁用本品解救。

二、镇痛药

品名:吗啡 Morphine(美菲康)

剂型与规格:片剂:5mg、10mg;控释片:30mg;注射剂:5mg/0.5ml、10mg/ml。

用法与用量:常用量:口服,每次5~15mg,每日15~60mg;皮下注射,每次5~15mg,每日15~40mg。极量:口服,每次30mg,每日100mg;皮下注射,每次20mg,每日60mg。

药理与用途:阿片受体激动剂,具有镇痛、镇静、镇咳、抑制呼吸、兴奋平滑肌、扩张外周血管及肠蠕动作用。用于剧烈疼痛及麻醉前给药,心肌梗死引起的心绞痛及心源性哮喘。

不良反应:主要有眩晕、恶心、呕吐、便秘、排尿困难、嗜睡及呼吸抑制等;急性中毒,出现昏睡、针尖样瞳孔、呼吸深度抑制。

注意事项:连续使用可成瘾;治疗胆绞痛、肾绞痛时应合用阿托品,单用可使痉挛加剧;与巴比妥类、镇静药及吩噻类安定药合用时应减少吗啡的用量;肝功能减退者、急腹症患者未能明确诊断前、颅内压增高、急性左心衰竭晚期出现呼吸衰竭时慎用;婴儿、哺乳期妇女、慢性阻塞性肺疾患、前列腺肥大、肺源性心脏病、支气管哮喘及颅脑损伤等禁用。

品名:可待因 Codeine(甲基吗啡、Paveral)

剂型与规格:片剂:15mg、30mg;糖浆:0.5%;注射剂:15mg/ml、30mg/2ml。

用法与用量:口服或皮下注射,每次 15~30mg,每日 30~90mg。每次最大剂量 0.1g,每日最大剂量 0.25g;儿童口服,镇痛:每次 0.5~1.0mg/kg,每日 3 次;镇咳:为镇痛剂量的 1/3~1/2。

药理与用途:镇痛作用约为吗啡的 1/12~1/7,强于一般的解热镇痛药,临床适用于轻中度疼痛,亦可用于辅助全麻或局麻。本品为中枢性镇咳药,适用于伴有胸疼的剧烈性咳嗽。

不良反应:不良反应少见,偶有恶心、呕吐、便秘及眩晕等;大剂量可出现兴奋、烦躁不安及呼吸抑制;儿童过量使用可致惊厥。

注意事项:有少量痰液的病例宜配合祛痰剂,若痰液过多应禁用;不宜长期使用,久用可产生耐受性及成瘾性;干咳影响睡眠,可在睡前服;与解热止痛药合用时,应减量;儿童、老年人、哺乳期妇女,支气管哮喘、胆结石、颅脑外伤或颅内病变、前列腺肥大患者慎用;孕妇、阻塞性肺部疾病患者禁用。

品名:哌替啶 Pethidine(度冷丁、Dolantin、Meperidine)

剂型与规格:片剂:25mg、50mg;注射剂:50mg/ml、100mg/2ml。

用法与用量:口服,每次 50~100mg,每日 200~400mg,极量每次 150mg,每日 600mg。皮下注射或肌内注射,每次 25~100mg,每日 100~400mg,极量:每次 150mg,每日 600mg,两次用药间隔不宜少于 4 小时。静脉注射,成人以每次 0.3mg/kg 为限。

药理与用途:阿片受体激动剂,作用及机制与吗啡相似,镇痛作用相当于吗啡 1/10~1/8,成瘾性较吗啡为轻,抑制呼吸作用较吗啡弱。应用于各种剧痛、心源性哮喘、麻醉前给药、内脏剧烈绞痛,与氯丙嗪、异丙嗪等合用进行人工冬眠。

不良反应:有头痛、头昏、出汗、口干、恶心、呕吐等;过量可致瞳孔散大、惊厥、心动过速、血压下降、呼吸抑制、昏迷等。

注意事项:连续应用亦成瘾;因对局部有刺激性,不宜皮下注射;儿童慎用，老年人用药量应较常规量小；治疗胆绞痛、肾绞痛需与阿托品合用；不宜与异丙嗪多次合用，否则可致呼吸抑制引起休克等；不宜与单胺氧化酶抑制剂合用；婴儿、哺乳期妇女、慢性肺通气功能障碍、支气管哮喘、颅内压增高、休克、昏迷及肝功能减退的患者禁用。

品名：美沙酮 Methadone（美散痛、阿米酮、Amidon、非那酮、Phenadon、Dolophine）

剂型与规格：片剂：7.5mg、10mg。

用法与用量：口服，每日 10～15mg，分 2～3 次服。极量：一次 10mg，每日 20mg。每次最大剂量 10mg，每日最大剂量 20mg；儿童口服，每日体重 0.7mg/kg，分 4～6 次服用。

药理与用途：阿片受体激动剂，镇痛作用与吗啡相等或略强，但依赖性、成瘾性均较吗啡小。临床适用于创伤性、手术后或癌性疼痛的止痛，亦可用作阿片类药物成瘾后的戒毒治疗。

不良反应：头痛、眩晕、恶心、嗜睡、便秘、肌肉痉挛和阳痿等，发生率较低。

注意事项：对胎儿呼吸有抑制作用，产前不宜用；不宜作静脉注射；成瘾性小，但久用也能成瘾；呼吸功能不全者及婴幼儿禁用。

品名：芬太尼 Fentanyl（Fentanylum、Sublimaze）

剂型与规格：注射剂：0.1mg/ml；透皮贴剂：2.5mg；5.0mg。

用法与用量：注射剂：肌肉或静脉注射，每次 0.05～0.1mg，于手术前 30～60 分钟肌内注射。诱导麻醉：静脉注射 0.05～0.1mg，2～3 分钟重复注射。维持麻醉：静脉注射或肌内注射 0.025～0.05mg。一般镇痛及术后镇痛：肌内注射 0.05～0.1mg。透皮贴剂：首次每贴 2.5mg，贴于皮肤，每 3 天 1 贴，以后根据疼痛程度调整剂量。

药理与用途：为阿片受体激动剂，属强效麻醉性镇痛药，镇痛作用产生快，但持续时间较短，副作用比吗啡小。用于麻醉前、中、后的镇静与镇痛，也用于诱导麻醉，作为麻醉辅助用药。

不良反应：个别病例可能出现恶心和呕吐、视觉模糊、发痒和欣快感。静脉注射可引起胸壁肌强直、呼吸抑制。

注意事项：静脉注射时可能引起胸壁肌肉强直，如一旦出现，需用肌肉松弛剂对抗；有弱成瘾性、不宜与单胺氧化酶抑制剂合用；孕妇、心律失常患者、患有帕金森综合征、锥体外系综合征的患者慎用；支气管哮喘、呼吸抑制、颅脑肿瘤或颅脑外伤引起的昏迷、对本品特别敏感的患者以及重症肌无力患者、2岁以下儿童禁用。

品名:丁丙诺啡 Buprenorphine(布鲁林诺啡、布诺啡、叔丁啡、Buprenox)

剂型与规格:片剂:0.4mg;注射剂:0.3mg/ml。

用法与用量:肌内注射或静脉缓慢注射,每次0.15~0.3mg,每6~8小时1次。舌下含化,每次0.4~0.8mg。需重复时应间隔6小时。

药理与用途:阿片受体部分激动剂,为新型强效镇痛药,镇痛作用为吗啡的30倍。临床适用于手术后及其他疼痛。

不良反应:有头晕、嗜睡、恶心、呕吐、出汗等。

注意事项:长期应用仍可产生依赖性,不可滥用;高龄、身体虚弱者以及正在服用中枢神经抑制剂者慎用;不宜与其他药物配伍使用,以防沉淀;孕妇、哺乳期妇女、6岁以下儿童或疼痛原因不明者不宜应用。

品名:布桂嗪 Bucinnazine(强痛定、Fortanodyn)

剂型与规格:片剂:30mg、60mg;注射剂:50mg/2ml、100mg/2ml。

用法与用量:口服,每次30~60mg,每日90~180mg;儿童每次1mg/kg。皮下或肌内注射,每次50~100mg,每日1~2次。

药理与用途:速效镇痛药,镇痛作用弱于吗啡、哌替啶。用于各种疼痛,如神经痛、偏头痛、手术后疼痛、腰痛、灼烧后疼痛、排尿痛及肿瘤痛。

不良反应:偶有恶心或头晕、困倦等,停药后即消失。

注意事项:连续使用本品亦有成瘾性,故不可滥用。

品名:曲马多 Tramadol(反胺苯环醇、奇曼丁、Tramal)

剂型与规格:胶囊剂:每粒50mg;滴剂:50mg/20滴;栓剂:100mg/枚;注射剂:50mg/ml、100mg/2ml。

用法与用量:口服、皮下注射、肌内注射或静脉注射,每次50~100mg。必要时每3~4小时可重复给药1次。直肠给药,每次100mg。每日最大剂量400mg。

药理与用途:阿片受体激动剂,作用于中枢神经系统与疼痛相关的特异性受体。镇痛作用强于布桂嗪,稍弱于哌替啶,起效迅速,不抑制呼吸,依赖性小。临床适用于癌症、外伤、多种原因引起的中或重度急慢性疼痛。

不良反应:出汗、头晕、恶心、呕吐、口干、疲劳、精神迟钝等现象;少数对心血管系统有影响(心悸、直立性低血压)等。

注意事项:对长期治疗慢性疼痛患者,只能在需要时应用;可影响驾驶和机械操作的能力;对吗啡类制剂过敏者、孕妇及哺乳期妇女、有滥用或依赖性倾向的患者慎用;乙醇、安眠药、镇痛药或其他中枢神经系统抑制药物的急性中毒患者禁用;接受单胺氧化酶抑制剂的患者禁用。

品名:延胡索乙素 Tetrahydropalmatine(四氢帕马汀)

剂型与规格:片剂:50mg;注射剂:60mg/2ml、100mg/2ml。

用法与用量:镇痛:口服,每次 100~150mg,每日 2~4 次;皮下注射,每次 60~100mg。痛经:口服,每次 50mg。催眠:口服,每次 100~200mg。

药理与用途:具有镇痛、镇静、催眠及安定作用,镇痛作用较哌替啶弱,但较一般解热镇痛药作用强。服药后 10~30 分钟起效,维持 2~5 小时。临床适用于胃肠道或肝胆系统所致钝痛、分娩止痛、痛经、失眠等。

不良反应:偶有眩晕、恶心,大剂量时对呼吸中枢有一定的抑制作用;有时引起锥体外系症状。

注意事项:孕妇慎用。

品名:罗痛定 Rotundine(颅痛定、左旋四氢巴马汀)

剂型与规格:片剂:30mg、60mg;注射剂:60mg/2ml。

用法与用量:镇痛:口服,60~120mg,每日 1~4 次。肌内注射,每次 60~90mg;催眠:口服,每次 30~90mg,睡前服用。

药理与用途:作用同延胡索乙素,但较强,其催眠作用于服药后 15 分钟发生,2 小时后消失。临床适用于头痛、月经痛、分娩痛(对胎儿及产程无不良影响)及胃肠道、肝胆系统引起的钝痛,特别适用于因疼痛不能入睡的患者,但对晚期癌症及创伤性、手术后疼痛疗效差。

不良反应:不良反应轻,偶见乏力、眩晕或恶心;大剂量时可抑制呼吸,偶尔发生锥体外系症状。

品名:高乌甲素 Lappaconitine(拉巴乌头碱、利妥、Lito)

剂型与规格:片剂:5mg;注射剂:4mg/2ml。

用法与用量:口服,每次 5~10mg,每日 1~3 次。肌内注射或静脉注射,每次 4mg,每日 1~2 次。

药物与用途:非成瘾性镇痛药,有镇痛、局部麻醉、降温解热及抗炎作用,无成瘾性。临床适用于恶性肿瘤疼痛及其他顽固性疼痛的治疗。

麦角胺咖啡因片:每片含酒石酸麦角胺1mg、咖啡因100mg。

用法与用量:口服,每次1~2mg,每日最大剂量6mg,每周最大剂量10mg。皮下注射,每次0.25~0.5mg,每日最大剂量1mg。

药理与用途:有明显的脑血管收缩作用,对子宫也有收缩作用。临床适用于偏头痛急性发作,也可用于减轻或防止丛集性头痛的急性发作。

不良反应:常见胃肠道不适、肌无力甚至胸痛;偶有焦虑或精神错乱、幻视、胃痛、气胀等。

注意事项:头痛症状一出现立即使用,在头痛已达高峰时用无效;长期连续使用,可致严重的血管收缩及动脉内膜炎,并可造成坏疽。连用时间不宜过长;对偏头痛无预防及根治作用;老年人慎用;孕妇、冠心病、严重高血压、甲亢、闭塞性血栓性脉管炎、肝肾功能不全以及对本品过敏患者禁用。

品名:苯噻啶 Pizotifen(新度美安、Pizotifan、Pizotyline)

剂型与规格:片剂:0.5mg。

用法与用量:口服,每次0.5~1mg,每日3次,开始0.5mg,晚上服,第4~6天,每次0.5mg,每日2次,第7天起每日3次,病情基本控制后,每周递减5mg至适当剂量维持。

药理与用途:5-羟色胺拮抗剂,有很强的抗组胺作用和很弱的抗乙酰胆碱作用。临床适用于防治典型和非典型偏头痛,能减轻症状,减少发作次数,但对急性发作并无立即缓解作用;亦可用于红斑性肢痛症、血管神经性水肿等。

不良反应:常见为嗜睡;偶有口干、乏力、头晕、面红、肌肉痛等。

注意事项:对急性发作无立即缓解作用;长期应用应注意查血象;嗜睡多发生在开始服药的1~2周内,继续服药可逐渐减轻或消失;驾驶员及高空作业患者慎用;不宜与单胺氧化酶抑制剂合用;青光眼、前列腺肥大患者及孕妇禁用。

品名:麦角胺咖啡因 Ergotamine and Caffeine

剂型与规格:片剂:双层片,内层含酒石酸麦角胺1mg,外层含无水咖啡因0.1g。

用法与用量:口服,每次1~2片,如无效,隔0.5~1小时后再服1~2片。但24小时内不得超过6片。

药理与用途:麦角胺是一种α-肾上腺素受体阻断药,通过对平滑肌的直接收缩作用，使扩张的颅外动脉收缩，或与激活动脉管壁的5-羟色胺受体有关，使脑动脉血管的过度扩张与搏动恢复正常，从而使头痛减轻。咖啡因也可收缩脑血管，降低脑血流。与麦角胺合用有协同作用。主要用于偏头痛发作早期，减轻头痛。也用于血管扩张性头痛、组胺引起的头痛等。

不良反应：常见的有：手、趾、脸部麻木和刺痛感，脚和下肢肿胀（局部水肿），肌痛；少见或罕见的有：焦虑或精神错乱（大脑缺血）、幻视（血管痉挛）、胸痛、胃痛、气胀等。

注意事项：孕妇及活动期溃疡病、冠心病、严重高血压、甲状腺功能亢进、闭塞性血栓性脉管炎、肝肾功能损害者以及对本药过敏者禁用。

四、脑血管疾病药

品名：吡拉西坦 Piracetam（脑复康、吡乙酰胺、酰胺吡咯环酮、吡咯烷酮乙酰胺）

剂型与规格：片剂：400mg；胶囊剂：200mg；口服液：400mg/10ml、800mg/10ml；注射剂：1g/5ml、4g/20ml。

用法与用量：口服，每次0.8～1.6g，每日2～3次，3～6周为一疗程；儿童酌减。肌内注射，每次1g，每日2～3次。静脉注射，4g，每日1次。静脉滴注，4～8g，每日1次，用5%葡萄糖或0.9%氯化钠注射液稀释至250ml。老年及儿童用量减半。

药理与用途：γ-氨基酸的衍生物，可直接作用于大脑皮质，具有激活、保护及修复神经细胞的作用。还能提高大脑的ATP/ADP的比值，有助于大脑对氨基酸和磷脂的吸收以及大脑蛋白质的合成，提高大脑对葡萄糖的利用和能量的贮存，降低脑血管阻力而增加脑血流量。无镇静、抗胆碱、抗组胺作用。用于老年精神衰退综合征、老年性痴呆、脑动脉硬化、脑血管意外所致记忆及思维减退、一氧化碳中毒所致思维障碍、儿童智力下降等。

不良反应：偶见口干、纳差、失眠、荨麻疹、呕吐等症状，停药后可消失。

注意事项：孕妇、新生儿和肝肾功能不全者禁用。

品名：茴拉西坦 Aniracetam（阿尼西坦、脑康酮、三乐喜、AM、Draganon、Ro-13-5057）

剂型与规格：胶囊剂：100mg。

用法与用量：口服，每次200mg，每日3次，1～2个月为一疗程，或遵医嘱。

药理与用途:能通过血-脑脊液屏障选择性作用于中枢神经系统,有改善记忆障碍的作用,能对抗缺氧引起的记忆减退。具有起效快、作用强、毒性低、无镇静作用的特点。用于脑血管病后及中、老年人的记忆减退,可使生活能力提高、记忆再现。亦用于神经衰弱及其他精神疾病引起的脑功能障碍等。

不良反应:偶见口干、嗜睡及胃肠道反应,停药后消失。

注意事项:妊娠、哺乳期妇女、严重肝肾功能障碍者慎用。

品名:氨酪酸 Aminobutyric Acid(γ-氨基丁酸、γ-氨酪酸、GABA、Gammalon)

剂型与规格:片剂:0.25g;注射剂:1g/5ml。

用法与用量:治疗脑血管病:口服,每次1g,每日3次;静脉滴注,0.75～1.0g,加于300～500ml生理盐水中,2～3小时滴注完。治疗肝性脑病:口服,每次1g,每日3次;静脉滴注,1～4g,以5%或10%葡萄糖注射液250～500ml稀释后于2～3小时内滴注完。

药理与用途:有降低血氨及促进脑代谢作用,能增强葡萄糖磷酸酯酶活性,恢复脑细胞功能,亦为中枢递质,用于脑卒中后遗症、脑动脉硬化症、头部外伤后遗症以及尿毒症、煤气中毒所致昏迷;亦用于偏瘫、记忆障碍、语言障碍、精神幼稚等;还可用于治疗肝性脑病。

不良反应:偶见灼热感、恶心、头晕、失眠、便秘、腹泻等。

注意事项:静脉滴注过程中如出现胸闷、气急、头昏、恶心等,应立即停药;静脉滴注必须充分稀释后缓慢进行,以免引起血压急剧下降而导致休克;大剂量可出现运动失调、肌无力、血压下降、呼吸抑制等。

品名:乙酰谷酰胺 Aceglutamide(醋谷胺、酰胺戊二酸胺、Acetylglutamide)

剂型与规格:注射剂:100mg/2ml、250mg/5ml。

用法与用量:肌内注射或静脉滴注,每日100～600mg,静脉滴注时用5%或10%葡萄糖注射液250ml稀释后缓慢滴注。小儿用量酌减。对神经性腰痛、头痛,亦可用穴位注射。

药理与用途:中枢兴奋剂,谷氨酰胺的乙酰化合物,有改善神经细胞代谢、维持神经应激功能及降低血氨的作用,能通过血-脑脊液屏障。用于脑外伤昏迷、肝性脑病、偏瘫、高位截瘫、小儿麻痹后遗症、神经性头痛及腰痛等。

注意事项:静脉注射时有可能引起血压下降。

品名:丁苯酞 Butylphthalide(恩必普、NBP)

剂型与规格:软胶囊:0.1g。

用法与用量:空腹口服,每次0.2g,每日4次,10~12天为一疗程。本品应与复方丹参注射液联合使用。

药理与用途:为人工合成的消旋体(消旋-3-正丁基苯酞)。本品对急性缺血性脑卒中患者的中枢神经功能的损伤有改善作用,可促进患者功能恢复。动物药效学研究提示,本品可阻断缺血性脑卒中所致脑损伤的多个病理环节,具有较强的抗脑缺血作用,明显缩小大鼠局部脑缺血的梗死面积,减轻脑水肿,改善脑能量代谢和缺血脑区的微循环和血流量,抑制神经细胞凋亡,并具有抗脑血栓形成和抗血小板聚集作用。用于轻、中度急性缺血性脑卒中。

不良反应:本品不良反应较少,可见转氨酶一过性升高,停药后可恢复正常。偶见恶心、腹部不适、皮疹及精神症状等。

注意事项:对本品或芹菜过敏者、有严重出血倾向者禁用;肝肾功能受损者、有精神症状者慎用;用药过程中需监测肝、肾功能;餐后服用影响药物吸收,建议餐前服用;因本品尚未进行出血性脑卒中临床研究,故不推荐出血性脑卒中患者使用。

品名:尼莫地平 Nimodipine(尼莫通、Nimotop)

剂型与规格:片剂:20mg、30mg;注射剂:10mg/50ml、2mg/10ml。

用法与用量:口服,每次20~60mg,每日3次;治疗缺血性脑血管病:每次30~60mg,每日3次;治疗偏头痛:每次40mg,每日3次;治疗突发性耳聋:每日40~60mg,分3次服;治疗轻、中度高血压:每次40mg,每日3次。静脉滴注,开始每小时0.5mg,2小时后可酌情增至每小时1~2mg,疗程5~14天后改为口服。

药理与用途:本品为钙离子拮抗剂,具有抗缺血和抗血管收缩作用;能选择性扩张脑血管,对抗脑血管痉挛,增强脑血流量,对局部缺血有保护作用。临床用于预防和治疗蛛网膜下腔出血后脑血管痉挛所致的缺血性神经障碍、高血压、偏头痛等。对突发性耳聋也有一定疗效。

不良反应:可出现头痛、颜面潮红、胃肠道不适、恶心、热感和血压下降;少数患者可出现中枢神经系统反应、运动过度、情绪抑郁和血小板减少。

注意事项：年老体弱、肾功能严重损害以及严重心血管功能损害者慎用；脑组织积水及脑压上升者、孕妇和哺乳期妇女慎用。

品名：桂哌齐特 Cinepazide（克林澳、安捷利）

剂型与规格：注射剂：80mg/2ml。

用法与用量：静脉滴注，一次 320mg，溶于 500ml 10% 的葡萄糖注射液或生理盐水中，静脉滴注，速度为 100ml/h，每日 1 次。

药理与用途：为钙离子通道阻滞剂，通过阻止 Ca^{2+} 跨膜进入血管平滑肌细胞内，使血管平滑肌松弛，脑血管、冠状血管和外周血管扩张，从而缓解血管痉挛、降低血管阻力、增加血流量。本品通过提高脑血管的血流量，改善脑的代谢。用于脑血管疾病：脑动脉硬化、一过性脑缺血发作、脑血栓形成、脑栓塞、脑出血后遗症和脑外伤后遗症；心血管疾病：冠心病、心绞痛，如用于治疗心肌梗死，应配合有关药物综合治疗；外周血管疾病：下肢动脉粥样硬化病、血栓闭塞性脉管炎、动脉炎、雷诺病等。

不良反应：偶尔发生粒性白细胞减少、血小板减少、消化系统不适、头痛、头晕、失眠、神经衰弱、皮疹、肝酶值升高。

注意事项：脑内出血后止血不完全者、白细胞减少者、对本品过敏者禁用；孕妇及哺乳期妇女慎用；不推荐儿童使用；服本药过程中要定期进行血液学检查。给药 1～2 周后，若未见效果可停止服用；由于存在引发颗粒性白细胞缺乏症的可能，建议使用过程中注意观察是否有炎症、发热、溃疡和其他可能由于治疗引发的症状。一旦此类症状发生应停止用药。

品名：丁咯地尔 Buflomedil（活脑灵、甲氧吡丁苯、赛来乐、乐福调、Loftyl、Fonzylane）

剂型与规格：片剂：150mg、300mg；丸剂：150mg；注射剂：50mg。

用法与用量：口服，150～200mg，每日 2～3 次。肌内注射或静脉注射，每日 200～400mg。静脉滴注，用量同肌内注射，加入氯化钠注射液或 5% 葡萄糖注射液 250～500ml 中缓慢滴注。

药理与用途：血管扩张剂，通过抑制血管 α 受体，抑制血管收缩，能有效地增加末梢血管和脑部缺氧组织的血流量，还能增强红细胞的变形能力，抑制血小板聚集，降低血液黏度，改善血液流动性，从而改善外周及心、脑微循环障碍和老年性微血管功能不足症。用于脑血管硬化、脑血栓引起的脑部供血不足、老年性痴呆、末梢血管病、雷诺病、间歇性跛行、动脉炎、耳蜗前庭病、耳鸣、头晕、眩晕、冻疮及缺氧所致疼痛等。

不良反应:主要为胃肠不适、眩晕、头痛、呕吐、皮肤瘙痒等。

注意事项:肝肾功能减退患者应适当调整剂量;孕妇、儿童、哺乳期妇女慎用;产后、严重动脉出血及急性脑出血患者、对本品过敏者禁用。

品名:前列地尔 Alprostadil(保达新、勃乐斯、凯时、前列腺素 E1)

剂型与规格:粉针剂:20μg、30μg、100μg、200μg。

用法与用量:静脉滴注,临用前将药品溶于500ml 氯化钠注射液、5%葡萄糖注射液或6%右旋糖酐注射液后静脉滴注,2～3 小时滴完。血栓性脉管炎、闭塞性动脉硬化:每日 40～100μg,也可增加到 200μg,15～20 日为一疗程。心肌梗死、脑梗死、心绞痛:每日 100～200μg,重症可增加,但不超过 400μg。视网膜中央静脉血栓:每日 100～200μg。急性胰腺炎:每日200μg。肝炎、脂肪肝、肝硬化腹水、高血压:每次 200μg,静脉滴注,每日或隔日 1 次,14 次为一疗程。

药理与用途:具有直接扩张血管作用,可增加组织血流量,改善微循环,抑制和解除血小板聚集。用于治疗血栓性脉管炎、闭塞性动脉硬化症、心肌梗死、心绞痛、心力衰竭、脑梗死、视网膜中央静脉血栓;还可用于血管外科手术和体外循环保护血小板。

不良反应:可出现头痛、食欲减退、腹泻、低血压、心动过速、可逆性骨质增生及局部注射部位发红、发热等。

注意事项:孕妇和哺乳期妇女禁用,青光眼、眼压亢进、合并胃溃疡或有既往史者以及间质性肺炎患者慎用。本品和抗高血压药、抗血小板聚集药合用时,应停药或减量。

品名:长春西汀 Vinpocetine(卡兰、阿朴长春胺酸乙酯、长春乙酯、润坦)

剂型与规格:片剂:5mg;注射剂:10mg/2ml。

用法与用量:口服,每次 5～10mg,每日 3 次;静脉滴注或静脉注射,每次 10mg,每日 1～3 次;开始剂量每天 20mg,以后根据病情可增至每天30mg,缓慢滴注。

药理与用途:本品为脑血管扩张药,能抑制磷酸二酯酶活性,增加血管平滑肌松弛的信使 c-GMP 的作用,选择性地增加脑血流量,此外还能抑制血小板凝集,降低人体血液黏度,增强红细胞变形力,改善血液流动性和微循环,促进脑组织摄取葡萄糖,增加脑耗氧量,改善脑代谢。适用于脑梗死后遗症、脑出血后遗症、脑动脉硬化症等。

不良反应：有时可出现皮疹、荨麻疹、瘙痒过敏症状，此时应停药；亦可出现腹痛、腹泻、食欲不振、白细胞减少、AST、ALT、γ-GTP、AL-P、血尿素氮升高；偶见头昏、颜面潮红、血压轻度下降、心动过速等。

注意事项：对本品中所加成分过敏者、颅内出血后尚未完全止血者、严重缺血性心脏病者、严重心律失常者、孕妇或已有妊娠可能的妇女禁用；哺乳期妇女慎用，必须使用时应停止哺乳；长期使用应注意检查血象变化。

品名：氟桂利嗪 Flunarizine（氟脑嗪、脑灵、西比灵、Sibelium）

剂型与规格：胶囊剂：5mg。

用法与用量：口服，起始剂量：65 岁以下患者每晚 1 次，每次 10mg；65 岁以上患者，每晚 1 次，每次 5mg。维持治疗可减至每周给药 5 日。

药理与用途：本品为选择性的钙离子拮抗剂，能直接扩张血管，作用、用途与桂利嗪相似。对脑血管有选择性扩张作用。能预防由缺血缺氧引起的神经细胞内 Ca^{2+} 增多所致的损害，能消除由脑外伤和脑出血所引起的脑血管痉挛，对前庭基底动脉供血不全所引起的症状和偏头痛有较好疗效。临床适用于脑血管灌注不足和外周肢体血管硬化有关的疾病，如偏头痛、眩晕及间歇性跛行、脑梗死后遗症、动脉硬化等所致的脑血流障碍、记忆力减退、失眠等。

不良反应：本品毒副作用较少，但可能出现嗜睡和疲劳无力；长期用药可能增加体重、出现锥体外系反应及转氨酶升高等。

注意事项：有抑郁病史、巴金森病或其他锥体外系疾病的患者禁用；颅内出血未止者、脑梗死急性期、孕妇及哺乳期妇女禁用；注意不能用含乙醇饮料冲服。

品名：桂利嗪 Cinnarizine（脑益嗪、肉桂嗪、Aplactan）

剂型与规格：片剂：25mg；胶囊剂：25mg；注射剂：20mg/20ml。

用法与用量：口服，每次 25～50mg，每日 3 次，饭后服。静脉注射，每次 20～40mg，缓慢注入。

药理与用途：本品为哌嗪类钙通道拮抗剂，可阻止血管平滑肌的钙内流，引起血管扩张而改善脑循环及冠脉循环，特别对脑血管有一定的选择作用。本品能抑制磷酸二酯酶，阻止 cAMP 分解成无活性的 5-AMP，从而增加细胞内的 cAMP 浓度，抑制组胺、5-羟色胺、缓激肽等多种生物活性物质的释放，对补体 C4 的活化也有抑制作用。临床适用于脑血管障碍、脑栓塞、脑动脉硬化等症。

不良反应:偶见胃肠道症状、嗜睡、皮疹等。

注意事项:静脉注射可使血压短暂下降;孕妇禁用。

品名:环扁桃酯 Cyclandelate(安脉生、安知生、抗栓丸、Acyclin、Anaspat)

剂型与规格:胶囊剂:100mg。

用法与用量:口服,每次100~200mg,每日4~5次,症状改善后改为维持剂量每日300~400mg,分3~4次服。

药理与用途:直接作用于血管平滑肌使血管扩张,对脑、肾、四肢血管及冠状动脉有持续扩张作用,使血流量增加,并能促进侧支循环。用于脑血管障碍,如脑动脉硬化症、脑卒中及脑外伤后遗症;血管痉挛性疾病,如手足发绀、肢端动脉痉挛症、间歇性跛行、冻疮;内耳循环障碍,如美尼埃病及美尼埃综合征;视网膜循环障碍如视网膜中心动静脉栓塞、中心性脉络膜视网膜炎;也用于冠状动脉硬化及冠状动脉功能不全等。

不良反应:偶有皮肤潮红、眩晕、头痛、心悸、皮疹、胃肠道功能紊乱等;大剂量可出现低血压。

注意事项:严重闭塞性冠状动脉痉挛和青光眼、出血或有出血倾向者慎用;脑血管意外的急性期、妊娠、围生期及哺乳期妇女禁用;与食物同服可减少不良反应的发生。

品名:倍他司汀 Betahistine(培他啶、甲胺乙吡啶、抗眩啶、敏使朗、Merislon、Betaserc)

剂型与规格:片剂:4mg、5mg、6mg;注射剂:2mg/2ml、4mg/2ml。

用法与用量:口服,每次4~8mg,每日2~4次。肌内注射,每次2~4mg,每日2次。静脉滴注。10~30mg,加入5%葡萄糖注射液或0.9%氯化钠注射液中,一日1次。

药理与用途:组胺类药物,具有扩张毛细血管循环,扩张脑血管,增加脑血流量,特别是对内耳的毛细血管前括约肌有松弛作用,从而增加内耳血流量。此外,可调整内耳毛细血管的通透性,消除内耳淋巴水肿。并可增加脑内动脉的血流量,改善脑循环,从而改善眩晕症状。用于梅尼埃综合征、前庭神经炎、流行性眩晕、颈性眩晕以及脑动脉硬化、缺血性脑血管病、头部外伤或高血压等所致直立性眩晕、耳鸣等,对多种原因所致的头痛及褥疮等也有效。

不良反应:一般耐受良好,有时可出现食欲不振、恶心、消化性溃疡加重及头痛、心悸、呕吐、口干、皮疹等。

注意事项:消化性溃疡、支气管哮喘、嗜铬细胞瘤、褐色细胞瘤患者及孕妇等慎用;老年人使用注意调整剂量。小儿禁用。

品名:己酮可可碱 Pentoxifylline(循能泰、巡能泰、潘通、Pentomer)

剂型与规格:片剂(肠溶片):100mg;缓释片剂:400mg;注射剂:100mg/5ml、300mg/15ml。

用法与用量:口服,肠溶片,每次 100~200mg,每日 3 次,饭后用少量水整片吞服。缓释糖衣片,每次 1 片,每日 2~3 次。静脉注射,100~200mg,需缓慢注射。静脉滴注,每日 100~400mg,溶于 250~500ml 生理盐水、5%葡萄糖注射液或其他常用血液代用品内,1.5~3 小时滴完。24 小时用量一般不应超过 1200mg。

药理与用途:本品为外周血管扩张剂,能改善细胞变形能力、抑制血小板聚集、减低血液黏滞度,可改善脑及四肢血液循环,增加动脉及毛细血管血流量,并且有抗血栓作用,对血压无明显影响,对支气管平滑肌也有舒张作用。用于脑血管障碍或脑卒中引起的后遗症、周围血管性疾病如动静脉血流阻滞、脑血管障碍、视网膜病、血栓闭塞性脉管炎、间歇性跛行及血管性头痛等以及与血管退行性改变引起的视力、听力损害有关的循环障碍的改善。

不良反应:一般耐受性良好,少数患者有胃部不适、恶心、头晕、心悸、颜面潮红等,一般减慢注射速度可避免发生;大剂量应用偶见心律失常、心绞痛及血压下降,应减量或停止使用;极少有过敏现象发生。

注意事项:静脉注射时患者应平卧,缓慢推入;肾功能不全的患者用量应予调整;心脏病患者慎用;心肌梗死、严重冠状动脉硬化、高血压、低血压患者及妊娠期禁用。对本品过敏者禁用。

品名:罂粟碱 Papaverine(帕帕非林)

剂型与规格:片剂:30mg;注射剂:30mg/1ml。

用法与用量:口服,每次 30~60mg,每日 3 次;肌内注射,每次 30~60mg,每日 2 次。静脉注射,每次 30~120mg,每 3 小时 1 次,缓慢推注,每日剂量不宜超过 300mg。儿童每日 1.5mg/kg,分 4 次肌内注射或静脉注射给药。

药理与用途:阿片异喹啉类生物碱,具有抑制磷酸二酯酶的作用,对血管、支气管、胃肠道、胆管等平滑肌有松弛作用，能使冠脉扩张、外周阻力及脑血管阻力降低。用于脑血栓、脑栓塞、肺栓塞、肢端动脉痉挛及动脉栓塞性疼痛等。

不良反应：可见胃肠道不适、潮红、头痛、嗜睡、出汗、皮疹、直立性低血压等。

注意事项：静脉注射过快可致呼吸加深、潮红、心跳加速及低血压眩晕等；静脉注射过量可致房室传导阻滞、心室颤动、停搏甚至死亡，故应充分稀释后缓慢静脉注射；心绞痛、新近心梗或脑卒中患者慎用；使用本品应注意检查肝功能，有时可见过敏，引起肝脏受损出现黄疸，应立即停用；青光眼患者应定期检查眼压；出血或有出血倾向患者、帕金森病患者禁用。

品名：灯盏花素 Breviscapine（灯盏乙素）

剂型与规格：片剂：20mg；注射剂：5mg/1ml、5mg/2ml。

用法与用量：口服，每次 2 片，每日 3 次。肌内注射，每次 2ml，每日 2 次，10 ~ 15 日为一疗程。静脉注射，6 ~ 12ml，每日 1 次，用 5% ~ 10% 葡萄糖液或生理盐水 20ml 稀释后，缓慢静脉推注，2 ~ 4 周为一疗程。静脉滴注，4 ~ 8ml，每日 1 次，加入 5% 或 10% 葡萄糖注射液 500ml 中稀释后滴注，10 ~ 15 日为一疗程。动脉灌注，6 ~ 12ml，用 5% ~ 10% 葡萄糖液或生理盐水 20ml 稀释后，缓慢动脉推注，每日或隔日 1 次，7 次为一疗程。穴位注射，0.5 ~ 1ml，多穴总量<4ml，连续 2 周为一疗程。

药理与用途：从灯盏花全株植物中提取的黄酮类成分。可改善脑微循环，显著增加脑血流量，提高血-脑脊液屏障的通透性，增加外周、冠状动脉和心肌血流量，抗心肌缺血、缺氧及抑制血小板凝聚的功能，另外还具有抗脂质过氧化，促纤溶活性，降低血液黏滞度等作用，还能提高巨噬细胞的吞噬功能及机体免疫功能。用于脑供血不足、椎底动脉供血不足等闭塞性脑血管疾病、脑出血后遗症瘫痪患者以及冠心病、心绞痛、心肌梗死、高血压、高黏滞血症、脉管炎等心血管疾病。亦用于Ⅱ型糖尿病及肺心病等。

不良反应：无明显不良反应；个别有皮疹、乏力、口干等，但不影响治疗。

品名：川芎嗪 Ligustrazine（川芎嗪 1 号碱、四甲基吡嗪、Tetramethyl、Pyrazine）

剂型与规格：片剂：50mg；注射剂：40mg/2ml（盐酸盐）、50mg/2ml（磷酸盐）。

用法与用量：口服，每次100mg，每日3次，30日为一疗程。肌内注射，盐酸盐注射液2ml、磷酸盐注射液2～4ml，每日1～2次，缓慢推注，15日为一疗程。静脉滴注，盐酸盐注射液2～4ml、磷酸盐注射液4～6ml，每日1次，于5%或10%葡萄糖液或0.9%氯化钠溶液或低分子右旋糖酐250～500ml中稀释，缓慢滴注，15日为一疗程。

药理与用途：具有抗血小板聚集作用，对已聚集的血小板有解聚作用，能扩张小动脉，改善微循环及脑循环，产生抗血栓形成和溶血栓的作用。用于脑供血不全、脑栓塞、脉管炎、冠心病、心绞痛等。

不良反应：偶见胃部不适、口干、嗜睡等，停药后即可消失，饭后服用可减少或避免副作用；注射一般无明显毒副作用。

注意事项：注射液酸性强，不宜大量肌内注射；对小量出血与闭塞性脑血管病鉴别困难时应慎用；有出血或有出血倾向者禁用。

品名：曲克芦丁 Troxerutin（福尔通、维脑路通、Venoruton）

剂型与规格：片剂：100mg；注射剂：100mg/2ml、200mg/2ml。

用法与用量：口服，每次200～300mg，每日3次。肌内注射，每次100～200mg，每日2次。静脉滴注，400mg，每日1次，用5%或10%的葡萄糖注射液稀释后使用。20日为一疗程，可用1～3个疗程，每疗程间隔3～7日。儿童用量酌减。

药理与用途：有弱毛细血管收缩作用，降低毛细血管通透性与脆性，可防止血管通透性升高引起的水肿，对急性缺血性脑损伤有显著的保护作用，能对抗5-HT和缓激肽引起的血管损伤，保护血管内皮细胞。能抑制血小板聚集，防止血栓形成，并能增加血中氧含量与氧饱和度，能促进新血管形成以增进侧支循环，并有抗放射线损伤、抗炎症、抗过敏、抗溃疡等作用。用于闭塞性脑血管病引起的偏瘫、失语、冠心病梗死前综合征、中心性视网膜炎、血栓性静脉炎、静脉曲张、慢性静脉功能不全、血管通透性升高引起的水肿、淋巴水肿、烧伤及创伤水肿、动脉硬化等病症。

不良反应：偶见过敏反应和恶心、头晕等。

注意事项：使用中一旦出现过敏反应，应立即停用。

品名：奥扎格雷 Ozagrel（晴尔、奥泽格瑞、丹奥、橘善宝、Xanbon、Unblot）

剂型与规格：粉针剂：20mg。

用法与用量：静脉滴注，每次40～80mg，溶于适当量的电解质或糖液中,每日1~2次。1~2周为一个疗程。

药理与用途:TXA_2 合成酶抑制剂,能阻碍 PGH_2、TXA_2,改善 TXA_2 与 PGI_2 的平衡异常,而抑制血小板的聚集和解除血管痉挛,能抑制脑血栓形成和脑血管痉挛。改善脑缺血急性期的循环障碍及改善脑缺血时能量代谢异常。并用于改善脑血栓症急性期的运动障碍,改善蛛网膜下腔出血手术后的脑血管痉挛收缩以及与此伴随而产生的脑缺血症状。

不良反应:可见过敏性皮疹、肝功能异常、发热及消化道反应;偶见休克、血小板减少症、室上性心律不齐、血压下降及贫血等;严重不良反应可出现出血性脑梗死、硬膜外血肿、脑内出血、消化道出血、皮下出血等。

注意事项:有出血或出血倾向及对本品过敏患者禁用或慎用;严重心、肺、肝、肾功能不全者、严重高血压,收缩压超过26.6kPa(200mmHg)以上者禁用。

品名:阿米三嗪-萝巴新 Almitrine/Ranbasioe(都可喜、Duxil)

剂型与规格:片剂:每片含阿米三嗪30mg及萝巴新10mg。

用法与用量:口服,每次1片,每日2次,维持剂量按个别情况可减至每日1片。体重不足50kg者,口服1片。

药理与用途:阿米三嗪和萝巴新的复方制剂。阿米三嗪是本制剂的主要药理活性物质,能增强肺泡-毛细血管的气体交换效益,使通气血流灌注比例正常化而不改变其他呼吸参数,使动脉血氧分压(PaO_2)和氧饱和度(SaO_2)提高;萝巴新可增加前者的作用强度和持续时间,能增加大脑线粒体氧的利用。二者合用使 PaO_2 和 SaO_2 明显提高,因而使氧供应和利用增加,促进新陈代谢,有抗缺血及改善脑代谢和微循环的作用,能改善大脑皮层电活动及精神运动表现和行为,能预防脑血管意外的发生,并可改善组织水肿。用于亚急性或慢性脑功能不全、脑缺血后遗症、老年精神行为障碍(如记忆力丧失、智能降低、注意力不集中及活动能力弱、个性改变、情感不稳定等),也用于神经或脉管性视网膜病、耳蜗前庭失调以及脑血管意外后的功能恢复等。

不良反应:轻微的胃肠道不适;罕见失眠、心悸和体重下降;过量可引起心动过速、低血压、气促等。

注意事项:用药过程中体重下降3kg者应停药观察;长期服药如脚及下肢出现蚁走感应停止服药;避免与其他含烯丙哌三嗪的药物同服;孕妇(尤其是早孕期)禁用。

品名:二氢麦角碱 Dihydroergotoxine(安得静、海特琴、氢化麦角碱、氢麦毒、喜得镇、Hydergin)

剂型与规格:片剂(甲磺酸盐):1mg、1.5mg、4.5mg;缓释片(甲磺酸盐):2.5mg;含片:0.25mg、0.5mg;注射剂:0.3mg/1ml。

用法与用量:口服,1~2mg,每日3次,或3~5mg,每日1次,饭前服。缓释片:2.5mg,每日2次。皮下或肌内注射,0.15~0.6mg,每日或隔天1次。舌下给药(含片),0.5~2mg,每4~6小时1次。对脑退化患者,须连续用3~4周后才显疗效,一般需3个月的治疗。

药理与用途:麦角毒碱的二氢化物,为氢化麦角考宁、氢化麦角汀及α,β-氢化麦角隐亭的甲烷(或乙烷)磺酸盐的混合物。能阻滞α受体,具有抗肾上腺素作用,并且直接作用于血管运动中枢,使血管扩张;同时也能激活DA和5-HT受体,改善神经传导功能,缓解血管痉挛,改变病理性脑电活动,增加脑血流量和对氧的利用及改善脑细胞代谢功能;对周围血管亦有扩张作用,能降低血压,有益于改善心功能,心输出量可维持不变,而射血分数明显增加;还能减少ATP分解,使神经细胞能量增加。并有抑制血小板和红细胞聚集的作用。用于脑梗死、脑卒中及脑震荡后遗症症状改善;亦用于老年性退行性脑循环障碍及老年性痴呆等。其注射剂还可用于冬眠疗法。

不良反应:可见胃肠道不适、潮红、眩晕、鼻塞等;注射给药严重反应可出现直立性低血压。

注意事项:注射后宜卧床休息2小时以上,以避免直立性低血压的发生;本品也可静脉滴注,但应缓慢滴入;服药期间应避免开车和机械操作;慢性精神病者禁用;禁用于低血压、心肌梗死、严重动脉硬化、心搏徐缓、肾功能障碍患者、孕妇及对本品过敏者。

品名:尼麦角林 Nihydroergotoxine(麦角溴烟酯、脑通、Sermion)

剂型与规格:片剂:5mg、10mg(缓释片);注射剂:2.5mg/ml。

用法与用量:口服,每次5mg,每日3次,空腹服。缓释片:每次10~20mg,每日1~2次。肌内注射,每次2~4mg,每日1~2次。静脉滴注,2~4mg,溶于100ml 0.9%氯化钠溶液中,缓慢滴注,每日1~2次。严重病例剂量可提高到每日10mg,用上述方法肌内注射或静脉滴注给药。

药理与用途:二氢麦角碱衍生物,具有较强的α受体阻滞作用,血管扩张作用较强,能增加脑血流量,加强脑细胞能量的新陈代谢,增加血氧及葡萄糖的利用,改善脑功能障碍,并能显著地促进脑部蛋白质的合成;还能促进多巴胺的代谢，兴奋神经传导，改善精神和情绪上的异常；尚有抗血小板聚集和抗血栓形成作用。用于急、慢性脑血管疾病和代谢性脑供血不足，可改善慢性脑部功能不全综合征（CCl）所产生的身体、智能和精神情绪失调，如眩晕、耳鸣、头痛、视觉障碍、记忆力和注意力降低、抑郁、焦虑、感觉迟钝等；亦用于急慢性外周循环障碍、老年性耳聋、视网膜疾病等。

不良反应：可见潮红、耳鸣、头晕、倦怠、低热及胃肠不适、血压降低等；偶见尿频、口裂、肝肾功能和总胆固醇轻度改变。

注意事项：本品对外周血管扩张作用较明显，注射后应平躺数分钟，以防止暂时性低血压及眩晕发生；口服给药无此现象发生；粉针剂溶解后在室温避光条件下可保存48小时。

品名：银杏叶提取物 Ginkgo Biloba Leaf Extract（冠心酮、舒血宁、梯波宁、银可络、金纳多、达纳康、Tanakan、天保宁、Teponin、EGb761）

剂型与规格：片剂：40mg；胶囊剂：40mg；注射剂：5ml，250ml；滴剂：30ml；口服液：30ml（40mg/ml）。

用法与用量：口服，片剂，每次1～2片，每日3次；滴剂，每次0.5～1.0ml，每日3次；静脉滴注，每日5～10ml，加入250ml输液剂中滴注或每瓶250ml，每日1次。静脉滴注。

药理与用途：有扩张冠状动脉和脑血管作用，能改善微循环，促进心、脑组织代谢，对神经细胞起保护作用，改善记忆障碍；对血小板活化因子（PAF）有拮抗作用，可防止血小板聚集，改善血液流变性；还能清除自由基的生成，降低LPO含量和抑制细胞膜脂质的过氧化。用于脑部、周边循环障碍的患者，包括脑卒中、痴呆症、急慢性脑功能不全及其后遗症；耳部循环障碍、耳鸣、眩晕、突发性耳聋：眼部循环障碍、糖尿病性视网膜病变、老年性黄斑变性、慢性青光眼；血管末梢循环障碍等。

不良反应：有轻微的胃肠不适，皮肤过敏等反应，不经特殊处理可自行消失。

注意事项：对银杏叶制剂过敏者、孕妇及心力衰竭者慎用。

品名：银杏达莫 Ginkgo Leaf Extract and Dipyridamole（杏丁）

剂型与规格：注射剂：5ml、10ml。本品为复方制剂，5ml含银杏总黄酮5mg、双嘧达莫2mg。

用法与用量：静脉滴注，每次10～25ml，加入0.9%氯化钠注射液或5%～10%葡萄糖注射液500ml中，每日2次。

药理与用途:本品中银杏总黄酮具有扩张冠脉血管、脑血管,改善脑缺血产生的症状和记忆功能。双嘧达莫抑制血小板聚集,高浓度(50μg/ml)可抑制血小板释放。用于预防和治疗冠心病、血栓栓塞性疾病。

不良反应:偶有恶心、呕吐、头晕、皮肤过敏反应;罕见心绞痛加重,一旦停药,症状立即消失。

注意事项:有出血倾向者、孕妇慎用。

品名:甲哌酮 Tolperisone(甲苯哌丙酮、脑脉宁、托哌酮、Mydocalm、N-553)

剂型与规格:片剂:50mg。

用法与用量:口服,每次 50 ~ 100mg,每日 3 次,可随年龄、症状增减用量。

药理与用途:外周血管扩张剂及中枢性肌肉松弛剂,直接扩张血管平滑肌,增加组织血流量,抑制多突触反射,降低骨骼肌张力,缓解因脑、脊髓受损而出现的肌肉强直、阵挛等。用于治疗脑动脉硬化、脑卒中后遗症、脑性麻痹症、痉挛性脊髓麻痹症、肌萎缩性侧索硬化症、血管内膜炎、动脉硬化症及各种脑血管疾病引起的头痛、头晕、眩晕、失眠、记忆减退、肢体麻木、耳鸣等症状。

不良反应:少数患者可出现食欲不振、腹痛、头晕、嗜睡、面部潮红、患肢肿痛、下肢无力、乏力等,多为一过性,一般停药 1 ~ 2 天即消失。

品名:吡硫醇 Pyritinol(脑复新、Neuroxin、Pyrithioxine)

剂型与规格:片剂:100mg、200mg;糖浆剂:10mg/ml;注射剂:100mg、200mg。

用法与用量:口服,片剂:每次 100 ~ 200mg,儿童每次 50 ~ 100mg;糖浆剂:每次 10 ~ 20ml;每日 3 次;静脉滴注,200 ~ 400mg,每日 1 次。

药理与用途:维生素 B_6 的衍生物,能促进脑内葡萄糖及氨基酸代谢,改善全身同化作用,增加颈动脉血流量,改善脑血流量。用于脑震荡综合征、脑外伤后遗症、脑炎及脑膜炎后遗症等的头胀痛、头晕、失眠、记忆力减退、注意力不集中、情绪变化等症状的改善,亦用于脑动脉硬化症、老年性痴呆精神病等。

不良反应:少数患者服药后出现皮疹、恶心等,停药后即可恢复。

注意事项:动物实验有引起第二代动物唇裂的倾向,故孕妇慎用。

品名:石杉碱甲 Huperzine A(哈伯因)

剂型与规格:注射剂:30μg;片剂:50μg。

用法与用量:肌内注射,每次 30μg,每日 2 次。口服,每次 100 ~ 200μg,每日 2 次,每日最大量不超过 450μg。

药理与用途:高效胆碱酯酶抑制剂,有很强的拟胆碱活性,能改善记忆和认知功能。用于治疗良性记忆障碍和老年痴呆症。

不良反应:偶见恶心、头晕、出汗、腹痛、视力模糊等反应,均可自行消失。

注意事项:治疗开始时应注意观察不良反应,以保证安全;有严重心动过速、低血压者以及心绞痛、哮喘、肠梗阻患者慎用。

品名:七叶皂苷钠 Sodium Aescinate

剂型与规格:注射剂:5mg、10mg。

用法与用量:静脉滴注,5 ~ 20mg,溶于 10% 葡萄糖注射液或 0.9% 生理盐水 250 ~ 500ml 中;也可取 5mg 溶于上述注射液中,静脉注射给药。重症患者可多次给药,但每日不宜超过 30mg。儿童用量 3 岁以下者 0.1mg/kg,3 ~ 10 岁者 0.2mg/kg。

药理与用途:七叶树属植物天师栗(*Aesculus wilsoniirehd*)干燥成熟果实(婆罗子)提取的皂苷钠盐,具有抗渗出和增加静脉张力作用,有消肿、抗炎和改善血液循环的作用。用于脑水肿、创伤、烫伤及手术后引起的肿胀,也用于痔疮、下肢静脉曲张及血栓性静脉炎。

不良反应:偶见过敏反应。

注意事项:应用时,勿使药液流出血管外,若发生,可用普鲁卡因或透明质酸局部封闭治疗;不推荐早期妊娠患者使用;本品仅供静脉注射给药;肾损伤、肾功能障碍及 Rh 血型不合的患者禁用。

品名:复方芦丁 Compound Rutin

剂型与规格:片剂:每片含芦丁 20mg、维生素 C 50mg。

用法与用量:口服,每次 1 ~ 2 片,每日 3 次。

药理与用途:本品为维生素 P 属的一种,是一种脱氢黄素酮的糖苷。在食物中常与维生素 C 共存。维生素 P 是一种氢的传递体,可能参与体内氧化还原酶的作用,能影响甲状腺的活动,并使肾上腺素免于氧化,在体内能增强维生素 C 的作用和促进维生素 C 在体内蓄积,维生素 C 其主要药理作用是维持血管弹性、增强毛细血管抵抗力、降低其脆性与通透性,并促进其细胞增生和防止血细胞凝集。主要用于脆性增加的毛细血管出血症,也用于高血压脑病、脑出血、视网膜出血、出血性紫癜、急性出血性肾炎、再发性鼻出血、创伤性肺出血、产后出血等的辅助治疗。

不良反应:未见报道。

注意事项:孕妇及哺乳期妇女用药尚不明确。

品名:甘油果糖 Glycerol And Fructose(甘果糖输液、固利压、Glycerditol)

剂型与规格:注射剂:250ml、500ml(每100ml含有甘油10g、果糖5g、氯化钠0.9g)。

用法与用量:静脉滴注,降颅压:每次250~500ml,每日1~2次,连续用药1~2周,500ml滴注时间约为2~3小时;脑外科手术时的缩小脑容积:每次500ml,滴注时间为30分钟;降眼压及眼科手术:每次250~500ml,滴注时间为45~90分钟。

药理与用途:本品为渗透性脱水剂,是甘油、果糖、氯化钠的复方制剂,它通过高渗性脱水产生直接作用,并将代谢生成的能量利用,进入脑代谢过程,同时果糖也可改善脑代谢,呈现脑水肿消失、颅压降低及脑血流获得改善的效果。用于脑梗死、脑内出血、蛛网膜下腔出血、头外伤、脑膜炎、脑外科手术后颅内降压;亦用于各种情况的降眼压、降低眼前房及晶体内压力。

不良反应:偶见尿隐血反应、血红蛋白尿、血尿;有时还可出现高钠血症、低钾血症、恶心、头痛、口渴及少有的倦怠感。

注意事项:循环功能障碍、肾功能障碍、尿崩症、糖尿病患者及高龄患者慎用;硬膜外、硬膜下血肿患者确认没有再出血后方可使用;大量、急速输入时可产生乳酸中毒;眼科手术中,因会引起尿意,故应先行排尿;本品在摄氏零度以下会结冻,使用前,应先微温解冻,至接近体温时使用;必须限制食盐摄入量的患者用药时要慎重,因本品含有氯化钠;遗传性果糖不耐受患者禁用。

品名:甘油氯化钠 Glycerol and Sodium Chloride

剂型与规格:注射剂:250ml、500ml。为复方制剂,每瓶250ml含甘油25g、氯化钠2.25g;每瓶500ml含甘油50g、氯化钠4.5g。

用法与用量:静脉滴注,每次500ml,每日1~2次。静脉滴注速度应缓慢,每分钟不超过3ml。

药理与用途:本品为高渗透性脱水剂,用于降低脑出血、脑梗死、脑外伤、脑膜炎、脑肿瘤等引起的高颅压。

不良反应:可能出现血红蛋白尿或血尿,发生率与滴注速度有关,静脉滴注速度不宜过快(每分钟 2～3ml)。一旦发生血尿或血红蛋白尿,应及时停药,2 日内即可消失。

注意事项:静脉滴注速度不宜过快;严重心力衰竭患者慎用。

品名:甘油 Glycerin(丙三醇、Glycerin)

剂型与规格:溶液剂:500ml。

用法与用量:口服,50% 甘油溶液,1～2ml/kg,首次用量宜大;以后每 6～8 小时 1 次,每日用量可在 5ml/kg 以上。可在其他脱水药两次给药期间用药,以防止反跳。

药理与用途:可提高血浆渗透压而产生脱水作用,并在体内能产生热量,较等量葡萄糖略高;在其代谢过程中不需要胰岛素,可用于糖尿病患者,且不引起电解质紊乱,故可长期使用。用于降低颅内压及眼压,治疗脑水肿等。另外还有润滑、吸湿和溶媒作用。

不良反应:口服无毒,偶有头痛、眩晕症状发生。

注意事项:空腹服用对胃肠道有轻微刺激,可引起口渴、恶心、呕吐、腹部不适等。

品名:胞磷胆碱 Citicoline(尼可林、胞二磷胆碱、胞胆碱、CDP-Choline)

剂型与规格:注射剂:250mg/2ml。

用法与用量:静脉滴注,每日 200～600mg,5～10 日为一疗程。肌内注射,每日 200mg。

药理与用途:本品为核苷衍生物,作用比较广泛。对改善脑组织代谢,促进大脑功能恢复和苏醒有一定作用。主要用于急性颅脑外伤和脑手术所引起的意识障碍。

不良反应:偶可引起失眠、头痛、头晕、恶心、呕吐、厌食、面潮红、兴奋、暂时性低血压等。

注意事项:脑内出血急性期,不宜大剂量应用。

品名:依达拉奉 Edaravone(必存、易达生、Radicut)

剂型与规格:注射剂:10mg/5ml。

用法与用量:静脉滴注,每次 30mg,每日 2 次。加入生理盐水中稀释,

30分钟内滴完。发病24小时内开始用药,14天为一疗程。

药理与用途:本品是一种脑保护剂(自由基清除剂)。临床研究提示N-乙酰门冬氨酸(NAA)是特异性的存活神经细胞的标志,脑梗死发病初期含量急剧减少。脑梗死急性期患者给予依达拉奉,可抑制梗死周围局部脑血流量的减少,使发病后第28天脑中NAA含量较甘油对照组明显升高。主要用于治疗急性脑梗死所致的神经功能损伤,改善神经症状与日常生活动作障碍;蛛网膜下腔出血急性期。

不良反应:有肝、肾功能异常;恶心、呕吐、腹泻、头痛、失眠、皮疹、血小板减少、弥散性血管内凝血(DIC)等。

注意事项:对本品过敏者、重度肾功能衰竭的患者、孕妇及哺乳期妇女禁用。儿童、轻中度肾功能损害的患者、肝功能损害患者、心脏疾病患者慎用。

品名:脑蛋白水解物 Cerebroprotein Hydrolysate(脑活素、优尼泰、丽珠赛乐、Cerebrolysin)

剂型与规格:注射剂:1ml、2ml、5ml、10ml。

用法与用量:肌内注射,5ml;皮下注射,2ml;静脉注射,10ml。开始每日注射1次,随后可每周2~3次。静脉滴注,10~30ml稀释于250ml生理盐水或5%葡萄糖注射液中,缓慢滴注,每日1次,一疗程2~4周。儿童用量酌减。

药理与用途:动物脑蛋白经酶降解而产生的器官特异性氨基酸和多肽的复合物,易透过血-脑脊液屏障并可进入神经细胞,促进蛋白质合成,影响其呼吸链,增加脑组织的抗缺氧能力。含有神经递质、肽类激素及辅酶的前体物,能激活腺苷酸环化酶,催化激素系统,使紊乱的葡萄糖转运正常化,改善脑能量代谢,改善记忆等。用于脑血管代偿不足所致的功能失调、脑卒中、颅脑外伤术后、严重脑部感染继发的功能紊乱、注意力不集中和记忆障碍、老年脑萎缩、脑供血不全引起的脑功能衰退、婴幼儿大脑发育不全、脑震荡或脑挫伤后遗症等。

不良反应:偶有过敏反应发生,表现为寒战、低热;有时可见胸部不适、头痛、气促、呕吐及排便等。

注意事项:过敏体质者慎用;本品注射过快可引起轻度发热,极少数患者可出现寒战;一旦出现过敏反应,应立即停药治疗;癫痫持续状态及大发作间歇期因易诱导发作,应禁用;严重肾功能障碍及孕妇禁用。

品名:小牛血去蛋白提取物 Deproteinized Hemoderivative of Calf Blood(爱维治、奥德金、Actovegin)

剂型与规格:片剂:200mg;注射剂:200mg/5ml、400mg/10ml。

用法与用量:口服,每次1~2片,每日3次,整片吞服,4~6周为一疗程,可作注射治疗后的继续治疗。静脉注射,初期每日400~800mg,或每周数次输注。静脉滴注,400~2000mg,加入生理盐水或5%葡萄糖注射液250ml中,滴速约每分钟2ml,每日或每周数次滴注,连续2~3周。

药理与用途:一种不含蛋白质的小牛血液提取物,含有低分子肽和核酸衍生物,在细胞水平发挥作用,提高与能量调节有关的代谢,能改善氧和葡萄糖的吸收及利用,故能提高ATP的周转,为细胞提供较强的能量;在脑功能不全或正常功能降低(低血氧)和能量需求增加(修复、再生)等情况下,保持细胞功能、促使供血量增加。用于脑卒中、脑外伤所致痴呆、动脉、静脉血流障碍及引起的动脉血管病及腿部溃疡、皮移植术、烧伤、烫伤、糜烂、创伤、褥疮的伤口愈合及放射所引起的皮肤、黏膜损伤等。

不良反应:有过敏史患者偶见过敏反应;较大剂量可引起胃部不适。

注意事项:糖尿病患者慎用;妊娠及哺乳期妇女需在医师指导下使用;肌内注射时要缓慢,每次不超过5ml;对本品或同类物质有过敏反应的患者禁用;出现过敏反应应立即停药,并根据需要给予抗过敏治疗(抗组织胺或皮质类固醇);本品是高渗溶液,血管内输注时勿使药液外漏;静脉输注前应用2ml做试验剂,因有过敏反应发生的可能性。

品名:单唾液酸四己糖神经节苷脂钠 Monosialotetrahexosylganglioside Sodium(GM-1、施捷因)

剂型与规格:注射剂:20mg/2ml、100mg/5ml。

用法与用量:治疗血管性或外伤性中枢神经损伤:肌内注射或缓慢静脉滴注,每日20~40mg,一次或分次注射。急性期:静脉滴注,每日100mg;2~3周后改为维持量,每日20~40mg,一般疗程6周。帕金森病:静脉滴注,首剂量500~1000mg;第二日起每日200mg,皮下、肌内注射或静脉滴注,一般用至18周。

药理与用途:本品能促进由于各种原因引起的中枢神经系统损伤的功能恢复。用于治疗血管性或外伤性中枢神经系统损伤、帕金森病。

不良反应:有皮疹样反应。

注意事项:对本品过敏者、遗传性糖脂代谢异常(神经节苷脂累积病)禁用。

品名:肌氨肽苷 Muscular Amino Acids and Peptides and Nucleosides(新苷、永瑞泰)

剂型与规格:注射剂:2ml:3.5mg(多肽):0.5mg(次黄嘌呤);10ml:17.5mg(多肽):2.5mg(次黄嘌呤)。

用法与用量:肌内注射,每次2~4ml,每日1~2次;静脉滴注,每次4~10ml,加入0.9%氯化钠注射液或5%~10%葡萄糖注射液500ml中,缓慢滴注(每分钟2ml),每日1次,两周为一疗程。

药理与用途:本品所含核苷酸和多种氨基酸(必需氨基酸)是参与人体生命活动的重要物质。对心血管系统疾病有改善血液循环障碍、降低血管阻力、增加心肌利用氧等作用,能促进造血系统功能,升高白细胞数量,同时有增加血管弹性、防止血管硬化作用。用于由脑血管意外引起的瘫痪、周围神经系统疾患所引起的肌肉萎缩、神经衰弱综合征等。

不良反应:个别患者出现发冷、发热、体温略有升高,头晕、烦躁,调慢滴速或停药后症状可消失。

注意事项:对本品过敏者禁用。使用本品有面色潮红、头痛和头晕等副作用。

品名:巴曲酶 Batroxobin(东菱克栓酶、东菱精纯抗栓酶、Defibrin、Defibrase、DF-521)

见血液系统药巴曲酶

品名:素高捷疗 Solcoseryl

剂型与规格:注射剂:10ml、5ml、2ml、(10%)250ml、(20%)250ml。片剂:40mg。

用法与用量:口服,每次2~4片,每日3次。急性患者,静脉滴注,10~20ml加入葡萄糖液或生理盐水250~500ml内静脉滴入,每日1次,连续2周。也可静脉注射给药5~10ml,病情改善后改为2~5ml肌内注射给药。慢性病变、病程较长患者,肌内注射,2~5ml,每日1次或隔天使用。儿童用量酌减,婴儿每日2ml、学龄前儿童每日2~4ml。

药理与用途:从发育旺盛的健康小牛血液中提取的一种呼吸赋活活性物质,能促进细胞线粒体的呼吸过程,加强氧的利用,提高ATP的产生,促进DNA和蛋白质的合成,增进可逆的细胞区的增殖率,改善葡萄糖的运转,激发胶原的形成,促进毛细血管的生成,并可降低血液黏度,具有如生长因子的活性保护细胞的作用。用于治疗脑供血不足、脑梗死、脑出血、脑动脉硬化、脑功能不全、器质性精神综合征、老年痴呆、颅脑外伤及颅脑手术后恢复以及窒息、脑缺氧、一氧化碳中毒、细菌、病毒等所致的脑部病灶损害、脑代谢紊乱的恢复等。

不良反应:偶见注射部位疼痛。

注意事项:本品为高渗液,静脉注射宜慢;本品含微量对羟基苯甲酸盐及相应的游离酸,对这些物质过敏者慎用。

五、解热镇痛药及抗痛风药

品名:阿司匹林 Aspirin(乙酰水杨酸、醋柳酸)

剂型与规格:片剂:0. 025g、0. 3g、0. 5g;肠溶片:50mg、0. 3g、0. 5g;复方阿司匹林(A. P. C):每片含阿司匹林 0. 22g、非那西汀 0. 15g、咖啡因 0. 035g。

用法与用量:口服,解热镇痛:每次 0. 3 ~ 0. 6g,每日 3 次。抗风湿:每次 0. 6 ~ 1g,每日 3 ~ 4g。抑制血小板凝集:每次 50 ~ 150mg,每日 1 次。

药理与用途:本品能抑制前列腺素的合成,具有解热、镇痛、抗炎及抗风湿作用,并在体内具有抗血栓的作用,能抑制血小板的释放反应,抑制血小板的聚集,这与 TXA_2 生成的减少有关。临床上用于发热、头痛、神经痛、急性风湿性关节炎及类风湿关节炎等。小剂量用于预防暂时性脑缺血发作、心肌梗死、动脉血栓等。

不良反应:长期大量用药则较易出现胃肠道反应,可致不同程度胃黏膜损伤,如糜烂性胃炎、胃溃疡和出血;皮肤过敏反应,肝、肾功能损害,停药后可恢复;对血液系统影响,能抑制血小板,因而延长出血时间;瑞氏综合征,12 岁以下儿童用本品有发生瑞氏综合征的危险,特别是儿童在水痘或流感等病毒感染恢复期易诱发,应慎用;水杨酸样反应,此时应立即停药,并用含碳酸氢钠的葡萄糖静脉滴入,以加速水杨酸盐从尿中排泄。

注意事项:严重肝损害、低凝血酶原血症、维生素 K 缺乏和血友病、胃及十二指肠溃疡、哮喘患者及孕妇禁用;胃炎、食管静脉曲张、痛风、肝肾功能不全、心功能不全或高血压患者慎用;手术前一周的患者应停用,以防出血;长期大量应用应定期检查红细胞比容、肝功能及血清水杨酸含量测定。

品名:赖氨匹林 Aspirin-DL-Lysine(赖氨酸阿司匹林、Lysine Aspirin、艾比西、威诺匹林、Venopirin)

剂型与规格：片剂(肠溶)：0.2g；胶囊剂：0.1g；散剂：0.45g/2g；注射剂：0.25g、0.5g、0.9g。

用法与用量：口服，解热镇痛：散剂，每次0.45～0.9g，每日2～3次；肠溶片，每次0.6g，每日3次。抗风湿：散剂，每次0.9～1.8g，每日4次；肠溶片，每次1.2g，每日3次。血栓栓塞性疾病：使用胶囊剂，每日0.1～0.3g，一次或分次服用。肌内注射或静脉注射，每次0.9～1.8g，每日2次，以注射用水或0.9%氯化钠注射液溶解后注射。儿童：每日10～25mg/kg，分2次给药。

药理与用途：本品为阿司匹林和赖氨酸的复盐，系非甾体类抗炎药。在体内分解为赖氨酸和阿司匹林具有解热、镇痛、抗炎、抗血小板凝集作用。其作用机制与阿司匹林相同(详细内容参见阿司匹林)，但其致胃溃疡作用低于阿司匹林。用于普通感冒或流行性感冒引起的发热，也用于缓解轻至中度疼痛，如头痛、牙痛、神经痛、肌肉痛、痛经及关节痛、手术疼痛等；用于抑制血小板凝集，减少动脉粥样硬化患者心肌梗死、短暂性脑缺血或脑卒中发生概率。还可与甲氧氯普胺合用治疗偏头痛。

不良反应：偶有轻微胃肠道反应(如胃部不适、恶心、呕吐)，用量较大时严重者可引起消化道出血；长期使用可抑制血小板聚集，发生出血倾向；长期应用可出现转氨酶升高、肝细胞坏死及肾脏损害，及时停药可恢复；可有水杨酸反应，表现为头痛、头晕、耳鸣、视听减退、恶心、呕吐、腹泻，严重者有精神紊乱、呼吸加快、酸碱平衡失调和出血等，甚至可出现休克；少数患者用药后出现皮疹、荨麻疹、哮喘、血管神经性水肿或黏膜充血等过敏反应。其中哮喘较多见，特称“阿司匹林哮喘”，严重者可危及生命；12岁以下儿童应用本品可发生瑞氏综合征，此种情况虽少见，但有生命危险。

注意事项：活动性消化性溃疡或其他原因引起的消化道出血、血友病或血小板减少症、有阿司匹林或其他非甾体抗炎药过敏史者(尤其是出现哮喘、神经血管性水肿或休克者)、鼻息肉综合征、孕妇及哺乳期妇女、3个月以下婴儿禁用；12岁以下小儿、痛风、肝肾功能减退、心功能不全、高血压、血小板减少者、葡萄糖-6-磷酸脱氢酶缺乏症患者、溃疡病或腐蚀性胃炎患者、鼻出血、月经过多等患者，以及有溶血性贫血史者、发热伴脱水的患儿慎用；服用本品期间禁止饮酒。

品名：对乙酰氨基酚 Paracetamol(扑热息痛、醋氨酚)

剂型与规格：片剂：500mg；颗粒剂：160mg；控释片：650mg；栓剂：0.15g、0.3g、0.6g。

用法与用量:口服,每次0.3~0.6g,每日3次,每日最大剂量2g,疗程不超过10日;儿童每次10~15mg/kg,每4~6小时1次,一疗程不超过5日。直肠给药,每次0.3~0.6g,每日1~2次;3~12岁儿童,每次0.15~0.3g,每日1次。

药理与用途:苯胺类解热镇痛药,解热镇痛作用较强,而抗炎、抗风湿作用很弱。用于头痛、关节疼痛、肌肉疼痛、牙痛、痛经、产后和手术后疼痛或感冒引起的发热及其他不适症状。适用于一些对阿司匹林不能耐受或过敏的患者。

不良反应:可引起胃肠道反应;如发生过敏反应,立即停止服用;偶可引起高铁血红蛋白血症而出现发绀;长期或大量应用对肝、肾均有损害。

注意事项:大剂量长期应用可引起肝损害,严重者可致死亡;长期用本品能导致患者对药物的依赖性,故不宜长期或大剂量使用;肝功能不全者及3岁以下儿童慎用。

品名:氨酚伪麻 Paracetamol And Pseudoephedrine Hydrochloride

剂型与规格:胶囊剂:为复方制剂,每粒含对乙酰氨基酚325mg、盐酸伪麻黄碱30mg;片剂:每片含对乙酰氨基酚325mg、盐酸伪麻黄碱30mg;滴剂:15ml/瓶,每0.8ml含对乙酰氨基酚80mg、盐酸伪麻黄碱7.5mg。

用法与用量:口服,每次1~2粒(片),每日3次,24小时不超过4次。滴剂:12~23个月幼儿,8.0~10.9kg,每次1.2ml(1.5滴管);24~36个月幼儿,11~15.9kg,每次1.6ml(2滴管)。

药理与用途:对乙酰氨基酚具有解热、镇痛作用,伪麻黄碱具有收缩鼻黏膜血管、消除鼻黏膜充血、减轻鼻塞的作用。二者并用,发挥解热镇痛及缓解感冒时鼻塞流涕等症状。用于感冒引起的发热、头痛、周身四肢酸痛、喷嚏、流涕、鼻塞等症状。

不良反应:有时有轻度头晕、乏力、恶心、上腹不适、口干、食欲缺乏和皮疹等,可自行恢复。

注意事项:对本品过敏及对其他解热镇痛药过敏者、严重肝肾功能不全者禁用;过敏体质者、孕妇及哺乳期妇女、肝肾功能不全者、老年患者慎用;心脏病、高血压、甲亢、青光眼、肺气肿等肺部疾病引起呼吸困难患者,前列腺肥大伴排尿困难患者不宜服用;服用量每日不得超过8粒,疗程不超过3~7天。超量服用可造成头晕、失眠及精神症状;与其他解热镇痛药并用,有增加肾毒性的危险;服用本品期间不得饮酒或含有乙醇的饮料。

品名：酚麻美敏 Paracetamol, Pseudoephedrine Hydrochloride, Dextromethorphan Hydrobromide and Chlorphenamine Maleate（氨酚伪麻美那敏、泰诺、Tylenol Cold）

剂型与规格：片剂：每片含对乙酰氨基酚 325mg、盐酸伪麻黄碱 30mg、氢溴酸右美沙芬 15mg、马来酸氯苯那敏 2mg。

用法与用量：口服，每次 1～2 片，每 6 小时 1 次，24 小时不超过 8 片；6～12 岁儿童：每次 1 片，每 6 小时 1 次，24 小时不超过 4 片。12 岁以上剂量同成人。

药理与用途：本品中对乙酰氨基酚能抑制前列腺素的合成而产生解热镇痛作用；盐酸伪麻黄碱可收缩鼻黏膜血管，减轻鼻塞症状；马来酸氯苯那敏为抗组胺药，能减轻流泪、打喷嚏、流涕等过敏症状；氢溴酸右美沙芬为中枢性镇咳药，能抑制咳嗽中枢，产生镇咳作用。用于感冒引起的发热、头痛、周身四肢酸痛、打喷嚏、流涕、鼻塞、咳嗽、咽痛等症状。

不良反应：轻度嗜睡、多汗、头晕、乏力、恶心、上腹不适、口干、食欲减退和皮疹等，可自行恢复。

注意事项：对本品中任一成分及其他拟交感胺类药（如肾上腺素、异丙肾上腺素等）过敏者禁用；6 岁以下儿童不宜使用；下列情况者应慎用：孕妇、哺乳期妇女和心脏病、高血压、糖尿病、甲状腺疾病、慢性支气管炎、呼吸困难、肺气肿、青光眼、精神抑郁、前列腺肥大引起的排尿困难、长期慢性咳嗽或咳嗽伴有黏痰、肝肾功能不全患者及驾驶员、高空作业及操纵机器者慎用。

品名：氨酚曲麻 Paracetamol Triprolidine Hydrochloride and Pseudophedrine Hydrochloride（联邦菲迪乐）

剂型与规格：片剂：每片含对乙酰氨基酚 0.2g、水杨酰胺 0.1g、盐酸伪麻黄碱 30mg、咖啡因 15mg、盐酸曲普利啶 1.2mg。

用法与用量：口服，饭后服用。每次 1～2 片，每日 3 次；12 岁以上儿童每次 1 片，每日 2～3 次。

药理与用途：本品中对乙酰氨基酚具有解热镇痛作用；水杨酰胺具有解热镇痛和抗炎作用；盐酸伪麻黄碱可选择性地收缩上呼吸道毛细血管，消除鼻咽部黏膜充血、减轻鼻塞症状；咖啡因为中枢兴奋药，有加强对乙酰氨基酚治疗头痛的效果；盐酸曲普利啶为抗组胺药，可消除或减轻流泪、打喷嚏和流涕等症状。用于感冒引起的各种症状：发热、头疼、关节痛、全身酸痛、喷嚏、流涕、鼻塞、流泪等。

不良反应:嗜睡、上腹不适、头晕、恶心、纳差、口干、皮疹等,可自行缓解。

注意事项:对本品各成分过敏者、心脏病、高血压、甲亢、糖尿病、哮喘、青光眼、肺气肿伴呼吸困难、前列腺肥大合并排尿困难等患者、驾驶机动车辆、操作机器、高空作业及饮酒者禁用;孕妇及哺乳期妇女、葡萄糖-6-磷酸脱氢酶(G-6-PD)缺乏患者及地中海贫血患者慎用;3 岁以下儿童不宜服用。勿过量服用,疗程不得超过 7 天。超量服用可造成头晕、失眠及精神症状;服用本品后症状若未改善或伴高热,应及时停药。

品名:安乃近 Metamizole Sodium(罗瓦而精、Novalgin、诺瓦经、Analgin)

剂型与规格:片剂:0. 25g、0. 5g;注射剂:0. 25g/1ml、0. 5g/2ml;滴鼻剂:10% ~20% 溶液。

用法与用量:口服,每次 0. 5g,每日 3 次;儿童每次 8 ~10mg/kg,每日 3 次。肌内注射(深部),每次 0. 25 ~0. 5g;儿童,每次 5 ~10mg/kg。滴鼻,儿童退热常以 10% ~20% 溶液滴鼻,5 岁以下每次每侧鼻孔 1 ~2 滴,必要时重复用 1 次。5 岁以上适当加量。

药理与用途:氨基比林与亚硫酸钠的合成物,具有较显著的解热作用与较强的镇痛作用。临床适用于退热,亦用于头痛、急性关节炎、风湿性神经痛、牙痛、肌肉痛。

不良反应:可发生虚脱、过敏性皮肤反应、过敏性休克,重者引起死亡;长期应用可引起粒细胞减少、血小板减少性紫癜、再生障碍性贫血,并可危及生命。

注意事项:注射部位多有红肿、疼痛,数天后消退;肌内注射不要过量,以免引起不良反应;服用期间应定期查血象;不宜用于穴位注射,尤其在关节部位,不得与其他药物混合注射;对吡唑酮类药物有过敏史者禁用。

品名:阿尼利定 Anilridine(安痛定、Antondine)

剂型与规格:注射剂:2ml(含氨基比林 0. 1g,安替比林 0. 04g,巴比妥钠 0. 02g)。

用法与用量:肌内注射,2ml,每日 1 ~2 次;儿童每次 0. 05 ~0. 1ml/kg,每日 1 ~2 次。

药理与用途:氨基比林与安替比林的复方制剂,具有解热、镇痛、止痉作用。临床适用于高热痉挛、镇痛。

不良反应:少数患者可因过敏而致皮疹或粒细胞减少。

品名:复方氨林巴比妥 Compound Aminophenazone and Barbital

剂型与规格:注射剂:2ml/支。为复方制剂,每毫升含氨基比林 50mg、安替比林 20mg、巴比妥 9mg。

用法与用量:肌内注射,一次 2ml,极量为每日 6ml。2 岁以下:每次 0.5~1ml;2~5 岁:每次 1~2ml;大于 5 岁:每次 2ml。本品不宜连续使用。

药理与用途:本品为解热镇痛药。氨基比林和安替比林同属于吡唑酮类解热镇痛药,能抑制下视丘前列腺素的合成和释放,恢复体温调节中枢感受神经元的正常反应性而起退热作用;同时还通过抑制前列腺素等的合成而起镇痛作用。氨基比林并能抑制炎症局部组织中前列腺素的合成和释放,稳定溶酶体膜,影响吞噬细胞的吞噬作用而起到抗炎作用。合用巴比妥,可加强镇痛作用。主要用于急性高热时的紧急退热,对发热时的头痛症状也有缓解作用。

不良反应:过敏性休克,表现为胸闷、头晕、恶心、呕吐、血压下降、大汗淋漓等症状,应立即停药并抢救;粒细胞缺乏、紫癜,有时急性起病;皮疹、荨麻疹、表皮松解症等。

注意事项:对本品及对吡唑酮类或巴比妥类药物过敏者禁用;过敏性体质者、体弱者、呼吸系统有严重疾病及呼吸困难者慎用;长期使用可引起粒细胞减少、再生障碍性贫血及肝肾损坏等严重中毒反应;不得与其他药物混合注射;本品仅对症治疗,在解除高热症状后应对因治疗,在应用本品无明显效果时应改用其他方法治疗,避免盲目大量应用本品。

品名:萘普生 Naproxen(甲氧萘丙酸、消痛灵、Naprosyn)

剂型与规格:片剂:250mg;注射剂:100mg/2ml、200mg/2ml;栓剂:0.25g。

用法与用量:口服,开始剂量 250~500mg,每日 2 次;维持量每日375~750mg,分 2 次服用。每日最大剂量 1250mg;儿童每日 10mg/kg,分 2 次服用。肌内注射,每次 100~200mg,每日 1 次。直肠给药,每次 0.25g,每日 0.5g。

药理与用途:芳基丙酸类抗炎镇痛药,作用强,退热作用为阿司匹林的 22 倍,镇痛作用约为阿司匹林的 7 倍,抗炎作用约为保泰松的 11 倍。适用于风湿性关节炎、类风湿关节炎、急性痛风、发热等,尤其适用于因贫血、胃肠道疾病或其他不能耐受阿司匹林、吲哚美辛等的患者。

不良反应:偶见恶心、呕吐、消化不良、便秘、胃肠道出血、失眠或嗜睡、头痛、头晕、耳鸣、瘙痒、皮疹、血管神经性水肿、视觉障碍及出血时间延长。

肝、肾功能损害等较少见。

注意事项:有凝血机制或血小板功能障碍、哮喘、心肾功能不全、高血压及活动性胃肠出血者慎用;与水杨酸盐同服:可使胃肠道不良反应增加;本品与阿司匹林等非甾体类抗炎药有交叉过敏反应;幼儿、溃疡患者慎用;孕妇、哺乳期妇女及对阿司匹林过敏的患者禁用。

品名:布洛芬 Ibuprofen(芬必得、Fenbid、Brufen)

剂型与规格:片剂:0.1g、0.2g;缓释片:0.3g。

用法与用量:口服,每次0.2~0.4g,每日3次;儿童每日20mg/kg,分3次服用。

药理与用途:芳基丙酸类解热镇痛抗炎药,解热、镇痛、抗炎作用均强于阿司匹林、保泰松、对乙酰氨基酚。适用于发热、风湿性关节炎、类风湿关节炎、神经痛、肌肉痛、头痛、腰背痛、月经痛;也适用于关节急性潮红治疗,并适用于对阿司匹林和保泰松不能耐受的患者。

不良反应:可出现恶心、呕吐、腹泻等。偶有口腔炎、黑便、胃肠出血、转氨酶升高及头晕、耳鸣、视力模糊、皮疹等。

注意事项:长期应用肾上腺皮质激素的患者,如加用本药时,肾上腺皮质激素应缓慢停用,以免病情或肾上腺皮质功能不全加重;对阿司匹林及其他非甾体抗炎药有支气管痉挛反应或过敏的患者、有鼻息肉综合征及血管水肿患者、活动性溃疡患者禁用。

品名:复方锌布 Compound Zinc Gluconate and Ibuprofen(臣功再欣、再欣)

剂型与规格:颗粒剂:每包含葡萄糖酸锌100mg、布洛芬150mg、马来酸氯苯那敏2mg。

用法与用量:口服,每次1~2包,每日3次,每日最大量不超过6包,一疗程不超过7日;3~5岁儿童,每次半包;6~14岁儿童,每次1包。3岁以下酌减。

药理与用途:布洛芬能抑制前列腺素合成,具有解热镇痛作用;葡萄糖酸锌中锌离子能参与多种酶的合成与激活,有增强吞噬细胞的吞噬能力的作用;马来酸氯苯那敏为抗组胺药,能减轻由感冒或流感引起的鼻塞、流涕、打喷嚏等症状。用于缓解普通感冒或流行性感冒引起的发热、头痛、四肢酸痛、鼻塞、流涕、打喷嚏等症状。

不良反应:少数患者可出现恶心、胃烧灼感或轻度消化道反应、胃肠道出血、转氨酶升高、头痛、头晕、耳鸣、视力模糊、精神紧张、嗜睡、下肢水肿或体重骤增；罕见皮疹、支气管痉挛、过敏性肾炎、膀胱炎、肾病综合征、肾乳头坏死或肾功能衰竭。

注意事项：对本品及其他非甾体抗炎药过敏者、对阿司匹林过敏的哮喘患者、驾驶机动车、操作机器以及高空作业者工作时间禁用；孕妇及哺乳期妇女、60 岁以上、支气管哮喘、肝肾功能不全、凝血机制或血小板功能障碍（如血友病）、甲状腺功能亢进、前列腺肥大、幽门十二指肠梗阻、青光眼患者慎用。

品名：酮洛芬 Naproxen（欧露维、酮基布洛芬、优洛芬、Profenid）

剂型与规格：片剂：50mg；胶囊剂：50mg。

用法与用量：口服，每次 50mg，每日 3 次，进餐时同服。

药理与用途：芳基丙酸类解热镇痛药，抗炎镇痛作用强于布洛芬，与吲哚美辛相似，退热作用比阿司匹林强。适用于风湿性关节炎、类风湿关节炎及急性痛风、软组织拉伤、发热等。

不良反应：常见胃部不适、恶心、呕吐、腹泻、心悸、出汗；少数患者有嗜睡、皮肤瘙痒等。

注意事项：有消化道疾病史者慎用；有消化道溃疡史者禁用。

品名：洛索洛芬 Loxoprofen（环氧洛芬、氯索洛芬、Loxonin）

剂型与规格：片剂：60mg。

用法与用量：口服，每次 60mg，每日 3 次；或每次 60 ~ 120mg，每日 1 次。

药理与用途：芳基丙酸类抗炎镇痛药，临床适用于慢性风湿性关节炎、变形性关节炎、腰腿痛、肩周炎、颈肩腕综合征；手术后、外伤后及拔牙后的镇痛消炎；急性上呼吸道炎症的解热镇痛。

不良反应：消化道反应、头痛、心悸、水肿、急性肾功能不全、肾病综合征、间质性肺炎、肝功能损害等；偶见白细胞减少、血小板减少、嗜酸性粒细胞减少、溶血性贫血等。

注意事项：有消化道溃疡既往史、血液学异常及有血液学异常既往史、肝肾功能障碍及有既往史、有心功能障碍、支气管哮喘、过敏症既往史的患者及高龄患者慎用；慎与香豆素类抗凝血药、磺酰脲类降血糖药、新喹诺酮类抗菌药及其他消炎镇痛药合用；有因服用非甾体类消炎镇痛药而引起的喘息发作史患者、儿童、妊娠后期及哺乳期妇女禁用。

品名:吲哚美辛 Indometacin(消炎痛、Antinfan)

剂型与规格:片剂:25mg;胶囊剂:25mg;栓剂:100mg。

用法与用量:口服,开始时每次服25mg,每日2~3次,饭时或饭后立即服。如未见副作用,可逐渐增至每日100~150mg,每日最大量不超过150mg。直肠给药,一次1枚,一日1次,每日剂量不宜超过2枚。

药理与用途:吲哚类消炎镇痛药物,是有效的前列腺素合成抑制剂,具有明显的消炎、镇痛作用。用于急慢性风湿性关节炎、痛风性关节炎及癌性疼痛。也可用于滑囊炎、腱鞘炎及关节囊炎等。用于肠绞痛、输尿管结石症引起的绞痛,对偏头痛也有一定疗效。有抗血小板聚集作用,可防止血栓形成,但疗效不如阿司匹林。

不良反应:胃肠道反应;中枢神经系统症状;可引起肝损害,抑制造血系统,可见粒细胞减少,偶发再生障碍性贫血;过敏反应。

注意事项:对阿司匹林过敏者不宜使用本品;与氨苯蝶啶合用可引起肾功能损害;溃疡病、震颤麻痹、精神病、癫痫、支气管哮喘患者、肾功能不全者及孕妇、儿童、对本品过敏者禁用。

品名:氨糖美辛 Glucosamine Indomethacin

剂型与规格:片剂:每片含吲哚美辛25mg、盐酸氨基葡萄糖75mg。

用法与用量:口服,每次1~2片,每日1~2次,于进食或饭后即服。

药理与用途:本品是由吲哚美辛和盐酸氨基葡萄糖按1:3的比例制成,在体内发挥吲哚美辛和氨基葡萄糖的作用。吲哚美辛为非甾体类抗炎药,通过抑制前列腺素合成发挥解热、镇痛和抗炎作用;氨基葡萄糖进入体内后,刺激和恢复透明质酸和蛋白聚糖的生物合成,抑制巨噬细胞产生超氧自由基及对关节软骨有破坏作用的酶;并且能防止糖皮质激素对软骨细胞的损害及由某些非甾体类抗炎药物对前列腺素合成造成的不良影响,以及可减少损伤细胞的内毒性因子的释放。用于强直性脊椎炎、颈椎病,亦可用于肩周炎、风湿性或类风湿关节炎等。

不良反应:偶见头晕、恶心、呕吐等反应,停药后自行消失。

注意事项:肾功能不全、孕妇、从事危险或精细工作人员、精神病、癫痫、活动性胃十二指肠溃疡患者及儿童禁用;本品为肠溶衣片,应整片吞服,以防药物在胃中被破坏。

品名:舒林酸 Sulindac(硫茚酸、奇诺力、苏林大、炎必灵)

剂型与规格:片剂、胶囊剂:100mg、200mg。

用法与用量:成人常用量,一次 0.2g,一日早晚各 1 次;镇痛时可 8 小时后重复。2 岁以上儿童常用量,按体重一次 0.25mg/kg,一日 2 次,每日剂量不得超过 6mg/kg。

药理与用途:本品适用于类风湿性关节炎、退行性关节炎及骨性关节炎。本品为非甾体类抗炎药,口服吸收并在体内代谢为硫化物后显示显著的抗炎、镇痛作用。由于其以非活性形式通过胃肠道,所以较之其他非甾体类抗炎药(阿司匹林、吲哚美辛、萘普生、吡罗昔康)对胃肠道刺激性较小。本品为选择性环加氧酶抑制剂,但对肾脏中前列腺素合成影响不大,因而对肾血流量影响亦较上述非甾体类抗炎药为少。

不良反应:常见不良反应为胃肠道反应,偶见皮疹、瘙痒、急躁、忧郁等。少见有中枢神经系统症状,罕见有骨髓抑制、急性肾功能衰竭、心力衰竭、无菌性脑膜炎、肝损害和史蒂文斯-约翰逊(Stevens-Johnson)综合征。

注意事项:对本品或其他非甾体抗炎药有过敏者禁用。活动性消化性溃疡者或曾有溃疡出血或穿孔史者禁用。有消化性溃疡史,目前无活动性溃疡的患者需在严密观察下使用本品。用药期间应定期监测大便潜血、血象、肝肾功能。

品名:双氯芬酸 Diclofenac(奥湿克、扶他林、凯扶兰、Kaflan)

剂型与规格:片剂:25mg、50mg;注射剂:75mg/2ml;乳胶剂:20g。

用法与用量:口服,每次 25mg,每日 3 次,以后逐渐加至每日 100~150mg;儿童每日 0.5~2mg/kg,分 2~3 次服用。肌内注射,每次 75mg,每日 1 次。局部用药则按需要治疗的痛处大小,用 2~3g 乳胶剂,轻轻揉擦,每日 3~4 次。

药理与用途:新型强效苯乙酸类消炎镇痛药,具有抑制炎症渗出、减轻红肿的抗炎作用,减轻炎症递质致炎致痛的增敏作用。其镇痛、消炎、解热作用比吲哚美辛强 2~2.5 倍,比阿司匹林强 26~50 倍。适用于类风湿关节炎、神经炎、红斑狼疮及癌症、手术后疼痛,以及各种原因引起的发热。

不良反应:可引起胃肠道功能紊乱、头痛、头晕。个别发生类过敏反应、轻度皮疹、水肿和转氨酶升高等。

注意事项:长期应用应检查血象;肝、肾功能损害或有溃疡史者慎用;乳胶剂只适用于无破损的皮肤表面,忌用于皮肤损伤或开放性创口处;本品过敏者、因水杨酸或其他环氧酶抑制剂而诱发的哮喘发作、荨麻疹、过敏性鼻炎及妊娠头 3 个月禁用。

品名:氟芬那酸 Flufenamic Acid

剂型与规格:胶囊剂:0.2g。

用法与用量:口服,每次0.1~0.2g,每日2~3次。

药理与用途:抑制前列腺素的合成,具镇痛、消炎及解热作用。用于治疗风湿、类风湿关节炎和其他炎性疼痛。

不良反应:胃肠道反应,偶见皮疹、眩晕、白细胞减少、转氨酶升高等;

注意事项:肾功能不全、哮喘患者慎用;孕妇、哺乳期妇女禁用。

品名:吡罗昔康 Piroxicam(吡氧噻嗪、炎痛喜康、吡罗喜康、Feldene)

剂型与规格:片剂:10mg、20mg;注射剂:20mg。

用法与用量:口服,每次20mg,每日1次。每日最大剂量40mg。肌内注射,每次20mg,每日1次。

药理与用途:苯并噻嗪类消炎镇痛药,主要是通过抑制炎症局部组织中的炎症介质PGE的合成与释放,而发挥抗炎、镇痛作用、解热作用。适用于类风湿关节炎、强直性脊椎炎、滑膜炎、发热、风湿、牙痛、偏头痛、三叉神经痛、坐骨神经痛等。

不良反应:以消化系统为主,可出现厌食、胃部不适、腹泻、胃肠道出血等;少数患者出现轻度头晕、胸闷、水肿、粒细胞减少、再生障碍性贫血等;长期应用可引起胃溃疡及大出血。

注意事项:应注意血象及肝、肾功能、大便色泽变化,必要时进行大便隐血试验;对本品过敏、胃与十二指肠溃疡患者、儿童、孕妇及哺乳期妇女禁用。慎用于凝血机制或血小板功能障碍、哮喘、心功能不全、高血压、肝功能不全和老年人;服药期间饮酒或与其他非甾体抗炎药合用,可增加胃肠道溃疡或出血的危险性。

品名:美洛昔康 Meloxiciam(莫比可、Mobic)

剂型与规格:片剂:7.5mg。

用法与用量:类风湿关节炎:15mg,每日1次,根据治疗后反应,剂量可减至每日7.5mg。骨关节炎:每日7.5mg,如果需要,剂量可增至每日15mg。严重肾衰竭患者透析时,剂量不应超过每日7.5mg。

药理与用途:新型的非甾体类抗炎镇痛药。适用于类风湿关节炎和疼痛性骨关节炎及强直性脊椎炎的对症治疗。

不良反应:胃肠道反应;贫血、白细胞减少和血小板减少;瘙痒、皮疹、口炎、荨麻疹、头晕、头痛等。

注意事项:有胃肠道疾病史和正在使用抗凝剂治疗的患者慎用;使用阿司匹林或其他非甾体类抗炎药后出现哮喘、鼻息肉、血管神经性水肿或荨麻疹的患者,活动性消化性溃疡,严重肝肾功能不全,15岁以下的患者,孕妇或哺乳者禁用。

品名:氯诺昔康 Lornoxicam(达路、可塞风、劳诺昔康、氯替诺昔康、Chlortenoxicam、Clolotenoxicam、Xafon、Xefo)

剂型与规格:片剂:4mg、8mg;粉针剂:8mg。

用法与用量:口服,每日8~16mg,分1~2次。肌内注射或静脉注射,每日8~16mg,每日最大剂量24mg。

药理与用途:非甾体类抗炎镇痛药,为噻嗪类衍生物,具有消炎、镇痛和解热作用。用于手术后急性疼痛、外伤引起的中至重度疼痛、坐骨神经痛、腰痛及晚期癌痛;用于骨性关节炎、类风湿关节炎、强直性脊柱炎、痛风性关节炎及腱鞘炎。

不良反应:胃痛、恶心、呕吐、眩晕、思睡、嗜睡加重、头痛、皮肤潮红。偶见胃肠胀气、躁动、消化不良、腹泻、血压增高、心悸、寒战、多汗、味觉障碍、口干、白细胞减少、血小板减少、排尿障碍。常见肝酶升高,偶见肾损害。停药后大多消失。

注意事项:对本品过敏及非甾体类抗炎药(如阿司匹林)过敏者、有出血性体质、凝血障碍或手术中有出血危险或止血机制不健全的患者、急性胃肠出血或溃疡、脑出血或疑有脑出血者、大量失血或脱水者、严重心肝肾功能不全者、孕妇和哺乳期患者禁用;18岁以下人群不推荐使用;轻至中度肝、肾功能受损者、有胃肠道出血或十二指肠溃疡病史者、凝血障碍者、哮喘患者以及老人慎用。

品名:萘丁美酮 Nabumetone(萘普酮、瑞力芬、Relifex)

剂型与规格:片剂:500mg;胶囊剂:250mg。

用法与用量:口服,每次1.0g,每晚1次,对于重症或症状持续者,或急性恶化期每日早晨可加服0.5~1.0g或遵医嘱。老年患者每日最大剂量1g。

药理与用途:本品为一新型长效非甾体抗炎药,其体内主要活性代谢产物能抑制前列腺素的生物合成,具有较强的解热镇痛和抗炎作用。用于风湿性、类风湿关节炎、骨关节炎及运动引起的软组织损伤等。

不良反应:少数患者出现胃痛、胃烧灼感、恶心、纳差、腹胀、便秘、头痛、嗜睡等。

注意事项:肾功能损害患者应减量。同时服用抗凝药、抗癫痫药、乙内酰脲或磺脲类降糖药时应减量。有阿司匹林过敏史、活动性消化性溃疡、严重肝功能障碍者、孕妇、哺乳期妇女及儿童禁用。

品名:塞来昔布 Celecoxib(西乐葆、Celebrex)

剂型与规格:胶囊剂:100mg、200mg。

用法与用量:口服,骨关节炎:200mg,每日1次或分2次口服。临床研究中也曾用至每日400mg的剂量。类风湿关节炎:每次100mg或200mg,每日2次。临床研究中的剂量曾用至每日800mg。轻中度肝功能损害患者、轻中度肾功能损害患者及老年人无需调整剂量。

药理与用途:塞来昔布是一种新一代的化合物,具有独特的作用机制即特异性地抑制环氧化酶-2(COX-2)。炎症刺激可诱导COX-2生成,因而导致炎性前列腺素类物质的合成和聚积,尤其是前列腺素 E_2,引起炎症、水肿和疼痛。塞来昔布可通过抑制COX-2阻止炎性前列腺素类物质的产生,达到抗炎、镇痛及退热作用。用于治疗急性期或慢性期骨关节炎和类风湿关节炎的症状和体征。

不良反应:主要有头痛、眩晕、便秘、恶心、腹痛、腹泻、消化不良、胀气、呕吐等;偶见肝肾功能损害。

注意事项:本品禁用于已知对阿司匹林(或其他非甾体抗炎药)过敏和对磺胺类药过敏的患者;18岁以下的患者和哺乳期妇女不宜使用;妊娠期及孕妇慎用;对本品过敏者禁用。

品名:艾瑞昔布 Imrecoxib

剂型与规格:片剂:0.1g。

用法与用量:口服。成人常用剂量为每次0.1g,每日2次,疗程8周。累计用药时间不超过6个月。推荐餐后用药。

药理与用途:本品是一种非甾体消炎镇痛药(NSAIDs),用于缓解骨关节炎的疼痛症状。仅适用于男性以及非育龄期且无生育要求的妇女。本品是一种高度选择性环氧合酶-2(COX-2)抑制剂。它主要抑制COX-2,从而抑制炎性前列腺素的产生,抑制炎症。它较少抑制环氧合酶-1(COX-1),因此很少影响生理保护功能。

不良反应:常见的有:上腹不适、大便隐血、丙氨酸氨基转移酶(ALT)升高。少见的有:腹痛、便秘、消化道溃疡、恶心、呕吐、胃灼伤感、慢性浅表性胃炎、剑突下阵发疼痛、胃糜烂灶、胃底/胃体出血点、皮疹、水肿、胸闷、心悸、镜下血尿、血清尿素氮(BUN)升高、白细胞下降、天门冬氨酸氨基转移酶(AST)升高、尿蛋白阳性、尿糖阳性、尿红细胞阳性。

注意事项:可能使严重心血管血栓事件、心肌梗死和脑卒中的风险增加,其风险可能是致命的。本品禁用于冠状动脉搭桥术(CABG)的疼痛治疗。非甾体抗炎药(NSAIDS)包括本品,使严重胃肠道不良事件的风险增加,其风险可能是致命的。老年患者发生严重胃肠道事件的风险更大。以下患者禁用:有生育要求的妇女;已知对本品或其他昔布类药物及磺胺过敏的患者;服用阿司匹林或其他非甾体类抗炎药后诱发哮喘、荨麻疹或过敏反应的患者;有应用非甾体抗炎药后发生胃肠道出血或穿孔病史的患者;有活动性消化道溃疡/出血,或者既往曾复发溃疡/出血的患者;重度心力衰竭患者。

品名:尼美舒利 Nimesulide(怡美力、美舒宁、尼蒙舒)

剂型与规格:片剂:0.1g。

用法与用量:口服,每次0.05~0.1g,每日2次,餐后服用,按病情的轻重和患者的需要,可以增加到每次0.2g,每日2次。儿童常用剂量为每日5mg/kg,分2~3次服用。老年患者的服药量应根据患者情况适当减少以上所列的剂量。

药理与用途:本品属非甾体抗炎药,具有抗炎、镇痛、解热作用。其作用机制可能与抑制前列腺素的合成、白细胞的介质释放和多形核白细胞的氧化反应有关。适用于慢性关节炎症(包括类风湿关节炎和骨关节炎等)、手术和急性创伤后的疼痛、耳鼻咽部炎症引起的疼痛、痛经、上呼吸道感染引起的发热等症状治疗。

不良反应:主要有胃灼热、恶心、胃痛等,但症状轻微、短暂,很少需要中断治疗。极少情况下,患者出现过敏性皮疹。另需注意到本品如同其他非甾体抗炎药一样可能产生头晕、嗜睡、消化道溃疡或肠道出血以及史蒂文斯-约翰逊(Stevens-Johnson)综合征等。

注意事项:对本品或其他非甾体抗炎药过敏者、胃肠道出血或消化性溃疡活动期患者、严重肾功能不全患者禁用;不推荐用于儿童、孕妇及哺乳期妇女;本品可与阿司匹林和其他非甾体抗炎药有交叉过敏反应;有出血性疾病、胃肠道疾病、接受抗凝血剂治疗或抗血小板聚集药物的患者应慎用;本品通过肾脏排泄,如有肾功能不全,应根据内生肌苷清除率相应调整用药剂量;在服用本品之后,如出现视力下降,应停止用药,进行眼科检查。

品名:普瑞巴林 Pregabalin

剂型与规格:胶囊剂:50mg,75mg,150mg。

用法与用量:本品可与食物同时服用,也可单独服用。本品推荐剂量为每次75mg或150mg,每日2次;或者每次50mg或100mg,每日3次。起始剂量可为每次75mg,每日2次;或者每次50mg,每日3次。可在1周内根据疗效及耐受性增加至每次150mg,每日2次。由于本品主要经肾脏排泄清除,肾功能减退的患者应调整剂量。以上推荐剂量适用于肌酐清除率≥60ml/min的患者。服用本品每日300mg,2~4周后疼痛未得到充分缓解的患者,如可耐受本品,可增至每次300mg,每日2次,或每次200mg,每日3次(每日600mg)。

药理与用途:本品用于治疗带状疱疹后神经痛。普瑞巴林与中枢神经系统中α_2-δ位点(电压门控钙通道的一个辅助性亚基)有高度亲和力。体外研究显示,本品可能通过调节钙通道功能而减少一些神经递质的钙依赖性释放。

不良反应:头晕、嗜睡、口干、水肿、血管性水肿、超敏反应、外周水肿、肌酸激酶升高、血小板计数减少、PR间期延长、潜在致癌性、视物模糊、体重增加及"思维异常"。

注意事项:如需停用本品,建议至少用1周时间逐渐减停。本品突然或快速停药后,一些患者出现失眠、恶心、头痛和腹泻等症状。应用至少超过1周的时间逐渐减停本品,而非突然停药。应告知患者、看护者和其家庭成员,本品及其他接受抗癫痫药的患者有增加自杀想法和行为的风险,并建议他们注意观察抑郁症状及体征的发生或恶化,如有可疑行为,应立即报告医务人员。动物研究显示本品具有生殖毒性。不建议在应用本品治疗期间哺乳。年龄小于12岁的儿童和青少年(12~17岁)不推荐使用本品。老年患者(年龄65岁以上)由于肾功能减退可能需要减量。由于不良反应呈剂量依赖性,且不良反应可导致更高的停药率,剂量超过每日300mg的治疗方案,仅适用于可耐受每日300mg剂量的持续性疼痛患者。

品名:金诺芬 Auranofin(醋硫葡金、瑞得、Ridaura)

剂型与规格:片剂:3mg。

用法与用量:口服,每日6mg,1次或早、晚饭后各服3mg。如服4~6个月后疗效不佳,可加至每日9mg,分3次服。若此量连服3个月仍不见效,应停药。

药理与用途:含金的口服抗风湿药,能减少患者的类风湿因子,减少抗体产生，抑制 PG 的合成和溶酶体的释放，并有与免疫球蛋白补体结合的作用。适用于治疗成年人的类风湿关节炎。

不良反应：主要为胃肠道反应，如稀便或腹泻。其次可见皮疹、瘙痒、口腔发炎等，一般较轻微，不影响继续服药；治疗早期，少数患者可有轻度贫血或短时的白细胞和血小板减少、蛋白尿及肝功能短期异常，但停药即可自行消失。

注意事项：服药前、后应定期查血象和尿常规，出现任何副作用或异常情况应停药处理；有严重活动性肝炎、血液系统疾病、进行性肾病或有骨髓中毒史者禁用；注射金化合物引起小肠结肠炎、肺纤维化变性、表皮脱落性皮炎的患者忌用。孕妇及哺乳期妇女亦不宜使用。

品名：艾拉莫德 Iguratimod

剂型与规格：片剂：25mg。

用法与用量：口服，一次 25mg，饭后服用，一日 2 次，早晚各 1 次。

药理与用途：适用于活动性类风湿关节炎的症状治疗。本品可以抑制核因子-κB（NF-κB）的活性，进而抑制炎性细胞因子的生成。本品在体外可抑制纯化的环氧酶-2（COX-2）的活性，但对环氧酶-1（COX-1）的活性无影响。

不良反应：常见的主要有：白细胞减少、胃部不适、纳差、皮疹、上腹部不适、恶心、腹胀、胃痛、血小板减少、反酸、腹痛、胃胀、视物模糊、皮肤瘙痒、十二指肠炎、胃炎、大便隐血、脱发、失眠、心电图异常、月经失调、血红蛋白下降。少见的主要有：腹泻、消化不良、嗳气、胃溃疡、反流性食管炎、十二指肠溃疡、胃窦部出血、呕吐、发热、咳嗽、口干、口腔溃疡、面部水肿、皮肤水肿、疲乏、胸闷、胸痛、尿蛋白阳性、总胆红素升高、流感样症状、上呼吸道感染、痘疹样胃炎。以上多数不良反应均在停药后自行缓解或消失。

注意事项：已知对本品活性物质或任一赋形剂有严重过敏反应者禁用。严重肝功能损害者禁用，妊娠期妇女、哺乳期妇女以及治疗期间有生育要求的妇女禁用。不推荐 18 岁以下儿童或青少年患者使用本品。服用阿司匹林或其他非甾体类抗炎药后诱发哮喘、荨麻疹或过敏反应的患者禁用。有应用非甾体抗炎药后发生胃肠道出血或穿孔病史的患者禁用。有活动性消化道溃疡或出血，或者既往曾复发溃疡或出血的患者禁用。临床试验发现本品可引起可逆性的肝酶升高，大多数为轻度，且通常在继续治疗过程中缓解。大多数患者氨基转移酶升高发生在用药 3 个月内，服药初始阶段应定期检查血液丙氨酸氨基转换酶（ALT）和谷氨酸氨基转换酶

(AST),检查间隔视患者情况而定。有肝脏损害和明确的乙型肝炎或者丙型肝炎血清学指标阳性的患者慎用。对于有活动性胃肠疾病的患者慎用。服药期间不应使用免疫活疫苗。免疫缺陷、未控制的感染、肾功能不全、骨髓发育不良的患者慎用。

品名:雷公藤多苷片

剂型与规格:片剂:10mg。

用法与用量:口服,每次10~20mg,每日2~3次。

药理与用途:抗炎免疫抑制剂,抗炎作用机制为降低毛细血管通透性,抑制炎症浸润渗出,抑制或对抗各类炎症介质;对细胞及体液免疫有抑制作用。适用于治疗类风湿关节炎、红斑狼疮、慢性肾炎、各种皮肤病、病毒性肝炎等。

不良反应:可有恶心、食欲减退、白细胞减少及血小板减少、月经紊乱、精子减少等。

注意事项:有严重心血管病、肝肾功能不全、老年患者及儿童慎用;孕妇禁用。

品名:氯唑沙宗 Chlorzoxazone

剂型与规格:片剂:0.1g、0.2g。

用法与用量:口服,每次0.2~0.4g,每日3次,饭后服。

药理与用途:新型强效中枢肌肉松弛剂,能解除骨骼肌痉挛并具有镇痛作用。临床适用于急慢性软组织扭伤、挫伤、运动后肌肉酸痛、肌肉劳损疼痛等。

不良反应:主要有恶心、胃肠道不适等;头昏、头晕、嗜睡等神经系统反应。

注意事项:肝、肾功能不良者慎用;与吩噻嗪类、巴比妥类等中枢神经抑制剂及单胺氧化酶抑制剂合用时应减少本品的用量。

品名:复方氯唑沙宗 Compound Chlorzoxazone(鲁南贝特)

剂型与规格:片剂:每片含氯唑沙宗0.125g、对乙酰氨基酚0.15g。

用法与用量:口服,每次2片,每日3~4次,疗程10日。

药理与用途:氯唑沙宗为一种中枢性骨骼肌松弛剂,主要通过作用于脊髓和大脑皮层下中枢,抑制致肌肉痉挛有关的多突触反射而产生肌松作用,缓解痉挛所致疼痛并增加受累肌肉的灵活性;对乙酰氨基酚为非甾体类解热镇痛药,可能主要通过抑制前列腺素的合成而产生镇痛、解热作用;对乙酰氨基酚的存在可使氯唑沙宗的作用增强。用于各种急性骨骼肌损伤。

不良反应:偶见轻度嗜睡、头晕、恶心、心悸、无力、上腹痛等反应,遇过敏反应停药。

注意事项:对氯唑沙宗或对乙酰氨基酚过敏者禁用;孕妇、肝、肾功能不全者慎用。

品名:双氯芬酸二乙胺乳 Diclofenac Diethylamine(扶他林)

剂型与规格:乳胶剂:0.2g/20g。

用法与用量:外用,按痛处面积大小,取本品适量,轻轻揉搓,使本品渗透皮肤,每日3~4次。

药理与用途:本品为前列腺素合成抑制剂,具有抗炎、镇痛作用。局部应用,其有效成分可穿透皮肤达到炎症区域,缓解急、慢性炎症反应,使炎性肿痛减轻、疼痛缓解。用于缓解肌肉、软组织和关节的轻至中度疼痛。如:缓解肌肉、软组织的扭伤、拉伤、挫伤、劳损、腰背部损伤引起的疼痛以及关节疼痛等;也可用于骨关节炎的对症治疗。

不良反应:偶可发生皮疹、皮肤瘙痒、发红和刺痛。

注意事项:对本品及其成分(异丙醇或丙二醇)或其他非甾体抗炎药过敏者禁用;过敏体质者、12岁以下儿童慎用;孕妇和哺乳期患者不推荐使用;避免长期大面积使用;勿用于皮肤损伤或开放性创伤处;勿接触眼和黏膜或口服。

品名:秋水仙碱 Colchicine

剂型与规格:片剂:0.5mg、1mg;注射剂:1mg/2ml。

用法与用量:口服,缓解痛风急性发作时的疼痛:每次1mg,以后每2小时0.5mg,至剧痛缓解为止。每日不得超过6mg。预防痛风急性发作:每日0.5~1mg,睡前服。

药理与用途:秋水仙碱对急性痛风性关节炎有选择性的消炎作用,其作用主要是抑制粒细胞浸润,能抑制细胞菌丝分裂,有一定的抗肿瘤作用。主要用于急性痛风。也适用于乳腺癌、肺癌、食管癌、霍奇金病及再生障碍性贫血的治疗。

不良反应:秋水仙碱的毒性较大,常见胃肠道反应、心悸、发热、四肢酸痛;肾脏损害可见血尿、少尿,对骨髓有直接抑制作用,引起粒细胞缺乏、再生障碍性贫血。

注意事项:漏于血管外可引起局部坏死;治疗急性痛风,每个疗程间应停药3天,以免发生蓄积中毒;用药期间应定期检查白细胞、血小板、骨髓造血功能及肝肾功能;胃肠反应是严重中毒的前驱症状,症状出现时即行停药;孕妇、年老体弱者、有心血管疾病或肝、肾功能不良者禁用。

品名:丙磺舒 probenecid(羧苯磺胺、Benemid、Probalan)

剂型与规格:片剂:0.25g、0.5g。

用法与用量:口服,慢性痛风:每次0.25g,每日2~4次,1周后可增至每次0.5~1g,每日2次。增加青霉素类的作用,每次0.5g,每日4次。

药理与用途:促尿酸排泄药,能抑制肾小管对尿酸盐的再吸收,促进尿酸的排泄,降低血浆尿酸盐的浓度。临床适用于慢性痛风及痛风性关节炎。

不良反应:少数患者可见胃肠道反应、皮疹、发热;偶可引起急性痛风的发作。

注意事项:服用本品时,同服大量水,并加服碳酸氢钠,防止尿酸盐在泌尿道形成尿结石;不宜与利尿酸、氢氯噻嗪、保泰松、吲哚美辛及口服降糖药同服;肾功能不全、对磺胺类药过敏者及2岁以下儿童禁用。

品名:苯溴马隆 Benzbromarone(苯溴酮、苯溴香豆素、痛风利仙、Narcaricin、Exurate)

剂型与规格:片剂:50mg、100mg。

用法与用量:口服,每次50~100mg,每日1次,早餐时服用。

药理与用途:促尿酸排泄药,主要作用于肾近曲小管,抑制尿酸重吸收,能迅速地降低过高的血清尿酸含量。临床适用于原发性高尿酸血症及各种原因引起的痛风。

不良反应:少见胃肠道反应;偶见肾绞痛、过敏性皮疹等,少数患者可出现粒细胞减少。

注意事项:服用本品患者每日同时加服碳酸氢钠3g,饮用液体量需达1.5~2L;肾功能不全者(肾小球滤过率低于20ml/min)慎用;妊娠期禁用。

品名:别嘌醇 Allopurinol(别嘌呤醇、痛风宁、Valeric)

剂型与规格:片剂:0.1g;通益风宁:每片含别嘌醇0.1g、苯溴马隆0.02g。

用法与用量:口服,每次0.05~0.1g,每日2~3次。严重痛风每日可用至0.6g;儿童,每日8mg/kg,分2~3次服用。通益风宁:每次1片,每日1~3次。

药理与用途:嘌呤类抗痛风药,可抑制黄嘌呤氧化酶,使尿酸合成减少,血中尿酸浓度降低。临床适用于慢性痛风和防止痛风性肾病、继发性高尿酸血症以及重症癫痫的治疗。

不良反应:少数患者有头晕、头痛、嗜睡、关节痛、腹痛、腹泻、血清转氨酶升高、过敏性皮疹、脱发、发热、全血细胞减少或白细胞减少;偶见剥脱性皮炎、中毒性肝炎、肝细胞坏死、肾功能衰竭等严重反应。

注意事项:本药可影响患者驾驶及操作机器的能力,尤其是与乙醇同用时;在开始治疗时,可能出现痛风急性发作,在开始治疗的4~8周内可与少量秋水仙碱合用;服药期间应多饮水,同时宜食低嘌呤饮食,并应饭后服药以减少对胃的刺激;由血液病或肾功能衰竭所致的继发性高尿酸血症患者、有肝肾功能损害者、有造血功能障碍病史及老年人慎用;孕妇、14岁以下儿童、严重肾功能不全者、有肾结石形成倾向者禁用。

品名:非布司他 Febuxostat

剂型与规格:片剂:40mg、80mg。

用法与用量:用于治疗有痛风症状的高尿酸血症患者时,推荐本品剂量为40mg或80mg,每日1次。推荐本品的起始剂量为40mg,每日1次。给药剂量40mg,持续两周后,对血清尿酸水平(sUA)仍高于6mg/dl的患者,推荐给药剂量80mg。给药本品时无需考虑食物或抗酸剂的影响。轻或中度肝、肾功能损伤患者服用本品时不必调整剂量。预防痛风急性发作推荐至少用药6个月。使用本品治疗2周后即可进行血清尿酸的再检验。治疗目标是降低和维持血清尿酸水平使其低于6mg/dl。

药理与用途:用于已出现尿酸沉积(包括痛风石、痛风性关节炎)的慢性高尿酸血症的治疗。不推荐本品用于治疗无症状性高尿酸血症。本品为新型的非嘌呤类黄嘌呤氧化还原酶抑制剂,其对黄嘌呤氧化还原酶具有高度的选择性,并对氧化型和还原型的黄嘌呤氧化还原酶均有显著的抑制作用。

不良反应:最常见的为肝功能异常,较少发生的有:贫血、特发性血小板减少性紫癜、白细胞增多或减少、嗜中性粒细胞减少症、全血细胞减少症、心绞痛、ECG异常、心悸、窦性心动过缓、心动过速、耳聋、耳鸣、眩晕、视觉模糊、腹胀、腹痛、便秘、口干燥、消化不良、肠胃气胀、频便、胃炎、胃食管反流疾病、胃肠不适、龈痛、呕血、胃酸过多、便血、口腔溃疡形成、胰腺炎、消化性溃疡、呕吐、胸痛、不适、水肿、疲劳、情绪异常等。

注意事项:对本品活性成分或任何辅料过敏的患者禁用。正在服用硫唑嘌呤、巯嘌呤或胆茶碱的患者禁用本品。开始应用本品治疗后,可观察到痛风发作增加,这是由于变化的血清尿酸水平减少导致沉积的尿酸盐活动引起的。为预防本品给药时发生痛风发作,推荐同时给非甾体抗炎药或秋水仙碱。治疗期间应对心肌梗死及脑卒中的体征和症状进行监测。治疗期间定期监测肝功能。

品名:来氟米特 Leflunomide(爱若华、妥抒、Arava)

剂型与规格:片剂:10mg、20mg、100mg。

用法与用量:口服:为了快速达到稳态血药浓度,建议治疗的最初三天给予负荷剂量,即一次 50mg,每日 1 次;随后给予维持剂量,即一次 20mg,每日 1 次;也可根据病情及个体情况,最初一次 10mg,每日 1 次;如无不良反应,可增加至一次 20mg,每日 1 次;待病程稳定后,改为一次 10mg,每日 1 次维持治疗。在使用本药治疗期间可继续使用非甾体抗炎药或低剂量皮质类固醇激素。

药理与用途:为具有抗增殖活性的异噁唑类免疫抑制剂。其作用机制主要是通过其活性代谢产物 A771726(M_1)抑制二氢乳清酸脱氢酶的活性,从而影响活化淋巴细胞的嘧啶合成。体内外试验表明本品具有抗炎作用。用于成人活动性类风湿关节炎治疗。

不良反应:可逆性肝脏酶(ALT 和 AST)升高、脱发、皮疹较为明显,在应用过程中应加以注意。其他有腹泻、瘙痒、腹痛、背痛、高血压、消化不良、恶心、口腔溃疡、头晕、头痛、呼吸道感染等。

注意事项:对本品及其代谢产物过敏者及严重肝功能不全者、孕妇及哺乳期妇女禁用;年龄小于 18 岁的患者不宜使用本品;活动性胃肠道疾病、肾功能不全、明确的乙肝或丙肝血清学指标阳性的患者、免疫缺陷、未控制的感染、骨髓发育不良(bone marrow dysplasia)的患者、有间质性肺炎或肺纤维症病史者慎用;准备生育的男性应考虑中断服药,同时服用考来烯胺(消胆胺);服药期间不应使用免疫活疫苗;服药初始阶段应定期检查 ALT 和白细胞。

六、抗帕金森病药

品名:左旋多巴 Levodopa(左多巴、Dopar)

剂型与规格:片剂:50mg、100mg、250mg;注射剂:50mg/20ml。

用法与用量:治疗震颤麻痹:开始时一日 0.25 ~ 0.5g,每服 2 ~ 4 日增加 0.125 ~ 0.5g。维持量一日 3 ~ 6g,分 4 ~ 6 次服。治疗肝性脑病:每日 0.3 ~ 0.4g,加入 5% 葡萄糖 500ml 中每日 1 次静脉滴注,待清醒后减量至每日 0.2g。

药理与用途:本药是体内合成去甲肾上腺素、多巴胺等的前体物质,通过血-脑脊液屏障进入中枢,经多巴脱羧酶转化成 DA 而发挥作用,改善肌强直和运动迟缓效果明显,持续用药对震颤、流涎、姿势不稳及吞咽困难有效,临床用于震颤麻痹。对轻、中度病情者效果较好、重度或老年人效果差。此外用于肝性脑病,可使患者清醒,症状改善。

不良反应:胃肠道反应;精神障碍;运动并发症;心血管反应;可有直立性低血压,严重时可有眩晕或晕厥;另有心律失常、心绞痛、心肌梗死。

注意事项:应从小剂量开始逐渐加量;饭后或少食后服药可以减轻胃肠道反应;应坚持长期治疗,至少用药 4 周以上。有时达 6 个月始达最佳疗效;患胃及十二指肠溃疡、骨软化症、支气管哮喘、闭角型青光眼、心肌梗死、冠状动脉供血不足的患者慎用;对本品过敏、患严重器质性脑病、内分泌失调、肾脏、肝脏、心脏病、精神病患者禁用;患高血压、糖尿病、心律失常的患者及哺乳期妇女也不宜使用。

品名:卡比多巴 Carbidopa(α-甲基多巴肼)

剂型与规格:片剂:12.5mg、25mg。

用法与用量:常与左旋多巴按 1∶10 的比例合用。开始 1 次剂量,卡比多巴 10mg,左旋多巴 100mg,每日 4 次。以后每隔 3 ~ 7 日每日增加卡比多巴 40mg,左旋多巴 400mg,直至每日量卡比多巴达 200mg,左旋多巴达 2g 为限。如患者已先用左旋多巴,须停药 8 小时以上才能再合用二药。

药理与用途:卡比多巴为外周脱羧酶抑制剂,不易进入中枢,能抑制外周的左旋多巴转化为多巴胺,使循环中左旋多巴含量增高,而进入中枢的量多。用于各种原因引起的帕金森症。

不良反应:与左旋多巴合用可出现恶心、呕吐等。还可以引起精神抑郁,面部、舌、上肢及手部的不自主运动。

注意事项:妊娠期间避免使用卡比多巴和左旋多巴;不宜和金刚烷胺、苯扎托品、开马君、苯海索合用;与左旋多巴合用时,必要时可加服维生素 B_6;青光眼、精神病患者禁用。

品名:卡左双多巴 Carbidopa and Levodopa(卡比多巴-左旋多巴、帕金宁、心宁美、神力酶、息宁 Sinemet、复方卡比多巴、Compound Carbidopa)

剂型与规格:控释片:每片含卡比多巴 50mg 和左旋多巴 200mg。

用法与用量:口服,每次 0.5~1 片,每日 2~4 次,按病情需要逐渐增量,一般每日不超过卡比多巴 75mg,左旋多巴 750mg。本品可整片或半片服用,不能咀嚼和碾碎药片。服用本品时,除左旋多巴外还可继续服用其他标准抗帕金森病药物,但需调整剂量。

药理与用途:本药是卡比多巴(一种芳香氨基酸类脱羧酶抑制剂)与左旋多巴(多巴胺的代谢前体)以聚合物为基质的复方控释片剂。左旋多巴在脑内通过脱羧形成多巴胺而缓解帕金森病的症状。不能透过血-脑脊液屏障的卡比多巴只抑制外周左旋多巴的脱羧,从而使更多的左旋多巴转运到脑,转化成多巴胺,避免了左旋多巴频繁大剂量给药的必要性。用于治疗帕金森病和帕金森综合征等。

不良反应:常见运动障碍、恶心、呕吐、抑郁、失眠和幻觉等,偶有消化道出血。

注意事项:对本药过敏者、精神病患者、闭角型青光眼、严重心血管疾病、肝肾功能不全者、内分泌失调者、孕妇及哺乳期妇女禁用;消化道溃疡、高血压、黑色素瘤患者慎用。调整剂量期间应对患者进行严密监护。

品名:多巴丝肼 Levodopa and Benserazide(苄丝肼多巴、左旋多巴/苄丝肼、美多巴、Madopar)

剂型与规格:片剂:复方制剂,125mg 含左旋多巴 100mg 与苄丝肼 25mg;250mg 含左旋多巴 200mg 与苄丝肼 50mg。

用法与用量:口服,第一周每次 125mg,每日 2 次。然后每隔一周增加 125mg,一般一日总量不宜超过 1000mg,分 3~4 次服用。维持剂量为每次 250mg,每日 3 次。

药理与用途:本品为复方制剂,含左旋多巴及苄丝肼。苄丝肼为外周脱羧酶抑制剂,不易进入中枢,仅抑制外周左旋多巴转化为多巴胺,使循环中左旋多巴含量增加 5~10 倍,因而进入中枢的左旋多巴的量也增多,左旋多巴在脑内经多巴脱羧酶作用转化为多巴胺而发挥药理作用,改善帕金森病症状。苄丝肼与左旋多巴合用既可降低左旋多巴的外周性心血管系统的不良反应,又可减少左旋多巴的用量。适用于治疗帕金森病及脑炎后、动脉硬化性或中毒性帕金森综合征,但不包括药物引起的帕金森综合征。

不良反应：较常见的不良反应有恶心、呕吐，直立性低血压，头、面部、舌、上肢和身体上部的异常不随意运动，精神抑郁，排尿困难；较少见的不良反应有：高血压、心律失常、溶血性贫血、胃痛、非常疲劳或无力；常年使用本药，部分患者可突然发生运动不能、震颤及强直，如“开关”现象；情绪紧张可促进患者发生反常运动不能或“起步困难”。

注意事项：对左旋多巴或苄丝肼过敏者、孕妇及哺乳期妇女、黑色素瘤患者、严重精神疾患、严重心律失常、心力衰竭、闭角型青光眼、消化性溃疡和有惊厥史者禁用。25岁以下患者、高血压、心律失常、糖尿病、支气管哮喘、肺气肿、肝肾功能障碍、尿潴留者慎用。

品名：金刚烷胺 Amantadine（金刚胺、三环癸胺）

剂型与规格：片剂：100mg。

用法与用量：口服，每次0.1g，早晚各1次，最大剂量每日400mg；儿童用量酌减，可连用3～5日，最多10日，1～9岁儿童每日3mg/kg，每日最大用量不超过150mg。

药理与用途：进入脑组织后可促进释放多巴胺，或延缓多巴胺的代谢而发挥抗震颤麻痹作用。对震颤麻痹有明显疗效，缓解震颤、僵直效果好。

不良反应：少数患者有嗜睡、眩晕、抑郁、食欲减退等；亦可出现四肢皮肤青斑、踝部水肿等。

注意事项：震颤麻痹患者每日超过200mg，疗效不增、毒性增加；老年患者耐受性低可出现幻觉谵妄；精神病、脑动脉硬化、癫痫、哺乳期妇女慎用；可致畸胎，孕妇禁用；肾功能不良者酌减剂量。

品名：溴隐亭 Bromocriptine（溴麦角隐亭、溴麦亭、溴麦角环肽）

剂型与规格：片剂：2.5mg、5mg、20mg；胶囊剂：10mg。

用法与用量：口服，震颤麻痹：开始每次1.25mg每日2次，2周内逐渐增加量，必要时每14～28日每日增加2.5mg，直至最佳效果。每日剂量20mg为宜。

药理与用途：多肽类麦角生物碱、选择性地激动多巴胺受体，一般剂量时激动 D_2 受体，发挥抗震颤麻痹作用。抗震颤麻痹的疗效优于金刚烷胺及苯海索，对僵直、少动效果好，对重症患者效果好，用于左旋多巴疗效不好或不能耐受患者、症状波动者，用于各种原因所致催乳激素过高引起的闭经或乳溢，抑制生理性泌乳，治疗肢端肥大症、女性不育症，也可用于舞蹈病。

不良反应:有恶心、头痛、眩晕、疲倦、腹痛、呕吐等;也可出现低血压、多动症、运动障碍及精神症状。

注意事项:如与左旋多巴合用可提高疗效,但应用本品10mg,须减少左旋多巴剂量12.5%;用于治疗闭经或乳溢,可产生短期疗效,不宜久用;长期应用需定期检查肝功能及血象;对麦角生物碱过敏者、心脏病、周围血管性疾病及妇女妊娠期禁用。

品名:吡贝地尔 Piribedil(双哌嘧啶、泰舒达、Trastal、Trivastal)

剂型与规格:片剂:50mg。

用法与用量:口服,治疗帕金森病单独使用本品时,每次50mg,每日3次;与左旋多巴合用时,每次50mg,每日1~2次。其他用途时,每次50mg,每日1次。

药理与用途:多巴胺受体激动剂,作用于黑质纹状体系统突触后膜的D_2受体和中脑皮质、大脑边缘叶的D_1、D_2受体。临床主要用于帕金森病的辅助治疗。也可用于改善老年患者的智能缺陷所致的某些症状及视网膜血栓性疾病的辅助治疗。

不良反应:消化道症状包括恶心、呕吐、腹胀;少数患者可出现低血压和嗜睡。

注意事项:急性心肌梗死和循环衰竭的患者禁用。

品名:苯海索 Trihexyphenidy(安坦、Artane)

剂型与规格:片剂:2mg。

用法与用量:口服,开始第1天1~2mg,逐渐增至每日5~10mg,分次服。对药物引起的锥体外系反应,口服,开始每日1mg,并渐增剂量直至每日5~15mg。最多每日不超过20mg。

药理与用途:对中枢纹状体M-胆碱受体有阻断作用,外周抗胆碱作用较弱,所以不良反应轻。临床用于震颤麻痹,脑炎后或动脉硬化引起的震颤麻痹,改善震颤明显,但总的疗效不及左旋多巴、金刚烷胺。用于轻症及不能耐受左旋多巴的患者,利血平、吩噻嗪类引起的锥体外系反应和肝豆状核变性。

不良反应:有口干、便秘、尿潴溜、瞳孔散大、视力模糊等抗胆碱反应。

注意事项:老年人对药物较敏感,注意控制剂量;青光眼患者和前列腺肥大的老年患者禁用。

品名:巴氯芬 Baclofen(氯苯氨丁酸、力奥来素、Lioresal)

剂型与规格:片剂:5mg、10mg、25mg。

用法与用量:口服,每次 5mg,每日 3 次,可根据病情渐增量至 15 ~ 20mg。

药理与用途:解痉药,能抑制单突触和多突触的脊髓传递,其机制在于激动 GABA β 受体而使兴奋性氨基酸及门冬氨酸的释放受到抑制。适用于减轻脊髓病变、多发性硬化、脊髓损伤所致的肢体肌张力增高。

不良反应:可有嗜睡、恶心、呕吐、乏力、眩晕、低血压、失眠、肝功能异常等不良反应。

注意事项:本品不宜与镇静剂、乙醇、左旋多巴合用;肾功能及肺功能不全者,以及脑卒中患者、儿童适当减量;溃疡病、精神病、癫痫患者,妊娠及哺乳期妇女慎用。

七、抗 癫 痫 药

品名:苯妥英钠 Phenytoin Sodium(大仑丁、Dilantin)

剂型与规格:片剂:100mg;注射剂:0. 25g/5ml;粉针剂:0. 1g、0. 25g。

用法与用量:口服,每次 50 ~ 100mg,每日 2 ~ 3 次,一般每日 100 ~ 300mg,极量:一次 300mg;儿童每日 5 ~ 10mg/kg,分 2 次给药。静脉用药时,缓慢注射(小于每分钟 50mg),每次 10 ~ 15mg/kg,隔 6 ~ 8 小时重复,儿童每次 5mg/kg,给药速度不超过每分钟 1 ~ 3mg/kg。注射时须心电图监测。

药理与用途:本品对大脑皮层运动区有高度选择性的抑制,防止异常放电的传播。主要用于抗癫痫大发作、局限性发作,对精神运动性发作效果次之,对小发作无效。用于全身强直阵挛性发作、复杂部分性发作(精神运动性发作、颞叶癫痫)、单纯部分性发作(局限性发作)和癫痫持续状态。还用于治疗三叉神经痛及心律失常。

不良反应:长期或血药浓度超过每毫升 30μg,可能引起恶心,呕吐甚至胃炎,饭后服用可减轻。常见不良反应有眩晕、头痛、恶心、呕吐、厌食、皮疹等;儿童可发生牙龈增生;偶见共济失调、白细胞减少、再生障碍性贫血、构音不全、眼球震颤、复视等;罕见肝功能损害及骨髓抑制。

注意事项:大量快速静脉注射可出现房室传导阻滞;偶见心动过缓或心脏停搏、短时心脏收缩力减弱,并扩张血管,血压降低等;久服骤停易引起癫痫发作加剧;应定期检查血常规和齿龈的情况,长期服用时应补充维生素 D 和叶酸;妊娠哺乳期妇女和肝、肾功能障碍者慎用;对乙内酰脲衍生物过敏者禁用。

品名:丙戊酸钠 Sodium Valproate(抗癫灵)

剂型与规格:片剂:100mg、200mg。

用法与用量:口服,每次 200~400mg,每日 2~3 次;儿童每日 20~30mg/kg,分 2~3 次服用,一般宜从低剂量开始。

药理与用途:本品为一种不含氮的广谱抗癫痫药。对人的各型癫痫如各型小发作、肌阵挛性癫痫、局限性发作、大发作和混合型癫痫均有效。用于其他抗癫痫药无效的各型癫痫患者,尤以小发作为最佳。

不良反应:常见胃肠道反应,如厌食、恶心、呕吐;少数患者出现淋巴细胞增多、血小板减少、脱发、思睡、无力、共济失调。

注意事项:少数患者出现肝脏毒性,发现肝功能变化时及时停药处理;服用 6 个月以内应定期查肝功能和血象;有先天代谢异常者慎用;肝病患者、孕妇禁用。

品名:卡马西平 Carbamazepine(酰胺咪嗪、痛惊宁、痛痉宁、得理多、Tegretol)

剂型与规格:片剂:100mg、200mg。

用法与用量:口服,每次 100~200mg,每日 2~3 次,逐渐增至 400mg,每日 2~3 次;儿童每日 10~20mg/kg,分次服。

药理与用途:本品可稳定过度兴奋的神经细胞膜,抑制反复的神经放电,减少突触对兴奋冲动的传递。抗癫痫作用,对精神运动性发作最有效,对大发作、局限性发作和混合型癫痫也有效,减轻精神异常对伴有精神症状的癫痫尤为适宜。对三叉神经痛、舌咽神经痛疗效较苯妥英钠好。有抗利尿作用。能预防或治疗躁狂抑郁症、抗心律失常。

不良反应:有头晕、嗜睡、乏力、恶心、呕吐,偶见粒细胞减少、可逆性血小板减少,甚至引起再生障碍性贫血和中毒性肝炎等;应定期检查血象;偶见过敏反应。

注意事项:可致甲状腺功能减退;大剂量时可引起房室传导阻滞,应控制剂量。定期查血、肝功能及尿常规;心肝肾功能不全者及初孕妇、哺乳期妇女忌用,青光眼、心血管严重疾患及老年病者慎用;卡马西平过敏者、房室传导阻滞、造血功能障碍和间歇性血卟啉病史者禁用。

品名:苯巴比妥 Phenobarbital(鲁米那、Luminal)

见催眠镇静药。

品名:扑米酮 Primidone(去氧苯比妥、扑痫酮、Mysoline)

剂型与规格:片剂:0.25g。

用法与用量:成人常用量,50mg 开始,睡前服用,3 日后改为每日 2 次,一周后改为每日 3 次,第 10 日开始改为 250mg,每日 3 次,总量不超过每日 1.5g;维持量一般为 250mg,每日 3 次。小儿常用量,8 岁以下,每日睡前服 50mg;3 日后增加为每次 50mg,每日 2 次;一周后改为 100mg,每日 2 次;10 日后根据情况可以增加至 125~250mg,每日 3 次;或每日按体重 10~25mg/kg 分次服用。8 岁以上同成人。

药理与用途:作用与苯巴比妥相似,但作用及毒性均较低。对癫痫大发作及精神运动性发作有效。

不良反应:呕吐为常见不良反应;宜从小剂量开始,逐渐增量;此外还有嗜睡,共济失调;偶见巨细胞性贫血。

注意事项:严重肝、肾功能不全者禁用;不宜与苯巴比妥合用。

品名:托吡酯 Topiramate(妥泰、Topamax)

剂型与规格:片剂:25mg、50mg、100mg。

用法与用量:口服,开始 25~50mg,每晚 1 次,以后每周增加 1 次,每次增加 25mg,直至症状控制为止。维持量为每日 200~300mg,分 2 次服用。2 岁以上儿童:初始剂量为每日 12.5~25mg,然后逐渐增加至每日 5~9mg/kg,维持剂量为 100mg,分 2 次服。

药理与用途:一种新型的抗癫痫药,研究表明该药可阻断神经元持续去极化依赖的钠通道,增加 γ-氨基丁酸(GABA)激活 GABA 受体的频率,还可抑制一些碳酸酐酶同工酶。本品主要用于部分性发作的辅助治疗,近来也有用于单药治疗成功的报告。

不良反应:与中枢相关的症状,包括思维缓慢、精力不集中、嗜睡、抑郁、焦虑、头晕、遗忘、眼球震颤和共济失调;此外还可有食欲不振、味觉倒错、皮疹和体重减轻。

注意事项:禁用于对本品过敏者;慎用于孕妇和哺乳期妇女;对伴有潜在肾病的患者,可能增加肾结石形成的危险,大量饮水可防止其发生。

品名:拉莫三嗪 Lamotrigine(利必通、那蒙特金)

剂型与规格:片剂:25mg、50mg、100mg、150mg、200mg

用法与用量:口服,单药使用:成人及12岁以上儿童:初始量25mg,每日1次,连服2周。随后2周,每次50mg,每日1次,此后,每隔1~2周增量。一次最大增量为50~100mg,直至最佳疗效。通常有效维持量为每日100~200mg,单次或分2次服用。部分患者用量可达一日500mg;与丙戊酸钠合用:前2周为一次25mg,隔日一次;随后2周,每次25mg,每日1次;此后,每隔1~2周增量,一次最大增量为25~50mg,直至最佳疗效。维持量为一日100~200mg,单次或分2次服用。2~12岁儿童:与丙戊酸钠合用:初始剂量为一日0.15mg/kg,每日1次,连服2周;随后2周,每次0.3mg/kg,每日1次;此后,每隔1~2周增量,一次最大增量为0.3mg/kg,直至最佳疗效。维持量为一日1~5mg/kg,单次或分2次服用。

药理与用途:本品为苯三嗪类抗癫痫药,是一种电压性的钠离子通道阻滞剂。通过减少钠内流而增加神经元的稳定性。用于成人及12岁以上儿童癫痫部分性发作或全身强直阵挛性发作的单药或添加治疗;用于2~12岁儿童的癫痫部分性发作或全身强直阵挛性发作的添加治疗。也可用于治疗合并有Lennox-Gastaut综合征的癫痫发作。

不良反应:头昏、嗜睡、头痛、疲倦、胃肠道紊乱(包括呕吐和腹泻)、激惹/攻击行为、共济失调、焦虑、精神混乱和幻觉;皮肤不良反应罕见严重的、致命危险的皮疹;罕见弥散性血管内凝血和多器官衰竭;可引起白细胞、中性粒细胞、血小板减少,贫血、全血细胞减少和非常罕见的再生障碍性贫血和粒细胞缺乏症;可有肝功能异常、罕见肝功能衰竭。

注意事项:对本品过敏者禁用;孕妇和哺乳期妇女、心功能不全、严重肝功能不全、肾衰竭者慎用。

八、镇静催眠药

品名:氟西泮 Flurazepam(氟安定)

剂型与规格:片剂:15mg、30mg。

用法与用量:口服,每次15~30mg,睡前服。年老体弱者开始时每次服用15mg,根据反应适当加量。15岁以下儿童不宜使用。

药理与用途:本品具有较好的催眠作用,可缩短入睡时间、延长总睡眠时间及减少觉醒次数。用于难以入睡、夜间屡醒及早醒的各型失眠。

不良反应:有眩晕、嗜睡、头昏、共济失调、胃烧灼感、恶心、呕吐、腹泻、便秘。

注意事项:年老体弱者剂量应限于15mg以内;不宜用于妊娠;长期服用本品有依赖性,应限制反复应用;暂不宜用于15岁以下儿童、肝肾功能不全者慎用;过量中毒出现中枢兴奋,不宜用巴比妥类药,以免产生过度抑制;严重抑郁症患者慎用;乙醇、巴比妥类等中枢抑制药可增强中枢抑制作用。

品名:地西泮 Diazepam(安定、Valium)

剂型与规格:片剂:2.5mg、5mg;注射剂:10mg/2ml。

用法与用量:口服:焦虑症:2.5~10mg,每日3次;催眠:每次5~10mg,睡前服用;麻醉前给药,1次10mg;抗惊厥,成人每次2.5~10mg,每日2~4次。6个月以上儿童,每次0.1mg/kg,每日3次;缓解肌肉痉挛,每次2.5~5mg,每日3~4次。

静脉注射:成人基础麻醉,10~30mg;癫痫持续状态,开始5~10mg,每5~10分钟按需要重复,达30mg后必要时每2~4小时重复治疗。静脉注射要缓慢。

药理与用途:本品选择性兴奋中枢的苯二氮䓬(BZ)受体,促进脑内主要抑制性神经递质γ-氨基丁酸(GABA)的神经传递功能,而产生抗焦虑、镇静、催眠、抗惊厥和肌松作用。临床适用于焦虑症及各种神经症。还可用于失眠及各种原因引起的肌肉痉挛、癫痫持续发作的治疗。

不良反应:常见嗜睡、乏力、萎靡、走路不稳(多见于老龄者);剂量过大可发生运动失调、精神迟钝、视物不清、便秘、头昏、口干、恶心、排尿困难、颤抖等;罕见有过敏反应、肝功能受损、肌无力、粒细胞减少;突然停药可出现不安、失眠、震颤、惊厥等;久服可产生耐受性和依赖性。

注意事项:老年体弱者用药后易引起精神失常,应慎用;可通过胎盘屏障和随乳汁分泌,孕妇和哺乳期妇女忌用;长期应用应逐渐减量停药,以免出现戒断症状;能引起肌张力低下而导致动作失灵和步态不稳,从事机械操作等危险作业者慎用;新生儿、青光眼患者、重症肌无力患者禁用。

品名:奥沙西泮 Oxazepam(去甲羟基安定、舒宁、Adumbran、Serax、Serenid)

剂型与规格:片剂:15mg、30mg。

用法与用量:口服,每次15~30mg,每日2~3次。

药理与用途:地西泮的主要代谢产物,作用与地西泮相似,但较弱。嗜睡、共济失调等副作用少。主要用于急、慢性焦虑及其他型神经焦虑症状的治疗,以及失眠和癫痫的辅助治疗。

不良反应:常见萎靡不振,以老年体弱者较多;可见视物模糊、头昏、头痛、恶心、呕吐、排尿不畅、口齿不清、疲倦无力。

注意事项:肝、肾功能不全者慎用。

品名:硝西泮 Nitrazepam(硝基安定、Nitrados、Surem)

剂型与规格:片剂:5mg。

用法与用量:口服,癫痫:每次5mg,每日3次;儿童,每日0.3~1mg/kg,分3次口服。失眠:每次5~10mg,睡前服用。

药理与用途:具有催眠、抗焦虑及较强的抗惊厥作用,适用于各种原因失眠和抗癫痫治疗,对婴儿痉挛、肌阵挛性癫痫有较好疗效。

不良反应:嗜睡、头晕;老年人用量过大可致短时精神错乱;在长期服用时减少用量可致失眠加重;儿童过量可引起嗜睡及支气管分泌增加;久用可出现轻度的耐受性和依赖性;老人、肝功能不全及呼吸系统疾病患者慎用,重症肌无力患者禁用。

品名:氯硝西泮 Clonazepam(利福全、氯硝安定、Clonopin)

剂型与规格:片剂:0.5mg、2mg;注射剂:2mg/2ml。

用法与用量:口服,初始量每日0.75~1mg,分2~3次服用,以后逐渐增加。维持量每日4~8mg,分2~3次服用;儿童开始每日10~50μg/kg,分2~3次服用,以后逐渐递增,维持量每日100~200μg/kg,分2~3次服用。肌内注射,每次1~2mg,每日2次。静脉注射,1~4mg。

药理与用途:药理作用与地西泮相似,抗惊厥作用比地西泮强5倍,口服或注射可控制阿片戒断时的激动不安或焦虑时惊恐发作,具有镇静、催眠、抗焦虑、抗惊厥、抗癫痫等作用,可有效控制急性躁狂症。适用于治疗各种类型的癫痫发作。主要用于儿童小发作、婴儿痉挛性肌阵挛性癫痫。

不良反应:常见嗜睡、共济失调、头晕、乏力等;少数出现反常现象,如不安、兴奋、激动等。

注意事项:静脉注射时对心脏、呼吸抑制作用比地西泮强,需注意;停药时应逐渐减量、长期服药突然中断治疗可引起癫痫持续状态、长期使用可产生耐药性;肝、肾功能不全患者慎用;青光眼患者禁用。

品名:劳拉西泮 Lorazepam(氯羟去甲安定、氯羟安定、氯羟二氮䓬、Ativan、

Lorax、Quait)

剂型与规格:片剂:0.5mg、1mg、2mg。

用法与用量:口服,抗焦虑:每次1~2mg,每日2~3次。镇静催眠:一次2mg,睡前服。

药理与用途:为中效的苯二氮䓬类中枢神经抑制药,可引起中枢神经系统不同部位的抑制,随着用量的加大,临床表现可自轻度的镇静到催眠,甚至昏迷。其作用与地西泮相似。但抗焦虑作用较地西泮强,诱导入睡作用明显。口服吸收良好、迅速。用于焦虑、失眠及癫痫;还可以用作镇吐剂来控制抗肿瘤药物引起的恶心和呕吐;治疗紧张性头痛、麻醉前及内镜检查前的辅助用药。

不良反应:常见易疲劳与倦怠、嗜睡、眩晕、共济失调、肌力减弱、轻度呼吸抑制作用;长期应用可产生药物依赖;静脉注射可发生静脉炎或静脉血栓形成;可能引起血质不调,或损害肝或肾的功能。

注意事项:对本品或其他苯二氮䓬类药物过敏、青光眼、重症肌无力、睡眠呼吸暂停综合征、严重呼吸功能不全者和孕妇禁用;中枢神经系统处于抑制状态的急性乙醇中毒者、有药物滥用或成瘾史者、癫痫患者、运动过多症患者、低蛋白血症、严重精神抑郁症、严重慢性阻塞性肺疾病患者、伴呼吸困难的重症肌无力者、肝肾功能不全者、哺乳期妇女慎用;不能与麻醉药、巴比妥类或乙醇合用。

品名:阿普唑仑 Alprazolam(佳静安定、佳乐定、Xanax)

剂型与规格:片剂:0.25mg、0.4mg、0.5mg、1mg。

用法与用量:口服,焦虑症:开始每次0.25~0.5mg,每日3次,以后可逐渐增量至每日3mg。抑郁症:开始0.4mg,每日2~3次,以后可逐渐增量至每日4mg,最大量不超过每日5mg。失眠:每次0.4~0.8mg,睡前服用。镇静:每次0.5mg,每日3次。

药理与用途:一种新型苯二氮䓬类药物,其抗焦虑、镇静、催眠及肌松作用均较地西泮强且毒性小。口服吸收迅速,适用于急性焦虑症或恐惧性障碍、抑郁、顽固性失眠以及癫痫的治疗。

不良反应:不良反应与地西泮相似,但发生率较低,主要有困倦、头晕、头痛、口干、便秘、心悸、视力模糊等;长期应用可产生依赖性,减量过快或骤停也可引起癫痫发作。

注意事项:3个月内的妊娠妇女慎用;长期用药应定期检查血象和尿常规,停止治疗时要在医师指导下逐步停药;用药期间不宜饮酒或从事机械操作;闭角型青光眼、重症肌无力及其他安定类药物过敏者、孕妇及哺乳期妇女禁用。

品名:艾司唑仑 Estazolam(三唑氯安定、忧虑定、舒乐安定、Eurodin)

剂型与规格:片剂:1mg、2mg。

用法与用量:口服,镇静:每次1~2mg,每日3次。催眠:每次1~2mg,睡前服用。抗癫痫:每次2~4mg,每日3次。麻醉前给药:手术前1小时服2~4mg。

药理与用途:艾司唑仑为苯二氮䓬衍生物,具有较强的镇静、安眠、抗惊厥、抗焦虑作用。用于各种原因引起的失眠、惊厥、焦虑、紧张、恐惧、癫痫发作等症。

不良反应:个别患者偶有疲乏、无力、嗜睡等反应。

注意事项:老年高血压患者慎用;对老、幼、体弱者视病情而减量;重症肌无力者禁用。

品名:三唑仑 Triazolam(三唑安定、海乐神、Halcion、Clorazolam)

剂型与规格:片剂:0.125mg、0.25mg。

用法与用量:一般临睡前口服,0.25~0.50mg。年老体弱者初量为0.125mg,也可按需要增至0.25mg。

药理与用途:短效的苯二氮䓬类药物,具有催眠、镇静、抗焦虑和肌松作用,其催眠、抗焦虑、肌松作用均优于地西泮。适用于治疗各型不眠症,尤其适用于入睡困难、醒觉频繁或早醒等睡眠障碍,也可用于焦虑及神经紧张等。

不良反应:可见头痛、头晕;偶见皮疹、眼睛不适、腹部不适;患者偶可出现兴奋、精神不集中等异常反应。

注意事项:长期服用易产生依赖性,因个体差异,增加剂量要慎重;本药服用时与乙醇及其他中枢神经抑制剂产生协同作用,不宜从事精神高度集中的工作、高空作业、开车等;本品服用过量可出现嗜睡及沉睡,注意观察呼吸、脉搏及血压,并对症处理;肝肾功能受损者、孕妇、哺乳期妇女、老年、儿童及有抑郁症者慎用;急性闭角型青光眼及重症肌无力患者禁用。

品名:羟嗪 Hydroxyzine(安泰乐、安他乐、Atarax、Vistaril)

剂型与规格:片剂:25mg;注射剂:200mg/2ml。

用法与用量:口服,每次25~50mg,每日3次。肌内注射,每次100~

200mg。

药理与用途:具有抗焦虑、镇静、弱安定及中枢性肌肉松弛作用,并有抗胆碱及抗组胺作用。适用于轻度焦虑紧张、情绪激动状态及绝经期的焦虑和不安症状,亦可用于失眠、麻醉前镇静、急慢性荨麻疹以及其他过敏性疾病、神经性皮炎等。

不良反应:长期服用能产生耐受性;偶有嗜睡、头晕。

注意事项:6 岁以下儿童慎用,每日剂量不宜超过 50mg,婴儿忌用。

品名:咪哒唑仑 Midazolam(咪唑安定、速眠安、多美康、Dormicum)

剂型与规格:片剂:15mg;注射剂:5mg/ml、15mg/3ml。

用法与用量:口服,催眠:每次 15mg,每晚 1 次。肌内注射,麻醉前给药:10 ~ 15mg,麻醉前 30 分钟。静脉注射,术前给药:2.5 ~ 5mg,术前 5 ~ 10 分钟。

药理与用途:具有镇静催眠,抗焦虑,抗惊厥和肌松作用,其安全性较地西泮好。临床用于失眠症和术前用药,尤其适用于老年人。

不良反应:偶有遗忘现象;大剂量注射可引起呼吸抑制。

注意事项:严重呼吸功能不全和器质性脑损伤患者慎用;孕妇禁用。

品名:苯巴比妥 Phenobarbital(鲁米那、Luminal)

剂型与规格:片剂:10mg、25mg、30mg、60mg、100mg;注射剂:100mg、200mg。

用法与用量:镇静、抗癫:每次 0.015 ~ 0.03g,每日 3 次。催眠:每次 0.03 ~ 0.09,睡前服 1 次。抗惊厥:肌内注射其钠盐,每次 0.1 ~ 0.2g,必要时 4 ~ 6 小时后重复给药 1 次。

药理与用途:为长效巴比妥类,具有镇静、催眠、抗惊厥作用,本品还有增强解热镇痛药之作用。用于镇静,如焦虑不安、烦躁、甲状腺功能亢进、高血压、功能性恶心、儿童幽门痉挛症;催眠,用于顽固性失眠症;抗惊厥,对兴奋药中毒、高热、破伤风、脑炎、脑出血引起的惊厥,也可用于癫痫持续状态治疗大发作,增强解热镇痛药的作用。

不良反应:用药后出现头晕、困倦等后遗效应;久用可产生耐受性及依赖性,应警惕蓄积中毒;少数患者可出现皮疹、药物热、剥脱性皮炎等过敏反应。

注意事项:用于治疗癫痫时不能突然停药,以免引起癫痫大发作;大剂量用产生急性中毒,最后呼吸衰竭而死亡;严重肺功能不全、支气管哮喘及颅脑损伤呼吸中枢受抑制者慎用或禁用;对本品过敏、严重肝、肾功能不全者、肝硬化者禁用;严重贫血、心脏病、糖尿病、高血压、甲亢患者、老年人、孕妇和哺乳期妇女慎用。

品名:司可巴比妥 Secobarbital(速可眠、Seconal)

剂型与规格:胶囊剂:100mg;注射剂:50mg/ml。

用法与用量:催眠:口服,每次 100mg,每晚 1 次;肌内注射,每次 100 ~ 200mg;静脉注射,每次 50 ~ 250mg,老年体弱者减量。镇静:口服,每次 30 ~ 50mg,每日 3 次,或静脉注射,每次 1.1 ~ 2.2mg/kg。抗惊厥:静脉注射,5.5mg/kg,速度不超过每分钟 200mg。麻醉前用药:口服,200 ~ 300mg,术前 1 ~ 2 小时。

药理与用途:短效巴比妥类催眠药,临床用于镇静、催眠、抗惊厥和术前用药。

不良反应:同苯巴比妥。

注意事项:肝功能不良者慎用。

品名:异戊巴比妥 Amobarbital(阿米妥、Amytal)

剂型与规格:片剂:10mg、15mg、30mg、60mg、100mg;注射剂:100mg/ml、200mg/ml。

用法与用量:口服,镇静:20 ~ 40mg,每日 2 ~ 3 次。催眠:每次 100 ~ 200mg,每晚 1 次。肌内注射或静脉注射,抗惊厥:300 ~ 500mg。极量:口服,每次 200mg,每日 600mg;注射,每次 250mg,每日 500mg。

药理与用途:中效巴比妥类催眠药。临床主要用于镇静、催眠和抗惊厥。

不良反应:同巴比妥。

注意事项:同巴比妥。

品名:吡唑坦 Zolpidem(思诺思、Stilnox、诺宾、Ambien)

剂型与规格:片剂:10mg。

用法与用量:口服,每次 10mg,每晚 1 次。可根据个体反应差异增至 10 ~ 15mg。65 岁以上老年人常用 5mg,一般不超过 10mg。

药理与用途:咪唑吡啶类药,有较强的镇静催眠作用。可缩短入睡时间,延长睡眠时间,缩短快动眼睡眠时间,但对正常睡眠很少有影响。临床用于失眠症的短期治疗。

不良反应:包括头痛、眩晕、嗜睡、恶心、呕吐和情绪低落。

注意事项:老年人、肝肾功能不全者、汽车驾驶者和机器操作者慎用;重症肌无力患者和15岁以下儿童禁用。

品名:水合氯醛 Chloral Hydrate

剂型与规格:溶液剂:10%。

用法与用量:口服,催眠:10%的水溶液5~15ml(0.5~1.5g),每晚1次;儿童每次50mg/kg。抗惊厥:多用灌肠,10%溶液10~15ml加等量水稀释后一次灌入。

药理与用途:一种安全有效的催眠药,特别适用于老年和顽固性失眠的患者。

不良反应:口服胃肠道刺激明显,有恶心、呕吐、上腹部不适等;偶见皮肤过敏和白细胞减少。

注意事项:长期服用可产生耐药性、药物依赖,停药后戒断症状明显;直肠炎和结肠炎患者禁用于灌肠,胃溃疡患者禁用于口服;严重肝、肾功能不全者禁用。

九、抗精神失常药

品名:氯丙嗪 Chlorpromazine(可乐静、冬眠灵、Wintermin)

剂型与规格:片剂:12.5mg、25mg、50mg;注射剂:10mg/ml、25mg/ml、50mg/2ml。

用法与用量:精神分裂症:口服,开始12.5~50mg,每日2~3次,在1周内逐渐增至200~300mg/d,最大量600~800mg/d。一般维持量100~150mg/d。肌内注射,25~50mg,每日2~3次。对极度躁动者,可用50~100mg加入5%葡萄糖或生理盐水500ml中静脉滴注,滴速40~60滴/分。极量,每次100mg。呕吐或呃逆:口服,12.5~25mg,每日2~3次。

药理与用途:本品通过阻断中脑-边缘叶及中脑-皮质通路中的多巴胺D_2受体而发挥抗精神病作用,用于治疗各型精神分裂症;通过抑制延髓催吐化学感受区及呕吐中枢,产生镇吐作用,用于放疗、化疗及各种疾病或药物引起的呕吐以及顽固性呃逆等;通过抑制下丘脑体温调节中枢,使机体体温随外界环境温度变化而变化,用于低温麻醉及人工冬眠疗法。此外,本品还可阻断α受体及M受体。并可能影响下丘脑某些激素的分泌以及加强中枢抑制药的作用。

不良反应:自主神经系统反应;锥体外系反应,长期用药可发生迟发性运动障碍;内分泌紊乱;行为改变,用量过大或对药物过敏者常见倦怠、乏力、精神萎靡等,亦可有兴奋、躁动、抑郁、焦虑、幻觉等症状;过敏反应;黄疸及肝功能异常;恶性症候群:用药过程中偶可见高热、意识障碍、肌强直和心肺功能危象,来势较猛,发展很快,预后欠佳,须正确识别与处理。中毒反应:用药过量可出现昏迷、血压下降、休克、心肌损害等症状,须立即对症治疗。

注意事项:孕妇、哺乳期妇女、儿童及老年人应慎用;用药期间应注意检查肝功能、血常规、尿胆红素等指标及定期进行眼科检查等;用药期间不宜从事驾驶、机械操作及高空作业等;合并严重的心血管疾病、尿毒症、肝功能严重减退、青光眼、前列腺肥大、昏迷、对氯丙嗪过敏及有癫痫病史者禁用。

品名:奋乃静 Perphenazine(Trilafon)

剂型与规格:片剂:2mg、4mg;注射剂:5mg/ml、5mg/2ml。

用法与用量:口服,每次 2~4mg,每日 1~3 次。精神病:每日 8~64mg,分次服。对兴奋躁动者,可先肌内注射,每次 5~10mg,每日 2~3 次。

药理与用途:本品为吩噻嗪类的哌嗪衍生物。药理作用与氯丙嗪相似,但抗精神病作用、镇吐作用较强,镇静作用较弱。毒性较低。对幻觉、妄想、焦虑、紧张、激动等症状有效,也可用于症状性精神病。

不良反应:锥体外系反应较多,有时可见排尿困难、低血压、迟发性运动障碍、头昏、口干,偶见视物不清。

注意事项:对吩噻嗪类药物过敏者、肝功能不全者、严重心血管疾患及震颤麻痹等患者禁用。

品名:氟奋乃静 Fluphenazine(氟非拉嗪、Permitil、Prolixin)

剂型与规格:片剂:2mg,5mg;注射剂:2mg/ml,5mg/2ml。

用法与用量:口服,精神分裂症:开始 2mg,每日 1 次,后渐增至每日 15~20mg,分 2~3 次饭后服用,最高剂量每日 30mg,维持量每日 4mg。焦虑状态:每日 1~5mg,分 1~2 次服用。呕吐、晕动病:每次 2mg。

药理与用途:作用机制同氯丙嗪,抗精神病作用比奋乃静强,且较久,镇静、降低血压作用微弱,但锥体外系反应比奋乃静更多见。用于妄想、紧张型精神分裂症。

不良反应:用药后容易出现锥体外系反应;偶见嗜睡、乏力、口干、视力模糊、低血压、粒细胞减少等。

注意事项:出现锥体外系反应,可用抗震颤麻痹药以预防或减少副作用;本药用量最好从小剂量开始,逐步增加;白细胞过低、血压过低、严重肝肾功能不全、心脑血管疾病及癫痫患者慎用;对本品过敏者、帕金森病患者及严重抑郁症患者禁用。

品名:三氟拉嗪 Trifluoperazine(甲哌氯丙嗪、三氟比拉嗪、Stelazine、Terfluzine)

剂型与规格:片剂:1mg、5mg。

用法与用量:口服,开始 5mg,每日 2~3 次,以后渐增至每日 30~40mg,最高剂量不超过每日 80mg,维持量每日 5~15mg。

药理与用途:与氯丙嗪相似,但其抗精神病和镇吐作用强,镇静催眠作用弱,尚有部分抗组胺、抗惊厥作用。临床主要用于治疗精神分裂症。

不良反应:与氯丙嗪相似,但锥体外系反应较氯丙嗪明显。

注意事项:肝功不良、冠心病、有惊厥史者慎用;老年患者宜减量。

品名:硫利达嗪 Thioridazine(甲硫达嗪、甲硫哌啶、利达新、Ridazine、Mallorol、Mellaril)

剂型与规格:片剂:10mg、25mg、50mg、100mg。

用法与用量:口服,开始 25~100mg,每日 3 次,以后渐增至 100~200mg,每日 3 次。维持量每日 100~200mg。

药理与用途:哌啶族吩噻嗪类抗精神病药,抗精神病作用强度同氯丙嗪,但镇静、抗幻觉、抗呕吐作用弱,锥体外系反应少,降血压及抗胆碱作用较强。临床适用于精神分裂症及老年精神病患者。

不良反应:锥体外系反应很少。常见昏睡、口干、眩晕、直立性低血压、皮疹等;长期大量应用可见闭经、阳痿、白细胞减少、血小板减少及视网膜色素沉着等;少数患者可出现心电图异常,主要为 T 波异常、Q-T 间期延长;偶见腹泻、腹胀、粒细胞减少、黄疸、肝功能异常等。

注意事项:孕妇、哺乳期妇女以及有期前收缩者慎用;用药期间不宜从事驾驶、机械操作及高空作业等;用药期间应定期检查血象和肝功;昏迷、器质性心脏病、白细胞或血小板过低以及对吩噻嗪类药物过敏者禁用。

品名:哌泊噻嗪 Pipotiazine(安乐嗪、哌泊嗪、哌普嗪、皮波梯尔)

剂型与规格:注射剂:25mg/2ml、50mg/2ml、100mg/2ml。

用法与用量:深部肌内注射,初次剂量 25~50mg。1 周后再注射 50~100mg,以后视病情调整剂量和间隔时间。一般每 3~4 周一次,每次 25~200mg,病情巩固期可酌减用药量或延长注射间隔。

药理与用途:常用其棕榈酸酯,为长效吩噻嗪类抗精神病药。其抗精神病作用与氯丙嗪相似,但降压、降体温作用较弱。临床可用于急、慢性精神分裂症,尤适用于慢性及妄想型精神分裂症。

不良反应:主要是锥体外系反应。亦可见口干、乏力、嗜睡、恶心、视力模糊等。偶见严重失眠、黄疸、粒细胞减少、直立性低血压、皮疹等。

注意事项:治疗期间不宜饮酒,不宜进行驾驶、机械操作及高空作业等活动;妊娠及哺乳期妇女应慎用;禁止与其他抗精神病药合用;急性闭角型青光眼、前列腺肥大、中毒性粒细胞缺乏患者、年老体弱者,以及严重心、肝、肾功能不全患者禁用。

品名:氟哌啶醇 Haloperidol(氟哌醇、氟哌丁苯、Serenase)

剂型与规格:片剂:1mg、2mg、4mg;注射剂:5mg/ml。

用法与用量:口服,开始 2mg,每日 1~2 次,以后根据病情和耐受情况调整剂量,常用剂量为 10~40mg/d,儿童及年老体弱者剂量宜减半。肌内注射,5~10mg,每日 1~2 次。静脉注射,本药 5mg 用 25% 葡萄糖稀释后 1~2 分钟内缓慢注入,每 8 小时 1 次,如好转可改为口服。

药理与用途:作用机制同氯丙嗪,但其抗精神病作用强大而持久,锥体外系反应多见。抗焦虑作用较强,镇静作用较弱,对体温和血压无明显影响。此外,还可阻断 α 肾上腺素受体。临床适用于各种急、慢性精神分裂症,躁狂症及焦虑症,为治疗兴奋性精神分裂症的首选药物之一。还可用于治疗儿童多发性抽动与秽语综合征。

不良反应:锥体外系反应多见且严重;亦可见头昏、口干、视力模糊、排尿困难、迟发性运动障碍、皮疹等;偶见粒细胞减少、角膜及晶状体浑浊、黄疸、轻度血压下降等;用药过量可致呼吸困难、疲乏无力、肌肉震颤、痉挛、昏迷以及心肌损伤等。

注意事项:用药期间不宜饮酒;甲亢、青光眼、尿潴留、癫痫、重症肌无力患者及心、肝、肾、肺疾病患者应慎用;孕妇、哺乳期妇女,以及震颤麻痹、心功能不全、严重中枢性抑制状态者禁用。

品名:氟哌利多 Droperidol(氟哌啶、哒罗哌丁苯、Dridol、Inapsine)

剂型与规格:片剂:5mg、10mg;注射剂:5mg/ml、5mg/2ml、10mg/2ml。

用法与用量:治疗精神分裂症:每日 10～30mg,分 1～2 次肌内注射。口服每日 5～20mg,分 2～3 次服用。神经安定镇痛:每 5mg 加芬太尼 0.1mg,在 2～3 分钟内缓慢静脉注射,5～6 分钟内如未达一级麻醉状态,可追加半倍至 1 倍剂量。麻醉前给药:手术前半小时肌内注射 2.5～5mg。

药理与用途:药理作用与氟哌啶醇相同,特点为体内代谢快,维持时间短,但其抗精神病作用和镇吐作用较强。用于治疗精神分裂症的急性精神运动性兴奋躁狂状态,与镇痛药芬太尼一起静脉注射,可使患者产生一种特殊麻醉状态,用于外科麻醉、某些小手术、烧伤大面积换药、各种内镜检查及造影等,具有较好的抗精神紧张、镇吐、抗休克等作用。

不良反应:多见锥体外系反应,降低剂量可减轻或消失;尚可引起失眠、头痛、视力模糊、轻度血压降低、口干及消化道症状。

注意事项:可影响肝脏功能,但停药后可逐渐恢复;与麻醉药、镇痛药、催眠药合用时应减量;用药期间不宜饮酒、不宜从事机械操作及高空作业;心肝功能不全者、休克患者、儿童、老年人、孕妇、基底神经节病变患者及高血压患者、严重抑郁患者禁用。

品名:五氟利多 Penfluridol

剂型与规格:片剂:5mg、20mg。

用法与用量:口服,每次 10～40mg,每周 1 次,以后渐增至每周 80～120mg,维持量每周 40～80mg。

药理与用途:本品为长效抗精神分裂症药物。具有强大的抗精神病作用,有镇吐和阻断 α-肾上腺受体作用。主要用于慢性精神分裂症患者的维持治疗。对急性精神分裂症也有效。

不良反应:锥体外系反应;还可见头昏、无力、失眠及心率加快;个别患者有氨基转移酶一过性改变、皮疹、抽搐等症状。

注意事项:本品镇静作用弱,用于急性发作时,需联合应用其他抗精神病药;孕妇慎用;震颤麻痹、严重肝肾功能损害及年老体弱者禁用。

品名:氯普噻吨 Chlorprothixene(氯丙硫蒽、泰尔登、Tardan)

剂型与规格:片剂:10mg、12.5mg、15mg、25mg、50mg;注射剂:30mg/ml。

用法与用量:口服,治疗精神病,每日 75～200mg,分 2～3 次服用,必要时可用至每日 400～600mg。对兴奋躁动、不合作者,开始可肌内注射,每日量为 90~150mg,分次给予。好转后改为口服。治疗神经症:每次服 5~25mg,每日 3 次。

药理与用途:药理作用与氯丙嗪相似,抗精神病作用不及氯丙嗪,但镇静作用较氯丙嗪强,抗肾上腺素作用及抗胆碱作用弱。用于伴有焦虑或抑郁症的精神分裂症、更年期抑郁症、焦虑性神经症等。

不良反应:可引起直立性低血压;但锥体外系反应较少见;可见头晕、乏力、口干、便秘、视力模糊、排尿困难、心动过速、血压下降;偶有肝功能损伤,粒细胞减少及皮疹产生。

注意事项:大剂量引起癫痫大发作;避免皮肤与本品接触。孕妇、哺乳期妇女、青光眼、前列腺肥大、尿潴留、癫痫、骨髓抑制、严重心肝功能不全者慎用;6 岁以下儿童禁用。

品名:氟哌噻吨 Flupentixol(三氟噻吨、复康素、Fluanxol、Depixol、Depot、Emergil)

剂型与规格:片剂:5mg。

用法与用量:口服,开始每日 5~10mg,分次服,后渐增至每日 10~60mg,维持量每日 5~20mg。

药理与用途:一般作用与氯丙嗪相似,抗精神病作用较氯普噻吨强,无镇静作用,有抗抑郁作用。临床用于急、慢性精神分裂症,尤适于合并情感淡漠、幻觉、焦虑、抑郁等阴性症状者。

不良反应:用药早期可有锥体外系反应,但症状较轻;其他有失眠、口干、恶心、便秘等。

注意事项:孕妇、哺乳期妇女、癫痫患者和心、肝、肾功能不全患者慎用;用药期间不宜饮酒;过度兴奋、过度激动、乙醇或药物中毒、昏迷、严重心功能不全患者禁用。

品名:氟哌噻吨-美利曲辛 Flupentixol/Melitracen(黛安神、黛力新、Deanxit)

剂型与规格:片剂:10.5mg(内含氟哌噻吨 0.5mg、美利曲辛 10mg)

用法与用量:口服,每日 2 片,早晨 1 次顿服,或早晨及中午各服 1 片。严重者每日 3 片,早晨 2 片,中午 1 片。老年患者及维持剂量为每日 1 片,早晨口服。

药理与用途:本品的疗效是两种成分综合作用的结果。氟哌噻吨是一种神经阻滞剂,小剂量具有抗焦虑和抗抑郁作用。美利曲辛是一种双相抗抑郁剂,低剂量应用时,具有兴奋特性。两种成分的合剂具有抗抑郁、抗焦虑和兴奋特性。适用于轻、中度焦虑、抑郁、神经衰弱和情感淡漠、嗜睡及药瘾的焦躁不安及抑郁。

不良反应:有轻微口干,夜间服用可能影响睡眠;较大剂量治疗时,极少数患者可出现不安或轻微震颤。

注意事项:为避免影响睡眠,每日最后一次服药不应晚于下午4点;如患者已服用镇静药物,则镇静药物可逐步减量停用;在与镇静剂同时使用的过程中,应中午以前服镇静药;下列患者禁用:严重的心脏疾病如心肌梗死恢复早期、束支传导阻滞、未经治疗的窄角性青光眼、高度兴奋、急性乙醇、巴比妥类药物及鸦片中毒者、妊娠期及哺乳期妇女。

品名:氯氮平 Clozapine(氯扎平、Clozaril、HF-1854、Leponex、Leptotex)

剂型与规格:片剂:25mg、50mg。

用法与用量:口服,开始时25mg,每日1~2次,后渐增至每日200~600mg,待病情控制后,渐减至维持量每日50~100mg。

药理与用途:苯二氮䓬类广谱抗精神病药,其抗精神病作用及镇静作用迅速而强大,且无明显锥体外系反应。尚有抗胆碱、抗肾上腺素及抗组胺作用等。临床适用于治疗急慢性精神分裂症,对其他药物无效的难治性精神分裂症亦有效。还可用于治疗躁狂症。

不良反应:常见流涎、多汗、头痛、嗜睡、胃肠道反应;还可见视力模糊、心动过速等;剂量过大或增量过快,可引起癫痫发作及直立性低血压等;偶见粒细胞减少或缺乏,伴以发热、畏寒、咽痛、溃疡等。

注意事项:治疗早期,应定期检查血象;不宜与卡马西平、磺胺类、氯霉素、氨基比林等诱发白细胞减少的药物合用;闭角型青光眼、前列腺肥大、心血管疾病患者及有癫痫病史者慎用;16岁以下儿童不宜使用;昏迷、中毒、谵妄、低血压、癫痫、严重心肝肾疾病患者及曾有骨髓抑制或血细胞异常病史者禁用。

品名:奥氮平 Olanzapine(再普乐、Zyprexa)

剂型与规格:片剂:5mg、10mg。

用法与用量:口服,每次10mg,每日1次。

药理与用途:为选择性单胺能拮抗剂。其抗精神病活性是通过拮抗多巴胺和5-羟色胺2型(5-HT_2)受体而介导的。用于精神分裂症。

不良反应:常见嗜睡和体重增加;少见头晕、外周水肿、直立性低血压、急性或迟发性锥体外系运动障碍、口干、便秘、肝转氨酶一过性升高；罕见变态反应。

注意事项：窄角型青光眼患者、孕妇、哺乳期妇女及对本品过敏者禁用；18 岁以下患者不宜使用；有低血压倾向的心血管和脑血管患者、肝功能损害、前列腺肥大、麻痹性肠梗阻和癫痫患者慎用；慎用于驾驶人员及从事机械操作者。

品名：舒必利 Sulpiride（硫苯酰胺、舒宁、止吐灵、Doamatil、Equilid）

剂型与规格：片剂：10mg、100mg；胶囊剂：50mg；注射剂：50mg/2ml、100mg/2ml。

用法与用量：口服，呕吐：每日 100～200mg。精神病：开始每日口服 300～600mg，1 周内增至 600～1200mg。肌内注射，每日 200～600mg，分两次注射。静脉滴注，每日 300～600mg，稀释后缓慢滴注，滴注时间不少于 4 小时。一般以口服为主，对拒药者或治疗开始 1～2 周内可用注射给药，以后改为口服。

药理与用途：抗精神病作用与氯丙嗪相似，但其镇吐作用强大，并具有抗抑郁作用。对淡漠、退缩、木僵、忧郁、幻觉、妄想等症状疗效好，而无明显镇静、抗躁狂及催眠作用。临床用于治疗急性妄想型和单纯型精神分裂症、顽固性恶心、呕吐以及抑郁症。

不良反应：用药早期可有头痛、失眠、口干、便秘、排尿困难、视力模糊以及胃肠道反应等；剂量过大或长期用药可出现锥体外系反应、阳痿、溢乳、月经异常、男性乳房发育、高血压等；增量过快可有一过性心电图改变、血压上升或下降、胸闷、脉频等；偶有皮疹、瘙痒等过敏反应。

注意事项：用药期间不宜从事机械操作及高空作业；不可增量过快；高血压、肝功能不全者及孕妇慎用；幼儿及嗜铬细胞瘤患者禁用。

品名：利培酮 Risperidone（利螺环酮、利哌利酮、利司贝、维思通、Risperdal）

剂型与规格：片剂：1mg、2mg、3mg、4mg。

用法与用量：口服，开始 0.5mg，每日 1～2 次，3～7 日内渐增至有效治疗量 1～2mg，每日 1～2 次，或 2～3mg，每日 2 次，最大剂量不超过每日 8mg，维持量 1～2mg，每日 1 次。老年人、心肝肾功能不全者剂量应减半。

药理与用途：新一代抗精神病药物，为高选择性的 5-HT_2/D_2 受体平衡拮抗剂，可有效地改善精神分裂症的阳性及阴性症状。对伴有的情感症状也有效。而抗胆碱作用及锥体外系反应较少。临床适用于各型精神分裂症，尤对急慢性精神分裂症的阳性和阴性症状及伴发的情感症状如焦虑、抑郁等都有效。

不良反应：较少，主要有头痛、头晕、恶心、失眠、焦虑等；增量过快可有锥体外系反应及直立性低血压；抗胆碱能及心血管系统不良反应少见；偶有粒细胞减少或血小板减少的报道。

注意事项：老年人、肝肾功能不全者、心血管疾病患者慎用；因服用多巴胺拮抗剂引起的迟发性运动障碍及恶性症候群者禁用。

品名：帕利哌酮 Paliperidone

剂型与规格：片剂（缓释片剂）：3mg、6mg、9mg；注射液：0.75ml：75mg。

用法与用量：缓释片剂：本品推荐剂量为6mg，每日1次，早上服用。仅在经过临床评价后方可将剂量增加到6mg/d以上，而且间隔时间通常应大于5天。当需要增加剂量时，推荐采用每次3mg/d的增量增加，推荐的最大剂量是12mg/d。可在进食或不进食的情况下服用本品。本品必须在液体帮助下整片吞服，不应咀嚼、掰开或压碎片剂。必须根据患者肾功能情况进行个体化的剂量调整。

注射剂：推荐剂量，对于从未使用过本品口服制剂、利培酮口服制剂或利培酮注射剂的患者，建议在开始本品治疗前，先通过口服本品缓释片或口服利培酮确定患者对本品的耐受性。建议患者在起始治疗首日注射本品150mg，一周后再次注射100mg，前2剂起始治疗药物的注射部位均为三角肌。建议维持治疗剂量为每月75mg，根据患者的耐受情况和（或）疗效，可在25～150mg的范围内增加或降低每月的注射剂量。第2剂药物之后，每月1次注射的部位可以为三角肌或臀肌。

药理与用途：用于精神分裂症急性期和维持期的治疗。本品是利培酮的主要代谢产物。与其他抗精神分裂症药物一样，本品的作用机制尚不清楚，但目前认为是通过对中枢多巴胺2受体和5-羟色胺2受体拮抗的联合作用介导的。

不良反应：最常见的不良反应是静坐不能和锥体外系障碍，其他有直立性低血压、QT间期延长、体重增加、心跳过快、口干等。

注意事项：禁止用于那些服用利培酮和本品过敏患者，包括过敏性反应和血管神经性水肿。本品只适用于那些对胎儿的利益大于风险的妊娠患者。哺乳期妇女接受本品期间，建议不要哺乳。本品会增高痴呆相关性精神病老年患者的死亡率，未被批准用于治疗痴呆相关性精神病患者。使用包括帕利哌酮在内的抗精神病药物的患者出现过抗精神病药恶性综合征。本品会引起一定程度的校正 QT 间期延长。如果接受本品治疗的患者出现迟发性运动障碍的体征和症状,则应考虑停止使用药物。本品会增高催乳素水平,而且增高会在长期给药过程中持续存在。在已知存在心血管疾病或脑血管疾病以及易出现低血压的患者中慎用本品。在易发低血压的患者中应考虑监测体位性生命体征。存在癫痫病史或其他可能降低癫痫阈值病症的患者中应小心使用本品。

品名:硫必利 Tiapride(胺甲磺回胺、泰必乐、泰必利)

剂型与规格:片剂:100mg;注射剂:100mg/2ml。

用法与用量:舞蹈症等:口服,开始一般每日 150 ~ 300mg,分 3 次服。老年性精神运动障碍:静脉注射或肌内注射,剂量为 24 小时内注射 200 ~ 400mg,根据病情逐渐减量,然后改为口服。急、慢性乙醇中毒:急性开始 24 小时内肌内注射或静脉注射,600 ~ 1200mg,每 4 ~ 8 小时 1 次,3 ~ 4 日后减量。各种疼痛如头痛、痛性痉挛、神经肌肉痛等,开始每日 200 ~ 400mg(平均 300mg),连服 3 ~ 8 日,严重病例每日肌内注射 200 ~ 400mg,连续 3 日。维持量每次 50mg,每日 3 次。

药理与用途:为抗精神失常药,对感觉运动方面神经系统疾病及精神运动行为障碍具有良效。具有镇痛、镇吐、兴奋胃肠平滑肌等作用。用于治疗舞蹈病、老年精神病、老年人精神运动不稳定、激动、多言、震颤、失眠、幻觉、谵妄等症、急慢性乙醇中毒,对抗戒断症状的作用显著。

不良反应:有嗜睡、溢乳、闭经、消化道反应、头晕、乏力等;个别患者可出现兴奋。

注意事项:能增强中枢抑制药的作用,可与镇痛药、催眠药、安定药、抗抑郁药、抗震颤麻痹药及抗癫痫药合用、治疗开始时应减少合用的中枢抑制药剂量。

品名:碳酸锂 Lithium Carbonate

剂型与规格:片剂:0.125g、0.25g、0.5g;胶囊剂:0.25g、0.5g。

用法与用量:口服,躁狂症:一般剂量为每次 0.125 ~ 0.5g,每日 3 次,开始可用较小剂量,以后可逐渐加到每日 1.5 ~ 2g,维持量为每日 0.75 ~ 1.5g。粒细胞减少、再生障碍性贫血:每次 300mg,每日 3 次。月经过多症:月经第 1 日服 0.6g,以后每日 0.3g,分为 3 次服,共服 3 天。总量 1.2g 为一疗程,每一月经周期服一疗程。

药理与用途:碳酸锂有明显抑制躁狂症作用,可以改善精神分裂症的情感障碍,治疗量时对正常人精神活动无影响。对升高外周区细胞有作用。本药小剂量用于子宫肌瘤合并月经过多的有一定治疗作用。锂盐无镇静作用,一般对严重急性躁狂患者先与氯丙嗪或氟哌啶合用,急性症状控制后再单用碳酸锂维持。

不良反应:有头昏、恶心、呕吐、腹痛、腹泻等副作用。

注意事项:积蓄中毒时,可出现脑病综合征乃至昏迷、休克、肾脏损害,应立即停药,静脉注射氨茶碱,以促进锂的排泄;用药期间应保持正常食盐摄入量,促锂盐经肾排除;老年人易产生蓄积中毒,注意调整剂量;本药不宜与吡罗昔康合用,否则可导致血锂浓度过高而中毒;严重心血管病、肾病、脑损伤、脱水、钠耗竭及使用利尿药者禁用;年老体弱、12 岁以下儿童、哺乳期妇女慎用;治疗期间应定期检查:肾功能、血锂含量、甲状腺功能、白细胞计数及分类。

品名:丙咪嗪 Imipramine(米帕明、Deprinol、Tofranil)

剂型与规格:片剂:10mg、12.5mg、25mg、50mg;胶囊剂:50mg、75mg、100mg。

用法与用量:口服,每次 25～50mg,每日 3 次,渐增至每次 50mg,每日 3 次。每日极量 200～300mg。维持量每日 75～150mg。儿童遗尿症:5 岁以上每次 12.5～25mg,每晚 1 次。

药理与用途:有较强的抗抑郁作用,但兴奋作用不明显,镇静作用弱。对内源性抑郁症,反应性抑郁症及更年期抑郁症均有效,但疗效慢。对精神分裂症伴发的抑郁状态无效,也可用于儿童遗尿症。

不良反应:常见为口干、心动过速、出汗、视力模糊、眩晕;有时出现便秘、失眠、精神紊乱、胃肠道反应、荨麻疹、震颤、心肌损害、直立性低血压,偶见白细胞减少。

注意事项:服药期间忌用升压药。高血压、心脏病、肝肾功能不全、青光眼、癫痫、前列腺肥大者及孕妇、禁用;膀胱炎、严重抑郁症、老年人及 5 岁以下患者慎用;用量较大或较长期用药者宜作白细胞计数及肝功能检查。

品名:氯米帕明 Clomipramine(安拿芬尼、Anafranil、氯丙咪嗪、Chlorimipramine、海地芬、Hydiphen)

剂型与规格:片剂:10mg、25mg、50mg、100mg;缓释剂:75mg;注射剂:

25mg/2ml。

用法与用量：口服，抑郁症：开始25mg，每日2～3次，缓释片每次75mg，睡前服用。然后根据需要和耐受情况调整剂量。病情较重者可肌内注射，开始每日25～50mg，渐增至每日50～150mg，分1～2次肌内注射，症状好转后改口服。或50～75mg以生理盐水250～500ml稀释后静脉滴注，每日早晨1次，于1.5～3小时内滴完，连续3～5日，待症状好转后改口服。维持量每日50～100mg，缓释剂75mg；恐惧症及强迫症：口服，开始25mg，每日1次，以后视病情和耐受情况调整剂量。极量每日250mg。

药理与用途：三环类广谱抗抑郁药，作用机制同丙咪嗪，但作用迅速而强大。尚有抗焦虑及镇静作用。临床用于治疗各种抑郁症，尤以内源性和反应性抑郁症疗效显著。还可用于各种类型的恐惧症和强迫症的治疗。

不良反应：同丙咪嗪，偶见男性性功能障碍。

注意事项：严重心脏病、循环障碍、急性心梗、传导阻滞、低血压、青光眼、排尿困难、白细胞过低、对本品过敏者禁用；癫痫患者及孕妇慎用；服用期间，不宜饮酒或含乙醇饮料；不得与单胺氧化酶抑制剂合用。

品名：阿米替林 Amitriptyline（阿密替林、Amitril）

剂型与规格：片剂：10mg、25mg；注射剂：25mg/2ml。

用法与用量：口服，治疗抑郁症：每次服25mg，每日2～4次，以后递增至每日150～300mg，分次服。维持量每日50～150mg。老年患者和青少年每日50mg，分次或夜间1次服。治疗小儿遗尿症：睡前口服10～25mg，11岁以上儿童每次服25～50mg。

药理与用途：三环类抗抑郁药，可使各类抑郁症患者情绪提高，对其思考缓慢，行为迟缓及食欲不振有所改善，有较强的镇静催眠作用。适用于各种类型抑郁症。对内源性抑郁症、更年期抑郁症疗效较好，对反应性抑郁症亦有效，对功能性遗尿有一定疗效。

不良反应：常见口干、嗜睡、便秘、视力模糊、排尿困难、心悸、心律失常；偶见直立性低血压、肝功能损害及迟发性运动障碍。

注意事项：用药期间不宜饮酒；应定期检查血象、血压、心功能及肝功能等指标；孕妇、哺乳期妇女、老年人及5岁以下儿童慎用；严重心脏病、癫痫病史患者、肝功能损害、急性心肌梗死、高血压、甲亢、支气管哮喘、青光眼、前列腺肥大及尿潴留者禁用。

品名：多塞平 Doxepin（多虑平、凯舒、Adapin）

剂型与规格:片剂:25mg、50mg、100mg;胶囊剂:10mg、25mg、50mg;注射剂:25mg/2ml。

用法与用量:口服,开始25mg,每日3次,后渐增至每日150~300mg,分次服用。病情重者可肌内注射,每次25~50mg,每日1~2次。

药理与用途:三环类抗抑郁药,作用机制同丙咪嗪,但其镇静性能较强,抗焦虑作用强大。临床常用于焦虑性抑郁症和神经性抑郁症,以及各种类型的焦虑症和焦虑状态。

不良反应:较少,偶有疲倦、口干、口苦、便秘、视力模糊、心悸、头晕、失眠等;直立性低血压、白细胞减少、癫痫发作等少见。

注意事项:儿童、肝肾功能不全者、癫痫及心血管疾病患者慎用;孕妇、青光眼患者、前列腺肥大者、对三环类抗抑郁药过敏者、心肌梗死恢复期患者禁用。

品名:马普替林 Maprotiline(路滴美、Ludiomil、Retinyl)

剂型与规格:片剂:10mg、25mg、75mg、100mg;注射剂:25mg/2ml、25mg/5ml、50mg/2ml。

用法与用量:口服,抑郁症:开始每日25~75mg,分次服,至少2周,然后根据病情需要调整剂量。治疗量一般为每日150mg。老年患者开始每日25mg,渐增至每日50~75mg维持。急性严重抑郁症或口服疗效不佳者,可用本品25~50mg加入10~20ml生理盐水中静脉注射,或本品25~150mg以250ml生理盐水或5%葡萄糖溶液稀释后静脉滴注。儿童遗尿症:口服,25~50mg,睡前0.5~1小时服。

药理与用途:四环类广谱抗抑郁药,可选择性地抑制中枢神经突触前膜对NA的再摄取。抗抑郁作用较强,尚有中度抗胆碱及镇静作用。临床用于各型抑郁症及各种原因引起的焦虑和抑郁状态,亦可用于儿童遗尿症。

不良反应:治疗初期常见口干、乏力、眩晕、便秘、视力模糊等,可自行减轻或消失;少数患者偶见皮疹、心动过速、暂时性低血压等。剂量较大时偶可诱发躁狂及癫痫发作等。

注意事项:青光眼、前列腺肥大、甲状腺功能亢进、心肝肾功能不全者慎用;用药期间不宜饮酒或进行驾驶等危险操作;老年人或心血管病患者使用较高剂量时,应注意定期进行心电图和心功能检查;孕妇、哺乳期妇女、急性心肌梗死患者、癫痫患者及有惊厥史者禁用。

品名:曲唑酮 Trazodone(三唑酮、美舒郁、Mesyrel)

剂型与规格:片剂:50mg、100mg。

用法与用量:口服,开始每日用50~100mg,分次服,3~4日内,每日剂量可增加50mg,最大剂量门诊患者可达每日400mg,住院患者可达600mg。老年人从每次25mg开始,每日2次,经3~5天逐渐增加至50mg,每日3次,很少超过每日200mg。

药理与用途:曲唑酮是三唑吡啶类抗抑郁药,其抗抑郁作用相似于三环类和MAOI。抗抑郁作用机制是选择性地阻断5-HT的再吸收,并可有微弱的阻止去甲肾上腺素重吸收的作用。本品还具有中枢镇静作用和轻微的肌肉松弛作用,但无抗痉挛和中枢兴奋作用。临床可用于治疗抑郁症,顽固性抑郁症患者经其他抗抑郁药治疗无效者,用本品往往有效。还可用于治疗焦虑症,尤适用于治疗老年性抑郁症或伴发心脏疾患的患者。

不良反应:最常见的不良反应是嗜睡;偶见皮肤过敏、粒细胞减少、视力模糊、便秘、口干、高血压或低血压、心动过速、头晕、头痛、腹痛、恶心、呕吐、肌肉痛、震颤、协同动作障碍。

注意事项:癫痫患者、肝肾功能不良者慎用;本品不推荐孕妇及哺乳期妇女使用,不推荐将此药用于18岁以下儿童和少年;用药期间不宜饮酒及进行驾驶等危险操作。

品名:氟西汀 Fluoxetine(优克、百忧解、Prozac)

剂型与规格:片剂:20mg;胶囊剂:20mg。

用法与用量:抑郁症:每日服用20mg,每日1次,然后可根据病情调整剂量。有效治疗量为20~40mg,每日1次,晨服。老年人开始10mg,每日1次,然后可根据病情及耐受情况调整剂量。

药理与用途:主要是抑制中枢神经对5-羟色胺的再吸收,从而产生抗抑郁作用。适用于治疗抑郁症和其伴随之焦虑,治疗强迫症及暴食症。

不良反应:肠胃道不适、厌食、恶心、腹泻、神经失调、头痛、焦虑、神经质、失眠、昏昏欲睡及倦怠虚弱、流汗、颤抖及目眩或头重脚轻、皮疹等;大剂量可诱发癫痫发作。

注意事项:孕妇、哺乳期妇女、肝肾功能不良者慎用;对本品过敏者禁用;服用本品时可出现皮疹,较严重的出现全身过敏反应,故须立即停药;用药期间不宜饮酒。

品名:帕罗西汀 Paroxetine(苯哌苯醚、Paxil、Seroxat)

剂型与规格:片剂:20mg、30mg。

用法与用量:口服,开始20mg,每日1次,晨服。2~3周后可视病情渐增至50mg,每日1次。维持量20mg,每日1次。老年人及肝功能不良者酌情减量。

药理与用途:选择性5-HT再摄取抑制剂,临床用于各型抑郁症及伴有明显焦虑症状和睡眠障碍的抑郁症。

不良反应:较轻,主要有口干、恶心、呕吐、食欲不振、头痛、眩晕、震颤、失眠、乏力、多汗、性欲减退等;偶见血管神经性水肿、荨麻疹、直立性低血压等;长期服用突然停药可发生停药综合征,表现为失眠、焦虑、恶心、出汗、意识模糊等。

注意事项:老年人,严重心、肝、肾疾病及有躁狂史者慎用;避免突然停药;孕妇、哺乳期妇女及癫痫患者禁用。

品名:舍曲林 Sertraline(氯苯奈胺、左洛复、Zoloft、Lustral)

剂型与规格:片剂:50mg、100mg。

用法与用量:口服,开始50mg,每日1次,1~2周后可渐增至每天100~200mg,每日1次或睡前服。

药理与用途:强效选择性5-HT再摄取抑制剂,抗组胺及抗胆碱能作用弱。临床用于各型抑郁症及强迫症,并可用于预防抑郁症复发。

不良反应:较少,可有恶心、腹泻、口干、嗜睡、失眠、男性性功能障碍等;偶见激动、焦虑、震颤、直立性低血压等。

注意事项:有癫痫史者慎用;孕妇、哺乳期妇女、肝肾功能不全者及对本品过敏者禁用。

品名:文拉法辛 Venlafaxine(文法克星、万拉法新、博乐欣、Efexor、Effexor)

剂型与规格:片剂:25mg、37.5mg、50mg、75mg、100mg。

用法与用量:口服,开始25mg,每日3次,需要时每日量可逐渐增至250mg,重症可至350mg,分3次服用。

药理与用途:NA/5-HT再摄取抑制剂,具有抗抑郁作用。主要用于治疗抑郁症。

不良反应:可有恶心、呕吐、嗜睡、口干、头昏、便秘、出汗、血压升高、性功能障碍等。

注意事项:每日量超过200mg时,可引起高血压,服药期间须定期查血压。

品名:西酞普兰 Citalopram(喜普妙)

剂型与规格:片剂:20mg。

用法与用量:每日服用1次。开始量每日20mg,如临床适应,可增加至每日40mg,或有需要时增至最高剂量每日60mg。超过65岁的患者,剂量减半,即每日10~30mg。一般对躁狂性抑郁精神障碍需4~6个月。若出现失眠或严重的静坐不能,在急性期建议给予镇静剂治疗。

药理与用途:用于抑郁性精神障碍(内源性及非内源性抑郁)。

不良反应:副作用通常很少,很轻微,且短暂;最常见的副作用有:恶心、出汗增多、流涎减少、头痛和睡眠时间缩短,通常在治疗开始的第一或第二周时比较明显,随着抑郁状态的改善一般都逐渐消失。

注意事项:服用单胺氧化酶抑制剂的患者不可同时使用,停用单胺氧化酶抑制剂14天后方可使用。

品名:阿立哌唑 Aripiprazole(奥派、安律凡、博思清)

剂型与规格:片剂:5mg、10mg。

用法与用量:口服,每日1次。推荐用法为第一周起始剂量每日5mg,第二周为每日10mg,第三周为每日15mg,之后可根据个体的疗效和耐受情况调整剂量。有效剂量范围每日10~30mg,最大剂量每日不应超过30mg。

药理与用途:是最新型治疗精神分裂症药物,是多巴胺的平衡稳定剂。与多巴胺D_2、D_3、5-HT_{1A}和5-HT_{2A}受体有很高的亲和力,与D_4、5-HT_{2C}、5-HT_7、α_1、H_1受体及5-HT重吸收位点具有中度亲和力。本品是通过对D_2和5-HT_{1A}受体的部分激动作用及对5-HT_{2A}受体的拮抗作用来产生抗精神分裂症作用的。用于治疗各种类型的精神分裂症。

不良反应:不良反应较轻,体重增加、锥体外系反应等发生率低,所以患者耐受性比较好。主要有头痛、焦虑、失眠、嗜睡、小便失禁、静坐不能等。

注意事项:对本品过敏者禁用;心血管疾病患者(心肌梗死、缺血性心脏病、心脏衰竭或传导异常病史)、脑血管疾病患者或诱发低血压的情况(脱水、血容量过低和降压药治疗)、有癫痫病史或癫痫阈值较低的情况(如:阿尔茨海默病)、有吸入性肺炎风险性的患者、孕妇慎用,哺乳期妇女服药期间停止哺乳。

品名:喹硫平 Quetiapine(思瑞康、Seroquel)

剂型与规格:片剂:0.1g、0.2g。

用法与用量:口服,一日 2 次,饭前或饭后服用。治疗初期的日总剂量为:第 1 日 50mg,第 2 日 100mg,第 3 日 200mg,第 4 日 300mg。从第 4 日以后,将剂量逐渐增加到有效剂量范围,一般为每日 300 ~ 450mg。可根据患者的临床反应和耐受性将剂量调整为每日 150 ~ 750mg。

药理与用途:是一种新型非典型抗精神病药物,为多种神经递质受体拮抗剂。在脑中,喹硫平对 5-羟色胺($5HT_2$)受体具有高度亲和力,且大于对脑中多巴胺 D_1 和多巴胺 D_2 受体的亲和力。适用于治疗精神分裂症。

不良反应:常见不良反应为头晕、嗜睡、直立性低血压、心悸、口干、食欲不振和便秘。

注意事项:对本品过敏者禁用;心血管疾病、脑血管疾病或其他有低血压倾向的患者、孕妇慎用,哺乳期妇女服药期间停止哺乳。

品名:米氮平 Mirtazapine(米塔扎平、派迪生、瑞美隆、Remeron)

剂型与规格:片剂:15mg、30mg。

用法与用量:口服,每次 15mg,每日 1 次,睡前服用,根据病情可逐渐增加(剂量改变应间隔 1 ~ 2 周)。有效剂量通常为每日 15 ~ 45mg。

药理与用途:本品为四环类抗抑郁药,属于哌嗪氮䓬类衍生物。为去甲肾上腺素和特异性 5-羟色胺的抑制剂。本品可阻断肾上腺素能 α_2 受体,因而刺激去甲肾上腺素及 5-羟色胺的释放,同时对组胺 H_1 受体有阻滞作用,对外周 α_1 受体及胆碱能受体也有一定的阻滞作用。用于治疗抑郁症。

不良反应:嗜睡、体重增加、头晕、水肿、直立性低血压,以及轻度而短暂的抗胆碱能作用如便秘和口干。少见有精神混乱、焦虑、情绪不稳、兴奋、皮疹、水肿、呼吸困难、低血压、肌痛、感觉迟钝、疲乏、眩晕、噩梦、恶心、呕吐、腹泻、尿频。

注意事项:对本品过敏者禁用;孕妇、哺乳期妇女及儿童不建议使用;粒细胞缺乏、心绞痛、心血管意外、脱水、癫痫、高胆固醇血症、心肌梗死患者及肝肾功能不全者慎用。

品名:圣·约翰草提取物 Extracts of St. John's Wort(SWE、Neurostan、路优泰)

剂型与规格:片剂:300mg;每片含圣·约翰草的干燥提取物300mg,其中贯叶金丝桃素含量不少于9mg,总金丝桃素含量不少于0.4mg。

用法与用量:口服,成人和12岁以上儿童,每次1片,每日2~3次。日剂量不超过1800mg,维持剂量为每日300~600mg,疗程为3~6个月。

药理与用途:本品具有多重抗抑郁作用:可同时抑制突触前膜对去甲肾上腺素(NE)、5-羟色胺(5HT)和多巴胺(DA)的重吸收,使突触间隙内三种神经递质的浓度增加。同时还有轻度抑制儿茶酚氧位甲基转移酶(COMT)的作用,从而抑制神经递质的过多破坏。用于抑郁症、焦虑或烦躁不安。

不良反应:主要为胃肠道反应、头晕、疲劳或不安、过敏反应(如皮肤红、肿、痒)。有引起皮肤对光的敏感性增加,暴露在阳光下可能出现类似晒伤的反应。

注意事项:对本品过敏者、12岁以下儿童禁用;妊娠前3个月、哺乳期妇女应尽量避免使用;严重肝肾功能不全者慎用或减量;有光敏性皮肤的患者慎用;在服用本品期间,应避免较长时间使皮肤直接暴露于强烈阳光下,以免出现不良反应;由于本品有抑制MAO的作用,饮食方面应限制乳酪制品的摄入。

十、治疗重症肌无力药

品名:新斯的明 Neostigmine(普洛色林、Proserin、普洛斯的明、Prostigmin)

剂型与规格:片剂:15mg;注射剂:0.5mg/ml、1mg/2ml。

用法与用量:口服其溴化物,每次15mg,每日3次;极量,每次30mg,每日100mg。皮下注射或肌内注射其甲硫酸盐,每次0.25~1.0mg,每日2~3次或4次,极量,每次1mg,每日5mg。

药理与用途:具有抗胆碱酯酶作用,但对中枢神经系统的毒性较毒扁豆碱弱;因尚能直接作用于骨骼肌细胞的胆碱能受体,故对骨骼肌作用较强;缩瞳作用较弱。用于重症肌无力及腹部手术后的肠麻痹。

不良反应:大剂量时可引起恶心、呕吐、腹泻、流泪、流涎等,可用阿托品对抗。

注意事项:癫痫、心绞痛、室性心动过速、机械性肠梗阻、尿路梗阻及支气管哮喘患者禁用。

品名:溴吡斯的明 PyridostigmineBromide(溴化吡啶斯的明、吡啶斯的明、吡斯的明)

剂型与规格:片剂:60mg;注射剂:1mg/1ml、5mg/1ml、10mg/2ml。

用法与用量:口服,每次 60mg,每日 3 次;皮下或肌内注射,每日 1 ~ 5mg;静脉注射,对抗非去极化型肌松药的肌松:一次 2 ~ 5mg。

药理与用途:为可逆性胆碱酯酶抑制药,作用与新斯的明相似,能可逆性地抑制胆碱酯酶的活性,使胆碱能神经末梢释放的乙酰胆碱破坏减少,突触间隙中乙酰胆碱积聚,出现毒蕈碱样(M)和烟碱样(N)胆碱受体兴奋作用。用于重症肌无力、手术后功能性肠胀气及尿潴留;对抗非去极化型肌松药的肌松等。

不良反应:常见的有腹泻、恶心、呕吐、胃痉挛、汗及唾液增多等。较少见的有尿频、缩瞳等;接受大剂量治疗的重症肌无力患者,常出现精神异常。

注意事项:对本品过敏、心绞痛、支气管哮喘、机械性肠梗阻及尿路梗阻者禁用;心律失常(尤其是房室传导阻滞)者、术后肺不张或肺炎患者及孕妇慎用。

品名:依酚氯铵 Edrophonium(艾宙酚、腾喜龙、Tensilon)

剂型与规格:注射剂:100mg/10ml。

用法与用量:抗肌肉松弛剂:肌内注射,每次 10mg;诊断重症肌无力:静脉注射,先注射 2mg,如无反应,再注射 8mg。

药理与用途:作用与新斯的明相同,用作骨骼肌松弛药的对抗剂及重症肌无力的诊断剂。

不良反应:可有唾液增加、支气管痉挛、心动徐缓、心律失常等反应。

注意事项:支气管哮喘及心脏病患者慎用。

品名:加兰他敏 Galanthamine(强肌片、Nivalin)

剂型与规格:注射液:1mg/ml、2. 5mg/ml、5mg/ml;片剂:5mg。

用法与用量:口服,每次 10mg,每日 3 次;儿童每日 0. 5 ~ 1mg/kg,分 3 次服用。皮下注射或肌内注射,每次 2. 5 ~ 10mg;儿童每次 0. 05 ~ 0. 1mg/kg,每日 1 次。一疗程 2 ~ 6 周。

药理与用途:抗胆碱酯酶药,并可改善神经肌肉间的传导,用于重症肌无力、进行性肌营养不良、脊髓灰质炎后遗症、儿童脑型麻痹、因神经系统疾患所致感觉或运动障碍、多发性神经炎等。

不良反应:超量时可有流涎、心动过缓、头晕、腹痛等。

注意事项:癫痫、机械性肠梗阻、支气管哮喘、心绞痛、心动过缓者禁用。

十一、其　他

品名:乙哌立松 Eperisone(妙纳、盐酸乙苯哌丙酮、盐酸乙哌立松、Myonal)

剂型与规格:片剂:50mg。

用法与用量:口服,每次50mg,每日3次,饭后服用。

药理与用途:本品为中枢性肌肉松弛药。能作用于脊髓和血管平滑肌,通过抑制脊髓反射,抑制γ运动神经元的自发性冲动,降低肌梭的灵敏度,从而缓解骨骼肌的紧张;并通过扩张血管而改善血液循环,从多方面阻断肌紧张亢进→循环障碍→肌疼痛→肌紧张亢进这种骨骼肌的恶性循环。用于改善下列疾病的肌紧张状态:颈背肩臂综合征、肩周炎、腰痛症;用于改善下列疾病所致的痉挛性麻痹:脑血管障碍、痉挛性脊髓麻痹、颈椎病、手术后遗症(包括脑、脊髓肿瘤)、外伤后遗症(脊髓损伤、头部外伤)、肌萎缩性侧索硬化症、婴儿大脑性轻瘫、脊髓小脑变性症、脊髓血管障碍、亚急性脊髓神经症(SMON)及其他脑脊髓疾病。

不良反应:严重不良反应:休克、肝功能异常、肾功能异常;其他不良反应:皮肤:皮疹、瘙痒等;精神神经:失眠、头痛、困倦、身体僵硬、四肢麻木、知觉减退、四肢发颤等;消化系统:恶心、呕吐、食欲不振、胃部不适、口干、便秘、腹泻、腹痛、腹胀等,偶有口腔炎;泌尿系统:尿闭、尿失禁、尿不尽感等;全身症状:四肢无力、站立不稳、全身倦怠,偶有头晕、肌紧张减退等;其他:颜面热感、出汗等。

注意事项:对本品过敏者、严重肝、肾功能障碍、休克者、哺乳期妇女禁用;肝功能障碍患者、孕妇慎用;用药期间应注意观察血压、肝功能、肾功能和血象的情况;用药期间不宜从事驾驶车辆等危险性机械操作;若出现四肢无力、站立不稳、嗜睡等症状时,应减少或停止用药;哺乳期妇女应避免用药,必须用药时,应停止哺乳。

品名:谷维素 Oryzanolum

剂型与规格:片剂:10mg。

用法与用量：口服，每次10～20mg，每日3次。疗程一般3个月左右。

药理与用途：能调整自主神经功能，减少内分泌平衡障碍，改善精神神经失调症状。用于自主神经功能失调（包括胃肠、心血管神经症）、周期性精神病、脑震荡后遗症、精神分裂症周期型、更年期综合征、月经前期紧张症等的辅助治疗。

不良反应：偶有胃部不适、恶心、呕吐、口干、疲乏、皮疹、乳房肿胀、油脂分泌过多、脱发、体重增加等。

注意事项：对本品过敏者禁用；过敏体质者、胃及十二指肠溃疡患者慎用。

第五章 麻醉药及辅助用药

一、全身麻醉药

品名：恩氟烷 Enflurane（安氟醚、恩氟醚、易使宁、Ethrane）

剂型与规格：液体：25ml、250ml、500ml。

用法与用量：全麻诱导：可单独和氧气一起吸入或与氧-氧化亚氮混合吸入，浓度由0.5%开始，逐步升高，每数次呼吸后增加0.5%，直达外科麻醉期为止，吸入浓度不超过4.0%；全麻维持：用1.5%～3.0%可达到手术期的麻醉深度，维持浓度不超过3%，一般1.5%～2.0%。

药理与用途：强效挥发性吸入麻醉药，具有性质稳定、不燃烧、不爆炸特点。吸入体内后迅速通过血-脑脊液屏障，广泛抑制大脑中枢神经系统。主要用于复合全身麻醉，可与多种静脉全身麻醉药和全身麻醉辅助药联用或合用。

不良反应：对心肌有轻度抑制，尤其深麻醉时，表现为心排血量减少、血压下降；高浓度、低二氧化碳分压时可出现惊厥；有较强的呼吸抑制作用，尤其对体弱者及儿童患者；少数患者可出现后遗性兴奋，脑电图偶见癫痫样波；其他，诱导期可见咳嗽，偶见轻度喉头痉挛和支气管痉挛、高热等。

注意事项：产妇慎用；避光、密封、阴凉处保存；严重心肺功能不全、肝肾功能损害、癫痫发作及颅内压高的患者慎用或禁用；对含卤素的吸入麻醉剂过敏者禁用。

品名：异氟烷 Isoflurane（福仑、异氟醚、异氟烷醚、Aerrane、Forane）

剂型与规格：液体：100ml、200ml。

用法与用量：全麻诱导：与氧或氧-氧化亚氮的混合物，初始剂量为0.5%，渐增至1.5%～3%浓度，通常7～10分钟产生麻醉。全麻维持：

1% ~2.5%配以氧-氧化亚氮混合物；单独用氧时需外加0.5% ~1%本品。恢复期：接近手术完毕时，吸入浓度减至0.5%，皮肤缝合时可减至零。

药理与用途：氟烷同分异构体，理化性质与恩氟烷相似，麻醉诱导、清醒均较恩氟烷稍快，麻醉效能极强。吸收入血后迅速通过血-脑脊液屏障，对神经肌肉传导有较强抑制，故亦具良好的骨骼肌松弛作用。适用于各种手术的麻醉，包括患有癫痫、颅内压增高、重症肌无力、嗜铬细胞瘤、支气管哮喘等疾病的麻醉，亦可用于控制性降压。

不良反应：可产生低血压和呼吸抑制；诱导期和恢复期少数患者出现咳嗽、气憋、上呼吸道分泌增多；对心脏有轻度抑制作用；浓度过大时，偶见喉或支气管痉挛、寒战、谵妄、恶心、呕吐、白细胞计数暂时上升等，一般不需处理；可能会发生恶性高热，发生率与恩氟烷相似，明显低于氟烷。

注意事项：不适用于人工流产及其他诊断性刮宫，孕妇及产妇慎用；糖尿病、甲状腺功能亢进者慎用；注意颅内压增高；密切监护麻醉时血压及呼吸状况，深全麻时，需作辅助或控制呼吸；密闭、避热、室温(20 ~25℃)保存；对本品导致恶性高热史者、对卤族麻醉剂交叉过敏者禁用。

品名：七氟烷 Sevoflurane(七氟醚、Sevofrane、Travenol)

剂型与规格：液体：10ml、250ml。

用法与用量：全麻诱导：以50% ~70%氧化亚氮与本品2.5% ~4%吸入。使用睡眠量的静脉麻醉药时，本品诱导通常的浓度则为0.5% ~5%。全麻维持：应以最低有效浓度维持外科麻醉状态，常为4%以下。

药理与用途：吸入麻醉药，镇痛、肌松效应与恩氟烷、氟烷相同。适用于全身麻醉。

不良反应：可产生重症恶性高热；可引起剂量依赖性血压下降和呼吸抑制；对肝、肾功能影响同恩氟烷；可发生心律失常、恶心、呕吐等。

注意事项：老年者、静脉注射氯化琥珀胆碱引起肌肉强直患者、近亲有恶性高热患者慎用；妊娠数周、1个月内接受过全身麻醉，且有肝损害者、冠心病者慎用；因本品可引起子宫肌松弛，产科麻醉时要注意观察；对卤族麻醉药过敏者禁用。

品名：氧化亚氮 Nitrous Oxide(笑气、一氧化氮、Laughing Gas)

剂型：气体：在50个大气压下呈液态，贮于耐压钢瓶。

用法与用量：与其他吸入麻醉药复合应用的最高浓度不能超过80%。

药理与用途：唯一气体吸入麻醉药，麻醉性能弱，吸入30% ~50%时始有镇痛作用,80%以上才有麻醉作用。广泛用于手术的麻醉及分娩止痛,因其麻醉作用弱,肌松作用差,多与其他麻醉剂复合使用。

不良反应:连续吸入3~4天以上,可抑制骨髓造血功能,表现为白细胞减少、红细胞再生不良;弥散性缺氧,麻醉结束后应继续吸纯氧5~10分钟;如超过80%浓度,由于缺氧可引起肺水肿、心力衰竭、脑出血、心肌梗死等。

注意事项:流量计必须准确,绝不可误以本品当作氧误吸;麻醉终止后,先停吸本品后再继续吸纯氧10分钟;吸入本品应限于48小时内,如较长时间吸入,浓度不应超过50%;必须保证供氧占25%以上,短时间吸入20%氧与80%本品时氧流量需在8ml/min以上;在4.6×10^{6}Pa(45atm)下呈液态,贮存于耐压钢瓶内,不得有漏气,阴暗处保存;禁用于气囊肿、肠梗阻、肠胀气、气胸、气脑等患者。

品名:硫喷妥钠 Thiopental Sodium(戊硫巴比妥钠、潘托撒、Pentothal、Sodium Pentothal)

剂型与规格:粉针剂:0.5g、1g(含无水碳酸钠6%)。

用法与用量:全身麻醉诱导:多用2.5%溶液,4~8mg/kg,一般5mg/kg,缓慢静脉注射。抗惊厥:0.33%等渗溶液静脉滴注。

药理与用途:超短时作用的巴比妥类药物,常用于静脉麻醉、诱导麻醉、基础麻醉、抗惊厥以及复合麻醉等。

不良反应:抑制呼吸及循环中枢,出现呼吸抑制、潮气量减少、平均动脉压降低等,血容量不足或脑外伤时更易出现;对交感神经抑制明显,迷走神经作用占优势,喉头、支气管平滑肌均处于敏感状态,如遇刺激可诱发喉或支气管痉挛;进入中等深度麻醉后,偶有疼刺激,仍能出现乱动、呛咳或呃逆;过敏反应,表现为过敏性休克、血压剧降、喉头水肿、支气管痉挛、皮肤红斑、荨麻疹等;本品呈强碱性,对血管壁有很强刺激,可并引发静脉炎;苏醒过程中常见寒战和肢抖;常在麻醉后24小时发生行为、心理方面的失调。

注意事项:麻醉前先给予阿托品,防止喉及支气管痉挛;注射速度宜慢,切忌误注入动脉内或血管外;肾上腺皮质、甲状腺或肝功能不全者应慎用;重症肌无力、低血压、心血管病、气道阻塞或支气管哮喘患者慎用;用药过程中注意监测呼吸、血压、脉搏、心电图等;重复应用易产生蓄积,苏醒延迟;有明显个体差异,用药需个体化。老年人、体弱者减量;儿童相对耐药,剂量稍大;剖宫产、有巴比妥类药过敏史者、卟啉症者禁用;结肠或(和)直肠出血、溃疡或肿瘤侵犯时禁止经直肠给药。

品名:氯胺酮 Ketamine(凯他敏、Ketalar)

剂型与规格:注射剂:0.1g/2ml。

用法与用量:儿童基础麻醉及短小手术:肌内注射,4~8mg/kg,必要时可追加半量。成人静脉注射,1~2mg/kg,1分钟内注入。如需延长麻醉时间,10~15分钟追加首剂1/3~1/2量至手术结束,每小时用量应少于3~4mg/kg。复合麻醉:0.1%浓度持续静脉滴注,同时合用其他麻醉药。滴入速度及总量根据麻醉深度及患者各项生命指标变化酌情掌握。

药理与用途:非巴比妥类静脉麻醉药,主要选择性抑制痛觉冲动经丘脑向大脑皮层的传导,同时又兴奋大脑边缘叶,使另一些区域兴奋,呈现意识模糊、如入梦境、睁眼凝视或眼球转动、震颤、肌张力增加、呈木僵状态,常伴有幻觉。静脉注射后约30秒钟,肌内注射后约3~4分钟,即产生麻醉,但自主神经反射并不受抑制。静脉注射麻醉作用持续5~10分钟,肌内注射约12~25分钟。可单独用于小手术或诊断操作麻醉,也可作为其他全身麻醉的诱导剂、辅助麻醉性较弱的麻醉药进行麻醉、或与其他全身或局部麻醉复合使用。

不良反应:少数患者或用量过大者,可发生呼吸抑制或呼吸停止,新生儿尤需注意;上呼吸道炎症者可引起气管分泌增加,舌后坠及喉痉挛;常见血压升高、心率加快,以及眼内压、颅内压升高;偶见不寻常的低血压及心动过缓;少数患者在恢复期发生恶心、呕吐、幻觉、噩梦和躁动不安等,青壮年妇女较多见。

注意事项:反复多次给药可出现快速耐受、梦幻增多,需加大剂量;无肌松作用,对需肌松的手术及咽喉或支气管的手术应辅用肌松剂;偶有呼吸抑制出现,应辅助呼吸或人工呼吸,不宜使用呼吸兴奋剂;为防呕吐及防止误吸,术前先应禁食6~8小时;麻醉过程中加强护理,防苏醒中的意外;禁用于颅内高压、甲状腺亢进、青光眼、重症高血压、高血压伴脑出血及严重心力衰竭者;给药前,禁服中枢神经抑制药及饮酒;休克患者在休克未纠正前禁用本药。

品名:依托咪酯 Etomidate(苯甲咪酯、甲苄咪唑、乙咪酯、Etomidate Sulfate、Hypnomidate)

剂型与规格:注射剂:20mg/10ml。

用法与用量:单次静脉注射0.15~0.3mg/kg,15~30秒钟注射完。年老体弱者酌减。维持麻醉可持续静脉滴注每分钟 0.1～0.2mg/kg，但现在很少作麻醉维持。

药理与用途：强效、安全、短时非巴比妥类催眠性静脉全麻药，无镇痛作用。具有类似 γ-氨基丁酸样作用，与巴比妥类药不同，在催眠作用开始时导致新皮层睡眠，降低皮质下抑制。本品对心血管和呼吸系统影响小，对缺氧引起的脑损害有保护作用，并可制止脑缺氧引起的抽搐。临床广泛应用于全麻诱导用药，需迅速清醒的短小手术及诊断性操作及复合麻醉中辅助用药。

不良反应：注射部位疼痛；麻醉诱导时肌震颤或阵挛；偶有眼球震颤、呃逆、术后恶心、呕吐等，不需特殊处理；局部静脉注射可发生静脉炎，量大发生率增高。

注意事项：中毒性休克、多发性创伤或肾上腺皮质功能低下者应给予适量氢化可的松；低血容量及低血浆白蛋白血症应于术前纠正并减少本品用量；重复使用应注意蓄积作用；容易发生恶心、呕吐的患者慎用；不宜稀释，应直接静脉注射；重症糖尿病、高钾血症患者禁用或慎用；重症监护患者镇静禁用。

品名：羟丁酸钠 Sodium Hydroxybutyrate（γ-羟基丁酸钠、Sodium Oxybate）

剂型与规格：注射剂：2.5g/10ml。

用法与用量：麻醉诱导，静脉注射，60～80mg/kg。手术时间长者每隔 1～2 小时追加半量。成人总量不超过 8g。

药理与用途：静脉麻醉药，通过血-脑脊液屏障，作用于大脑皮层和边缘系统，产生类似睡眠状态的麻醉现象。静脉注射 10 小时后即可进入麻醉，呼吸减慢。一次注射可维持 1～3 小时，对循环系统影响小。适用于较长时间手术。肌肉松弛不好，常用于全身麻醉或诱导麻醉，以及局麻、腰麻的辅助用药，适用于老人、儿童、脑外科、神经外科手术，以及外伤、烧伤患者的麻醉。

不良反应：偶在麻醉诱导时可出现锥体外系症状，表现为手、肩、臂、面部肌肉不自主颤动，注射速度快时更易出现，多不需处理；用药过快或用量过大时，可轻度抑制呼吸，表现为呼吸频率减慢而深度增大，偶见呼吸停止；麻醉结束后，可有恶心、呕吐，偶有躁狂、幻觉等，可静脉注射地西泮处理。

注意事项：不宜单独使用，应与其他麻醉药合用；低血钾者慎用，使用过程中注意适量补钾;缓慢静脉注射,每分钟1g,儿童每分钟0.5g为宜;老年、体弱、儿童应酌情减量;避光、避热保存;严重高血压、酸血症、房室传导阻滞及癫痫患者禁用。

品名:丙泊酚 Propofol(丙扑佛、二异丙酚、普鲁泊福、异丙酚、得普利麻、Diprivan、Disoprofol)

剂型与规格:注射剂:200mg/20ml、500mg/50ml。

用法与用量:诱导麻醉:静脉注射,每10秒钟注射40mg,直至产生麻醉,成人用量约需2~2.5mg/kg。维持麻醉:静脉注射,常用量为每分钟0.1~0.2mg/kg。

药理与用途:烷基酚类短效静脉麻醉药,静脉注射后迅速分布全身,40秒钟内产生睡眠状态,进入麻醉迅速、平稳。用于全身麻醉的诱导和维持。亦可用于接受强化监护并同时接受人工换气的患者作镇静用途(不超过3天)。

不良反应:常见注射时疼痛;可使颅内压降低、脑耗氧量及脑血流量减少;对呼吸系统有抑制,可出现暂时性呼吸停止;循环系统亦有抑制作用,可出现血压降低;复苏期间,少数患者有恶心、呕吐和头痛,延长给药偶见尿变色、惊厥和角弓反张、癫痫样运动;罕见支气管痉挛、红斑等过敏症状。

注意事项:心脏病、呼吸道疾病、肝肾功能不全、血容量减少或衰竭患者慎用。大于55岁患者用量宜减少20%;癫痫患者可能诱发惊厥;当迷走神经紧张性占优势或当本品与可能会引起心律过缓的药物合用时,应考虑静脉给予抗胆碱能药物;本品为脂肪乳剂,脂肪代谢紊乱者慎用;用前摇匀,用5%葡萄糖注射液稀释,稀释度不超过1∶5(2mg/ml),稀释液6小时内稳定;于2~25℃之间贮存,不可冷冻;3岁以下儿童、孕妇、哺乳期妇女及对本品过敏者禁用;颅内压升高和脑循环障碍患者及产科麻醉禁用。

品名:咪哒唑仑 Midazolam(咪唑安定、速眠安、多美康、Dormicum)

剂型与规格:注射剂:5mg/ml、15mg/3ml、25mg/5ml。

用法与用量:术前用药:肌内注射,0.07~0.1mg/kg;儿童0.15~0.20mg/kg,麻醉诱导前30分钟用药。全麻诱导:缓慢静脉注射,0.1~0.2mg/kg;肌内注射,儿童0.15~0.20mg/kg,加氯胺酮4~8mg/kg。全麻维持:分次静脉注射,剂量和间隔取决于患者具体情况。

药理与用途:新型苯二氮䓬类短效催眠性静脉全麻药。通过脑内苯二氮䓬受体起作用，具抗焦虑、顺行性遗忘、镇静、催眠、抗惊厥和肌松作用。注射剂用于简短手术及诊断性操作的麻醉，亦可用于全麻诱导及基础麻醉。适合于老年患者及循环、呼吸功能不全患者的麻醉。片剂适用于各种失眠症和调节睡眠节律障碍，亦可作为手术的麻醉前用药。

不良反应：个别患者静脉注射后有短暂呼吸抑制，尤其易发生于原有呼吸功能不全且用量过大或注射速度过快者；偶见血压下降，但最多不超过基础值的15%，心率同时代偿性加快，可给予扩容升压。

注意事项：年老、体弱者减量，并缓慢、分次注射；器质性脑损伤、严重呼吸功能不全者慎用；静脉注射必须缓慢，以不超过每10秒2.5mg为宜；应先给麻醉性镇痛药，然后根据患者镇静情况，决定本药剂量；过量时可用氟马西尼对抗；对苯二氮䓬类药过敏者、妊娠前3个月妇女、重症肌无力患者禁用。

二、局部麻醉药

品名：普鲁卡因 Procaine（奴佛卡因、Novocaine）

剂型与规格：注射剂：40mg/2ml、100mg/10ml、50mg/20ml、100mg/20ml；粉针剂：150mg。

用法与用量：局部浸润麻醉：0.25%～0.5%溶液，每次量0.5～1.0g。神经传导阻滞：1%～2%溶液，每次不超过1g。蛛网膜下腔阻滞：每次不超过0.15g。

药理与用途：短效酯类局麻药，口服被消化液破坏，外用不能穿透皮肤和黏膜，不适合表面麻醉。主要用于浸润麻醉，亦可用于腰麻及阻滞麻醉。此外，还可用于“封闭疗法”。

不良反应：用量过大或误注入血管内，可引起脉搏加快、颜面潮红、谵妄、兴奋、惊厥、呼吸困难甚至昏迷；腰麻时可出现血压下降；少数患者可发生过敏反应；10mg以上的本药进入脑室，即有致死危险。

注意事项：本药不宜与葡萄糖液配伍；心血管功能不全、房室传导阻滞及休克患者慎用；因可被胆碱酯酶水解，严重贫血、肝功能不良、恶病质、重度营养不良者均应慎用或减少剂量；用药前进行皮试，对本品过敏者禁用；应提高对毒性反应的警惕和复苏设备的准备。严重毒性反应后应监测体温，以防发生中枢性高热；药液中加入肾上腺素时，禁用于高血压、甲状腺功能亢进及心律失常患者。

品名:利多卡因 Lidocaine(昔罗卡因、赛罗卡因、Xylocaine、Lignocaine)

剂型与规格:注射剂:4mg/2ml(供青霉素类药物溶媒)、40mg/2ml、100mg/5ml、200mg/10ml、400mg/20ml;表面麻醉气雾剂:7% 14mg。

用法与用量:局部麻醉。阻滞麻醉:1% ~2% 溶液,每次不宜超过 0.4g。表面麻醉:2% ~4% 溶液,喷雾或蘸药贴敷,每次不超过 0.1g。浸润麻醉:0.25% ~0.5% 溶液,每小时用量不超过 0.4g。硬膜外麻醉:1% ~2% 溶液,每次用量不超过 0.5g。

药理与用途:中效酰胺类局麻药及抗心律失常药。对外周神经的作用机制与其他局麻药一样,通过抑制神经细胞膜的钠离子通道起到阻断神经兴奋与传导作用。主要用于硬膜外麻醉及神经阻滞麻醉,也用于表面麻醉。本品具有抗心律失常作用,作用短暂,无蓄积性,不抑制心肌收缩力,治疗剂量血压不下降,临床还可用于室性心动过速及频发室性期前收缩(抗心律失常药)。

不良反应:血药浓度过高或误注入血管时发生毒性反应,临床症状呈抑制和兴奋双相性,表现为血压下降、苍白、恶心、呕吐、呼吸困难、心跳骤停等;可出现嗜睡、头痛、视力模糊、感觉异常、肌肉抽搐、惊厥、昏迷及呼吸抑制,亦可引起低血压及心动过缓。

注意事项:注射速度尽可能缓慢。先以小量开始,尽可能使用浓度较低的注射液,使用最少的剂量,无特殊情况才能给予常用量或足量;心、肝功能不全者应减少剂量或慎用;用量大,应加肾上腺素,使其吸收减慢;药液中加入羧基苯甲酸酯作为防腐者,不得用于神经阻滞或椎管内注射;禁用于Ⅱ度、Ⅲ度房室传导阻滞患者、对本品过敏者、有癫痫大发作史者、肝功能严重不全者及休克患者。

品名:布比卡因 Bupivacaine(丁吡卡因、Carbostesin、Marcain)

剂型与规格:注射剂:12.5mg/5ml、25mg/5ml、37.5mg/5ml。

用法与用量:0.125% ~0.25%,用于局部浸润麻醉、局部伤口止痛、分娩镇痛及术后镇痛;0.25% ~0.5%,用于神经阻滞麻醉,最大剂量为200mg;0.5%,用于硬膜外麻醉。安全剂量 150mg,极量每次 200mg,每日 400mg;各浓度配成轻、中、重密度溶液,可用于脊麻,用量不超过 15mg。

药理与用途:长效酰胺类局麻药,外周神经的作用机制与其他局麻药相同,对运动神经的阻断与药物浓度有关。浓度为 0.125% ~0.5% 时对感觉神经阻滞较好,但几乎无肌松作用;浓度为 0.75% 则可产生较好的运动神经阻断作用。血液内浓度低,体内蓄积少,无快速耐受性。用于局部浸润麻醉、局部伤口止痛、硬膜外分娩镇痛或术后镇痛、神经阻滞麻醉、硬膜外麻醉及腰麻。

不良反应:逾量或误入血管内可发生严重毒性反应,循环虚脱与惊厥往往同时发生,一旦心脏停止搏动,复苏很困难;偶有精神兴奋、低血压、抽搐、心动徐缓、呼吸抑制、恶心、呕吐。

注意事项:孕妇及12岁以下儿童慎用。对麻醉药过敏者禁用。肝功能或肾功能严重不全、低蛋白血症忌用。

品名:丁卡因 Tetracaine(地卡因、Dicaine)

剂型与规格:注射剂:30mg/3ml、50mg/5ml、30mg/10ml;粉针剂:10mg、15mg、20mg;溶液剂:0.5% ~2.0%。

用法与用量:表面麻醉:眼科用0.5% ~1%浓度溶液或软膏,鼻、喉科用1% ~2%浓度,口腔、气管黏膜麻醉用0.2% ~2%浓度。蛛网膜下腔阻滞:1%本品1ml加10%葡萄糖注射液及3%麻黄碱注射液各1ml,混合,为重比重腰麻;以0.1%本品5~10ml作为轻比重腰麻。硬膜外阻滞及臂丛、颈丛阻滞:采用0.33%本品加等量2%的利多卡因混合应用。极量,0.1g。

药理与用途:长效酯类局麻药,局麻作用比普鲁卡因强,毒性亦较大。最常用于黏膜表面麻醉,也用于传导阻滞、蛛网膜下腔阻滞和硬膜外阻滞。

不良反应:腰麻时可出现恶心、呕吐、头痛、血管运动及呼吸麻痹等;大剂量可致心脏传导系统和中枢神经系统出现抑制;过敏反应表现为流泪、畏光、结膜水肿;有时可出现肌肉挛缩、呼吸不全、苍白、血压下降、虚脱。

注意事项:局部应用严防注入血管内,硬膜外用药严防误入蛛网膜下腔;其余与普鲁卡因相同;禁用于局部浸润麻醉与静脉注射;对普鲁卡因过敏者禁用。

品名:左布比卡因 Levobupivacaine(伊捷卡、速卡、奥桂仁)

剂型与规格:注射剂:37.5mg/5ml。

用法与用量:用于神经阻滞或浸润麻醉:50~150mg,一次极量150mg;外科硬膜外阻滞:0.5% ~0.75% 10~20ml(50~150mg)中度至全部运动阻滞。

药理与用途:为酰胺类局麻药,可以升高神经动作电位的阈值,延缓神经冲动的传播,降低动作电位升高的速度,从而阻断神经冲动的产生和传导。主要用于外科硬膜外阻滞麻醉。

不良反应:低血压、恶心、术后疼痛、发热、呕吐、贫血、瘙痒、疼痛、头痛、便秘、眩晕、胎儿窘迫等，偶见哮喘、水肿、多动症、不随意肌收缩、痉挛、震颤、晕厥、心律失常、期前收缩、房颤、心搏停止、肠梗阻、胆红素升高、意识模糊、窒息、支气管痉挛、呼吸困难、肺水肿、呼吸功能不全、多汗、皮肤变色等。还有心肌抑制作用，误入静脉可引起严重心律失常。

注意事项：对本品或酰胺类局麻药过敏者、肝肾功能严重不全、低蛋白血症者禁用；若本品与盐酸肾上腺素混合使用时，禁用于毒性甲状腺肿、严重心脏病或服用三环抗抑郁药等患者；本品不用于蛛网膜下腔阻滞；不用于 12 岁以下小儿；孕妇及哺乳期妇女慎用；本品不宜静脉内注射用药。

品名：罗哌卡因 Ropivacaine（罗吡卡因，耐乐品、Naropin）

剂型与规格：注射剂：75mg/10ml、100mg/10ml；粉针剂：75mg。

用法与用量：腰椎硬膜外用药，用于外科手术：建议推荐总剂量为 113 ~ 188mg；剖宫产术：总剂量为 113 ~ 150mg；术后镇痛：总剂量为 38 ~ 113mg；区域阻滞（例如末梢神经阻滞和浸润麻醉）：总剂量为 7.5 ~ 225mg。

药理与用途：为长效酰胺类局麻药。有麻醉和镇痛双重效应，大剂量可产生外科麻醉，小剂量时则产生感觉阻滞（镇痛）仅伴有局限的非进行性运动神经阻滞。适用于外科手术麻醉：硬膜外麻醉，包括剖宫产术、局部区域阻滞；急性疼痛控制：持续硬膜外输注或间歇性单次用药，如术后或分娩疼痛、局部区域阻滞。

不良反应：与丁哌卡因相似，主要有低血压、恶心、呕吐、心动过缓、暂时性感觉异常、背痛、尿潴留和发热。

注意事项：对本品或酰胺类局麻药过敏者禁用；严重肝病患者、低血压和心动过缓患者、慢性肾功能不全伴有酸中毒及低血浆蛋白患者、哺乳期妇女和 12 岁以下儿童慎用；接受其他局麻药或与酰胺类局麻药结构相关的药物治疗的患者如同时使用应慎用；本品必须在专人监督指导下使用，使用过程中注意观察患者的中枢神经系统和心血管毒性反应；年老或伴其他严重疾患即需施用区域麻醉的患者，在施行麻醉前应尽力改善患者状况，并适当调整剂量。

三、骨骼肌松弛药

品名：泮库溴铵 Pancuronium Bromide（潘可龙、潘可罗宁、巴活朗、Pavulon、Myoblock）

剂型与规格:注射剂:4mg/2ml。

用法与用量:静脉注射,成人常用量 40 ~ 100μg/kg,儿童常用量 60 ~ 100μg/kg。

药理与用途:中长效的人工合成甾体类非去极化肌松药,但无甾体类的激素样作用。其肌松作用类似氯筒箭毒碱,作用约强5倍。1分钟出现肌松,2 ~ 3分钟达高峰,持续20 ~ 40分钟。主要用于外科手术麻醉中骨骼肌松弛。

不良反应:明显的血管效应可使心率加快、血压轻度升高;可增加分泌。

注意事项:静吸复合麻醉中应减少用量;高血压患者、严重肝肾功能不良及梗阻性黄疸患者慎用;过量中毒时可静脉注射新斯的明及阿托品解救;避光,2 ~ 8℃保存;对本品或溴离子过敏、重症肌无力者禁用。

品名:维库溴铵 Vecuronium Bromide(维库罗宁、仙林、诺科隆、Norcuron、Nolcuron)

剂型与规格:注射剂:4mg/2ml。

用法与用量:静脉注射,0.08 ~ 0.1mg/kg,30 ~ 60分钟后按需要增加首剂的1/2量。

药理与用途:中效人工合成甾体类非去极化型肌松药,肌松效应及用途类似泮库溴铵,但稍强,约为1.5倍,持续时间较短,约30分钟。适用于气管插管、外科手术或人工呼吸的骨骼肌松弛。

不良反应:偶见支气管痉挛和过敏反应。

注意事项:肝硬化、胆汁淤积及严重肾功能不全患者应慎用;避光2 ~ 8℃保存;对儿童、孕产妇及胎儿影响尚不清,不宜使用。

品名:哌库溴铵 Pipecuronium Bromide(溴化吡哌尼、阿端、Arduan)

剂型与规格:注射剂:4mg。

用法与用量:静脉注射,0.04 ~ 0.05mg/kg,给药2 ~ 3分钟后行插管法。重复给药,每次剂量为首剂的1/4,不可超过1/3 ~ 1/2,以免蓄积。肾功能不全者用药不可超过0.04mg/kg;儿童开始量为0.03 ~ 0.04mg/kg,补充剂量为0.01 ~ 0.02mg/kg。

药理与用途:长效非去极化型肌松药,为泮库溴铵的衍生物,作用类似泮库溴铵,对心血管系统几乎无影响,没有组胺释放作用。用于各种手术、气管插管和人工呼吸时骨骼肌松弛。

不良反应:偶有过敏反应。

注意事项:使用本品,应备有拮抗剂。本品 80% ~85% 肌松作用可被 1 ~3mg 的新斯的明配合阿托品所拮抗;神经肌肉疾病、过度肥胖、脊髓灰质炎后遗症患者,以及孕妇慎用;电解质紊乱及酸碱失衡,应先纠正后方可使用本品;重症肌无力及对本品或溴离子过敏者禁用。

品名:阿曲库铵 Atracurium(阿曲可宁、Tracrine)

剂型与规格:注射剂:10mg/1ml、25mg/2.5ml、50mg/5ml、250mg/25ml。

用法与用量:静脉注射,0.3 ~0.6mg/kg,维持 5 ~35 分钟,如需延长时间,剂量可追加 0.1 ~0.2mg/kg。长时间手术时,给予 0.36 ~0.6mg/kg,起始量后,继续以每分钟 0.005 ~0.01mg/kg 静脉滴注。1 岁以上儿童与成人相同。气管插管 0.5 ~0.6mg/kg,静脉滴注,90 秒钟内完成气管插管。

药理与用途:选择性非去极化型肌松药,竞争性阻断 N_2 受体。作用迅速,1.4 分钟起效,3 ~6.9 分钟达最大,维持 30 ~40 分钟,无蓄积作用。适用于各种外科手术麻醉的骨骼肌松弛,尤其适用于气管插管、剖宫产手术时肌松的维持。

不良反应:大剂量尤其是快速给药,可诱发组胺释放而引起低血压,引起皮肤潮红、支气管痉挛。

注意事项:患神经肌肉疾病、严重电解质紊乱、严重心血管疾病及孕妇慎用;应在麻醉师严密监护下给药,且必备急救药品和器材;过量或恢复迟缓,可给予阿托品或新斯的明,并进行人工呼吸;过敏者及重症肌无力患者禁用;2 ~8℃避光保存。

品名:氯化琥珀胆碱 Suxamethonium Chloride(琥珀胆碱、司可林、Scoline、Succinylcholine Chloride)

剂型与规格:注射剂:50mg/2ml、100mg/2ml。

用法与用量:气管插管:静脉注射,1 ~1.5mg/kg,用氯化钠注射液稀释到每毫升 10mg。维持肌松:静脉滴注,150 ~300mg 用 5% 或 10% 葡萄糖注射液稀释至 0.1% 浓度,滴速每分钟 2 ~4mg,每次量不宜超过 300 ~400mg。静脉注射每次不超过 250mg;儿童 1 ~2mg/kg;静脉用药困难者可用肌内注射。

药理与用途:最常用的短效去极化型肌松药。与运动终板上的 N_2 受体结合后,产生去极化作用。静脉注射后 20 秒钟出现肌颤,30 秒钟肌肉开始松弛,50 秒钟作用最大,3 分钟即开始减退,维持时间 10 ~15 分钟。常用于外科麻醉中肌肉松弛，尤其适用于短小手术操作，如气管插管、内镜检查等。

不良反应：眼内压、颅内压和胃内压升高；术后肌肉疼痛；高钾症；诱发恶性高热综合征；非典型神经肌肉阻滞。

注意事项：大剂量可致呼吸麻痹，用前备好抢救设备、药品；严重肝功能不全、营养不良、电解质紊乱者慎用；避免与氟烷合用，诱发恶性高热；青光眼、颅内压增高及急性胃扩张患者禁用；原有血钾升高的患者如烧伤、尿毒症、广泛软组织损伤等禁用；假性胆碱酯酶缺乏者禁用。

第六章 心血管系统药

一、抗高血压药

品名：氢氯噻嗪 Hydrochlorothiazide（双氢克尿塞、Esidrex）

剂型与规格：片剂：25mg。

用法与用量：口服，水肿患者：每次 25～50mg，每日 25～100mg，隔日或每周 1～2 次。高血压患者：与其他降压药合用，每日 50～75mg，分早晚 2 次服，1 周后减为每日 25～50mg 的维持量。

药理与用途：主要抑制髓袢升支皮质部对 Na^+ 和 Cl^- 的重吸收，使肾脏对氯化钠的排泄增加而产生利尿、降压作用；本品有降压作用，可以与其他降压药物配合使用；本品还有抗利尿的作用，可用于治疗尿崩症。适用于轻度至中度的充血性心衰、慢性肝脏和肾源性水肿、高血压、高尿钙血症。可单独治疗轻度高血压，也常与其他降压药合用治疗中、重度高血压。

不良反应：长期服用，易发生电解质平衡紊乱，如低钠血症、低氯血症、低钾血症性碱血症。

注意事项：不可突然停药，应逐渐减量；在治疗肝硬化而引起的腹水时，最好与螺内酯合用，以防止发生肝性脑病；肝肾功能不全者、痛风、糖尿病患者慎用。

品名：吲达帕胺 Indapamide（寿比山、吲达胺、钠催离、Natrilix、Indamol、Veroxil、Arifon）

剂型与规格：片剂：2.5mg。

用法与用量：口服，每日服 2.5mg，早晨服药，维持量可隔天每次 2.5mg。糖尿病患者无需戒盐。

药理与用途：本品为一种长效的、作用较强的抗高血压药。具有利尿和钙拮抗作用,对血管平滑肌有较高选择性,阻滞钙离子内流,使外周血管阻力下降,产生降压作用,用于治疗原发性高血压。

不良反应:大剂量利尿作用增强,可发生低血钾;偶见便秘、恶心、上腹部不适等轻度消化道症状及头晕、复视等。

注意事项:对磺胺过敏者可引起变态反应;注意电解质平衡,对低血钾者要监测血钾;近期脑血管意外、嗜铬细胞瘤、Conn 综合征、重度肝肾功能衰竭、对本品过敏者禁用,孕妇和哺乳期妇女禁用。

品名:普萘洛尔 Propranolol(心得安、Inderal、Angilol)

剂型与规格:片剂:10mg;注射剂:5mg/5ml。

用法与用量:口服,各种心律失常:每次 10mg,每日 3 次。心绞痛:每日 40~80mg,分 3~4 次服用。高血压:每次 5mg,每日 4 次,1~2 周后增加 1/4量,在严密观察下每日量可逐渐增加至 100mg。静脉滴注,宜慎用。对麻醉过程中出现的心律失常,以每分钟 1mg 的速度静脉滴注,每次量 2.5~5mg,稀释于5%~10%葡萄糖液 100ml 内滴注。滴注过程中必须严密观察血压、心律和心率变化,随时调节滴注速度。如心率转慢,应立即停药。

药理与用途:本品为 β 受体阻断剂,可降低心肌收缩性、自律性、传导性和兴奋性,减慢心率,减少心输出量和心肌耗氧量。用于房性及室性期前收缩,窦性及室上性心动过速、心绞痛、急性心梗、高血压等;对慢性心房颤动和扑动,如果用洋地黄疗效不佳,加用本品常可减慢心室率,对二尖瓣脱垂综合征有关的房性或室性心律失常,本品常作为第一线药物使用;对肥大性心肌病患者,可降低室上性心律失常的发生率。

不良反应:有乏力、嗜睡、头晕、失眠、恶心、腹胀、皮疹、晕厥、低血压、心动过缓等反应。

注意事项:冠心病患者使用本药不宜突然停药,否则可出现心绞痛、心肌梗死或室性心动过速,长期用药者停药时应逐渐减量,一般于 2 周内停药;老年人用药应减量;孕妇、哺乳期妇女慎用;哮喘、过敏性鼻炎、窦性心动过缓、重度房室传导阻滞、心源性休克、低血压症患者忌用。

品名:噻吗洛尔 Timolol(噻吗心安、Blocardren、Temserin、Timoptic)

剂型与规格:片剂:5mg、10mg;滴眼剂:12.5mg/5ml、25mg/5ml。

用法与用量:口服,5~10mg,每日 2~3 次。滴眼,0.25%滴眼剂,每次 1 滴,每日 2 次。如疗效不佳可改用0.5%滴眼剂,每次 1 滴,每日 1~2 次。

药理与用途:非选择性 β 受体阻滞剂,作用较强,无膜稳定作用,无内在拟交感活性。尚具明显降低眼压的作用。用于治疗高血压、心绞痛、心动过速及青光眼。

不良反应:可产生心动过缓、支气管痉挛。滴眼可致眼干、眼痛、眼灼热感、视力减退、头晕等;亦可被吸收产生全身反应,如血压下降、胃肠不适及心率减慢。

注意事项:不宜与其他 β 受体阻滞剂合用;滴眼时,如原用别的药治疗,不宜突然停用原药,应自改用噻吗洛尔后第 2 天起逐渐停用,对病情较重者,更应谨慎;心力衰竭、支气管哮喘患者慎用;孕妇、儿童及心动过缓患者禁用。

品名:阿替洛尔 Atenolol(氨酰心安、苯氧胺、Tenormin)

剂型与规格:片剂:50mg、100mg;注射剂:每支 5mg。

用法与用量:口服,每日 50 ~ 100mg,分 1 ~ 2 次服用。心绞痛:每次 100mg,或每次 25 ~ 50mg,每日 2 次。高血压:每次 50 ~ 100mg,每日 1 ~ 2 次。以上用药需个体化。静脉注射,5mg 稀释于 20ml,缓慢推注。

药理与用途:本品为心脏选择性 β 受体阻断剂,无膜稳定作用,无内源性拟交感活性。一般用于窦性心动过速及期前收缩等,也可用于高血压、心绞痛及青光眼。

不良反应:少数患者服药后有口干、胸闷、乏力等,个别有窦性心动过缓。偶有肢端发冷、疲劳感、心前区疼痛、恶心、腹泻等不良反应。

注意事项:肾功能明显不良时需要调整给药剂量;不能突然停药,以免产生停药综合征;服药期间必须定期检查心电图、心率、血压,必要时作血糖检查;孕妇及糖尿病、甲亢患者慎用;不宜用于未经治疗的心力衰竭患者;哮喘及窦性心动过缓者禁用。

品名:美托洛尔 Metoprolol(美多心安、美多洛尔、倍他乐克、Betaloc、Lopresor)

剂型与规格:片剂:50mg、100mg;控释片:100mg;胶囊剂:50mg;注射剂:5mg/5ml。

用法与用量:口服,高血压:每次 50 ~ 100mg,每日 2 次。心绞痛:每日 100 ~ 150mg,分早晚 2 次服。静脉注射用于心律失常:开始时 5mg(1 ~ 2mg/min),隔 5 分钟重复注射,直至生效,一般总量为 10 ~ 15mg。

药理与用途:本品为 β 受体阻滞剂,有较弱的膜稳定作用,无内源性拟交感活性。对心脏的 β 受体有较大的选择性作用。用于窦性心动过速、室上性心动过速，也用于各型高血压、心绞痛、心律失常等。

不良反应：少数患者服药后可有轻微上腹部不适、倦怠或睡眠异常，长期服用后可消失；偶有报告非特异性皮肤反应和肢端发冷。

注意事项：用量个体差异大，应注意剂量个体化；哮喘患者不宜应用大剂量，应用一般剂量时也应分为 3～4 次服；支气管哮喘、慢性阻塞性肺疾病或伴有糖尿病和使用麻醉剂易引起低血压和心动过缓者以及孕妇均应慎用；Ⅱ、Ⅲ度房室传导阻滞、严重心动过缓和心源性休克以及对洋地黄无效的心衰患者禁用；心动过缓、糖尿病、肝肾功能不全、甲亢慎用。

品名：比索洛尔 Bisoprolol（康可 5、康可、Concor、Emcor）

剂型与规格：片剂：5mg、10mg。

用法与用量：口服，每次 5～10mg，每日 1 次，早饭前或早饭时服用，最大剂量为 20mg。

药理与用途：新一代选择性 β_1 受体阻滞剂，对 β_1 受体的亲和力比 β_2 受体大 11～34 倍，从而达到降低血压和保护心肌免受与缺血相关损害的目的。无内在拟交感活性和膜稳定作用。适用于高血压、冠心病（心绞痛）及快速型心律失常。

不良反应：服药初期，可能出现轻微疲倦、头晕、头痛、出汗、睡眠异常、多梦及抑郁等，一般在开始服药后 1～2 周自然减退；偶见胃肠功能紊乱及在极少数情况下会有皮肤反应。

注意事项：孕妇、哺乳期妇女、儿童不宜服用；严重脉缓、Ⅱ度以上的房室阻滞、缺血性心功能不全、心源性休克的患者禁用。

品名：艾司洛尔 Esmolol（艾思洛尔、爱洛、ASL-805、Brevibeoc）

剂型与规格：注射剂：0.1g、0.2g

用法与用量：快速性室上性心律失常：先静脉注射负荷量 0.5mg/(kg·min)，约 1 分钟注毕，静脉维持量 0.05mg/(kg·min)开始，4 分钟后视需要可递增至 0.2mg/(kg·min)，每次改变维持量前均用上述负荷量。围术期：在监测下，负荷量可用 0.25～0.5mg/(kg·min)。

药理与用途：超短效、选择性 β_1 受体阻滞剂，治疗剂量下无内在拟交感活性及膜稳定作用。大剂量时对气管和血管平滑肌 β_2 受体也有抑制作用，特点为起效快、作用时间短。适用于治疗高血压快速性室上性心律失常及围术期出现的心动过速。

不良反应：有低血压、潮红、心动过缓、心脏传导阻滞、头痛、头晕、思睡、精神混乱、乏力、感觉异常、胃肠不适、水肿等。

注意事项：与儿茶酚胺耗竭剂合用，可能出现晕厥、低血压或严重心动过缓；与维拉帕米合用于心功能不全患者，可能发生心脏骤停；与吗啡、地高辛、琥珀胆碱合用应慎重；支气管哮喘者慎用；严重心动过缓、Ⅰ度以上房室传导阻滞、心源性休克、重度心衰患者禁用。

品名：拉贝洛尔 Labetalol（柳胺苄心定、Ibidomide、Presdate、Trandate）

剂型与规格：片剂：50mg、100mg、200mg；注射剂：25mg/2ml、50mg/5ml、100mg/20ml、200mg/40ml。

用法与用量：口服，每次 100～200mg，每日 2～3 次，饭后服用。严重高血压时剂量可增至 400mg，每日 3～4 次，剂量不超过 2400mg；静脉注射，50～100mg，加于 25% 葡萄糖注射液 20ml 中缓慢注射，15 分钟后无效可重复同样剂量 1 次，也可用 1～4mg/min 速度静脉滴注。

药理与用途：兼有 α 受体和 β 受体的阻滞作用。对 α 受体为竞争性拮抗剂，对 β 受体是非选择性阻滞剂，无内在拟交感活性和膜稳定作用，对心脏 β_1 受体阻滞作用比对 α 受体的作用强 16 倍。还有直接扩张血管的作用，使外周阻力降低，但心输出量和心搏量无明显变化，无反射性心动过速。适用于各型高血压，包括急进型高血压和高血压危象，妊娠高血压可作为首选药。与利尿药合用有协同作用。对伴有心绞痛、期前收缩等高血压有效。

不良反应：主要有直立性低血压、头昏、乏力、肌痉挛、胃肠不适、精神抑郁、头皮刺痛。大剂量时可见心动过缓或诱发期前收缩。

注意事项：心功能不全者应用前应先以洋地黄及利尿剂控制；肝功能不全者用本品应减量；孕妇只有遇妊娠合并高血压危象时才考虑使用，且应密切观察血压及胎儿情况；哮喘、肝功能减退者慎用；脑出血、房室传导阻滞及心动过缓者禁用。

品名：卡维地洛 Carvedilol（卡维地罗、洛德、Dilatrend、Dilmitone、CAR、Kredex）

剂型与规格：片剂：25mg。

用法与用量：口服，首次剂量 12.5mg，每日 1 次，观察 2 天。如疗效欠佳，且无副作用时可 25mg，每日 1 次，必要时可 25mg，每日 2 次或 50mg，每日 1 次。但每日最大剂量不应超过 50mg。高龄患者推荐量 12.5mg，每日 1 次，必要时可逐渐增至每日最大用量。心绞痛或充血性心力衰竭患者可

12.5 ~25mg，每日 2 次。

药理与用途：血管扩张性 β 受体阻滞药，但无论是对 β_1 受体还是 β_2 受体的阻滞强度均明显高于 α_1 受体阻滞作用。具有中度扩血管和轻度膜稳定作用，且无内在性拟交感活性。此外，在大剂量时还具有钙拮抗作用。对急性心肌梗死实验模型有缩小心梗面积、清除氧自由基、保护心脏的作用。适用于轻度、中度原发性高血压，尤其适用于高血压伴缺血性心脏病者。

不良反应：常见有眩晕、头痛、支气管痉挛、疲乏和皮肤反应；每日用量≥50mg 时，约有低于 1% 的患者可发生直立性低血压。

注意事项：对肾功能受损者无需调整用药量，但对严重肝功能减退如肝硬化患者，会明显升高达峰浓度和生物利用度。因此，对这类患者不主张应用本药；虽可治疗充血性心力衰竭，降低心脏后负荷，但因具有 β 受体阻滞及负性肌力作用，仍需慎用或减量应用；脑出血、心脏传导阻滞、心动过缓和哮喘患者禁用。

品名：硝苯地平 Nifedipine（艾克迪平、心痛定、硝苯吡啶、硝苯啶、拜心通、Adalat、Baya 1040、Nifelat）

剂型与规格：片剂：10mg；缓释片：10mg；控释片：20mg、30mg。

用法与用量：口服或舌下含服：每次 5 ~10mg，每日 3 次。慢性充血性心力衰竭：每 6 小时 20mg。缓释片：每次 30 ~60mg，每日 1 次。控释片：每次 20mg，每日 2 次；或每次 30mg，每日 1 次。

药理与用途：本品为钙拮抗剂，可抑制心肌和血管平滑肌细胞 Ca^{2+} 内流，能松弛血管平滑肌，使外周血管阻力降低，血压下降，心肌耗氧量降低，同时能扩张冠状动脉，缓解冠脉痉挛，并能增加冠脉流量，增加心肌供氧量。对心脏能使心收缩力减弱，耗氧量降低。适用于防治心绞痛，特别适用于变异型心绞痛和冠状动脉痉挛所致的心绞痛。对呼吸道影响较小，故适用于患有呼吸道阻塞性疾病的心绞痛患者，其疗效优于 β 受体阻滞剂。此外，本品还适用于各种类型的高血压，对顽固性、重度高血压和伴有心力衰竭的高血压患者也有较好疗效。

不良反应：有短暂头痛、面部潮红、嗜睡；其他还包括眩晕、过敏反应、低血压、心悸及有时促发心绞痛发作；剂量过大可引起心动过缓和低血压；长期服用可能引起水钠潴留、水肿，多发生于踝部，偶见于脸部及眶周。

注意事项：日剂量大于 120mg 时，突然停药会产生撤药综合征；长期服药宜与利尿剂合用；心功能减退者及低血压应慎用；孕妇、心源性休克者、严重主动脉狭窄及持续低血压者禁用;控释片须整片吞服,每次服药间隔12小时。

品名:尼卡地平 Nicardipine(硝苯苄胺啶、佩尔地平、Perdipine)

剂型与规格:片剂:40mg;缓释胶囊剂:40mg;注射剂:2mg、5mg。

用法与用量:口服,每次10~20mg,每日3次。脑血管病:20mg,每日3次。高血压、心绞痛:每次10~30mg,每日3次。心力衰竭:每次20~40mg,每日3次。静脉滴注,用氯化钠注射液或5%葡萄糖注射液稀释后,以盐酸尼卡地平计,以每毫升含量为0.1~0.2mg的溶液进行静脉滴注。

药理与用途:本品通过抑制Ca^{2+}流入血管平滑肌细胞而发挥血管扩张作用,而且能抑制磷酸二酯酶,使脑、冠状动脉及肾血流量增加,起到降压作用。临床适用于原发性高血压、脑梗死后遗症、脑出血后遗症、脑动脉硬化症。

不良反应:偶见恶心、呕吐、食欲不振、便秘、腹泻、颜面潮红、头晕、发热、心悸、直立性低血压、倦怠、皮疹、眩晕、耳鸣、肝肾功能异常。

注意事项:不应与其他钙通道拮抗药合用;与其他血管扩张药合用时注意低血压;肝肾功能不良者、低血压、青光眼患者慎用。颅内出血未停止、脑血管意外急性期、颅内压亢进的患者、孕妇及哺乳期妇女禁用。

品名:尼群地平 Nitrendipine(硝苯甲乙吡啶)

剂型与规格:片剂:10mg、20mg。

用法与用量:口服,始初剂量于每日早餐时服5~10mg,以后视血压情况可逐渐增至每日20mg,分1~2次服。老年人及肝功能减退者5mg,每日1~2次。

药理与用途:本品为选择性作用于血管平滑肌的钙离子拮抗剂,它对血管的亲和力比对心肌大,对冠状动脉的选择作用更佳。能降低心肌耗氧量,对缺血性心肌有保护作用。可降低总外周阻力,使血压下降。临床适用于冠心病及高血压,也可用于充血性心衰。

不良反应:有头痛、眩晕和心悸等不良反应,停药后可自行消失。

注意事项:肝功能减退者除减量服用外,应经常监测血压,调整剂量;孕妇及哺乳期妇女禁用。

品名:尼群洛尔 Nitrendipine and Atenolol

剂型与规格:片剂:每片含尼群地平5mg、阿替洛尔10mg。

用法与用量:空腹服,每日1~2次,每次2片,或遵医嘱。老年宜从小剂量开始,推荐老年患者初始剂量为每日1片。

药理与用途:用于治疗轻中度原发性高血压。

不良反应:头晕、头痛、面部潮红、心悸、便秘、下肢水肿、眼部不适、胸闷、肢端发冷、疲乏、思睡或噩梦等,偶见性功能障碍。

注意事项:对本品过敏及严重主动脉狭窄的患者禁用。Ⅱ~Ⅲ度心脏传导阻滞、心源性休克者、心功能不全者、哮喘、病窦综合征及严重窦性心动过缓者禁用。心率小于60次/分者、肝肾功能不全者慎用。少数病例可能出现血碱性磷酸酶增高。服用本品期间须定期做心电图。少数患者在开始服用此药后可出现心力衰竭的症状或使原有的症状加重,因而伴随有心力衰竭的患者需要慎用本品。有主动脉狭窄的患者这种危险性更大。本品中阿替洛尔可通过胎盘屏障并出现在脐带血液中,缺乏怀孕头3个月使用本药的研究,不除外胎儿受损的可能。妊娠妇女较长时间服用本药,与胎儿宫内生长迟缓有关。其在乳汁中有明显的聚集作用,哺乳期妇女服用时应谨慎小心。

品名:非洛地平 Felodipine(波依定、Plendil)

剂型与规格:片剂:5mg、10mg;缓释片:2.5mg、5mg、10mg。

用法与用量:口服,每次5~10mg,每日2~3次。缓释片:每次2.5~10mg,每日1次。

药理与用途:本品为一种血管选择性钙离子拮抗剂,通过降低外周血管阻力而降动脉血压。由于对小动脉平滑肌的高度选择性,在治疗剂量范围内对心肌收缩力和心脏传导无直接作用,又因对静脉平滑肌和肾上腺素能血管张力调节无影响,故不引起直立性低血压,本品有轻微的排钠利尿作用,所以不引起体液潴留。用于治疗各种高血压、缺血性心脏病和心力衰竭。

不良反应:少数患者可引起面部潮红、心悸、头昏和疲乏;还可出现由于毛细血管扩张引起的踝部水肿;有报道发现伴有牙龈炎或牙周炎的患者,用药后可能会引起轻微的牙龈肿大。

注意事项:老年人因药物清除速度减慢,剂量宜减少;严重肝、肾功能减退者慎用;妊娠(包括早期妊娠)及对本品过敏者禁用。

品名:氨氯地平 Amlodipine(安洛地平、络活喜、Norvasc)

剂型与规格:片剂:2.5mg、5mg、10mg。

用法与用量:治疗高血压和心绞痛的初始剂量为5mg,每日1次。根据患者的临床反应,可将剂量增加,最大可增至10mg,每日1次。本品与噻嗪类利尿剂、β受体阻滞剂和血管紧张素转换酶抑制剂合用时不需调整剂量。

药理与用途:本品为钙离子拮抗剂,阻滞心肌和血管平滑肌细胞外钙离子经细胞膜的钙离子通道进入细胞。直接舒张血管平滑肌,具有抗高血压作用,本品缓解心绞痛是通过扩张外周小动脉,使外周阻力降低,从而降低心肌耗氧量,另外扩张正常和缺血区的冠状动脉及冠状小动脉,使冠状动脉痉挛患者的心肌供氧量增加。用于治疗高血压和缺血性心脏病。

不良反应:发生率较低,主要为水肿、疲劳、头疼、失眠、恶心、腹痛、面红、心悸和头晕;较少见瘙痒、皮疹、呼吸困难、无力、肌肉痉挛和消化不良等。

注意事项:孕妇、哺乳期妇女和严重心衰者慎用;老年人及肾功能损害的患者无需调整剂量;严重低血压、肝功能不全者及对二氢吡啶类钙拮抗剂过敏的患者禁用。

品名:拉西地平 Lacidipine(乐息平、Lacidil)

剂型与规格:片剂:2mg、4mg。

用法与用量:口服,每次4~8mg,每日1次。老年人起始剂量可为2mg,每日1次,以后酌情增加到4mg。宜长期服用。

药理与用途:新型长效二氢吡啶类钙拮抗剂。对血管平滑肌具有高度选择性,对血管紧张素Ⅱ的缩血管作用也有对抗作用;排钠利尿作用强;抗氧化作用明显强于其他钙拮抗剂,可减轻或消除氧自由基对细胞膜的损害。能使收缩压、舒张压、平均动脉压下降,心率略有增加。适用于治疗原发性、继发性、肾性高血压;可减少心绞痛及发作次数,可减少硝酸甘油用量;与强心药和利尿药合用可使心力衰竭症状缓解,改善心功能。

不良反应:常见的有面部潮红、头痛、头晕、心悸、踝部水肿、胃肠不适。

注意事项:不宜与其他钙通道拮抗药合用;与其他血管扩张药合用时要防止血压过低;肝功能不全者需减少剂量;先天性心功能不全者慎用;对拉西地平过敏者禁用。

品名:比伐芦定 Bivalirudin

剂型与规格:注射剂:0.25g。

用法与用量:实施经皮腔内冠脉成形术(PTCA)之前,本品常规剂量为首剂1.0mg/kg静脉推注，继以1.75mg/(kg·h)静脉滴注4小时，如果需要，可按0.2mg/(kg·h)维持至20小时。本品不得用于肌内注射。肾功能不全的患者，酌情调整给药剂量。

药理与用途：主要用于预防血管成形介入治疗不稳定型心绞痛前后的缺血性并发症。本品为凝血酶直接的、特异的、可逆性抑制剂。无论凝血酶处于血液循环中还是与血栓结合，本品均可与其催化位点和底物识别位点发生特异性结合，从而直接抑制凝血酶的活性。

不良反应：常见的是出血，多见于动脉穿刺部位，也可能发生在身体其他部位。用药中，若血压或血容量突然下降，或有其他不明症状出现时，都应立刻停药并高度警惕出血的发生。其他尚有背痛、头痛、低血压等。

注意事项：禁用于大出血活动期以及对药物过敏者。对于患有肝素引发的血小板减少症和肝素引发的血小板减少，血栓形成综合征，目前尚无资料支持其疗效和安全性。本品与血浆蛋白和血红细胞不结合。在与肝素、华法林或溶栓药物合用时，会增加患者出血的可能性。比伐芦定作为抗凝血酶应用于近距离放射疗法应当谨慎，操作者应具备精确的导管插入技术，经常抽吸和冲洗，需特别注意减少导管堵塞。

品名：卡托普利 Captopril(巯甲丙脯酸、甲巯丙脯酸、开搏通、Capote、Tensiomin)

剂型与规格：片剂：12.5mg、25mg。

用法与用量：口服，每次25~50mg，每日2~3次，如仍未能满意地控制血压，可加服噻嗪类利尿药如氢氯噻嗪25mg，每日1次。以后可每隔1~2周逐渐增加利尿药的剂量，以达到满意的降压效果。心力衰竭：初剂量25mg，每日3次，剂量增至50mg，每日3次后，宜连服2周观察疗效。一般50~100mg，每日3次。症状已得到满意改善，也可与利尿药与洋地黄合并使用。对近期大量服过利尿药，处于低钠/低血容量，而血压属正常或偏低的患者，初剂量宜用6.25~12.5mg，每日3次。以后通过测试逐步增加至常用量。

药理与用途：本品为人工合成的非肽类血管紧张素转化酶抑制剂，主要作用于肾素-血管紧张素-醛固酮系统(RAA系统)。抑制RAA系统的血管紧张素转换酶(ACE)，阻止血管紧张素Ⅰ转换成血管紧张素Ⅱ，并能抑制醛固酮分泌，减少水钠潴留。用于高血压，也用于对利尿药、洋地黄类治疗无效的心力衰竭患者。

不良反应：可见皮疹、瘙痒、疲乏、眩晕、恶心、剧烈咳嗽、味觉异常等；

个别人出现蛋白尿，白细胞、中性粒细胞减少及ALT、AST升高，停药后可恢复；肾功能损害者可出现血肌酐升高，少尿者可引起高钾血症。偶见血管性水肿、心律不齐。

注意事项：肾功能不全者慎用；个别患者可见蛋白尿、粒细胞缺乏症、中性粒细胞减少，但减量或停药后可消失或避免；对本品过敏者、孕妇、哺乳期妇女禁用，全身性红斑狼疮及自身免疫性结缔组织性疾病患者慎用。

品名：依那普利 Enalapril（怡那林、悦宁定）

剂型与规格：片剂：5mg、10mg。

用法与用量：口服，初始剂量为每日5～10mg，分1～2次服用，肾功能严重受损患者（肌酐清除率低于30ml/min）为每日2.5mg。根据血压水平可逐渐增加剂量，一般有效剂量为每日10～20mg，每日最大剂量不超过40mg。

药理与用途：本品为血管紧张素转换酶抑制剂。口服后在体内水解成依那普利拉，对血管紧张素转化酶起强烈抑制作用，降低血管紧张素Ⅱ的含量，造成全身血管舒张，血压下降。用于治疗高血压、充血性心力衰竭。

不良反应：头晕、头痛、嗜睡、疲劳、上腹不适、恶心、胸闷、咳嗽和蛋白尿等；必要时减量；如出现白细胞减少，需停药。

注意事项：儿童、孕妇、哺乳期妇女慎用；肾功能不全者应适当减少剂量及延长用药间隔；不宜与钾盐或保钾利尿药合用；与β受体阻滞药合用可使作用增强，但不宜与神经节阻滞剂合用；血压正常的充血性心力衰竭者用药后出现低血压，应减量或停药；对本品过敏者或双侧肾动脉狭窄患者忌用。

品名：贝那普利 Benazepril（苯那普利、洛汀新、Lotensin）

剂型与规格：片剂：5mg、10mg。

用法与用量：口服，高血压：初始剂量10mg，每日1次，以后可适当增加到每日20mg，最高为每日40mg，分2次服用。肾功能衰竭：初始剂量5mg，每日1次。单服本品降压效果不满意可加服噻嗪类利尿药、钙拮抗剂、β受体阻滞剂，初始剂量要小。充血性心力衰竭：初始剂量2.5mg，每日1次，可逐渐增至每日20mg。

药理与用途：不含巯基的强效、长效血管紧张素转化酶抑制剂，在体内水解为贝那普利拉而发挥作用。临床用于各期高血压、充血性心力衰竭。

不良反应：轻微且短暂，偶见头痛、头晕、疲劳、嗜睡或失眠、胃肠不适、恶心、呕吐、腹泻或便秘、皮疹、瘙痒、颜面潮红、低血压、心悸、胸痛、咳嗽、呼吸窘迫、尿频；罕见肝炎、胆汁淤积型黄疸、血管神经性水肿。

注意事项：肾动脉狭窄、心衰、冠状动脉或脑动脉硬化患者慎用；肾衰患者使用低剂量；少数患者有血尿素氮和血清肌酐升高，停药后可自行恢复；出现面部水肿应立即停药，并皮下注射 1ml：1000IU 肾上腺素 0.3～0.5ml，注意监测血钾；对本品过敏、有血管神经性水肿史者及孕妇禁用。

品名：培哚普利 Perindopril（雅施达）

剂型与规格：片剂：2mg、4mg。

用法与用量：口服，高血压：每次 4mg，每日 1 次，服药 1 个月后，若有需要，可增至每次 8mg，每日 1 次；充血性心力衰竭：须在医疗监护下开始，初始剂量为每日早晨口服 2mg，可增至每日 4mg。

药理与用途：本品是一种强效和长效的血管紧张素转换酶抑制剂，可使外周血管阻力降低，而心输出量和心率不变。用于治疗各种高血压与充血性心力衰竭。

不良反应：胃肠道不适、眩晕、痉挛、局部皮疹、咳嗽等。

注意事项：与依那普利相似。对本品过敏者、儿童、孕妇、哺乳期妇女禁用。

品名：西拉普利 Cilazpril（抑平舒、Inhibace）

剂型与规格：片剂：2.5mg、5mg。

用法与用量：口服，每次 2.5～5mg，每日 1 次。

药理与用途：本品是一种特定的长效血管紧张素转换酶抑制剂。用于治疗各种程度的原发性高血压和肾性高血压。也可与洋地黄或利尿药合用治疗慢性心力衰竭。

不良反应：轻微头晕、头痛、乏力、低血压、消化不良、恶心、皮疹和咳嗽；大多数症状是短暂的，轻度或中度，无需停药。

注意事项：同依那普利。

品名：福辛普利 Fosinopril（福森普利、磷诺普利、蒙诺、Monopril、Staril）

剂型与规格：片剂：10mg、20mg。

用法与用量：口服，初次剂量 10mg，每日 1 次。根据血压情况调整剂量，通常维持量为 20～40mg，每日 1 次。最大剂量每日不超过 80mg。

药理与用途：含磷酰基的前体药，口服后在肝脏和胃肠道黏膜转变成有活性的福辛普利拉而起血管紧张素转化酶抑制剂的作用。临床用于治疗高血压。

不良反应:同依那普利。

注意事项:同依那普利。肝肾功能不全及老年患者不需减量。

品名:氯沙坦 Losartan(洛沙坦、科素亚、Cozaar、Aastar)

剂型与规格:片剂:50mg。

用法与用量:口服,每次 50mg,每日 1 次,部分患者每日剂量增加到 100mg,可产生进一步的降压作用。

药理与用途:非肽类血管紧张素Ⅱ(AngⅡ)受体 AT_1 的拮抗剂。是一新型抗高血压药。主要用于原发性高血压及充血性心力衰竭。

不良反应:常见的有头痛、头晕、上呼吸道感染、无力、疲劳、咳嗽;少见直立性低血压、肝丙氨酸转氨酶升高及高血钾;罕见血管性水肿。

注意事项:对血管容积不足的患者(如应用大量利尿剂治疗的患者)可发生症状性低血压,起始剂量为 25mg,每日 1 次;对老年人或肾损害的患者,包括透析的患者可不必调整起始剂量;对有肝功能损害病史的患者应减少剂量;对氯沙坦过敏者、孕妇、哺乳期妇女禁用。

品名:缬沙坦 Valsartan(维沙坦、代文、Diovan)

剂型与规格:胶囊剂:80mg、160mg。

用法与用量:口服,每次 80mg,每日 1 次,亦可根据需要增加至每次 160mg,或加用利尿药,也可与其他降压药合用。

药理与用途:非肽类、口服有效的血管紧张素 AT_1 受体拮抗剂。经各种类型的高血压动物模型的体内试验均表明缬沙坦具有良好的降压作用,对心收缩功能及心率无明显影响。对血压正常的动物则不产生降压作用。可与氢氯噻嗪合用,降压作用可以增强。用于治疗高血压。

不良反应:有头痛、头晕、咳嗽、腹泻、恶心、腹痛、乏力等;也可发生中性粒细胞减少症。偶有肝功能指标升高。

注意事项:钠和血容量不足、肾动脉狭窄、肾功能不全、肝功能不全的患者慎用。

品名:厄贝沙坦 Irbesartan(吉加、伊泰青、伊贝沙坦、安博维)

剂型与规格:片剂:75mg、150mg。

用法与用量:口服,推荐起始剂量为 0.15g,每日 1 次。根据病情可增至0.3g,每日1次。可单独使用,也可与其他抗高血压药物合用。对重度高血压及药物增量后血压下降仍不满意时,可加用小剂量的利尿药(如噻嗪类)或其他降压药物。

药理与用途:本品为血管紧张素Ⅱ(AngiotensinⅡ,AngⅡ)受体抑制剂,能抑制AngⅠ转化为AngⅡ,能特异性地拮抗血管紧张素转换酶1受体(AT_1),通过选择性地阻断AngⅡ与AT_1受体的结合,抑制血管收缩和醛固酮的释放,产生降压作用。适用于原发性高血压。

不良反应:头痛、眩晕、心悸等;偶有咳嗽,一般程度都是轻微的,呈一过性,多数患者继续服药都能耐受;罕有荨麻疹及血管神经性水肿发生。

注意事项:开始治疗前应纠正血容量不足和(或)钠的缺失;肾功能不全的患者可能需要减少本品的剂量;并且要注意血尿素氮、血清肌酐和血钾的变化;作为肾素-血管紧张素-醛固酮抑制的结果,个别敏感的患者可能产生肾功能变化;肝功能不全,轻、中度肾功能不全及老年患者使用本品时不需调节剂量;对本品过敏者、妊娠和哺乳期妇女禁用。

品名:厄贝沙坦-氢氯噻嗪 Irbesartan and Hydrochlorothiazide(安博诺、Coaprovel)

剂型与规格:片剂:厄贝沙坦150mg/氢氯噻嗪12.5mg、厄贝沙坦300mg/氢氯噻嗪12.5mg。

用法与用量:口服,常用的本品起始剂量和维持剂量是每日1次,每次一片(厄贝沙坦150mg/氢氯噻嗪12.5mg),空腹或进餐时服用。如单用厄贝沙坦300mg或使用厄贝沙坦150mg/氢氯噻嗪12.5mg的片剂降压效果不佳时,可改用厄贝沙坦300mg/氢氯噻嗪12.5mg的片剂。

药理与用途:厄贝沙坦是一种选择性血管紧张素Ⅱ受体(AT_1亚型)拮抗药,其作用可导致血浆肾素和血管紧张素Ⅱ水平升高,血浆醛固酮水平降低。氢氯噻嗪属于噻嗪类利尿药,能影响肾小管对电解质的重吸收,直接增加钠和氯的排泄;并可减少血容量,增加血浆肾素活性,增加醛固酮的分泌,从而增加尿液中钾和碳酸氢盐的排泄并降低血清钾水平。两药合用可发挥协同降压作用,比单用两药疗效更佳;且在两药合用时能通过阻断肾素-血管紧张素-醛固酮系统而逆转与噻嗪类利尿药有关的钾丢失。适用于原发性高血压,单用厄贝沙坦或氢氯噻嗪不能有效控制血压的患者。

不良反应:头痛、眩晕、乏力、恶心呕吐、腹泻、水肿;罕见过敏反应如皮疹、荨麻疹和血管神经性水肿;可见高血钾、消化不良、肌痛、肝功能异常、肾功能受损等。

注意事项：对本品成分过敏者、妊娠和哺乳期妇女、严重的肾功能损害、顽固性低钾血症、高钙血症、严重的肝功能损害、胆汁性肝硬化和胆汁淤积者禁用；轻至中度肾功能损害者、肝功能损害、主动脉和左房室瓣狭窄、梗阻性肥厚型心肌病患者、糖尿病患者、电解质紊乱者、单侧或双侧肾动脉狭窄者、高尿酸血症或痛风患者、有变态反应或哮喘病史者、交感神经切除者慎用。

品名：氯沙坦钾-氢氯噻嗪 Losartan Potassium and Hydrochlorothiazide（海捷亚、Hyzaar）

剂型与规格：片剂：62.5mg（50mg/12.5mg，每片含氯沙坦钾 50mg、氢氯噻嗪 12.5mg）、125mg（100mg/25mg，每片含氯沙坦钾 100mg、氢氯噻嗪 25mg）。

用法与用量：口服，起始剂量和维持剂量是每日 1 次，每次一片（62.5mg）。对反应不足的患者可增至每日 1 次，每次 125mg。每日最大服用剂量为 125mg。通常在服药后三周内达到抗高血压疗效。

药理与用途：本药成分中氯沙坦钾是血管紧张素Ⅱ受体（AT_1 型）拮抗药，氢氯噻嗪为噻嗪类利尿药。氯沙坦钾及其代谢产物（E-3174）通过选择性阻断组织中的血管紧张素Ⅱ与受体（AT_1 型）相结合，从而阻滞血管紧张素Ⅱ发挥血管收缩作用及醛固酮分泌作用。其与氢氯噻嗪具有协同作用，制成复方制剂比两种成分单独降压作用更强。此外，氢氯噻嗪可引起尿酸的轻度升高，而氯沙坦钾则有轻微和暂时的促尿酸尿作用，两者合用可减轻利尿药所致的高尿酸血症。用于治疗高血压，适用于联合用药治疗的患者。

不良反应：患者对本品耐受性良好，大多数不良反应的症状轻微和短暂，不需中断治疗。常见为头晕，很少出现血管神经性水肿。个别可引起血钾升高、偶可引起丙氨酸氨基转移酶升高，一般停药即恢复。偶见腹泻、肝炎。

注意事项：对本品中任何成分过敏者、血容量减少的患者、严重肾功能或肝功能不全者、孕妇、无尿患者、对其他磺胺类药物过敏患者禁用；哺乳期妇女、血管神经性水肿、胆汁淤积或胆管阻塞、糖尿病、电解质紊乱（如低钾、低钠）、肝功能受损或活动性肝病、低血压、系统性红斑狼疮、交感神经切除术后、肾动脉狭窄等肾脏疾病慎用。氯沙坦钾-氢氯噻嗪可与其他抗高血压药物联合使用。

品名：替米沙坦 Telmisartan（美卡素、平克亚欣、Micardis、特米沙坦、Timisartan）

剂型与规格：片剂：20mg、40mg、80mg；胶囊剂：40mg。

用法与用量：口服，每次40～80mg，每日1次。可与噻嗪类利尿药如氢氯噻嗪合用。

药理与用途：本品为特异性的非肽类血管紧张素Ⅱ受体（AT_1 亚型）拮抗药。与 AT_1 亚型有高亲和力，可通过选择性与 AT_1 结合抑制血管紧张素Ⅱ，并降低血醛固酮水平，从而产生降压作用。用于治疗原发性高血压。

不良反应：常见：后背痛（如坐骨神经痛）、胸痛、流感样症状、感染症状、眩晕、腹痛、腹泻、消化不良、胃肠功能紊乱、关节痛、腿痉挛或腿痛、肌痛、上呼吸道感染包括咽炎和鼻炎、湿疹；少见：视觉异常、多汗、口干、胃肠胀气、腱鞘炎样症状、焦虑。个别病例报告发生红斑、瘙痒、晕厥、失眠、抑郁、胃部不适、呕吐、低血压、心动过缓、心动过速、呼吸困难、嗜酸性粒细胞增多症、血小板减少症。

注意事项：对本品过敏者、对其他血管紧张素受体拮抗药过敏、孕妇、严重肝或肾功能不全患者禁用；肾动脉狭窄等肾脏疾病、血容量不足者、严重充血性心力衰竭、胆汁淤积性疾病、肝功能不全者、主动脉瓣狭窄或左房室瓣狭窄、肥厚型心肌病、冠状动脉疾病、血管神经性水肿、需进行全身麻醉手术者、老年患者、儿童、哺乳期妇女慎用；肾功能不全患者用药期间应定期检测血钾水平及血肌酐值。

品名：奥美沙坦酯 Olmesartan Medoxomil

剂型与规格：片剂：20mg。

用法与用量：作为单一治疗的药物，通常推荐起始剂量为20mg，每日1次。对经2周治疗后仍需进一步降低血压的患者，剂量可增至40mg。无论进食与否本品都可以服用。本品可以与其他利尿剂合用，也可以与其他抗高血压药物联合使用。

药理与用途：本品适用于高血压的治疗。奥美沙坦酯是一种前体药物，经胃肠道吸收水解为奥美沙坦。奥美沙坦为选择性血管紧张素Ⅱ1型受体（AT_1）拮抗剂，通过选择性阻断血管紧张素Ⅱ与血管平滑肌 AT_1 受体的结合而阻断血管紧张素Ⅱ的收缩血管作用。

不良反应：背痛、支气管炎、肌酸磷酸激酶升高、腹泻、头痛、血尿、高血糖症、高甘油三酯血症、流感样症状、咽炎、鼻炎和鼻窦炎。胸痛、乏力、疼痛、外周性水肿、眩晕、腹痛、消化不良、肠胃炎、恶心、心动过速、高胆固醇血症、高脂血症、高尿酸血症、关节疼痛、关节炎、肌肉疼痛、骨骼疼痛、皮疹和面部水肿等。

注意事项:对本品活性成分或者其他任何赋形剂过敏者禁用。不建议妊娠妇女或计划妊娠的妇女使用本品,如果在治疗期间发现妊娠,必须立刻停止使用本品。本品不能用于哺乳期妇女。不建议在儿童和青少年患者中使用。血容量不足或低钠患者,在首次服用本品后可能会发生症状性低血压,必须在周密的医疗监护下使用该药治疗。如果发生低血压,患者应仰卧,必要时静脉滴注生理盐水。一旦血压稳定,可继续用本品治疗。

品名:阿利吉仑 Aliskiren

剂型与规格:片剂:150mg。

用法与用量:通常推荐的起始剂量为150mg,每日1次,对于血压仍不能完全控制的患者,剂量可以增加至300mg,每日1次。在治疗2周后达到药物的确切降压效果。本品可与其他降压药物联合使用。迄今为止,最多的是与利尿剂和血管紧张素受体拮抗剂(缬沙坦)联用,在最大推荐剂量下,联合用药比各自单独使用增加降压疗效。本品可在进食或不伴进食时服用。最好在每天同一时间服用。老年患者无需调整初始剂量;轻度至重度肝、肾功能损伤患者无需调整初始剂量。

药理与用途:治疗原发性高血压。本品是一种口服有效、非肽类、高选择性的人肾素直接抑制剂。通过结合肾素作用于肾素-血管紧张素系统,阻止血管紧张素原转化为血管紧张素Ⅰ,从而降低血浆肾素活性,降低血管紧张素Ⅰ及血管紧张素Ⅱ的水平。

不良反应:最常见的为腹泻,其他的胃肠道症状包括腹痛、消化不良和胃食管反流;常见的有皮疹、尿酸升高、痛风和肾结石。

注意事项:对本品活性成分或者其他任何赋形剂过敏者禁用。有本品引起血管性水肿病史的患者禁用。妊娠中期和晚期禁用。不建议妊娠妇女或计划妊娠的妇女使用本品,如果在治疗期间发现妊娠,必须立刻停止使用本品。本品不能用于哺乳期妇女。不建议在儿童和青少年患者中使用。阿利吉仑禁止与环孢素A(强效P糖蛋白抑制剂)和其他强效P-gp抑制剂(奎尼丁、维拉帕米)联合使用。阿利吉仑在有严重充血性心力衰竭的患者中用药需谨慎。如发生严重和持续的腹泻,需停用本品。如果发生血管性水肿,需立即停用本品,并给予适当的治疗和监护,直至症状和体征完全并持久消失。一过性的低血压反应并不是用药的禁忌,一旦血压稳定,通常情况下可继续用药。建议在服用本品前对钠和(或)血容量不足给予纠正,或在开始治疗时即进行密切临床监测。重度肾功能不全、有透析史、肾病综合征或肾血管性高血压的患者用药应谨慎。当出现任何肾功能衰竭征象时,必须立刻停用本品。肾动脉狭窄患者用药需谨慎。

品名:哌唑嗪 Prazosin(脉宁平)

剂型与规格:片剂:1mg。

用法与用量:口服,开始每次 0.5~1mg,每日 1.5~3mg,以后逐渐增至每日 6~15mg,分次服用。对充血性心力衰竭,维持量通常为每日 4~20mg,分次服用。

药理与用途:本品为选择性突触后 α 受体阻滞剂,使外周血管阻力降低,产生降压作用。用于轻、中度高血压或肾性高血压;也适用于治疗顽固性心功能不全。

不良反应:有眩晕、疲倦、口干、头痛、恶心等;偶有短暂的意识消失、直立性低血压等。

注意事项:剂量应按个体化原则,以降压反应为准;首次给药,体位性降压反应可能很剧烈,常发生于服药后 0.5~2 小时间,故宜在临睡前服,停用利尿剂,首剂量不超过 1mg;在服药期间,不能随便服用治疗感冒、咳嗽及抗过敏药物,它们会干扰哌唑嗪的疗效;心绞痛、严重心脏病、肾功能障碍、痛风患者、有精神病史者及老年人慎用。对本品过敏者、孕妇、儿童禁用。

品名:特拉唑嗪 Terazosin(高特灵、Hytrin)

剂型与规格:片剂:0.25mg、0.5mg、1mg、2mg、5mg。

用法与用量:口服,首剂量 0.5~1mg,睡前服,以后根据疗效逐步增加剂量,最大量每日不超过 10mg,临床认为每日 5mg 剂量最佳。用于重症患者,5mg,每日 1 次。

药理与用途:选择性 α_1 受体阻滞剂,主要扩张小动脉,使血压下降,其特点为作用出现较慢,持续时间长,无耐药现象。降低外周血管阻力而维持正常的心排出量,对血脂有良好作用。适用于各型高血压,亦可用于前列腺肥大。

不良反应:可出现低血压、晕厥、头痛、头晕、乏力、鼻塞、心悸、胃肠不适、恶心、呕吐、便秘、水肿、皮肤反应、肢体疼痛,一般反应轻微,服药两周左右常会自行消失。

注意事项:治疗高血压首剂及递增剂量宜小,以免产生"首剂反应";对原发性高血压单用效果不明显；可与β受体阻滞剂合用，有协同作用，且能相互克服各自的缺点；孕妇、哺乳期妇女、严重肝、肾功能不全者慎用；对特拉唑嗪过敏者、12岁以下儿童禁用。

品名：乌拉地尔 Urapidil（优匹敌、压宁定、Ebrantil）

剂型与规格：缓释胶囊剂：30mg、60mg；注射剂：25mg/5ml、50mg/10ml。

用法与用量：口服，开始时每次60mg，早晚各服1次，如血压逐渐下降，可减量为每次30mg。维持量每日30～180mg。静脉注射，将本品12.5～25mg加入10ml氯化钠注射液或葡萄糖注射液中，静脉推注，观察血压变化5～10分钟后如必要可重复注射12.5～25mg。静脉滴注，为了维持疗效或缓慢降压，可将本品加于氯化钠注射液或葡萄糖注射液中静脉滴注，滴速一般为100～400μg/min。充血性心力衰竭、血压显著增高者，先用本品12.5～25mg加于10ml氯化钠注射液或葡萄糖注射液中静脉推注。一般情况下可直接静脉滴注，滴速为100～400μg/min，据病情调整剂量和滴速，可每日1次或24小时连续应用，疗程一般3～6日，视病情也可长于6日。

药理与用途：具有外周和中枢双重降压作用。外周作用是阻滞α_1受体，扩张血管，减少外周阻力；中枢作用主要是兴奋脑干的5-HT受体，降低延髓心血管中枢的反馈调节作用。用于各型高血压，包括伴有肝功能、肾功能不全、冠心病、糖尿病等高血压患者及由于慢性阻塞性肺病引起的肺动脉高压。对充血性心力衰竭和前列腺肥大也有一定作用。

不良反应：少数患者出现头痛、头晕、恶心；偶见乏力、口干、睡眠欠佳、腹泻、呕吐和皮肤过敏反应，有些患者则伴有高血压的典型症状如心律不齐、心悸、胸骨后压迫感或疼痛，以及直立性低血压；罕见烦躁、尿频、尿失禁和肝功能异常。

注意事项：服药时，如出现皮肤瘙痒、潮红、皮疹等过敏症状应停药。开车或操纵机械者及乙醇类饮料合用时应谨慎。孕妇、哺乳期妇女禁用。患有主动脉狭窄或动静脉分流的患者禁用针剂。

品名：安立生坦 Ambrisentan

剂型与规格：片剂：5mg、10mg。

用法与用量：成人起始剂量为空腹或进餐后口服5mg，每日1次；如果耐受则可考虑调整为10mg，每日1次。药片可在空腹或进餐后服用。不能对药片进行掰半、压碎或咀嚼。在开始使用本药治疗前和治疗的过程中要进行肝功能的监测。

已存在肝脏损害:不推荐在中重度肝功能损害的患者中应用本品。目前尚无在轻度肝功能损害患者中的应用信息;但是,本品有可能加重此类患者的肝功能损害。

药理与用途:适用于治疗有 WHO Ⅱ级或Ⅲ级症状的肺动脉高压患者,用以改善运动能力和延缓临床恶化。本品是一种与内皮素受体 A(ETA)高度结合的受体拮抗剂,内皮素-1(ET-1)是一种有效的自分泌和旁分泌肽。两种受体亚型(ETA 和 ETB)共同调节 ET-1 在血管平滑肌和内皮细胞中的作用。内皮素受体 A(ETA)的主要作用是血管收缩和细胞增殖,而内皮素受体 B(ETB)的主要作用是血管舒张、抑制增殖以及清除 ET-1。

不良反应:可有肝脏转氨酶升高、胆红素升高、血液学改变、液体潴留、心衰、超敏反应(如血管性水肿、皮疹)、精子数下降等。

注意事项:有潜在的肝脏损害,并禁用于孕妇,不推荐在服用安立生坦的时候进行母乳喂养。应在开始本药治疗前、开始治疗后第 1 个月,以及随后定期检测血红蛋白。如果患者伴有临床意义的贫血,则不推荐使用本品治疗。如果患者在治疗过程中出现有临床意义的贫血、并且排除了其他诱因,则应考虑停止本品治疗。如果患者在起始使用本品期间出现急性肺水肿,需考虑肺静脉闭塞症的可能性,确诊后应停用本品。与较年轻的患者相比,外周性水肿在老年患者中更为常见。

品名:可乐定 Clonidine(催压降、可乐宁、可乐亭、氯压定、Atapresan、Catapres、Chlofazoline)

剂型与规格:片剂:0.075mg、0.1mg、0.15mg;滴丸:0.075mg;贴片:2mg;注射剂:0.15mg/ml;滴眼剂:12.5mg/5ml。

用法与用量:口服,高血压:初始剂量 0.075mg,每日 3 次,按需要隔3~4 天增加 0.075~0.1mg。维持剂量 0.1~0.2mg,每日 2~4 次。对危重高血压可以静脉注射,0.15~0.3mg,加于 50% 葡萄糖注射液 20~40ml 中,缓慢推注。预防偏头痛:每日 0.1mg,分 2 次服,8 周为 1 个疗程。青光眼:用 0.25% 的滴眼剂滴眼,每日 4 次或口服 0.15mg,每日 1 次。

药理与用途:中枢性 I_1-咪唑啉受体激动剂,通过抑制血管运动中枢降低交感神经活性,使外周血管阻力降低而降压。对外周交感神经突触前膜口:受体及其相邻的咪唑啉受体也有激动作用,使末梢释放去甲肾上腺素减少,起到降压作用。主要用于中度、重度高血压,也可预防偏头痛、治疗青光眼。此外,可作为吗啡类镇痛药成瘾的戒毒药。

不良反应:多见的有口干、便秘、倦怠、眩晕、心动徐缓等;其他如头痛、恶心、阳痿、直立性低血压等少见；长期使用，可引起水钠潴留。

注意事项：用药期间，不可突然停药（尤其是日剂量超过1.2mg时），以免引起反跳和停药综合征；长期使用，由于体液潴留及血容量扩充，可出现耐药性，使降压作用减弱，须同用利尿剂；脑血管病、冠状动脉供血不足、有精神抑郁史、近期心肌梗死、雷诺病、慢性肾功能障碍、窦房结功能低下、血栓性脉管炎患者，孕妇及哺乳期妇女慎用；老年人对降压作用敏感，应慎用。

品名：甲基多巴 Methyldopa（甲多巴、α-甲基多巴、爱道美、Aldomet、Aldometyl、Dopamet）

剂型与规格：片剂：0.125g、0.25g

用法与用量：口服，开始剂量0.125～0.25g，每日2次，以后酌情调整，最大剂量每日不超过2g。达到满意疗效后可改为维持剂量。

药理与用途：降压作用与可乐定相似，属中等偏强，降压的同时也伴有心率减慢，心排出量减少，外周阻力明显降低。适用于中度高血压，尤其适用于肾性高血压或伴有肾功能不良的高血压。

不良反应：开始引起短暂的镇静作用，随着剂量的增加，出现头痛、无力、嗜睡、眩晕、心动过缓、鼻塞、口干、咽喉炎恶化、胃肠道功能紊乱等现象；少数伴发溶血性贫血、粒细胞减少，多数停药后能恢复；此外，还可有肝脏损伤，直立性低血压等。

注意事项：不适用于治疗嗜铬细胞瘤所致的高血压，如有发热反应而无感染迹象时应立即停药；肾衰患者排泄减慢，应减量；尿中代谢物遇空气氧化，可使尿液颜色变深；精神抑郁、活动性肝炎、肝硬化、嗜铬细胞瘤等患者及孕妇禁用。

品名：肼屈嗪 Hydralazine（肼苯哒嗪、肼酞嗪、Apresoline、Aprelazine）

剂型与规格：片剂（盐酸盐）：10mg、25mg、50mg；注射剂：20mg/ml。

用法与用量：口服或静脉注射、肌内注射。开始时用小剂量，10mg，每日4次，用药2～4日。以后渐增至第1周，25mg，每日4次；第2周以后，50mg，每日4次（超过每日200mg易产生副作用）。

药理与用途：能直接松弛小动脉平滑肌，使血管扩张，外周阻力降低，血压下降，舒张压下降较明显，有时出现反射性心率加快。降压的同时，心排出量增加、肾血流量增加，并伴有肾素分泌增加和水钠潴留。适用于中度、重度高血压，尤其是肾性高血压和舒张压较高者；也可用于妊娠高血压综合征和急性肾小球肾炎引起的高血压危象。

不良反应:常见头痛、心悸、眩晕、恶心、鼻黏膜充血及出现耐药;长期大剂量使用,可引起类风湿关节炎和红斑狼疮样反应,应立即停药,并用皮质激素治疗。

注意事项:单独使用效果不良,且易出现副作用,故多与利血平、噻嗪类利尿剂及β受体阻滞剂合用;冠状动脉硬化、脑血管硬化者慎用;有心动过速、心力衰竭及心肌梗死病史者、孕妇、哺乳期妇女禁用。

品名:米诺地尔 Minoxidil(长压定、降压定、Loniten)

剂型与规格:片剂:2.5mg、5mg、10mg;乳剂或洗剂:1%。

用法与用量:高血压:口服,每次2.5~5mg,每日2次,根据病情可逐渐增至5~10mg,每日2~3次;脱发:醇溶液或软膏局部涂搽,并轻度按摩,每日2~3次,数月至1年。

药理与用途:血管扩张剂,对小动脉有强大扩张作用,降低外周阻力,使血压下降。用于治疗原发性及肾性高血压。外用尚有促进毛发生长作用,可治疗秃发。

不良反应:常见水钠潴留、心动过速,心电图S-T段降低、T波平坦或倒置;偶有皮疹、血小板减少和多毛症。

注意事项:肾功能不全者需加用利尿剂(如呋塞米),心绞痛、肺源性充血性心衰及严重肝功能不全者慎用。嗜铬细胞瘤患者禁用。

品名:硝普钠 Sodium Nitroprusside(亚硝基铁氰化钠)

剂型与规格:粉针剂:50mg,附带5%葡萄糖注射液1支(2ml),避光锡纸1张。

用法与用量:静脉滴注,1~3μg/(kg·min),总量不超过500μg/kg,临用前用5%葡萄糖注射液2ml溶解,再用5%葡萄糖注射液500ml稀释,在避光的输液瓶中静脉滴注。

药理与用途:强效、速效血管扩张剂,直接松弛小动脉和静脉血管平滑肌,使外周血管阻力下降而降压。用于高血压急症、高血压危象、心力衰竭等。

不良反应:常见有呕吐、出汗、头晕、肌肉抽搐、不安、心悸等,反应往往和滴速有关,停止给药或减量可克服;长期或大剂量使用,特别在有肾功能衰竭的情况下可能出现硫氰化物蓄积,可出现乏力、厌食、耳鸣、肌痉挛、定向障碍、精神变态、昏迷等。

注意事项:用于心力衰竭时,宜从小剂量开始(一般 25μg/min),逐渐增量;用药期间严密监视血压、心率,以免发生严重不良反应;停药时应逐渐减量,并加用口服血管扩张药,以免出现病症“反跳”;除用 5% 葡萄糖注射液稀释外,不可加其他药物;甲状腺功能减退者慎用;孕妇及代偿性高血压患者禁用;溶液临用前配制,12 小时内用完。由于见光易变质,滴注瓶和管路应用黑纸遮住。

品名:地巴唑 Bendazol(Dibazol)

剂型与规格:片剂:5mg、10mg、20mg。

用法与用量:口服,轻度高血压、脑血管痉挛、胃肠痉挛等:每次 10 ~ 20mg,每日 3 次;儿童每次 0.5 ~ 1mg/kg,每日 3 次。神经系统疾病(如脊髓灰质炎后遗症、外周颜面神经麻痹):每次 5 ~ 10mg,每日 3 次;儿童每次 0.1 ~ 0.2mg/kg,每日 3 次。

药理与用途:对血管平滑肌有直接松弛的作用,使血压下降;对肠道平滑肌有解痉作用;对中枢神经系统有轻度兴奋作用。用于轻度高血压、脑血管痉挛、胃肠痉挛等。

不良反应:多汗、头痛、发热。

注意事项:血管硬化症者禁用。

二、抗心绞痛药

品名:硝酸甘油 Nitroglycerin(三硝酸甘油酯、Glyceryl、Trinitrate)

剂型与规格:片剂:0.5mg;注射剂:5mg/ml。

用法与用量:舌下含服,每次 0.5mg,心绞痛发作时舌下含化。静脉滴注,每分钟 10 ~ 200μg,根据病情变化调整。

药理与用途:本品直接松弛血管平滑肌,特别是小血管平滑肌,使全身血管扩张,外周阻力减少,静脉回流减少,减轻心脏前后负荷,降低心肌耗氧量、解除心肌缺氧。用于心绞痛急性发作,也用于急性左心衰竭。

不良反应:有头痛、头晕,也可出现直立性低血压;长期连续服用,有耐受性。

注意事项:可增高眼压,诱发青光眼。故颅内压高与青光眼患者忌用;可发生耐药性,停药后又能迅速逆转。可采用间歇治疗及联合用药的方法;急性循环衰竭(休克循环虚脱)伴严重低血压者、明显贫血、头部创伤者、脑出血及低血容量者禁用。

品名：硝酸异山梨醇酯 Isosorbide Dinitrate（消心痛、硝异梨醇、Sorbitrate、Isordil）

剂型与规格：片剂：5mg、10mg；缓释胶囊：20mg、40mg；注射剂：10mg/10ml。

用法与用量：心绞痛急性发作时舌下含服 5～10mg。预防心绞痛，口服每次 5～10mg，每日 3 次。静脉滴注，每小时 2mg。

药理与用途：本品为长效硝酸酯类抗心绞痛药，其作用类似硝酸甘油。但持久口服后约 30 分钟见效，持续约 5 小时；舌下含服后约 5 分钟见效，持续 2 小时。用于缓解急性心绞痛发作；口服用于预防发作。常与普萘洛尔合用。

不良反应：同硝酸甘油。

注意事项：与硝酸甘油相同，且与硝酸甘油有交叉耐药反应。

品名：单硝酸异山梨酯 Isosorbide Mononitrate（依姆多、安心脉、异乐定、鲁南欣康、可力新、Pentacard-20、ISMO-20、Elantan）

剂型与规格：片剂：20mg；缓释片剂：40mg、60mg；缓释胶囊剂：40mg、50mg。

用法与用量：口服，片剂：每次 20mg，每日 2 次，必要时可增至每日 3 次。缓释片剂：每次 60mg，每日 1 次。长效胶囊剂：每次 50mg，每日 1 次，根据病情可在晨起或睡前服用。

药理与用途：药理作用与硝酸异山梨酯相同，其特点为口服吸收完全。临床用于各型心绞痛。

不良反应：与硝酸甘油相似，由于其作用时间长，不良反应持续时间亦相对延长，以头痛较为突出和常见，部分患者症状随用药持续可减轻或消失。

注意事项：该药与硝酸甘油、硝酸异山梨酯有交叉耐受性，其他注意事项相同。

品名：戊四硝酯 Pentaerythrityl Tetranitrate（长效硝酸甘油、硝酸戊四醇酯、四硝基季戊醇、硝酸季戊醇、Ntropentyreit、Pentanitrol、Pentritol、Peritrate）

剂型与规格：片剂：10mg。

用法与用量：口服，每次 10～20mg，每日 3～4 次。

药理与用途:能直接松弛血管平滑肌,使周围血管扩张,外周阻力降低,回心血量减少,心排血量下降,心肌耗氧量减少,缓解心绞痛。其作用特点是缓慢而持久,临床用于预防心绞痛发作,也用于肢端动脉痉挛、动脉硬化症。

不良反应:有时出现头痛、视力模糊、昏睡、恶心等。

注意事项:青光眼患者慎用。禁忌同硝酸甘油。

品名:地尔硫䓬 Diltiazem(硫氮䓬酮、哈氮䓬、恬尔心、合心爽、Herbesser)

剂型与规格:片剂:30mg;缓释片:90mg、120mg;注射剂:10mg、50mg。

用法与用量:口服,治疗心律失常:每次30~60mg,每日3次;治疗心绞痛:30~60mg,每日3~4次;治疗高血压:每日120~240mg,分2~4次服用;缓释片,120mg,每隔12小时1次。静脉注射,治疗心绞痛:每日50~100mg。静脉滴注,0.003mg/(kg·min);治疗高血压危象及心律失常,可先以0.3mg/kg经稀释后静脉推注,后改用每分钟0.003mg/kg静脉滴注维持。

药理与用途:本品为钙离子拮抗剂,是一种强效冠脉扩张剂,扩张周围血管,改变全身血流分布,增加冠脉血流量,降低冠状静脉氧差,并有降低心率和血压作用。用于室上性心律失常、典型心绞痛、变异型心绞痛、老年性高血压。

不良反应:有胃肠道功能障碍、潮红、头痛、眩晕、疲劳感及心动过缓、直立性低血压等;个别人有短暂性门冬氨酸氨基转移酶和丙氨酸氨基转移酶升高。

注意事项:窦性心动过缓及心功能减退者、哺乳期妇女慎用;与β受体阻滞剂联合应用时,应密切观察对窦性心律及房室传导的影响;严重充血性心力衰竭者、Ⅱ度以上的窦房、房室传导阻滞患者、重度低血压、心源性休克患者及孕妇禁用。

品名:维拉帕米 Verapamil(戊脉安、异搏定、Isoptin、Vasolan、Iprovertril)

剂型与规格:片剂:40mg;缓释片:240mg;注射剂:5mg。

用法与用量:口服,开始每次40~80mg,每日3~4次;维持量为每次40mg,每日3次,2~4周为一疗程。静脉注射,每次5mg,每隔15分钟可重复1~2次,如仍无效即停药。

药理与用途:本品为钙离子拮抗剂,能选择性扩张冠状动脉,增加冠脉流量;能抑制心肌兴奋性及房室传导。用于治疗阵发性室上性心动过速。也可用于急慢性冠状动脉功能不全或心绞痛,对于房室交界区心动过速疗效也较好;亦可用于心房颤动、心房扑动、房性期前收缩。

不良反应:偶有胸闷、口干、恶心、呕吐、腹胀、便秘、头晕等;静脉注射时可有血压下降、房室传导阻滞及窦性心动过缓。

注意事项:低血压者慎用或忌用。传导阻滞及心源性休克患者禁用;支气管哮喘、心力衰竭者慎用;一般不与普萘洛尔及其他β受体阻滞剂合用。用药期间密切观察患者的血压及心率。

品名:普萘洛尔 Propranolol(心得安、萘心安、恩得来、Inderal)

见本章抗高血压药中的普萘洛尔。

品名:曲美他嗪 Trimetazidine(冠脉舒、三甲氧苄嗪、心康宁、万爽力、Vasorel、Vastarel、Vastazin、Idaptan)

剂型与规格:片剂:2mg、3mg;注射剂:4mg。

用法与用量:口服,2~4mg,每日3次,每日不超过18mg,维持量1mg,每日3次;静脉注射,8~20mg,稀释20ml液体中,每日1次;静脉滴注,8~20mg稀释于500ml液体中,每日1次。

药理与用途:作用较强的抗心绞痛药,起效比硝酸甘油慢,但作用持续时间较长,具有降低血管阻力、增加冠脉血流量及周围循环血流量、促进心肌代谢及心肌能量产生的作用。同时减低心脏工作负荷,降低心肌耗氧量,临床适用于冠脉功能不全、心绞痛等。

不良反应:个别可有头晕、食欲不振、皮疹等。

注意事项:新近心肌梗死者忌用。

三、调血脂药

品名:洛伐他汀 Lovastatin(美降脂、Mevacor、Mevinolin、Mevinacor)

剂型与规格:片剂:10mg、20mg;胶囊剂:20mg。

用法与用量:始服剂量为每日20mg,晚餐时服用。如需调整剂量,应间隔4周,最大剂量可至每日80mg,一次服用或早、晚餐分服。轻、中度高胆固醇血症患者起始剂量是10mg。

药理与用途:本品及其水解产物为胆固醇合成酶系中的限速酶甲基羟

戊二酰辅酶A(HMG-CoA)还原酶的竞争性抑制剂，通过竞争抑制使胆固醇合成减少，又刺激细胞表面LDL受体代偿性增加，导致循环中LDL-C清除加速，从而降低血胆固醇的浓度。临床用于降低血清总胆固醇、低密度脂蛋白、极低密度脂蛋白和甘油三脂。并能升高高密度脂蛋白。

不良反应：本品副作用较轻，而且短暂，常见消化不良、肌痛、皮疹、疲乏和口干等；部分患者可有丙氨酸氨基转移酶及碱性磷酸酶升高。

注意事项：使用免疫抑制剂的患者每日剂量不超过20mg；严重急性感染、低血压、大手术、外伤、严重代谢及内分泌或电解质平衡紊乱不能控制的抽搐患者，应停用本品；有肝病史者和儿童及本品与红霉素合用时应慎用；肝脏活动性病变或血清转氨酶持续升高而无法解释者、对本品过敏患者、孕妇及哺乳期妇女禁用。

品名：辛伐他汀 Simvastatin(舒降之、斯伐他汀)

剂型与规格：片剂：5mg、10mg、20mg。

用法与用量：高胆固醇血症：始服量为每日10mg，晚间顿服。对于胆固醇水平轻至中度升高者，始服剂量为每日5mg。冠心病：始服量为每日晚上服用20mg。

药理与用途：HMG-CoA还原酶抑制剂，结构与洛伐他汀相似，亦为脂溶性。药理作用、适应证、不良反应及注意事项与洛伐他汀相同。

不良反应：本品副作用轻微而且为一时性。可见腹痛、便秘、胃肠胀气，极少见疲乏无力、头痛；罕见的有过敏反应综合征：如血管神经性水肿、狼疮样综合征、风湿性多发性肌痛、脉管炎、血小板减少、关节痛、荨麻疹、发热、呼吸困难等症状。

注意事项：对本品过敏者、活动性肝炎或无法解释的持续血清转氨酶升高者及孕妇和哺乳期妇女禁用；用药前或用药后4～6周查肝功能。服药期间不宜饮酒。本品能增加香豆素类药物的抗凝血作用。

品名：普伐他汀 Pravastatin(普拉固)

剂型与规格：片剂：5mg、10mg。

用法与用量：口服，始服量为10～20mg，每日1次，睡前服。每日最高剂量为40mg。

药理与用途：HMG-CoA还原酶抑制剂，药理作用与洛伐他汀相似，但为水溶性。适应证同洛伐他汀。

不良反应：可见轻度转氨酶升高、皮疹、肌痛、头痛、胸痛、恶心、呕吐、腹泻、疲乏等。

注意事项:对本品过敏者、活动性肝炎或丙氨酸转氨酶持续升高者以及妊娠及哺乳期妇女禁用;有肝脏病史或饮酒史者慎用。

品名:阿托伐他汀钙 Atorvastatin(阿乐、Ale、立普妥、Lipitor)

剂型与规格:片剂:10mg。

用法与用量:口服,每次 10mg,每日 1 次。

药理与用途:本品为甲基羟戊二酰辅酶 A(HMG-CoA)还原酶抑制剂,主要通过抑制 HMG-CoA 还原酶的合成,从而抑制体内胆固醇的合成,降低血清 LDL-C、TG 的含量。此外,由于本品抑制了细胞合成胆固醇,干扰了脂蛋白的生成,使血清总胆固醇水平下降,亦能有效降低血清甘油三酯水平,还能升高血清 HDL-L 水平。本品用于原发性高胆固醇血症、混合型高脂血症、高甘油三酯血症及防治动脉粥样硬化。

不良反应:常见有便秘、腹胀、消化不良和口干,偶有血清转氨酶、磷酸肌酸激酶轻度升高,一般不需停药。

注意事项:对本品过敏者、活动期肝病或不明原因的血清转氨酶持续升高及孕妇、围产期妇女禁用。

品名:氟伐他汀 Fluvastatin(来适可、Lescol)

剂型与规格:胶囊剂:20mg、40mg。

用法与用量:口服,每日 20~40mg 睡前顿服。重者可增加至 40mg,每日 2 次。轻度或中度肾功能损害者不必调整剂量。

药理与用途:HMG-CoA 还原酶抑制剂,药理作用与洛伐他汀相似,但为人工合成品。临床适应证与洛伐他汀相同。

不良反应:同洛伐他汀。

注意事项:对易造成继发性横纹肌溶解的肾功能衰竭患者停止使用,对有肝病史及过量饮酒者及儿童慎用。

品名:瑞舒伐他汀钙 Rosuvastatin Calcium(可定、Crestor、罗苏伐他汀钙)

剂型与规格:片剂:5mg、10mg、20mg。

用法与用量:口服,常用起始剂量为 5~10mg,每日 1 次,4 周后如有必要,可以调整剂量至高一级的剂量水平。每日最大剂量为 20mg。可在进食或空腹时服用。

药理与用途：是一种选择性、竞争性的 HMG-CoA 还原酶抑制剂。适用于经饮食控制和其他非药物治疗仍不能适当控制血脂异常的原发性高胆固醇血症。

不良反应：主要为头痛、头晕、眼花、便秘、恶心、呕吐、腹痛、肌痛、肌病、虚弱乏力等，这些不良反应的发生率均较低，且一般是轻度和暂时的。

注意事项：对本品过敏者、患有活动性肝病，包括原因不明的血清转氨酶持续升高和任何血清转氨酶水平升至正常范围的上限 3 倍的患者、患有肌肉疾病者、严重肾功能损害者、同时使用环孢素的患者、孕妇、哺乳期妇女禁用。

品名：匹伐他汀钙 Pitavastatin Calcium

剂型与规格：片剂：1mg

用法与用量：通常成人每次 1～2mg 匹伐他汀钙，每天 1 次，饭后口服。

药理与用途：用于治疗高胆固醇症、家族性高胆固醇症。匹伐他汀钙通过拮抗胆固醇生物合成途径中的限速酶 HMG-CoA 还原酶，从而阻碍肝脏的胆固醇生物合成。促进肝脏中低密度脂蛋白（LDL）受体的表达和 LDL 由血液进入肝脏，因此降低总胆固醇。

不良反应：重大不良反应：横纹肌溶解症、肌病、肝功能损害、黄疸。其他不良反应主要有腹痛、药疹、倦怠感、麻木、瘙痒等症状。

注意事项：对本品活性成分或者其他任何赋形剂过敏者、孕妇、哺乳期妇女、严重的肝功能障碍或胆管闭塞患者、正在服用环孢素的患者。肝脏障碍患者首次服药剂量由 1mg/d 开始，每天最大药量为 2mg。由于随着给药量增加，可能会出现横纹肌溶解症，因此在增大给药量时，要注意观察 CK 值是否上升，尿中是否出现肌球素，是否有肌肉痛或乏力感等横纹肌溶解的前期症状。对于高胆固醇患者仍然应该首先采取饮食疗法，并注意运动疗法；用药开始到 12 周之间，至少做 1 次肝功检查，12 周后，可以半年做 1 次定期检查；用药期间，应该定期检查血脂值，如果在规定疗程中无效果，应该终止给药。下列患者慎用：肝障碍患者或者有过肝障碍的患者、乙醇中毒者；肾障碍患者或者有过肾障碍的患者；正在服用苯氧乙酸类药物或烟酸的患者；甲状腺功能低下患者、遗传性肌肉障碍或者有过此病史的患者；老年人。

品名：烟酸 Nicotinic Acid（尼古丁酸、尼克酸、Niacin）

剂型与规格：片剂：50mg、100mg；注射剂：20mg、50mg、100mg。

用法与用量:口服,每次 50~200mg,每日 3 次。静脉注射或肌内注射,每次 10~50mg,每日 1~3 次。用于脑血管疾病:50~200mg,加于 5%~10% 葡萄糖液 100~200ml 中静脉滴注,每日 1 次。

药理与用途:B 族维生素,调节血脂的主要机制是抑制 cAMP 的形成,导致 TG 酶活性降低,脂肪组织中的酶解作用减慢,血中非酯化脂肪酸的浓度下降。肝脏合成 VLDL 减少,进一步使 LDL 也减少。烟酸能在辅酶 A 的作用下与甘氨酸合成烟尿酸,从而阻碍肝细胞利用辅酶 A 合成胆固醇。另外可使血中 HDL-C 水平升高。本品有较强的扩张周围血管作用,主要用于除纯合子家族性高固醇血症及Ⅰ型高脂蛋白血症以外的任何类型的高脂血症。亦可用于治疗头痛、偏头痛、耳鸣、内耳眩晕症等。

不良反应:可有面部潮红、皮肤瘙痒、食欲不振、恶心、胃肠胀气、腹痛和腹泻,饭后服用可减少副作用;可使消化性溃疡活化,加重溃疡病;能使糖耐量减低,加重糖尿病;偶见肝功能受损,可见转氨酶及碱性磷酸酶活性增加。

注意事项:溃疡病患者、糖尿病、肝功能不全者慎用;服药过程中,定期复查肝功能、血糖及尿酸;孕妇及哺乳期妇女不宜服用。

品名:烟酸肌醇酯 Inositol Nicotinate(烟肌酯、Hexanicotol)

剂型与规格:片剂:0.2g。

用法与用量:口服,每次 0.2~0.6g,每日 3 次,连续服用 1~3 个月。

药理与用途:为一温和的周围血管扩张剂,在体内逐渐水解为烟酸和肌醇,故具有烟酸与肌醇二者的药理作用,其血管扩张作用较烟酸缓和而持久,此外并有溶解血栓、抗凝、抗脂肪肝、降低毛细血管脆性等作用。临床上现用于高脂血症、冠心病、各种末梢血管障碍性疾病(如闭塞性动脉硬化症、肢端动脉痉挛症、冻伤、血管性偏头痛等)的辅助治疗。

不良反应:服药后可有轻度恶心、发汗、瘙痒感等反应。

注意事项:胃酸缺乏者应同时服用稀盐酸或柠檬汁以减少不良反应。

品名:氯贝丁酯 Clofibrate(冠心平、安妥明、Atromid-S、CPIB)

剂型于规格:片剂:125mg、250mg、500mg。

用法与用量:口服,每次 250~500mg,每日 3 次,饭后服。

药理与用途:能抑制胆固醇和 TG 的合成,增加固醇类的排泄,降 TG 作用比降胆固醇作用明显。能抑制血小板聚集和黏附功能,增加纤溶酶活性,降低血浆纤维蛋白原含量,因而可减少血栓的形成。本品还有抗利尿及增加高尿酸血症患者尿酸的排泄作用。适用于Ⅲ型、Ⅳ型、Ⅴ型高脂血症,亦可用于痛风及糖尿病性视网膜病。

不良反应:个别出现恶心、呕吐、食欲减退等。

注意事项:治疗8周后,偶见丙氨酸氨基转移酶轻度升高;与抗凝剂合用时,应减少抗凝剂用量;孕妇、原发性胆汁性肝硬化者禁用。

品名:苯扎贝特 Bezafibrate(益之特、必降脂、阿贝他)

剂型与规格:片剂:200mg。

用法与用量:口服,每日3次,每次200~400mg,可饭后或与饭同服。疗效佳者维持量可为每日2次,每次400mg。

药理与用途:本品为氯贝丁酸衍生物类血脂调节药。其降血脂作用有两种机制,一是本品增高脂蛋白脂酶和肝脂酶活性,促进极低密度脂蛋白的分解代谢,使血甘油三酯的水平降低。其次是本品使极低密度脂蛋白的分泌减少。用于治疗高甘油三酯血症、高胆固醇血症、混合型高脂血症。

不良反应:最常见的不良反应为胃肠道不适,如消化不良、厌食、恶心、呕吐、饱胀感等,其他较少见的不良反应还有头痛、头晕、皮疹、瘙痒、阳痿、贫血及白细胞计数减少等。偶有胆石症或肌炎(肌痛、乏力)、血氨基转移酶增高。

注意事项:对苯扎贝特过敏者、患胆囊疾病、胆石症者、肝功能不全或原发性胆汁性肝硬化患者、严重肾功能不全患者、肾病综合征引起血白蛋白减少的患者、孕妇、哺乳期妇女、儿童禁用。

品名:非诺贝特 Fenofibrate(力平脂、Procetofene、Fenobrate)

剂型与规格:片剂:100mg、200mg;胶囊剂:100mg、200mg;微粒剂:200mg。

用法与用量:口服,每次100mg,每日3次。维持量:待血脂明显下降后改为每次100mg,每日1~2次。

药理与用途:贝特类降血脂药,但作用较强。能明显降低TG和VLDL,也降低血胆固醇、LDL和载脂蛋白-B(apo-B),并能升高HDL、apo-AI及apo-A/apo-B的比值。用于Ⅱ$_a$型、Ⅱ$_b$型、Ⅲ型及Ⅳ型高脂蛋白血症,也用于高脂血症伴有糖尿病、高血压或其他心血管病的治疗。

不良反应:本品毒副作用较低,少数患者可见ALT升高。停药数周后可恢复正常;曾见血尿素氮增高;偶见口干、食欲减退、大便次数增多、皮疹、腹胀和白细胞减少等。

注意事项:孕妇禁服,肝、肾功能不全者慎用。

品名:吉非贝齐 Gemfibrozil(吉非罗齐、诺衡、Lopid、Gevilon)

剂型与规格:片剂:300mg、600mg;胶囊剂:150mg、300mg。

用法与用量:口服,每次600mg,每日2次或每次300mg,每日3次。

药理与用途:非卤化的贝特类药物,主要通过降低TC和TG而达到降血脂效果。作用比氯贝丁脂强而持久,且不易形成结石,还能有效提高HDL-C水平。适用于$Ⅱ_a$型、$Ⅱ_b$型、Ⅲ型及Ⅳ型高脂蛋白血症。

不良反应:可见胃肠道反应;偶有丙氨酸氨基转移酶升高及皮疹,但停药后可恢复正常。

注意事项:孕妇慎用;肝、肾功能不全者禁用;服用抗凝药者,服本品时要减少抗凝药剂量。

品名:普罗布考 Probuocol(丙丁醇、丙丁酚、普罗布可、Lorelco)

剂型与规格:片剂:250mg、500mg。

用法与用量:口服,每次500mg,每日2次,早餐、晚餐时服。

药理与用途:能减少LDL的合成或刺激其降解,因此降低LDL-C水平。本品还是一种有效的抗氧化剂,可阻止LDL的氧化修饰作用,餐时服用血浓度较高。临床适用于$Ⅱ_a$型、$Ⅱ_b$型、Ⅲ型、Ⅳ型和Ⅴ型高脂蛋白血症。

不良反应:可见胃肠道反应;偶见嗜酸性粒细胞增多、感觉异常、血管神经性水肿及血清丙氨酸氨基转移酶和碱性磷酸酶及血尿酸一过性升高。

注意事项:本品对儿童、孕妇的安全性尚未确定,不宜服用;用药期间采用低脂、低胆固醇饮食;有Q-T间期延长伴室性心律失常患者禁用。

品名:硫酸软骨素A Chondroitine Sulfate A(康得灵、CSA、Str-uctum)

剂型与规格:片剂:120mg、300mg;注射剂:40mg、80mg。

用法与用量:口服,每次600mg,每日3次。肌内注射,40mg,每日2次。

药理与用途:具有降低血脂、抗动脉粥样硬化及抗凝血作用。对心肌细胞有抗炎、修复作用,适用于动脉粥样硬化、高脂血症及冠心病、心绞痛治疗。

不良反应:个别有胸闷、恶心、牙龈少量出血等。

注意事项:有出血倾向者慎用。

品名:月见草油 Evening Primrose Oil

剂型与规格:胶囊剂:300mg、350mg、500mg。

用法与用量:口服,每次 1.5 ~ 2.0g,每日 3 次。

药理与用途:本品能降低血浆中胆固醇、TG,能抑制血小板聚集,临床用于高脂血症。

不良反应:可有恶心、便秘等消化道症状,继续用药可减轻。

品名:ω-3-多烯脂肪酸 Omega(ω)-fatty Acid(多烯康、鱼油烯康、Fish Oils Concentrated)

剂型与规格:胶丸剂:0.3g、0.45g。

用法与用量:口服,每次 0.9 ~ 1.8g,每日 3 次。

药理与用途:本品对降低血清甘油三酯和总胆固醇,升高高密度脂蛋白,抑制血小板聚集和延缓血栓形成有显著效果,临床用于高脂血症,也适用于冠心病、脑栓塞的治疗,对高血压、血管性偏头痛也有效。

不良反应:大剂量可有胃肠道不适。

注意事项:有出血性疾病的患者禁用。

四、治疗心功能不全药

品名:洋地黄 Digitalis(毛地黄、洋地黄叶、Digitalis Leaf)

剂型与规格:片剂:0.1g;酊剂:1 个洋地黄单位/1ml。

用法与用量:口服,片剂,治疗量为 0.1 ~ 0.2g,每日 3 ~ 4 次;维持量每次 0.05 ~ 0.1g;极量每次 0.4g,每日 1g。酊剂,每次 0.5 ~ 2ml,每日量酌情给予;极量每次 4ml,每日 10ml。

药理与用途:紫花洋地黄的干叶粉制剂,有效成分为洋地黄毒苷和吉妥辛。选择性地作用于心肌,增强心肌收缩力,增加心输出量,改善肺循环,使慢性心功能不全时各种临床症状减轻或消失。心输出量增加,反射性地抑制窦房结和房室结,使心率减慢,舒张期相应延长,并可抑制心脏的传导系统。常用于治疗各种原因引起的急、慢性心功能不全,阵发性室上性心动过速,心房颤动,心房扑动等。

不良反应:较常见有恶心、呕吐、腹泻等胃肠道反应;色觉异常如黄视、绿视;各种心律失常,以室性期前收缩和不同程度的传导阻滞为多见。

注意事项:用药前要详细询问服药史,2 周内未用过洋地黄药物者才能按常规给药，否则应按具体情况调整剂量；强心苷治疗量和中毒量相差很小，不同患者对其耐受性和消除速度有很大差异，应个体化给药；孕妇、哺乳期妇女、心肌炎、肺心病、低血钾、高血钙、缺血性心脏病对本品较敏感，应慎用；老年人、幼儿、电解质紊乱及肝、肾功能障碍者用量应减少；如果确定为洋地黄中毒，首先停用该类药物，并根据中毒表现不同采取相应的治疗措施；室性心动过速、房室传导阻滞、严重心动过缓、室颤、预激综合征伴心房颤动或扑动、梗阻型肥厚性心肌病、主动脉瘤及儿童急性风湿热引起的心功能不全者禁用。

品名：洋地黄毒苷 Digitoxin（狄吉妥辛、Digotin）

剂型与规格：片剂：0.1mg。

用法与用量：口服，饱和量，0.7～1.2mg，于2～3日内分次服用，儿童2岁以下0.02～0.03mg/kg；维持量，每日0.05～0.1mg，儿童为饱和量的1/10，每日1次。

药理与用途：洋地黄的提纯制剂，其效价为洋地黄的1000倍，故其用量为洋地黄的1/1000。主要用于维持治疗慢性心功能不全。

不良反应：参见洋地黄。

注意事项：不可与酸、碱类药配伍用。其余参见洋地黄。

品名：地高辛 Digoxin（狄戈辛、强毛地黄、强心素、Davoxin）

剂型与规格：片剂：0.25mg；注射剂：0.5mg/2ml。

用法与用量：全效量：成人口服1～1.5mg；于24小时内分次服用。小儿2岁以下0.06～0.08mg/kg，2岁以上0.04～0.06mg。不宜口服者亦可静脉注射，临用前，以10%或25%葡萄糖注射液稀释后应用。常用量：静脉注射每次0.25～0.5mg。极量：每次1mg。维持量：成人每日0.125～0.5mg，分1～2次服用；小儿为全效量的1/4。近年通过研究证明，地高辛逐日给予一定剂量，经6～7天也能在体内达到稳定的浓度而发挥全效作用，因此，病情不急而又易中毒者，开始不必给予全效量，可逐日按5.5μg/kg给药，也能获得满意的疗效，并能减少中毒发生率。

药理与用途：本品为中效强心苷，能有效地加强心肌收缩力、减慢心率、抑制心脏传导；排泄快、蓄积性较小；用于充血性心力衰竭、室上性心动过速、心房颤动和扑动。

不良反应：本品蓄积作用较小，比洋地黄毒苷安全。过量时停药后消除较快；其他参见洋地黄。

注意事项:过量时可有恶心、呕吐、食欲不振、心动过缓等,一般于停药后1~2天消失;近期用过洋地黄类强心药者慎用;其他参见洋地黄。

品名:甲地高辛 Metildigoxin(甲基地高辛、甲基狄戈辛、β-甲基狄戈辛、β-Methyldigoxin、Madigoxin)

剂型与规格:片剂:0.1mg;注射剂:0.2mg/2ml。

用法与用量:口服,开始0.2mg,每日2次,3日后如症状改善,心率稳定,可改用维持量,0.1mg,每日2~3次;静脉注射,0.2mg,每日2次,维持量每日0.2~0.3mg。

药理与用途:地高辛的甲基衍生物,强心作用与地高辛相似,但比地高辛吸收好、起效快、作用强、毒性小。适用于治疗急、慢性心功能不全。

不良反应:少数患者有头晕、头痛、心前区不适等;偶见食欲不振、呕吐、腹泻、男子乳房发育;极少数出现黄视或精神错乱。

注意事项:本品0.3mg相当于地高辛0.5mg;本品需避光保存;其他参见洋地黄。

品名:毛花苷丙 Lanatoside(西地兰、毛花洋地黄苷C、Digilanid C)

剂型与规格:片剂:0.5mg;注射剂:0.4mg/2ml。

用法与用量:口服,缓慢饱和量:每次0.5mg,每日4次;维持量:1mg/d,分2次服用。静脉注射,0.2~0.4mg,每日1次或每日2次,用葡萄糖注射液稀释后缓慢注射。

药理与用途:由毛花洋地黄中提取的一种速效强心苷,能加强心肌收缩力,减慢心率和传导,起效比洋地黄、地高辛快,蓄积作用较小,治疗量与中毒量相差大于其他洋地黄类强心苷。用于急性充血性心力衰竭、室上性心动过速、心房颤动、伴有心室率增快者。

不良反应:恶心、食欲不振、头痛、心动过缓、黄视等。

注意事项:胃肠吸收不完全、不规律,因而少用;水溶液不如去乙酰毛花苷稳定,注射液多用后者;其他参见洋地黄。

品名:去乙酰毛花苷 Deslanoside(毛花强心丙、去乙酰毛花苷丙、西地兰D)

剂型与规格:注射剂:0.4mg/2ml。

用法与用量:肌内注射或静脉注射快速饱和量,首次0.4~0.8mg,以后每2~3小时再给0.2~0.4mg,饱和量为1~1.6mg。儿童饱和量,2岁以下 40μg/kg,2 岁以上 30μg/kg。首剂给总量的 1/4 ~ 1/2,余量平均分成 2 ~ 4份,每 3 ~ 6 小时给 1 份,然后改用口服毛花苷丙维持治疗。

药理与用途:毛花苷丙的脱乙酰基衍生物,其药理作用与毛花苷丙相同,但水溶液比较稳定。可增强心肌收缩力,减慢心率,抑制传导。适用于急性充血性心力衰竭,用于心房颤动和扑动心室率的控制。

不良反应:可有恶心、呕吐、食欲不振、头痛、心动过缓、房室传导阻滞和期前收缩等。

注意事项:参见洋地黄。

品名:毒毛花苷 K Strophanthin k(毒毛旋花子苷 K、Strofan-k、Strophatin k)

剂型与规格:注射剂:0. 25mg/ml。

用法与用量:静脉注射,首次 0. 125 ~ 0. 25mg,加入 5% 葡萄糖 40ml 中缓慢注入(不少于 5 分钟),1 ~ 2 小时后重复 0. 125 ~ 0. 25mg,总量 0. 25 ~ 0. 5mg/d,病好转后改用口服强心药以维持疗效;儿童,每次 0. 007 ~ 0. 01mg/kg。

药理与用途:为常用速效强心苷,作用较毛花苷丙快,排泄快,蓄积作用小。适用于急性充血性心力衰竭。动脉硬化性心脏病患者发生心力衰竭时,如心率不快,可选用本品。

不良反应:本品毒性较大,应注意。可有恶心、呕吐等消化道症状,皮下注射可引起局部反应,过量时可引起期前收缩、逸搏等。

注意事项:静脉注射用 5% 葡萄糖稀释后缓慢注入(时间不少于 5 分钟);1 ~ 2 周内用过洋地黄制剂者禁用;心血管有器质性病变、心内膜炎、急慢性肾炎、急性心肌炎者禁用;对洋地黄过敏患者禁用;其余参见洋地黄。

品名:米力农 Milrinone(甲腈吡酮、米利酮、鲁南力康)

剂型与规格:片剂:2. 5mg、5mg、10mg;注射剂:5mg、10mg、50mg。

用法与用量:口服,2. 5 ~ 7. 5mg,每日 4 次。静脉滴注,可用适量生理盐水或葡萄糖液稀释后,先按 37. 5 ~ 50μg/kg 缓慢静脉注射 10 分钟(注射过快,可能出现室性期前收缩),继续以每分钟 0. 375 ~ 0. 75μg/kg 静脉滴注,此后根据临床效应调整用量。

药理与用途:本品为氨力农的同系物,兼有正性肌力作用和血管扩张作用,但其作用较强,为氨力农的 10 ~ 30 倍,且无减少血小板的副作用,耐受性较好。临床口服或静脉滴注对急、慢性充血性心力衰竭均有满意疗效,其增加心脏指数优于氨力农,对动脉压和心率无明显影响。用于急慢性心功能不全。

不良反应:少数患者可有低血压、窦性心动过速、室性心律失常、血小板计数减少、肝、肾功能异常,及头痛、头晕、恶心、呕吐等。

注意事项:用药期间应监测心电图、心率及血压,必要时调整用量;急性心肌梗死早期患者及孕妇慎用;长期服用而突然停药,可引起血流动力学及症状恶化,但恢复用药后症状可继续改善;严重室性心律失常、对本品过敏者禁用。

品名:多巴胺 Dopamine(儿茶酚乙胺、3-羟酪胺、3-Hydroxytyramine、Intropine)

剂型与规格:注射剂:20mg/2ml。

用法与用量:静脉滴注,每次 20mg,用 5% 葡萄糖注射液 200～300ml 稀释后,以每分钟 20 滴之速度滴入,根据病情调整滴速,但最快不超过每分钟 0.5mg。治疗剂量范围为每分钟 1～5μg/kg,多数患者用量每分钟小于 20μg/kg。儿童每次 10mg,以 5% 葡萄糖注射液 100ml 稀释,以每分钟 10～15 滴的速度滴入并根据病情调整滴速。

药理与用途:多巴胺是去甲肾上腺素生物合成的前体,为中枢性递质之一,具有兴奋 β 受体、α 受体和多巴胺受体的作用,兴奋心脏 β 受体可增加心肌收缩力,增加心输出量。兴奋多巴胺受体和 α 受体使肾、肠系膜、冠脉及脑血管扩张、血流量增加。对周围血管有轻度收缩作用,升高动脉血压,本药的突出作用为使肾血流量增加、肾小球滤过率增加,从而促使尿量增加,尿钠排泄也增加。临床用于各种类型的休克,尤其适用于休克伴有心收缩力减弱、肾功能不全者。

不良反应:一般较轻,偶见恶心、呕吐、低血压或高血压;剂量过大或滴注太快可出现心动过速和心律失常等,有时诱发心绞痛;大剂量静脉给药或多巴胺渗出血管外,可引起肢端缺血性坏死,用酚妥拉明或氯丙嗪治疗,以减轻缺血性损伤。

注意事项:用药前应先补充血容量,纠正酸中毒;急性心肌梗死、高血压、甲亢、糖尿病、室性心律失常和血管阻塞性疾病患者慎用;嗜铬细胞瘤患者禁用。

品名:多巴酚丁胺 Dobutamine(杜丁胺、Dobutrex、Inotrex)

剂型与规格:注射剂:20mg/2ml、250mg/5ml。

用法与用量:静脉滴注,250mg 加入 5% 葡萄糖注射液或生理盐水 250~500ml,以每分钟 2.5~10μg/kg 的剂量滴入并视病情调节。

药理与用途:本品为多巴胺同系物,为一选择性心脏 β_1 受体兴奋剂,其正性肌力作用比多巴胺强,对 β_2 受体和 α 受体兴奋性较弱。治疗量能增加心肌收缩力,增加心排血量,很少增加心肌耗氧量,可降低外周血管阻力,能降低心室充盈压,促进房室结传导。临床用于治疗器质性心脏病所发生的心力衰竭、心肌梗死所致的心源性休克及术后低血压。

不良反应:少数患者可能心率加快、血压升高,可以滴速减慢处理。有头痛、恶心、心悸、胸痛、气促与心绞痛,但不常见;严重的可有心律失常。

注意事项:使用时应先补充血容量;用药期间定时检测心电图、血压、心排血量;不宜用碱性溶液稀释;肥厚型梗阻性心肌病及高血压患者禁用。

品名:环磷腺苷葡胺 Meglumine Adenosine Cyclophosphate(环磷酸腺苷葡甲胺、心先安)

剂型与规格:注射剂:30mg/2ml。

用法与用量:加入 200~500ml 5% 葡萄糖注射液稀释后静脉滴注,每日 1 次,每次 60~180mg。静脉推注:加入 20~40ml 25% 或 10% 葡萄糖注射液稀释后缓慢静脉推注,每日 1 次,每次 90mg。

药理与用途:本品为非洋地黄类强心剂,具有正性肌力作用,能增加心肌收缩力,改善心脏泵血功能,有扩张血管作用,可降低心肌耗氧量;改善心肌细胞代谢,保护缺血、缺氧的心肌;能够改善窦房结 P 细胞功能。用于心力衰竭、心肌炎、病窦综合征、冠心病及心肌病,可用于心律失常的辅助治疗。

不良反应:偶见心悸、心慌、头晕等症状。

注意事项:滴注不应太快,用量在 150mg 以上应在 90 分钟以上滴完;滴注时如遇心悸,应停止用药,停药后症状自行消失。

品名:左西孟旦 Levosimendan

剂型与规格:注射剂:12.5mg/5ml。

用法与用量:本品仅用于住院患者,使用时应当有适当的医疗监测设备并且具有使用正性肌力药物的经验。本品在给药前需稀释,仅用于静脉输注,可通过外周或中央静脉输注给药。治疗剂量和持续时间应根据患者的一般情况和临床表现进行调整。稀释后的本品输液单独输注。治疗的初始负荷剂量为6～12μg/kg，时间应大于10分钟，之后持续输注0.1μg/(kg·min)。对于同时应用血管扩张剂或(和)正性肌力药物的患者，治疗初期的推荐负荷剂量为6μg/kg。在负荷剂量给药时以及持续给药开始30～60分钟内，密切观察患者的反应，如反应过度(低血压、心动过速)，应将输注速率减至0.05μg/(kg·min)或停止给药。如初始剂量耐受性好且需要增强血流动力学效应，则输注速率可增至0.2μg/(kg·min)。对处于急性失代偿期的严重慢性心衰患者，持续给药时间通常为24小时。在本品停药后，未发现有耐药和反弹现象。血流动力学效应至少可持续24小时，停药后，此效应可能持续9天。老年患者使用，无须调整剂量。

药理与用途：本品适用于传统治疗(利尿剂、血管紧张素转换酶抑制剂和洋地黄类)疗效不佳，并且需要增加心肌收缩力的急性失代偿心力衰竭(ADHF)的短期治疗。本品是钙增敏剂，以钙离子浓度依赖的方式与心肌肌钙蛋白C结合而产生正性肌力作用，增强心肌收缩力，但并不影响心室舒张；同时本品可通过使ATP敏感的K通道开放而产生血管舒张作用，使得冠状动脉阻力血管和静脉容量血管舒张，从而改善冠脉的血流供应，另外它还可抑制磷酸二脂肪酶Ⅲ。在心衰患者中，本品的正性肌力和扩血管作用可以使心肌收缩力增强，降低前后负荷，而不影响其舒张功能。

不良反应：最常见的是头痛、低血压和室性心动过速，常见的有低钾血症、失眠、头晕、心动过速、室性期前收缩、心衰、心肌缺血、期前收缩、恶心、便秘、腹泻、呕吐、血红蛋白减少。

注意事项：本品不能用于儿童或18岁以下青少年。以下情况禁用本品：对本品活性成分或任何辅料过敏的患者；显著影响心室充盈或(和)射血功能的机械性阻塞性疾病；严重的肝、肾功能损伤的患者；严重低血压和心动过速患者；有尖端扭转型室性心动过速病史的患者。对于基础收缩压或舒张压较低的患者，或存有低血压风险的患者慎用，推荐使用较保守的剂量范围，应根据患者的自身状况和反应来调整剂量和用药时间。本品用药前应纠正严重的血容量减少症状，如果出现血压或心率过度变化，应降低输注速率或停止输注。本品血流动力学效应一般持续7～10天。停止输注后48小时达到最大血药浓度。输注结束后，无创监测至少应持续4～5天，轻中度肾功能损伤和肝功能损伤患者需要延长监测期，要特别谨慎。本品可能会引起血钾浓度的降低，因此在用药前应纠正患者的血钾浓度异常且在治疗中应监测血钾浓度。同其他治疗心衰药物同时应用时，输注本品可能会引起血红蛋白和红细胞比容降低，因此缺血性心脏病合并贫血的患者应谨慎使用。心动过速、心房颤动或致命性心律失常的患者应谨慎使用本品。对于冠状动脉缺血发病期、任何原因的长QTc间期患者或同时使用延长QTc间期药物者,应谨慎使用本品,并应进行心电图监测。

品名:托伐普坦 Tolvaptan

剂型与规格:片剂:15mg;30mg。

用法与用量:每日1次,饭前饭后均可口服。推荐的起始剂量为15mg,服药24小时候,根据血清钠浓度调整剂量,可增加到每天30mg或者最大剂量每天60mg,以达到预期的血清钠浓度。开始服用本品的24小时内,不必限制患者饮水,在整个治疗期间,患者感到口渴时,可在医师的指导下饮水。

药理与用途:用于治疗各种疾病引起的高溶性和等溶性低钠血症,包括心力衰竭、肝硬化腹水和抗利尿激素分泌异常综合征等疾病。本品是一种血管加压素V2受体拮抗药(非肽类AVP2受体拮抗剂),升高血浆中钠离子浓度,帮助多余的水分从尿液排出。增强肾脏处理水的能力。多囊肾细胞内环磷酸腺苷(cAMP)积聚,刺激囊液分泌和内衬细胞增生促进囊肿生长,而本品可抑制cAMP生成和聚积。

不良反应:口干、渴感、晕眩、恶心、低血压等。

注意事项:对本品活性成分或任何辅料过敏的患者禁用。下述患者禁用:迫切需要提高血清钠离子浓度患者、对机体自主调节液体不敏感患者、低血量性低钠血症、无尿症患者。建议在托伐普坦治疗期间密切监测血清钠,尤其是存在基础血清钠浓度非常低(<120mmol/L)的患者与脱髓鞘高危患者。不能与细胞色素P450(CYP)3A强抑制剂(如酮康唑、克拉霉素、伊曲康唑、利托那韦等)合并用药。过快矫正血清钠离子会引起严重的神经系统后遗症。肝硬化患者慎用。注意防范脱水和血容量减少。不宜与高渗氯化钠注射液合用。

五、抗休克用血管活性药

品名:去甲肾上腺素 Noradrenaline(去甲肾、正肾上腺素、正肾素、Adrenor、Norepinephrine)

剂型与规格:注射剂:2mg/1ml、10mg/2ml。

用法与用量:静脉滴注,开始8~12μg/min滴注,以后调整速度,使血压达理想水平;维持量每分钟2~4μg。口服,用于上消化道出血,1~3ml

(2mg/ml),每日 3 次,加入适量冷盐水服下。

药理与用途:主要激动 α 受体,对 β 受体激动作用较弱。具有很强的血管收缩作用,使全身小动脉、小静脉都收缩,但冠状动脉扩张,外周阻力增加,血压上升。当剂量较小[0.4μg/(kg·min)]时,以 β 受体兴奋为主,心肌收缩力增强,心排出量增加。剂量较大时 α 受体兴奋为主,外周血管收缩,尤其皮肤、黏膜、肾血管收缩明显,以增加心脑重要器官的血流灌注。临床主要用于休克(出血性休克禁用)、早期严重低血压和上消化道出血。

不良反应:用药浓度高或时间长时,注射局部和周围发生血管痉挛,引起局部皮肤苍白、疼痛;药液外漏可致局部组织坏死。如用药时间过长,血管持续强烈收缩,使组织缺氧情况加重;剂量过大可出现严重头痛、高血压、心率减慢、呕吐、抽搐等。

注意事项:本品不作为该类药物的首选,只有其他药物无效时选用,且不宜长期大量使用;使用时如药液外漏,应在外漏处迅速用 5~10mg 酚妥拉明经稀释至 10~15ml 作局部浸润注射;缺氧、闭塞性血管病、血栓性疾病患者及孕妇慎用;用药中密切监测血压、尿量等;本品不宜与碱性药物配伍;高血压、动脉硬化、器质性心脏病及无尿患者禁用。

品名:去氧肾上腺素 Phenylephrine(苯福林、苯肾上腺素、新福林、新交感酚、新辛内弗林、Neosynephrine)

剂型与规格:注射剂:10mg/1ml。

用法与用量:低血压休克:肌内注射,3~10mg,每 1~2 小时 1 次,极量每次 10mg,每日 50mg;静脉注射,每次 0.2mg,按需要隔 10~15 分钟重复,极量每日 2.5mg;静脉滴注,本品 10~20mg 加入 500ml 液体稀释,根据病情调整滴速。室上性心动过速:初始静脉注射 0.5mg,20~30 秒钟内注入,以后用量可递增,每次增量不超过 0.1~0.2mg,每次用量不超过 1mg。

药理与用途:主要作用于 α 受体,引起外周血管收缩,阻力增加,血压上升。其作用比去甲肾上腺素弱但持久,毒性小。可反射性兴奋迷走神经,使心率减慢。大剂量可有微弱的 β 受体兴奋作用。此外,还有短暂的散瞳作用。临床用于感染性和过敏性休克、室上性心动过速、麻醉所致低血压、散瞳检查、鼻黏膜出血等。

不良反应:治疗室上性心动过速剂量过大时,心率快且不规则;使用过量可使血压过高,引起头痛、呕吐、心率缓慢、手足麻木,个别会出现胸痛、眩晕、震颤、呼吸困难、烦躁等。

注意事项:妊娠晚期或分娩期妇女及老年人慎用;皮下注射可引起组

织坏死或溃烂；心肌病、甲亢、高血压、动脉硬化、心动过缓、糖尿病、室性心动过速、青光眼患者禁用。

品名：甲氧明 Methoxamine（凡素昔、甲氧胺、美速胺、美速克新命、Vasoxine）

剂型与规格：注射剂：10mg/ml、20mg/ml。

用法与用量：升高血压：肌内注射，每次 5～15mg；静脉注射，每次 3～5mg，稀释后缓慢注入。室上性心动过速：静脉注射，每次 10mg，稀释于 20ml 液体中推注。低血压休克：开始可给肌内注射 15mg，接着 60mg 稀释于 500ml 液体静脉滴注，根据血压调整滴速，每分钟不宜超过 20 滴。

药理与用途：α 受体激动剂，具有收缩周围血管的作用，增加外周阻力，收缩压和舒张压均升高。作用比去甲肾上腺素弱而持久，对心脏无直接作用，但由于血压升高反射性地使心率减慢，延长心肌不应期，减慢传导。本品可使肾血流量减少。临床用于麻醉和手术所致低血压、大出血及循环衰竭所致低血压休克、室上性心动过速等。

不良反应：可引起肾血管痉挛；大剂量可出现高血压、心动过缓、头痛、恶心、呕吐、出汗、尿急和毛发竖立。

注意事项：对冠心病、严重动脉粥样硬化患者可减少心排血量，对冠心病不利；嗜铬细胞瘤患者可出现一过性高血压危象；老年人、孕妇慎用；与洋地黄合用可产生心律失常，与麦角胺合用可引起周围血管严重缺血。

品名：间羟胺 Metaraminol（阿拉明、Aramine）

剂型与规格：注射剂：10mg/ml（相当于重酒石酸间羟胺 19mg）、50mg/5ml。

用法与用量：肌内注射，5～10mg，必要时 10 分钟后可重复注射；静脉滴注，15～100mg，加入 500ml 液体中，根据血压调整滴速；紧急情况，可先静脉注射 0.5～5mg，再继续静脉滴注。

药理与用途：可直接兴奋 α 受体，并使去甲肾上腺素释放，使血管收缩，血压升高。升压效果比去甲肾上腺素弱，但较持久。对 β_1 受体有较弱的兴奋作用，中等度增强心肌收缩力，增加脑及冠状动脉血流量。临床适用于各种休克及各种原因引起的低血压。

不良反应：可有头痛、眩晕、震颤、恶心、呕吐、心律失常；升压过快可致肺水肿、心跳骤停、局部组织坏死。

注意事项：本品有蓄积作用，用药后血压升高不明显，必须观察 10 分钟以上才能决定是否增加剂量;短期内连续使用可引起快速耐受性;给药时宜避免药液外溢;甲亢及高血压患者禁用。

品名:肾上腺素 Adrenaline(副肾素、副肾碱、Epinephrine、Suprarenaline)

剂型与规格:注射剂:1mg/ml。

用法与用量:常用量为皮下或肌内注射每次 0.25~1mg。心跳骤停:将0.1%注射液0.25~0.5ml用注射用生理盐水10ml稀释后静脉注射或心室内直接注入,同时配合心脏按压、人工呼吸和纠正酸血症等其他辅助措施。支气管哮喘:皮下注射0.25~0.5mg,必要时可反复注射。过敏性疾患:皮下注射或肌内注射0.3~0.5mg(0.1%注射液0.3~0.5ml)。用于过敏性休克时,还可用本品0.1~0.5mg以生理盐水稀释后缓慢静脉推注或取本品4~8mg加入500~1000ml生理盐水中静脉滴注;与局麻药合用,加少量(约1∶200 000~500 000)于局麻药(普鲁卡因)内,总量不超过0.3mg。局部黏膜止血:将纱布浸以本品溶液(1∶1000~20 000)填塞出血处。

药理与用途:本品直接作用于肾上腺素能α、β受体,产生强烈快速而短暂的兴奋α和β型效应,对心脏β_1受体的兴奋,可使心肌收缩力增强、心率加快、心肌耗氧量增加。同时作用于骨骼肌β_2受体,使血管扩张,降低周围血管阻力而减低舒张压。兴奋β_2受体可松弛支气管平滑肌,扩张支气管,解除支气管痉挛;对α受体兴奋,可使皮肤、黏膜血管及内脏小血管收缩。临床主要用于心脏骤停、支气管哮喘、过敏性休克,也可治疗荨麻疹、枯草热及鼻黏膜或齿龈出血。

不良反应:有头痛、烦躁、失眠、面色苍白、无力、血压升高、震颤等不良反应;大剂量可致腹痛、心律失常。

注意事项:凡高血压、心脏病、糖尿病、甲亢、洋地黄中毒、心脏性哮喘、外伤性或出血性休克忌用。

品名:异丙肾上腺素 Isoprenaline(喘息定、治喘灵)

剂型与规格:片剂:10mg;注射剂:1mg/2ml;气雾剂:50mg/20ml、100mg/20ml。

用法与用量:休克:0.2~0.4mg溶于200ml液体,每分钟0.5~2ml滴速注入,使收缩压维持在12kPa(90mmHg),脉压在2.7kPa(20mmHg)以上,心率每分钟120次以下,尿量增加,症状改善。心脏骤停:心内或静脉注射0.5~1mg。房室传导阻滞:Ⅱ度者舌下含服,10mg,每4小时1次;Ⅲ度者,心室率低于每分钟40次，可用本品0.5～1mg溶于200～300ml液体中，缓慢静脉滴注。支气管哮喘：0.25%气雾剂，每次吸入1～2喷，每天2～4次，间隔不少于2小时；舌下含服，10～15mg，每日2～3次，极量每次20mg，每日60mg。

药理与用途：作用于β受体，对β_1受体、β_2受体均有强大的激动作用，对α受体几乎无作用。β_1受体激动，使心肌收缩力增加，心率加快，心输出量增加。血管平滑肌的β_2受体激动，使骨骼肌血管扩张，肾、肠系膜及冠状动脉舒张，末梢血管阻力降低，收缩压升高，舒张压降低，脉压变大。另外，通过兴奋β_2受体，可使支气管平滑肌松弛，解除支气管痉挛。适用于心源性、感染性休克、心脏骤停、房室传导阻滞、支气管哮喘。

不良反应：常见咽部发干、睡眠障碍；少见头痛、眩晕、皮肤潮红、恶心、呕吐、震颤、出汗、心率加快、乏力。

注意事项：心动过速及心绞痛、糖尿病、高血压、甲亢、洋地黄中毒所致心动过速者慎用。

品名：酚妥拉明 Phentolamine（甲苄胺唑啉、瑞支亭、立其丁、Regitine）

剂型与规格：片剂：25mg；注射剂：5mg/ml、10mg/ml。

用法与用量：血管痉挛性疾病：肌内注射或静脉注射，每次5mg，每日1～2次。抗休克：以每分钟0.3mg的剂量进行静脉滴注，能使心搏出量增加。诊断嗜铬细胞瘤：静脉注射5mg，注后每30秒钟测血压1次，可连续测10分钟，如在2～4分钟内血压降低4.67/3.33kPa（35/25mmHg）以上且维持3～5分钟时为阳性结果。用于心衰：静脉滴注本品15～30mg加入5%葡萄糖注射液100～200ml中，开始时每分钟0.1mg，最大滴速为每分钟2mg。

药理与用途：本品为α受体阻断药，通过阻断α受体和间接激动β受体，迅速使周围血管扩张，可显著降低外周血管阻力，增加周围血容量，改善微循环。本品对心脏有兴奋作用，使心肌收缩力增加、心率加快、心输出量增加。临床主要用于治疗肺充血或肺水肿的急性心力衰竭、血管痉挛性疾病、手足发绀症、感染中毒性休克及嗜铬细胞瘤的诊断试验等。亦用于室性期前收缩。

不良反应：常见的反应有直立性低血压、鼻塞、瘙痒、眩晕及胃肠道平滑肌兴奋所致的腹痛、腹泻、恶心、呕吐和诱发溃疡病；严重者可有心率加速、心律失常和心绞痛，心脏器质性损害者忌用。

注意事项：用于抗休克前，必须先补充血容量；与强心苷合用时，毒性增加；忌与铁剂配伍；低血压、严重动脉硬化、心绞痛、心肌梗死、胃和十二指肠溃疡者、肾功能减退者禁用。

品名：酚苄明 Phenoxybenzamie（酚苄胺、氧苯苄胺、竹林胺、Dibenzyline）

剂型与规格：片剂：10mg；胶囊剂：10mg；注射剂：10mg/ml。

用法与用量：口服，开始时每日 1 次，10～20mg，根据病情逐渐增加至每日 60mg。静脉注射，每日 0.5～1mg/kg。静脉滴注，抗休克 0.5～1mg/kg，加入 5% 葡萄糖注射液 250～500ml，1～2 小时内滴完。

药理与用途：为 α 受体阻断药。作用似酚妥拉明，但较持久，每次用药可维持 3～4 日。临床用于外周血管痉挛性疾病，也可用于休克和嗜铬细胞瘤。

不良反应：有直立性低血压、心动过速、瞳孔缩小、鼻塞及口干等。

注意事项：肾、冠状动脉功能不全者以及脑血管病患者慎用。

品名：阿托品 Atropine（Atropt、Atroptol）

剂型与规格：片剂：0.3mg；注射剂：0.5mg/ml、1mg/ml、5mg/2ml、10mg/2ml；滴眼剂：0.5%、1%、2%；眼膏剂：1%。

用法与用量：抢救感染中毒性休克：每次 1～2mg，儿童 0.03～0.05mg/kg，静脉注射，每 15～30 分钟 1 次，2～3 次后如情况不见好转可逐渐增加用量，至情况好转后即减量或停药；治疗锑剂引起的阿-斯综合征：发现严重心律失常时，立即静脉注射 1～2mg（用 5%～25% 葡萄糖液 10～20ml 稀释），同时肌内注射或皮下注射 1mg，15～30 分钟后再静脉注射 1mg。如患者无发作，可根据心律及心率情况改为每 3～4 小时皮下注射或肌内注射 1mg，48 小时后如不再发作，可逐渐减量，最后停药；治有机磷农药中毒：①与解磷定等合用时：对中度中毒，每次皮下注射 0.5～1mg，隔 30～60 分钟 1 次；对严重中毒，每次静脉注射 1～2mg，隔 15～30 分钟 1 次，病情稳定后，逐渐减量并改用皮下注射。②单用时：对轻度中毒，每次皮下注射 0.5～1mg，隔 30～120 分钟 1 次；对中度中毒，每次皮下注射 1～2mg，隔 15～30 分钟 1 次；对重度中毒，即刻静脉注射 2～5mg，以后每次 1～2mg，隔 15～30 分钟 1 次，根据病情逐渐减量和延长间隔时间；缓解内脏绞痛：包括胃肠痉挛引起的疼痛、肾绞痛、胆绞痛、胃及十二指肠溃疡，每次皮下注射 0.5mg；麻醉前给药：皮下注射 0.5mg，可减少麻醉过程中支气管黏液分泌，预防术后引起肺炎，并可消除吗啡对呼吸的抑制；用于眼科：可使瞳孔放大，调节功能麻痹，用于角膜炎、虹膜睫状体炎，眼药水滴眼或眼膏涂眼。滴时按住内眦部，以免流入鼻腔吸收中毒。

药理与用途：为阻断 M 胆碱受体的抗胆碱药。主要解除平滑肌的痉挛、抑制腺体分泌、解除迷走神经对心脏的抑制，使心跳加快、散大瞳孔、升高眼压、兴奋呼吸中枢。临床用于：抢救感染中毒性休克，解除有机磷农药中毒，阿-斯综合征和内脏绞痛，也可用于麻醉前给药、散瞳或治疗角膜炎、虹膜炎等。

不良反应：常见口干、心悸、瞳孔散大、视力模糊、皮肤干燥、体温升高及尿潴留等；剂量过大，有中枢神经兴奋症状如烦躁不安、谵妄，以致惊厥。兴奋过度转入抑制、呼吸困难，可致死亡；阿托品中毒的解救主要作对症处理，如用小剂量的苯巴比妥使之镇静，并作人工呼吸和给氧等。必要时，外周症状可用新斯的明对抗。

注意事项：青光眼、前列腺肥大患者禁用；如应用过量引起谵妄、惊厥、呼吸衰竭，可用拟胆碱药对症治疗；眼科用于滴眼时，应按住内眦部，以免流入鼻腔吸收引起中毒。

品名：山莨菪碱 Anisodamine（消旋山莨菪碱、654-2）

剂型与规格：片剂：5mg、10mg；注射剂：5mg/ml、10mg/ml、20mg/ml。

用法与用量：口服，每次 5～10mg，每日 2～3 次。感染引起的中毒性休克：静脉注射，每次 10～40mg；儿童 0.3～2mg/kg，需要时可每隔 10～30 分钟重复给药。脑血栓：加入 5% 葡萄糖液中静脉滴注，每日 30～40mg。一般慢性病：肌内注射每次 5～10mg，每日 1～2 次，可连用 1 个月以上。治疗严重三叉神经痛，有时需加大剂量至每次 5～20mg。肌内注射，治疗血栓闭塞性脉管炎，静脉注射每次 10～15mg，每日 1 次。

药理与用途：本品为阻断 M 胆碱受体的抗胆碱药。作用与阿托品相似或稍弱。具有松弛平滑肌、解除血管痉挛、改善微循环的作用，并有镇痛作用。但扩瞳和抑制腺体分泌的作用较弱，且极少引起中枢兴奋症状。临床用于下列疾病：感染中毒性休克、血管性疾患、多种神经痛、平滑肌痉挛、眩晕病、眼底疾患、突发性耳聋等；可用于有机磷农药中毒的治疗。

不良反应：一般有口干、面红、轻度扩瞳、视近物模糊；个别有心率加快及排尿困难，多于 1～3 小时内消失。

注意事项：脑出血急性期及青光眼患者禁用；抗感染性休克应用本品治疗的同时，其他治疗措施不能减少（如抗菌药物的使用等）。

药理与用途：I_b类抗心律失常药。对心肌的电生理作用主要在心室肌，抑制Na^+内流，促进K^+外流，因而可降低自律性，相对延长有效不应期。临床用于各种原因引起的室性期前收缩、室性心动过速。

不良反应：主要有嗜睡、眩晕、低血压、癫痫样抽搐等；特异质者，注射小剂量即有心率加快，血压升高等反应。

注意事项：有特异质反应者、高度房室传导阻滞、严重肝病、休克及严重心功能衰竭者慎用。

品名：美西律 Mexiletine（慢心律、脉律定、Mexitil）

剂型与规格：片剂：50mg、100mg；注射剂：100mg/2ml。

用法与用量：口服，首剂量 200～300mg，必要时 2 小时后再服 100～200mg，维持量为每次 100～200mg，每日 3～4 次。静脉注射，静脉滴注，开始量为 100mg，静脉注射 10～15 分钟，然后以 0.5～1.5mg/min 静脉滴注维持。

药理与用途：本品具有局麻、抗惊厥及抗心律失常作用。抗心律失常作用与利多卡因相似，对心肌的抑制作用较小。主要用于急慢性室性心律失常，如室性期前收缩、室性心动过速、心室纤颤及洋地黄中毒引起的心律失常。

不良反应：本品有时有恶心、呕吐、嗜睡、心动过缓、低血压、震颤、头痛、眩晕等。

注意事项：肝肾功能障碍、严重窦性心动过缓者慎用。用药期间注意观察血压及心电图变化，如果有 QRS 波增宽及出现其他心律失常或原有心律失常加剧均应减量或停药。

品名：苯妥英钠、Phenytoin Sodium（大仑丁、Dilantin）

剂型与规格：片剂：50mg、100mg；注射剂：100mg、250mg。

用法与用量：口服，每次 0.1～0.2g，每日 3 次。静脉注射，常用量，每次 0.125～0.25g，缓慢注入，每日总量不超过 0.5g。

药理与用途：属I_b类抗心律失常药。作用与利多卡因相似。主要用于室性心律失常，如室性期前收缩或室上性期前收缩，及心脏手术后引起的心律失常。特别是洋地黄中毒引起的室性心动过速。但对心房颤动和心房扑动无效；对房性心律失常疗效较差。

不良反应：静脉注射过快可出现低血压、心动过缓、房室传导阻滞，甚至心跳骤停、呼吸抑制；口服时可有恶心、呕吐、嗜睡等副作用；严重心衰、心动过缓、低血压、严重房室传导阻滞者禁用。

注意事项：大量快速静脉注射可出现房室传导阻滞，偶见心动过缓或心脏停搏，短时心脏收缩力减弱，并扩张血管，使血压降低等。

品名：莫雷西嗪 Moracizine（乙吗噻嗪、吗拉西嗪、安脉静、Aefmozine、Ethmozine）

剂型与规格：片剂：200mg；注射剂：50mg/2ml。

用法与用量：口服，每次200～300mg，每日3次或遵医嘱。肌内注射，50mg加入0.5%盐酸普鲁卡因注射液1～2ml中肌内注射。静脉注射，50mg加入10ml氯化钠注射液中，2～5分钟内注完，每日2次。

药理与用途：Ⅰ类抗心律失常药，也有$Ⅰ_C$类抗心律失常药的电生理作用。可加速细胞复极，缩短动作电位时间，相对延长有效不应期。抑制快速Na^+内流，可减慢浦氏纤维0相上升速度。临床用于房性和室性期前收缩、阵发性心动过速，对房颤和房扑有显著疗效。

不良反应：常见不良反应有恶心、呕吐、头晕、视力模糊、轻度低血压，肌内注射局部疼痛。

注意事项：严重心脏传导障碍者、严重低血压及严重肝、肾功能不全者禁用。

品名：普罗帕酮 Propafenone（丙胺苯丙酮、心律平、Rytmonorm）

剂型与规格：片剂：50mg、100mg、150mg；注射剂：35mg/10ml、70mg/20ml。

用法与用量：口服，每次100～200mg，每日3～4次，极量每日900mg；儿童5～7mg/kg，每日3次，起效后减半量维持疗效。静脉注射，1～1.5mg/kg，5分钟注完，必要时20分钟后可重复1次或每分钟0.5～1mg静脉滴注维持；儿童剂量，每次1mg/kg，5分钟注完，必要时20分钟后可重复1次。

药理与用途：$Ⅰ_C$类抗心律失常药物，其电生理效应为直接稳定细胞膜作用及β受体阻滞作用，减慢收缩除极速度和传导速度，适度延长动作电位时程和有效不应期，可提高心房、心室细胞阈电位，降低心肌兴奋性。可显著增加冠脉血流量。主要用于预激综合征伴室上性心律失常、房室结折返性心动过速及阵发性房颤，也用于治疗房性及室性期前收缩。

不良反应：有口干、头痛、眩晕、胃肠道不适、胆汁淤积性肝损害；对心血管系统传导阻滞、低血压、心脏停搏，还可加重或诱发心力衰竭。

注意事项：低血压、严重肝肾功能障碍者、孕妇及哺乳期妇女慎用；心力衰竭、心源性休克、严重的心动过缓、窦房、房室和心室内的传导障碍、病窦综合征、严重的阻塞性肺部疾患者禁用。

品名：普萘洛尔 Propranolol（心得安、萘心安、恩得来、Inderal）

见本章抗高血压药中的普萘洛尔。

品名：胺碘酮 Amiodarone（乙胺碘呋酮、安律酮、可达龙、Cordarone、Ortacrone）

剂型与规格：片剂：0.2g；注射剂：0.15g。

用法与用量：口服，开始每次 200mg，每日 3 次，1 周后改为维持量，每次 200mg，每日 1～2 次，老年人用药可酌减。静脉注射，以 150mg 加于 25% 葡萄糖注射液 20ml 中推注。静脉滴注，按每次 5mg/kg 给予或以 450～600mg 加入 5% 葡萄糖注射液 500ml 中静脉滴注。

药理与用途：本品能选择性扩张冠状动脉血流量，同时减少心肌耗氧量，减慢心率，降低房室传导速度与 β 受体阻滞剂的效应相似。用于室上性和室性心动过速、阵发性心房扑动和颤动、预激综合征，也用于顽固性阵发性心动过速、慢性冠状动脉功能不全及心绞痛等。

不良反应：胃肠道症状，偶见药疹、瘙痒，也有角膜色素沉着及皮肤色素沉着；静脉注射可引起房室传导阻滞、低血压和心源性休克。

注意事项：房室性传导阻滞及心动过缓及碘过敏者禁用，甲状腺功能紊乱、肝肾功能不全、孕妇及哺乳期妇女慎用；服用本品生效后需继续服药维持疗效，停药后容易复发，长期服药更要考虑间歇期，如每周服药 5 日，停 2 日，或服药 20 日，停药 7～10 日，患者服药后避免在日光下暴晒。

品名：维拉帕米 Verapamil（戊脉安、异搏停、异搏定、Isoptin、Vasolan）

剂型与规格：片剂：40mg；缓释片：240mg；注射剂：5mg。

用法与用量：口服，开始每次 40～80mg，每日 3～4 次；维持量为每次 40mg，每日 3 次，2～4 周为一疗程。静脉注射，每次 5mg，每隔 15 分钟可重复 1～2 次，如仍无效即停药。

药理与用途：本品为钙离子拮抗剂，能选择性扩张冠状动脉，增加冠脉流量；能抑制心肌兴奋性及房室传导。用于治疗阵发性室上性心动过速。也可用于急慢性冠状动脉功能不全或心绞痛，对于房室交界区心动过速疗效也较好；亦可用于心房颤动、心房扑动、房性期前收缩。

不良反应：偶有胸闷、口干、恶心、呕吐、腹胀、便秘、头晕等；静脉注射时可有血压下降、房室传导阻滞及窦性心动过缓。

注意事项：低血压者慎用或忌用。传导阻滞及心源性休克患者禁用；支气管哮喘、心力衰竭者慎用。一般不与普萘洛尔及其他β受体阻滞剂合用；用药期间密切观察患者的血压及心率。

品名：地尔硫䓬 Diltiazem（硫氮䓬酮、哈氮䓬、恬尔心、合心爽、Herbesser）

见本章抗心绞痛药中的地尔硫䓬。

第七章 血液系统药

一、抗贫血药

品名：硫酸亚铁 Ferrous Sulfate（硫酸低铁、Iron Sulfate）

剂型与规格：片剂：0.3g；缓释片剂：0.45g。

用法与用量：口服，硫酸亚铁片：每次 0.3g；儿童每次 0.1～0.3g，每日 3 次，饭后服用。硫酸亚铁缓释片：每次 0.45g，每日 2 次。

药理与用途：铁为人体所必需的元素，正常人体内总铁量约 3～5g，铁是红细胞合成血红素必不可少的物质，吸收到骨髓的铁，进入骨髓幼红细胞，聚集到线粒体中，与原卟啉结合形成血红素，后者再与球蛋白结合而成为血红蛋白，进而发育为成熟红细胞。临床上主要用于慢性失血（月经过多、慢性消化道出血、子宫肌瘤出血、钩虫病失血等）、营养不良、妊娠、儿童发育期等引起的缺铁性贫血。

不良反应：大量口服可致急性中毒，出现胃肠道出血、坏死，严重时可引起休克；对胃肠道黏膜有刺激性，饭后服可减少胃肠道反应。

注意事项：血红蛋白沉着症、含铁血黄素沉着症及不伴缺铁的其他贫血、肝、肾功能严重损害、对铁剂过敏者禁用；铁与肠道内硫化氢结合，生成硫化铁，使硫化氢减少，减少了对肠蠕动的刺激作用，可致便秘，并排黑便；须预先对患者讲清楚，以免顾虑；乙醇中毒、肝炎、急性感染、肠道炎症、胰腺炎及消化道溃疡患者慎用。

品名：山梨醇铁 Iron Sorbitex（山梨糖醇铁、Iron Sorbitol、Jectofer）

剂型与规格：注射剂：50mg/1ml。

用法与用量：深部肌内注射，每次 1.5～2ml，每日或隔天 1 次。

药理与用途：同右旋糖酐铁，吸收快，局部反应较少。

不良反应:肌内注射后可出现局部疼痛感、淋巴结炎、头痛、头晕、发热、荨麻疹、关节肌肉痛等;对肝、肾功能有损害;可致类风湿关节炎急性恶化、关节痛复发等;可有排尿刺激症状、尿排出后可变黑色。

品名:叶酸 Folic Acid(维生素 Bc、Vitamin Bc、维生素 M、Vitamin M)

剂型与规格:片剂:5mg;注射剂:15mg/ml。

用法与用量:口服,每次 5~10mg;儿童 5mg;每日 3 次。肌内注射,每次 10~20mg,儿童 15mg,每日 1 次,20~30 天为 1 个疗程。

药理与用途:细胞生长和分裂所必需的物质。在体内被还原为四氢叶酸,后者是 DNA 合成过程中的重要辅酶,促进 DNA 的合成,使红细胞成熟。临床用于各种巨幼红细胞性贫血。尤适用于营养不良或婴儿期、妊娠期叶酸需要量增加所致的巨幼红细胞贫血。治疗恶性贫血,应以维生素 B_{12} 为主,叶酸为辅。

不良反应:不良反应较少,罕见过敏反应;长期服用可出现厌食、恶心、腹胀等。

品名:维生素 B_{12} Vitamin B_{12}(氰钴胺、Cyanocobalamin)

剂型与规格:注射剂:0.05mg/ml、0.1mg/ml、0.25mg/ml、0.5mg/ml、1mg/ml。

用法与用量:肌内注射,每日 0.025~0.1mg 或隔日 0.05~0.2mg。用于神经系统疾病时,用量可酌增。

药理与用途:维生素 B_{12} 是细胞内生化反应的辅酶,缺乏时,与叶酸缺乏的结果一样。此外,维生素 B_{12} 缺乏时,还有神经损害的症状。本品能促进红细胞的发育与成熟,为完整形成脊鞘纤维和保持消化系统上皮细胞功能必需的因素。临床上主要用于治疗恶性贫血和其他巨幼红细胞贫血,也用于神经疾患(如:神经炎、神经萎缩、神经痛等)、肝脏疾病、白细胞减少症、再生障碍性贫血等疾病的辅助治疗。

不良反应:偶见过敏反应,甚至过敏性休克,此时应停药,并用抗过敏药物(如氯苯那敏、赛庚啶、苯海拉明、泼尼松等)治疗。

注意事项:恶性肿瘤患者禁用;治疗后期可能出现缺铁性贫血,应补充铁剂;本品不可静脉给药;有些患者对本品有过敏反应,甚至过敏性休克,使用时应注意。

品名:亚叶酸钙 Calcium Folinate(甲酰四氢叶酸钙、甲叶钙、Calcium

Leucovorin、CF)

剂型与规格:注射剂:3mg、5mg、15mg、100mg。

用法与用量:肌内注射,治疗巨幼红细胞性贫血,每次1mg,每日1次;用于抗叶酸代谢药中毒:每次6~12mg,每6小时1次,共4次;治疗白细胞减少症:每次3~6mg,每日1次。静脉滴注,用于治疗抗叶酸代谢药重度中毒,75mg于12小时内滴完,随后改为肌内注射。

药理与用途:本品是叶酸还原型的甲酰化衍生物。本品直接提供叶酸在体内的活化形式,具有"解救"过量的拮抗物在体内的毒性反应,有利于胸腺嘧啶核苷酸、DNA、RNA以至蛋白质合成。本品可限制甲氨蝶呤对正常细胞的损害。常用于抗叶酸代谢药过量时的解毒剂,还可用于巨幼红细胞性贫血及白细胞减少症。

不良反应:偶见过敏反应。

注意事项:当患者出现酸性尿、腹水、失水、胃肠道梗阻、胸腔渗液或肾功能障碍等情况时,应谨慎用于甲氨蝶呤的"解救"治疗;接受大剂量甲氨蝶呤而本品"解救"者应进行实验室监察;本品应避免光线直接照射和与热接触。

品名:红细胞生成素 Erythropoietin(阿法依泊汀、利血宝、促红细胞生成素、怡泼津、重组人红细胞生成素)

剂型与规格:注射剂:2000U/ml、4000U/ml、10 000U/ml。

用法与用量:静脉注射或皮下注射,一般开始剂量为50~150U/kg,每周3次。

药理与用途:与红系祖细胞的表面受体结合,促进红系细胞的生长与分化;稳定红细胞膜,提高其抗氧化酶功能。对血小板、单核细胞计数也有稳定增加,提高血小板功能,改善止血障碍。本品临床用于:慢性肾衰性贫血及血液透析的肾性贫血的治疗;多发性骨髓瘤相关的贫血和骨髓增生异常及骨癌引起的贫血;结缔组织病(类风湿关节炎和红斑狼疮)所致的贫血。

不良反应:主要是血压升高;偶有脑血管病或癫痫发作;其他反应较小,如发热、瘙痒、恶心、头痛、关节痛等及血清铁降低。

注意事项:癫痫、脑血栓形成者慎用;应用时严格监测血压、血栓情况及血清铁含量;对本品过敏者、血液透析难以控制的高血压患者及某些白血病、铅中毒及孕妇禁用。

品名:富马酸亚铁 Ferrous Fumarate(富马铁)

剂型与规格:片剂:0.05g、0.2g;胶囊剂:0.2g。

用法与用量:口服,预防用:每日 0.2g。治疗用:每次 0.2 ~ 0.4g;1 岁以下每次 35mg;1 ~ 5 岁每次 70mg;6 ~ 12 岁每次 140mg;每日 3 次。

药理与用途:同硫酸亚铁。特点为含铁量较高,奏效较快,恶心、呕吐、便秘等副作用较少。抗贫血药,用于缺铁性贫血。

不良反应:口服用的铁剂均有收敛性,服后常有轻度恶心、胃部或腹部疼痛,多与剂量有关;轻度腹泻或便秘也很常见。

注意事项:溃疡性结肠炎、结肠炎、胰腺炎、消化性溃疡患者、对铁过敏者忌用;口服铁剂有轻度胃肠反应,饭后即刻服用,可减轻胃部刺激,但药物吸收有所影响;如口服后胃肠道反应严重,则考虑改服其他铁剂或采用注射途径。

品名:葡萄糖酸亚铁 Ferrous Gluconate(Iron Gluconate)

剂型与规格:片剂(糖衣片):0.1g、0.3g;胶囊剂:0.25g、0.3g、0.4g;糖浆:0.25g/10ml、0.3g/10ml。

用法与用量:口服,预防:每次 0.3 ~ 0.6g,每日 3 次;儿童每次 0.1g,每日 2 次。治疗:每次 0.3 ~ 0.6g;儿童每次 0.1 ~ 0.2g;每日 3 次。

药理与用途:本品口服后经十二指肠吸收,对胃肠道刺激性小,作用温和、铁利用率高,起效快。主要用于各种原因引起的缺铁性贫血,如营养不良、慢性失血、月经过多、妊娠儿童生长期等所致的缺铁性贫血。

不良反应:含铁量较低,故副作用较轻,可引起胃肠不适,可致恶心、上腹部疼痛、腹泻、便秘等。

注意事项:偶有胃肠刺激症状,饭后服用可减轻胃肠刺激症状;服药后两小时内忌饮茶和进食含鞣酸的食物;细菌感染患者不宜应用本品;服药后排黑色粪便易与大便隐血混淆。

品名:维铁 Ferrous Sulfate and Vitamin Complex Sustained-release(福乃得、硫酸亚铁维生素复合物)

剂型与规格:缓释片:本品为复方制剂,每片含硫酸亚铁 525mg、维生素 C 500mg、烟酰胺 30mg、泛酸钙 10mg、维生素 B_1 6mg、维生素 B_2 6mg、维生素 B_6 5mg、腺苷辅酶维生素 B_{12} 50μg。

用法与用量:饭后口服,每次 1 片,每日 1 次。

药理与用途:本品中硫酸亚铁为铁补充剂,铁是红细胞中血红蛋白的组成元素，缺铁可引起红细胞合成血红蛋白量减少，形成缺铁性贫血。维生素 C 既可促进铁的吸收，还参与人体重要的生理作用。B 族维生素则是体内多种酶的组成成分，参与多种代谢。用于明确原因的缺铁性贫血。

不良反应：可见胃肠道不适，如恶心、呕吐、上腹疼痛、便秘。本品可减少肠蠕动，引起便秘并排黑便。

注意事项：胃及十二指肠溃疡、溃疡性结肠炎、血红蛋白沉着症、含铁血黄素沉着症、对本品过敏者、对铁过敏及非缺铁性贫血者、肝肾功能严重损害者禁用；过敏体质者、乙醇中毒、肝炎、急性感染、肠道炎症、胰腺炎及消化性溃疡等患者慎用；应整片吞服，不得碾碎或咀嚼后服用；不得长期使用，应在医师确诊为缺铁性贫血后使用，且治疗期间应定期检查血象和血清铁水平；服药期间不要喝浓茶及食用含鞣酸过多的食物。

品名：枸橼酸铁铵 Ferric Ammonium Citrate（柠檬酸铁铵）

剂型与规格：溶液剂：10g/100ml。

用法与用量：口服，每次 0.5～2g，每日 3 次。

药理与用途：同硫酸亚铁，由于是三价铁，不如二价铁易于吸收，但无刺激性，适用于儿童及不能吞服药片的患者。由于含铁量低，不适于重症贫血病例。

不良反应：大量服用可引起腹泻。

注意事项：遇光易变质；服后应漱口，或以玻璃管吸服，以保护牙齿；腹泻者慎用。

品名：右旋糖酐铁 Iron Dextran（右旋酐铁、葡聚糖铁、Dextriferron）

剂型与规格：注射剂：50mg/ml。

用法与用量：深部肌内注射，每日 1ml。

药理与用途：本品为可溶性铁，供注射用，能较迅速纠正因缺铁而引起的贫血。适用于不宜口服用药的缺铁性贫血患者。

不良反应：肌内注射可引起局部疼痛；静脉注射不可溢出静脉。

注意事项：一般不宜静脉注射，如需静脉注射时，操作要慎重缓慢，防止漏出静脉外；严重肝肾功能不全者忌用。

品名：腺苷钴胺 Cobamamide（辅酶维 B_{12}、辅酶维生素 B_{12}、Coenzyme Vitamin B_{12}）

剂型与规格：片剂：0.25mg；注射剂：500μg/ml。

用法与用量:口服,每次0.5~1.5mg,每日3次;肌内注射:每日0.5~1mg。

药理与用途:本品为辅酶型维生素B_{12},是维生素B_{12}在体内的主要形式,其优点是可以直接被吸收利用,能促进叶酸的循环利用,嘧啶核苷酸和嘌呤核苷酸的合成,最终形成DNA。主要用于治疗巨幼红细胞性贫血、营养不良性贫血,对妊娠贫血也有一定疗效。也用于神经疾患(如:神经炎、神经萎缩、神经痛等)、肝脏疾病、白细胞减少症、再生障碍性贫血等疾病的辅助治疗。

注意事项:注射液启封后要尽快使用。

品名:甲钴胺 Mecobalamin(泛敏补、弥可保、Methy-codal、Pancobamin)

剂型与规格:片剂:500μg;注射剂:500μg。

用法与用量:口服,每次1片,每日3次。肌内注射或静脉注射,每次500μg,每周3次,用药2个月后,改为维持治疗,每次500μg,每月1次。治疗巨幼红细胞性贫血,一般用注射剂。

药理与用途:本品为辅酶型维生素B_{12}甲钴胺制剂,为周围神经障碍治疗剂。能促进核酸蛋白脂肪的代谢,可修复被损伤的神经组织。

不良反应:可出现恶心、腹泻;肌内注射部位偶有疼痛、硬结;还可能有头痛、出汗及发热等感冒样反应。

注意事项:对本品有过敏者禁用;从事汞及化合物生产者不宜长期大量服用本品;要避免在同一部位反复注射,对婴幼儿尤应注意;用量视年龄、症状酌情增减:注射剂开封后要立即使用,不能放置。

品名:蔗糖铁 Iron sucrose(森铁能)

剂型与规格:注射剂:(以Fe计)100mg/5ml。

用法与用量:静脉注射或静脉滴注,用法:本品只能与0.9%氯化钠注射液混合使用。本品不能与其他的治疗药品混合使用。本品的容器被打开后应立即使用:如果在日光中在4~25℃的温度下贮存,0.9%氯化钠注射液稀释后的本品应在12小时内使用。本品应以滴注或缓慢注射的方式静脉给药,或直接注射到透析器的静脉端,该药不适合肌内注射或按照患者需要铁的总量一次全剂量给药。在新患者第一次治疗前,应按照推荐的方法先给予一个小剂量进行测试,成人用1~2.5ml(20~50mg)铁,体重>14kg的儿童用1ml(20mg铁),体重<14kg的儿童用日剂量的一半(1.5mg/kg)。应备有心肺复苏设备。如果在给药15分钟后未出现不良反

应,继续给予余下的药液。静脉滴注:本品的首选给药方式是滴注(为了减少低血压发生和静脉外的注射危险)。1ml 本品最多只能稀释到 20ml 0.9% 氯化钠注射液中,稀释液配好后应立即使用(如:5ml 本品最多稀释到 100ml 0.9% 氯化钠注射液中,而 25ml 本品最多稀释到 500ml 0.9% 氯化钠注射液中)。药液的滴注速度应为:100mg 铁至少滴注 15 分钟;200mg 至少滴注 30 分钟;300mg 至少滴注 1.5 小时;400mg 至少滴注 2.5 小时;500mg 至少滴注 3.5 小时。如果临床需要,本品的 0.9% 氯化钠注射液的稀释液体积可以小于特定的数量,配成较高浓度的本品药液。然而,滴注的速度必须根据每分钟给予铁的剂量来确定(如:10ml 本品 = 200mg 铁,应至少 30 分钟滴完;25ml 本品 = 500mg 铁,应至少 3.5 小时滴完)。为保证药液的稳定,不允许将药液配成更稀的溶液。静脉注射:本品可不经稀释缓慢静脉注射,推荐速度为每分钟 1ml 本品(5ml 本品至少注射 5 分钟),每次的最大注射剂量是 10ml 本品(200mg 铁)。静脉注射后,应伸展患者的胳膊。往透析器里注射:本品可直接注射到透析器的静脉端,情况同前面的静脉注射。常用剂量:成人和老年人:根据血红蛋白水平每周用药 2 ~ 3 次,每次 5 ~ 10ml(100 ~ 200mg 铁),给药频率应不超过每周 3 次。儿童:根据血红蛋白水平每周用药 2 ~ 3 次,每次 0.15ml/kg(= 3mg 铁/kg)。最大耐受单剂量:成人和老年人:静脉注射时:用至少 10 分钟注射给予本品 10ml(200mg 铁)。静脉滴注时:如果临床需要,给药单剂量可增加到 0.35ml/kg(= 7mg 铁/kg),最多不可超过 25ml(500mg 铁),应稀释到 500ml 0.9% 氯化钠注射液中,至少滴注 3.5 小时,每周一次。

药理与用途:蔗糖铁注射液为多核氢氧化铁(Ⅲ)-蔗糖复合物溶液。蔗糖铁静脉注射后,被单核-吞噬细胞系统解离为蔗糖和铁。适用于口服铁剂效果不好需要静脉铁剂治疗的患者,如:口服铁剂不能耐受的患者;口服铁剂吸收不好的患者。

不良反应:罕见过敏反应;偶见:金属味、头痛、恶心、呕吐、腹泻、低血压、肝酶升高、痉挛、胸痛、嗜睡、呼吸困难、肺炎、咳嗽、瘙痒等;极少数出现副交感神经兴奋、胃肠功能障碍、肌肉痛、发热、风疹、面部潮红、四肢肿胀、呼吸困难;在输液的部位发生过静脉曲张、静脉痉挛。

注意事项:非缺铁性贫血、铁过量或铁利用障碍、已知对单糖或二糖铁复合物过敏者禁用;孕妇在头 3 个月不建议使用非肠道铁剂,在第二和第三期应慎用。本品只能用于已通过适当的检查,适应证得到完全确认的患者;非肠道使用的铁剂会引起具有潜在致命的过敏反应或过敏样反应,轻度过敏反应应服用抗组胺类药物,重度过敏应立即给予肾上腺素;有支气管哮喘、铁结合率低或叶酸缺乏的患者,应特别注意过敏反应或过敏样反应的发生;有严重肝功能不良、急性感染、有过敏史或慢性感染的患者在使用本品时应小心;如果本品注射速度过快,会引发低血压;谨防静脉外渗漏。如果遇到静脉外渗漏,应按以下步骤进行处理:若针头仍然插着,用少量0.9%生理盐水清洗。为了加快铁的清除,指导患者用黏多糖软膏或油膏涂在针眼处,轻轻涂抹黏多糖软膏或油膏,禁止按摩以避免铁的进一步扩散。

二、升白细胞药

品名:重组人粒细胞集落刺激因子 Recombinant Human Granulocyte Colony Stimulating Factor(重组人体白细胞生成素、非格司亭、优保津、惠尔血、Filgrastim、GRAN、rhG-CSF)

剂型与规格:注射剂:75μg/0.3ml、150μg/0.6ml、300μg/1.2ml。

用法与用量:促进骨髓移植后中性粒细胞的恢复:于骨髓移植后第2~5日开始,皮下注射或静脉滴注,300μg/m^2;肿瘤化疗引起的中性粒细胞减少:于化疗完成24小时后,皮下注射,50μg/m^2;骨髓增生异常综合征(MDS)的中性粒细胞减少:静脉滴注,100μg/m^2;再生障碍性贫血:静脉滴注,400μg/m^2;急性淋巴细胞白血病:化疗完成24小时后开始,静脉滴注,400μg/m^2;每日1次。

药理与用途:主要作用于粒细胞系造血祖细胞,促进其增殖、分化,成熟和释放,同时激活成熟的中性粒细胞功能。临床用于:促进骨髓移植后中性粒细胞的恢复;肿瘤化疗引起的中性粒细胞减少;骨髓增生异常综合征(MDS)的中性粒细胞减少;再生障碍性贫血;急性淋巴细胞白血病。

不良反应:过敏反应;胃肠道反应;骨痛、胸痛、关节痛;转氨酶升高;血清尿酸、乳酸脱氢酶和碱性磷酸酶增高。

注意事项:用药期间定期检查血象及肝功;急性粒细胞白血病患者作化疗及骨髓移植使用本品时,应先作采样细胞的试管试验,以确认本品能否导致白血病细胞增殖,密切观察血象及骨髓象,若发现原始及早幼粒细胞增加则停用;用于MDS时,若发现幼稚细胞增加应停药;本品不能与癌症化疗同时应用,必须在化疗停止1~3天后使用;有过敏倾向的患者禁用;孕妇、新生儿及婴儿一般不宜使用;本品贮存于2~8℃,忌摇动,室温下不超过24小时。

品名:聚乙二醇化重组人粒细胞刺激因子 PEGylated Recombinant Human Granulocyte Colony-Stimulating Factor

剂型与规格:注射液:3.0mg(1.0ml)/支。

用法与用量:化疗药物给药结束后48小时皮下注射本品,推荐的使用剂量皮下注射100μg/kg,每个化疗周期注射1次。100μg/kg的剂量不能用于婴儿、儿童和体重低于45kg的未成年人。注射前,应当检查本品溶液是否有悬浮物质,如果有悬浮物质产生,勿注射于人。

药理与用途:非髓性恶性肿瘤患者在接受会发生有临床意义发热性中性粒细胞减少的抑制骨髓的抗肿瘤药治疗时,使用本品可降低发热性中性粒细胞减少引起的感染发生率。本品不用于造血干细胞移植的外周血祖细胞的动员。

不良反应:可有以下几项严重不良反应:脾破裂、急性呼吸窘迫综合征、严重变态反应、对肿瘤恶性细胞生长刺激效应的潜在性。其他不良反应:肌肉骨骼系统中骨痛、关节痛及肌肉酸痛较为常见,一般持续1~7天,严重程度多为轻度;消化系统偶有血丙氨酸转氨酶、天冬氨酸转氨酶升高;泌尿系统:极少有血肌酐、尿素氮的轻度升高;其他系统:偶有患者出现乏力、发热、头晕、心悸、失眠、注射部位红肿硬结及注射部位疼痛。

注意事项:对本品及对大肠埃希菌表达的其他制剂过敏者禁用。严重肝、肾、心、肺功能障碍者禁用。孕妇及哺乳期妇女慎用。镰状细胞病患者使用本品后可能发生镰状细胞危象。与所有的治疗性蛋白一样,本品具有潜在的免疫原性。本品应在化疗药物给药结束48小时后使用。治疗期间应每周监测血常规2次,特别是中性粒细胞数目变化的情况。本品不可在间隔14天内及细胞毒化疗后24小时使用,因为这有潜在的可能会降低快速分泌的骨髓瘤细胞对细胞毒化疗的敏感性。

品名:重组人粒细胞巨噬细胞集落刺激因子 Recombinant Human Granulocyte-macrophage Colony Stimulating Factor(生百能、沙格莫丁、沙格司亭、GM-CSF、rhGM-CSF)

剂型与规格:粉针剂:50μg、100μg、150μg、250μg、300μg、400μg、700μg。

用法与用量:静脉滴注,推荐剂量为每日250μg/m^2,连用21天;骨髓移植:5μg/kg,4~6小时滴完,每日1次。皮下注射,肿瘤化疗:5~10μg/kg,连用7~10日,停药间隔48小时后,方可进行下一疗程的化疗;骨髓增生异常综合征、再生障碍性贫血:3μg/kg,2~4天后调节剂量;艾滋病:1μg/kg;每日1次。

药理与用途:本品能兴奋骨髓的造血功能,刺激粒细胞、单核细胞、T细胞的增殖,并能促进单核细胞和粒细胞的成熟。本品能克服放疗和化疗引起的骨髓毒性,缩短肿瘤化疗时中性粒细胞减少时间,使患者易于耐受化疗。由于本品能增强单核细胞、粒细胞、嗜酸性细胞和巨噬细胞功能,能提高机体抗肿瘤及抗感染免疫力。临床上用于各种原因引起的白细胞或粒细胞减少症。

不良反应:可见发热、骨痛、肌痛、胸膜渗液、肾功能减退、静脉炎、嗜睡、腹泻、乏力及短暂心律失常等;严重者可见心包炎及血栓形成;严重但罕见的不良反应有:变态反应、支气管痉挛、心力衰竭、神经错乱、血压下降、颅内压升高、呼吸困难等。

注意事项:孕妇、哺乳期妇女、18 岁以下儿童及恶性骨髓肿瘤患者禁用;骨髓及外周血中存在过多白血病的未成熟细胞(≥10%)者禁用;对本品中任何成分过敏或自身免疫性血小板减少性紫癜者忌用。

品名:维生素 B_4 Vitamin B_4(腺嘌呤、氨基嘌呤、Adenine)

剂型与规格:片剂:10mg、25mg;注射剂:20mg。

用法与用量:口服,每次 10~20mg,每日 3 次。肌内注射或静脉注射,每日 20~30mg,每日 1 次。

药理与用途:本品是核酸和辅酶的组成成分,参与体内 RNA 和 DNA 的合成。能促进白细胞增生,使白细胞数目增加。用于各种原因引起的白细胞减少症、急性粒细胞减少症及由苯中毒引起的骨髓损害的治疗。

不良反应:治疗剂量无明显副作用。

注意事项:用药 2~4 周左右,白细胞数可增加;静脉注射时溶于 2ml 磷酸氢二钠缓冲液中,缓慢推注,不得与其他药物混合注射;因本品为核酸成分,用于肿瘤患者时,应考虑其促肿瘤生长的可能性。

品名:鲨肝醇 Batylalcohol(鳊二醇、Batiol、Batylol)

剂型与规格:片剂:20mg、50mg。

用法与用量:口服,预防放射病:每次 20mg;治疗放射病:每次 20~60mg;每日 3 次,4~6 周为 1 个疗程。

药理与用途:使白细胞增生及抗放射,用于各种原因引起的粒细胞减少。

不良反应:治疗剂量未见明显不良反应;剂量过大可引起腹泻。

注意事项:临床疗效与剂量相关,过大或过小均影响效果,故应寻找最佳剂量；对病程较短、病情较轻及骨髓造血功能尚好者，疗效较好；应用中宜经常检查血象。

品名：利可君 Leucogen(利血生)

剂型与规格：片剂：10mg、20mg。

用法与用量：口服，每次 20mg，每日 3 次。

药理与用途：半胱氨酸缩合物，具有促进细胞氧化还原作用，能够增强造血功能。临床用于治疗各种原因所致的白细胞减少症及再生障碍性贫血。

不良反应：治疗剂量无明显不良反应。

注意事项：对本品过敏者禁用；急、慢性髓细胞白血病患者慎用。

品名：氨肽素 Ampeptide Elemente

剂型与规格：片剂：0.2g。

用法与用量：口服，每次 1g，每日 3 次，儿童酌减，用药至少 4 周。

药理与用途：能促进血细胞增生、分化和释放，增加白细胞和血小板。用于白细胞减少症、再生障碍性贫血、原发性血小板减少性紫癜、过敏性紫癜。

品名：小檗胺 Berbamine(升白安、升血安)

剂型与规格：片剂：25mg。

用法与用量：口服，每次 50mg，每日 3 次。

药理与用途：能促进造血功能，增加外周白细胞的作用。此外，尚有降压、抗心律失常、抗心肌缺血以及防治动物实验性硅沉着病的作用。临床用于防治肿瘤患者由于放、化疗引起的白细胞减少症、苯中毒、放射性物质及药物引起的白细胞减少症。

注意事项：偶有轻度腹胀、恶心等胃肠不适的反应。

品名：肌苷 Inosine

剂型与规格：注射剂：100mg/2ml、200mg/5ml；片剂：200mg。

用法与用量：口服，每次 200～600mg；儿童每次 100～200mg；每日 3 次。静脉注射或静脉滴注，每次 200～600mg；儿童每次 200mg；每日 1～2 次。

药理与用途：能直接透过细胞膜进入体细胞，活化丙酮酸氧化酶类，从而使处于低能缺氧状态下的细胞能继续顺利地进行代谢，参与体内能量代谢和蛋白质的合成。用于治疗各种原因所致的白细胞减少症、血小板减少症、急慢性肝炎、心脏病、中心性视网膜炎、视神经萎缩等。

不良反应：口服有胃肠道症状；静脉注射偶有恶心、颜面潮红。

注意事项：不能与氯霉素、双嘧达莫、硫喷妥钠等注射液配伍。

三、抗血小板药

品名：双嘧达莫 Dipyridamole（双嘧哌胺醇、潘生丁、Persantin）

剂型与规格：片剂：25mg；注射剂：10mg/ml。

用法与用量：口服，每次25～50mg，每日3次，饭前一小时服用，症状改善后可改为每日50～100mg，分次服用。肌内注射或静脉注射，每次10～20mg，每日2～3次。

药理与用途：具有抗血栓形成作用，能抑制血小板聚集。高浓度时（50μg/ml）可抑制血小板的释放反应。临床用于防治血栓形成及缺血性心脏病。

不良反应：有胃肠道反应、头痛、眩晕、疲劳、皮疹、潮红；静脉注射时应缓慢，否则可引起低血压，特别是高血压患者；长期大量应用可致出血倾向；低血压患者慎用；心梗的低血压患者禁用。

品名：阿司匹林 Aspirin（乙酰水杨酸、醋柳酸）

剂型与规格：片剂：0.1g、0.3g、0.5g；肠溶片：25mg、40mg、50mg、0.3g、0.5g；缓释片剂：50mg；胶囊剂：50mg。

用法与用量：口服。肠溶片应饭前用适量水送服。降低急性心肌梗死疑似患者的发病风险：建议首次剂量300mg，嚼碎后服用以快速吸收。以后每天100～200mg。预防心肌梗死复发，中风的二级预防，降低短暂性脑缺血发作及其继发脑卒中的风险，降低稳定性和不稳定性心绞痛患者的发病风险，动脉外科手术或介入手术后，每天100～300mg。预防大手术后深静脉血栓和肺栓塞，每天100～200mg。降低心血管危险因素者（冠心病家族史、糖尿病、血脂异常、高血压、肥胖、抽烟史、年龄大于50岁者）心肌梗死发作的风险：每天100mg。

药理与用途：在体内具有抗血栓的作用，它能抑制血小板的释放反应，抑制血小板的聚集，这与 TXA_2 生成的减少有关。临床上用于心、脑血管疾病，预防短暂性脑缺血，脑卒中和死亡。其他参见解热镇痛药阿司匹林。

不良反应：长期大量用药则较易出现：胃肠道反应，可致不同程度胃黏膜损伤，如糜烂性胃炎、胃溃疡和出血；皮肤过敏反应；肝、肾功能损害，停药后可恢复；对血液系统影响，能抑制血小板，因而延长出血时间；瑞氏综合征，12 岁以下儿童用本品有发生瑞氏综合征的危险，特别是儿童在水痘或流感等病毒感染恢复期易诱发，应慎用；水杨酸样反应，此时应立即停药，并用含碳酸氢钠的葡萄糖静脉滴入，以加速水杨酸盐从尿中排泄。

注意事项：严重肝损害、低凝血酶原血症、维生素 K 缺乏和血友病、胃及十二指肠溃疡、哮喘患者及孕妇禁用；胃炎、食管静脉曲张、痛风、肝肾功能不全、心功能不全或高血压患者慎用；手术前一周的患者应停用，以防出血；长期大量应用应定期检查红细胞比容、肝功能及血清水杨酸含量测定。

品名：奥扎格雷 Ozagrel（晴尔、奥泽格瑞、丹奥、橘善宝、Xanbon、Unblot）

剂型与规格：注射剂：20mg。

用法与用量：静脉滴注，每次 80mg，每日 1 次，以生理盐水或葡萄糖注射液稀释后用，连续用药 2 周。

药理与用途：TXA_2 合成酶抑制剂。能减少 TXA_2 的合成，从而抑制血小板的聚集并发生抗血管痉挛性收缩和抑制脑栓塞形成的作用。临床用于蛛网膜下腔出血手术后血管痉挛及并发的脑缺血症。

不良反应：有引起出血的倾向；偶有过敏反应；AST 及 ALT 升高；室上性期前收缩；血压下降；也可有头痛、嗳气及上腹不适等。

注意事项：不能与含钙的药液混合，以免发生混浊；有出血倾向的患者禁用。

品名：氯吡格雷 Clopidogrel（泰嘉、波立维）

剂型与规格：片剂：25mg、75mg。

用法与用量：口服，每次 50～75mg，每日 1 次。可与食物同服也可单独服用。对于老年患者不需要调整剂量。

药理与用途：为血小板聚集抑制剂，选择性地抑制二磷酸腺苷（ADP）与它的血小板受体的结合及继发的 ADP 介导的糖蛋白 GPⅡb/Ⅲa 复合物的活化，因此可抑制血小板的聚集。用于有过近期发作的脑卒中、心肌梗死和确诊外周动脉疾病的患者，该药可减少动脉粥样硬化性事件的发生

(如心肌梗死、脑卒中和血管性死亡);与阿斯匹林联合,用于非 ST 段抬高性急性冠脉综合征(不稳定性心绞痛或非 Q 波心肌梗死)患者。

不良反应:消化道出血、中性或粒性白细胞减少、腹痛、食欲减退、胃炎和便秘、皮疹和其他皮肤病等;偶见血小板减少性紫癜。

注意事项:对本品过敏者、严重肝脏损害、活动性病理性出血,如消化性溃疡或颅内出血者、孕妇及哺乳期妇女禁用。

品名:替格瑞洛 Ticagrelor

剂型与规格:片剂:90mg。

用法与用量:口服。本品可在饭前或饭后服用。起始剂量为单次负荷量 180mg,此后每次 90mg,每日 2 次。除非有明确禁忌,本品应与阿司匹林联合用药。在服用首剂负荷阿司匹林后,阿司匹林的维持剂量为每日 1 次,每次 75 ~ 100mg。

药理与用途:本品用于急性冠脉综合征(不稳定性心绞痛、非 ST 段抬高心肌梗死或 ST 段抬高心肌梗死)。

不良反应:最常报告的不良反应为呼吸困难、挫伤和鼻出血,这些事件的发生率高于氯吡格雷组患者。其他常见不良反应为:胃肠道出血、皮下或真皮出血、瘀斑以及操作部位出血,偶见不良反应为:颅内出血、头晕、头痛、眼出血、咯血、呕血、胃肠道溃疡出血、痔疮出血、胃炎、口腔出血、呕吐、腹泻、腹痛、恶心、消化不良、瘙痒、皮疹及尿道和阴道出血、操作后出血。

注意事项:对本品活性成分或者其他任何赋形剂过敏者禁用。下列患者禁用:活动性病理性出血的患者;有颅内出血病史者;中 ~ 重度肝脏损害患者。禁止替格瑞洛片与强效 CYP3A4 抑制剂(如:酮康唑、克拉霉素、奈法唑酮、利托那韦和阿扎那韦)联合用药。只有潜在获益大于对胎儿的风险时,才能在怀孕期间使用替格瑞洛。哺乳期妇女慎用。本品可导致显著的、有时甚至是致命的出血。请勿在患有活动性病理性出血或具有颅内出血病史的患者中使用本品。请勿在计划接受急诊冠状动脉旁路移植术(CABG)的患者中使用本品,如可能,应在任何手术前至少 7 天停用本品。对于在近期接受冠状动脉血管造影术、经皮冠状动脉介入疗法(PCI)、CABG 或其他外科手术过程中应用替格瑞洛的任何患者,如出现低血压,则应怀疑有出血。如可能,请在不停用本品的情况下对出血进行治疗。停用本品会增加后续心血管事件的风险。在给予任何初始剂量后,阿司匹林维持剂量为75 ~ 100mg/d。

品名:西洛他唑 Cilostazol

剂型与规格:片剂、胶囊剂:50mg。

用法与用量:口服,成人一次100mg(2片),每日2次。可根据年龄、症状适当增减。

药理与用途:改善由于慢性动脉闭塞症引起的溃疡、肢痛、冷感及间歇性跛行等缺血性症状。用于预防脑梗死后的复发(心源性脑梗死除外)。西洛他唑及其代谢产物是环腺苷酸(cAMP)磷酸二酯酶Ⅲ抑制剂(PDEⅢ抑制剂),可以通过抑制磷酸二酯酶活性而减少cAMP的降解,从而升高血小板和血管内cAMP水平,发挥抑制血小板聚集和舒张血管的作用。

不良反应:严重不良反应:发生充血性心衰、心肌梗死、心绞痛、室性心动过速;发生脑出血等颅内出血、肺出血、消化道出血、鼻出血、眼底出血,有这些症状时应停止给药并进行适当处理;全血细胞减少、粒细胞缺乏症、血小板减少;间质性肺炎(发生率不明);肝功能障碍。一般不良反应:皮疹、心悸、心动过速、头痛、眩晕、腹痛、恶心、呕吐等。

注意事项:对本品活性成分或者其他任何赋形剂过敏者禁用。孕妇及有可能妊娠的妇女禁用,哺乳期妇女服药时应避免授乳。下列患者禁用:出血患者(血友病、毛细血管脆弱症、颅内出血、消化道出血、尿路出血、咯血、玻璃体出血等);充血性心衰患者。下列患者慎用:月经期患者;有出血倾向的患者;正在使用抗凝药(华法林)或抗血小板药(阿司匹林、噻氯匹定等)、溶栓药(尿激酶、阿替普酶)、前列腺素E_1制剂及其衍生物(前列地尔、利马前列素阿法环糊精)的患者;合并冠状动脉狭窄的患者;有糖尿病或糖耐量异常的患者;重症肝功能障碍患者、重症肾功能障碍患者;血压持续升高的高血压患者。对脑梗死患者应在脑梗死症状稳定后开始给药。在合并冠状动脉狭窄的患者中,当本品给药过程中出现过度心率增加时,有诱发心绞痛的可能性,此时,需采取减量或终止给药等适当的处理。

四、促凝血药

品名:凝血酶 Thrombin(纤维蛋白酶)

剂型与规格:粉剂:200U、500U、1000U、2000U、5000U、10 000U。

用法与用量:局部止血:用灭菌生理盐水溶解成每毫升含本品50~250U,喷雾或灌注创面;或以明胶海绵、纱条蘸凝血酶贴敷创面;也可直接撒布粉末状凝血酶至创面。消化道出血:用生理盐水(温度不超过37℃)

溶解本品,使每毫升含10~100U溶液口服或灌注,用量每次500~2000U,每1~6小时用1次。根据出血部位和程度,可适当增减浓度、用量及次数。

药理与用途:凝血酶能直接作用于血液中的纤维蛋白原,促使转变为纤维蛋白,加速血液的凝固而止血。临床用于局部止血,如结扎困难的小血管、毛细血管以及实质性脏器出血的止血。

不良反应:本品偶见局部过敏反应。

注意事项:本品严禁作血管内、肌内或皮下注射,以防引起局部坏死甚至形成血栓而危及生命;加温、酸、碱或重金属盐类可使本品活力下降而失去作用;如出现过敏反应症状时应停药;本品制成溶液易失活,应临用时新鲜配制。

品名:维生素 K_1 Vitamin K_1(叶绿醌、Phytomenadione)

剂型与规格:注射剂:10mg/ml。

用法与用量:肌内注射或静脉注射,每次10mg,每日1~2次。新生儿出血:每次0.5~1mg,必要时4~8小时后重复。本品用于静脉注射时,给药速度为4~5mg/min。

药理与用途:维生素类止血药。参与肝脏内凝血酶原及凝血因子Ⅷ、Ⅸ、Ⅹ的合成,作用较其他维生素K类迅速而持久。临床用于凝血酶原过低症、维生素K缺乏症、阻塞性黄疸、新生儿出血症、香豆类药物应用过量所致出血等。

不良反应:偶见过敏反应;静脉注射过速,超过5mg/min,可引起面部潮红、出汗、支气管痉挛、心动过速、低血压等;肌内注射可引起局部红肿和疼痛;新生儿应用本品后可能出现高胆红素血症、黄疸、溶血性贫血。

注意事项:肝功能损伤时,疗效不明显,不能盲目加大剂量,以防加重肝损害;对肝素引起的出血倾向及凝血酶原时间延长,用维生素K治疗无效。

品名:亚硫酸氢钠甲萘醌 Menadione Sodium Bisulfite(维生素 K_3 Vitamin K_3)

剂型与规格:片剂:2mg;注射剂:2mg/ml、4mg/ml。

用法与用量:口服,用于维生素K缺乏或低凝血酶原血症的出血,或于胆瘘管手术前预防手术出血:每次2~4mg,每日3次。肌内注射,每次4mg,每日2~3次;用于内脏平滑肌痉挛性绞痛:每次8~16mg。

药理与用途:人工合成品,作用与维生素 K_1 相似,但显效较慢,作用较弱。此外，还有解痉止痛作用，能缓解胆道蛔虫引起的胆绞痛。

不良反应：在常用剂量下不良反应很少。口服可有消化道反应；新生儿、特别是早产儿用后可有溶血性贫血、高胆红素血症和黄疸；红细胞缺乏葡萄糖-6-磷酸脱氢酶的特异质患者，也可发生溶血性贫血。

注意事项：新生儿及临产妇女不宜用；阻塞性黄疸病患者慎用。

品名：甲萘氢醌 Menadiol（乙酰甲萘醌、维生素 K_4、Vitamin K_4）

剂型与规格：片剂：2mg、4mg。

用法与用量：口服，每次 2～4mg，每日 3 次。

药理与用途：参见维生素 K_1，但作用较缓慢。

不良反应：可引起恶心、呕吐等胃肠道症状；严重肝病患者慎用。

品名：人凝血因子Ⅷ Human Coagulation Factor（抗甲种血友病因子、抗血友病球蛋白、抗血友病因子、血小板辅助因子）

剂型与规格：注射剂：200U。

用法与用量：本品仅供溶解稀释后静脉滴注，一般输入本品 1U/kg，可提高血浆Ⅷ因子活性 2%，可参照下述公式计算所需输注剂量：所需量（U）= 体重（kg）×欲提高Ⅷ因子活性（%）÷2 计算出的剂量 1 次输入。由于本品的清除 $t_{1/2}$ 为 12 小时，因此，应每隔 12 小时重复输入剂量的 1/2，以维持血浆Ⅷ因子的稳定浓度，疗程根据出血部位和程度而定。

药理与用途：静脉输入本品补充抗血友病球蛋白，能迅速纠正由于Ⅷ因子缺乏导致的血液凝固障碍和各种临床症状。临床用于：血友病和获得性抗血友病球蛋白缺乏症：对血友病和获得性抗血友病球蛋白缺乏症的出血，本品有良好的预防和治疗效果；血管性假血友病出血：该病除先天性毛细血管异常外，还有程度不等的Ⅷ因子缺乏和血小板功能异常。但用本品治疗此病时，宜选用冷冻沉淀法制取的抗血友病球蛋白，因用冷冻干燥法制备本品，可使Ⅷ因子中促血小板黏附的活性部分丧失，降低其对该病的治疗作用。

不良反应：个别患者可出现类特发性血小板减少性紫癜和溶血性贫血；输注速度过快时可发生头痛、心动过速、心衰、血压降低、呼吸困难及发绀等；可能传播某些病毒性疾病，如肝炎、艾滋病，也可引起变态反应。

品名：凝血酶原复合物 Prothrombin Complex（Human Factor Ⅸ Complex、PPSB）

剂型与规格:注射剂:200U、300U。

用法与用量:静脉注射或静脉滴注,首剂量400~600U,以后每6~24小时剂量200~400U。以5%葡萄糖注射液50ml稀释,于30分钟内滴完。

药理与用途:补充血浆凝血因子,促进血液凝固,治疗凝血因子Ⅱ、Ⅶ、Ⅸ、Ⅹ缺乏引起的出血,如血友病乙(Ⅸ因子缺乏)、肝脏疾病如重症肝炎、慢性活动性肝炎、肝硬化等引起的凝血因子缺乏所致出血以及肝病术前准备,预防手术出血等。

不良反应:主要不良反应为发热,一般为暂时性;亦可有头痛、潮红等。

品名:抑肽酶 Aprotinin(胰蛋白酶抑制剂、抑胰肽酶、Antikrein、Trasylol、Zymofren)

剂型与规格:注射剂(冻干):5万U、10万U。

用法与用量:静脉注射,初用量8万~12万U,每日1次。维持量每日2万~4万U。

药理与用途:广谱蛋白酶抑制药。能抑制胰蛋白酶、糜蛋白酶及纤维蛋白分解酶,并能抑制纤维蛋白溶酶和纤维蛋白溶酶原的激活因子。临床用于治疗急性胰腺炎;防治纤维蛋白溶解引起的急性出血,如血友病、妇产科疾病出血等;预防手术后肠粘连。

不良反应:偶见恶心、呕吐、腹泻;过敏和类过敏反应;出现皮疹、瘙痒、呼吸困难、心动过速,甚至有循环衰竭的过敏性休克;高剂量治疗期间,可见血清肌酐一过性增高。

注意事项:妊娠和哺乳期妇女慎用;对本品过敏者禁用。

品名:氨基己酸 Aminocaproic Acid(6-氨基己酸、抗血纤溶酸、EACA)

剂型与规格:片剂:0.5g;注射剂:1g/10ml、2g/10ml。

用法与用量:静脉滴注,初用量为4~6g,用5%~10%葡萄糖或生理盐水100ml稀释,维持量为每小时1g,维持时间依病情而定。口服,每次2g,每日3~4次,儿童0.1g/kg。局部应用:即用5%~10%的溶液,纱布浸泡后敷贴,或用5%软膏涂敷。

药理与用途:有抑制纤维蛋白溶酶原激活物的作用,阻止纤维蛋白溶酶原转变为纤维蛋白溶酶,从而减少纤维蛋白的降解,达到止血作用。主要用于纤维蛋白溶酶活性升高所致的出血,如妇产科出血,前列腺、肝、胰、肺等内脏手术后的出血。术中早期用药或术前用药,可减少手术中渗血,并减少输血量。

不良反应:剂量超过每日16g时,可有恶心、呕吐、头晕、期前收缩、结膜充血、鼻塞、皮疹、全身不适等;一般反应轻微,停药即消失;静脉给药速度过快时,可有低血压、心动过缓等反应。

注意事项:用过量时可形成血栓,有血栓形成倾向或有血栓性血管疾病病史者慎用;肾功能不全者慎用。

品名:氨甲苯酸 Aminomethylbenzoic Acid(止血芳酸、抗血纤溶芳酸、对羧基苄胺、PAMBA)

剂型与规格:片剂:0.25g;注射剂:100mg/10ml。

用法与用量:静脉注射或静脉滴注,每次0.1~0.3g,缓慢推注或用5%葡萄糖或生理盐水稀释后滴注,每日2~3次,每日最大用量0.6g,儿童每次0.1g。口服,每次0.25~0.5g,每日3次,每日最大用量2g。

药理与用途:具有抗纤维蛋白溶解作用,其作用机制同氨基己酸,且比之强。适用于肺、肝、胰、前列腺、甲状腺、肾上腺等手术时的异常出血,妇产科和产后出血及肺结核咯血、痰中带血,血尿、前列腺肥大出血,上消化道出血等。对慢性渗血效果较显著。

不良反应:同氨基己酸,但抗纤溶活性强;用量少,不良反应少见,偶有头痛、头晕、腹部不适。

注意事项:同氨基己酸。

品名:氨甲环酸 Tranexamic Acid(止血环酸、凝血酸)

剂型与规格:片剂:0.25g;注射剂:0.1g/2ml、0.25g/5ml。

用法与用量:口服,每次0.25~0.5g,每日3~4次。静脉注射,每次0.25g,加入25%葡萄糖注射液20ml中,每日1~2次。静脉滴注,0.25g稀释于5%~10%葡萄糖注射液100ml中供静脉滴注。

药理与用途:本品止血原理与氨甲苯酸相似,但作用更强。用于各种出血性疾病、手术时异常出血等。

不良反应:可有头痛、头晕、胃肠道反应。

注意事项:肾功能不全者、有显著血栓形成趋向及外科手术后有血尿者慎用。

品名:血凝酶 Hemocoagulase(凝血酵素、蛇凝血酵素、立止血、Reptilase)

剂型与规格:粉针剂:1kU/瓶。

用法与用量:注射,一般出血:1.0~2.0kU,儿童1/3~1/2kU。紧急出血:立即静脉注射或肌内注射1kU,36小时后再加肌内注射1次。手术前后:术前1天晚肌内注射1kU;术前1小时及15分钟再分别静脉注射1kU;术后3天,每日肌内注射1kU,连用3天。肺部咯血:每12小时皮下注射1kU,必要时再加静脉注射1kU。异常出血:剂量加倍,间隔6小时肌内注射1kU,至出血完全停止。

药理与用途:本品含类凝血酶和类凝血激酶。具有凝血酶样作用,作用于纤维蛋白原,使其形成不稳定的纤维蛋白,促进凝血。类凝血激酶可促使凝血酶原变为凝血酶,提高血小板的聚集功能,因而对血液具有凝血和止血的双重作用,作用迅速。临床上用于治疗各种原因引起的出血。

不良反应:不良反应发生率极低,偶见过敏样反应,如出现上述反应,可按一般抗过敏反应处理,如给予抗组胺药或糖皮质激素对症治疗。

注意事项:有血栓或栓塞史者以及DIC导致的出血时,禁用本品;除非紧急出血,妊娠初期3个月内和孕妇不应使用本品。

品名:鱼精蛋白 Protamine

剂型与规格:注射剂:50mg/5ml、100mg/10ml。

用法与用量:静脉注射,抗肝素过量:用量与所用肝素相当。静脉滴注,抗自发性出血:每日5~8mg/kg,分2次。

药理与用途:与肝素结合使肝素失去抗凝活性。本品尚有轻度抗凝血酶原激酶作用。1mg本品可结合约100U肝素。临床用于肝素注射过量而引起的出血,及自发性出血如咯血等。

不良反应:不良反应较少见,高浓度快速注射时,可发生低血压、心动过缓、呼吸困难、脸红,故注射宜缓慢。过量可发生纤维蛋白溶解亢进,每次用量一般不超过100mg。

注意事项:注射速度宜慢;1次用药5~15分钟,可作为部分凝血活酶时间或凝血酶时间,以估计用量,特别是在大量应用肝素后;对血容量偏低者,应正常后再用本品。

品名:肾上腺色腙 Carbazochrome(安络血、卡巴克络)

剂型与规格:片剂:2.5mg、5mg;注射剂:5mg/1ml、10mg/2ml。

用法与用量:口服,每次2.5~5mg,每日3次。肌内注射:每次5~10mg,每日2次。静脉滴注;40~50mg,加入葡萄糖注射液或生理盐水中滴注。

药理与用途:本品能促进毛细血管收缩,降低毛细血管通透性,增进断裂毛细血管断端的回缩,而起到止血作用。本品常用于特发性紫癜、视网膜出血、慢性肺出血、胃肠道出血、鼻出血、咯血、血尿、痔出血、子宫出血、脑出血等。

不良反应:本品毒性低,但因其成分中含有水杨酸,长期反复应用可发生水杨酸反应,需及时停药。

注意事项:大剂量应用时可能诱发癫痫发作和精神症状,故有癫痫史和精神病史者慎用。

品名:酚磺乙胺 Etamsylate(止血敏、止血定、羟苯磺乙胺)

剂型与规格:片剂:0.25g、0.5g;注射剂:0.25g/2ml、0.5g/5ml。

用法与用量:用于预防手术出血:术前15~30分钟静脉注射或肌内注射,每次0.25~0.5g。用于治疗出血:口服,每次0.5~1g,儿童每次10mg/kg,每日3次;肌内注射或静脉注射,每次0.25~0.5g,每日2或3次,可根据病情调整剂量;静脉滴注,每次0.25~0.75g,用5%葡萄糖注射液稀释后滴注,每分钟不超过5mg。

药理与用途:本品是通过促进凝血过程而发挥作用。能够增加血液中血小板数量,增强其聚集性和黏附性,促进凝血物质的释放,以加速凝血。临床上用于预防和治疗外科手术出血过多、血小板减少性紫癜或过敏性紫癜以及其他原因引起的出血。本品可与其他类型止血药合用。

不良反应:使用常规剂量或较大剂量时,偶可发生恶心、头痛、皮疹等,未见严重不良反应。

注意事项:本品的毒副作用较少,但有静脉注射发生休克的报道,应注意;有血栓形成倾向者慎用。

品名:纤维蛋白原 Fibrinogen

剂型与规格:注射剂:0.5g。

用法与用量:静脉滴注,每次1.5~8g,每1.5g加20~30℃的注射用水100ml,轻摇至全溶,以40滴/分速度滴注。

药理与用途:受血浆中凝血酶的作用转变为纤维蛋白而形成血凝块,使血液凝固。临床用于因妊娠中毒症死胎、胎盘早剥产后大出血及手术、外伤或内出血引起的纤维蛋白原缺乏而造成的凝血障碍。

注意事项:有可能出现皮疹、发热等过敏反应;宜临用前配制,轻摇溶解后2小时内滴注完毕;静脉滴注使用有过滤器的输血器,以防不溶性蛋白质微粒被输入。

品名:卡络磺钠 Carbazochrome Sodium Sulfonate

剂型与规格:注射剂:20mg/2ml。

用法与用量:肌内注射,每次20mg,每日2次;或加入输液中静脉滴注,每次60～80mg。临用前,加灭菌注射用水或氯化钠注射液适量使溶解。

药理与用途:本品能降低毛细血管的通透性,增进毛细血管断裂端的回缩作用,常用于毛细血管通透性增加而产生的多种出血。用于泌尿系统、上消化道、呼吸道和妇产科疾病出血。对泌尿系统出血疗效较为显著,亦可用于外伤和手术出血。

不良反应:个别患者出现恶心、眩晕及注射部位红、痛,未见严重不良反应。

品名:二乙酰氨乙酸乙二胺 Ethylenediamine Diaceturate(红亭)

剂型与规格:注射剂:0.3g/100ml、0.6g/100ml。

用法与用量:静脉滴注,常用量每次0.6g,每日最高限量为1.2g。凡遇紧急性情况,第一次可大剂量静脉注射和静脉滴注(请使用二乙酰氨乙酸乙二胺注射液或注射用二乙酰氨乙酸乙二胺)同时应用。

药理与用途:抑制纤溶酶原激活物,使纤溶酶原不能激活为纤溶酶,从而抑制纤维蛋白的溶解,产生止血作用;促进血小板释放活性物质,增强血小板的聚集性和黏附性,缩短凝血时间,产生止血作用;增强毛细血管抵抗力,降低毛细血管的通透性,从而减少出血。适用于预防和治疗各种原因出血。对手术渗血、外科出血、呼吸道出血、五官出血、妇科出血、痔出血、泌尿道出血、癌出血、消化道出血、颅脑出血等均有较好疗效。

不良反应:头昏、心率减慢、乏力、皮肤麻木、发热感,口干、呕吐、恶心等。大多能自行消失或停药后能消失。

注意事项:对本品或含本品药物过敏者禁用。

五、抗凝血药及溶栓药

品名:华法林 Warfarin(苄丙酮香豆素钠、Coumadin)

剂型与规格:片剂:2.5mg、5mg。

用法与用量:口服,每日5～20mg,第2日起改为维持量,每日2.5～

7.5mg。

药理与用途:本品是香豆素类抗凝剂的一种,在体内有对抗维生素 K 的作用,即维生素 K 环氧化物转变为氢醌形式,从而产生无凝血活性的Ⅱ、Ⅶ、Ⅸ、Ⅹ因子的前体,进而抑制血液凝固。主要用于防治血栓栓塞性疾病及心肌梗死的辅助用药。

不良反应:一般反应为皮炎、脱发、荨麻疹、恶心、腹泻;偶见麻痹性肠梗阻;服用过量易引起出血,尤其是泌尿和消化道及口腔、鼻腔、皮下出血等。

注意事项:老年人用量应适当减少;用药期间应检查凝血时间、大便隐血及尿隐血等;在长期应用本品期间,如需进行手术,可先静脉注射维生素 K_1 50mg;孕妇、有出血倾向禁用,如血友病、血小板减少性紫癜、严重肝、肾损害、活动性消化性溃疡、脑、脊髓及眼科手术患者禁用。

品名:肝素钠 Heparin Sodium(肝素、Heparin)

剂型与规格:注射剂:12 500U/2ml。

用法与用量:静脉滴注:首剂 5000U,加入 100ml 5% ~10% 葡萄糖溶液或 0.9% 氯化钠注射液中,每分钟 20 ~30 滴,在 30 ~60 分钟内滴完,必要时,每隔 4 ~6 小时可重复滴注 1 次,每次 5000U,总量每天可达 25 000U。静脉或深部肌内注射或皮下注射,每次 5000 ~10 000U。用于体外循环时,按 375U/kg,体外循环超过 1 小时者,每千克体重增加 125U。儿童每次 50 ~60U/kg,静脉注射,必要时加倍。

药理与用途:本品不论在体内或体外,都有迅速的抗凝血作用。本品主要作用于纤维蛋白的形成,也可使血小板聚集减少。本品可用于预防和治疗血栓栓塞性疾病,如:心肌梗死、肺栓塞、脑血管栓塞、外周静脉血栓等,可防止血栓的形成和扩大。还可用于 DIC 的早期,及其他体内外的抗凝。

不良反应:用量过大时可引起自发性出血;偶见过敏反应;长期使用可发生暂时脱发、骨质疏松和自发性骨折。

注意事项:溃疡病、严重高血压、脑出血、孕妇、先兆流产、外科手术后、血友病者禁用;肌内注射或皮下注射刺激性较大,应选用细针头作深部肌肉或皮下脂肪组织内注射。

品名:肝素钙 Heparin Calcium(钙肝素、自抗栓)

剂型与规格:注射剂:2500U/0.3ml。

用法与用量:皮下注射,用于内科疾病预防:首次剂量 0. 005ml/kg,注射后 5 ~7 小时实行 Howell 时间检测,调整合适剂量,0. 2ml,每日 2 ~3 次,或每次 0. 3ml,每日 2 次;用于外科疾病预防:术前 0. 2ml,术后 0. 2ml,每 12 小时 1 次,持续 10 天。注射部位为腹、腰部前侧或侧部的皮肤,注射时将皮肤用力捏起,并将针头垂直快速扎入。

药理与用途:抑制凝血活素的形成,也能对抗已形成的凝血活素,能抑制凝血酶原变成凝血酶,也能抑制凝血酶的活性,并能阻止血小板的凝集和破坏。本品不能透过胎盘和血-脑脊液屏障。临床用于防治血栓形成及栓塞;治疗各种原因引起的弥散性血管内凝血;抗其他体内外凝血。

不良反应:局部刺激,可见注射局部小结节和血肿,数日后自行消失;长期用药可引起出血、血小板减少及骨质疏松等;过敏反应较少见。

注意事项:肝肾功能不全、出血性器质性病变、视网膜血管疾患、孕妇、服用抗凝血药者及老年人应慎用;本品不可静脉注射或肌内注射给药;对本品过敏者禁用。

品名:链激酶 Streptokinase(溶栓酶、SK、Streptase)

剂型与规格:注射剂:10 万 U、15 万 U、20 万 U、30 万 U。

用法与用量:静脉滴注,初次剂量,50 万 U,溶于 100ml 生理盐水或 5% 葡萄糖溶液中,于 30 分钟滴完。维持量为 60 万 U,溶于 250 ~500ml 葡萄糖注射液中,加入氢化可的松 25 ~50mg 或地塞米松 1. 25 ~2. 5mg(以预防不良反应),6 小时滴完,每日 4 次,直至血栓溶解或病情不再发展为止。疗程长短视病情而定,一般 12 小时至 5 日,治疗结束时,可用低分子右旋糖酐作为过渡,以防血栓再度形成。视网膜血管栓塞:一般用药 12 ~24 小时。急性心肌梗死:150 万 U,约 30 ~60 分钟滴注。周围动静脉血栓:用药 3 日左右。血透旁路中凝血:用本品 1 万 ~2. 5 万 U 注射于血凝处即可。儿童初次剂量:根据抗链激酶值的高低而定;维持量,根据血容量计算,保持血容量 20U/(ml·h)。

药理与用途:本品是从 β 溶血性链球菌培养液中提纯精制而成的一种高纯度酶,具有促进体内纤维蛋白溶解系统的活力,使纤维蛋白溶酶原转变为活性的纤维蛋白溶酶,引起血栓内部崩解和血栓表面溶解。临床用于动静脉血栓栓塞性疾病的溶栓治疗,如深部静脉血栓形成、急性肺栓塞、新鲜心肌梗死、周围动脉栓塞、中央视网膜动静脉栓塞、血管外科手术后血栓形成及导管血栓形成等。

不良反应:主要是出血,多为注射部位出血,不需停药,严重出血者应停药;偶有发热、寒战、头痛及局部血肿;易引起过敏反应。

注意事项:孕妇、慢性溃疡、严重肝病伴出血倾向者、新近空洞型肺结核慎用;出血性疾患、严重高血压、糖尿病、消化道溃疡等患者忌用。

品名:枸橼酸钠 Sodium Citrate(柠檬酸钠)

剂型与规格:注射剂:0.25g、0.4g。

用法与用量:输血时用作体外抗凝剂,每100ml全血中加入2.5%枸橼酸钠溶液10ml。

药理与用途:枸橼酸根与血中钙离子形成难解离的络合物,钙离子是凝血过程中所需的物质之一,血液中钙离子减少,而使血液凝固受阻。本品仅用于体外抗凝血。

注意事项:大量输入含有本品的血液时,应注射适量钙剂,以防止血钙过低。

品名:低分子肝素钠 Low Molecular Weight Heparin Sodium(达肝素钠、依诺肝素钠、低分子肝素、法安明、Fragmin、LMWH)

剂型与规格:注射剂:5000U/0.2ml(抗-Xa)。

用法与用量:急性深静脉血栓:皮下注射,200U/kg,每日1次,每日总量不可超过18 000U;皮下注射,100U/kg,每日2次,该剂量适用于出血危险较高的患者。慢性肾功能衰竭:无已知出血危险的患者在血液透析和血液过滤时预防凝血,血透和血液过滤不超过4小时,静脉快速注射5000U;超过4小时,静脉快速注射20~40U/kg,继以静脉输注每小时10~15U/kg。对急性肾衰:患者有高度出血危险时,静脉快速滴注5~10U/kg,继以静脉输注每小时4~5U/kg。不稳定型冠状动脉疾病:皮下注射,120U/kg,每日2次,最大剂量为10 000U/12小时,至少治疗6天,如医师认为有必要可以延长,推荐同时使用低剂量阿司匹林;伴有血栓栓塞并发症危险的大手术时,术前1~2小时,皮下注射,2500U,术后每日早晨,皮下注射2500U,直到患者可活动,一般需5~7日或更长;当具有其他危险因素的大手术和矫形手术时,术前晚间,皮下注射5000U,术后每晚,皮下注射5000U。须持续到患者可活动为止,一般需5~7日或更长。另外也可术前1~2小时,皮下注射2500U,术后8~12小时,皮下注射2500U。然后每日早晨,皮下注射5000U。

药理与用途:一种含有达肝素钠(低分子量肝素钠)的抗血栓剂。其平均分子量为5000。主要通过抗凝血酶Ⅲ(ATⅢ)而增强其对凝血因子Xa

和凝血酶的抑制，从而发挥其抗血栓形成的作用。临床主要用于治疗急性深静脉血栓、急性肾功能衰竭或慢性肾功能不全者进行血液透析和血液过滤期间防止在体外循环系统中发生凝血、不稳定型冠状动脉疾病（如不稳定型心绞痛和非 Q-波型心肌梗死）、预防与手术有关的血栓形成。

不良反应：本品可能引起出血，尤其在大剂量时；常见注射部位的皮下血肿和轻微的血小板减少症、暂时性轻中度转氨酶升高，罕见皮肤坏死、过敏反应和注射部位以外的出血。

注意事项：不同的低分子量肝素在不同的推荐剂量下有不同特点，故需要特别注意；慎用于血小板减少症和血小板缺陷、严重肝肾功能不全、未能控制的高血压、血压性或糖尿病性视网膜病的患者；对新近手术的患者应用大剂量时，建议治疗前做血小板计数检查并定期监测；对于快速发展的严重的血小板减少症（<100 000/μl），需特别注意；本品不可肌内注射；使用本品的同时可以立即口服维生素 K 拮抗剂；治疗应持续到凝血酶原复合物水平（因子Ⅱ、Ⅶ、Ⅸ、Ⅹ）降至治疗水平；通常联合治疗至少需要 5 天。对本品或其他肝素过敏；急性胃、十二指肠溃疡和脑出血者；严重凝血障碍方面的疾患；脓毒性心内膜炎；中枢神经系统、眼及耳受伤或手术者；用本品时体外血小板聚集试验阳性的血小板减少症；治疗急性深静脉血栓形成时伴用局部麻醉者应禁用。

品名：低分子肝素钙 Low Molecular Weight Heparins Calcium（速避凝、Fraxiparine）

剂型与规格：注射剂：0.3ml（2850IU 抗Ⅹa 因子）、0.4ml（3800IU 抗Ⅹa 因子）、0.6ml（5700IU 抗Ⅹa 因子）。本项所用单位为欧洲药典单位。

用法与用量：预防用药：普通手术每日 7500U，首次剂量术前 2～4 小时。骨科手术（常规麻醉）：术前 12 小时、术后 12 小时和术后 24 小时各给药 100U/kg，术后第 2、3 天每日给药 100U/kg，术后第 4 日给药 150U/kg，预防治疗时间至少持续 7 日。血透时预防血凝块形成：应考虑患者情况和血透技术条件选用最佳剂量。每次血透开始应从动脉端给予单一剂量，对没有出血危险的患者，应根据体重使用下列起始剂量：体重<50kg 用 0.3ml；体重 50～69kg，用 0.4ml；70kg 或以上者，用 0.6ml。深部静脉血栓：每天 450U/kg，分 2 次用药，持续 10 天。

药理与用途：低分子肝素是由普通肝素分离出的抗血栓和抗血凝活性成分，具有轻微的抗凝活性。临床上给予预防或治疗量具有快速和持续的抗血栓形成作用，对血液凝固性无明显改变，对出血和血小板功能无明显影响。对血栓溶解有间接作用，由于它的持续作用，预防性抗血栓治疗每日1次，皮下用药已足够有效。也可用于治疗已形成的深部静脉血栓。主要用于普通外科手术和骨科手术中预防血栓栓塞性疾病，治疗血栓栓塞性疾病，在血液透析中预防血凝块形成。

不良反应：极少数病例有轻微出血，主要发生于与相关危险因素并存的情况，严重时应停药并继续口服抗凝药；罕见中度血小板减少症和轻度注射部位血肿和坏死。

注意事项：治疗期间定期检查血小板计数以防止出现肝素诱导的血小板减少症；慎用于肝功能不全、肾功能不全、难以控制的高血压、容易引起出血的器官病变，脉络膜、视网膜血管病变和脑部、脊柱、眼部术后；严重肾功能不全应减量；不可用于肌内注射；对该药过敏、与凝血障碍有关的出血征象、有出血倾向的器质性病变（如活动性消化溃疡）、脑血管出血性意外、急性细菌性心内膜炎等禁用。

品名：尿激酶 Urokinase（洛欣、Uronase、UK、UKIDAN）

剂型与规格：注射剂：1万U、5万U、10万U、25万U、50万U。

用法与用量：临用前，加灭菌注射用水适量使溶解。静脉注射，开始时（最初2～3天），每日3万～4万U，分2次，以后每日1万～2万U，维持7～10天。急性心肌梗死：静脉滴注，每次50万～150万U，溶于氯化钠注射液或5%葡萄糖注射液50～100ml中，或20万～100万U，溶于氯化钠或5%葡萄糖注射液20～60ml中冠状动脉内灌注。大剂量冲击疗法：重症肺栓塞者尽早经静脉导管插至右心房，在10分钟内滴入1.5万U/kg，随即改用肝素。眼科应用：其剂量按病情作全身静脉滴注或静脉推注。眼科局部注射，每次150～500U，每日1次。前房冲洗液为每毫升含1000U。

药理与用途：本品是肾小管上皮细胞所产生的一种特殊蛋白分解酶，为高效的血栓溶解剂，作用机制与链激酶不同，本品可直接促使无活性的纤溶酶原变为有活性的纤溶酶，使组成血栓的纤维蛋白水解。临床上用于脑血栓形成、脑栓塞、周围动脉或静脉血栓症、肺栓塞、急性心肌梗死等。也可用于眼科溶解眼前房的血纤维、血块。

不良反应：主要为出血，在使用过程中需测定凝血情况，如发现有出血倾向，应立即停药，并给予抗纤维蛋白溶酶药；可有头痛、恶心、呕吐、食欲不振等。

注意事项：已配制的注射液在室温（25℃）下不能超过8小时，冰箱内（2～5℃）不可超过48小时；本品溶解后应立即使用，不得用酸性输液稀释,以免药效下降;其他请参阅链激酶;严重高血压、严重肝病及出血倾向者慎用。

品名:巴曲酶 Defibrin(东菱克栓酶、东菱精纯抗栓酶、Defibrase、DF-521)

剂型与规格:注射剂:10BU/1ml、5BU/0.5ml。

用法与用量:静脉滴注,首次 10 巴曲酶单位(BU),以后隔日 1 次,5BU,使用前用 100ml 以上的氯化钠注射液稀释。通常 1 个疗程为 1 周,必要时可增至 3~6 周。

药理与用途:本品能分解纤维蛋白原,并能促使纤维蛋白溶解,防止血栓形成,改善微循环。可用于缺血性脑血管疾病、突发性耳聋、慢性动脉闭塞症。

不良反应:本品可引起轻度不良反应:如注射部位出血、创面出血、头痛、头晕、头重感、氨基转移酶增高。

注意事项:用药前及用药期间宜检查纤维蛋白及血小板聚集情况,并注意临床症状;宜低温(5℃以下,但避免冻结)保存;有出血史或出血倾向、正在使用抗凝药或抗血小板药的患者、对本药过敏者、严重肝、肾功能不全者禁用。

品名:蚓激酶 Lumbrukinase(博洛克、普恩复)

剂型与规格:胶囊剂:30 万 U;粉针剂:5000U。

用法与用量:口服,每次 60 万 U,每日 3 次,饭前半小时服用。每 3~4 周为一疗程,可连服 2~3 个疗程,也可连续服用至症状好转。静脉滴注,每次 2500~50 000U,每日 1 次。

药理与用途:蚓激酶是一种蛋白水解酶。可降低凝血因子Ⅰ含量、缩短优球蛋白溶解时间、降低全血黏度、增加组织型纤溶酶原激活物(t-PA)活性、降低纤维蛋白溶血酶原激活物抑制活性、增加纤维蛋白降解产物等。本品适用于缺血性脑血管病,使过高的凝血因子Ⅰ和血小板凝集率降低,可改善症状并防止病情发展。

不良反应:个别患者出现头痛、头晕、皮疹、皮肤瘙痒、嗜酸性粒细胞增多、恶心、呕吐、稀便次数增多、便秘等。

注意事项:对本品过敏者禁用;儿童、孕妇及哺乳期妇女、有出血倾向者慎用;本品必须饭前服用;不适用于急性出血患者。

品名:替罗非班 Tirofiban

剂型与规格:注射液:5mg。

用法与用量:本品与肝素联用由静脉输注,起始 30 分钟滴注速率为 0.4μg/(kg·min),起始输注量完成后,继续以 0.1μg/(kg·min)的速率维持滴注。

药理与用途:本品与肝素联用,适用于不稳定型心绞痛或非 Q 波心肌梗死患者,预防心脏缺血事件,同时也适用于冠脉缺血综合征患者进行冠脉血管成形术或冠脉内斑块切除术,以预防与经治冠脉突然闭塞有关的心脏缺血并发症。替罗非班是一种非肽类的血小板糖蛋白Ⅱb/Ⅲa 受体的可逆性拮抗剂(该受体是与血小板聚集过程有关的主要血小板表面受体),本品阻止纤维蛋白原与糖蛋白Ⅱb/Ⅲa 结合,因而阻断血小板的交联及血小板的聚集。

不良反应:最常见不良反应为出血:颅内出血、腹膜后出血、心包积血、肺(肺泡)出血和脊柱硬膜外血肿。有些病例伴有严重的血小板减少症。

注意事项:对本品活性成分或者其他任何赋形剂过敏者禁用。对于妊娠妇女,替罗非班只可用于已证明对胎儿潜在的益处大于潜在的危险时;哺乳期妇女慎用。本品禁用于有活动性内出血、颅内出血史、颅内肿瘤、动静脉畸形及动脉瘤的患者;也禁用于那些以前使用盐酸替罗非班出现血小板减少的患者。下列患者慎用:近期(1 年内)出血,包括胃肠道出血或有临床意义的泌尿生殖道出血患者;已知有凝血障碍、血小板异常或血小板减少病史;血小板计数小于 150×10^9/L;1 年内的脑血管病史;1 个月内的大的外科手术或严重躯体创伤史;近期硬膜外的手术;病史、症状或检查结果为壁间动脉瘤;严重的未控制的高血压[收缩压大于 180mmHg 和(或)舒张压大于 110mmHg];急性心包炎;出血性视网膜病;慢性血液透析;严重肾功能不全患者。

品名:利伐沙班 Rivaroxaban

剂型与规格:片剂:10mg。

用法与用量:口服利伐沙班 10mg,每日 1 次。如伤口已止血,首次用药时间应于手术后 6~10 小时之间进行。治疗疗程长短依据每个患者发生静脉血栓栓塞事件的风险而定,即由患者所接受的骨科手术类型而定:接受髋关节大手术的患者,推荐一个治疗疗程为服药 5 周;接受膝关节大手术的患者,推荐一个治疗疗程为服药 2 周。如果发生漏服一次用药,患者应立即服用利伐沙班,并于次日继续每天服药一次。患者可以在进餐时服用利伐沙班,也可以单独服用。

药理与用途:用于择期髋关节或膝关节置换手术成年患者,以预防静脉血栓形成(VTE)。本品为高度选择性和可竞争性抑制游离和结合的Xa因子以及凝血酶原活性,以剂量-依赖方式延长活化部分凝血活酶时间(PT)和凝血酶原时间(aPTT)。

不良反应:常见不良反应为出血、恶心、转氨酶升高。

注意事项:对本品活性成分或者其他任何赋形剂过敏者禁用。禁用于妊娠期妇女,育龄妇女在接受利伐沙班治疗期间应避孕。本品禁用于哺乳期妇女。利伐沙班禁用于下述患者:有临床明显活动性出血的患者;具有凝血异常和临床相关出血风险的肝病患者。一些亚群的患者的出血风险较高,要对这些患者实施密切监测,观察是否有出血并发症征象。肌酐清除率<15ml/min 的患者禁用本品;肌酐清除率为 15 ~ 29ml/min 的患者应慎用。

品名:磺达肝癸钠 Fondaparinux

剂型与规格:注射液:2. 5mg。

用法与用量:接受重大骨科手术的患者,本品推荐剂量为 2. 5mg,每日 1 次,手术后皮下注射给药。不稳定性心绞痛/非 ST 段抬高型心肌梗死的治疗,本品的推荐剂量为 2. 5mg,每日 1 次,皮下注射给药。治疗持续最长为 8 天。ST 段抬高型心肌梗死的治疗(STEMI),本品推荐剂量为 2. 5mg 每日 1 次;首剂应静脉内给药,随后剂量通过皮下注射给药。

药理与用途:本品用于进行下肢重大骨科手术如髋关节骨折、重大膝关节手术或者髋关节置换术等患者,预防静脉血栓栓塞事件的发生;用于无指征进行紧急(<120 分钟)侵入性治疗(PCI)的不稳定性心绞痛或非 ST 段抬高型心肌梗死(UA/NSTEMI)患者的治疗;用于使用溶栓或初始不接受其他形式再灌注治疗的 ST 段抬高型心肌梗死患者的治疗。本品是一种人工合成的、活化因子 X 选择性抑制剂。其抗血栓活性是抗凝血酶Ⅲ(ATⅢ)介导的对因子Xa 选择性抑制的结果。通过选择性结合于 ATⅢ,磺达肝癸钠增强了(大约 300 倍)ATⅢ对因子Xa 原来的中和活性。而对因子Xa 的中和作用打断了凝血级联反应,并抑制了凝血酶的形成和血栓的增大。磺达肝癸钠不能灭活凝血酶(活化因子Ⅱ),并对血小板没有作用。

不良反应:手术后出血、贫血、恶心、呕吐、水肿、外周水肿、发热、伤口溢液等。

注意事项:对本品活性成分或者其他任何赋形剂过敏者禁用。孕妇、哺乳期妇女慎用。磺达肝癸钠不能通过肌肉内注射给予。有下列情况患者禁用:具有临床意义的活动性出血;急性细菌性心内膜炎;肌酐清除率<20ml/min的严重肾脏损害。出血风险增加的患者、胃肠道活动性溃疡疾病以及近期颅内出血或脑、脊髓或眼科手术后不久的患者,本品使用应谨慎。对于静脉血栓栓塞的防治,任何能增加出血风险的药物不应与本品合并使用。

品名:阿替普酶 Alteplase

剂型与规格:粉针剂:20mg、50mg。

用法与用量:药品在使用前应先用附带的稀释剂临时配制,浓度为1mg/ml。也可用等量的生理盐水或5%葡萄糖注射液进一步稀释成0.5mg/ml溶液。静脉输注:成人总量为100mg,开始第1小时静脉滴注60mg(开始1~2分钟可先静脉注射6~10mg),第2和第3小时再分别静脉滴注20mg。如体重小于65kg者,总量为1.25mg/kg,本品最大剂量为100mg。

药理与用途:适用于急性心肌梗死、血流不稳定的急性大面积肺栓塞、急性缺血性脑卒中(必须预先经过恰当的影像学检查排除颅内出血之后,在急性缺血性脑卒中症状发生后的3小时内进行治疗)。本品为重组人组织型纤维蛋白溶酶原激活剂,是一种糖蛋白,可直接激活纤溶酶原转化为纤溶酶。当静脉给予时,阿替普酶在循环系统中表现出相对非活性状态,一旦与纤维蛋白结合后,本品被激活,诱导纤溶酶原转化为纤溶酶,导致纤维蛋白降解,血块溶解。

不良反应:可有凝血障碍和出血、血细胞比容及血红蛋白降低、注射部位出血。偶见心律失常、体温升高。罕见血压下降、颅内出血、腹膜后出血、便血、血尿等。

注意事项:对本品活性成分或者其他任何赋形剂过敏者禁用。不建议孕妇及哺乳期妇女使用。本品不能用于18岁以下及80岁以上的急性脑卒中患者治疗。本品不可用于有高危出血倾向者。近3个月患消化性溃疡者、2周内进行过手术、口服抗凝药者、主动脉瘤患者、高血压患者、近期内发生过脑卒中等应禁用或慎用。缺血部位的再灌注可诱发梗死区域的水肿。由于可能导致出血风险增加,在本品溶栓后的24小时内不得使用血小板聚集抑制剂治疗。

六、血容量扩充剂

品名:右旋糖酐 40 Dextran 40(低分子右旋糖酐)

剂型与规格:右旋糖酐 40 葡萄糖注射液:30g/500ml、50g/500ml;右旋糖酐 40 氯化钠注射液:30g/500ml、50g/500ml。

用法与用量:静脉滴注,每次 250 ~ 500ml,成人和儿童每日不超过 20ml/kg。抗休克时滴注速度为 20 ~ 40ml/min,在 15 ~ 30 分钟注入 500ml;对冠心病和脑血栓患者应缓慢滴注。疗程视病情而定,一般每日或隔日 1 次,7 ~ 14 次为一疗程。

药理与用途:本品除可以扩充血容量的作用外,还可以解聚已经聚集的红细胞和血小板,降低血液黏滞性,改善微循环,防止血栓形成。尚有渗透性利尿作用。可用于失血、创伤、烧伤、中毒等引起的休克。血栓性疾病和预防术后血栓形成。

不良反应:偶可见发热、过敏等反应(如发热、胸闷、呼吸困难、荨麻疹等);用量过大可引起出血,每日用量不应超过 1500ml。

注意事项:肝、肾疾病者慎用;充血性心力衰竭、有出血倾向者禁用。

品名:右旋糖酐 70 Dextran70(中分子右旋糖酐)

剂型与规格:右旋糖酐 70 葡萄糖注射液:30g/500ml;右旋糖酐 70 氯化钠注射液:30g/500ml。

用法与用量:静脉滴注,常用量 500ml,滴注速度为 20 ~ 40ml/min,每日最大用量为 1000 ~ 1500ml。

药理与用途:扩充血容量作用和抗血栓作用,较右旋糖酐 40 强。几乎无改善循环及渗透性利尿作用。临床主要用于防治低血容量休克、手术中休克及烧伤性休克,预防手术后血栓形成和血栓性静脉炎。可用于弥散性血管内凝血、微循环血栓、栓塞性血小板减少性紫癜。

不良反应:偶可见发热、过敏等反应(如发热、胸闷、呼吸困难、荨麻疹等);但更易引起出血。

注意事项:肝、肾疾病者慎用;充血性心力衰竭、有出血倾向者禁用。

品名:人血白蛋白 Human Serum Albumin(白蛋白、人血清白蛋白、Human Albumin)

剂型与规格:注射剂:10g/50ml。

用法与用量:静脉滴注或静脉注射,用量视病情而定,一般每次静脉滴注10~20g,必要时隔6小时可重复给药。

药理与用途:本品具有增加循环血容量和维持血浆渗透压的作用。每5g白蛋白溶解后在维持机体内胶体渗透压方面,约相当于100ml血浆或200ml全血的功能。用于由失血性休克、严重烧伤等疾病引起的低白蛋白血症以及肝硬化或肾病引起的水肿,也用于新生儿高胆红素血症。

不良反应:因本品有高渗作用,大量注射时可导致脱水及机体循环过度负担、心力衰竭和水肿。

注意事项:严重贫血或心衰者禁用;肾病患者不宜用氯化钠注射液稀释;遇有浑浊或沉淀时不宜使用。

品名:羟乙基淀粉 Hydroxyethyl Starch(淀粉代血浆、706代血浆)

剂型与规格:注射剂:30g/500ml。

用法与用量:静脉滴注,500~1000ml。视病情而定。

药理与用途:静脉滴入后,较长时间停留于血液中,提高血浆渗透压,使组织液回流增多,迅速增加血容量,稀释血液。并增加细胞膜负电荷,使已聚集的细胞解聚,降低全血黏度,改善微循环。临床用于低血容量性休克,如失血性、烧伤性及手术中休克等;血栓闭塞性疾患。

不良反应:偶可发生输液反应;少数患者出现荨麻疹、瘙痒。

注意事项:每次用量不能过大,以免发生自发性出血;大量输入可致钾排泄增多,应适当补钾;有出血倾向和心衰者慎用。

品名:低分子右旋糖酐氨基酸 Dextran40 and Amino Acid(长富尔灵)

剂型与规格:注射剂:250ml;250ml含低分子右旋糖酐6.0%,总氨基酸2.72%。

用法与用量:静脉滴注,每次500ml,每日1次,可连续用药4~5天。

药理与用途:营养性血容量扩充药,适用于治疗兼有蛋白质缺乏的血容量减少、微循环不良和血栓患者。

不良反应:偶有过敏反应。

注意事项:对本品过敏者、充血性心力衰竭及其他血容量过多、严重血小板减少、凝血障碍等出血、心、肝、肾功能不良、少尿或无尿、尿毒症、氨基酸代谢障碍患者禁用;本品在贮存时易析出片状结晶,经100℃左右加热溶解后可继续使用。

品名:包醛氧淀粉 Coated Aldehyde Oxystarch(析清)

剂型与规格:胶囊剂:0.625g;颗粒剂:5g。

用法与用量:口服,胶囊剂:每次 8～16 粒,每日 2～3 次,饭后用温开水送服;颗粒剂:每日 2～3 次,每次 1～2 袋,饭后用温开水浸泡后服用。

药理与用途:胃肠道中的氨、氮可通过复醛处理与氧化淀粉中的醛基结合成席夫碱络合物从粪便中排出,故能代偿肾功能,降低血液中非蛋白氮和尿素氮的浓度,从而发挥治疗作用。本品为尿素氮吸附药,适用于各种原因造成的氮质血症。

不良反应:未见报道。

注意事项:服用本品时要适当控制蛋白质摄入量,如能配合低蛋白饮食,将有助于提高疗效。

品名:琥珀酰明胶 Succinylated Gelatin(佳乐施)

剂型与规格:注射剂:20g/500ml。

用法与用量:静脉滴注,一般 1～3 小时输注 500～1000ml,休克时容量补充和维持时,可在 24 小时内输注 10～15L,输注时间和剂量根据患者脉搏、血压、外周灌注及尿量而定。

药理与用途:本品为胶体性血浆代用品,可增加血浆容量,使静脉回流及心输出量增加、加快血液流速,改善微循环,增加血液的运氧能力;也能减轻组织水肿,有利于组织对氧的利用。用于低血容量时的胶体性容量替代液、血液稀释、体外循环、预防脊髓或硬膜外麻醉后可能出现的低血压,也可作为输入胰岛素的载体。

不良反应:可出现严重的过敏反应。由血管活性物质释放引起,患者通常表现为变态反应。

注意事项:对本品过敏者、循环超负荷的患者、水潴留、严重肾功能衰竭、出血素质、肺水肿的患者禁用;心力衰竭可能伴有循环超负荷者,此时输液时应缓慢进行;妊娠或哺乳期妇女、对水分过多、肾衰、有出血倾向、肺水肿、钠或钾缺乏以及对输液成分过敏等患者要慎用;输注本品期间下列化验指标可能不稳定:血糖、血沉、尿液比重、蛋白、双缩脲、脂肪酸、胆固醇、果糖、山梨醇脱氢酶。

品名:聚明胶肽 Polygeline(尿联明胶、血代、海脉素)

剂型与规格:注射剂:3.2g/500ml(以含氮量计)。

用法与用量:静脉滴注,一次 500～1500ml,滴速为每小时 500ml。急救时,可在 5 ~ 15 分钟内输入 500ml。用量及输注速度根据病情决定,每日最高量可达 2000ml。小儿 10 ~ 20ml/kg。

药理与用途:本品为明胶多肽溶液,其渗透压与血浆相等,可保持血管内液与组织间液的平衡,不引起组织脱水及肺水肿,具有维持血容量和提升血压作用。输注本品可导致血液稀释,降低血液黏度,从而改善微循环。用于外伤引起的失血性休克者;严重烧伤、败血症、胰腺炎等引起的失体液性休克者。本品并可用于预防较大手术前可能出现的低血压以及用于体外循环、血液透析时的容量补充。

不良反应:输液中或输液后,偶可出现一过性皮肤反应(荨麻疹)、恶心、呕吐、低血压、心动过速、心动过缓、呼吸困难、发热或寒战等,罕见过敏性休克。

注意事项:对本品过敏、严重肝、肾功能损害、肾性或肾后性无尿、充血性心力衰竭、肺水肿、心源性休克、高血压患者、食管静脉曲张、出血性疾病患者禁用。输注本品可导致暂时性红细胞沉降率加快。妊娠期和产后妇女用药应密切观察。

品名:羟乙基淀粉 40 氯化钠 Hydroxyethyl Starch 40 Sodium Chloride

剂型与规格:注射剂:500ml 含 30g 羟乙基淀粉 40 与氯化钠 4.5g。

用法与用量:静脉滴注,每日 500 ~ 1000ml。

药理与用途:血容量补充药。有维持血液胶体渗透压作用,用于低血容量性休克,如失血性、手术中、创伤性、烧伤性及中毒性休克等。

不良反应:偶可发生输液反应。少数患者出现荨麻疹、瘙痒。用量过大,可出现凝血障碍。

注意事项:孕妇禁用;心肝肾功能不全、曾有出血性疾患、心衰或接受预防颅内出血的神经外科手术患者慎用;一次用量不能过大,以免发生自发性出血;大量输入可致钾排泄增多,应适当补钾。

品名:羟乙基淀粉 130/0.4 氯化钠 Hydroxyethyl Starch 130/0.4 and Sodium Chloride(万汶)

剂型与规格:注射剂:500ml:30g 羟乙基淀粉 130/0.4 与 4.5g 氯化钠。

用法与用量:静脉滴注,初始 10 ~ 20ml。应缓慢输入,每日剂量及输注速度应根据患者情况确定。每日最大剂量按体重 33ml/kg。根据患者的需要,本品在数日内可持续使用,治疗持续时间,取决于低血容量持续的时间和程度及血流动力学参数和稀释效果。

药理与用途:本品为血液容量扩充剂,其容量扩充效应和血液稀释效应取决于分子量大小、取代度、取代方式和药物浓度,以及给药剂量和输注速度。用本品进行等容血液置换,可维持血容量至少6个小时。用于治疗和预防血容量不足、急性等容血液稀释(ANH)。

不良反应:可能发生过敏样反应(过敏反应、类似中度流感的症状、心动过缓、心动过速、支气管痉挛、非心源性肺水肿)。长期大剂量使用羟乙基淀粉,患者会出现皮肤瘙痒。大剂量使用时,由于稀释效应,可能引起血液成分如凝血因子、血浆蛋白的稀释,以及红细胞比容的下降。使用羟乙基淀粉时,可能发生与剂量相关的血液凝结异常。

注意事项:液体负荷过重(水分过多),包括肺水肿;少尿或无尿的肾功能衰竭;接受透析治疗患者;颅内出血;严重高钠或高氯血症;已知对羟乙基淀粉和(或)本品中其他成分过敏者禁用。避免过量使用引起液体负荷过重,特别是心功能不全和严重肾功能不全的患者,液体负荷过重的危险性增加,应调整剂量。为防止重度脱水,使用本品前应先给予晶体溶液。严重肝脏疾病或严重凝血功能紊乱的患者应慎用,如严重Willebrand病的患者。应补充充足的液体,定期监测肾功能和液体平衡。应密切监测血清电解质水平。孕妇、早产儿和新生儿应慎用。给予羟乙基淀粉时,患者血淀粉酶浓度将升高,可能干扰胰腺炎的诊断。

品名:高渗氯化钠羟乙基淀粉40 Hypertonic Sodium Chloride Hydroxyethyl Starch 40(霍姆)

剂型与规格:注射剂:250ml:10.5g氯化钠与19g羟乙基淀粉40;500ml:21g氯化钠与38g羟乙基淀粉40。

用法与用量:静脉滴注,推荐治疗方案:预估失血量≤1000ml、1000~2000ml、≥2000ml。用量:250ml、500ml、750ml。最大用量不超过750ml。推荐滴速10~15ml/min,每250ml在10~30分钟给入,一般以15~25分钟给入为佳。

药理与用途:主动扩容,稳定维持有效循环血容量;改善微循环,改善组织供氧;减轻组织水肿;纠正酸中毒;利尿;降低血液黏滞度;增加心肌收缩力;选择性收缩皮肤肌肉血管,扩张内脏及冠状动脉;收缩静脉,使血液重新分布。本品为高渗血容量扩充药。可扩充血容量、提升血压;高渗利尿,增加尿量;可整体减少输血、输液量。

不良反应:可引起高血钠及高血氯,这是本品的药理作用。一般在停药24小时后可恢复。停用本品后应给予含钠量少的液体如林格液等。

注意事项:大出血的患者应及时止血;在治疗过程中,连续两次收缩压达到 100mmHg 以上,即可停用本品;停药后应监测电解质,如血钠过高(175mmol/L),可给予适量的利尿剂,以加速钠的排出。给药速度不可太快,每 250ml 以 15 ~20 钟给入为佳;孕妇、月经期妇女禁用。

品名:羟乙基淀粉 20 氯化钠 Hydroxyethyl Starch 20 Sodium Chloride

剂型与规格:注射剂:30g/500ml。

用法与用量:静脉滴注,每日 250 ~500ml。

药理与用途:能提高血浆渗透压,使组织液回流增多,迅速增加血容量,稀释血液,并增加细胞膜负电荷,使已聚集的细胞解聚,降低全身血黏度,改善微循环。血容量补充药。有抑制血管内红细胞聚集作用,用于改善微循环障碍,临床用于低血容量性休克,如失血性、烧伤性及手术中休克等;血栓闭塞性疾患。

不良反应:偶可发生输液反应。少数患者出现荨麻疹、瘙痒。

注意事项:一次用量不能过大,以免发生自发性出血。大量输入可致钾排泄增多,应适当补钾。有出血倾向和心衰者慎用。

第八章　消化系统药

一、助消化药

品名:乳酶生 Lactasin

剂型与规格:片剂:0.1g、0.3g。

用法与用量:饭前口服,每次0.3~1.0g,每日3次。

药理与用途:分解糖类生成乳酸以增高肠内酸度,抑制肠内病原微生物的繁殖。用于肠发酵、消化不良、小儿饮食不当引起的腹泻等。

注意事项:不宜与抗菌药或吸附剂合用,可分开服(间隔2~3小时)。

品名:胰酶 Pancreatin

剂型与规格:片剂:0.3g、0.5g;胶囊剂:0.15g。

用法与用量:饭前口服,每次0.3~0.6g,每日3次。

药理与用途:促进蛋白质、淀粉、脂肪的消化。用于消化不良、食欲不振及胰腺、肝疾病引起的消化障碍。

注意事项:与等量碳酸氢钠同服可增加疗效;不宜与酸性药物同服。

品名:胃蛋白酶 Pepsin

剂型与规格:片剂:0.1g。

用法与用量:口服,每次0.3~0.6g,每日3次,饭时或饭前服,同时服稀盐酸0.5~2ml。

药理与用途:本品为一种蛋白水解酶,能在胃酸参与下使凝固的蛋白质分解成脲及胨和少量多肽。用于胃蛋白酶缺乏或消化功能减退引起的消化不良症。

注意事项:对本品过敏者禁用,过敏体质者慎用。不宜与抗酸药同服。

品名:多酶片 Multienzyme Tablets

剂型与规格:片剂:每片含胃蛋白酶不得少于 48 单位、含胰蛋白酶不得少于 160 单位、含胰淀粉酶不得少于 1900 单位、含胰脂肪酶不得少于 200 单位。

用法与用量:口服,每次 2～3 片,每日 3 次,饭前服。

药理与用途:本品所含的胃蛋白酶能将蛋白质水解为蛋白胨,胰蛋白酶则可进一步将蛋白胨水解成短肽等。胰淀粉酶和胰脂肪酶则起消化淀粉和脂肪的作用。为助消化药,用于胰腺疾病引起的消化障碍和胃蛋白酶缺乏或消化功能减退引起的消化不良症。

注意事项:对本品过敏者禁用;过敏体质者慎用;本品在酸性条件下易破坏,故服用时切勿嚼碎。

品名:乳酸菌素 Lacidophilin

剂型与规格:片剂:0.4g(按乳酸菌素计)。

用法与用量:嚼服,每次 1.2～2.4g(按乳酸菌素计),每日 3 次。小儿每次 0.4～0.8g(按乳酸菌素计),每日 3 次。

药理与用途:本品在肠道形成保护层,阻止病原菌、病毒的侵袭;刺激肠道分泌抗体,提高肠道免疫力;选择性杀死肠道致病菌,保护促进有益菌的生长;调节肠黏膜电解质、水分平衡;促进胃液分泌,增强消化功能。调节肠道微生物生态平衡,用于消化不良、急慢性肠炎、腹泻等。

注意事项:对本品或牛乳过敏者禁用;过敏体质者慎用。

品名:维酶素 Vitacoenzyme

剂型与规格:片剂:0.2g;胶囊剂:0.5g。

用法与用量:口服,每次 0.8～1.0g,每日 3 次。

药理与用途:主要成分为维生素 B_2,并含有多种人体必需氨基酸、黄素单核苷酸等。作用复杂,能大量补充人体核黄素,防止胃及食管癌前期症状。用于萎缩性胃炎、浅表性胃炎、食管上皮增生及预防其癌变,也用于肝炎辅助治疗和核黄素缺乏症。

不良反应:个别患者服药后口中可带有本品特殊气味而略有不快感。

注意事项:对本品过敏者禁用;服用 30 分钟后,尿液呈荧光黄绿色,属正常药物颜色。

二、胃肠解痉药

品名:颠茄 Belladonna

剂型与规格:浸膏剂:含生物碱以莨菪碱计为0.95%~1.05%;酊剂:含生物碱以莨菪碱计为0.028%~0.032%。

用法与用量:口服,酊剂:每次0.3~1ml,极量:每次1.5ml;浸膏剂:每次8~16mg,极量:每次50mg;每日3次。

药理与用途:阻断M胆碱受体使平滑肌松弛,解除血管痉挛(尤其是微血管),镇痛。用于胃及轻度胃肠绞痛、胃及十二指肠溃疡等。

注意事项:青光眼患者忌用。

品名:阿托品 Atropine

剂型与规格:片剂:0.3mg;注射液:0.5mg/ml、1mg/ml、5mg/ml。

用法与用量:口服,每次0.3~0.5mg,每日3次。皮下或静脉注射,每次0.3~0.5mg,极量一次2mg,每日0.5~3mg。

药理与用途:阻断M胆碱受体使平滑肌明显松弛,解除血管痉挛(尤其是微血管),抑制腺体分泌,解除迷走神经对心脏的抑制,镇痛。用于缓解胃肠痉挛、肾绞痛、胆绞痛,亦用于胃及十二指肠溃疡。

不良反应:口干,眩晕;严重时皮肤潮红、瞳孔散大、心率加快、烦躁、谵语、兴奋、惊厥。

注意事项:不宜用于支气管哮喘患者;青光眼及前列腺肥大患者禁用。

品名:山莨菪碱 Anisodamine(654-2)

剂型与规格:注射剂(氢溴酸盐):5mg/ml、10mg/ml、20mg/ml;片剂:5mg、10mg。

用法与用量:肌内注射或静脉注射,每次5~10mg,每日1~2次,也可经稀释后静脉滴注。口服,每次5~10mg,每日3次。

药理与用途:阻断M胆碱受体,作用与阿托品相似或稍弱。用于治疗平滑肌、胆道痉挛,胃及十二指肠溃疡等。

不良反应:口干、面红、轻度扩瞳、视近物模糊,个别患者有心率加快、排尿困难等。

注意事项:青光眼、幽门梗阻、脑出血急性期、前列腺肥大、哺乳期妇女禁用；本品应辅以其他治疗措施（如使用抗菌药）；静脉滴注过程中可肌内注射氢溴酸加兰他敏2.5～5mg或新斯的明0.5～1.0mg以解除排尿困难。

品名：丁溴东莨菪碱 Scopolamine Butylbromide

剂型与规格：胶囊剂：10mg；注射剂：20mg/1ml。

用法与用量：口服，每次10mg，每日3次。肌内注射、缓慢静脉注射，或以葡萄糖、0.9%氯化钠注射液稀释后静脉滴注，每次20～40mg，或每次20mg，间隔20～30分钟后再用20mg。

药理与用途：外周抗胆碱药，解除平滑肌痉挛，阻断神经节及神经肌肉接头的作用，但对中枢、心脏、瞳孔、唾液腺的影响较小。用于胃、结肠、十二指肠纤维内镜检查的术前准备，内镜逆行胰胆管造影和胃、结肠、十二指肠的气钡低张造影或CT的术前准备。

不良反应：口渴、恶心、呕吐、眩晕、头痛、视力调节障碍、嗜睡、心悸、面部潮红、过敏反应。

注意事项：青光眼、严重心脏病、前列腺肥大所致排尿困难、麻痹性肠梗阻、器质性幽门狭窄患者禁用；婴幼儿、儿童慎用，过敏者及时停药，皮下或肌内注射时注意避开神经与血管，反复注射不要在同一部位。

品名：匹维溴铵 Pinaverium Bromide

剂型与规格：片剂：50mg。

用法与用量：进餐时服，每次50mg，每日3次。

药理与用途：对胃肠道具高选择性解痉作用，能消除肠道平滑肌的高度张力，增加肠蠕动。用于与肠功能紊乱有关的疼痛、肠易激综合征、肠蠕动异常、结肠痉挛；亦用于消化性溃疡、与胆道功能紊乱有关的疼痛、胆囊运动障碍及为钡剂灌肠做准备。

不良反应：腹痛、腹泻、便秘、恶心、口干，偶见瘙痒及皮疹。

注意事项：孕妇、儿童忌用。

品名：东莨菪碱 Scopolamine

剂型与规格：片剂（氢溴酸盐）：0.3mg；注射剂：0.3mg/ml、0.5mg/ml。

用法与用量：口服，每次0.2～0.4mg，每日0.6～1.2mg，极量：每次0.5mg，每日1.5mg。小儿每次0.006mg/kg，皮下或肌内注射，每次0.3～0.5mg，极量：每次0.5mg，小儿每次0.006mg/kg。

药理与用途：作用与阿托品相似。用于缓解内脏绞痛。

不良反应:口干、眩晕,严重时瞳孔散大、皮肤潮红、烦躁、谵语、心率加快、兴奋、惊厥。

注意事项:青光眼、前列腺肥大、幽门梗阻、哺乳期妇女禁用;心脏病、40 岁以上患者慎用。

品名:溴丙胺太林 Propantheline Bromid

剂型与规格:片剂:15mg。

用法与用量:口服,每次 15mg(三餐饭前服及晚睡前 30mg),每日 3~4 次。治疗遗尿,于睡前口服 15~45mg。

药理与用途:有较强的外周抗胆碱及弱的神经节阻断作用。用于胃及十二指肠溃疡的辅助治疗,亦用于胆汁排泄障碍、多汗症、胃炎、胰腺炎、妊娠呕吐及遗尿等。

不良反应:口干、视力模糊、尿潴留、便秘、头痛、心悸等。

注意事项:手术前和青光眼患者禁用;心脏病患者慎用;减量或停药后出现的副作用可消失。

品名:莫沙必利 Mosapride(新洛纳、贝洛纳)

剂型与规格:片剂:5mg。

用法与用量:口服,每次 5mg,每日 3 次,饭前服用。

药理与用途:本品为选择性 5-羟色胺(5-HT_4)受体激动剂,通过兴奋胃肠道胆碱能中间神经元及肌间神经丛的 5-HT_4 受体,促进乙酰胆碱的释放,从而增强上消化道(胃和小肠)运动。本品具有促进胃及十二指肠运动,加快胃排空的作用。为消化道促动力剂。主要用于慢性胃炎或功能性消化不良引起的消化道症状,如胃灼热、嗳气、恶心、呕吐、早饱、上腹胀、上腹痛等。

不良反应:主要表现为腹泻、腹痛、口干、皮疹及倦怠、头晕等。偶见嗜酸性粒细胞增多、甘油三酯升高及 ALT、AS、ALP、γ-GTP 升高。

注意事项:对本品过敏者、儿童禁用。孕妇、哺乳期妇女、有肝肾功能障碍的老年患者慎用。使用 2 周后,消化道症状无改变,应停用。

品名:伊托必利 Itopride

剂型与规格:片剂:50mg。

用法与用量:成人常用剂量为一次 50mg,每日 3 次,餐前口服。根据患者年龄和症状可相应调整剂量,可将药片分切后口服。若用药 2 周后症状改善不明显，宜停药。

药理与用途：本品适用于因胃肠动力减慢引起的消化不良症状，包括上腹部饱胀感、上腹痛、食欲不振、恶心和呕吐等。本品具有多巴胺 D_2 受体拮抗活性和乙酰胆碱酯酶抑制活性，通过两者的协同作用发挥胃肠促动力作用。此外，由于有拮抗多巴胺 D_2 受体活性的作用，本品尚有一定的抗呕吐作用。

不良反应：严重不良反应：休克和过敏性样反应、肝功能异常和黄疸。其他不良反应：腹泻、便秘、腹痛、恶心、唾液分泌增加等，震颤、催乳素水平升高、血小板减少、白细胞减少等；头痛、激动、睡眠改变和眩晕等。

注意事项：已知对伊托必利过敏，或对本品中的任何成分有过敏史的患者禁用本品。因胃肠动力增强可能加重胃肠道出血、机械性梗阻或穿孔的损害，故此类患者禁用本品。妊娠期妇女慎用，哺乳期妇女不建议使用本品。本品能增强乙酰胆碱的作用，必须谨慎使用。抗胆碱能药物可减弱本品的作用，故应避免合用替喹溴胺、丁溴东莨菪碱、噻哌溴胺等抗胆碱药物。本品使用中若出现心电图 QTC 间期延长，应停药。

品名：托烷司琼 Tropisetron（托普西龙、呕必停、Navoban）

剂型与规格：注射剂：5mg/5ml；胶囊剂：5mg。

用法与用量：静脉滴注，每日 5mg，总疗程 6 天。在化疗前将本品 5mg 溶于 100ml 常用输注液中（生理盐水、林格液或 5% 葡萄糖液）于化疗前快速静脉滴注或缓慢静脉推注；第 2～6 天可改为口服。口服，每次 5mg，每日 1 次，于进食前至少一小时服用或于早晨起床后立即用水送服。疗程 2～6 天。2 岁以上儿童剂量 0.1mg/kg，最高可达每日 5mg。

药理与用途：本品是一种外周神经元及中枢神经系统 5-羟色胺 3（5-HT_3）受体的强效、高选择性竞争拮抗剂。某些物质包括一些化疗药可激发内脏黏膜的类嗜铬细胞释放出 5-羟色胺，从而诱发伴恶心的呕吐反射。本品主要通过选择性地阻断外周神经元突触前 5-HT_3 受体而抑制呕吐反射，另外，其止吐作用也可能与其通过对中枢 5-HT_3 受体的直接阻断而抑制最后区的迷走神经的刺激作用有关。用于预防和治疗癌症化疗引起的恶心和呕吐；用于外科全麻手术后的恶心和呕吐。

不良反应：常有头痛、便秘、头晕、疲惫、腹痛、腹泻等。

注意事项：对托烷司琼或其他 5-HT_3 受体拮抗剂（如昂丹司琼和格拉司琼）过敏者，以及孕妇禁用；高血压未控制的患者，用药后可能引起血压进一步升高，故高血压患者应慎用，其用量不宜超过每天 10mg；盐酸托烷司琼常见不良反应是头晕和疲劳，患者服药后在驾车或操纵机械者应慎用；肝肾功能障碍者使用本品半衰期延长，但这种变化在每天5mg，连续用药6天的治疗中不会发生药物蓄积，因此不必调整用药剂量；哺乳期妇女用药期间不应授乳。

品名：阿扎司琼 Azasetron（苏罗同、Serotone、欧立亭、万唯）

剂型与规格：注射剂：10mg/2ml。

用法与用量：静脉注射，每次10mg，每日1次，用40ml生理盐水稀释后，于化疗前30分钟缓慢静脉注射。

药理与用途：为选择性5-羟色胺（5-HT_3）受体拮抗剂，通过抑制腹部迷走神经向心性纤维上的5-HT_3受体，可明显抑制抗肿瘤药引起的恶心及呕吐。用于预防和治疗肿瘤放、化疗后恶心、呕吐，以及手术后恶心、呕吐。

不良反应：常见有皮疹、皮肤瘙痒、发热、乏力、双腿痉挛、颜面潮红及血管痛；神经系统：有时出现头痛、头重或焦虑、烦躁感。消化系统：可出现口渴、ALT、AST和总胆红素升高；循环系统：有时出现颜面苍白、冷感或心悸；有引起过敏性休克的可能。

注意事项：对阿扎司琼或其他5-HT_3受体拮抗剂（如昂丹司琼和格拉司琼）过敏者、胃肠道梗阻者禁用；孕妇除非必需外，不宜使用；哺乳期妇女慎用，使用本品时应停止哺乳；严重肝肾功能不全者慎用。

品名：维U颠茄铝镁 Vitamin U，Aluminium Hydroxide and Magnesium Trisilicate

剂型与规格：片剂：每片含维生素U（碘甲基蛋氨酸）50mg、颠茄流浸膏2.6mg、氢氧化铝123mg、三硅酸镁53mg。

用法与用量：口服，每次1～2片，每日3次，饭后服。

药理与用途：本品中维生素U可促进肉芽组织和黏膜再生；氢氧化铝与三硅酸镁为抗酸药，能中和过多的胃酸，以缓解胃痛及烧心等症状；颠茄流浸膏可抑制胃液分泌，解除平滑肌痉挛引起的疼痛。用于缓解胃肠痉挛性疼痛，以及缓解胃酸过多引起的胃痛、胃灼热感（烧心）、反酸，也可用于慢性胃炎。

不良反应：老年人长期应用会导致骨质疏松。少见眼痛、眼压升高、皮疹。肾功能不全患者长期应用可能会有铝蓄积中毒，出现精神症状。

注意事项：对本品过敏者、前列腺肥大及青光眼患者、阑尾炎或有类似症状者、骨折患者禁用；过敏体质者、高血压、心脏并胃肠道阻塞性疾患、甲状腺功能亢进、溃疡性结肠炎、反流性食管炎、肾功能不全患者慎用；低磷血症患者不宜长期大量服用。

三、抗消化性溃疡药

品名：复方氢氧化铝 Compound Aluminium Hydroxide

剂型与规格：片剂：每片含干燥氢氧化铝凝胶 0.245g，三硅酸镁 0.105g，颠茄流浸膏 0.0026g。

用法与用量：饭前半小时或胃痛发作时嚼碎后服，每次 2～4 片，每日 3 次。

药理与用途：抗酸、吸着、局部止血、保护溃疡面等。用于上消化道出血、胃及十二指肠溃疡、胃酸过多、反流性食管炎等，亦用于甲状旁腺功能减退症和肾病型骨软化症患者。

不良反应：便秘；严重时甚至可引起肠梗阻；肾功能不全者可引起血中铝离子浓度升高、痴呆等。

注意事项：不宜长期大剂量使用；长期便秘、肾功能不全者慎用；不宜合用四环素；避免同服地高辛、双香豆素、奎宁、普萘洛尔、吲哚美辛、奎尼丁、华法林、氯丙嗪、异烟肼、维生素及巴比妥类药物；为防止便秘可与三硅酸镁或氧化镁交替服用。

品名：硫糖铝 Sucralfate

剂型与规格：片剂：0.25g、0.5g；胶囊剂：0.25g；混悬剂：1g/5ml、1g/10ml、20g/200ml。

用法与用量：饭前 1 小时及睡前口服，每次 1g，每日 3～4 次。

药理与用途：与胃蛋白酶、胃黏膜的蛋白质络合形成保护膜，覆盖溃疡面，利于黏膜再生及溃疡愈合，无抑制胃酸分泌、刺激黏膜再生及抗酸作用。常用于胃及十二指肠溃疡。

不良反应：便秘、口干、恶心、胃痛等，可与适当抗胆碱药合用。

注意事项：不宜与多酶片及西咪替丁合用；显效后继续服用数月以免复发。

品名：铝碳酸镁 Hydrotalcite（碱式碳酸铝镁）

剂型与规格：片剂：0.5g。

用法与用量：口服，咀嚼成粉末后与温开水吞服，每次1～2片，每日3次。餐后1～2小时、睡前或胃部不适时服用。十二指肠球部溃疡6周为一疗程，胃溃疡8周为一疗程。

药理与用途：为抗酸药。本品有明显抗酸作用，并兼有胃黏膜保护作用，对胆酸也有一定吸附作用，其作用迅速、温和、持久。用于急慢性胃炎、十二指肠球炎、胃溃疡、十二指肠溃疡；可缓解胃酸过多引起的胃灼痛、反酸、恶心、呕吐、腹胀等症状。用于反流性食管炎及胆汁反流。用于预防非甾体类药物的胃黏膜损伤。

不良反应：偶见便秘、稀便、口干和食欲缺乏。

注意事项：对本品过敏者、高镁血症患者禁用；过敏体质者、严重心肾功能不全、胃肠道蠕动功能不良者、高钙血症者、妊娠期头3个月孕妇慎用；长期使用本药者，应定期监测血中铝浓度。

品名：西咪替丁 Cimetidine

剂型与规格：片剂：0.2g、0.8g；胶囊剂：0.2g；注射剂：0.2g/2ml。

用法与用量：口服，每次200～400mg，于饭后及睡前各服1次，疗程一般为4～6周。静脉或肌内注射，每次200～600mg，用葡萄糖氯化钠或葡萄糖注射液稀释后静脉滴注，或每4～6小时1次，每次200mg，用上述溶液20ml稀释后缓慢静脉注射。每日剂量不宜超过2g。也可直接肌内注射。

药理与用途：H_2受体拮抗，抗雄性激素作用，能减弱免疫抑制细胞的活性，增强免疫反应。用于治疗胃溃疡、十二指肠溃疡、上消化道出血等。

不良反应：腹泻；腹胀；口干；口苦；血清氨基转移酶轻度升高；急性间质性肾炎致肾功能衰竭，但停药后一般可恢复正常；可逆性中等程度的白细胞或粒细胞减少；血小板减少；自身免疫性溶血性贫血；神经毒性；头晕；头痛；疲乏；嗜睡；心动过缓；面部潮红；男性乳房发育；女性溢乳；性欲减退；阳痿；精子计数减少；抑制皮脂分泌而诱发剥脱性皮炎、皮肤干燥、皮脂缺乏性皮炎，脱发；口腔溃疡等。

注意事项：孕妇和哺乳期妇女禁用；老人、幼儿或肝功能不全者慎用；突然停药可致慢性消化性溃疡穿孔；用药期间应注意检查肾功能和血象。

品名：雷尼替丁 Ranitidine

剂型与规格：片剂（盐酸盐）：150mg；胶囊剂：150mg；注射剂：50mg/2ml。

用法与用量：一般治疗，早晚饭时口服，每次150mg，每日2次。维持剂量，饭前顿服，每日 150mg。肌内注射或缓慢静脉注射，每次 50mg 或以 25mg/h 的速率间歇静脉滴注 2 小时，每日 2 次或每 6 ~ 8 小时 1 次。

药理与用途：选择性 H_2 受体拮抗剂，降低胃酸和胃酶的活性，但对胃泌素及性激素的分泌无影响。用于治疗十二指肠溃疡、术后溃疡、良性胃溃疡、反流性食管炎及卓-艾综合征等。

不良反应：有一定肝毒性，停药后即可恢复；降低维生素 B_{12} 的吸收，长期使用可致维生素 B_{12} 缺乏。

注意事项：孕妇、哺乳期妇女、8 岁以下儿童禁用；肝、肾功能不全患者慎用；对老年人应调整剂量；癌性溃疡者，使用前应先明确诊断；可使普鲁卡因胺的清除率降低；可延缓普萘洛尔、利多卡因等的作用；男性乳房女性化少见，发生率随年龄的增加而升高。

品名：法莫替丁 Famotidine

剂型与规格：片剂：10mg、20mg；胶囊剂：10mg、20mg；注射剂：20mg/2ml。

用法与用量：口服，每次 20mg，每日 2 次（早餐后、晚餐后或临睡前），4 ~ 6 周为一疗程，溃疡愈合后维持量减半，睡前服。肾功能不全者应调整剂量。缓慢静脉注射或静脉滴注，每次 20mg，溶于生理盐水或葡萄糖注射液 20ml 中，每日 2 次，疗程为 5 天，一旦好转即改为口服给药。

药理与用途：H_2 受体拮抗剂，抑制基础分泌或各种刺激引起的胃酸及胃蛋白酶分泌，止血。口服用于胃及十二指肠溃疡、反流性食管炎。静脉注射或口服亦可治疗上消化道出血（消化性溃疡、急性应激性溃疡、出血性胃炎所致）、卓-艾综合征。

不良反应：头痛、头晕、便秘、腹泻；偶见荨麻疹（应停药）、白细胞减少、皮疹、氨基转移酶升高等；罕见心率增加、血压上升、腹部胀满感、颜面潮红、食欲不振、月经不调等。

注意事项：肾衰竭、肝病患者、孕妇、有药物过敏史者慎用；哺乳期妇女使用时应停止授乳；应在排除肿瘤和食管、胃底静脉曲张后再给药；对小儿的安全性尚未确立。

品名：复方次硝酸铋 Compound Bismuth Nitroxylate

剂型与规格：复方片剂：每片含次硝酸铋 0. 175g、碳酸镁 0. 2g、碳酸氢钠 0. 1g、大黄 0. 0125g（亦有含石菖蒲 0. 0125g 者）。

用法与用量：饭后溶于温水或嚼碎后口服，每次 2 片，每日 3 次。

药理与用途:次硝酸铋在胃部分散成微粒吸收有害物质,并牢固地黏在胃及十二指肠黏膜上形成保护膜,促进黏膜的再生能力;使溃疡愈合,调节胃酸过多,消除大便秘结。用于胃酸过多、消化不良、胃及十二指肠溃疡、胃炎、胃痉挛及胃灼热等。

不良反应:未见报道。

注意事项:胃酸缺乏者禁用;服用期间大便呈黑色。

品名:复方铝酸铋 Compound Bismuth Aluminate

剂型与规格:颗粒剂:1.3g。

用法与用量:一般治疗为饭后用温开水送服,每次 1~2 袋,每日 3 次,连续 1~2 个月为一疗程。维持治疗应适当减量。

药理与用途:铝酸铋可在胃及十二指肠黏膜上形成保护膜,碳酸氢钠、碳酸镁可消除大便秘结、胃肠胀气、中和部分胃酸,促进黏膜和组织再生,利于溃疡愈合。用于慢性浅表性胃炎、胃及十二指肠溃疡、胃酸过多症、十二指肠球炎、神经性消化不良。

不良反应:恶心,腹泻。

注意事项:避免与四环素类合用;服药期间大便呈黑色;如排稀便可适当减量。

品名:枸橼酸铋钾 Bismuth Potassium Citrate(胶体次枸橼酸铋 Colloidal Bismuth Subcitrate)

剂型与规格:片剂:300mg;胶囊剂:0.3g;颗粒剂:1g、1.2g。

用法与用量:颗粒剂,饭前半小时和睡前用水冲服,每次 1.0g 或 1.2g,每日 3~4 次。片剂或胶囊剂,早餐前半小时与睡前用温水送服:每次 2 片,每日 2 次。服药前、后半小时不要服抗酸剂和其他碱性药物或喝牛奶。

药理与用途:在溃疡表面或溃疡基底肉芽组织形成坚固的氧化铋胶体沉淀,隔绝食物、胃酸、酶对溃疡黏膜的侵蚀作用,并刺激内源性前列腺素释放,促进溃疡组织的修复和愈合,还可改善胃黏膜血流与清除幽门螺旋杆菌。用于胃及十二指肠溃疡、多发溃疡、吻合口溃疡、复合溃疡、糜烂性胃炎等。

不良反应:恶心;舌、粪染成黑色;口中可能带有氨味。

注意事项:严重肾病患者及孕妇禁用;肝、肾功能不良者减量或慎用。

品名:枸橼酸铋雷尼替丁 Bismuth Ranitidine Citrate

剂型与规格:胶囊剂:350mg。

用法与用量:口服,每次350mg,每日2次。

药理与用途:拮抗 H_2 受体而抑酸,抗幽门螺旋杆菌,保护胃黏膜。用于胃及十二指肠溃疡,亦用于根除幽门螺旋杆菌,预防十二指肠溃疡的复发(与抗生素联用)。

不良反应:恶心、腹泻、腹部不适;罕见皮肤瘙痒、皮疹等;短暂肝功能异常;偶见头痛、关节痛。

注意事项:使用期间粪便变黑、舌苔发黑;不宜长期使用。

品名:枸橼酸铋钾-替硝唑-克拉霉素 Bismuth Potassium Citrate-Clarithromycin-Tinidazole(丽珠维三联、胃三联、丽珠胃三联)

剂型与规格:片剂:组合包装。本品为枸橼酸铋钾片(4片)、替硝唑片(2片)和克拉霉素片(2片)的组合包装,每盒1板,为一日剂量;枸橼酸铋钾片(白色片):0.3g(相当于铋110mg);替硝唑片(绿色片):0.5g;克拉霉素片(黄色片):0.25g。

用法与用量:口服,枸橼酸铋钾片(白色片):每日2次,每次2片,早、晚餐前半小时空腹服用;替硝唑片(绿色片):每日2次,每次1片,早、晚餐后服用;克拉霉素片(黄色片):每日2次,每次1片,早、晚餐后服用。疗程为1周,根据病情,必要时可加服一疗程。

药理与用途:本品中的枸橼酸铋钾在胃酸条件下产生沉淀,形成弥散性的保护层覆盖于溃疡面上,促进溃疡黏膜再生和溃疡愈合。本品还具有降低胃蛋白酶的活性、增加黏蛋白分泌、促进黏膜释放 PGE_2 等作用。与抗生素联用,根除胃幽门螺杆菌。替硝唑为5-硝基咪唑类抗菌药,对原虫及厌氧菌有较高活性。对脆弱拟杆菌等拟杆菌属、梭杆菌属、梭菌属、消化球菌、消化链球菌、韦容球菌属及加得纳菌等具抗菌活性,2~4mg/L的浓度可抑制大多数厌氧菌;微需氧菌、幽门螺杆菌对其敏感。克拉霉素为大环内酯类抗生素,对革兰阳性菌如金黄色葡萄球菌、链球菌、肺炎链球菌等有抑制作用,对部分革兰阴性菌如流感嗜血杆菌、百日咳杆菌、淋病奈瑟菌、嗜肺军团菌和部分厌氧菌如脆弱拟杆菌、消化链球菌、痤疮丙酸杆菌等也有抑制作用,此外对支原体也有抑制作用。本品对幽门螺杆菌亦具有良好抗菌作用,可与其他药物联合用于幽门螺杆菌感染的治疗。本品的作用机制是通过阻碍细胞核蛋白50S亚基的联结,抑制蛋白合成而产生抑菌作用。适用于治疗十二指肠溃疡、胃溃疡(伴有幽门螺杆菌Hp感染者),特别是复发性及难治性溃疡;慢性胃炎(伴有幽门螺杆菌Hp感染者),用一般药物治疗无效而症状又较重者。

不良反应:本组合包装中各组分可能引起以下不良反应:枸橼酸铋钾片:无明显不良反应。服药期间舌苔及大便呈灰黑色,停药后即自行消失。替硝唑片:不良反应少见而轻微,主要为恶心、呕吐、上腹痛、食欲下降及口腔金属味,可有头痛、眩晕、皮肤瘙痒、皮疹、便秘及全身不适。此外还可有中性粒细胞减少、双硫仑样反应及黑尿。高剂量时也可引起癫痫发作和周围神经病变。克拉霉素片:主要有口腔异味(3%)、腹痛、腹泻、恶心、呕吐等胃肠道反应(2% ~3%),头痛(2%),血清氨基转移酶短暂升高。可能发生过敏反应,轻者为药疹、荨麻疹,重者为过敏及 Stevens-Johnson 症。偶见肝毒性、艰难梭菌引起的假膜性肠炎。曾有发生短暂性中枢神经系统不良反应的报告,包括焦虑、头昏、失眠、幻觉、噩梦或意识模糊,然而其原因和药物的关系仍不清楚。

注意事项:对本品任一组分过敏者及对硝基咪唑或吡咯类药物或大环内酯类药物过敏患者、严重肝肾功能损害者及水电解质紊乱患者、服用特非那定治疗者、有活动性中枢神经疾病和血液病者、某些心脏病(包括心律失常、心动过缓、Q-T 间期延长、缺血性心脏病、充血性心力衰竭等)患者、孕妇、哺乳期妇女禁用;儿童、肝功能不全者、急性胃黏膜病变时慎用。

本组合包装中各组分的注意事项如下:枸橼酸铋钾片:服药时不得同时食用高蛋白饮食(如牛奶等),如需合用,应至少间隔半小时以上。替硝唑片:①致癌、致突变作用:动物试验或体外测定发现本品具致癌、致突变作用,但人体中尚缺乏资料。②如疗程中发生中枢神经系统不良反应,应及时停药。③本品可干扰丙氨酸氨基转移酶、乳酸脱氢酶、三酰甘油、己糖激酶等的检验结果,使其测定值降至零。④用药期间不应饮用含乙醇的饮料,因可引起体内乙醛蓄积,干扰乙醇的氧化过程,导致双硫仑样反应,患者可出现腹部痉挛、恶心、呕吐、头痛、面部潮红等。⑤肝功能减退者本品代谢减慢,药物及其代谢物易在体内蓄积,应予减量,并作血药浓度监测。⑥本品可自胃液持续清除,某些放置胃管作吸引减压者,可引起血药浓度下降。血液透析时,本品及代谢物迅速被清除,故应用本品不需减量。⑦念珠菌感染者应用本品,其症状会加重,需同时给抗真菌治疗。克拉霉素片:①本品与红霉素及其他大环内酯类药物之间有交叉过敏和交叉耐药性。②与别的抗生素一样,可能会出现真菌或耐药细菌导致的严重感染,此时需要终止使用本品,同时采用适当的治疗。③血液或腹膜透析不能降低本品的血药浓度。

品名:吉法酯 Gefarnate

剂型与规格:片剂:0.4g。

用法与用量:饭后口服,治疗肠胃不适、胃酸过多、胃胀及消化不良等:每次0.4~0.8g;治疗消化性溃疡及慢性胃炎:每次0.8g;每日3次,轻症疗程4~5周,重症疗程2~3月。儿童剂量酌减。

药理与用途:通过作用于胃黏膜上皮细胞,增强抗溃疡因子能力而具加速新陈代谢,调节胃肠功能和胃酸分泌,加强黏膜保护等作用。用于治疗急、慢性胃炎、胃及十二指肠溃疡、胃痉挛、结肠炎等。

不良反应:未见明显副作用。

注意事项:孕妇忌服;按时服药,不可提前中断疗程。

品名:胶体果胶铋 Colloidal Bismuth Pectin

剂型与规格:胶囊剂:50mg。

用法与用量:口服,治疗消化性溃疡及慢性胃炎:每次150~200mg,每日4次(三餐前半小时及睡前),一般疗程为4周。治疗消化道出血:将胶囊内药物倒出,用水搅匀,每日1次,儿童酌减。

药理与用途:在胃黏膜上形成一层牢固的保护膜,杀灭幽门螺旋杆,促进溃疡愈合,减少复发。用于胃及十二指肠溃疡,亦用于慢性萎缩性胃炎、慢性浅表性胃炎和消化道出血。

不良反应:偶有轻度便秘。

注意事项:服药期间大便呈黑褐色。

品名:奥美拉唑 Omeprazole

剂型与规格:胶囊剂:20mg;注射剂:40mg。

用法与用量:口服,治疗十二指肠溃疡,每次20mg,每日1次,疗程2~4周。治疗卓-艾综合征,初始剂量为每次60mg,每日1次,如剂量大于每日80mg,则应分2次给药。治疗反流性食管炎,每日20~60mg。静脉注射,治疗消化性溃疡出血,每次40mg,每日2次,连用3日。

药理与用途:特异性作用于胃黏膜壁细胞,降低壁细胞的 H^+-K^+-ATP酶,对组胺、五肽胃泌素、刺激迷走神经引起或由二丁基环腺苷酸引起的胃酸分泌有强大而持久的抑制作用。用于十二指肠溃疡病和卓-艾综合征,亦用于胃溃疡和反流性食管炎。

不良反应:恶心、胀气、腹泻、便秘、上腹痛、皮疹、ALT、胆红素升高等;一般是轻微和短暂的,大多不影响治疗。

注意事项:对本品过敏者、婴幼儿、严重肾功能不全者禁用;严重肝功能不全者慎用,必要时剂量减半;具酶抑制作用,可延长双香豆素、地西泮、苯妥英钠等的 $t_{1/2}$。

品名:兰索拉唑 Lansoprazole

剂型与规格:片剂:15mg、30mg;胶囊剂:15mg、30mg。

用法与用量:口服,每次 1 粒(片),每日 1 次。十二指肠溃疡 6 周为一疗程,胃溃疡、反流性食管炎、吻合口溃疡 8 周为一疗程。

药理与用途:为一新型质子泵抑制剂,抑制酶的活性从而抑制胃酸分泌。用于反流性食管炎、吻合口溃疡、十二指肠溃疡、胃溃疡、卓-艾综合征等。

不良反应:荨麻疹、皮疹、瘙痒、失眠或抑郁、口干、腹泻、头痛、口苦、困倦、总胆固醇及尿酸值升高、贫血、白细胞减少、胃胀痛、便血、便秘、尿频、发热,ALT、AST、ALP、LDH 及 γ-GT 升高等。

注意事项:低量短期使用;与地西泮及苯妥英钠合用时应慎重;有药物过敏史、肝功能障碍、老龄、孕妇慎用;哺乳期妇女不宜用,否则应停止哺乳。

品名:雷贝拉唑 Sodium Rabeprazole(波利特)

剂型与规格:肠溶片:10mg。

用法与用量:口服,每次 10mg,病情严重者每次 20mg,每日 1 次,胃溃疡、吻合部溃疡、反流性食管炎给药以 8 周为限,十二指肠的给药以 6 周为限。

药理与用途:胃溃疡、十二指肠溃疡、吻合部溃疡、反流性食管炎、卓-艾(Zollinger-Ellison)综合征。

不良反应:偶会引起过敏反应或休克、血象异常(贫血、全血细胞减少、血小板减少),出现异常,应终止给药并采取适当措施。

注意事项:有药物过敏史的患者、肝功能障碍患者慎用;使用本药时有可能掩盖由胃癌引起的症状,故应在确诊是非恶性肿瘤的前提下再行给药。

品名:泮托拉唑 Pantoprazole(潘妥洛克、Pantoloc、诺森、泮立苏)

剂型与规格:片剂(肠溶):20mg、40mg;胶囊剂(肠溶):40mg;粉针剂:40mg、60mg、80mg。

用法与用量:口服,一般用法:每次40mg,每日1次,应于早餐前服用,个别病例可每日2次。疗程2~8周。肾功能受损和老年剂量不宜超过每日40mg。严重肝衰竭的患者每次40mg,隔日1次。伴有幽门螺杆菌感染的十二指肠溃疡或胃溃疡的联合疗法:①泮托拉唑(每次40mg,每日2次)+阿莫西林(每次1g,每日2次)+克拉霉素(每次500mg,每日2次);②泮托拉唑(每次40mg,每日2次)+甲硝唑(每次500mg,每日2次)+克拉霉素(每次500mg,每日2次);③泮托拉唑(每次40mg,每日2次)+阿莫西林(每次1g,每日2次)+甲硝唑(每次500mg,每日2次)。一般持续7天。静脉滴注,每次40~80mg,每日1~2次,临用前将0.9%氯化钠注射液10ml注入冻干粉小瓶内,将上述溶解后的药液加入0.9%氯化钠注射液100~250ml中稀释后供静脉滴注,要求15~60分钟内滴完。

药理与用途:本品为第三代质子泵抑制剂,可选择性地作用于胃黏膜壁细胞,抑制壁细胞中H^+、K^+-ATP酶的活性,使壁细胞内的H^+不能转运到胃中,从而抑制胃酸的分泌。用于胃溃疡、十二指肠溃疡、中、重度反流性食管炎、卓-艾综合征;与其他抗菌药物联用,治疗幽门螺杆菌(Hp)感染。

不良反应:偶见头晕、失眠、嗜睡、恶心、腹泻、便秘、皮疹和肌肉疼痛等症状。大剂量使用时可出现心律不齐、转氨酶升高、肾功能改变、粒细胞降低等。

注意事项:对本品过敏者、孕妇与哺乳期妇女禁用;本品抑制胃酸分泌的作用强,时间长,故应用本品时不宜同时再服用其他抗酸剂或抑酸剂。为防止抑酸过度,在一般消化性溃疡等病时,不建议大剂量长期应用(卓-艾综合征例外);肾功能受损者不须调整剂量,肝功能受损者需要酌情减量;治疗胃溃疡时应排除胃癌后才能使用本品,以免延误诊断和治疗;动物实验中,长期大量使用本品后,观察到高胃泌素血症及继发胃ECL-细胞增大和良性肿瘤的发生,这种变化在应用其他抑酸剂及施行胃大部切除术后亦可出现。

品名:埃索美拉唑 Esomeprazole(耐信、Nexium、埃索美拉唑镁、左旋奥美拉唑)

剂型与规格:片剂(肠溶):20mg、40mg。

用法与用量:口服,糜烂性反流性食管炎的治疗:每次40mg,每日1次,连服4周。对于食管炎未治愈或持续有症状的患者,建议再服药治疗4周。已经治愈的食管炎患者,防止复发的长期维持治疗:每次20mg,每日1次。胃食管反流性疾病(GERD)的症状控制:没有食管炎的患者每次

20mg,每日1次。如果用药4周症状未获控制,应对患者作进一步的检查。一旦症状消除,随后的症状控制可采用即时疗法(即需要时口服20mg,每日1次)。联合抗菌疗法根除幽门螺杆菌:埃索美拉唑每次20mg+阿莫西林每次1g+克拉霉素每次500mg,每日2次,共7天。药片应和液体一起整片吞服,而不应当咀嚼或压碎。于饭前1小时服用。

药理与用途:为质子泵抑制药,是奥美拉唑的S-异构体,呈弱碱性,能在壁细胞泌酸微管的高酸环境中浓集并转化为活性形式,特异性抑制该部位的H^+、K^+-ATP(质子泵),从而抑制基础胃酸及刺激所致的胃酸分泌。用于胃食管反流性疾病(GERD):治疗糜烂性反流性食管炎、已经治愈的食管炎患者防止复发的长期维持治疗、胃食管反流性疾病(GERD)的症状控制;联合适当的抗菌疗法:用于根除幽门螺杆菌、愈合与幽门螺杆菌感染相关的十二指肠溃疡、防止与幽门螺杆菌相关的消化性溃疡复发。

不良反应:常见头痛、腹痛、腹泻、腹胀、恶心、呕吐、便秘;少见皮炎、瘙痒、荨麻疹、头昏、口干。

注意事项:对本药、奥美拉唑或其他苯并咪唑类化合物过敏者禁用;严重肾功能不全的患者、肝脏疾病患者、孕妇慎用;哺乳期妇女在哺乳期间不应使用本药;当出现任何报警症状(如显著的非有意的体重下降、反复的呕吐、吞咽困难、吐血或黑便),怀疑有胃溃疡或已患有胃溃疡时,应排除恶性肿瘤,因为使用埃索美拉唑片治疗可减轻症状,延误诊断;长期使用该药治疗的患者(特别是使用1年以上者)应定期进行监测。

品名:L-谷氨酰胺呱仑酸钠 L-Glutamine and Sodium Gualenate Granules(麦滋林、麦滋林-S、Marzulene-S)

剂型与规格:颗粒剂:0.67g。每袋中含有:呱仑酸钠2mg,L-谷氨酰胺663.3mg。

用法与用量:口服,每次0.67g,每日3次。饭后服。

药理与用途:为一种新型抗溃疡药,内含两种有效成分,呱仑酸钠和L-谷氨酰胺。L-谷氨酰胺是一种人体非必需氨基酸,具有多种生物活性,如增加葡萄糖胺、氨基己糖、黏蛋白的生物合成和促进溃疡组织再生。呱仑酸钠可通过局部直接作用抑制炎性细胞释放组胺,并可抑制多种致炎物质引起的炎症,且作用较为持久;还可增加黏膜内前列腺素E_2的合成,促进肉芽形成和上皮细胞新生;同时具有降低胃蛋白酶的活性。两者合用有利于溃疡组织的再生、修复和形成保护因子。用于胃炎、胃溃疡和十二指肠溃疡,并有较好的预防溃疡复发作用。

不良反应:便秘、腹泻、恶心、呕吐等;其他可见颜面潮红。

注意事项:对本品过敏者、孕妇慎用;建议直接吞服,避免用水冲服。

品名:替普瑞酮 Teprenone(戊四烯酮、施维舒、Selbex、Cerbex)

剂型与规格:胶囊剂:50mg;片剂:50mg。

用法与用量:口服,每次50mg,每日3次。饭后30分钟内服用。

药理与用途:为一种萜烯类化合物,具有组织修复作用,能强化抗溃疡作用。可促进胃黏膜、胃黏液中主要的再生防御因子、高分子糖蛋白、磷脂的合成与分泌;提高胃黏膜中前列腺素的生物合成能力;改善胃黏膜血流;有胃黏膜保护作用。用于胃溃疡、急性胃炎、慢性胃炎急性加重期、胃黏膜病变(糜烂、出血、潮红、水肿)的改善。

不良反应:少见肝功能障碍与黄疸;其他可见:便秘、腹泻、恶心、呕吐、口渴、腹痛、腹胀、头痛、皮疹、瘙痒、血清总胆固醇水平升高、AST及ALT轻度升高。

注意事项:孕妇、儿童慎用。

四、泻药与止泻药

品名:酚酞 Phenolphthalein

剂型与规格:片剂:0.1g。

用法与用量:睡前口服0.05~0.2g,约经8~10小时排便。

药理与用途:口服后在肠内遇胆汁及碱性液形成可溶性钠盐,刺激结肠黏膜促其蠕动,使组织肠液被肠壁吸收而起缓泻作用。用于习惯性顽固便秘。

不良反应:连续使用偶能引起发疹、过敏反应、肠炎、皮炎及出血倾向等。

注意事项:婴儿禁用;幼儿及孕妇慎用;与碱性药物并用可使尿显红色。

品名:开塞露 Enema

剂型与规格:溶液剂:20ml。

用法与用量:直肠给药,每次1支,儿童酌减。将容器顶端刺破,外涂油脂少许,徐徐插入肛门,然后将药物挤入直肠内。

药理与用途:药物在肠内形成一定的渗透压,刺激肠蠕动而排便。用于便秘。

品名:硫酸镁 Magnesium Sulfate

剂型与规格:溶液剂:3.3g/10ml;粉剂:500g。

用法与用量:清晨空腹口服,每次5~20g,同时饮100~400ml水,也可用水稀释后服用。

药理与用途:口服不吸收而在肠内形成一定的渗透压,使肠内保有大量水分,刺激肠道蠕动而排便。用于便秘、肠内异常发酵,可与驱虫剂并用,亦可与活性炭合用治疗食物或药物中毒。

不良反应:导泻时如服用大量高浓度的溶液,可能自组织中吸收大量水分而导致脱水。

注意事项:急腹症患者及孕妇、肠道出血患者、经期妇女禁用;中枢抑制药中毒患者慎用。

品名:蓖麻油 Castor Oil

剂型与规格:乳剂:50ml、500ml。

用法与用量:口服,每次10~20ml。

药理与用途:刺激性泻药。用于便秘。

不良反应:恶心;呕吐;偶可引起腹泻;也可发生短时便秘;对小肠有刺激性,不宜反复用。

注意事项:孕妇忌服;忌与脂溶性驱肠虫药同服。

品名:液状石蜡 Liquid Paraffin

剂型与规格:溶液剂(原液):500ml。

用法与用量:口服,每晚15~30ml。

药理与用途:服用后不被吸收,同时润滑肠壁,使粪便稀释变软易于排出。用于心肌梗死、肛门疾患、脑血管意外、产后等需要避免用力排便的情况。

不良反应:老年人偶可致脂性肺炎。

注意事项:长期服用可干扰脂溶性维生素吸收。

品名:复方地芬诺酯 Compound Diphenoxylate

剂型与规格:片剂:每片含盐酸地芬诺酯2.5mg、硫酸阿托品0.025mg。

用法与用量:口服,每次1~2片,每日2~3次。

药理与用途:作用于肠平滑肌,抑制肠黏膜感受器,消除局部黏膜的蠕动反射而减弱肠蠕动,增加肠的节段性收缩,促进肠内水分的吸收。用于各种病因引起的急慢性腹泻。

不良反应:口干、恶心、呕吐、嗜睡、腹部不适、烦躁、失眠等。

注意事项:肝病、正在服用成瘾性药物患者慎用;长期服用时可产生依赖性;本品不作细菌性痢疾的基本治疗药物。

品名:地衣芽孢杆菌活菌制剂 Bacillus Licheniformis

剂型与规格:胶囊剂:0.25g,含活菌数2.5×10^8CFU。

用法与用量:口服,每次0.5g,每日3次;儿童剂量减半。

药理与用途:本品以活菌进入肠道,拮抗葡萄球菌、酵母样菌等致病菌,促进乳酸杆菌、消化链球菌、双歧杆菌、拟杆菌的生长,调整菌群失调。用于治疗细菌或真菌引起的急、慢性肠炎及腹泻,亦用于防治其他原因(如长期口服广谱抗生素等)引起的肠道菌群失调。

不良反应:偶见大便干结、腹胀;大剂量服用可致便秘。

注意事项:服用本品时,应停用其他抗生素。

品名:洛哌丁胺 Loperamide(易蒙停)

剂型与规格:胶囊剂(盐酸盐):2mg。

用法与用量:口服,急性腹泻:初量2~4mg,每次腹泻后2mg,每日总量不超过16mg;慢性腹泻:初量2~4mg,每日总量不超过12mg。儿童:5~8岁,每次2mg,每日2次;8~12岁,每次2mg,每日3次。

药理与用途:直接作用于肠壁,干扰乙酰胆碱和前列腺素的释放,增加肛门括约肌的张力,从而抑制肠的蠕动,抑制大便失禁和便急。用于各种病因引起的急慢性腹泻。

不良反应:口干、头晕、恶心、呕吐、便秘、嗜睡、倦怠、胃肠不适和过敏反应。

注意事项:2岁以下儿童、伴有高热和脓血便的急性菌痢者禁用;肝功能障碍、孕妇及哺乳期妇女慎用;急性腹泻者服本品48小时后症状无改善应换药;肠梗阻、溃疡性结肠炎急性发作期、便秘、胃肠胀气、严重脱水的患者、广谱抗生素引起的伪膜性肠炎不宜用本品。

品名:蒙脱石 Smectite(双八面体蒙脱石、肯特令、思密达、Smecta)

剂型与规格：散剂：3g。

用法与用量：口服，每次3g，每日3次。服用时将本品倒入50ml温开水中，摇匀后服用。用于慢性腹泻时，剂量酌减；儿童用药：1岁以下：每日3g，分3次服用；1～2岁：每日3～6g，分3次服用；2岁以上：每日6～9g，分3次服用；保留灌肠、结肠炎和肠易激综合征：每次3～9g，倒入50～100ml温水中充分稀释，每日1～3次。

药理与用途：可覆盖消化道黏膜，与黏液蛋白结合，从质和量两方面增强黏液屏障；可促进损伤的消化道黏膜上皮的再生；可吸附消化道内的气体和各种攻击因子；平衡正常菌群；促进肠黏膜细胞的吸收功能；局部止血作用。用于成人及儿童的急慢性腹泻、胃-食管反流、肠道菌群失调以及食管炎、胃炎及结肠炎、肠易激综合征的症状治疗；用于食管、胃、十二指肠疾病引起的相关疼痛症状的辅助治疗。但本品不作为解痉剂使用。

不良反应：偶见便秘、大便干结，可减少服用。

注意事项：治疗急性腹泻，应注意纠正脱水；如需服用其他药物，建议与本品间隔一段时间；过量服用，易致便秘。宜于两餐空腹服用；治疗急性腹泻时立即服用本药品，且首剂量加倍；治疗结肠炎、功能性结肠病时可用保留灌肠法。

品名：聚乙二醇4000 Macrogol 4000（福松、FORLAX、润可隆）

剂型与规格：散剂：10g。

用法与用量：口服，每次10g，每天1～2次；或每天20g，一次顿服。溶于水中后服用。

药理与用途：大分子聚乙二醇（4000）是线性长链聚合物，通过氢键固定水分子，使水分保留在结肠内，增加粪便含水量并软化粪便，恢复粪便体积和重量至正常，促进排便的最终完成，从而改善便秘症状。用于成人便秘的症状治疗。

不良反应：当大剂量服用时，有出现腹泻的可能，停药后24～48小时内即可消失，随后可减少剂量继续治疗；对肠功能紊乱患者，有出现腹痛的可能。罕有过敏性反应，如皮疹、荨麻疹和水肿。

注意事项：对聚乙二醇过敏者、有某些小肠或结肠疾患者如肠梗阻、肠穿孔、胃潴留、消化道出血、中毒性肠炎、中毒性巨结肠或肠扭转患者、腹痛（胃痛）患者禁用；除非医师建议，不要长期应用此药；本品不含糖，可用于糖尿病患者和需要无乳糖饮食的患者；服用本品应与其他药物间隔2小时以上服用。

品名:磷酸钠盐 Sodium Phosphates(辉灵)

剂型与规格:口服液:45ml、90ml。每 5ml 含磷酸二氢钠 2.4g,磷酸氢二钠 0.9g。

用法与用量:口服,用于肠道准备时服药,一般分 2 次,每次服药 45ml,加 750ml 以上的温开水稀释后服用。第一次服药时间在操作或检查前一天晚上 7 点,第二次服药时间在操作或检查当天早晨 7 点(或在操作或检查前至少 3 个小时)。为了获得良好的肠道准备效果,建议患者在可承受范围内多饮水。

药理与用途:肠道准备药物,是一种高渗性缓泻剂。用于外科手术前、结肠 X 线检查前、结肠镜检查前的肠道清理。低剂量时也会被用于缓解偶发性便秘。

不良反应:急性肾小管钙化致肾功能衰竭。

注意事项:先天性巨结肠、肠梗阻、腹水患者、充血性心脏病或肾功能衰竭患者禁用;有明显肾功能损伤、以前发生过电解质紊乱、使用可导致电解质紊乱药物的患者、老年人和体虚者慎用;使用磷酸盐清洗肠道时,要服用大量的水;偶尔使用磷酸盐口服溶液缓解便秘症状时,不要超过推荐剂量;利尿剂等药物可加重肠清洁剂对血容量的耗竭。

品名:消旋卡多曲 Racecadotril(丰海停、莫尼卡)

剂型与规格:颗粒剂:10mg、30mg;胶囊剂:100mg。

用法与用量:口服,每次 100mg,每日 3 次,餐前服用。连续服用不得超过 7 天。儿童用药:口服,每日 3 次,每次 1.5mg/kg;单日总剂量应不超过 6mg/kg。连续服用不得超过 7 天。必要时给予口服补液或静脉补液。推荐剂量:婴儿服用剂量:1~9 月龄(体重<9kg),每次 10mg,每日 3 次;9~30 月龄(体重 9~13kg),每次 20mg,每日 3 次。儿童服用剂量:30 月龄~9 岁(13~27kg),每次 30mg,每日 3 次;9 岁以上(体重>27kg),每次 60mg,每日 3 次。

药理与用途:脑啡肽酶抑制剂。脑啡肽酶可降解脑啡肽,本品可选择性、可逆性的抑制脑啡肽酶,从而保护内源性脑啡肽免受降解,延长消化道内源性脑啡肽的生理活性,减少水和电解质的过度分泌。颗粒剂用于 1 月以上婴儿和儿童的急性腹泻。胶囊剂用于成人急性腹泻的治疗。

不良反应:偶见嗜睡、皮疹、便秘、恶心和腹痛等。

注意事项:肝肾功能不全者,不能摄入果糖,对葡萄糖或半乳糖吸收不良,缺少蔗糖酶、麦芽糖酶的患者、对消旋卡多曲过敏的患者禁用;肠道功能紊乱者、痢疾综合征伴血便或发热者、脱水者、孕妇、哺乳期妇女慎用。

五、胃动力与止吐药

品名：甲氧氯普胺 Metoclopramide（胃复安）

剂型与规格：片剂（盐酸盐）：5mg、10mg、20mg；注射剂：10mg/1ml。

用法与用量：饭前半小时口服，每次 5～10mg，每日 3 次。肌内注射，每次 10～20mg，每日剂量一般不宜超过 0.5mg/kg。

药理与用途：作用于延髓催吐化学感受区，阻滞多巴胺受体而具有强大的中枢性镇吐作用，加强胃及上部肠段的运动，促进小肠蠕动和排空，松弛幽门窦及十二指肠提高食物通过率，刺激催乳素的分泌。用于多种原因所致的恶心、呕吐、消化不良及晕车、减少全身麻醉时胃肠道食物反流所致吸入性肺炎的发生率、十二指肠插管，亦用于糖尿病性胃轻瘫、胃下垂、幽门梗阻、常规治疗无效的十二指肠溃疡、胆道疾病和慢性胰腺炎的辅助治疗、催乳等。

不良反应：嗜睡、倦怠、头晕等；大剂量或长期用药可致锥体外系反应。

注意事项：孕妇、嗜铬细胞瘤、癫痫、放疗或化疗的乳癌患者、机械性肠梗阻、胃肠出血者禁用；肝、肾功能不全者慎用；注射给药可能引起直立低血压。

品名：多潘立酮 Domperidone（吗丁啉）

剂型与规格：片剂：10mg；栓剂：10mg、30mg、60mg。

用法与用量：饭前口服，每次 10～20mg，每日 3 次。直肠给药，每次 10～60mg，每日 2～3 次。

药理与用途：较强的多巴胺受体拮抗剂，具有外周阻滞作用，不透过血-脑脊液屏障。用于多种原因引起的恶心、呕吐；亦用于慢性萎缩性胃炎、胆汁反流性胃炎、慢性胃炎、反流性食管炎及恶心、嗳气、腹胀、上腹疼痛、厌食等消化不良症。

不良反应：锥体外系症状；也有月经失调的报道。

注意事项：孕妇、婴儿慎用；栓剂最好在直肠空时插入；抗胆碱药可能拮抗本药的作用。

品名：阿扑吗啡 Apomorphine Hydrochloride

剂型与规格:注射剂:5mg/1ml。

用法与用量:皮下注射,每次 2～5mg。

药理与用途:刺激催吐化学敏感区而引起呕吐。用于中毒及不能施行洗胃术的患者。

不良反应:呼吸困难、短促、心动过缓、昏睡、直立性低血压等。

注意事项:已昏迷或有严重呼吸抑制的患者忌用;不宜用于麻醉药中毒者;本品贮存期间变为绿色者不应再用。

六、肝、胆病辅助药

品名:联苯双酯 Bifendate

剂型与规格:片剂:25mg;滴丸剂:25mg。

用法与用量:口服,每次 25～50mg,每日 3 次。

药理与用途:本品能减轻因四氯化碳及硫代乙酰胺引起的血清丙氨酸氨基转移酶升高,能增强肝脏的解毒功能,减轻肝脏的病理损伤,促进肝细胞再生并保护肝细胞,从而改善肝功能。用于迁延型肝炎和长期单项丙氨酸氨基转移酶异常者。

不良反应:偶见轻度恶心、皮疹。

注意事项:禁用于肝硬化患者。

品名:熊去氧胆酸 Ursodeoxycholic Acid

剂型与规格:片剂:50mg;胶囊剂:250mg。

用法与用量:口服,早晚进食时服,一般每日 8～10mg/kg,肥胖者需 15mg/kg,6～12 个月为一疗程。

药理与用途:利胆,增强胆汁酸的分泌,同时导致胆汁酸成分变化,降低胆汁中胆固醇及胆固醇酯的含量,使胆固醇型结石逐渐溶解。用于治疗胆固醇结石,预防药物性结石形成,亦用于治疗脂肪痢。

不良反应:腹泻、便秘、过敏、头痛、胃痛、胰腺炎、心动过速等。

品名:苯丙醇 Phenylpropanol

剂型与规格:胶囊剂:100mg、200mg。

用法与用量:餐后服,每次 0.1～0.2g,每日 3 次。如治疗超过 3 周,每日剂量不宜超过 0.1～0.2g。

药理与用途：促进胆汁分泌，促进消化，增加食欲，降低血清胆固醇。用于胆道感染、胆石症、胆囊炎、胆道术后综合征和高胆固醇血症等。

不良反应：偶见胃部不适，减量或停药后即消失。

注意事项：胆道阻塞性黄疸患者禁用。

品名：甘草酸二铵 Diammonium Glycyrrhizinate

剂型与规格：胶囊剂：50mg；注射剂：50mg/10ml。

用法与用量：口服，每次 150mg，每日 3 次。静脉注射，每次 150mg，以 10% 葡萄糖注射液 250ml 稀释后缓慢滴注，每日 1 次。

药理与用途：明显阻止半乳糖胺、四氯化碳及硫代乙酰胺引起的血清丙氨酸氨基转移酶升高，刺激单核-吞噬细胞系统功能，抗病毒，诱生 γ-干扰素，增强 NK 细胞活性。用于急慢性肝炎的治疗，对乙型和丙型肝炎可明显改善肝功能和临床症状。

不良反应：皮肤瘙痒、纳差、恶心、头痛、头晕、胸闷等。

注意事项：未经稀释不得进行注射；治疗中应检测血清钠、钾和血压，若出现高血压、血钠滞留、低血钾等应停药或适当减量。

品名：还原型谷胱甘肽 Reduced Glutathione（古拉定）

剂型与规格：冻干粉针剂：300mg、600mg。

用法与用量：肌内注射，每日 300mg 或 600mg，一般 30 日为一疗程。

药理与用途：参与体内三羧酸循环及糖代谢，并激活多种酶而促进糖、脂肪和蛋白质的代谢。用于解毒、保护肝脏及某些损伤、抗过敏等。

不良反应：无。

注意事项：禁与维生素 K_3、维生素 B_{12}、抗组胺制剂及四环素制剂混合使用。

品名：葡醛内酯 Glucurolactone

剂型与规格：片剂：50mg、100mg；胶囊剂：50mg、100mg；注射剂：100mg/2ml。

用法与用量：口服，每次 0.1～0.2g，每日 1～2 次。肌内或静脉注射，每次 0.1～0.2g，每日 1～2 次。

药理与用途：在体内变为葡萄糖醛酸而降低肝淀粉酶活性、阻止糖原分解、脂肪贮量减少，还可与肝及肠内的毒物结合变为无毒的葡萄糖醛酸结合物而排出，具保肝及解毒作用。用于急慢性肝炎和肝硬化，亦用于解毒。

不良反应:偶有面红、胃肠不适,减量或停药后消失。

品名:去氢胆酸 Dehydrocholic Acid

剂型与规格:片剂:250mg。

用法与用量:口服,每次 0.25 ~ 0.50g,每日 3 次。

药理与用途:促进肝脏分泌大量黏度较低的胆汁,胆汁容量增加,但胆盐及其色素的总含量不变,可使胆道畅通并促进脂肪的消化和吸收。用于胆石症、慢性胆囊炎、胆道功能失调,亦用于慢性肝炎的辅助治疗。

不良反应:轻微的呼吸困难、心律紊乱等。

注意事项:重症肝炎、阑尾炎或肠梗阻、充血性心力衰竭、诱因不明的直肠出血者禁用。

品名:乳果糖 Lactulose

剂型与规格:粉剂:5g;糖浆剂:65%;溶液剂:5g/10ml。

用法与用量:口服,每次 10 ~ 20g,每日 1 次;糖浆剂:每次 10 ~ 40ml,最大剂量为每日 60ml;溶液剂:每次 10ml,每日 3 次。

药理与用途:本品在直肠经细菌作用分解为乳糖及少量乙酸,抑制肠道细菌产氨,使肠腔已有的氨气转变为铵离子,以阻止氨的吸收。用于血氨增高的肝性脑病。

不良反应:偶可致腹泻。

品名:谷氨酸 Glutamic Acid(L-谷氨酸、麸氨酸、左旋谷氨酸、L-Glutamic Acid)

剂型与规格:片剂:0.3g、0.5g。

用法与用量:口服,预防肝性脑病:每次 2.5 ~ 5g,每日 4 次;用于癫痫小发作:每次 2 ~ 3g,每日 3 ~ 4 次;治疗胃酸不足,每次 0.3g,每日 3 次。

药理与用途:本品为氨基酸类药。重症肝炎或肝功能不全时,肝脏对由氨转化为尿素的环节发生障碍,导致血氨增高,出现脑病症状。谷氨酸与精氨酸的摄入有利于降低及消除血氨,从而改善脑病症状。用于肝性脑病治疗的辅助用药,也可用于某些精神神经系统疾病(如精神分裂症和癫痫小发作)治疗的辅助用药,还可治疗胃酸不足和胃酸过少症。

不良反应:服药后约 20 分钟可出现面部潮红等症状。

注意事项:胃酸过多或消化性溃疡患者禁用;肾功能不全或无尿患者

慎用。

品名:谷氨酸钠 Sodium Glutamate

剂型与规格:注射剂:5.75g/20ml。

用法与用量:静脉滴注,每次 11.5g,用 5% 葡萄糖注射液 750～1000ml 或 10% 葡萄糖注射液 250～500ml 稀释后缓慢滴注,于 1～4 小时内滴完。必要时,可于 8～12 小时后重复给药,1 日量不宜超过 23g。

药理与用途:本品为谷氨酸与氢氧化钠形成的碱性盐,为氨基酸类药。重症肝炎或肝功能不全时,肝脏中由氨转化为尿素的环节发生障碍,导致血氨增高,出现脑病症状。本品滴注后,能与血中过多的氨结合,形成无害的谷氨酰胺从尿排出,降低血氨,因而减轻肝性脑病症状。本品能参与脑内蛋白质和糖的代谢,促进氧化过程,改善中枢神经系统功能。本药为碱性物质可用于酸血症。用于血氨过多所致的肝性脑病、肝性脑病及其他精神症状。

不良反应:过敏的先兆有面部潮红、头痛与胸闷等症状;静脉滴注过快可引起皮肤潮红、流涎与呕吐;小儿可引起肌肉震颤;合并焦虑状态者可有心动过速、流泪、晕厥;大剂量可引起碱血症及低钾血症。

注意事项:本品过敏者、少尿、无尿及肾衰竭者、碱中毒患者禁用;肾功能不全者、大量腹水者慎用;静脉滴注不可过快;可与谷氨酸钾合用治疗肝性脑病,视血钾浓度按 3∶1～1∶1调配。

品名:谷氨酸钾 Potassium Glutamate

剂型与规格:注射剂:6.3g/20ml。

用法与用量:静脉滴注,每次 18.9g,每日 1～2 次,用 5% 或 10% 葡萄糖注射液 500～1000ml 稀释后缓慢滴注,1 日剂量不超过 25.2g。

药理与用途:本品为谷氨酸与氢氧化钾形成的碱性盐,为氨基酸类药。重症肝炎或肝功能不全时,肝脏中由氨转化为尿素的环节发生障碍,导致血氨增高,出现脑病症状。本品滴注后,能与血中过多的氨结合,形成无害的谷氨酰胺从尿排出,降低血氨,因而减轻肝性脑病症状。本品能参与脑内蛋白质和糖的代谢,促进氧化过程,改善中枢神经系统功能。本药含有钾离子,可与谷氨酸钠合用,以维持体内电解质平衡。用于血氨过多所致的肝性脑病、肝性脑病及其他精神症状。

不良反应:过敏的先兆有面部潮红、头痛与胸闷等症状;静脉滴注过快可引起皮肤潮红、流涎与呕吐;小儿可引起肌肉震颤;合并焦虑状态者可有心动过速、流泪、晕厥。

注意事项:本品过敏者、少尿、无尿及肾衰竭者、碱中毒患者禁用;肾功能不全者慎用;静脉滴注不可过快;常与谷氨酸钠合用治疗肝性脑病,两者比例一般为1∶3～1∶1调配。

品名:精氨酸 Arginine

剂型与规格:注射剂:20ml:5g。

用法与用量:临用前,用5%葡萄糖注射液1000ml稀释后应用。静脉滴注一次15～20g于4小时内滴完。

药理与用途:用于肝性脑病,适用于忌钠的患者,也适用于其他原因引起血氨增高所致的精神症状治疗。本品为氨基酸类药。本品在人体内参与鸟氨酸循环,促进尿素的形成,使人体内产生的氨,经鸟氨酸循环转变成无毒的尿素,由尿中排出,从而降低血氨浓度。

不良反应:可引起高氯性酸中毒,以及血中尿素、肌酸、肌酐浓度升高。静脉滴注速度过快会引起呕吐、流涎、皮肤潮红等。

注意事项:高氯性酸中毒、肾功能不全及无尿患者禁用。用药期间宜进行血气监测,注意患者的酸碱平衡。

品名:复方谷氨酰胺 Compound Glutamine(施林)

剂型与规格:颗粒剂:0.67g,含L-谷氨酰胺660mg,含薁磺酸钠2mg。

用法与用量:口服,每次0.67g,每日3次,饭前服。

药理与用途:本品为由薁磺酸钠和L-谷氨酰胺组成的复方制剂。薁磺酸钠可直接作用于有炎症的黏膜,具有抗炎作用。谷氨酰胺对胃肠黏膜上皮成分己糖胺及葡萄糖胺的生化合成有促进作用,对胃肠黏膜损伤具有保护和修复作用,谷氨酰胺能抑制由阿司匹林、吲哚美辛所造成的溃疡。本复方制剂对多种大鼠实验性溃疡有促进溃疡愈合作用,提示对低酸(无酸)性溃疡有治疗作用。用于胃炎、胃溃疡、十二指肠溃疡。

不良反应:不良反应轻微。偶见恶心、便秘、腹泻等。

注意事项:对本品以及成分过敏者禁用;孕妇及哺乳期妇女应慎用。

品名:葡醛酸钠 Sodium Glucuronic Acid(罗斯康)

剂型与规格:注射剂:0.133g/2ml。

用法与用量:肌内注射或静脉注射,每次0.133～0.266g,每天1～2次。

药理与用途:本品进入机体后,在酶的作用下变为葡萄糖醛酸而起作用,可降低肝淀粉酶的活性,阻止糖原分解,使肝糖原含量增加,脂肪贮量减少。本品能与肝内及肠内含有羟基或羧基的毒物结合,变为低毒或无毒的葡萄糖醛酸结合物而由尿中排出。用于急慢性肝炎和肝硬化的辅助治疗。对食物或药物中毒时的保肝及解毒有辅助作用。

不良反应:未见报道。

注意事项:本品过敏者禁用;儿童或老年患者慎用。

品名:齐墩果酸 Oleanolic Acid

剂型与规格:片剂:10mg、15mg、20mg;胶囊剂:15mg。

用法与用量:口服,一般每次 20~80mg,每日 3 次;急性黄疸型肝炎:每次 20~40mg,每日 3 次;慢性肝炎:每次 40~80mg,每日 3 次。

药理与用途:对肝损伤有一定的保护作用,可使升高的血清丙氨酸氨基转移酶下降,促进肝细胞再生,加速坏死组织的修复。用于急、慢性肝炎的辅助治疗。

不良反应:少数患者有口干、腹泻、上腹部不适感,对症处理可消失;个别患者出现血小板轻度减少,停药后可恢复。

注意事项:对本品过敏者禁用;过敏体质者慎用;应定期进行肝功能检查。

品名:混合核苷 Mixed Nucleoside(泰苷)

剂型与规格:片剂:20mg,为复方制剂,其组分为腺嘌呤核苷、鸟嘌呤核苷、尿嘧啶核苷、胞嘧啶核苷。

用法与用量:口服,每次 2~3 片,每日 3 次。

药理与用途:本品为合成人体核酸和多种辅酶的前体物质,是细胞活动的重要物质,参与体内核酸代谢、能量代谢和核蛋白合成,活化丙酮酸氧化酶系,提高辅酶 A 活性,刺激体内产生抗体及提高肠道对铁的吸收。药理作用如下:①活化肝功能,加快受损肝细胞的修复。有良好的抗乙肝病毒及保肝作用。②促进造血功能,促进白细胞和血小板增生。③能通过眼组织膜,使在低氧、低糖、低功能状态下被抑制的组织细胞迅速激活,完成视功能动态平衡的合成和分解全过程。④增强机体功能。使处于低能、缺氧状态下的组织细胞继续顺利进行代谢。增强心肌抗缺血、缺氧能力。用于急慢性肝炎、肝损伤及肝硬化的辅助治疗。也可用于因辐射及放疗或化疗引起的白细胞减少症和非特异性血小板减少症或白细胞减少症。

不良反应:偶见腹痛、胃部不适等消化道刺激症状。

注意事项:对本品过敏者禁用。

品名:促肝细胞生长素 Hepatocyte Growth-promoting Factors(促肝细胞生长因子、肝细胞生长促进因子、肝复肽、威佳)

剂型与规格:胶囊剂:50mg;粉针剂:20mg、60mg。

用法与用量:口服,每次 100 ~ 150mg,每日 3 次。3 个月为 1 个疗程,可服用 2 ~ 4 个疗程;肌内注射,每次 40mg,每日 2 次,用 0.9% 氯化钠注射液溶解后使用。静脉滴注,重型病毒性肝炎:本品 80 ~ 100mg 加入 10% 葡萄糖液 250ml 中缓慢静脉点滴,每日 1 次,疗程视病情而定,一般为 4 ~ 6 周;慢性重型肝炎,疗程为 8 ~ 12 周;肝硬化:本品 40 ~ 80mg 加入 10% 葡萄糖液 300 ~ 500ml 中滴注,每日 1 次,疗程 8 ~ 12 周。

药理与用途:本品为小分子多肽类活性物质,能明显刺激新生肝细胞的 DNA 合成,促进损伤的肝细胞线粒体、粗面内质网恢复,促进肝细胞再生;能调节机体免疫功能,对吞噬细胞、T 细胞、NK 细胞有免疫增强作用;对 d-氨基半乳糖诱致的肝衰竭有明显的提高存活力的作用;也有抗肝脏纤维化的作用。用于各种重型病毒性肝炎(急性、亚急性、慢性重症肝炎的早期或中期)及肝硬化的辅助治疗。

不良反应:个别病例可出现低热和皮疹;注射部位偶见疼痛和皮肤潮红;可见过敏反应。

注意事项:对本品过敏者禁用;过敏体质者慎用;用药期间注意观察肝功能和甲胎蛋白(AFP)。

品名:复方甘草酸单胺 Compound Ammonium Glycyrrhetate(强力宁、苷乐舒)

剂型与规格:注射剂:20ml,本品为复方制剂,每 1ml 含甘草酸单胺为 2mg、L-盐酸半胱氨酸为 1.6mg、甘氨酸为 20mg。

用法与用量:静脉滴注,每次 20 ~ 80ml,加入 5% 葡萄糖或 0.9% 氯化钠 250 ~ 500ml 注射液稀释后,缓慢滴注,每日 1 次;静脉注射,每次 20 ~ 80ml,加入等量 25% 葡萄糖注射液,缓慢静脉推注,每日 1 次;肌内或皮下注射,每次 2 ~ 4ml,小儿每次 2ml,每日 1 ~ 2 次。

药理与用途:甘草酸单铵对肝脏类固醇代谢酶有较强的亲和力,从而阻碍皮质醇与醛固酮的灭活,使用后显示明显的皮质激素样效应,如抗炎作用、抗过敏及保护膜结构等作用;盐酸半胱氨酸在体内可转换为蛋氨酸,是一种必需氨基酸,在人体可合成胆碱和肌酸。胆碱是一种抗脂肪肝物质。对由砷剂、巴比妥类药物、四氯化碳等有机物质引起的中毒性肝炎,蛋氨酸有治疗和保护肝功能作用。用于急、慢性迁延型肝炎引起的肝功能异常;对中毒性肝炎、外伤性肝炎以及癌症有一定的辅助治疗作用。亦可用于食物中毒、药物中毒、药物过敏。

不良反应:纳差、恶心、呕吐、腹胀;皮肤瘙痒、荨麻疹、口干和水肿;心脑血管系统常见头痛、头晕、心悸及高血压。

注意事项:对本品过敏者、严重低血钾症、高钠血症患者、高血压、心衰患者、肾功能衰竭患者禁用;治疗过程中应定期检测血压、血清钾、钠浓度,如出现高血压、水钠潴留、低血钾等情况应停药或适当减量。

品名:复方甘草酸苷 Compound Glycyrrhizin(美能)

剂型与规格:片剂:25mg。每片含:甘草酸苷 25mg(甘草酸单铵盐 35mg)、甘氨酸 25mg、蛋氨酸 25mg。注射剂:20ml。20ml 含甘草酸苷 40mg、盐酸半胱氨酸 20mg、甘氨酸 400mg。

用法与用量:口服,每次 2~3 片,小儿每次 1 片,每日 3 次,饭后口服;静脉注射、静脉滴注,通常每日 1 次,每次 5~20ml 静脉注射。慢性肝病可每日 1 次,每次 40~60ml 静脉注射或者静脉滴注。可依年龄、症状适当增减,增量时用药剂量限度为每日 100ml。

药理与用途:有抗炎症作用、免疫调节作用、对实验性肝细胞损伤的抑制作用、抑制病毒增殖和对病毒的灭活作用。用于治疗慢性肝病,改善肝功能异常。可用于治疗湿疹、皮肤炎、荨麻疹。

不良反应:休克、过敏性休克:有时可能出现休克、过敏性休克(血压下降、意识不清、呼吸困难、心肺衰竭、潮红、颜面水肿等);过敏样症状:有时可能出现过敏样症状(呼吸困难、潮红、颜面水肿等);假性醛固酮症:增大药量或长期连续使用,可出现重度低血钾症、增加低血钾症发生率、血压上升、钠及液体潴留、水肿、体重增加等假性醛固酮增多症状;另外,可出现由于低血钾症导致的乏力感、肌力低下等症状;在增大用药剂量时,可增加血清钾下降、血压升高的发生。因此用药过程中,要充分注意观察,发现异常情况,应停止给药。

注意事项:对本剂既往有过敏史患者、醛固酮症患者、肌病患者、低钾血症患者(可加重低钾血症和高血压症)禁用;老人、孕妇及哺乳期妇女慎用。

品名:硫普罗宁 Tiopronin(凯西莱)

剂型与规格:片剂:0.1g;注射剂:0.1g。

用法与用量:口服,一次1~2片,每日3次,疗程2~3月;静脉滴注,每次0.2g,每日1次,连续4周,临用前每0.1g注射用硫普罗宁先用5%的碳酸氢钠注射液(pH=8.5)2ml溶解,再扩容至5%~10%的葡萄糖注射液或0.9%氯化钠注射液250~500ml中,或临用前溶于5%~10%的葡萄糖注射液或生理盐水250~500ml中。

药理与用途:硫普罗宁是一种与青霉胺性质相似的含巯基药物,具有保护肝脏组织及细胞的作用。动物试验显示,硫普罗宁能够通过提供巯基,防止四氯化碳、乙硫氨酸、对乙酰氨基酚等造成的肝脏损害,并对慢性肝损伤甘油三酯的蓄积有抑制作用。硫普罗宁可以使肝细胞线粒体中ATP酶的活性降低,从而保护肝线粒体结构,改善肝功能。此外,硫普罗宁还可以通过巯基与自由基的可逆结合,清除自由基。用于改善各类急慢性肝炎的肝功能;用于脂肪肝、酒精肝、药物性肝损伤的治疗及重金属的解毒;可降低放化疗的毒副作用,并可预防放化疗所致的外周白细胞减少和二次肿瘤的发生;对老年性早期白内障和玻璃体浑浊有显著的治疗作用。

不良反应:过敏反应:主要表现为过敏性休克。其他不良反应还有皮疹、瘙痒、恶心、呕吐、发热、寒战、头晕、心慌、胸闷、颌下腺和腮腺肿大、喉水肿、呼吸困难、过敏样反应等;本药可能引起青霉胺所具有的所有不良反应,但其不良反应的发生率较青霉胺低;血液系统:少见粒细胞缺乏症,偶见血小板减少,如果外周白细胞计数降到每毫升3.5×10^{6}以下,或者血小板计数降到每毫升10×10^{6}以下,建议停药;泌尿系统:可出现蛋白尿,可引起尿液变色;消化系统:可出现味觉减退、味觉异常、恶心、呕吐、腹痛、腹泻、食欲减退、胃胀气、口腔溃疡等;另有报道可出现胆汁淤积、肝功能检测指标上升,如出现异常应停用本品,或进行相应治疗;皮肤:皮肤反应是本药最常见的不良反应,发生率约为10%~32%,表现为皮疹、皮肤瘙痒、皮肤发红、荨麻疹、皮肤皱纹、天疱疮、皮肤、眼睛黄染等,其中皮肤皱纹通常仅在长期治疗后发生;呼吸系统:本药可引起肺炎、肺出血和支气管痉挛。另有个案报道可出现呼吸困难或呼吸窘迫,以及闭塞性细支气管炎;肌肉骨骼:有个案报道可引起肌无力;长期、大量应用罕见蛋白尿或肾病综合征;其他:罕见胰岛素性自体免疫综合征,出现疲劳感和肢体麻木应停用。

注意事项:以下患者禁用:①对本品成分过敏的患者。②重症肝炎并伴有高度黄疸、顽固性腹水、消化道出血等并发症的肝病患者。③肾功能不全合并糖尿病者。④孕妇及哺乳期妇女。⑤儿童。⑥急性重症铅、汞中毒患者。⑦既往使用本药时发生过粒细胞缺乏症、再生障碍性贫血、血小板减少或其他严重不良反应者；出现过敏反应的患者应停用本药；以下患者慎用：①老年患者。②有哮喘病史的患者。③既往曾使用过青霉胺或使用青霉胺时发生过严重不良反应的患者。对于曾出现过青霉胺毒性的患者，使用本药应从较小的剂量开始；用药前后及用药时应定期进行下列检查以监测本药的毒性作用；外周血细胞计数、血小板计数、血红蛋白量、血浆白蛋白量、肝功能、24小时尿蛋白。此外，治疗中每3个月或每6个月应检查一次尿常规。

品名：门冬氨酸鸟氨酸 Ornithine Aspartate（瑞甘、雅博司）

剂型与规格：粉针剂：2.5g；注射剂：5g/10ml；颗粒剂：1g。

用法与用量：口服，每天1～3次，每次3g，将每包内容物溶于足够的溶液中（如水、茶或果汁），餐后服用。静脉滴注，急性肝炎，每天5～10g；慢性肝炎或肝硬化，每天10～20g；最高日剂量不超过40g。肝性脑病早期可视病程轻重，最多使用不超过40g静脉滴注。

药理与用途：可提供尿素和谷氨酰胺合成的底物。用于因急、慢性肝病（如各型肝炎、肝硬化、脂肪肝、肝炎后综合征）引发的血氨升高及治疗肝性脑病，如伴发或继发于肝脏解毒功能受损（如肝硬化）的潜在性或发作期肝性脑病，尤其适用于治疗肝性脑病早期或肝昏迷期的意识模糊状态。

不良反应：偶尔会有恶心，少数病例出现呕吐。减少用量或减慢滴速，反应会减轻。

注意事项：对本品过敏者、对氨基酸类药物过敏及严重肾功能不全患者禁用。

品名：双环醇 Bicyclol（百赛诺）

剂型与规格：片剂：25mg。

用法与用量：口服，常用量每次25mg，必要时可增至50mg，每日3次，疗程最少6个月，停药应逐渐减量。

药理与用途：本品为联苯双酯结构类似药物。具有显著的保肝作用和一定的抗乙肝病毒活性。用于治疗慢性肝炎所致转氨酶升高。

不良反应：患者对本品有很好的耐受性，个别患者出现头晕，极个别患者有皮疹发生。皮疹明显者可停药观察，必要时可服用抗过敏药。

注意事项：对本品过敏者禁用；孕妇及哺乳期妇女、有肝功能失代偿者如胆红素明显升高、低白蛋白血症、肝硬化腹水、食管静脉曲张出血、肝性脑病及肝肾综合征者应慎用；用药期间应密切观察患者临床症状、体征和肝功能变化，疗程结束后也应加强随访。

品名：丁二磺酸腺苷蛋氨酸 Ademetionine 1,4-Butanedisulfonate（思美泰、腺苷蛋氨酸、Ademetionine、Transmetil）

剂型与规格：片剂（肠溶）：0.5g；注射剂：0.5g。

用法与用量：肌内注射、静脉注射或静脉滴注，初始剂量：每日 0.5～1g，1 次静脉滴注或分 2 次肌肉或静脉注射，共 2～4 周；口服，维持治疗：每次 0.5～1g，每日 2 次。共用 4 周。

药理与用途：是存在于人体所有组织和体液中的一种生理活性分子。它作为甲基供体（转甲基作用）和生理性巯基化合物（如半胱氨酸、牛磺酸、谷胱甘肽和辅酶 A 等）的前体（转硫基作用）参与体内重要的生化反应。用于肝硬化前和肝硬化所致肝内胆汁淤积。用于妊娠期肝内胆汁淤积。

不良反应：长期大量应用亦未见与本品相关的不良反应。少数患者服药后有胃灼热、上腹痛。对本品特别敏感的个体，偶可引起昼夜节律紊乱，睡前服用催眠药可减轻此症状。其他还有浅表性静脉炎、恶心、腹泻、出汗和头痛等。

注意事项：对本品过敏者禁用；静脉注射必须非常缓慢；片剂需整片吞服，不得嚼碎。

品名：茴三硫 Anethol Trithione（胆维他）

剂型与规格：片剂：25mg。

用法与用量：口服，每日 3 次，每次 25mg。

药理与用途：本品能促进胆汁的排出，使胆酸、胆色素及胆固醇等固体成分的分泌量显著增加，特别是增加胆色素分泌。还能增强肝脏谷胱甘肽（GSH）水平，明显增强谷氨酰半胱氨酸合成酶（GCS）、谷胱甘肽还原酶（GSSG-R）和谷胱甘肽硫转移酶（GSH-S-TX）活性，降低谷胱甘肽过氧化酶（GSH-PX）活性，从而增强肝细胞活力，使胆汁分泌增多，有利胆作用。用于胆囊炎、胆结石及消化不适，并用于急、慢性肝炎的辅助治疗。

不良反应：偶有发生荨麻疹样红斑；长期服用可致甲状腺功能亢进；可引起尿液变色；胃肠道可见腹胀、腹泻、恶心、肠鸣。

注意事项：对本品过敏者、胆道完全梗阻患者禁用；孕妇及哺乳期妇女、甲状腺功能亢进患者慎用。

品名:地奥司明 Diosmin(爱脉朗)

剂型与规格:片剂:0.5g。

用法与用量:口服,常用剂量为每日1.0g;当用于急性痔发作时,前4天每日3.0g,以后3天,每日2.0g。将每日剂量平均分为2次于午餐和晚餐时服用。

药理与用途:为增强静脉张力性药物和血管保护剂。用于治疗静脉淋巴功能不全相关的各种症状(腿部沉重、疼痛、晨起酸胀不适感),急性痔发作有关的各种症状。

不良反应:有少数轻微胃肠反应和自主神经紊乱,但未致必须中断治疗。

注意事项:急性痔发作:用本药治疗不能替代处理其他肛门疾病所需的特殊治疗。本治疗方法必须是短期的。如果症状不能迅速消除,应进行肛肠病学检查并对本治疗方案进行重新审查。

品名:枯草杆菌、肠球菌二联活菌 Live Combined Bacillus Subtilis and Enterococcus Faecium(妈咪爱、美常安、Medilac-vita)

剂型与规格:胶囊剂:0.25g[含活菌5亿个(屎肠球菌4.5×10^{8}个,枯草杆菌5.0×10^{7}个)];颗粒剂:1g[含活菌冻干粉37.5mg,内有活菌1.5亿个(屎肠球菌1.35×10^{8}个,枯草杆菌1.5×10^{7}个),维生素C 10mg、维生素B_1 0.5mg、维生素B_2 0.5mg、维生素B_6 0.5mg、维生素B_{12} 1μg、烟酰胺2.0mg、乳酸钙20mg(相当于钙2.6mg)、氧化锌1.25mg(相当于锌1.0mg)]。

用法与用量:口服,颗粒剂:水冲服,也可直接服用。2周岁以下:每次1g,每日1~2次;2周岁以上:每次1~2g,每日1~2次。用40℃以下温开水或牛奶冲服,也可直接服用。胶囊剂:口服,12岁以上儿童或成人:每次0.5~1.0g,每日2~3次;12岁以下儿童可服用枯草杆菌肠球菌二联活菌多维颗粒(妈咪爱)。

药理与用途:本品含有两种活菌-枯草杆菌和屎肠球菌,这两种菌是健康人肠道中的正常菌群成员。服用本品可直接补充正常生理活菌,抑制肠道内有害细菌过度繁殖,调整肠道菌群。颗粒剂中还含有婴幼儿生长发育所必需的多种维生素、微量元素锌及矿物质钙,可补充因消化不良或腹泻所致的缺乏。用于消化不良、食欲不振、营养不良,肠道菌群紊乱引起的腹泻、便秘,使用抗生素引起的肠黏膜损伤等症。

不良反应:推荐剂量未见明显不良反应,偶见恶心、头痛、头晕、心慌;罕见腹泻次数增加,停药后可恢复。

注意事项:对微生态制剂过敏史者禁用;颗粒剂冲服时水温不得超过40℃;不满 3 岁的婴幼儿不宜直接服用颗粒剂;直接服用时应注意避免呛咳。

品名:双歧杆菌活菌制剂 Live Bifidobacterium Preparation(双歧杆菌、双歧杆菌活菌、丽珠肠乐)

剂型与规格:胶囊剂:0.35g(每粒含青春型双歧杆菌活菌 0.5 亿)。

用法与用量:餐后口服,早晚各服 1 次,每次 0.35~0.7g。儿童酌减;婴幼儿服用,可取胶囊内药粉用凉开水调服。

药理与用途:双歧杆菌活菌能在肠道内定植,与肠上皮细胞特异性结合,占据肠黏膜表面,构成生物学屏障,阻止各种致病菌和条件致病菌的定植和入侵,产生醋酸,降低肠道内的 pH,重新建立和增强肠道内有益菌群的优势,纠正菌群失调,减少肠原性毒素的产生和吸收。主要治疗肠道菌群失调引起的急慢性腹泻、便秘,也可用于治疗急慢性肠炎、肠易激综合征以及辅助治疗因肠道菌群失调所致内毒素血症。

不良反应:未见不良反应。

注意事项:对本品过敏者禁用;过敏体质者慎用;制酸药、抗菌药与本品合用时可减弱其疗效,应分开服用;铋剂、鞣酸、活性炭、酊剂等能抑制、吸附或杀灭活菌,故不能合用;本品为活菌制剂,切勿将本品置于高温处。

品名:乌司他丁 Ulinastatin(天普洛安、尿抑制素、乌他司丁、Ulinastain)

剂型与规格:粉针剂:2.5 万 U、5 万 U、10 万 U。

用法与用量:静脉滴注、静脉注射,急性胰腺炎、慢性复发性胰腺炎:初始剂量为每次 10 万 U 溶于 500ml 5% 葡萄糖注射液或 0.9% 氯化钠注射液中静脉滴注,每次静脉滴注 1~2 小时,每日 1~3 次,以后随症状消退而减量;急性循环衰竭:每次 10 万 U 溶于 500ml 5% 葡萄糖注射液或 0.9% 氯化钠注射液中静脉滴注,每次静脉滴注 1~2 小时,每日 1~3 次;或每次 10 万 U 溶于 2ml 0.9% 氯化钠注射液中,每日缓慢静脉推注 1~3 次。并可根据年龄、症状适当增减。

药理与用途:本品系从人尿提取精制的糖蛋白,属蛋白酶抑制剂。具有抑制胰蛋白酶等各种胰酶活性的作用,常用于胰腺炎的治疗。此外,本品尚有稳定溶酶体膜、抑制溶酶体酶的释放和抑制心肌抑制因子产生等作用,故而可用于急性循环衰竭的抢救治疗当中。用于急性胰腺炎、慢性复发性胰腺炎、急性循环衰竭的抢救辅助用药。

不良反应:血液系统:偶见白细胞减少或嗜酸性粒细胞增多;消化系统:偶见恶心、呕吐、腹泻,偶有AST、ALT上升;注射部位:偶见血管痛、发红、瘙痒感、皮疹等;偶见过敏,出现过敏症状应立即停药,并适当处理。

注意事项:对本品过敏者禁用;有药物过敏史、对食品过敏者或过敏体质患者、孕妇慎用;哺乳期妇女如必须使用应避免哺乳;本品用于急性循环衰竭时,应注意不能代替一般的休克疗法(输液法、吸氧、外科处理、抗生素等),休克症状改善后即终止给药;使用时须注意,本品溶解后应迅速使用。

七、其　　他

品名:柳氮磺吡啶 Sulfasalazine

剂型与规格:片剂:0.25g;栓剂:0.5g。

用法与用量:口服,成人初量为每次1~1.5g,每6~8小时1次,维持量为每次0.5g,每6小时1次;儿童2岁以上,初量为5~10mg/kg,每4小时1次,维持量为7.5~10mg/kg,每6小时1次。直肠给药,每次0.5g,每日3次。

药理与用途:在肠道内被细菌分解为磺胺吡啶和5-氨基水杨酸,后者抑制前列腺素合成,具消炎和免疫抑制作用。用于炎性肠病和溃疡性结肠炎。

不良反应:抑制造血系统致血小板和白细胞减少症;过敏反应;咽痛、吞咽困难;罕见胰腺炎、男性精子减少症等。

注意事项:6-磷酸葡萄糖脱氢酶缺乏、肠道或尿路阻塞、血小板、粒细胞减少、肝肾功能损害者慎用或禁用。

品名:奥曲肽(8肽)Octreotide

剂型与规格:注射剂:0.05mg/ml、0.1mg/ml。

用法与用量:静脉注射,肝硬化、食管胃底曲张静脉出血:缓慢静脉注射0.1mg,后以25~50μg/h速率至少滴注48小时。皮下注射,应急性消化性溃疡所致出血:每次0.1~0.2mg,每8小时1次,疗程5~14天;胰腺损伤:每次0.1mg,每8小时1次;胃肠道瘘管:每次0.1mg,每8小时1次。

药理与用途:抑制生长激素、胃肠道和胰腺内分泌激素、促甲状腺激素的病理性分泌过多,降低食管胃底曲张静脉的压力,抑制胆囊排空,抑制胃酸、胃泌素的分泌及胃肠蠕动,改善胃黏膜血液供应。用于应急性、消化性溃疡所致出血,门脉高压引起的食管胃底静脉曲张出血、重症胰腺炎,亦用于胃肠道瘘管、肢端肥大症和突眼性甲状腺肿等。

不良反应:注射部位疼痛、厌食、恶心、呕吐、腹痛、腹泻等。

注意事项:孕妇、哺乳期妇女、儿童、对本品过敏者禁用;肾脏、胰腺功能异常、胆石症患者慎用。

品名:美沙拉嗪 Mesalazine

剂型与规格:片剂:0.5g;栓剂:1g。

用法与用量:口服,不能咀嚼。溃疡性结肠炎:急性期每日 4g;缓解期每日 1.5g;分 3~4 次服用。克隆病:缓解期每日 2g,分 3~4 次服用。直肠给药,溃疡性结肠炎:每次 1 枚,每日 3~4 次。

药理与用途:抑制环氧化酶阻断前列腺素的合成,并干扰花生四烯酸代谢,还可抑制肠巨噬细胞的移动、外周血和肠淋巴产生免疫球蛋白,减轻炎症。用于溃疡性结肠炎的急性发作、防止复发,亦用于预防克隆病的急性发作。

不良反应:治疗初期可有头痛、恶心、呕吐等;急性胰腺炎、白细胞减少症(须立即停药);极个别患者出现心包炎和心肌炎。

注意事项:孕妇、哺乳期妇女、对水杨酸过敏者禁用;肝肾功能不全者慎用。

品名:生长抑素(14 肽) Somatostatin

剂型与规格:注射剂:250μg、3mg。

用法与用量:静脉注射,上消化道大出血:先缓慢静脉注射 250μg 负荷量,再以 250μg/h 量静脉滴注,止血后应持续给药 48~72 小时。急性胰腺炎:以 250μg/h 量持续静脉滴注 72~120 小时。

药理与用途:抑制生长激素、甲状腺刺激激素、胰岛素、胰高血糖素等的分泌,抑制胃蛋白酶、胃泌素的释放,显著减少内脏血流、胰腺的内、外分泌及胃、小肠、胆囊的分泌。用于肝硬化食管胃底曲张静脉出血、应激性溃疡、消化性溃疡、糜烂性出血性胃炎合并的大出血,亦用于防治急性胰腺炎及胰腺术后并发症。

不良反应:暂时性血糖下降;给药过快可出现恶心,呕吐。

注意事项:单独给药;孕妇、哺乳期妇女、对本品过敏者禁用。

品名:复方角菜酸酯 Compound Carraghenates(太宁)

剂型与规格:栓剂,3.4g。

用法与用量:直肠给药,每日3.4~6.8g。

药理与用途:对痔疮及其他肛门疾患引起的疼痛、瘙痒和充血进行对症的治疗,亦可缓解肛门局部手术后的症状。

不良反应:耐受性好,偶有局部不适,与使用栓剂有关。

注意事项:使用本品前到医院明确诊断。如果使用本品7天后症状未见缓解,必须到医院检查。

第九章　呼吸系统药

一、祛　痰　药

品名：氯化铵 Ammonium Chloride

剂型与规格：片剂：0.3g。

用法与用量：口服，每次0.3～0.6g，每日3次；儿童每日30～60mg/kg。

药理与用途：口服后刺激胃黏膜的迷走神经末梢，引起轻度的恶心，反射性地引起气管、支气管腺体分泌增加。部分吸收入血后，经呼吸道排出，由于盐类的渗透压作用而带出水分，使痰液稀释，易于咯出。多用于急性呼吸道炎症时痰黏稠不易咯出者，常与其他止咳祛痰药配成复方制剂。本品还能增加肾小管氯离子浓度，因而增加钠和水的排出，具有利尿作用。还可以酸化体液和尿液。

不良反应：口服片剂或剂量过大可引起恶心、呕吐、胃痛等胃刺激症状。

注意事项：为减少对胃黏膜的刺激，宜将片剂溶于水中饭后服用；严重肝、肾功能减退、溃疡病、代谢性酸血症患者忌用。

品名：溴己新 Bromhexine（必嗽平、溴己胺、必消痰）

剂型与规格：片剂（盐酸盐）：8mg；注射剂：4mg/2ml。

用法与用量：口服，每次8～16mg；儿童每次4～8mg；每日3次。静脉注射，4～8mg加25%葡萄糖液20ml，每日1～2次。静脉滴注，8mg加于5%葡萄糖液500ml，每日1次。

药理与用途：本品属黏液调节剂，主要作用于气管、支气管黏膜腺的黏液产生细胞，使之分泌黏滞性较低的小分子黏液，使痰液稀释易于咯出。本品尚有恶心性祛痰作用。主要用于慢性支气管炎、哮喘、支气管扩张、硅沉着病等有白色黏痰又不易咯出的患者。与四环素抗生素合用,抗菌疗效加强。

不良反应:偶有恶心、胃部不适,减量或停药后可消失。

注意事项:胃溃疡患者慎用;本品能增加四环素类抗生素在支气管的分布浓度,故两者合用时,能增加此类抗生素的抗菌疗效。

品名:氨溴索 Ambroxol(安普索)

剂型与规格:片剂(盐酸盐):30mg;溶液剂:30mg/10ml。

用法与用量:口服,每次30mg,每日2~3次;儿童建议量为1.2~1.6mg/kg。

药理与用途:具有促进黏液排出及溶解分泌物的作用。可促进呼吸道内黏稠分泌物的排出,减少黏液的滞留,促进排泄,改善呼吸状况。本品耐受性好,可长期应用。用于伴有痰液分泌过多,排痰功能不良的急、慢性呼吸道疾病,尤其是慢性支气管炎急性加重及喘息型支气管炎的祛痰治疗。

不良反应:不良反应较少,偶见轻微胃肠道反应。

注意事项:妊娠、哺乳期患者及青光眼慎用。

品名:糜蛋白酶 Chymotrypsin(Chymolase)

剂型与规格:粉针剂:1mg、5mg。

用法与用量:肌内注射,每次5mg,每日1~3次;儿童为0.1mg/kg,每日1次。

药理与用途:本品具有分解肽链的作用,能迅速分解蛋白质和肽类分子中由苯丙氨酸、酪氨酸组成的肽链,使黏稠的痰液稀薄,易于咯出,对脓性或非脓性痰均有效,适用于慢性支气管炎、支气管扩张和肺脓肿患者。尚用于创伤或手术后创伤口愈合、抗炎及防止局部水肿、积血、扭伤血肿、乳房手术后水肿、中耳炎、鼻炎等。

不良反应:偶见过敏反应、如皮疹等,可用抗组织胺类药物治疗;眼科应用可引起眼压增高、眼色素层炎、角膜水肿、伤口愈合缓慢;注射部位可出现疼痛、红肿。

注意事项:本品不可静脉注射;如引起过敏反应,应立即停止使用,并用抗组胺类药治疗;本品水溶液不稳定,必须临用前现配;用前需做过敏试验(0.5mg/ml);肝脏疾患及血凝功能不正常的患者忌用。

品名:羧甲司坦 Carbocisteine(羧甲基半胱氨酸)

剂型与规格:片剂:0.25g;糖浆剂:20mg/1ml。

用法与用量:口服,片剂:每次0.5g;糖浆剂:每次20~30ml;每日3次,儿童每日30mg/kg,分次服。

药理与用途:本品为黏液调节剂,主要在细胞水平影响支气管腺体的分泌,降低痰液的黏滞性,易于咯出。本品起效快,服后4小时即可见明显疗效。用于慢性支气管炎、支气管哮喘等疾病引起的痰液黏稠、咳痰困难和痰阻气管等。亦可用于手术后咳痰困难和肺炎合并症。用于小儿非化脓性耳炎。有预防耳聋效果。

不良反应:偶有轻度头晕、恶心、胃部不适、腹泻、胃肠道出血;也偶有头晕、皮疹等。

注意事项:有消化道溃疡病史者慎用。

品名:乙酰半胱氨酸 Acetylcysteine(富露施、痰易净)

剂型与规格:片剂:0.5g;吸入用溶液:0.3g/3ml。

用法与用量:喷雾吸入,10%溶液,每次1~3ml,每日2~4次。气管滴入或注入,5%溶液每次1~2ml,每日2~4次。口服,每次0.5g,每日3次。

药理与用途:系黏液溶解剂,具有较强的黏痰溶解作用。其分子中所含巯基(-SH)能使痰中糖蛋白多肽链中的二硫键(-S-S)断裂,降低痰的黏滞性,并使之液化。本品还能使脓性痰中的DNA纤维断裂,故能溶解白色黏痰和溶解脓性痰。主要用于大量黏痰阻塞引起的呼吸困难,如手术后的咳痰困难、急性和慢性支气管炎、支气管扩张、肺结核、肺炎、肺气肿等引起的痰液黏液黏稠、咳痰困难、痰阻气管等。本品可用于对乙酰基酚中毒的解毒。

不良反应:本品直接滴入呼吸道可产生大量痰液,需用吸痰器吸引排痰;可引起呛咳、支气管痉挛、恶心、呕吐、口臭等不良反应,一般减量即可缓解;如遇恶心、呕吐可暂停给药;支气管痉挛可用异丙肾上腺素缓解,与异丙肾上腺素合用或交替使用可提高药效,减少不良反应。

注意事项:支气管哮喘者禁用;本品能减弱青霉素、四环素、头孢菌素类的抗菌活性,故不宜与这些药物合用;必要时可间隔4小时交替使用。

品名:标准桃金娘油 Myrtol Standardized(稀化黏素、吉诺通、强力稀化黏素、桃金娘烯醇、复方桃金娘油、Oleum Eucalypti、Myrtol、Myrtenol、Gelomyrtol、Gelomyrtol Forte)

剂型与规格:胶囊剂(肠溶):成人装0.3g、儿童装120mg。

用法与用量:口服,急性病每次0.3g,每天3~4次。慢性病每次0.3g,每天2次;急性病4~10岁儿童每次120mg,每天3~4次。慢性病每次120mg,每天2次。最后一次剂量最好在晚上临睡前服用,以利于夜间休息。支气管造影后:服240~360mg可帮助造影剂的咳出。

药理与用途:标准桃金娘油在上、下呼吸道黏膜均能迅速发挥溶解黏液、调节分泌的作用,并主动刺激黏液纤毛运动,增强黏液纤毛清除功能。黏液动转速度显著增加,有助痰液排出。此外,标准桃金娘油具有抗炎作用,能通过减轻支气管黏膜肿胀而起到舒张支气管作用。标准桃金娘油对细菌亦具有抗菌和杀菌作用。本品能消除呼气时的恶臭气味,令呼吸有清新感受。经持久用药后,呼吸道的急、慢性炎症可被改善或治愈。黏液溶解性祛痰药。适用于急、慢性鼻窦炎和支气管炎。也适用于支气管扩张、慢性阻塞性肺疾患、肺部真菌感染、肺结核、硅沉着病等。可在支气管造影术后使用,以利于造影剂的排出。

不良反应:极个别有胃肠道不适及原有的肾结石和胆结石的移动。偶有过敏反应,如:皮疹、面部水肿、呼吸困难和循环障碍。

注意事项:对本品过敏者禁用;孕妇慎用;本品较宜在餐前30分钟用较多的凉开水送服。本胶囊不可打开或嚼破后服用。

二、镇 咳 药

品名:右美沙芬 Dextromethorphan

剂型与规格:片剂:10mg、15mg。

用法与用量:口服,每次15~30mg;儿童6~12岁,每次5~10mg;每日3次。

药理与用途:为中枢性镇咳药,通过抑制延髓咳嗽中枢而起效。镇咳作用与可待因大致相等,但无止痛作用,长期服用本品不易产生耐药性及成瘾性。适用于刺激性干咳。

不良反应:少数患者可有头晕、食欲不振、便秘等副作用。

注意事项:痰多患者及孕妇慎用。

品名:复方甘草 Compound Liquorice(棕色合剂、Browns Mixture)

剂型与规格:片剂:每片含甘草浸膏粉112.5mg、阿片粉4mg、樟脑2mg、八角茴香油2mg、苯甲酸钠2mg。复方合剂:组分为每1000ml中含甘草流浸膏 120ml、复方樟脑酊 180ml、甘油 120ml、愈创木酚甘油醚 5g、浓氨溶液及水适量。

用法与用量：口服，片剂：每次 2 片；合剂：每次 5 ~ 10ml，每日 3 次。

药理与用途：为黏膜保护性镇咳药，可盖在发炎的咽部黏膜上，减少局部感觉神经末梢所受刺激，从而发挥镇咳作用。用于上呼吸道感染、急性支气管炎初期，具有止咳、祛痰作用。

注意事项：片剂极易吸湿，应密封置干燥处保存；合剂放置后可有少量沉淀，服前应摇匀。

品名：喷托维林 Pentoxyverine，Carbetapentane（咳必清、carbetane）

剂型与规格：片剂（枸橼酸盐）：25mg。

用法与用量：口服，每次 25mg，每日 3 ~ 4 次；5 岁以上儿童每次口服 6.25 ~ 12.5mg，每日 2 ~ 3 次。

药理与用途：本品对咳嗽中枢有选择性抑制作用，尚有轻度的阿托品样作用和局麻作用，大剂量对支气管平滑肌有解痉作用，故它兼有中枢性和末梢性镇咳作用。其镇咳作用约为可待因的 1/3，但无成瘾性。每次给药作用可持续 4 ~ 6 小时。多用于上呼吸道感染引起的无痰干咳和百日咳等。

不良反应：偶有轻度头晕、口干、恶心、腹胀、便秘等副作用，为阿托品样作用所致。

注意事项：痰多者宜与祛痰药合用；青光眼及心功能不全伴有肺淤血的患者慎用。

品名：阿桔片 Compound Platycodon Tablets（复方桔梗片）

剂型与规格：片剂：0.3g。

用法与用量：口服，每次 0.3g，每日 2 ~ 3 次。

药理与用途：本品系恶心性祛痰药。通过刺激胃黏膜，引起呼吸道腺体分泌增加，使痰液变稀易于咯出。适用于慢性支气管炎及有痰性咳嗽。用于慢性支气管及其他有痰的咳嗽。

不良反应：有成瘾性，不宜长期使用；严重肝功能不全、肺心病、支气管哮喘、婴儿、哺乳期妇女禁用。

注意事项：本品按麻醉药品管理。

品名：复方磷酸可待因 Compound Codeine Phosphate（泰洛其）

剂型与规格:糖浆剂:120ml。每5ml含磷酸可待因5mg、盐酸麻黄碱4mg、马来酸氯苯那敏1mg、氯化铵110mg。

用法与用量:口服,每次10~15ml,每日3次;儿童用量酌减或遵医嘱。

药理与用途:本品含有咳嗽药磷酸可待因,同时还含平喘、祛痰及抗过敏成分,因此具有咳嗽、平喘、祛痰作用。疗效迅速,无肝毒性,无成瘾性。是目前治疗各种原因引起的无痰干咳及剧烈频繁的最有药物之一。用于无痰干咳及剧烈、频繁的咳嗽。

不良反应:口干、便秘、头晕、心悸等,一般较轻,不影响治疗。

注意事项:本品忌与帕吉林(优降宁)等单胺氧化酶抑制剂合用,以免影响血压;用药期间不宜驾驶车辆、管理机器及高空作业等。

品名:苯丙哌林 Benproperine

剂型与规格:片剂(磷酸盐):20mg;胶囊剂:20mg;溶液剂:10mg/10ml。

用法与用量:口服,每次20~40mg,每日3次。儿童酌减。

药理与用途:本品为非麻醉性镇咳剂,兼有中枢性和末梢性双重机制,具有较强镇咳作用。其作用较可待因强2~4倍。并具有罂粟碱样平滑肌解痉作用,故本品口服易吸收,服后15~20分钟即生效,镇咳作用可持续4~7小时。本品不抑制呼吸,不引起胆道及十二指肠痉挛或收缩,不引起便秘,未发现耐受性及成瘾性。用于治疗急性支气管炎及各种原因如感染、吸烟、刺激物、过敏等引起的咳嗽,对刺激性干咳较佳。有报道本品的镇咳疗效优于磷酸可待因。

不良反应:偶有轻度口干、胃部不适、食欲不振、乏力、头晕等不良反应;对本品过敏者禁用;孕妇慎用。

注意事项:服用时需整片吞服,切勿嚼碎,以免引起口腔麻木;孕妇应在医师指导下应用;密闭,闭光保存。

品名:可待因 Codeine(甲基吗啡)

剂型与规格:片剂(磷酸盐):15mg、30mg;注射剂:15mg/1ml、30mg/1ml。

用法与用量:口服,每次15~30mg,每日30~90mg。皮下注射,每次15~30mg,每日30~90mg,极量每次100mg,每日250mg。

药理与用途:能直接作用于延髓的咳嗽中枢,止咳作用迅速而强大,其作用强度为吗啡的1/4。也有一定的镇痛作用。其呼吸抑制、便秘、耐受性及成瘾性等作用较吗啡弱。口服吸收快而完全,其生物利用度为40%~

70%。1次口服后,约1小时血药浓度达高峰,血浆半衰期为3~4小时。用于各种原因引起的剧烈干咳和刺激性咳嗽,尤适用于伴有胸痛的剧烈干咳。其镇痛作用可用于中度疼痛。

不良反应:偶有恶心、呕吐、便秘、眩晕等不良反应;每次口服量超过60mg时,能抑制呼吸中枢,也可引起兴奋及烦躁不安等副作用;长期应用易产生耐受性、成瘾性,应控制使用。

注意事项:因抑制咳嗽反射,使大量痰阻塞呼吸道,引起感染加重,故多痰者禁用;孕妇、哺乳期妇女慎用;与中枢抑制药合用时加重呼吸抑制,故应避免与此类药物合用。

品名:二氧丙嗪 Dioxopromethazine(双氧异丙嗪)

剂型与规格:片剂(盐酸盐):5mg。

用法与用量:口服,每次5mg,每日2~3次;极量每次10mg,每日30mg。

药理与用途:本品具有较强的镇咳作用,并具有抗组胺、解除平滑肌痉挛、抗炎、局部麻醉作用。用于慢性支气管炎,镇咳疗效显著。本品10mg的镇咳作用约与可待因15mg相当。多于服药后30~60分钟显效,作用持续4~6小时或更长。用于慢性支气管炎;尚可用于过敏性哮喘、荨麻疹、皮肤瘙痒症等。

不良反应:常见副作用为困倦、乏力等。

注意事项:高空作业及驾驶车辆、操纵机器者禁用;癫痫、肝功能不全者慎用;治疗量与中毒量接近,不得超过极量。

品名:复方福尔可定 Compound Pholcodine(澳特斯、奥斯灵、福必安)

剂型与规格:溶液剂:60ml、150ml(每1ml含福尔可定1mg、盐酸苯丙烯啶0.12mg、盐酸伪麻黄碱3mg、愈创木酚甘油醚10mg)。

用法与用量:口服,每日3~4次,2.5岁以下儿童:每次2.5ml;2.5~6岁儿童:每次5ml;6岁以上儿童及成人:每次10ml。

药理与用途:福尔可定是一种中枢作用镇咳药,通过直接作用于延髓咳嗽中心选择性抑制咳嗽。盐酸苯丙烯啶是一种具有中枢镇定及抗毒蕈作用的强效H受体拮抗剂,通过竞争性、可逆性阻断组织上的组胺受体而消除组胺导致的过敏性反应。盐酸伪麻黄碱是一种拟交感神经药,有效对抗鼻充血及咽鼓管充血。愈创木酚甘油醚是一种祛痰剂,通过扩张支气管及降低支气管分泌物黏度发挥化痰作用。用于伤风、流感、咽喉及支气管刺激所引起的咳嗽、痰多咳嗽、干咳、敏感性咳、流涕、鼻塞和咽喉痛。

不良反应：偶有胃肠不适、胃痉挛、便秘、恶心、呕吐、口干、嗜睡、头晕等。

注意事项：对本品有耐受性的患者、严重高血压、冠心病或正服用单胺氧化酶抑制剂的患者禁用；孕妇、有严重肝肾功能损害者慎用；避免与其他拟交感神经药合用；操作机械或驾驶时需谨慎。

三、平喘药

品名：氨茶碱 Aminophylline

剂型与规格：片剂：0.1g、0.2g；缓释片：0.1g；注射剂：0.25g/2ml、0.5g/2ml、0.25g/10ml。

用法与用量：口服，每次0.1～0.2g，每日3次，极量每次0.5g，每日1g；儿童每次2～3mg/kg，每日3次；缓释片每12小时口服1次，每次200～300mg。肌内注射，每次0.25～0.5g，应加入2%普鲁卡因。静脉注射或静脉滴注，每次0.25～0.5g，以25%～50%葡萄糖注射液20～40ml稀释后缓慢静脉滴注，时间不得短于10分钟或以5%～10%葡萄糖注射液500ml稀释后缓慢滴注，极量每次0.5g，每日1g；儿童每次2～3mg/kg，以25%葡萄糖注射液20～40ml稀释后缓慢静脉注射（不得少于10分钟），或每次2～3mg/kg加5%葡萄糖注射液500ml稀释缓慢滴注。

药理与用途：为茶碱和乙二胺的复合物，含茶碱75%，口服吸收比茶碱好。本品可抑制磷酸二酯酶，减慢cAMP的水解速度，从而增加其浓度，使支气管平滑肌舒张，抑制过敏介质释放。此外尚可扩张冠状动脉，增强心肌收缩力，增加心输出量，也可提高肾小球滤过率，减少肾小管对钠和水的重吸收，具有利尿作用。本品还可扩张外周血管和胆管。临床主要用于支气管哮喘、喘息性慢性支气管炎、心脏性哮喘患者。还可用于心源性、肾源性水肿及胆绞痛病患者。

不良反应：本品呈较强碱性，局部刺激作用强。口服可致恶心、呕吐；每次口服最大耐受量0.5g；饭后服药，与氢氧化铝同服或服用肠衣片均可减轻其局部刺激作用；其中枢兴奋作用可使少数患者发生激动不安、失眠等；剂量过大时可发生谵妄，惊厥，可用镇静药对抗；肌内注射可引起局部红肿、疼痛，现已极少用；静脉注射过快或浓度过高（血浓度>25μg/ml）可强烈兴奋心脏，引起头晕、心悸、心律失常、血压剧降，严重者可致惊厥，故必须稀释后缓慢注射；其中枢兴奋作用可使少数患者发生激动不安，失眠等；剂量过大时可发生谵妄、惊厥，可用镇静药对抗。

注意事项：稀盐酸可减少其在小肠吸收；酸性药物可增加其排泄，碱性药物减少其排泄；西咪替丁、红霉素、四环素可使其血浆半衰期延长，因此血浓度可高于正常，易致中毒；苯妥英钠使其代谢加速，血浓度低，应酌增用量；急性心肌梗死伴有血压显著降低禁用；静脉输液时，应避免与维生素C、促皮质素、去甲肾上腺素、四环素族盐酸盐配伍。

品名：沙丁胺醇 Salbutamol（舒喘灵）

剂型与规格：片剂（硫酸盐）：2mg；胶囊剂：4mg、8mg；缓释片剂：4mg、8mg；注射剂：0.48mg/2ml（相当沙丁胺醇 0.4mg）。气雾剂：28mg/瓶，0.1mg/喷；雾化溶液：0.25%（硫酸盐）。

用法与用量：口服，每次 2～4mg，每日 3～4 次；缓释片剂每次 8mg，每日 2 次；儿童 0.1～0.15mg/kg，每日 2～3 次。静脉滴注，每次 0.4mg，用 5% 葡萄糖注射液 20ml 或氯化钠注射液 2ml 稀释后缓慢注射；或每次 0.4mg，用 5% 葡萄糖注射液 100ml 稀释后滴注。肌内注射，每次 0.4mg，必要时 4 小时可重复注射。气雾吸入，每次 0.1～0.2mg（即喷吸 1～2 次），必要时每 4 小时重复 1 次，但 24 小时内不宜超过 8 次；或每次 0.1mg（即喷吸 1 次），每日 3～4 次。

药理与用途：为选择性 β_2 受体激动剂，能选择性激动支气管平滑肌的 β_2 受体，有较强的支气管扩张作用，抑制肥大细胞等致敏细胞释放过敏性介质。对心脏的 β_1 受体的激动作用较弱，增加心律作用为异丙肾上腺素的 1/10。本品口服有效，作用持续时间较长。用于防治支气管哮喘、哮喘型支气管炎和肺气肿患者的支气管痉挛。制止发作多用于气雾吸入。口服用于预防发作。

不良反应：可见恶心、头痛、头晕、心悸、手指震颤等副作用；剂量过大时，可见血压波动，减量即恢复，严重时应停药。

注意事项：长期用药可形成耐受性，不仅疗效降低，且可能使哮喘加重；β 受体阻滞药如普萘洛尔拮抗本品的支气管扩张作用，故不宜合用；心血管功能不全、高血压和甲状腺功能亢进患者慎用。

品名：丙酸倍氯米松 Beclometasone Dipropionate

剂型与规格：气雾剂：50μg/喷，200 喷/瓶。

用法与用量：气雾吸入，每次 100～200μg（即 2～4 喷），每日 2～3 次，最大剂量每日1mg；儿童每次100μg（即2喷），每日2次或遵医嘱。

药理与用途：本品系强效外用糖皮质激素类药，具有抗炎、抗过敏、止痒等作用。气雾吸入后直接作用于呼吸道而发挥平喘作用。临床适用于过敏性哮喘及依赖肾上腺皮质激素的慢性哮喘患者。可部分或完全代替口服剂量的肾上腺皮质激素。但由于本品起效较慢，在吸入本品后仍需继续口服肾上腺皮质激素，2周后再逐渐减少肾上腺皮质激素的口服量。

不良反应：少数患者用药后可见声音嘶哑、口腔、咽部、喉部白色念珠菌感染等不良反应，对后者可局部给予抗真菌药治疗；每次用药后漱口，避免药液残留于咽喉部可减少发病率。

注意事项：呼吸道有炎症阻塞时，本品不宜达到小气道，往往也不能收效，此时应先用口服肾上腺皮质激素，待炎症阻塞控制后，吸入本品方可生效。

品名：布地奈德 Budesonide（布地缩松）

剂型与规格：气雾剂（含鼻喷剂）：100μg/喷、200μg/喷，100喷/瓶、200喷/瓶；干粉吸入剂：100μg/喷、200μg/喷、400μg/喷，100喷/瓶、200喷/瓶。

用法与用量：气雾吸入，开始剂量每次200～800μg，每日2次，维持量因人而异，通常每次200～400μg，每日2次；儿童开始剂量每次100～200μg，每日2次，维持量亦应个体化，以减至最低剂量又能控制症状为准。

药理与用途：本品是局部应用的肾上腺上皮质激素类药物。与倍氯米松相似的局部抗炎作用，而无全身肾上腺皮质激素作用。用于非激素依赖性或激素依赖性哮喘和哮喘性慢性支气管炎患者，可有效地减少口服肾上腺皮质激素的用量，有助于减轻肾上腺皮质激素的副作用。用药后肺功能明显改善，并降低急性发作率。用于非激素依赖性或激素依赖性哮喘和哮喘性慢性支气管炎患者。

不良反应：同倍氯米松。

注意事项：肺结核及呼吸道真菌、病毒感染者禁用；中度及重度支气管扩张症患者禁用。

品名：茶碱 Theophylline（胆茶碱、止喘碱、Choline Theophyllinate）

剂型与规格：片剂：0.1g；缓释片剂：0.2g、0.25g。

用法与用量：口服，每次0.1～0.2g，每日0.3～0.6g（缓释片0.2～0.4g）；极量每次0.3g，每日1g。

药理与用途：松弛支气管平滑肌，抑制过敏介质释放；在解痉的同时还可减轻支气管黏膜的充血和水肿；增强呼吸肌的收缩力，减少呼吸肌疲劳；增强心肌收缩力，增加心输出量，低剂量一般不加快心率；舒张冠状动脉、外周血管和胆管；增加肾血流量，提高肾小球滤过率，减少肾小管对钠和水的重吸收，具有利尿作用；用于支气管哮喘和哮喘性慢性支气管炎，与β受体激动剂合用可提高疗效；在哮喘持续状态，常选用本品与肾上腺皮质激素配伍进行治疗。

不良反应：局部刺激性大；口服可致恶心、呕吐、食欲不振等胃肠反应。

注意事项：本品宜饭后服用以减轻胃肠道刺激反应，治疗量导致失眠，可用镇静剂对抗之；茶碱代谢慢，用药剂量宜个体化；幼儿对茶碱类较敏感，使用时应特别注意；本品不宜与麻黄碱或肾上腺素同时应用；因有协同作用，可增加毒性。

品名：二羟丙茶碱 Diprophylline（丙羟茶碱、喘定、Proxypbylline、Dyphylline）

剂型与规格：片剂：0.1g、0.2g；注射剂：0.25g/2ml。

用法与用量：口服，每次 0.2g，每日 3 次。肌内注射，每次 0.25～0.5g。静脉滴注，用于严重哮喘发作，每次 0.5～1g 以 5%～10% 葡萄糖液稀释后滴入。

药理与用途：平喘作用与氨茶碱相似。本品 pH 近中性，对胃的刺激性较小，口服易耐受，可用较大剂量。心脏兴奋作用仅为氨茶碱的 1/20～1/10。应用于支气管哮喘和哮喘性慢支气管炎，与β受体激动剂合用可提高疗效。在哮喘持续状态，常选用本品与肾上腺皮质激素配伍进行治疗。尤适用于伴有心动过速的哮喘患者。

不良反应：偶有口干、恶心、心悸、多尿等副作用；大剂量可致中枢兴奋，故可用镇静药来对抗。

注意事项：不宜与氨茶碱同用。

品名：复方茶碱 Compound Theophylline

剂型与规格：片剂：0.3g（主要成分：茶碱、盐酸麻黄碱、非那西汀、苯巴比妥、氨基比林、咖啡因、柯柯碱、颠茄浸膏）。

用法与用量：口服，每次 1 片，每日 2 次。

药理与用途：本品可松弛支气管平滑肌。用于慢性支气管炎和支气管哮喘。

不良反应：参见茶碱片。

注意事项:参见茶碱片。

品名:特布他林 Terbutaline(博利康尼)

剂型与规格:片剂(硫酸盐):2.5mg、5mg;注射剂:0.25mg/1ml。

用法与用量:口服,每次2.5~5mg,每日3次,小儿酌减。皮下注射,每次0.25mg,15~30分钟无明显临床改善可重复注射1次,但4小时总量不得超过0.5mg。

药理与用途:为选择 β_2 受体激动剂,其支气管扩张作用与沙丁胺醇相近。对于哮喘患者,本品2.5mg的平喘作用与25mg麻黄碱相当。其对心脏 β_1 受体的作用极小,对心脏的兴奋作用为异丙肾上腺素的1/100。但大量或注射给药仍有明显心血管系统反应。临床用于治疗支气管哮喘、喘息性支气管炎、肺气肿等。连续静脉滴注本品可激动子宫平滑肌 β_2 受体,抑制自发性子宫收缩和催产素引起的子宫收缩,预防早产。同样原理亦可用于胎儿窒息。

不良反应:少数患者可有嗜睡、心悸、头痛、口干、手指震颤等副作用。

注意事项:本品与肾上腺素、异丙肾上腺素合用易致心律失常,故应避免合用;冠心病、心功能不全、高血压、甲状腺功能亢进、糖尿病、妊娠患者慎用;过敏者立即停药。

品名:色甘酸钠 Sodium Cromoglicate(咽泰)

剂型与规格:粉雾剂胶囊:20mg;气雾剂:700mg/瓶。

用法与用量:吸入,用特制器具吸入其粉末,每次20mg,每日3~4次;症状减轻后每日40~60mg;维持量每日20mg。

药理与用途:本品能稳定肥大细胞,抑制其脱颗粒,阻止组胺、5-羟色胺、慢反应物质、缓激肽等过敏性介质的释放,但无抗组胺和抗炎作用。临床仅用于过敏性哮喘、外源性哮喘、运动性哮喘及过敏性鼻炎的防治。

不良反应:较轻,较常见有疲倦、头晕、口干等,用药数日后可自行消退;干粉吸入时少数患者可见支气管痉挛、咳嗽、咽部刺激感、胸部紧迫感、恶心、鼻腔充血等副作用;与抗糖尿病药合用时,可导致可逆性血小板减少。

注意事项:孕妇、哺乳期妇女慎用本品;肝肾功能减退者应减量;本品停药时应逐渐减量,以防因骤然停药致哮喘复发;本品应置避光、干燥处保存。

品名:丙卡特罗 Procaterol

剂型与规格:片剂(盐酸盐):25μg、50μg;栓剂:100μg。

用法与用量:口服,每次50μg,每日早晚(睡前)各服1次或每晚睡前服1次,儿童减半。直肠给药,每次100μg,每日1~2次。

药理与用途:本品选择性兴奋β_2受体。支气管扩张作用强而持久,对心血管系统影响很小。此外,有较强的抗过敏作用。临床用于治疗支气管哮喘、喘息性支气管炎、慢性支气管炎、肺气肿等疾病。

不良反应:偶见心悸、心律失常、面部潮红、头痛、眩晕、耳鸣、恶心或胃不适、口渴、鼻塞、疲倦和皮疹。

注意事项:本品有抗过敏作用,故评估其他反应时,应考虑本品对皮试的影响;避光、密闭保存;甲状腺功能亢进症、高血压病、心脏病和糖尿病患者慎用;本品对孕妇和婴儿的安全性尚未确定,故亦应慎用。

品名:克仑特罗 Clenbuterol(氨哮素)

剂型与规格:栓剂:60μg。

用法与用量:直肠给药,每次60μg,每日2次。

药理与用途:为选择性兴奋β_2受体,其松弛支气管平滑肌作用强而持久,对心血管系统影响较少。平喘作用强,约为同剂量沙丁胺醇的100倍,故用量小。本品尚能增强纤毛运动,促进痰液排出,这亦有助于提高平喘疗效。用于防治支气管哮喘以及喘息性支气管炎、肺气肿等呼吸系统疾病。

不良反应:少数患者可见轻度心悸、手指震颤、头晕等副作用。

注意事项:心律失常、高血压和甲状腺功能亢进症患者慎用。

品名:班布特罗 Bambuterol(帮备、邦尼、Bambec)

剂型与规格:口服溶液剂:(盐酸盐)100mg/100ml;片剂:10mg、20mg;胶囊剂:10mg。

用法与用量:口服,起始剂量为10mg,肾功能不全的患者,初始剂量建议用5.0mg。睡前服用。根据临床效果,在用药1~2周后可增加到20mg。

药理与用途:为支气管扩张药。本品在体内转化为特布他林,是肾上腺素β_2受体激动剂,舒张支气管平滑肌,达到平喘效果。用于支气管哮喘、慢性喘息性支气管炎、阻塞性肺气肿和其他伴有支气管痉挛的肺部疾病。

不良反应:有震颤、头痛、强直性肌肉痉挛和心悸等,大部分在治疗1~

2 周后会自然消失。极少数人可能会出现转氨酶轻度升高及口干、头晕、胃部不适、皮疹等。

注意事项:对本品、特布他林及拟交感胺类药过敏者、肝硬化或某些肝功能不全患者、肥厚性心肌病患者禁用;孕妇、哺乳期妇女、婴幼儿、高血压、心脏病、糖尿病或甲状腺功能亢进症的患者应慎用;患有肾功能不全的患者使用本药,初始剂量应当减少。

品名:氯丙那林 Clorprenaline(氯喘通、isoprofenamine、喘通)

剂型与规格:片剂(盐酸盐):5mg。

用法与用量:口服,每次 5 ~ 10mg,每日 3 次。预防夜间发作可于睡前加服 5 ~ 10mg。

药理与用途:本品主要兴奋 β_2 受体,有明显松弛支气管平滑肌的作用。对心脏的兴奋作用为异丙肾上腺素的 1/10 ~ 1/3。临床用于治疗支气管哮喘、喘息性支气管炎以及慢性支气管炎合并肺气肿者。

不良反应:个别患者易出现心悸、头痛、手指震颤等副作用。

注意事项:高血压、冠心病、甲亢患者慎用。

品名:异丙托溴铵 Ipratropine(异丙阿托品)

剂型与规格:气雾剂:含药 0.025%(20ml),20μg/喷。

用法与用量:气雾吸入,每次 40 ~ 80μg,每日 4 ~ 6 次。

药理与用途:本品为胆碱能受体阻滞剂,对支气管平滑肌有较高的选择性,有较强的松弛支气管平滑肌作用,同时对呼吸道腺体和心血管系统无明显影响。临床用于防治支气管哮喘和喘息性慢性支气管炎,对于不能耐受 β 受体兴奋剂肌肉震颤、心动过速等不良反应的患者尤为适宜。

不良反应:偶有口干感。

注意事项:青光眼及幽门梗阻患者禁用。

品名:酮替芬 Ketotifen(噻哌酮)

剂型与规格:片剂(富马酸盐):1mg。

用法与用量:口服,成人及儿童均为每次 1mg,每日 2 次,早晚用。

药理与用途:为强效过敏介质抑制剂。能抑制肥大细胞释放组胺和过敏的慢反应物质,同时兼有强大的 H_1 受体拮抗作用。本品还可直接拮抗组胺和慢反应物质对支气管平滑肌的收缩作用。临床用于外源性、内源性及混合性哮喘的防治,对由运动、药物及其他原因引起的哮喘也有防治作用。

不良反应:早期使用偶见嗜睡、疲倦、恶心、口干、头晕等副作用,一般继续用药即可消失。

注意事项:与镇静催眠药、抗组胺药及乙醇等合用有增强作用;避免与降血糖药合用。

品名:曲尼司特 Tranilast(利喘平)

剂型与规格:片剂:120mg;胶囊剂:100mg。

用法与用量:口服,每次 100~120mg,每日 3 次;儿童每日 5mg/kg,分 3 次服。

药理与用途:本品为新的抗变态反应药物。能抑制肥大细胞脱颗粒,从而抑制组胺、5-羟色胺等过敏反应介质的释放。临床用于支气管哮喘、过敏性哮喘的防治,也可用于防治多种过敏性疾病。

不良反应:可见轻度肝功能异常、胃肠不适、红细胞和血红蛋白下降、乏力、心悸等副作用。

注意事项:在应用本品的疗程中,原使用的其他平喘药或糖皮质激素应缓慢减量,不可突然终止;本品对已发作症状不能迅速显效,一般在好发季节前半月服才能起预防作用。

品名:丙酸氟替卡松 Fluticasone Propionate(辅舒良、辅舒酮)

剂型与规格:鼻喷雾剂:50μg/揿(120 喷);气雾剂:50μg/揿(120 揿)、125μg/揿(60 揿)。

用法与用量:鼻喷雾剂:经鼻给药,成人和儿童(12 岁以上):每日 1 次,每个鼻孔各 2 喷,以早晨用药为好。某些患者需每日 2 次,每个鼻孔各 2 喷,早晚各 1 次直至症状改善。当症状得到控制时,维持剂量为每日 1 次,每个鼻孔各 1 喷。每日最大剂量为每个鼻孔不超过 4 喷。4~11 岁儿童:每日 1 次,每个鼻孔各 1 喷。某些患者需每日 2 次,每个鼻孔各 1 喷,每日最大剂量为每个鼻孔不超过 2 喷。气雾剂:吸入给药,开始时应用较大剂量,轻度哮喘每日 500μg,中度为 1000μg,重度哮喘 2000μg,均分 2~3 次吸入。通常于 1 周内症状均可缓解,然后根据病情逐渐调至能维持症状缓解的最低有效量。2~7 岁儿童用量为每日 100~400μg,分 2 次吸入。

药理与用途:丙酸氟替卡松是一局部具活性的皮质激素。具有抗过敏、抗炎作用,能减轻哮喘症状及控制病程进展。用于预防和治疗季节性过敏性鼻炎(包括枯草热)和常年性过敏性鼻炎;用于治疗轻、中度及严重慢性哮喘。

不良反应:可引起鼻、喉部干燥、刺激、令人不愉快的味道和气味、鼻出血和头痛;非常罕见过敏、过敏样反应、支气管痉挛、皮疹、面部或舌部水肿、鼻中隔穿孔、青光眼、眼压升高及白内障等。对长期鼻腔给予类固醇治疗的儿童应定期监测其身高。如果生长变慢,应减量治疗以改变情况。

注意事项:对本品过敏者禁用;过敏体质者、孕妇及婴幼儿、肺结核、气道有真菌或病毒感染者慎用。

品名:沙美特罗替卡松 Salmeterol Xinafoate and Fluticasone Propionate(舒利迭、Seretide)

剂型与规格:吸入剂:每吸50μg/100μg、50μg/250μg(沙美特罗/氟替卡松)。

用法与用量:吸入,成人和12岁以上的患者:每次1吸(50μg沙美特罗/100μg丙酸氟替卡松),每日2次;或每次1吸(50μg沙美特罗/250μg丙酸氟替卡松),每日2次;4岁以上儿童:每次1吸(50μg沙美特罗/100μg丙酸氟替卡松),每日2次。

药理与用途:本品是由长效β_2受体激动剂与糖皮质激素组成的复方吸入制剂。适用于可逆性阻塞性气道疾病的常规治疗。包括成人和儿童哮喘。

不良反应:声嘶、发音困难、咽部刺激、头痛、口咽部念珠菌病及心悸。

注意事项:对本品中任何成分过敏患者禁用;本品中含乳糖,对乳糖及牛奶过敏的患者禁用;肺结核、严重心血管疾病、糖尿病、低钾血症、甲状腺功能亢进或甲状腺毒症患者、孕妇、哺乳期妇女慎用。

品名:布地奈德-福莫特罗 Budesonide/Formoterol(信必可、信必、可都保、Symbicort)

剂型与规格:粉吸入剂:80μg/4.5μg/吸,60吸/支、160μg/4.5μg/吸,60吸/支。

用法与用量:吸入,推荐剂量:每次1~2吸(每吸80μg/4.5μg或每吸160μg/4.5μg),每日2次;12岁和12岁以上儿童用法、用量同成人。本品不用于哮喘的初始治疗,应个体化用药,在常规治疗中,当1日2次剂量可有效控制症状时,应逐渐减少剂量至最低有效剂量,甚至每日1次给予。

药理与用途:本品含有福莫特罗和布地奈德两种成分,通过不同的作用模式对减轻哮喘症状、改善肺功能有协同作用。布地奈德对肺具有肾上腺皮质激素的抗炎作用，可减轻哮喘症状，阻缓病情恶化，且相对副作用比全身性用药少；福莫特罗是一个选择性 β_2 肾上腺素受体激动剂，对有可逆性气道阻塞的患者有舒张支气管平滑肌的作用。在临床试验中，布地奈德中加入福莫特罗，可改善哮喘症状和肺功能，减少病情恶化。适用于需要联合应用吸入皮质激素和长效 β_2 受体激动剂的哮喘患者的常规治疗。

不良反应：因为本品含有布地奈德和福莫特罗，这两种药物的不良反应在使用信必可时也可出现。常见头痛、心悸、震颤、口咽部念珠菌感染、咽部轻度刺激、咳嗽和声嘶；不常见心动过速、肌肉痉挛、焦虑、躁动、紧张、恶心、眩晕、睡眠紊乱；罕见皮疹、荨麻疹、瘙痒、支气管痉挛；十分罕见但其中一些可能很严重的不良反应包括：布地奈德：抑郁、行为异常（主要见于儿童）、肾上腺皮质激素全身作用的症状和体征（包括肾上腺功能低下）、速发和迟发性过敏反应（包括皮炎、血管神经性水肿和支气管痉挛），以及青肿等。福莫特罗：心绞痛、高血糖症、味觉异常、血压异常。和其他吸入治疗一样，罕见发生反常的支气管痉挛、心房颤动、室上性心动过速和期前收缩等心律失常。

注意事项：对布地奈德、福莫特罗或吸入乳糖有过敏反应的患者禁用；肺结核、肥大梗阻性心肌病、先天性瓣膜下主动脉狭窄、严重高血压、动脉瘤或其他严重心血管疾病，如缺血性心脏病快速性心律失常或严重心衰、糖尿病、低钾血症、嗜铬细胞瘤、甲状腺功能亢进或甲状腺毒症患者、孕妇及哺乳期妇女慎用；应避免同时使用酮康唑或其他 CYP3A4 强抑制剂。

品名：福莫特罗 Formoterol（奥克斯都保、富马酸福莫特罗、安通克、Atock）

剂型与规格：吸入剂：（富马酸）4.5μg/吸，60 吸/支；干糖浆：40μg/g；片剂：20μg、40μg。

用法与用量：吸入给药，常规剂量为每天 1～2 次，每次 4.5～9μg，早晨和（或）晚间给药。晚间给药可预防晚间因症状发作而导致的睡眠干扰。有些患者须提高剂量，每天 1～2 次，每次 9～18μg，每次不超过 18μg，每日最大剂量为 36μg；口服，每次 40～80μg，每天 2 次，儿童每日 4μg/kg，分 2～3 次口服。

药理与用途：本品为一长效选择性 β_2 受体激动剂，具有支气管扩张作用，本品还有抗组胺作用，能抑制人嗜碱性粒细胞、肺肥大细胞释放组胺，其作用与组胺 H_1 受体拮抗剂、肥大细胞稳定剂酮替芬类似。本品适用于呼吸道闭塞性障碍引起的呼吸困难等多种症状,如:支气管哮喘、急慢性支气管炎、喘息性支气管炎、肺气肿。

不良反应:常见头痛、心悸、震颤;偶见恶心、呕吐、急躁、不安、失眠、肌肉痉挛、心动过速;罕见皮疹、荨麻疹、支气管痉挛;持续过量使用可能会引起心律不齐。

注意事项:对福莫特罗或吸入乳糖过敏者、严重肝硬化患者禁用;甲状腺功能亢进、高血压病、心脏疾病和糖尿病患者、肝功能不全者、低钾血症患者、嗜铬细胞瘤患者、肾功能不全者、孕妇、哺乳期妇女慎用;本品不宜用于治疗急性支气管痉挛;与肾上腺素及异丙肾上腺素等儿茶酚胺合用时,可引起心律不齐,甚至心脏停搏。

品名:糠酸莫米松 Mometasone Furoate(莫米松、艾洛松、内舒拿、糠洛松、莫美达松、Eloson)

剂型与规格:喷雾剂:50μg;鼻喷雾剂:50μg×60 揿/支、50μg×120 揿/支;乳膏剂:5mg/5g。

用法与用量:喷鼻,每侧鼻孔每次 100μg(2 揿),每日 1 次。症状未控制可每次 200μg(4 揿)。待症状控制后,减量至每侧鼻孔每次 50μg(1 揿)维持治疗。局部给药,取适量乳膏均匀涂搽于皮肤患处,每日 1 次。

药理与用途:本药为合成的中强效局部用糖皮质激素。药物经皮肤(或鼻黏膜)吸收后,与细胞质中的糖皮质激素受体蛋白结合后,发挥较强的抗炎、抗过敏、收缩血管、降低血管通透性、减少渗出、抑制细胞分裂和止痒等作用。鼻喷雾剂用于预防及治疗季节性或常年性过敏性鼻炎、鼻息肉。乳膏剂对于对糖皮质激素外用治疗有效的皮肤病,如接触性皮炎、异位性皮炎、湿疹、神经性皮炎等瘙痒性及非感染性炎性皮肤病。口腔干粉吸入剂用于预防性治疗哮喘。

不良反应:经鼻给药后可有鼻出血、鼻灼热感、鼻刺激感、咽炎;罕见过敏反应及血管性水肿的报道;罕见发生鼻中隔穿孔或眼内压升高的报道。经皮肤局部用药偶见烧灼感、瘙痒、刺痛等局部感觉异常和皮肤萎缩。

注意事项:对本品及其他糖皮质激素过敏者禁用;活动期或静止期结核病患者、未经治疗的真菌、细菌或全身病毒感染者、眼部单纯疱疹患者、白内障、青光眼患者、肝硬化、骨质疏松症、孕妇、哺乳期妇女、老人慎用。长期应用的患者应定期检查鼻黏膜。

四、感　冒　药

品名:小儿伪麻美芬 Pediatric Pseudoephedrine Hydrochloride and Dextromethorphan Hydrobromide(艾畅、Antuss)

剂型与规格:滴剂:15ml,每 1ml 含盐酸伪麻黄碱 9. 375mg、氢溴酸右美沙芬 3. 125mg。

用法与用量:口服,每 4 ~ 6 小时可重复用药,每 24 小时用药不超过 4 次,0 ~ 3 月婴幼儿(2. 5 ~ 5. 4kg)每次用量 0. 4ml;4 ~ 11 月婴幼儿(5. 5 ~ 7. 9kg)每次用量 0. 8ml;12 ~ 23 月幼儿(8. 0 ~ 10. 9kg)每次用量 1. 2ml;24 ~ 36 月幼儿(11. 0 ~ 15. 9kg)每次用量 1. 6ml。

药理与用途:本复方中盐酸伪麻黄碱为拟肾上腺素药,可收缩鼻黏膜血管,减轻鼻塞症状;氢溴酸右美沙芬为镇咳药,通过抑制延髓咳嗽中枢而产生镇咳作用。适用婴幼儿由于感冒、枯草热或其他上呼吸道过敏引起的鼻塞、流涕、咳嗽等症状的对症治疗。

不良反应:偶见皮疹、烦躁、焦虑、兴奋、头痛、头晕、心悸、失眠、口干、食欲不振、恶心、上腹不适等。

注意事项:对本品成分过敏者或接受单胺氧化酶抑制药治疗或停止单胺氧化酶抑制剂治疗 2 周内的患者禁用;有高血压、糖尿病、精神抑郁症、心脏病、甲亢、青光眼、哮喘患者以及对麻黄碱药理作用敏感者不宜服用本品;本品仅供口服,不可用于滴鼻。

品名:氨酚伪麻美芬片Ⅱ(日片)/氨麻苯美片(夜片)Paracetamol, Pseudoephedrine Hydrochloride and Dextromethorphan Hydrobromide Tablets Ⅱ/Paracetamol, Pseudoephedrine Hydrochloride, Diphenhydramine Hydrochloride and Dextromethorphan Hydrobromide Tablets(白加黑)

剂型与规格:片剂:本品为复方制剂,日用片每片含:对乙酰氨基酚 325mg、盐酸伪麻黄碱 30mg、无水氢溴酸右美沙芬 15mg;夜用片每片含:对乙酰氨基酚 325mg、盐酸伪麻黄碱 30mg,无水氢溴酸右美沙芬 15mg,盐酸苯海拉明 25mg。

用法与用量:口服,日用片:每次 1 片,每 6 小时服药 1 次;夜用片:夜晚或临睡前服 1 片。

药理与用途:本品中对乙酰氨基酚可抑制前列腺素合成而具有解热镇

痛作用;盐酸伪麻黄碱具有收缩上呼吸道毛细血管、消除鼻咽黏膜充血、减轻鼻塞、流涕的作用;氢溴酸右美沙芬能抑制咳嗽中枢,具有止咳作用;盐酸苯海拉明为抗组胺药,能进一步减轻鼻塞、流涕、打喷嚏等症状,并有镇静安眠的作用。本品用于治疗和减轻普通感冒或流行性感冒引起的发热、头痛、四肢酸痛、喷嚏、流鼻涕、鼻塞、咳嗽等。

不良反应:偶见轻度乏力、恶心、上腹不适、食欲不振、口干等。

注意事项:对其中任一种成分的药物有过敏史者禁用;肝肾功能不全者、妊娠期或哺乳期妇女、高血压、心脏病、糖尿病、甲状腺疾病、青光眼等患者慎用;饮酒、服镇痛剂、镇静剂会加重嗜睡。

品名:氨酚伪麻美芬片(日片)/氨麻美敏片Ⅱ(夜片)Paracetamol, Pseudoephedrine Hydrochloride and Dextromethorphan Hydrobromide Tablets/Paracetamol, Pseudoephedrine Hydrochloride, Dextromethorphan Hydrobromide and Chlorphenamine Maleate Tablets(日夜百服咛)

剂型与规格:片剂:本品为复方制剂,日片(氨酚伪麻美芬片):每片含对乙酰氨基酚500mg,盐酸伪麻黄碱30mg,氢溴酸右美沙芬15mg。夜片(氨麻美敏片Ⅱ):每片含对乙酰氨基酚500mg,盐酸伪麻黄碱30mg,氢溴酸右美沙芬15mg,马来酸氯苯那敏2mg。

用法与用量:口服,日用片:每次1片,每6小时服药1次;夜用片:夜晚或临睡前服1片。

药理与用途:本品中对乙酰氨基酚可抑制前列腺素合成而具有解热镇痛作用;盐酸伪麻黄碱具有收缩上呼吸道毛细血管、消除鼻咽黏膜充血、减轻鼻塞、流涕的作用;氢溴酸右美沙芬能抑制咳嗽中枢,具有止咳作用;马来酸氯苯那敏为抗组胺药,能进一步减轻鼻塞、流涕、打喷嚏等症状,并有镇静安眠的作用。适用于缓解普通感冒及流行性感冒引起的发热、头痛、四肢酸痛、打喷嚏、流鼻涕、鼻塞、咳嗽、咽痛等症状。

不良反应:有时有轻度头晕、乏力、恶心、上腹不适、口干、食欲缺乏和皮疹等,可自行恢复。

注意事项:对本品过敏者、严重肝肾功能不全者禁用;孕妇及哺乳期妇女、肝肾功能不全者、运动员、过敏体质者慎用;日片,每天剂量不超过3片,夜片不超过1片,每次服药时间间隔不少于6小时。疗程不超过3~7天;服药期间禁止饮酒;不能同时服用与本品成分相似的其他抗感冒药;夜用片服用后,不得驾驶机、车、船、从事高空作业、机械作业及操作精密仪器。

品名：酚麻美敏 Paracetamol, Pseudoephedrine Hydrochloride, Dextromethorphan Hydrobromide and Chlorphenamine Maleate（氨酚伪麻美那敏、泰诺、Tylenol Cold）

剂型与规格：片剂：每片含对乙酰氨基酚 325mg、盐酸伪麻黄碱 30mg、氢溴酸右美沙芬 15mg、马来酸氯苯那敏 2mg。

用法与用量：口服，每次 1～2 片，每 6 小时 1 次，24 小时不超过 8 片；6～12 岁儿童：每次 1 片，每 6 小时 1 次，24 小时不超过 4 片。12 岁以上剂量同成人。

药理与用途：本品中对乙酰氨基酚能抑制前列腺素的合成而产生解热镇痛作用；盐酸伪麻黄碱可收缩鼻黏膜血管，减轻鼻塞症状；马来酸氯苯那敏为抗组胺药，能减轻流泪、打喷嚏、流涕等过敏症状；氢溴酸右美沙芬为中枢性镇咳药，能抑制咳嗽中枢，产生镇咳作用。用于感冒引起的发热、头痛、周身四肢酸痛、打喷嚏、流涕、鼻塞、咳嗽、咽痛等症状。

不良反应：轻度嗜睡、多汗、头晕、乏力、恶心、上腹不适、口干、食欲减退和皮疹等，可自行恢复。

注意事项：对本品中任一成分及其他拟交感胺类药（如肾上腺素、异丙肾上腺素等）过敏者禁用；6 岁以下儿童不宜使用；下列情况者应慎用：孕妇、哺乳期妇女、心脏病、高血压、糖尿病、甲状腺疾病、慢性支气管炎、呼吸困难、肺气肿、青光眼、精神抑郁者、前列腺肥大引起的排尿困难、长期慢性咳嗽或咳嗽伴有黏痰者、肝肾功能不全患者、驾驶员、高空作业及操纵机器者慎用。

品名：氨酚曲麻 Paracetamol Triprolidine Hydrochlorideand Pseudophedrine Hydrochloride（联邦菲迪乐）

剂型与规格：片剂：每片含对乙酰氨基酚 0.2g、水杨酰胺 0.1g、盐酸伪麻黄碱 30mg、咖啡因 15mg、盐酸曲普利啶 1.2mg。

用法与用量：口服，饭后服用。每次 1～2 片，每日 3 次；12 岁以上儿童每次 1 片，每日 2～3 次。

药理与用途：本品中对乙酰氨基酚具有解热镇痛作用：水杨酰胺具有解热镇痛和抗炎作用；盐酸伪麻黄碱可选择性地收缩上呼吸道毛细血管，消除鼻咽部黏膜充血、减轻鼻塞症状；咖啡因为中枢兴奋药，有加强对乙酰氨基酚治疗头痛的效果；盐酸曲普利啶为抗组胺药，可消除或减轻流泪、打喷嚏和流涕等症状。用于感冒引起的各种症状：发热、头疼、关节痛、全身酸痛、喷嚏、流涕、鼻塞、流泪等。

不良反应:嗜睡、上腹不适、头晕、恶心、纳差、口干、皮疹等,可自行缓解。

注意事项:对本品各成分过敏者、心脏病、高血压、甲亢、糖尿病、哮喘、青光眼、肺气肿伴呼吸困难、前列腺肥大合并排尿困难等患者、驾驶机动车辆、操作机器、高空作业及饮酒者禁用;孕妇及哺乳期妇女、葡萄糖-6-磷酸脱氢酶(G-6-PD)缺乏患者及地中海贫血患者慎用;3 岁以下儿童不宜服用。勿过量服用,疗程不得超过 7 天。超量服用可造成头晕、失眠及精神症状;服用本品后症状若未改善或伴高热,应及时停药。

五、其　他

品名:猪肺磷脂 Poractant Alpha(泊拉坦、固尔苏、Poractant)

剂型与规格:注射剂:120mg/1.5ml、240mg/3ml。

用法与用量:气管内给药,预防呼吸窘迫综合征(RDS):应出生后(15 分钟内)尽早给药,一次 100~200mg/kg。第一次给药后 6~12 小时可以再给 100mg/kg,如发生 RDS 需机械通气,则可每隔 12 小时给药一次,最大总剂量 300~400mg/kg。治疗 RDS:初始剂量推荐为 100~200mg/kg,可以根据临床情况,再次给予 1~2 次重复剂量,每次给予 100mg/kg,且 2 次剂量间隔 12 小时。总量(初始剂量和两次重复剂量之和)为 300~400mg/kg。

药理与用途:本品由猪的肺表面活性物质制得,肺表面活性物质是一种混合物,以磷脂和特异性蛋白为主组成,肺表面活性物质能降低肺泡表面张力,保持呼气末肺泡扩张而不致塌陷,并且在整个呼吸周期维持充分气体交换。将本药(外源性肺表面活性物质的天然制剂)送入下部气道,来替代内源性缺乏的肺表面活性物质。本药的表面活性特性使其在肺内得以均匀分布,并且在肺泡的气液界面展开,发挥内源性肺表面活性物质的作用。预防和治疗早产婴儿呼吸窘迫综合征(RDS)。

不良反应:罕见肺出血。

注意事项:对本药过敏者禁用。胎膜破裂 3 周以上才出生的婴儿慎用。

第十章 泌尿系统药

一、利 尿 药

品名:氨苯蝶啶 Triamterene(三氨蝶啶)

剂型与规格:片剂:50mg。

用法与用量:饭后服,每次50~100mg,每日3次。常与氢氯噻嗪合用增加疗效。每日最大剂量不超过300mg。

药理与用途:本品抑制远曲小管和集合管对Na^+的重吸收,增加Na^+、Cl^-排泄而利尿,对K^+则有潴留作用,其留钾排钠作用与螺内酯相似,但本品不是醛固酮拮抗剂。与其他利尿药合用时,能显著提高各自的利尿作用并能减轻不良反应。本品口服后1小时即产生利尿作用,4~6小时达高峰,药效可持续12~16小时。用于治疗心力衰竭、肝硬化腹水、慢性肾炎和其他原因引起的顽固性水肿。

不良反应:偶见恶心、呕吐、嗜睡、轻度腹泻、软弱、口干、光敏、过敏等;大剂量或长期服用可出现血钾过高。

注意事项:长期应用者,应定期检查BUN;肾脏病患者、老年人、糖尿病患者应特别注意高血钾;服药后多数患者出现淡蓝色荧光尿;与洋地黄合用时可使疗效降低,使血尿酸、血糖升高;与非甾体类抗炎药合用时可引起急性肾衰;有痛风史的患者宜慎用;孕妇及哺乳期妇女、严重肝、肾功能不全者、无尿患者禁用。

品名:呋塞米 Furosemide(速尿、呋喃苯胺酸)

剂型与规格:注射剂:20mg/2ml;片剂:20mg。

用法与用量:肌内注射或静脉注射,开始时每次20~40mg,必要时每2小时追加剂量,剂量视病情而定。静脉注射时剂量一般每次不超过

100mg,速度不宜过快。口服,水肿性疾病:起始剂量每次 20～40mg,必要时6～8 小时追加 20～40mg,,一般的剂量范围是每日 40～200mg。高血压:起始剂量每日 40～80mg,每日 2 次。高钙血症:口服每日 80～120mg,每日 1～3 次。

药理与用途:本品为强效利尿剂。主要作用于髓升支粗段皮质部,抑制氯、钠、钾从肾小管向上皮细胞内的重要吸收;可扩张肾血管,增加肾血流量,调整肾血流分布;抑制肾小管对 Ca^{2+}、Mg^{2+} 的重吸收,增加 Ca^{2+}、Mg^{2+} 的排泄;对碳酸酐酶也有抑制作用。用于心、肝、肾等病变引起的各种水肿、脑水肿;高血压、高钙血症;急性药物中毒、急性肾功能衰竭的预防。

不良反应:可引起低钾、低钠、低氯性碱中毒等及与此有关的口干、乏力、肌肉酸痛、恶心、腹泻、关节痛、心律失常等;还可引起高尿酸血症、高血糖、氮质血症、过敏反应等;静脉快速大剂量给药时可引起暂时性的听力减弱,短暂性耳聋等;偶见肝功能损害、粒细胞减少、血小板降低、肝炎患者易产生肝性脑病。

注意事项:利尿作用迅速,大剂量作用可引起脱水和血容量不足,直立性低血压;易致电解质紊乱,使用过程中应对 K^+、Na^+、Cl^-、Ca^{2+} 进行监测;长期应用可以产生高尿酸血症,个别患者可以出现急性痛风,老年人、有痛风史者、胰腺炎者宜慎用;与磺胺类药物有交叉过敏;与降血压药合用须注意调整后者剂量;与氨基糖苷类抗生素合用时,易出现听力减退和暂时性耳聋;与糖皮质激素、强心苷合用时,应注意补钾;不宜将本品加于酸性输液中静脉滴注,以免发生沉淀;孕妇、低钾血症、肝性脑病患者、大剂量使用洋地黄的患者禁用;严重肾功能不全、糖尿病、痛风等患者及儿童慎用。

品名:氢氯噻嗪 Hydrochlorothiazide(双氢克尿噻)

剂型与规格:片剂:10mg、25mg。

用法与用量:口服,每次 25～50mg,每日 25～100mg,每日或间日使用;儿童每日 1～2mg/kg,每日 1～2 次。

药理与用途:本品为中效利尿剂。主要作用部位在髓袢升支的皮质部及远曲小管起始部位,抑制氯、钠的重吸收,增加钾的排泄,增加肾小管对钙的重吸收。有微弱抑制碳酸酐酶的作用。本品尚有抗利尿作用,能显著减少肾原性尿崩症的尿量。本品降压作用较弱,但对正常血压不起作用。用于各种水肿、高血压及尿崩症。

不良反应:可引起水、电解质紊乱,特别是低钾血症,肝硬化患者可因低钾血症和血氨升高而诱发肝性脑病;此外,可引起高尿酸血症、高血糖症；偶见皮疹、血小板减少性紫癜、血胆红素升高、过敏性皮炎。

注意事项：服用期间，应注意血液电解质水平；长期服用可致电解质紊乱，故宜隔日服用或服药3～4日停药3～4日；无尿或严重肾功能不良、对磺胺过敏或对本品过敏者、红斑狼疮、肝功能减退、有痛风史者、哺乳期妇女、糖尿病患者慎用。

品名：阿米洛利 Amiloride（氨氯吡咪）

剂型与规格：片剂（盐酸盐）：5mg。

用法与用量：口服，每次5mg，每日2次，必要时增加剂量，最大每日20mg。

药理与用途：抑制远曲小管及集合管 Na^+-H^+和 Na^+-K^+交换，并非通过拮抗醛固酮而起作用，为目前排钠留钾利尿药中作用最强的药物。本品增加 Na^+、Cl^-的排泄和尿酸的排泄。本品能增加氢氯噻嗪和利尿酸等利尿药的作用并减少钾的丢失。一般不单独应用，本品无降压作用。用于治疗心、肝、肾疾病引起的水肿，排钾利尿药引起的低血钾。

不良反应：服后可有胃肠道反应及感觉异常；头晕、皮疹、乏力、肌痛及视觉变化等；也可有直立性低血压、血尿氮浓度升高等。

注意事项：大剂量长期使用，可出现血钾过高现象。严重肾功能不全者，有高钾血症倾向者禁用；孕妇、糖尿病慎用；在进行糖耐量试验前，应停此药。

品名：布美他尼 Bumetanide（丁尿胺）

剂型与规格：片剂：1mg；注射液：0.5mg/2ml。

用法与用量：口服，每次0.5～1mg，每日1～3次，最大剂量每日10～20mg。静脉注射，每次0.5～1mg。

药理与用途：本品作用部位、作用机制、电解质丢失和作用特点均与呋喃苯胺酸、利尿酸相似。临床上主要作为呋塞米的代用品，用于各种顽固性水肿、急性肺水肿、急慢性肾功能衰竭患者。

不良反应：参见呋塞米；偶见男性患者出现乳房发育、阴茎勃起困难。

注意事项：参见呋塞米。

品名：螺内酯 Spironolactone（安体舒通）

剂型与规格：片剂：20mg。

用法与用量：每次20mg，每日3～4次，用药5日效果满意，可继续使用原量，否则应加用其他利尿药，常与氢氯噻嗪合用。

药理与用途：与醛固酮有类似的化学结构，在远曲小管、集合管竞争性抑制醛固酮，从而干扰醛固酮对上述部位钠重吸收的促进作用。促进 Na^+ 和 Cl^- 的排出而产生利尿，因 Na^+-K^+ 交换机制被抑制，钾的排出减少，故为留钾利尿药。本品为低效利尿剂，对继发性醛固酮升高引起的水肿有治疗效果。用于与醛固酮升高有关的顽固型水肿，如肝硬化腹水、心力衰竭、肾病综合征等水肿。

不良反应：有轻度胃肠道症状；偶有头痛、嗜睡、发热、皮疹等；长期应用本品时，男性可出现乳房增大、阳痿；女性出现月经不规则、声音变粗等；长期或大剂量使用可引起高血钾、血尿素氮升高。

注意事项：本品有潴钾作用，应慎用补钾剂；孕妇及哺乳期妇女、肝肾功能损害、代谢性酸中毒、高钾血症的患者禁用。

二、抗前列腺增生药

品名：黄酮哌酯 Flavoxate（泌尿灵）

剂型与规格：片剂：200mg。

用法与用量：口服，每次200mg，每日3～4次。病情严重时可适当增加剂量。

药理与用途：本品具有抑制腺苷酸环化酶、磷酸二酯酶作用，亦有钙离子拮抗作用及较弱的抗毒蕈碱作用。对泌尿生殖系统平滑肌具有选择性的解痉止痛作用。临床可用于尿道炎、前列腺炎、膀胱炎等引起的尿急、下腹部疼痛等症状，妇科痉挛性痛，如痛经、下腹部疼痛等，亦可配合其他药物用于肾结石、尿道结石、下尿道手术后引起的各种疼痛。

不良反应：有恶心、呕吐；轻微嗜睡、口干；视近物模糊、调节麻痹、眼压增高；排尿困难；心动过速和心悸等现象。

注意事项：孕妇及驾驶员和机械操作人员慎用；有炎症的患者应同时加用抗感染药；幽门梗阻、肠梗阻、胃肠道出血、尿路梗阻禁用；青光眼患者慎用或禁用；12岁以下儿童不宜使用。

品名：特拉唑嗪 Terazosin

剂型与规格：片剂（盐酸盐）：1mg、2mg、5mg。

用法与用量：口服，开始时每次不超过1mg，每晚睡前1mg，以后根据情况逐渐增量。治疗高血压:剂量可逐渐增至理想血压,推荐剂量为每日 1 ~ 5mg;治疗前列腺肥大:一般每日 1 ~ 5mg。

药理与用途:为选择性 α_1 受体阻滞剂,对血管平滑肌有舒张作用;降低周围血管阻力,特别是扩张小动脉,从而使血压下降,而舒张压降低更显著。降低膀胱出口部位平滑肌,解除前列腺增生时由于平滑肌张力引起的排尿困难,使尿流动力学得以改善。用于良性前列腺肥大及高血压。

不良反应:可见头痛、头晕、无力、恶心、心悸、直立性低血压等;偶见胃肠道不适、水肿、便秘、瘙痒、皮肤反应、阴茎异常勃起、情绪影响等。

注意事项:首次或最初几次服药后出现直立性低血压,应避免突然改变姿势或参加危险的工作;避免突然停药;驾驶员及孕妇、哺乳期妇女、对本品过敏者、严重肝肾功能不全者、12 岁以下的儿童禁用。

品名:非那雄胺 Finasteride(保列治、非那甾胺)

剂型与规格:片剂:5mg。

用法与用量:口服,每次 5mg,每日 1 次,6 个月为 1 个疗程。

药理与用途:本品是一种 4-氮甾体激素化合物。为 5α 还原酶特异抑制剂,该酶能将睾酮代谢成更强效的雄激素双氢睾酮。双氢睾酮是前列腺生长所依赖的物质,因而合成受阻而使腺体消肿。本品对雄激素受体无亲和力。用于良性前列腺肥大症。

不良反应:主要为性功能障碍;偶有皮疹、口唇肿胀等过敏反应、乳房增大和压痛。

注意事项:本品起效慢,不适用于良性前列腺增生症状较重、尿流量严重下降和有多量残余尿量者;尿潴留较大或尿排出严重减少时,应检查是否有阻塞性尿路疾病;怀疑前列腺癌者不宜用,以免影响对疾病判断;孕妇须避免与服用本品者的精液接触,以免导致男性胎儿外生殖器异常;妇女、儿童对本品禁用。

品名:依立雄胺 Epristeride(爱普列特)

剂型与规格:片剂:5mg。

用法与用量:口服,每次 5mg,每日 2 次(每日早晚各一次),饭前饭后均可,疗程 4 个月。

药理与用途:本品为选择性的和非竞争性的类固醇Ⅱ型 5α-还原酶抑制剂,用于治疗良性前列腺增生症,其作用机制是通过抑制睾酮转化为双氢睾酮而降低前列腺腺体内双氢睾酮的含量,导致增生的前列腺体萎缩。

适用于治疗良性前列腺增生症，改善因良性前列腺增生的有关症状。

不良反应：可见恶心、食欲减退、腹胀、腹泻、口干、头昏、失眠、全身乏力、皮疹、性欲下降、勃起功能障碍、射精量下降、耳鸣、耳塞、髋部痛等。

注意事项：对本品过敏者禁用；服用本品的患者在使用血清 PSA 指标检测前列腺癌时，应提请医师充分考虑患者因服用本品而导致血清 PSA 下降的重要因素；治疗前需明确诊断，注意除外感染、前列腺癌、低张力膀胱及其他尿道梗阻性疾病等。

品名：多沙唑嗪 Doxazosin（Cardura、甲磺酸多沙唑嗪、络欣平、伊立平）

剂型与规格：片剂：1mg、2mg、4mg、8mg。

用法与用量：口服，起始剂量 1mg，每日 1 次，1～2 周后根据临床反应和耐受情况调整剂量；维持量为 1～8mg，每日 1 次，但超过 4mg 易引起直立性低血压。国外研究资料提示本品最大日剂量为 16mg。为减少直立性低血压反应，首剂及调整剂量时宜睡前服。

药理与用途：是长效 α_1 受体阻滞剂。选择性作用于节后 α_1 肾上腺素受体，使周围血管扩张，周围血管阻力降低而降低血压，对心排出量影响不大。与其他的 α_1 受体阻滞剂一样，多沙唑嗪对立位血压和心率影响较大。本品作用于前列腺和膀胱颈平滑肌的 α_1 肾上腺素受体，使膀胱颈、前列腺、前列腺包膜平滑肌松弛，尿道和膀胱阻力减低，从而减轻前列腺增生引起的尿道阻塞症状。用于高血压、良性前列腺增生。

不良反应：发生率在 10% 以上的不良反应：头晕、头痛、倦怠不适；发生率在 2%～10% 的不良反应：嗜睡、水肿、恶心、鼻炎、呼吸困难、直立性低血压、心悸、眩晕、口干、视觉异常、神经质、性功能障碍、腹泻、多尿、胸痛和全身疼痛；发生率为 1% 左右的不良反应：心律失常、低血压、皮疹、瘙痒、关节痛/关节炎、肌肉无力、肌痛、感觉异常、运动障碍、共济失调、张力过强、肌痉挛、潮红、结膜炎、耳鸣、抑郁、失眠、便秘、消化不良、胃肠胀气、鼻出血、尿失禁、虚弱和颜面水肿；发生率为 0.3% 左右的不良反应：心动过速、外周末梢缺血。

注意事项：对喹唑啉类（如哌唑嗪、特拉唑嗪）过敏者、服用本品后发生严重低血压、近期发生心肌梗死、有胃肠道梗阻、食管梗阻或任何程度胃肠道腔颈缩窄病史者禁用；孕妇、哺乳期妇女、儿童、肝功能受损的患者或正使用任何影响肝代谢的药物的患者、眩晕、晕厥者、近期有脑血管意外患者慎用；本品治疗中若加用其他降压药，本品剂量宜减少；患者在开始治疗以及治疗中增加剂量时应避免引起突然性体位变化和行动，并注意其可能对身体造成的伤害；如发生晕厥，应置患者于平卧位，必要时给予支持治疗；阴茎痉挛是本品治疗中一种非常罕见的不良反应，可引起持续性阳痿，一旦发生需立即治疗；前列腺癌和前列腺增生的许多症状相同，且两者常合并存在，故在开始多沙唑嗪治疗良性前列腺增生症前，应先排除前列腺癌。

品名：坦索罗辛 Tamsulosin（坦洛新、哈乐、Alna、Harnal、Amsulosin）

剂型与规格：胶囊剂（缓释）：0.2mg。

用法与用量：口服，每次 1 粒，每日 1 次，饭后口服（或晚间睡前服）。注意不要嚼碎胶囊内的颗粒。

药理与用途：本品为肾上腺素 α_1 受体亚型 α_1A 的特异性拮抗剂，属治疗良性前列腺增生症（BPH）用药。主要通过选择性阻断尿道、膀胱颈及前列腺中肾上腺素 α_1A 受体，使平滑肌松弛，从而改善 BPH 所致的排尿困难等症状。用于治疗前列腺增生所致的异常排尿症状，如尿频、夜尿增多、排尿困难等。适用于轻、中度患者及未导致严重排尿障碍者。如已发生严重尿潴留时不应单独服用本品。

不良反应：偶有头晕、蹒跚感、血压下降、心率加快、丙氨酸氨基转移酶（ALT）、天门冬氨酸氨基转移酶（AST）、乳酸脱氢酶（LDH）升高；极少患者可出现皮疹及胃肠道不适，但均较轻。饭后服药多可避免。

注意事项：对本品过敏者、儿童、肾功能不全者禁用；直立性低血压及高龄者慎用；不要嚼碎胶囊内的颗粒；同用降压药时，须注意血压变化，以免发生低血压。

三、其 他

品名：碳酸氢钠 Sodium Bicarbonate

剂型与规格：片剂：0.5g。

用法与用量：口服，每次 0.5～1.0g，每日 3 次，饭前服用。

药理与用途：本品口服后能迅速中和胃酸，减轻疼痛，但作用持续时间较短。口服易吸收，能碱化尿液。用于胃酸过多及消化道溃疡，碱化尿液。

不良反应：口服中和胃酸时产生大量二氧化碳，增加胃内压力，能使胃扩张，常引起嗳气；对严重胃溃疡患者可引起溃疡穿孔；还可反射性地引起胃泌素释放，继发性胃酸分泌增加；长期大量使用，可引起碱血症、高血症。

注意事项：充血性心力衰竭、水肿和肾功能衰竭的酸中毒患者，使用本品应慎重；严重溃疡的患者禁用。

品名：腹膜透析液 Peritoneal Dialysis Fluid

主要成分：腹膜透析液由钠、钾、钙、镁、氯、缓冲物质（基团）和葡萄糖等配制而成的澄明、无菌、无热原和内毒素、pH 适宜的溶液。

剂型与规格：注射液：1000ml/袋、2000ml/袋。

用法与用量：透析管插入腹膜，使透析管与腹膜透析液连接并保持通畅。用前透析液加温至37℃。每日透析 4 次，每次透析交换量，依尿量多少可分为 1000ml、1500ml、2000ml，白天每次存留 4 小时，夜间存留 10 小时。

药理与用途：腹膜为一生物半透膜，具有分泌、吸收、扩散和渗透作用。可将含有与机体细胞外液近似的电解质、葡萄糖等透析液通过透析管输入腹腔，腹膜毛细血管内血浆及淋巴液中积聚的尿素、肌酐、钾、硫酸、磷酸盐、胍类中分子代谢物及其他电解质等经过腹膜进入腹腔透析液中，而透析液中的物质也同样通过腹膜进入循环不断交换透析，清除了患者体内的氮质及其他代谢物，并保持水、电解质平衡，代替了肾脏的部分功能。用于治疗急性或慢性肾功能衰竭；药物中毒；顽固性心力衰竭；严重电解质紊乱，如高血钾等。

不良反应：腹膜透析易出现腹痛、腹膜炎、脱水、电解质紊乱、蛋白质及其他营养丢失、腹膜粘连、出血、透析管阻塞、透析管周围渗漏、失衡综合等并发症；严重腹胀、高度脱水、周围循环衰竭、腹壁皮肤感染、腹腔内脏创伤和炎症、肠粘连、腹部术后、恶病质、肺部病变等禁用腹膜透析。

注意事项：注意腹腔透析的并发症，如腹痛、腹膜炎、脱水、电解质紊乱、蛋白质及其他营养成分丢失、腹腔粘连、出血、透析管阻断、透析管周围渗漏、失衡综合征等；醋酸透析液有扩张血管的作用，对腹膜刺激较大；碳酸氢盐透析液在低渗条件下对中性粒细胞的功能有保护作用，而且适用于有肝脏损害者；但碳酸氢盐须临时配制。

品名：萘哌地尔 Naftopidil（博帝、再畅、浦畅、那妥、君列欣）

剂型与规格：片剂：25mg。

用法与用量：口服，良性前列腺增生症（BPH）引起的尿路梗阻症的治疗：初始剂量，每次 25mg，每日 1 次，睡前服用。剂量可随临床疗效作适当的调整，每日最大剂量不得超过 75mg，高龄患者应从低剂量（每日 12.5mg）开始用药，同时注意监护；用于高血压病的降压治疗：个体化用药，起始剂量为每次25mg，每日2次，两周后，可根据患者血压的下降程度调整剂量，推荐剂量范围为每次25～50mg，每日2次。

药理与用途：属治疗良性前列腺增生症（BPH）用药。具有 α_1 受体阻断作用，能够缓解该受体兴奋所致的前列腺和尿道的交感神经性紧张、降低尿道内压，改善良性前列腺增生症所致的排尿障碍等症状。用于良性前列腺增生症引起的排尿障碍，用于高血压病的降压治疗。

不良反应：偶见头昏、起立性眩晕、头重、头疼、耳鸣、便秘、胃部不适、水肿、寒战、AST升高和ALT升高。

注意事项：对本品有过敏史者禁用；肝功能损伤者、重症心脑血管疾病患者初次使用本品时应慎用；本品服用初期及用量剧增时能引起直立性低血压，导致头昏、起立性眩晕，故高空作业及机动车驾驶员应慎用。服用期间，应注意血压变化，发现血压降低时应酌情减量或停止使用。

品名：谷丙甘氨酸 Glutamic Acid，Alanine Acid and Glycine Acid（前列必康、安尿通）

剂型与规格：胶囊剂：0.41g。每粒含谷氨酸0.265g、丙氨酸0.1g、甘氨酸0.045g。

用法与用量：口服，每次2粒，每日3次，或根据病情适当增减。

药理与用途：本品可调节体内氨基酸代谢平衡，有使前列腺消炎、消肿、回缩的作用。用于尿频、尿急、尿痛、尿等待、滴沥不尽、腰膝酸软、会阴不适、睾丸、腰骶、腹股沟疼痛，以及性欲下降、早泄、阳痿等症。

不良反应：未见报道。

注意事项：对本品过敏者禁用；肾功能不全者慎用。

品名：托特罗定 Tolterodine（酒石酸托特罗定、宁通、舍尼亭、特苏安、得妥、Detrol）

剂型与规格：片剂（酒石酸）：2mg。

用法与用量：口服，初始剂量为每次2mg，每日2次；根据患者的反应和耐受程度，可减至每次1mg，每日2次。

药理与用途：为竞争性M胆碱受体阻滞剂。用于因膀胱过度兴奋引起的尿频、尿急或紧迫性尿失禁症状的治疗。

不良反应：常见口干、消化不良、便秘、腹痛、胀气、呕吐、头痛、眼干燥症、皮肤干燥、思睡、神经质、感觉异常；偶见调节失调、胸痛、过敏反应、尿闭、精神混乱。

注意事项:对本品过敏者、尿潴留、胃滞纳、未经控制的窄角型青光眼患者、重症肌无力患者、严重溃疡性结肠炎患者、中毒性巨结肠患者禁用;孕妇、有膀胱出口梗阻等尿潴留风险者、有幽门狭窄等胃潴留风险者、肝肾功能不全者、自主性神经疾病患者、食管裂孔疝患者慎用;不推荐儿童使用本品;哺乳期间服用本品应停止哺乳;服用本品可能引起视力模糊,用药期间驾驶车辆、开动机器和进行危险作业者应当注意。

第十一章 内分泌系统药

一、下丘脑垂体激素及其类似物

品名:促皮质素 Corticotropin(ACTH)

剂型与规格:冻干粉针剂:25U、50U;注射剂(明胶盐):20U/ml、40U/ml、80U/ml;注射剂(锌盐):20U/ml、40U/ml。

用法与用量:肌内注射,每次 12.5~25U,每日 2 次。长效促皮质素(促皮质素与氢氧化锌的灭菌混悬液)仅供肌内注射,每次 20~60U,每日 1 次。静脉滴注,以 12.5~25U 溶于 5%~10% 葡萄糖液 500ml 内于 6~8 小时内滴完,每日 1 次。促皮质素试验,将 25U 溶于 5% 葡萄糖液中静脉滴注,维持 8 小时,连续 2 日,留 24 小时尿检查 17-醛类固醇及 17-羟皮质类固醇。

药理与用途:促进肾上腺皮质功能。用于结缔组织病如急性风湿性关节炎、风湿性心脏病、过敏性疾病如支气管哮喘、过敏性皮炎、药物过敏反应,也用于急性痛风、严重烫伤、创伤休克、红斑狼疮以及皮质激素的辅助治疗。

不良反应:过敏,高血压,月经障碍,头痛,糖尿病,精神异常等。

注意事项:结核病、高血压、糖尿病、血管硬化症、胃溃疡等及孕妇一般不宜应用;静脉滴注时不宜与中性及偏碱性的注射液如氯化钠、谷氨酸钠、氨茶碱等配伍。

品名:绒促性素(绒毛膜促性腺激素)Chorionic Gonadotrophin(HCG)

剂型与规格:冻干粉针剂:500U、1000U、2000U、3000U、5000U。

用法与用量:肌内注射,每次 500~5000U。无排卵性不育症:于经期第 10 天起,每日肌内注射 1 次 500~1000U,连续 5 日;黄体功能不足:于经期第15～17天(基础体温上升3天后),每日肌内注射500～1000U,连用5日;功能性子宫出血:每日肌内注射300～1500U,连用3～5日;隐睾症:10岁以下,每次肌内汁射500～1000U,10～14岁,每次肌内注射1500U,1周2～3次,连用4～8周;男性性功能减退症:每次肌内注射4000U,1周3次;先兆流产或习惯性流产:每日或隔日1次肌内注射3000～5000U,共5～10次。

药理与用途:属促性腺激素。用于性功能障碍、不孕症、先兆流产或习惯性流产、功能性子宫出血、闭经、隐睾症、男性性腺功能减退症、精子过少等。

不良反应:头痛、困倦、注射部位疼痛、情绪变化和过敏;女性可引起卵巢过度刺激综合征、多胎妊娠;男性可引起性早熟、体液潴留、水肿、乳头肿痛及乳房女性化等。

注意事项:生殖系统炎症、激素性活动型性腺癌、无性腺忌用;高血压慎用;注射前需做过敏试验。

品名:尿促性素 Menotrophin(HMG)

剂型与规格:冻干粉针剂:FSH 75U 和 LH 75U;FSH 75U(尿促卵泡成熟激素)。

用法与用量:肌内注射,开始每日75～150U,连用7～12日,至雌激素水平增高后,再肌内注射绒促性素(每日1次1000U,连用5日,或1次3000U),经12小时即排卵。用于精子缺乏症,1周200～1200U(分3次注射),总量3200～19 200U。

药理与用途:属促性腺激素。主要与绒促性素或氯米芬配合使用以治疗无排卵性不孕症,亦用于原发性或继发性闭经、男性精子缺乏症以及卵巢功能试验等。

不良反应:卵巢刺激过度综合征,卵巢增大,卵巢囊肿破裂,多胎妊娠,流产,腹水,胸膜渗出,动脉血栓栓塞,发热等。

注意事项:妊娠、卵巢功能不全、多囊泡性卵巢、颅内病变、甲状腺或肾上腺皮质功能减退等忌用;若每日尿排泄雌激素>100μg或雌三醇>50μg时,应停用绒促性素;要从用绒促性素和排卵前1天开始每日性交,如有卵巢明显增大,要避免性交。

品名:去氨加压素 Desmopressin

剂型与规格:片剂:100μg、200μg。

用法与用量:口服,每次 0.1mg,每日 3 次,用药后再根据疗效调整剂量。

药理与用途:减少尿频和夜尿。用于中枢性尿崩症,还可作为诊断不同部位的尿道感染用药。

不良反应:头痛、恶心、胃痛。

注意事项:幼年及老年人、体液电解质不平衡、颅内压增高慎用。

品名:鞣酸加压素 Vasopressin Tannic Acid

剂型与规格:注射剂:100mg/5ml。

用法与用量:深部肌内注射,每次 0.2 ~ 1ml,1 次注射 0.3ml 可维持2 ~ 6 日,注射 1ml 可维持 10 日左右,或按病情而定。

药理与用途:减少尿量。用于尿崩症。

不良反应:腹痛、胸痛、水钠潴留、过敏、心肌梗死等。

注意事项:高血压、冠状动脉疾病、动脉硬化、心力衰竭及孕妇禁用。

品名:重组人生长激素 Recombinant Human Somatropin(基因重组人生长激素、人生长激素、思真、思增、健高宁、DNA-rhGH)

剂型与规格:粉针剂:2U、4U、10U。

用法与用量:皮下注射,使用前将 1ml 注射用水沿瓶壁缓慢加入,轻摇使之溶解,忌剧烈振荡。促儿童生长剂量:每日 0.1 ~ 0.15U/kg,每日 1 次。睡前皮下注射,疗程为 3 个月 ~ 3 年;重度烧伤治疗:每日 0.3 ~ 0.6U/kg,每日 1 次。疗程一般 4 周左右。

药理与用途:具有与人体内源生长激素同等的作用,刺激骨骺端软骨细胞分化、增殖,刺激软骨基质细胞增长,刺激成骨细胞分化、增殖,引起线形生长加速及骨骼变宽;促进全身蛋白质合成,纠正手术等创伤后的负氮平衡状态,纠正重度感染及肝硬化等所致的低蛋白血症;刺激免疫球蛋白合成,刺激淋巴样组织,巨噬细胞和淋巴细胞的增殖,增强抗感染能力;刺激烧伤创面及手术切口胶原体细胞合成纤维细胞,巨噬细胞分裂增殖,加速伤口愈合;促进心肌蛋白合成,增加心肌收缩力,降低心肌耗氧量,调节脂肪代谢,降低血清胆固醇、低密度脂蛋白的水平;补充生长激素不足或缺乏,调节成人的脂肪代谢、骨代谢、心肾功能。用于内源性生长激素缺乏、慢性肾衰及特纳综合征所致儿童生长缓慢和重度烧伤的治疗。

不良反应:长期注射同一部位,会致局部脂肪萎缩,皮肤色素沉着。用药过度会致钾低。部分患者可出现高血糖。

注意事项:对本品过敏者、妊妇、哺乳期妇女、骨骺闭合的儿童、恶性肿瘤患者或有肿瘤进展症状的患者、糖尿病患者、颅内进行性损伤者、严重全身感染等危重患者在急性休克期内禁用;脑肿瘤引起的垂体性身材矮小患者、心肾疾病患者、糖耐量减低者慎用。

品名:亮丙瑞林 Leuprorelin(抑那通、Enanton、醋酸亮丙瑞林、Leuprorelin Acetate、Lucrin,Leupron)

剂型与规格:粉针剂:3.75mg。

用法与用量:皮下注射,子宫内膜异位症、子宫肌瘤、前列腺癌、闭经前乳腺癌:每次3.75mg,每4周1次。

药理与用途:抑制垂体生成和释放促性腺激素。它还进一步抑制卵巢和睾丸对促性腺激素的反应,从而降低雌二醇和睾酮的生成(慢性作用)。用于子宫内膜异位症、子宫肌瘤、绝经前乳腺癌、前列腺癌、中枢性性早熟症。

不良反应:内分泌系统:发热、颜面潮红、发汗、性欲减退、阳痿、男子女性化乳房、睾丸萎缩、会阴不适等现象;肌肉骨骼系统:可见骨疼痛、肩腰四肢疼痛;泌尿系统:可见排尿障碍、血尿等;循环系统:可见心电图异常、心胸比例增大等;消化系统:恶心、呕吐、食欲不振等;过敏反应:可见皮疹、瘙痒等;注射局部疼痛、硬结、发红;其他:可见水肿、胸部压迫感、发冷、疲倦、体重增加、知觉异常、听力衰退、耳鸣、头部多毛;偶见肝功能异常;由于雌激素降低作用而出现的更年期综合征样的精神抑郁状态。

注意事项:对本品及GnRH衍生物或合成类似物有过敏史者、原因不明的阴道出血者、孕妇或有可能怀孕的妇女、哺乳期妇女禁用;伴有脊髓压迫者、输尿管梗阻患者、老年及生理功能低下者、肾功能不全者、充血性心力衰竭或有心血管病史者、血栓栓塞患者、有骨质疏松史者慎用;治疗时一定要确认患者未妊娠,且于月经周期的1~5天开始给药,在治疗期内应采用非激素性方法避孕。给药时应留心与类似疾患(恶性肿瘤等)鉴别,如给药过程中肿瘤增大,临床症状未见改善时应终止给药。由于雌激素降低可引起骨质的损失,故需长期给药或再次给药时,应尽可能检查骨密度,慎重用药。

品名:曲普瑞林 Triptorelin(达菲林,醋酸曲普瑞林,达必佳)

剂型与规格:注射剂:0.1mg/1ml;粉针剂:3.75mg、0.1mg。

用法与用量:皮下注射,每次0.5mg,每日1次。连用7天(用于女性不孕症时连用7～10天)，以后一次0.1mg，每日1次，作为维持量。体外授精术：治疗周期第一天开始每次0.5mg，每日1次，直至给予hCG。肌内注射，前列腺癌：每次3.75mg，每4周1次。子宫内膜异位症和子宫肌瘤：每次3.75mg，每4周1次。从月经的前5日内开始，用药不应超过6个月。女性不孕症：每次3.75mg，当血浆雌激素水平小于50pg/ml，于用药后15日起联合使用促性腺激素治疗。中枢性性早熟：(9岁以下女孩和10岁以下男孩)给药剂量应依据体重而定。体重>30kg的儿童，一次3.75mg，第一个月每2周1次，以后一月1次，若疗效不佳，则每3周注射1次。体重在20～30kg的儿童，一次2.5mg；体重<20kg的儿童，一次1.875mg；骨龄超过12岁的女孩和13岁的男孩应停药。

药理与用途：本药是合成的促性腺素释放激素GnRH类似物，其结构改良将天然分子结构中的第六个左旋甘氨酸被右旋色氨酸所取代，使其促效作用更为显著及血浆半衰期更长。用于需要把性类固醇血清浓度降低至去势水平者，如：激素依赖性前列腺癌、子宫内膜异位症、子宫肌瘤等。可用于9岁以下女孩和10岁以下男孩中枢性性早熟；可用于女性不孕症；体外受精胚胎移植辅助治疗。

不良反应：面部发热、性欲减低等。女性：可能发生潮热、阴道干燥、头痛和虚弱；儿童：治疗第1周时，有时女孩会出现小量阴道出血，可用短期的附加治疗来纠正；男性：不良反应十分罕见，但有可能发生，尤其治疗初期，有时临床症状加重，如阳痿、性欲减退等。建议在治疗前2周加用雄激素拮抗剂。联合使用促性腺激素时，可能引起腹腔和盆腔的疼痛。

注意事项：对本药或GnRH及其类似物过敏者、孕妇及哺乳期妇女、骨质疏松患者、非激素依赖性的前列腺癌或前列腺切除手术后的患者、儿童渐进性脑瘤者禁用。在治疗期间，禁止近期或同时使用含雌激素的药物。

二、肾上腺皮质激素类药

品名：地塞米松 Dexamethasone(氟美松)

剂型与规格：片剂(醋酸盐)：0.75mg；注射剂(醋酸盐)：2.5mg/0.5ml、5mg/1ml、25mg/5ml；注射剂(磷酸钠盐)：1mg/1ml、2mg/1ml、5mg/1ml。

用法与用量：口服，每日0.75～6mg，分2～4次服用，维持剂量每日0.5～0.75mg。肌内注射，每次8～16mg，间隔2～3周1次。静脉滴注(磷酸钠盐)，每次2～20mg，或遵医嘱。

药理与用途:有抗炎、抗过敏作用。用于湿疹,神经性皮炎及其他过敏性皮肤病。

不良反应:类柯兴综合征,免疫抑制,糖尿等;局部可致痤疮,酒糟样皮炎,皮肤萎缩和毛细血管扩张。

注意事项:溃疡病、血栓性静脉炎、活动性肺结核、肠吻合手术后忌用或慎用;细菌性、真菌性及病毒性皮肤病忌用;有癔病史及精神病史最好不用。

品名:泼尼松 Prednisone(强的松)

剂型与规格:片剂:5mg。

用法与用量:口服,每日5~15mg,早晨起床后服用2/3,下午服用1/3。抗炎:每日5~60mg;儿童每日剂量1~2mg/kg;分3~4次服用。每次剂量及疗程因病种及病情不同而异。

药理与用途:有抗炎、抗过敏、抗毒、抗休克作用。用于肾上腺皮质功能减退症、活动性风湿病、类风湿关节炎、全身性红斑狼疮等结缔组织性疾病、肾病综合征、严重的支气管哮喘、剥脱性皮炎、神经性皮炎、天疱疮、湿疹、血小板减少性紫癜、粒细胞减少症、急性淋巴性白血病及感染性休克。

不良反应:皮质增多症,加重或并发感染,加重或诱发消化道溃疡,引起精神症状,血糖增高,高血压,骨质疏松,肾上腺皮质功能不全。

注意事项:肝功能不良及原发性肾上腺皮质功能不全症不宜应用;长期用药在手术时及术后3~4日内常需酌增用量;一般外科患者尽量不用;不可与疫苗同用;高血压、糖尿病、胃与十二指肠溃疡、心功能不全、精神病、青光眼等慎用;与噻嗪类利尿药合用更易发生低血钾;与免疫抑制药合用,增加感染的危险性,可诱发淋巴瘤或其他淋巴细胞增生性疾病;可降低血糖药物的作用,拮抗胰岛素;提高血管对升压药的敏感性;与洋地黄同用更易发生洋地黄中毒;苯巴比妥、苯妥英钠可加速本品代谢,疗效降低;与吲哚美辛合用更易发生溃疡;一般感染不用本品,用于严重感染,必须与有效、足量、敏感的抗菌药物配合使用;不可骤然停药,需逐渐减量;注意补钾。

品名:氢化可的松 Hydrocortisone(皮质醇、Cortisol)

剂型与规格:片剂(醋酸盐):10mg、20mg;注射剂:10mg/2ml、25mg/5ml、50mg/10ml、100mg/20ml;注射剂(醋酸盐):125mg/5ml;粉针剂(琥珀酸钠盐):135mg(相当于氢化可的松100mg)。

用法与用量:口服,每次10~20mg,每日1~2次。注射剂:每次100~200mg,与生理氯化钠注射液或5%葡萄糖注射液500ml混合均匀后,加维生素C 0.5~1.0g静脉滴注。注射剂(醋酸盐):用于结核性脑膜炎、胸膜炎、关节炎、腱鞘炎、急慢性损伤、肌腱劳损等,摇匀后关节腔内注射,每次1~2ml(每ml内含药25mg),鞘内注射,每次1ml。粉针剂(琥珀酸钠盐):临用时以生理盐水配成5%溶液供静脉滴注或肌内注射。

药理与用途:为人工合成的糖皮质激素,具有抗炎、免疫抑制、抗毒、抗休克等作用。注射剂用于各种感染引起的中毒症状,各种原因引起的肾上腺皮质功能减低症,结缔组织病,眼部非特异性炎症,严重过敏状态如过敏性休克、输液输血反应、支气管哮喘持续状态。片剂用于肾上腺功能不全所引起的疾病,类风湿关节炎,风湿性发热,痛风,支气管哮喘等。

不良反应:胃肠反应,精神神经症状,类肾上腺皮质功能亢进症,骨质疏松症,肌萎缩等。

注意事项:肾上腺皮质功能亢进症、严重精神病、严重高血压、严重癫痫、消化性溃疡病、抗菌药物不能控制的真菌感染、中期糖尿病等禁用;对中枢抑制或肝功能不全的患者尽可能不用;用药期间应低盐、低糖、高蛋白饮食;长期用药停药应逐渐减量。

品名:倍他米松 Betamethasone(培他美松)

剂型与规格:片剂:0.5mg;注射剂(磷酸钠盐):5.26mg/1ml(相当于倍他米松4mg)。

用法与用量:口服,每日0.5~2mg,分2次服用,维持量为每日0.5~1mg。静脉注射,每次初量5.2~15.6mg(相当于倍他米松4~12mg)。

药理与用途:作用与地塞米松同,但抗炎作用较地塞米松、曲安西龙等均强。用于治疗活动性风湿病、类风湿关节炎、红斑狼疮、严重支气管哮喘、严重皮炎、急性白血病等,也用于某些感染的综合治疗。

不良反应:与氢化可的松相似。

注意事项:孕妇忌用;不宜用于肾上腺皮质功能不全症。

品名:可的松 Cortisone Acetate

剂型与规格:片剂(醋酸盐):5mg、25mg。

用法与用量:口服,每次12.5~25mg,每日25~100mg。

药理与用途:同泼尼松。主要用于肾上腺皮质功能减退症的替代治疗。

不良反应:同泼尼松。

注意事项:同泼尼松。

品名:甲泼尼龙 Methylprednisolone

剂型与规格:注射剂(琥珀酸钠盐):50mg。

用法与用量:关节腔内及肌内注射,每次 10~80mg。

药理与用途:抗炎作用较强,对钠潴留作用微弱,作用同泼尼松。用途同泼尼松。

不良反应:同泼尼松。

注意事项:注射液应避光;用于严重休克,应于 4 小时后重复给药;余同泼尼松。

品名:泼尼松龙 Prednisolone(强的松龙)

剂型与规格:片剂(醋酸盐):5mg;注射剂(琥珀酸钠盐):25mg/ml;注射剂(磷酸钠盐):20mg/ml。醋酸泼尼松龙混悬液注射剂:25mg/ml、125mg/5ml。

用法与用量:口服,每日 10~40mg,分 2~3 次,维持量每日 5~10mg。肌内注射,每日 10~30mg。静脉滴注,每次 10~25mg,溶于5%~10%葡萄糖溶液 500ml 中应用。关节腔或软组织内注射(混悬液),应在无菌条件下操作,以防引起感染,每次 5~50mg,用量根据具体情况而定,每次注射可维持 1 周。

药理与用途:同泼尼松,其抗炎作用较强、水盐代谢作用很弱。用途同泼尼松。

不良反应:同泼尼松。

注意事项:同泼尼松。

品名:醋酸曲安奈德 Triamcinolone Acetonide

剂型与规格:注射剂:5mg/ml、10mg/ml、50mg/5ml、200mg/5ml。

用法与用量:肌内注射,每次 20~100mg,1 周 1 次。皮下或关节腔内注射,一般每次 2.5~5mg。皮肤病可于皮损部位或分数个部位注射,每处剂量为 0.2~0.3mg,每日不超过 30mg,1 周总量不超过 75mg,用前应充分摇匀。

药理与用途:抗炎作用同氢化可的松、泼尼松龙,但作用较强,抗过敏作用也较强且较持久。用于各种皮肤病(如神经性皮炎、湿疹、牛皮癣等),

关节痛，支气管哮喘，肩周炎，腱鞘炎，急性扭伤，慢性腰腿痛及眼科炎症等。

不良反应：长期用于眼部可引起眼内压升高。

注意事项：病毒性、结核性或急性化脓性眼病忌用；关节腔内注射可能引起关节损害；孕妇不宜长期使用。

三、治疗糖尿病药

品名：二甲双胍 Metformin

剂型与规格：片剂(盐酸盐)：0.25g、0.5g。

用法与用量：口服，每次 0.5g，每日 1.5g。开始时每次 0.25g，每日 3 次，以后可根据病情调整用量。

药理与用途：双胍类口服降血糖药。主要用于成年性糖尿病无酮尿者，经严格控制饮食后无法减轻，血糖未能降低至正常值的糖尿病患者；对磺胺类药物治疗失败者，可与本药合并使用；对依赖胰岛素而疗效不显著的肥胖症者，本品可作辅助治疗。

不良反应：胃肠反应、贫血、血管炎和肺炎。

注意事项：充血性心力衰竭，既往有乳酸性酸中毒，肝、肾功能不全，糖尿病并发酸中毒和急性感染禁用；孕妇慎用；西咪替丁可减少二甲双胍的肾排出；琼脂类可减少二甲双胍的吸收。

品名：苯乙双胍 Phenformin(降糖灵、Glyburide)

剂型与规格：片剂(盐酸盐)：25mg、50mg。

用法与用量：口服，每次 25mg，每日 75～100mg，分次服用。开始时每次 25mg，每日 2～3 次，饭前服，可逐渐增至每日 50～100mg，一般于服药 1 周后血糖即降低。但欲达到正常血糖水平尚需继续用药 3～4 周。

药理与用途：双胍类。用于成人非胰岛素依赖型糖尿病及部分胰岛素依赖型糖尿病，尤其适于肥胖型糖尿病患者。可与磺酰脲类合用治疗成年型及稳定型糖尿病，与胰岛素合用治疗一些不稳定型或幼年型的糖尿病。

不良反应：胃肠反应，乳酸性酸血症。

注意事项：充血性心力衰竭，肝、肾功能不全尤为危险，糖尿病并发酮症酸中毒和急性感染时禁用；孕妇慎用；本品加强双香豆素类药抗凝血作用；本品加强加压素的升压作用；本品与醇饮料同用可致腹痛、酸血症及体温过低。

品名:甲苯磺丁脲 Tolbutamide(D860)

剂型与规格:片剂:0.5g。

用法与用量:口服,每次0.5~1g,每日1~2g。可于第1、2日口服每日1g,每日3次;第3日开始以每次0.5g,每日3次的维持量。病情好转后,用量可酌减。

药理与用途:磺脲类。一般用于成年后发病,单用饮食控制无效而胰岛功能尚存的轻、中度糖尿病患者。

不良反应:胃肠反应、过敏(皮肤红斑或荨麻疹)、白细胞减少、粒细胞缺乏、血小板减少、低血糖等。

注意事项:肝肾功能不全、白细胞减少、对磺胺过敏、孕妇及糖尿病并发酸中毒和急性感染禁用;氢氯噻嗪或糖皮质激素使本品(包括其他磺脲类)的降血糖效果降低,磺胺类药物使本品的作用及毒性均增强,不宜合用;与抗凝血药如双香豆素等同服,本品使抗凝血作用增强,双香豆素加强本品的降血糖作用,故两药应慎用;保泰松、氯霉素使本品的作用和毒副作用增强,需慎用;治疗期间宜戒酒。

品名:格列本脲 Glibenclamide(优降糖)

剂型与规格:片剂:5mg。

用法与用量:口服,每次2.5~10mg,早饭后1次服,开始时每日2.5mg,然后根据情况逐增,但每日不超过15mg,出现疗效后逐渐减至维持量,每日2.5~5mg。每日量超过10mg时,应分早、晚2次服用。

药理与用途:第二代磺脲类,口服降血糖药。用于饮食不能控制的轻、中度Ⅱ型糖尿病(非胰岛素依赖型糖尿病)。

不良反应:低血糖,胃肠反应,皮疹,骨髓抑制,甲状腺功能降低。

注意事项:肝肾功能不全、白细胞减少、对磺胺过敏者、孕妇及糖尿病并发酸中毒和急性感染禁用;一般不宜合用磺胺、保泰松、四环素、氯霉素等。

品名:格列美脲 Glimepiride(万苏平、圣糖平、圣平)

剂型与规格:片剂:1mg、2mg、3mg;胶囊剂:2mg。

用法与用量:口服,用药时无固定剂量,应根据定期监测空腹血糖和糖化血红蛋白值确定患者用药的最小有效剂量。通常起始剂量为每日1~

2mg,可在早餐前或与早餐同时服用。初始最大剂量不超过2mg。通常维持剂量是每日1～4mg,应根据患者的血糖变化调整剂量,每1～2周剂量增加不超过2mg。推荐的最大维持剂量为每日6mg(仅个别患者需用至8mg)。

药理与用途:本品为第二代磺酰脲类口服降血糖药,作用机制与格列本脲相似,其降血糖作用是刺激胰岛β细胞分泌胰岛素,部分提高周围组织对胰岛素的敏感性。本品与胰岛素受体结合及离解的速度较格列本脲为快,较少引起较重低血糖。用于经饮食控制、降低体重及运动锻炼不能有效控制的2型糖尿病患者。

不良反应:可引起低血糖、恶心、呕吐;少见腹泻、腹痛;有个别病例血清肝脏转氨酶升高;偶见皮肤瘙痒、红斑、荨麻疹、头痛、乏力、头晕。

注意事项:对本品及磺酰脲类过敏者、已确诊的1型糖尿病患者、严重肝肾功能损害者,伴有酮症酸中毒、昏迷、严重烧伤、感染、外伤和重大手术等应激情况的2型糖尿病患者,或曾有糖尿病酮症酸中毒或糖尿病昏迷史者、白细胞减少者、儿童、孕产妇、哺乳期妇女禁用;老年患者、肝肾功能不全、恶心、呕吐患者、高热患者慎用。

品名:格列吡嗪 Glipizide(美吡达)

剂型与规格:片剂、胶囊剂:5mg。

用法与用量:治疗成年型糖尿病的剂量因人而异,根据定期测定尿糖和血糖调整剂量。一般每日2.5～30mg,先从小量开始,餐前30分钟服用。每日剂量超过15mg时,应分成2～3次,餐前服用。

药理与用途:第二代磺脲类。主要用于单用饮食控制治疗未能达到良好控制的轻、中度非胰岛素依赖型患者;过去虽用胰岛素治疗,但每日需要量在30～40U以下者;对无症状患者,在饮食控制基础上仍有显著高血糖;对胰岛素有抗药者可加用本品。

不良反应:眩晕,头痛,胃肠反应,过敏,低血糖(罕见)。

注意事项:对大多数胰岛素依赖型糖尿病、有酮症倾向、合并严重感染及伴有肝肾功能不全禁用;本品过敏禁用;使用其他口服磺脲类降血糖药的患者改用本品时,需监测血糖1～2周,以防低血糖。

品名:格列喹酮 Gliquidone(糖适平)

剂型与规格:片剂:15mg、30mg。

用法与用量:口服,一般每日15mg,餐前30分钟服用,然后根据病情调整剂量,但每日最大剂量不得超过120mg。1次剂量超过30mg时,应分成早、晚服用。

药理与用途:第二代磺脲类。用于非胰岛素依赖型(Ⅱ型)糖尿病,特别适合于老年糖尿病患者。

不良反应:皮肤过敏反应,胃肠反应,轻度低血糖及血液系统方面的改变。

注意事项:胰岛素依赖型(Ⅰ型)糖尿病、糖尿病昏迷及昏迷前期、糖尿病合并酸中毒或酮症、对磺胺类药物过敏、妊娠及晚期尿毒症禁用。

品名:格列齐特 Gliclazide(达美康、Diamicron)

剂型与规格:片剂、胶囊剂:40mg、80mg。

用法与用量:口服,每次80mg。开始时每日2次,连服2~3周,然后根据血糖和尿糖调整用量。剂量范围每日80~240mg。

药理与用途:第二代磺酰脲类。用于成年型糖尿病,糖尿病伴有肥胖症者或伴有血管病变者。

不良反应:皮肤反应,血液恶病质。

注意事项:严重酮症酸中毒、糖尿病性前驱昏迷及昏迷、妊娠妇女、严重肾功能不全禁用;肾功能不良慎用。

品名:伏格列波糖 Voglibose(倍欣、伏利波糖、Basen)

剂型与规格:片剂:0.2mg。

用法与用量:口服,每次0.2mg,每日3次,餐前口服,服药后即刻进餐。疗效不明显时,可增量至一次0.3mg。

药理与用途:本品为口服降血糖药,其降血糖作用的机制是抑制小肠壁细胞α-葡萄糖苷酶的活性,延缓摄入的碳水化合物的降解,从而使餐后血糖水平降低。用于治疗2型糖尿病,单用或与其他降血糖药合用,以改善糖尿病餐后高血糖。适用于患者接受饮食疗法、运动疗法没有得到明显效果时,或者患者除饮食疗法、运动疗法外还用口服降血糖药物或胰岛素制剂而没有得到明显效果的患者。

不良反应:有时出现低血糖、腹部胀满、排气增加;偶然出现肠梗阻样症状;偶见伴有黄疸、AST、ALT升高的严重肝功能障碍;腹泻、便秘、食欲不振、恶心、呕吐、过敏反应。

注意事项:严重酮症、糖尿病昏迷或昏迷前的患者,严重感染、手术前后、严重创伤的患者禁用;正在服用其他糖尿病药物的患者、有腹部手术史或肠梗阻史的患者、伴有消化和吸收障碍的胃肠道疾病的患者、重度疝、结肠狭窄、溃疡患者、严重肝、肾功能障碍的患者、妊娠及哺乳期妇女以及老年患者慎用。

品名:阿卡波糖 Acarbose(拜糖平)

剂型与规格:片剂:50mg、100mg。

用法与用量:口服剂量需个体化,一般每次 50～200mg,每日 3 次,饭前服用。

药理与用途:新型口服降血糖药,在肠道内减少并延缓葡萄糖吸收,具有降低饭后高血糖和血浆胰岛素浓度的作用。可用于胰岛素依赖型或非胰岛素依赖型的糖尿病,亦可与其他口服降血糖药或胰岛素联合应用。

不良反应:胃肠反应,低血糖反应。

注意事项:对本品过敏、18 岁以下、怀孕及哺乳期、消化或吸收障碍明显的慢性功能紊乱、因肠胀气而可能恶化的情况(如 Roemheld 综合征、严重的疝气、肠梗阻和肠溃疡)禁用;避免与抗酸药、考来烯胺、肠道吸附剂和消化酶制品同用。

品名:吡格列酮 Pioglitazone(艾丁、贝唐宁)

剂型与规格:片剂:15mg;胶囊剂:15mg。

用法与用量:口服,单药治疗,初始剂量可为每次 15～30mg,每日 1 次。必要时可增至每日 45mg(每日最大剂量)。联合治疗:本品初始剂量为每次 15～30mg,每日 1 次。同时继续使用胰岛素、二甲双胍或磺脲类抗糖尿病药治疗。当发生低血糖时,可降低胰岛素用量 10%～25%,磺脲类应减量,但二甲双胍类药物可能不需要调整剂量。

药理与用途:本品为噻唑烷二酮类抗糖尿病药物,属胰岛素增敏剂,作用机制与瑞格列奈类似,是通过与 β 细胞膜上的特定位点结合,关闭细胞膜上 ATP 依赖性钾通道,使 β 细胞去极化,导致其钙通道开放,钙的内流增加,从而促使胰岛素分泌,发挥降低血糖的作用。单用或与其他抗糖尿病药合用,治疗 2 型糖尿病。

不良反应:低血糖、贫血症、水肿;可致血容量增加,终致前负荷诱导型心脏肥大;ALT 升高、偶尔出现肌酸磷酸激酶水平短暂升高。

注意事项:对本品过敏者、妊娠、哺乳期妇女以及 18 岁以下患者、I 型糖尿病或糖尿病酮症酸中毒患者、肝肾功能不全者、心功能 NYHA3～4 级的患者禁用。

品名:罗格列酮 Rosiglitazone(罗西格列酮、文迪雅、圣奥)

剂型与规格:片剂:2mg、4mg。

用法与用量:口服,单药治疗,初始剂量可为每日 4mg,每日 1 次或分 2 次口服,如对初始剂量反应不佳,可逐渐加量至每日 8mg。最大推荐剂量为每日 8mg,每日 1 次或分 2 次口服;与磺酰脲类或二甲双胍合并用药时,本品起始用量为每日 4mg,每日 1 次或分 2 次服用。

药理与用途:本品属噻唑烷二酮类口服抗糖尿病药,可通过增强组织对胰岛素敏感性,提高细胞对葡萄糖的利用,而明显降低空腹和餐后的血糖、胰岛素、C-肽水平及糖化血红蛋白(HbAlc)水平。用于经饮食控制和锻炼治疗效果仍不满意的 2 型糖尿病患者。本品可单独应用,对单用磺酰脲类或双胍类药物而血糖控制不佳者,可联合使用本药。

不良反应:可致低血糖反应、轻至中度水肿及轻度贫血、肝功能异常、血脂增高。

注意事项:对本品过敏者、妊娠、哺乳期妇女以及 18 岁以下患者、I 型糖尿病或糖尿病酮症酸中毒患者、既往曾有应用曲格列酮导致黄疸的患者禁用;肝肾功能不全者、心血管疾病、高血压、心功能 NYHA3 ~4 级的患者、水肿患者慎用。

品名:瑞格列奈 Repaglinide(孚来迪、诺和龙、Novonorm)

剂型与规格:片剂:0.5mg、1mg、2mg。

用法与用量:口服,餐前 15 分钟服用,起始剂量为一次 0.5mg,以后如需要可每周或每两周作调整。接受其他口服降血糖药治疗的患者转用瑞格列奈片治疗的推荐起始剂量为 1mg。单次最大剂量为 4mg,最大日剂量推荐为 16mg。

药理与用途:本品为短效口服降血糖药,通过促进胰腺 β 细胞的胰岛素分泌,降低血糖水平。其作用机制是通过与 β 细胞膜上的特定位点结合,关闭细胞膜上 ATP 依赖性钾通道,使 β 细胞去极化,导致其钙通道开放,钙的内流增加,从而促使胰岛素分泌。用于经饮食控制、降低体重及运动锻炼不能有效控制的 2 型糖尿病患者。对轻度肾功能不全的患者也可谨慎使用。

不良反应:可致低血糖反应,通常较轻微;偶见皮肤过敏反应,如瘙痒、发红、荨麻疹;胃肠道反应,如腹痛、腹泻、恶心、呕吐;非常罕见的暂时性视觉异常、便秘、肝功能异常。

注意事项:对本品过敏的患者、I 型糖尿病患者、伴随或不伴随昏迷的糖尿病酮症酸中毒患者、妊娠或哺乳期妇女、12 岁以下儿童、严重肾功能或肝功能不全的患者、与 CYP3A4 抑制剂或诱导剂合并治疗时禁用。

品名:那格列奈 Nateglinide(迪方、唐方、唐瑞、Fastic、Starsis)

剂型与规格:片剂:30mg、60mg、90mg、120mg。

用法与用量:口服,每次 60 ~ 120mg,每日 3 次,餐前 1 ~ 15 分钟服用,建议从小剂量开始,并根据定期的 HBA1c 或餐后 1 ~ 2 小时血糖检测结果调整剂量,可逐渐增加剂量至每次 180mg。

药理与用途:本品为 D-苯丙氨酸衍生物,属于非磺酰脲类降血糖药。本品可以单独用于经饮食和运动不能有效控制高血糖的 2 型糖尿病患者。也可用于使用二甲双胍不能有效控制高血糖的 2 型糖尿病患者,可与二甲双胍联合应用,但不能替代二甲双胍。

不良反应:低血糖:与其他抗糖尿病药物一样,服用那格列奈后,可观察到低血糖的症状。这些症状包括出汗、发抖、头晕、食欲不振、心悸、恶心、疲劳和无力。这些症状一般较轻且较易处理,如需要可进食碳水化合物。极少患者出现肝酶增高,其程度较轻且为一过性,极少有皮疹、瘙痒和荨麻疹等过敏反应的报道。其他有胃肠道反应(腹痛、消化不良、腹泻)、头痛、轻微水肿以及乳酸、丙酮酸、尿酸、血清钾升高等。

注意事项:对本品过敏、妊娠及哺乳期妇女、I 型糖尿病(胰岛素依赖型糖尿病)、糖尿病酮症酸中毒禁用;儿童不推荐使用;中、重度肝功能不全者,重度感染、严重外伤和手术前后等应激状态的患者、缺血性心脏病患者慎用。

品名:西格列汀 Sitagliptin

剂型与规格:片剂(磷酸盐):25mg、50mg,100mg。

用法与用量:单药治疗的推荐剂量为 100mg 每日 1 次,可与或不与食物同服。轻度肾功能不全患者不需要调整剂量,中、重度肾功能不全患者应在医师指导下调整剂量。

药理与用途:配合饮食控制和运动,用于改善 2 型糖尿病患者的血糖控制。本品是一类被称为二肽基肽酶 4(DPP-4)抑制剂的口服抗高血糖药物,在 2 型糖尿病患者中可通过增加活性肠促胰岛激素的水平而改善血糖控制。

不良反应:上呼吸道感染、鼻咽炎、便秘、呕吐、头痛。可能引起超敏反应、急性胰腺炎、肝酶升高、肾脏功能减退。

注意事项:本品不得用于1型糖尿病患者或治疗糖尿病酮症酸中毒。如果怀疑出现胰腺炎,则应停止使用本品和其他可疑的药物。本品可通过肾脏排泄,在中度和重度肾功能不全患者以及需要血液透析或腹膜透析的终末期肾病患者中,建议减少本品的剂量。与磺酰脲类药物联合使用时发生低血糖:为了降低磺酰脲类药物诱导发生低血糖的风险,可以考虑减少磺酰脲类药物的剂量。目前尚未充分研究本品与胰岛素的联合使用。本品上市后在患者的治疗过程中发现了以下严重超敏反应。这些反应包括过敏反应、血管性水肿和剥脱性皮肤损害,包括Stevens-Johnson综合征。如怀疑发生超敏反应,停止使用本品,评估是否有其他潜在的原因,采用其他方案治疗糖尿病。

品名:沙格列汀 Saxagliptin

剂型与规格:片剂:2.5mg,5mg。

用法与用量:口服,推荐剂量5mg,每日1次,服药时间不受进餐影响。轻度肝、肾功能不全患者无需调整剂量。

药理与用途:用于2型糖尿病。本品是二肽基肽酶4(DPP4)竞争性抑制剂,可降低肠促胰岛激素的失活速率,增高其血液浓度,从而以葡萄糖依赖性的方式减少2型糖尿病患者空腹和餐后的血糖浓度。

不良反应:主要为淋巴细胞减少、皮疹、血肌酐及磷酸肌酸激酶升高、上呼吸道及泌尿道感染、头痛、低血糖等。

注意事项:对药物中任何一种活性物质或辅料过敏的患者禁用。由于对于1型糖尿病和糖尿病酮症酸中毒的有效性尚未确定,故本品不用于1型糖尿病或糖尿病酮症酸中毒的患者。中度肝功能受损者慎用,重度肝功能受损者、中重度肾功能受损者不推荐使用本品。与强效细胞色素P450(CYP)3A4/5抑制剂(如酮康唑、阿扎那韦、克拉霉素、茚地那韦、伊曲康唑、奈法唑酮、奈非那韦、利托那韦、沙奎那韦和泰利霉素)合用时,应将本品的剂量限制为每天2.5mg。胰岛素促泌剂(如磺脲类)会引起低血糖。因此,与本品合用时,需减少胰岛素促泌剂的剂量,以降低发生低血糖的风险。本品含有乳糖-水合物。罕见的半乳糖不耐受遗传疾病、Lapp乳糖酶缺乏症或葡萄糖-半乳糖吸收不良患者不得服用本品。

品名:胰岛素 Insulin(普通胰岛素、Soluble Insulin、正规胰岛素、Regular Insulin)

剂型与规格:注射剂:400U/10ml、800U/10ml、1000U/10ml;注射用粉针

剂:50U、100U、400U,临用时以每1ml 0.9%氯化钠溶解40~100U。

用法与用量:一般为皮下注射,每日3~4次;早餐前的每次用量最多,午餐前次之,晚餐前又次之,夜宵前用量最少。有时肌内注射,静脉注射只有在急症时(如糖尿病性昏迷)才用。使用剂量应个别化,可按患者尿糖多少确定剂量,一般24小时尿中每2~4g糖需注射1个U。中型糖尿患者,每日需要量约为5~40U,于每次餐前30分钟注射(以免给药后发生血糖过低症)。较重患者用量在40U以上。对糖尿病性昏迷,用量在100U左右,与葡萄糖(50~100g)一同静脉注射。此外,小量(5~10U)尚可用于营养不良,消瘦,顽固性妊娠呕吐,肝硬化初期(同时注射葡萄糖)。

药理与用途:降低血糖;与葡萄糖同用,可促使钾从细胞外液进入组织细胞内。主要用于糖尿病,特别是胰岛素依赖型糖尿病:重型、消瘦、营养不良者;轻、中型经饮食和口服降血糖药治疗无效者;合并严重代谢紊乱(如酮症酸中毒、高渗性昏迷或乳酸酸中毒)、重度感染、消耗性疾病(如肺结核、肝硬化)和进行性视网膜、肾、神经等病变,以及急性心肌梗死、脑血管意外者;合并妊娠、分娩及大手术者。也可用于纠正细胞内缺钾。

不良反应:低血糖,过敏,耐受性。

注意事项:低血糖、肝硬化、溶血性黄疸、胰腺炎、肾炎等忌用;静脉注射宜用注射用胰岛素制剂;口服抗凝血药、水杨酸盐、磺胺类药物、甲氨蝶呤等可使血中游离胰岛素升高;口服降血糖药与胰岛素有协同作用;蛋白同化激素能增强胰岛素的作用;乙醇、氯霉素等据称可加强胰岛素的作用;肾上腺皮质激素、甲状腺素、生长激素等能减低胰岛素的作用,噻嗪类利尿药、口服避孕药及烟酸衍生物,据称亦可减低胰岛素的作用,β受体阻滞剂与胰岛素合用要注意调整剂量,否则易引起低血糖。

品名:中性胰岛素 Neutral Insulin

剂型与规格:注射剂:400U/10ml、800U/10ml。

用法与用量:同胰岛素,用量视病情确定。

药理与用途:短效胰岛素,作用同胰岛素。用于糖尿病患者。

不良反应:同胰岛素。

注意事项:低血糖;与长效胰岛素合用时,必须先将本品先吸入注射器内,然后再吸长效胰岛素。

品名:精蛋白锌胰岛素 Protamine Zinc Insulin(长效胰岛素、Long-acting insulin)

剂型与规格:注射剂:400U/10ml、800U/10ml、1000U/10ml。

用法与用量:于早饭前半小时皮下注射1次,剂量根据病情而定,一般约每2~4g尿糖用本品1U。每日用量一般为10~20U。亦可与胰岛素合用于重度成年型或青年型糖尿病患者,与胰岛素的用量比为1:2~3。

药理与用途:作用同胰岛素。用于轻型和中型糖尿病。

不良反应:过敏,低血糖,耐药性。

注意事项:低血糖禁用;不能用于抢救糖尿病昏迷;皮下注射前必须摇匀;注射用器消毒时不要用碱性物质。

品名:重组人胰岛素 Recombinant Human Insulin

剂型与规格:注射剂(诺和灵R、诺和灵N、诺和灵30R):400U/10ml。

用法与用量:可静脉及皮下注射,通常每日2次注射,早晨给予1天总剂量的2/3,晚上给予1日总剂量的1/3,每次注射剂量不得超过50U。用前参阅说明书。

药理与用途:作用同普通的胰岛素。主要用于对饮食控制及口服药无效的糖尿病患者,特别是治疗对动物胰岛素过敏、脂质萎缩、对动物胰岛素耐药及脆性糖尿病患者更加有效,尚可用于应急状态,如手术、高渗性昏迷、外伤及严重感染等。

不良反应:比动物胰岛素少。

注意事项:低血糖、胰岛细胞瘤禁用;少数从动物胰岛素转用人体胰岛素的患者,特别是当这些患者原先糖尿病已控制较好或有低血糖倾向时,以及肝肾损伤的患者,正在使用口服降血糖药、水杨酸制剂(阿司匹林)、磺胺类药物者,可能需要减少胰岛素的剂量;疾病、情绪干扰,以及正在使用口服升血糖药、避孕药、肾上腺皮质激素、甲状腺激素替代治疗等药,可能需增加胰岛素的剂量;应储存于冰箱中(2~8℃),避光热。

品名:精蛋白重组人胰岛素 Protamine Recombinant Human Insulin(甘舒霖N)

剂型与规格:注射剂:400U/10ml。

用法与用量:皮下注射。用前参阅说明书。

药理与用途:同普通胰岛素注射液,但作用更持久。用于糖尿病患者。

不良反应:低血糖。

注意事项:见重组人胰岛素。

品名:生物合成胰高血糖素 Biosynthetic Gluca Gen(高血糖素、Glucagon、诺和生、Gluca Gen、胰高血糖素)

剂型与规格:粉针剂:1mg。

用法与用量:β 细胞分泌能力的评估:静脉注射,患者空腹时静脉注射 1mg,注射前和注射后 6 分钟测定血浆 c-肽水平。如空腹血糖浓度低于 7mmol/L,则试验结果难以评估。糖尿病患者的低血糖治疗:当发生低血糖且无法口服糖时,皮下,肌肉或静脉注射 1mg(成人或体重>25kg 的儿童)或 0.5mg(体重<25kg 或 6~8 岁的儿童)。如患者在用药 10 分钟内无效应,辅以静脉注射葡萄糖。如果有效,应给予口服碳水化合物以恢复肝糖原的储备和预防低血糖的复发。胃肠道检查:①依据诊断技术和给药途径的不同,剂量范围为 0.2~2.0mg,使胃、十二指肠球部、十二指肠和小肠松弛的诊断用剂量为 0.2~0.5mg,静脉注射,1 分钟内起效。药效持续时间因所检查器官的不同可为 5~20 分钟。肌内注射 1~2mg,5~15 分钟后起效,药效持续时间因所检查器官的差异而为 10~40 分钟。②CT 扫描,磁共振检查(NMR)和数字减影血管造影(DSA)时,静脉给药的最大剂量为 1mg。用于心源性休克:连续静脉滴注,每小时 1~12mg。

药理与用途:本品调控肝脏糖原降解和葡萄糖异生作用,具有明显的升血糖作用。此外可增加胆汁和肠液的分泌,抑制胃、小肠及结肠的蠕动等。能增加肾血流量,促进尿中钠、钾、钙的排泄。用于刺激 c-肽试验评估糖尿病患者胰岛 β 细胞的功能;用于处理糖尿病患者发生的低血糖反应;进行胃肠道检查(造影或内镜)时用于暂时抑制胃肠道蠕动;近亦有用于心源性休克有效。

不良反应:有时可见血糖过高、血钾过低、暂时心跳加速;少数患者可见过敏反应;偶见恶心和呕吐,特别是剂量超过 1mg 或注射太快(少于 1 分钟)时。

注意事项:对本品过敏者、肾上腺肿瘤者禁用;胰岛素瘤者慎用。

品名:低精蛋白锌胰岛素 Isophane Insulin(Protamine Zinc Insulin、NPH、中效胰岛素、万苏林、中性低精蛋白锌胰岛素、低精锌胰岛素)

剂型与规格:注射剂:400U/10ml、800U/10ml。

用法与用量:皮下注射,于早餐前 30~60 分钟皮下注射,起始治疗每天 1 次,每次 4~8U,按血糖、尿糖变化调整维持剂量。有时需于晚餐前再注射一次,剂量根据病情而定,一般每日总量 10~20U;必需时可与胰岛素混合使用,剂量根据病情而定。与胰岛素合用:开始时胰岛素与本品混合用的剂量比例为2～3∶1，剂量根据病情而调整。本品与胰岛素混合将有部分胰岛素转为长效胰岛素，使用时应先抽取胰岛素，后抽取本品。胰岛素用量应随患者的运动量或饮食状态的改变而调整。

药理与用途：本药由胰岛素、硫酸鱼精蛋白、氯化锌组成。是一种长效动物胰岛素制剂。皮下注射后，在注射部位逐渐释放出游离胰岛素而被吸收，于2～4小时开始起作用，6～12小时达高峰，作用可持续18～24小时。用于一般中、轻度糖尿病患者，重症须与胰岛素合用。

不良反应：低血糖反应：低血糖反应的早期症状为无力、饥饿、眼花、出冷汗、皮肤苍白、心悸、兴奋、手抖、神经过敏、头痛、颤抖等类似交感神经兴奋的症状；进一步发展为抑郁、注意力不集中、嗜睡、缺乏判断和自制力、健忘，也可有偏瘫、共济失调、心动过速、复视、感觉异常，严重者可惊厥和昏迷；偶见过敏反应：注射部位出现红斑、丘疹、硬结，全身出现荨麻疹，以及极为少见的低血压、休克甚至死亡。余参见“胰岛素”。

注意事项：对胰岛素过敏患者禁用；苏林（低精蛋白锌胰岛素注射液）作用缓慢，不能用于抢救糖尿病酮症酸中毒、高糖高渗性昏迷患者；不能用于静脉注射；如与普萘洛尔、保泰松、口服降血糖药等同用，可加强本品的降血糖作用；中等量至大量的乙醇可增强胰岛素引起的低血糖的作用，可引起严重、持续的低血糖，在空腹或肝糖原贮备较少的情况下更易发生。在给药期间患者应忌酒；用药期间应定期检查尿糖、尿常规、血糖、糖化血红蛋白、肾功能、视力、眼底视网膜血管、血压及心电图等，以了解病情及糖尿病并发症情况；出现低血糖症状后，应及时补糖，特别要防止夜间低血糖。

品名：精蛋白生物合成人胰岛素（预混30R）Isophane Protamine Biosynthetic Human Insulin（Pre-mixed 30R）（诺和灵30R特充 Novolin 30R FlexPen）

剂型与规格：注射剂（预混30R）：（笔芯）300U/3ml（特充）300U/3ml。

用法与用量：皮下注射，剂量因人而异，由医师根据患者的需要而定。用于1型糖尿病治疗时，平均每日胰岛素需要量在每公斤体重0.5～1.0U之间，青春期前的儿童，胰岛素的需要量在每日每公斤体重0.7～1.0U之间。用于2型糖尿病治疗时，起始阶段通常采用较低的胰岛素剂量，比如每日每公斤体重0.3～0.6U之间。

药理与用途：是短效和中效胰岛素混悬液的不同比例混合物。本品是一种预先装有3ml双时相低精蛋白锌胰岛素混悬液——30%中性胰岛素和70%低精蛋白锌胰岛素(诺和灵30R)笔芯的笔式注射装置。用于治疗糖尿病。

不良反应:低血糖反应(出冷汗,心跳加速,神经过敏或震颤);偶见过敏反应和注射局部脂肪萎缩。

注意事项:低血糖症、对人胰岛素或本品中任何成分过敏者禁用;本药可影响驾驶和机械操作能力;如果药液在混摇后呈不均匀溶液,请勿使用;本品不可用于静脉注射;注射后30分钟内必须进食含有碳水化合物的正餐或加餐。

品名:精蛋白生物合成人胰岛素(预混50R)Isophane Protamine Biosynthetic Human Insulin(Pre-mixed 50R)(诺和灵50R笔芯、Novolin 50R Penfill)

剂型与规格:注射剂(预混50R):(笔芯)300U/3ml。

用法与用量:皮下注射,剂量因人而异,用于糖尿病治疗的平均每日胰岛素需要量在每公斤体重0.5~1.0U之间。

药理与用途:是短效和中效胰岛素混悬液的混合物。本品是双时相低精蛋白锌胰岛素注射液,含有50%中性胰岛素和50%低精蛋白锌胰岛素混悬液。本品是3ml卡式瓶。具有降血糖作用,适合需要更多短效胰岛素控制餐后血糖的患者。

不良反应:低血糖反应,偶见过敏反应和注射局部脂肪萎缩。

注意事项:低血糖症、对生物合成人胰岛素或本品中任何成分过敏者禁用;本药可影响驾驶和机械操作能力;注射后30分钟内必须进食含有碳水化合物的正餐或加餐。

品名:生物合成人胰岛素 Biosynthetic Human Insulin(诺和灵R)

剂型与规格:注射剂(R):400U/10ml(笔芯)300U/3ml、(特充)300U/3ml。

用法与用量:皮下注射,剂量因人而异,用于糖尿病治疗的平均每日胰岛素需要量0.5~1.0U/kg。

药理与用途:短效胰岛素溶液。具有降血糖作用,适用于治疗糖尿病。可用于糖尿病患者的初起稳定化治疗,特别是用于糖尿病急症。

不良反应:低血糖反应(出冷汗,心跳加速,神经过敏或震颤)。偶见过敏反应和注射局部脂肪萎缩。

注意事项:对本品或本品任何成分过敏者、低血糖,胰岛细胞瘤禁用。

精神紧张、感染、妊娠或其他疾病时,需增加胰岛素用量。本药可影响驾驶和机械操作能力。

品名:门冬胰岛素 Insulin Aspart(诺和锐 Novorapid、诺和锐特充 Novorapid FlexPen)

剂型与规格:注射剂:(特充)300U/3ml。

用法与用量:皮下注射,剂量应随患者的运动量或饮食状态的改变而调整,一般每日 0.5~1.0U/kg。进餐前 5~10 分钟注射。如有必要,可于餐后立即给药。

药理与用途:本药是一种重组胰岛素类似物,由天冬氨酸代替人胰岛素氨基酸链的 β28 位脯氨酸而产生。本药可与肌肉及脂肪细胞上的胰岛素受体结合,从而促进葡萄糖吸收,同时抑制肝糖原释放,以发挥降血糖作用。本品比可溶性人胰岛素起效更快,餐后血糖浓度下降更为显著,且皮下注射后持续作用时间更短。用于治疗糖尿病。

不良反应:常见的不良反应为低血糖,尚可见短暂的水肿、视功能调节异常,局部过敏反应(注射部位皮肤发红、水肿和瘙痒)。全身性过敏反应很少发生,但可能危及生命。此外,在注射部位可发生脂肪营养不良。

注意事项:低血糖、对门冬胰岛素或制剂中其他成分过敏者禁用;儿童慎用;对其他胰岛素过敏者可能对本药过敏。用药期间应定期检查尿糖、尿常规、血糖、肾功能、视力、眼底视网膜血管、血压及心电图等。

品名:门冬胰岛素 30 Insulin Aspart 30(诺和锐 30 特充 NovoMix 30 Flexpen)

剂型与规格:注射剂:(特充)300U/3ml。本品含 30% 可溶性门冬胰岛素和 70% 精蛋白门冬胰岛素。

用法与用量:皮下注射,本品的用量因人而异。本品比双时相(预混)人胰岛素起效更快,所以一般须紧邻餐前注射。必要时,可在餐后立即给药。胰岛素需求量通常为每天 0.5~1.0U/kg,可全部或部分来自本品。对有胰岛素抵抗的患者(如:肥胖原因),其每日需要量会更高;对仍有残余内源性胰岛素分泌的患者,其每日需要量可更少。皮下注射部位可选择大腿或腹壁。如方便,也可选择臀部或三角肌区域。

药理与用途:本品是预装笔芯的胰岛素注射笔,笔芯中装有门冬胰岛素(速效人胰岛素类似物)和精蛋白门冬胰岛素(中效人胰岛素类似物)组成的双时相混悬液。胰岛素的降血糖是通过其分子与肌肉和脂肪细胞上的胰岛素受体结合后,促进细胞对葡萄糖吸收利用,同时抑制肝脏葡萄糖的输出来实现的。在门冬胰岛素中,天门冬氨酸替换了人胰岛素氨基酸链B28位的脯氨酸,这就减少了本品的可溶部分形成六聚体的倾向,而可溶性人胰岛素是有这种倾向的。本品中30%由可溶性门冬胰岛素组成,与双时相(预混)人胰岛素中的可溶性人胰岛素相比,其起效更快;另外70%是精蛋白门冬胰岛素,与中效人胰岛素类似,具有较长的吸收作用时间。用于治疗糖尿病。

不良反应:低血糖反应、水肿现象和屈光不正、注射点局部过敏反应、全身性过敏反应的发生很罕见,有可能危及生命。注射部位有可能发生脂肪萎缩。

注意事项:低血糖症、对门冬胰岛素或门冬胰岛素30注射液(诺和锐30特充)中任何成分过敏者禁用;运动员慎用;本品绝不能经静脉给药;胰岛素混悬液不可用于胰岛素泵;胰岛素注射剂量不足或治疗中断时,会引起高血糖症和糖尿病酮症酸中毒,出现高血糖症若不予以治疗有可能导致死亡;本品的注射时间应与进餐时间紧密相连,即紧邻餐前;本品起效迅速,所以必须同时考虑患者的并发症及合并用药是否延迟食物的吸收;伴发疾病,尤其是感染,通常患者的胰岛素需要量会增加;误餐或进行无计划、高强度的体力活动,可能导致低血糖症;与双时相(预混)人胰岛素相比,本品显著降低餐后血糖,并一直保持到注射后6小时。

品名:甘精胰岛素 Insulin Glargine(来得时、Lantus)

剂型与规格:注射剂:300U/3ml。

用法与用量:皮下注射,每天固定时间给药,每日1次。采用OptiSet注射装置剂量调整幅度是2U,单次注射的最大剂量为40U。具体用量应因人而异。2型糖尿病患者也可将甘精胰岛素和口服降糖药物一起使用。

药理与用途:本品是一种重组人胰岛素类似物。具有平稳、无峰值、作用时间长等特性。皮下注射后,因酸性溶液被中和而形成的微细沉积物,可持续释放少量甘精胰岛素,从而产生长达24小时平稳无峰值的可预见的血药浓度。用于需用胰岛素治疗的糖尿病。

不良反应:可能发生低血糖反应、一过性视力障碍、注射部位脂肪营养不良、过敏反应。

注意事项:低血糖患者、对甘精胰岛素或其注射液中任何一种赋形剂过敏者禁用;糖尿病酮症酸中毒时不能选用甘精胰岛素;处于应激期(如发热、情绪紊乱、疾病)的患者、肝肾功能损害者慎用。

品名:重组甘精胰岛素 Recombinant Insulin Glargine(长秀霖)

剂型与规格:注射剂:100U/ml,10ml/瓶、100U/ml,3ml/支(笔芯)。

用法与用量:皮下注射,本药具有长效作用,每天定时皮下注射1次即可。用量根据患者血糖水平个体化。甘精胰岛素可根据患者病情与短效胰岛素、速效胰岛素类似物和口服药物联合使用。使用甘精胰岛素的最初几周,应密切监测血糖,及时调整剂量。

药理与用途:本品是胰岛素类似物。主要作用也是调节糖代谢,通过促进肌肉和脂肪等周围组织摄取葡萄糖、抑制肝葡萄糖的产生而降低血糖,同时抑制脂肪细胞的脂肪分解和蛋白质水解以及促进蛋白质合成。具有长效作用,用于糖尿病。

不良反应:低血糖反应、注射部位脂肪萎缩或脂质增生、过敏反应、一过性视力障碍;可诱发胰岛素抗体的产生;罕见胰岛素产生的钠潴留和水肿,但是胰岛素强化治疗时,须加注意。

注意事项:低血糖及对甘精胰岛素或注射液中其他成分过敏者禁用;本药不能同其他胰岛素或稀释液混合;切勿静脉注射甘精胰岛素;糖尿病酮症酸中毒的治疗,不能选用甘精胰岛素。

品名:谷赖胰岛素 Insulin Glulisine

剂型与规格:3ml:300U/预填充笔 SoloStar。

用法与用量:皮下注射或经外部胰岛素泵给药,其效价与正规人胰岛素相当,就餐前15分钟或进餐开始后25分钟内给药,根据个体情况确定给药剂量,应对患者血糖进行监测。

药理与用途:用于控制糖尿病患者的高血糖。本品通过皮下给药,比常规的人胰岛素起效快,应与饮食控制、长效胰岛素或胰岛素类似物同时使用。是一种新型、速效胰岛素类似物,用于1型和2型糖尿病成人患者,控制高血糖。

不良反应:本品最常见的为低血糖,其他包括:过敏反应、注射部位反应、脂肪营养障碍、瘙痒、药疹。局部变态反应包括注射部位发红、肿大和瘙痒,全身变态反应很少见,包括全身药疹、呼吸急促、喘鸣、血压降低、脉搏加快、出汗,严重时可危及生命。

注意事项:对本品活性成分或任何辅料过敏的患者禁用。糖尿病患者血糖过低时禁用。哺乳期妇女慎用。本品皮下给药比正规人胰岛素起效快,但维持时间短,应与饮食控制、长效胰岛素或胰岛素类似物同时使用,以维持正常血糖水平。给药剂量应根据体力活动及饮食改变而进行调整,也需要根据病情、情绪紊乱或紧张状态进行改变。肝、肾功能降低患者本品需要量会降低。本品过量可引起低血糖,轻度至中度低血糖患者应口服葡萄糖治疗,必要时调整给药剂量、饮食结构或体力活动。严重低血糖引起的昏迷、癫痫发作或神经功能缺损可肌内注射或皮下注射胰高血糖素,或静脉注射高浓度葡萄糖。开启后可使用28天。

品名:利拉鲁肽 Liraglutide

剂型与规格:注射液:3ml:18mg(预填充注射笔)。

用法与用量:本品每日注射1次,无需根据进餐时间给药。本品经皮下注射给药,注射部位可选择腹部、大腿或者上臂。起始剂量为每天0.6mg。至少1周后,剂量应增加至1.2mg。根据临床应答情况,为了进一步改善降糖效果,在至少一周后可将剂量增加至1.8mg。推荐每日剂量不超过1.8mg。

药理与用途:适用于单用二甲双胍或磺脲类药物最大可耐受剂量治疗后血糖仍控制不佳的患者,与二甲双胍或磺脲类药物联合应用。本品是一种内源性肠促胰岛素激素类似物,能够促进胰腺β细胞葡萄糖浓度依赖性地分泌胰岛素。与天然内源性肠促胰岛素激素不同的是,本品在人体中的药代动力学和药效动力学特点均适合每天1次的给药方案。

不良反应:最常见的为胃肠道不适:恶心、腹泻、呕吐、便秘、腹痛和消化不良,上述不良反应通常在治疗持续数天或数周内减轻。其余常见不良反应有头痛、上呼吸道感染、低血糖事件(本品与磺脲类药物联用时非常常见,重度低血糖主要发生在本品与磺脲类药物联用时)。

注意事项:对本品活性成分或者本品中任何其他辅料过敏者。孕妇及哺乳期妇女用药应慎重。本品不得用于1型糖尿病患者或用于治疗糖尿病酮症酸中毒。本品不得用于有甲状腺髓样癌(MTC)既往史或家族史患者以及2型多发性内分泌肿瘤综合征(MEN 2)患者。不推荐本品用于炎症性肠病和糖尿病性胃轻瘫患者。如果怀疑发生了胰腺炎,应该停用本品和其他潜在的可疑药物。应告知患者在驾驶和操作机械时预防低血糖发生,特别是当本品与磺脲类药物合用时。使用和其他操作的特别注意事项。

品名:艾塞那肽 Exenatide

剂型与规格:注射液:①5μg剂量刻度注射笔:0.25mg/ml,1.2ml/支,单次注射药量5μg,内含60次注射的药量;②10μg剂量刻度注射笔:

0. 25mg/ml,2. 4ml/支,单次注射药量10μg,内含60次注射的药量。

用法与用量:仅用于皮下注射。应在大腿、腹部或上臂皮下注射给药。推荐起始剂量为5μg,每日2次,于早餐和晚餐;或每日2次正餐前,大约间隔6小时或更长时间,于餐前60分钟内给药。餐后不可给药。治疗1个月后,可根据临床反应将剂量增加至10μg。

药理与用途:适用于不能有效控制血糖的2型糖尿病患者的辅助治疗以改善血糖控制。艾塞那肽是合成肽类,具有肠促胰岛素分泌激素(Incretin)类似物效应。本品促进胰腺β细胞葡萄糖依赖性地分泌胰岛素,抑制胰高血糖素过量分泌,并且能够延缓胃排空。

不良反应:最常见的不良反应为轻到中度恶心,具有剂量依赖性。大多数患者会随着继续治疗时间的延长而减轻。其他常见不良反应:注射部位反应;少见不良反应:胃肠道不适:腹胀、腹痛、嗳气、便秘、胃肠胀气;罕见不良反应:皮疹、瘙痒、血管性水肿、急性胰腺炎、过敏反应、脱水、味觉障碍、嗜睡、肾功能改变。

注意事项:本品禁用于已知对艾塞那肽或本品其他成分过敏的患者。注射笔从第1次设定后最多可用30天。首次使用至30天后,既使注射笔内尚余药液,也应丢弃。本品对18岁以下患者的安全性和有效性尚未确立。只有当本品对胎儿的潜在益处大于潜在风险时,才考虑妊娠期间使用本品。哺乳期妇女应慎用本品。对于胰岛素依赖型患者本品不可以替代胰岛素。本品不适用于1型糖尿病患者或糖尿病酮症酸中毒的治疗。对确诊为胰腺炎但并未确定出其他原因引起的胰腺炎,不推荐恢复使用本品。不推荐本品用于终末期肾脏疾病或严重肾功能不全的患者。接受透析的终末期肾脏疾病患者,由于胃肠道不良反应,不能很好地耐受单剂量5μg本品。不推荐本品用于严重胃肠道疾病患者。本品与磺脲类联用时,为降低低血糖的风险可考虑减少磺脲类的剂量。

四、甲状腺激素类药及抗甲状腺药

品名:甲状腺素 thyroxine

剂型与规格:片剂:10mg、30mg、40mg、60mg。

用法与用量:口服,每次10~40mg,每日20~120mg。极量,每日160mg。黏液性水肿:开始时口服不超过每日15~30mg,以后逐渐增加至每日90~180mg。病情稳定后,改用维持量,每日60~120mg,选用一个适合于长期应用的剂量；呆小病：剂量随年龄而异，1岁以内每日8～15mg，1～2岁每日20～45mg，2岁以上每日30～120mg，均分3次服用；单纯性甲状腺肿：开始每日60mg，逐渐增至每日120～160mg，疗程一般为3～6个月。

药理与用途：为甲状腺素。主要用于治疗呆小病、黏液性水肿及其他甲状腺功能减退症等。

不良反应：甲状腺功能亢进症；老年人和心脏病可发生心绞痛和心肌梗死。

注意事项：心功能不全慎用；本品增强苯妥英钠、阿司匹林、双香豆素类及口服降血糖药的作用。

品名：左甲状腺素 Levothyroxine（甲状腺素钠、优甲乐）

剂型与规格：片剂：25μg、50μg、100μg。

用法与用量：口服，每次25～50μg，每日1次，每2周递增至50μg，最大剂量为每日150～300μg，维持量为每日100～200μg。儿童：1岁以上每日剂量为4μg/kg；1岁以下开始每日25～50μg，以后按血中 T_4 和TSH浓度来调整剂量（用于呆小病）。

药理与用途：人工合成的四碘甲腺原氨酸。用于甲状腺激素的替代治疗。适用于甲状腺功能低下、黏液性水肿、心血管功能差的患者。

不良反应：同甲状腺片。

注意事项：同甲状腺片。

品名：复方碘溶液 Compound Iodide（卢戈液）

剂型与规格：口服液：含碘5%，碘化钾10%。

用法与用量：口服，每次极量1ml，每日极量3ml。治疗地方性甲状腺肿：每日0.06～0.12ml（1～2滴），连服30日，休息10日后再服；治疗甲状腺危象：每6小时30～45滴（约1.5～2ml）口服，应在服抗甲状腺药物1小时后给药，如病情紧急，也可与抗甲状腺药物同时应用，危象缓解后，即停用；甲状腺功能亢进症手术前准备：于术前2周口服，每日3次，每次从5滴逐日增加至15滴。

药理与用途：含碘及碘化钾。用于防治缺碘引起的地方性甲状腺肿，缓解甲亢的突眼症状，甲亢危象的抢救和甲状腺手术的术前准备。

不良反应：过敏，口内铜腥味，喉部烧灼感，鼻炎等。

注意事项：碘过敏禁用；宜滴入冷开水中稀释5～10倍服用。

品名:丙硫氧嘧啶 Propylthiouracil(丙基硫氧嘧啶)

剂型与规格:片剂:50mg、100mg。

用法与用量:口服,每次0.05~0.1g,每日0.15~0.3g;极量,每次0.2g,每日0.6g。甲亢的内科治疗:开始时每日0.2~0.6g,分3次服,待症状缓解后,改用维持量每日25~100mg。甲状腺危象:每日0.4~0.8g,分3~4次服用,疗程不超过1周,作为综合治疗措施之一。甲亢的术前准备:术前服用本品使甲状腺功能恢复到正常或接近正常,然后加服两周碘剂再进行手术。

药理与用途:抑制甲状腺激素的合成。用于甲亢的内科治疗、甲状腺危象的治疗及术前准备。

不良反应:白细胞减少症和粒细胞缺乏症、荨麻疹、瘙痒、食欲不振、嗜睡、头痛等。

注意事项:哺乳期妇女禁用,孕妇慎用;结节性甲状腺肿合并甲状腺功能亢进、甲状腺癌忌用;磺胺类、对氨水杨酸、保泰松、巴比妥类、酚妥拉明、妥拉唑林、维生素B_{12}、磺酰脲类等都有抑制甲状腺功能和引起甲状腺肿大的作用;用本品前避免服用碘剂。

品名:甲巯咪唑 Thiamazole(他巴唑)

剂型与规格:片剂:5mg。

用法与用量:口服,每次10~20mg,每日30~60mg;维持量:每日5~10mg。

药理与用途:抑制甲状腺激素的合成。用于甲亢、甲状腺危象及术前准备。

不良反应:粒细胞缺乏症。

注意事项:哺乳期妇女禁用;孕妇慎用;术前准备须加服大剂量碘剂;余同丙硫氧嘧啶。

品名:碘化钾 Potassium Iodide

剂型与规格:溶液剂:10g/100ml;片剂:10mg;滴眼剂:0.3g/10ml。

用法与用量:口服,预防地方性甲状腺肿:剂量根据缺碘而定,一般每日100μg(以碘计);治疗地方性甲状腺肿:早期患者每日1~10mg,连续服用1~3个月,休息30~40日。约1~2个月后,剂量逐渐增大至每日20~25mg,总疗程约3~6个月;慢性阻塞性肺疾病:口服10%碘化钾溶液,最初每日2~3次,每次3~10ml,饭后服用。如果能够耐受,最佳剂量为每次

10～15ml，每日3次。片剂：每次300～600mg，每日3次；眼科、皮肤科用药：口服10%碘化钾溶液，每次2～10ml，每日3次，饭后服用。滴眼剂：滴眼，每日4～6次。

药理与用途：本品为补碘药。用于地方性甲状腺肿的预防与治疗，甲状腺功能亢进症术前准备及治疗甲状腺危象。也可用于慢性阻塞性肺疾病、红斑性皮肤病、皮肤孢子丝菌病。眼科：滴眼，用于真菌性角膜炎、病毒性眼炎、青光眼术后预防瘢痕形成、玻璃体混浊及角膜薄翳等。

不良反应：①过敏反应，不常见。可在服药后立即发生，或数小时后出现血管性水肿，表现为上肢、下肢、颜面部、口唇、舌或喉部水肿，也可出现皮肤红斑或风团、发热、不适。②关节疼痛、嗜酸性粒细胞增多、淋巴结肿大，不常见。③长期服用，可出现口腔、咽喉部烧灼感、流涎、金属味和齿龈疼痛、胃部不适、剧烈头痛等碘中毒症状；也可出现高钾血症，表现为神志模糊、心律失常、手足麻木刺痛、下肢沉重无力。④腹泻、恶心、呕吐和胃痛等消化道不良反应，不常见。⑤动脉周围炎，类白血病样嗜酸性粒细胞增多，罕见。

注意事项：对碘化物过敏者、孕妇及哺乳期妇女、婴幼儿禁用；有口腔疾病患者、急性支气管炎、肺结核、高钾血症、甲状腺功能亢进、肾功能受损者慎用；少数对碘过敏患者，在用药后立即或几小时后发生血管神经性水肿、上呼吸道黏膜刺激症状，甚至因喉头水肿引起窒息。长期应用可出现口内铜腥味、喉部烧灼感、鼻炎、皮疹等，停药即可消退；应用本品能影响甲状腺功能，或影响甲状腺吸碘率的测定与甲状腺核素扫描显像结果，这些检查均应安排在应用本品前进行。

五、甲状旁腺及钙代谢调节药

品名：维生素 D_3 Vitamin D_3、Cholecalciferol

剂型与规格：注射剂：3.75mg（15万U）/0.5ml、7.5mg（30万U）/ml、15mg（60万U）/ml；胶囊剂：2500U。

用法与用量：肌内注射，每次30万～60万U（7.5～15mg），2～4周1次；儿童每次15万～30万U（3.75～7.5mg）。如需要，1个月后再肌内注射1次，两次总量不超过90万U。口服，治疗佝偻病：每日0.25万～0.5万U，约1～2个月后待症状开始消失时即改用预防量每日0.04万U；婴儿手足搐搦症：每日0.2万～0.5万U，1个月后改为每日0.04万U；预防维生素 D 缺乏症:用母乳喂养的婴儿每日 0.04 万 U,妊娠期必要时每日 0.04 万 U。

药理与用途:对钙磷代谢及小儿骨骼生长有重要影响。用于防治佝偻病、骨软化症和婴儿手足搐搦症等,也可防治龋齿。

不良反应:高血钙、胃肠反应、软组织异位骨化等;若肾功能受损,应停用本品及钙剂;孕妇过量可致胎儿瓣膜上主动脉狭窄、脉管受损、甲状旁腺功能抑制而使新生儿低血糖抽搐。

注意事项:活动性肺炎、胃肠道疾病、肝和肾的急慢性疾病、易发生代偿失调的器质性心脏病等禁用;肾功能不全慎用;用时应加服钙剂。

品名:维生素 D_2 Vitamin D_2, Calciferol

剂型与规格:注射剂:5mg(20 万 U)/ml、10mg(40 万 U)/ml;片剂、胶囊剂:0.125mg(5000U)、0.25mg(1 万 U)。

用法与用量:肌内注射,每次 15 万 ~30 万 U,2 ~4 周 1 次,并加服钙剂。口服,预防量:每日 0.04 万 ~0.08 万 U;治疗量:每日 0.5 万 ~1 万 U,并加服钙剂。用于甲状旁腺功能减退时,每日 2.5 万 ~20 万 U。

药理与用途:同维生素 D_3。

不良反应:见维生素 D_3。

注意事项:见维生素 D_3。

品名:阿法骨化醇 Alfacalcidol

剂型与规格:片剂、胶囊剂:0.25μg。

用法与用量:口服,慢性肾衰合并骨质疏松:每次 0.5 ~1.0μg,每日 1 次。甲状旁腺功能低下和抗维生素 D 的佝偻病:成人每日 1.0 ~4.0μg,分 1 ~3 次口服。

药理与用途:有促进血钙值的正常化和骨病变的改善作用。用于慢性肾衰合并骨质疏松症、甲状旁腺功能低下及抗维生素 D 的佝偻病患者。

不良反应:胃肠反应,肝功能异常,精神和神经系统症状等。

注意事项:高钙血症禁用;孕妇及可能怀孕的妇女慎用;酌情补钙。

品名:骨化三醇 Calcitriol

剂型与规格:片剂、胶囊剂:0.25μg、0.5μg。

用法与用量:口服,剂量应根据患者的血钙浓度来决定。血液透析患者的肾性营养不良:如患者血钙浓度正常或略低,每日 0.25μg。如 2 ~4 周内生化指标及病情无明显改变，则每日剂量可达到0.5μg。1周应测2次血钙浓度，随时调整剂量。大多数血透患者用量在每日0.5～1μg。甲状旁腺功能低下：儿童1～5岁，每日0.25～0.75μg，6岁以上和成人，每日0.5～2μg（用量须个体化）。

药理与用途：是人体内维生素D_3最重要的活性产物，作用同维生素D_3。用于甲状旁腺功能低下症及血液透析患者的肾性营养不良。

不良反应：高血钙症。

注意事项：高血钙疾病或维生素D中毒忌用；不能与维生素D类同时应用；巴比妥类或苯妥英钠可加速本品代谢；考来烯胺可减少本品吸收。

品名：降钙素 Calcitonin（鲑鱼降钙素、Salcatonin、鳗鱼降钙素、固通宁、密钙息、依降钙素、Elcatonin、益盖宁、山德士降钙素）

剂型与规格：注射剂：鲑鱼降钙素50U/1ml、100U/1ml、200U/1ml；依降钙素10U/1ml、20U/1ml；粉针剂：（注射用鲑鱼降钙素）50U、100U；鼻喷剂：每喷50U、每喷100U。

用法与用量：皮下注射或肌内注射，骨质疏松症：鲑鱼降钙素每次50～100U，每日1次，或每次100U，隔日1次；或依降钙素每次20U，肌内注射，每周1次。为防止骨质进行性丢失，应根椐个体需要，适量补充钙剂和维生素D。如使用钙剂，应与本药间隔4小时。高钙血症：鲑鱼降钙素每日5～10U/kg，分1～2次给药。应根据患者的临床和生化反应进行调整，如果注射剂量超过2ml，应分多个部位注射。变形性骨炎：鲑鱼降钙素每次50U，每周3次，或每日100U，也可每日或隔日100U，疗程至少3个月。静脉滴注，高钙血症危象：鲑鱼降钙素每日5～40U/kg，加入0.9%氯化钠注射液500ml内缓慢滴注，滴注时间至少6小时。静脉注射，高钙血症危象：鲑鱼降钙素每日10～40U/kg，分2～4次缓慢静脉注射。经鼻给药，使用鲑鱼降钙素鼻喷剂（鲑鱼降钙素每100U相当于20μg纯肽），骨质疏松症：每日20μg（或每日或隔日40μg），可分次给药；伴有骨质溶解和（或）骨质减少的骨痛：每日40～80μg。单次给药最高剂量为40μg；变形性骨炎：每日40μg，可分次给药；高钙血症：慢性高钙血症的长期治疗，每日40～80μg，单次给药最高剂量为40μg；神经性营养不良症：每日单次给予40μg，连续2～4周。以后根据情况可隔日给予40μg，连续6周。

药理与用途：降钙素是由甲状腺滤泡旁细胞分泌的激素。是由32个氨基酸组成的多肽。降钙素可来自鲑鱼、鳗鱼、猪等，目前临床上应用的降钙素有人工合成的鲑鱼降钙素和依降钙素。降钙素的作用为降低破骨细胞活性和数目,直接抑制骨吸收,减慢骨转换,降低血钙水平;抑制肾小管对钙、磷重吸收,增加尿钙、、磷排泄;抑制疼痛介质释放,阻断其受体,增加β-内啡肽释放,起到周围性和中枢性镇痛作用。用于骨质疏松症。主要用于晚期绝经后骨质疏松症以及老年性骨质疏松症,也用于其他继发性骨质疏松症(如使用皮质激素治疗后或缺乏活动所致)。依降钙素(鲑鱼降钙素衍生物)用于骨质疏松症引起的骨痛;用于高钙血症和高钙血症危象。主要用于继发于乳房癌、肺癌、骨髓瘤和其他恶性肿瘤骨转移所致的高钙血症,也用于其他原因所致的高钙血症(如:甲状旁腺功能亢进、缺乏活动或维生素 D 中毒;神经性营养不良症;由诸如创伤后骨质疏松症、交感神经营养不良、肩-臂综合征、外周神经受伤所致的灼痛、药物引起的神经营养不良等原因所致者);用于变形性骨炎。特别用于伴有骨痛、神经并发症、骨转移增加、骨病变进行性蔓延、不完全或反复骨折的病例。

不良反应:可出现皮疹、荨麻疹等,偶见过敏休克。循环系统:胸部压迫感、心悸。消化系统:恶心、呕吐、食欲不振、偶见腹痛、腹泻、口渴、胃灼热等。偶见 ALT、AST 等升高。神经系统:偶见眩晕、步态不稳,偶见头痛、耳鸣、手足抽搐。电解质代谢:偶见低钠血症。注射部位:偶见疼痛。其他:偶见颜面潮红、瘙痒,偶见哮喘、出汗、指端麻木、尿频、水肿、视力模糊、咽喉部有含薄荷类物质的感觉、发热、寒战、无力感、全身乏力等。长期应用可增加垂体肿瘤的发生率。

注意事项:对本药过敏者、孕妇及哺乳期妇女禁用;14 岁以下儿童禁用依降钙素;过敏体质者、支气管哮喘者慎用;肝功能异常者慎用依降钙素;本药为多肽制剂,有时会引起休克,故应对过敏既往史及药物过敏症等进行详细问诊;使用本药前应做皮肤过敏试验。皮试方法如下:取本药 10U,用生理盐水稀释至1ml,皮下注射0.1ml(约1U),观察 15 分钟,注射部位发红应不超过中度红色为阴性,超过中度红色为阳性。阳性者最好不要使用本药;长期卧床治疗的患者,每月需检查血液生化和肾功能;使用鲑鱼降钙素喷鼻剂的慢性鼻炎患者应定期医疗检查,因为鼻黏膜炎症时,可以增加药物的吸收。

品名:骨肽 Ossotide(骨宁、古欣肽)

剂型与规格:注射剂:10mg/2ml、25mg/5ml、50mg/10ml;粉针剂:10mg。

用法与用量:肌内注射,每次 10mg,每日 1 次,20~30 日为一个疗程,亦可在痛点和穴位注射;静脉滴注,每次 50~100mg,每日 1 次,溶于 200ml 0.9%氯化钠注射液中缓慢滴注,15~20 天为一疗程。根据病情可重复1~

2 疗程。

药理与用途：含有多种骨代谢的活性肽类。具有调节骨代谢，刺激成骨细胞增殖，促进新骨形成，以及调节钙、磷代谢，增加骨钙沉淀，防治骨质疏松，具有抗炎、镇痛作用。用于增生性骨关节疾病及风湿、类风湿关节炎等，并能促进骨折愈合。

不良反应：偶有发热、皮疹等过敏反应。

注意事项：对本品过敏者、严重肾功能不全者、孕妇及哺乳期妇女禁用；过敏体质者慎用。

品名：羟乙膦酸钠 Etidronte disodium

剂型与规格：片剂：200mg。

用法与用量：口服，每次 200mg，每日 2 次，两餐间服用或遵医嘱。

药理与用途：对骨代谢具有调节作用。用于原发性骨质疏松症和绝经后骨质疏松症。

不良反应：胃肠反应、口炎、头痛、咽喉灼热感、皮肤瘙痒、皮疹等。

注意事项：肾功能损害、孕妇及哺乳期妇女慎用；本品需间隙、周期服药，服药 2 周后需停药 11 周为 1 周期。停药期间需补充钙剂，然后重新开始第 2 周期；服药 2 小时内，避免服用高钙食品以及含矿物质的维生素或抗酸药。

品名：阿仑磷酸钠 Alendronate Sodium（福善美、固邦、天可、Fosamax）

剂型与规格：片剂：10mg。

用法与用量：口服，每日早餐前至少 30 分钟空腹用 200ml 温开水送服，每次 10mg，每日 1 次；必须在每天第一次进食、喝饮料或应用其他药物治疗之前的至少半小时，用白开水送服，因为其他饮料（包括矿泉水）、食物和一些药物有可能会降低本药的吸收。为尽快将药物送至胃部，降低对食管的刺激，应在清晨用一杯白水送服，并且在服药后至少 30 分钟之内和当天第一次进食前，患者应避免躺卧。福善美不应在就寝时及清早起床前服用。否则会增加发生食管不良反应的危险。

药理与用途：本品为第三代氨基二膦酸盐类骨吸收抑制剂，与骨内羟基磷灰石有强亲和力。能进入骨基质羟基磷灰石晶体中，当破骨细胞溶解晶体，药物被释放，能抑制破骨细胞活性，并通过成骨细胞间接起抑制骨吸收作用。其特点是抗骨吸收活性强，无骨矿化抑制作用。用于治疗绝经后妇女的骨质疏松症，以预防髋部和脊柱骨折。

不良反应:腹痛、腹泻、恶心、便秘、消化不良,如不按规定服用方法者可有食管溃疡,偶有血钙降低、短暂白细胞升高、尿红细胞、白细胞升高。

注意事项:食管动力障碍,如食管迟缓不能,食管狭窄者、严重肾损害者、骨软化症患者禁用;孕妇及哺乳期妇女不宜使用;婴幼儿、青少年、胃肠道功能紊乱、胃炎、食管不适、十二指肠炎、溃疡病患者,轻、中度肾功能异常患者慎用。

早餐前至少30分钟用200ml温开水送服,用药后至少30分钟方可进食;与橘子汁和咖啡同时服用会显著影响本品的吸收;在服用本品前后30分钟内不宜饮用牛奶、奶制品和含较高钙的饮料;服药后即卧床有可能引起食管刺激或溃疡性食管炎;开始使用本品治疗前,必须纠正钙代谢和矿物质代谢紊乱、维生素D缺乏和低钙血症;补钙剂、抗酸剂和一些口服药剂很可能妨碍本品的吸收,因此,服用本品后应至少推迟半小时再服用其他药物;男性骨质疏松症用药的安全性和有效性尚未验证,不推荐使用。

品名:氯膦酸二钠 Clodronate Disodium(氯屈膦酸二钠、氯甲双膦酸二钠、骨磷、固令、落屈、德维、Bonefos)

剂型与规格:片剂:0.2g、0.4g、0.8g;胶囊剂:0.3g、0.4g、0.6g;注射剂:0.3g/5ml。粉针剂:0.3g。

用法与用量:静脉滴注,Paget病:每日0.3g,3小时以上静脉滴注,共用5日,以后改口服;高钙血症:每日0.3g,静脉滴注3~5日或单次给药1.5g,血钙正常后改口服。口服,恶性肿瘤患者:每日2.4g,分2~3次口服;血钙正常者可减为每日1.6g;若伴有高钙血症者,可增加至每日3.2g。必须空腹服用,最好在进餐前1小时。骨质疏松症:早期或未发生骨痛者:每日0.4g,连用3个月为一疗程,必要时可重复疗程。严重或已发生骨痛者:每日1.6g,分2次服用。

药理与用途:本品是骨代谢调节剂。能防止羟基磷灰石结晶溶解并直接抑制破骨细胞活性,从而抑制骨吸收。用于恶性肿瘤并发的高钙血症;溶骨性癌转移引起的骨痛、可避免或延迟恶性肿瘤溶骨性骨转移;各种类型骨质疏松。

不良反应:胃肠道反应,如恶心、呕吐和腹泻。但这些反应通常很轻微,但多见于大剂量给药时;偶尔引起甲状旁腺激素和转氨酶血清浓度升高。偶可发生无症状的低钙血症;个别病例还发生类似于过敏反应或阿司匹林过敏性哮喘患者的呼吸功能损害,以及皮肤反应;可逆性蛋白尿、血清肌酐升高和肾功能障碍。

注意事项:对本品过敏者、严重肾损害者、骨软化症患者禁用。孕妇、哺乳期妇女慎用;小儿长期用药可能影响骨代谢,应慎用。用于治疗骨质疏松症时,应遵医嘱决定是否需要补钙。如需要补钙,本品与钙剂应分开应用,用本品后2小时再用钙剂,以免影响本品的吸收,降低疗效。用药期间,对血细胞数、肾脏和肝功能应进行监测。本品不得与其他二磷酸盐同时使用。

品名:唑来膦酸 Zoledronic Acid(艾瑞宁、博来宁、震达)

剂型与规格:粉针剂:4mg。

用法与用量:静脉滴注,每次4mg,用100ml 0.9%氯化钠注射液或5%葡萄糖注射液稀释后静脉滴注,滴注时间应不少于15分钟,每3~4周给药一次。

药理与用途:高钙血症药物。主要是抑制骨吸收,其作用机制尚不完全清楚,可能与多方面作用有关。唑来膦酸在体外可抑制破骨细胞活动,诱导破骨细胞凋亡,还可通过与骨的结合阻断破骨细胞对矿化骨和软骨的吸收,还可以抑制由肿瘤释放的多种刺激因子引起的破骨细胞活动增强和骨钙释放。用于恶性肿瘤溶骨性骨转移引起的骨痛。亦用于恶性肿瘤引起的高钙血症。

不良反应:本品最常见的不良反应是发热,其他不良反应主要包括:乏力、胸痛、腿水肿、结膜炎、恶心、呕吐、便秘、腹泻、腹痛、吞咽困难、厌食、低血压、贫血、低钾血症、低镁血症、低磷血症、低钙血症、粒细胞减少、血小板减少、全血细胞减少、骨痛、关节痛、肌肉痛;肾脏:血清中肌酐值升高等(与给药的时间有关);唑来膦酸的毒副作用多为轻度和一过性的,大多数情况下无须特殊处理会在24~48小时内自动消退。

注意事项:对本品及其他双膦酸类药物过敏的患者、严重肾功能不全者、孕妇及哺乳期妇女禁用;儿童暂不推荐使用;肾脏损害者,有甲状旁腺功能减退史者,同时使用袢利尿药、氨基糖苷类抗生素或其他肾毒性药物的患者,有阿司匹林敏感性哮喘的患者慎用;首次使用本品时应密切监测血清中钙、磷、镁以及血清肌酐的水平,如出现血清中钙、磷和镁的含量过低,应给予必要的补充治疗;伴有恶性高钙血症患者给予本品前应充分补水,利尿剂与本品合用时只能在充分补水后使用;接受本品治疗时,如出现肾功能恶化,应停药至肾功能恢复至基线水平。

品名:伊班磷酸钠 Ibandronate Monosodium(艾本)

剂型与规格:注射剂:1mg/1ml。

用法与用量:静脉滴注,每次1~4mg稀释于不含钙离子的0.9%氯化钠注射液或5%葡萄糖注射液500~750ml中,静脉缓慢滴注,滴注时间不少于2小时。治疗高钙血症,应严格按照血钙浓度,治疗前适当给予0.9%氯化钠注射液进行水化治疗。中、重度患者可单剂量给予2~4mg。

药理与用途:本品为二膦酸盐类骨吸收抑制剂,主要通过与骨内羟基磷灰石结合,抑制羟基磷灰石的溶解和形成,从而产生抗骨吸收的作用。用于伴有或不伴有骨转移的恶性肿瘤引起的高钙血症。

不良反应:少数患者可出现体温升高,有时也会出现类似流感的症状,如发热、寒战、类似骨骼和(或)肌肉疼痛的情况。多数情况不需专门治疗,个别病例还会出现胃肠道不适。由于肾脏钙的排泄减少,常伴有血清磷酸盐水平降低(通常不需治疗)。血清钙的水平可能会降至正常以下。

注意事项:对本品或其他双膦酸盐过敏者、儿童、孕妇及哺乳期妇女、严重肾功能不全者(血清肌酐>5mg/dl)禁用;肝、肾功能损伤者慎用;本品不得与其他种类双膦酸类药物合并使用;使用本品过程中,应注意监测血清钙、磷、镁等电解质水平及肝、肾功能;有心功能衰竭危险的患者应避免过度水化治疗。

品名:依普黄酮 Ipriflavone(信依生、固苏桉、双锐安)

剂型与规格:片剂:0.2g;胶囊剂:0.2g。

用法与用量:口服,每次0.2g,每日3次。餐后口服。

药理与用途:本品是用于改善骨质疏松症所致的骨量减少的药物。其作用机制为:促进成骨细胞的增殖、骨胶原合成及骨基质的矿化,增加骨量;减少破骨细胞前体细胞的增殖和分化,抑制成熟破骨细胞活性,从而降低骨吸收;通过雌激素样作用增加降钙素的分泌,间接产生抗骨吸收作用。用于改善原发性骨质疏松症的症状,可能能提高骨量减少者的骨密度。

不良反应:少数患者可见食欲不振、胃部不适、恶心、呕吐、口腔炎、口干、舌炎、味觉异常、腹胀、腹痛、腹泻和便秘,可出现消化性溃疡、胃肠道出血或恶化原有消化道症状;偶见红细胞、白细胞减少,血胆红素、LDH、ALT、AST和BUN上升,皮疹和瘙痒,眩晕、倦怠感和舌唇麻木。偶有出现乳房女性化症状,此时应停药。

注意事项:对本品过敏者、低钙血症患者、妊娠、哺乳期妇女禁用;重度食管炎、胃炎、十二指肠炎、溃疡病和胃肠功能紊乱者、中重度肝肾功能不全患者、儿童、高龄患者慎重;服药期间需补钙;对男性骨质疏松症无用药经验。

品名:特立帕肽 Teriparatide

剂型与规格:注射液:20μg:80μl,2.4ml/支。

用法与用量:本品推荐剂量为每日皮下注射 20μg,注射部位应选择大腿或腹部。应指导患者使用正确的注射方法。本品总共治疗的最长时间为 24 个月,患者终身仅可接受 1 次为期 24 个月的治疗。

药理与用途:适用于有骨折高发风险的绝经后妇女骨质疏松症的治疗,可显著降低绝经后妇女椎骨和非椎骨骨折风险。本品是骨形成剂,用于治疗骨质疏松。本品是人内源性甲状旁腺激素(PTH)的活性片段。PTH 是骨骼和肾脏中钙和磷酸盐代谢的主要调节因子。每天 1 次注射本品可通过优先刺激成骨细胞活性(相对于破骨细胞活性),增加新骨在松质骨和皮质骨表面的积聚。

不良反应:眩晕、恶心、肢体疼痛、头晕、抑郁、呼吸困难、血清尿酸浓度升高等。

注意事项:下列患者禁用:对本品或本品任何辅料过敏者,妊娠及哺乳期妇女,高钙血症患者,严重肾功能不全患者,除原发性骨质疏松和糖皮质激素诱导的骨质疏松以外的其他骨骼代谢疾病(包括甲状旁腺功能亢进和 Paget 病),不明原因的碱性磷酸酯酶升高,之前接受过外照射或骨骼植入放射性治疗的患者。本品的治疗范围应排除骨恶性肿瘤或伴有骨转移的患者。不得用于小于 18 岁的青少年和开放性骨骺的青年。中度肾功能不全的患者应慎用本品。肝功能不全患者应在医师指导下慎用。活动性或新发尿石症患者中应慎用本品。血钙正常的患者注射特立帕肽后发现血钙浓度有一过性的轻微升高,使用洋地黄的患者应慎用本品。

六、雌激素、孕激素及抗孕激素类药

品名:苯甲酸雌二醇 Estradiol Benzoate(保女荣、苯甲酸求偶二醇、女性素、爱期妥)

剂型与规格:注射剂:1mg/1ml、2mg/1ml。

用法与用量:肌内注射,用于绝经期综合征:每次 1~2mg,每 3 日 1 次;子宫发育不良:每次 1~2mg,每 2~3 日 1 次;子宫出血:每次 1mg,每日 1 次,1 周后继用黄体酮;退乳:每日 2mg,直至生效为止。

药理与用途：作用与雌二醇相同，但肌内注射后吸收较慢，作用维持时间2～5天。临床用于卵巢功能不全、闭经、绝经期综合征、退奶及前列腺癌等。

不良反应：可有恶心、呕吐、头痛、乳房胀痛等；可因水钠潴留而发生水肿。

注意事项：孕妇、哺乳期妇女、儿童、肝肾疾病、严重肝肾功能不全、雌激素依赖性肿瘤、血栓栓塞性疾病、乳腺癌患者禁用；长期大剂量服用，可致子宫异常出血，故需慎用。

品名：戊酸雌二醇 Estradiol Valerate（补佳乐）

剂型与规格：片剂：0.5mg、1mg、2mg；注射剂：5mg/1ml、10mg/1ml。

用法与用量：口服，每日1～2mg。连续21天，停服一周后开始下一疗程；肌内注射，每1～2周1次，每次5～10mg。平均替代治疗剂量为每2周5～20mg。用于卵巢功能不全，每月1次，每次5～20mg。用于退乳，肌内注射，每次10mg。

药理与用途：本品为天然雌二醇的戊酸盐，具有雌激素的药理作用，能促进和调节女性生殖器官和副性征的正常发育，参与卵巢轴功能的调节。用于绝经后的更年期症状，或卵巢切除后、非癌性疾病放射性去势后的雌激素不足的症状，如潮热、阵发性出汗、睡眠障碍，情绪抑郁、易怒、头痛及头晕。

不良反应：少数病例可有乳房胀感、胃部不适、恶心、头痛、体重增加及子宫出血。

注意事项：妊娠期妇女、严重肝功能异常、黄疸或以前妊娠有过持续瘙痒、Dubin-Johnson综合征、Rotor综合征、曾患或正患肝脏肿瘤、曾患或正患血栓栓塞性疾病（如脑卒中、心肌梗死）、镰刀细胞性贫血症、患有或疑有子宫或乳房的激素依赖性肿瘤、子宫内膜异位症伴有血管病变的严重糖尿病、脂肪代谢的先天性异常、妊娠期耳硬化症的恶化禁用。

品名：戊酸雌二醇片/雌二醇环丙孕酮片 Complex Packing Estradio l Valerate Tablets，Estradiol Valerate and Cypro（克龄蒙、Climen）

剂型与规格：片剂：白色片每片含戊酸雌二醇2mg；浅橙红色片含戊酸雌二醇2mg及醋酸环丙孕酮1mg。

用法与用量：口服，月经周期的第5日起，按照下面的顺序，每日1片，无间断的服用21天：11片白片，10片浅橙红色片。停药7天。在治疗期间内，可能发生撤退性出血。停药7天后开始另一周期。

药理与用途：本品在与孕激素联合使用建立人工月经周期中用于补充主要与自然或人工绝经相关的雌激素缺乏：血管舒缩性疾病（潮热），生殖泌尿道营养性疾病（外阴阴道萎缩，性交困难，尿失禁）以及精神性疾病（睡眠障碍，衰弱）；预防原发性或继发性雌激素缺乏所造成的骨质丢失。

不良反应：可能偶有乳房发胀、非月经期出血、恶心、胃部不适及体重和性欲改变；个别病例有水肿、头痛、情绪低落；少数良性或极少数恶性肝脏肿瘤患者服用本药后，可能引起意外的腹腔内出血。

注意事项：孕妇和哺乳期妇女、重度的肝功能损害、黄疸患者、未确诊的阴道出血、已知或可疑乳腺癌、已知或可疑受性激素影响的癌前病变或恶性肿瘤、现有或既往有肝脏肿瘤病史（良性或恶性）、急性的动脉血栓栓塞性疾病（如心肌梗死，脑卒中）、活动性深静脉血栓形成、血栓栓塞性疾病及病史者、重度高甘油三酯血症、对本药任何成分过敏者禁用；糖尿病、高血压、静脉曲张、耳硬化症、多发性硬化症、癫痫、血卟啉病、有静脉炎病史者慎用。

品名：己烯雌酚 Diethylstilbestrol

剂型与规格：片剂：0.1mg、0.25mg、0.5mg、1mg、2mg；注射剂：0.5mg/1ml、1mg/1ml、2mg/1ml。

用法与用量：口服，每次0.25～1mg，每日0.25～6mg。闭经：口服小剂量刺激垂体前叶分泌促性腺激素，每日不超过0.25mg；人工月经周期：每日0.25mg，连用20日，待月经后再用同法治疗，共3周期；月经周期延长及子宫发育不全：每日0.1～0.2mg，持续半年，经期停服；功能性子宫出血：每晚服0.5～1mg，连服20日；绝经期综合征：每日0.25mg，症状控制后改为每日0.1mg（如同时每日舌下含服甲基睾酮5～10mg，效果更好）；退奶：每次5mg，每日2～3次，连服3日；老年性阴道炎：阴道塞药，每晚1～2片（每片0.2mg），共用7日；配合手术用于前列腺癌：每日3mg，分3次服，连用2～3月，维持量每日1mg；用于因子宫发育不好及子宫颈分泌物黏稠所致不育症：于月经后每日服0.1mg，共15日，疗程3～6月；用于稽留流产：每次5mg，每日3次，5～7日为一疗程，停药5日，如无效可重复一疗程。肌内注射，每次0.5～1mg，每日0.5～6mg。

药理与用途：为人工合成的非甾体雌激素。用于卵巢功能不全或垂体功能异常引起的各种疾病、闭经、子宫发育不全、功能性子宫出血、绝经期综合征、老年性阴道炎及退奶等，也用于前列腺痛。

不良反应:胃肠反应、头痛、子宫出血、子宫肥大、乳房胀痛、白带增多、水钠潴留、血压升高、皮疹。

注意事项:肝、肾病及孕妇禁用;中途停药可致子宫出血。

品名:尼尔雌醇 Nilestriol

剂型与规格:片剂:2mg、5mg。

用法与用量:口服,每次5mg,每月1次。症状改善后维持量为每次1~2mg,每月2次,3个月为一疗程。

药理与用途:为雌三醇衍生物。用于雌激素缺乏引起的绝经期或更年期综合征,如潮热、出汗、头痛、目眩、疲劳、烦躁易怒、神经过敏、外阴干燥、老年性阴道炎等。

不良反应:白带增多,乳房胀痛,恶心,头痛,腹胀等。

注意事项:突破性出血量过多时需停药。

品名:结合雌激素 Conjugated Estrogens(倍美力、混合雌激素、普瑞马林、Premarin、Transannon)

剂型与规格:片剂:0.25mg、0.3mg、0.625mg、0.9mg、1.25mg、2.5mg;注射剂:20mg/1ml;软膏剂:0.625mg/1g。

用法与用量:口服,治疗中、重度血管舒缩症和(或)与绝经相关的外阴及阴道萎缩:血管舒缩症可每日0.625mg;外阴及阴道萎缩可每日0.3~1.25mg或更多。具体用量可根据患者个体反应而定。或采用周期方案(例如用药25天,停药5天)进行适当治疗;治疗因卵巢功能减退、去势或原发性卵巢功能衰竭所致的雌激素低下症:每天0.3~0.625mg,周期性服用(如用药3周,停药1周);治疗乳腺癌:推荐剂量为10mg,每天3次,至少3个月为一疗程;治疗雄激素依赖的前列腺癌:每天3次,每次1.25~2.5mg;预防骨质疏松:①单独用药:每次0.625~1.25mg,每日1次;②连续序贯疗法:每次0.625mg,每日1次,同时在周期的第15~28日,每日加用2.5~10mg甲羟孕酮;③连续联合疗法:每次0.625mg,每日1次,同时每日口服2.5mg甲羟孕酮;肌内注射,功能性子宫出血:每次20mg,起效后改口服每日2.5~7.5mg,连服20天;阴道给药:给软膏剂1g,3周为一疗程。

药理与用途:是结合型雌激素,主要为雌酮、马烯雌酮和17α-二氢马烯雌酮的硫酸酯,具有明显的雌激素活性。用于治疗中、重度与绝经相关的血管舒缩症状。治疗外阴和阴道萎缩。治疗因卵巢功能减退、去势或原发性卵巢功能衰竭所致的雌激素低下症、预防和控制骨质疏松症、功能性子宫出血、乳腺癌、雄激素依赖的前列腺癌(只能减轻症状)。

不良反应:可刺激子宫内膜增生,单独使用本药将增加发生子宫内膜腺癌的危险;可在一定程度上增加乳癌发生的危险,尤其是使用超过10年者;服用雌激素可出现胃肠道恶心、呕吐、腹绞痛、腹胀、胆汁淤积性黄疸,胆囊疾病发生率增加、胰腺炎;阴道出血形式改变、异常撤退性出血、出血改变、突破性出血、点状出血、子宫肌瘤增大、乳房增大及疼痛;偏头痛、头晕、精神抑郁;眼角膜弯曲度变陡,对隐形眼镜耐受性下降;促进血栓栓塞性疾病的发生。

注意事项:对本品过敏者、孕妇、哺乳期妇女、未确诊的异常生殖器出血、已知或怀疑患有乳腺癌(治疗某些转移性癌的患者除外)、已知或怀疑患有雌激素依赖性肿瘤、血栓性静脉炎或血栓栓塞性疾病、以前患有与使用雌激素相关的血栓性疾病患者禁用;心肝肾功能不全者、冠状动脉疾病、脑血管疾病、高血压、糖尿病、胆囊疾病或有胆囊病史(尤其胆囊结石)、子宫肌瘤患者慎用。

品名:三合激素 Tristerone

剂型与规格:注射剂:1ml。为复方制剂,每1ml含苯甲酸雌二醇1.5mg、黄体酮12.5mg、丙酸睾酮25mg。

用法与用量:肌内注射,一次1ml,一日或隔日1次,连用3~5次。

药理与用途:三合激素注射液为激素类药。用于月经不调、功能性子宫出血。

不良反应:女性患者长期应用可出现男性化;局部注射可引起刺激性疼痛;长期注射后吸收不良,易形成硬块、疼痛,甚至感染;能抑制卵巢功能,抑制排卵,使月经推迟或提前;用药后偶见丙氨酸氨基转移酶上升,停药后可恢复正常。

注意事项:前列腺癌和前列腺肥大、孕妇禁用;有水钠潴留作用,心肝肾功能不全者慎用。

品名:替勃龙 Tibolone(利维爱、Livial、7-甲基异炔诺酮、替勃隆、紫竹爱维、更佳宁)

剂型与规格:片剂:2.5mg。

用法与用量:口服,每次2.5mg,每日1次,如症状消失可改为每日1.25mg,最少连续治疗3个月方能达到最好的疗效。

药理与用途:系新型甾体化合物,兼有雌激素、孕激素和弱雄激素活性,能稳定更年期妇女卵巢功能衰退后的下丘脑-垂体系统。适用于更年期妇女综合征及骨质疏松的防治。

不良反应:具有良好的耐受性,治疗过程中副作用发生率极低。曾偶然发生过下述一些副作用:体重变化、眩晕、皮脂分泌过多、皮肤病、阴道出血、头痛、肠胃不适、肝功能指标变化、面部毛发生长增加、胫骨前水肿。

注意事项:孕妇、哺乳期妇女、已确诊或怀疑的激素依赖性肿瘤、血栓性静脉炎、血栓栓塞形成等心血管疾病或脑血管疾病,或者上述疾病既往史者、原因不明的阴道流血、严重肝病患者禁用;糖代谢异常者、肾病、癫痫、偏头痛及三叉神经痛患者,或有上述疾病病史者(因本药偶致体液潴留)、高脂血症慎用;大剂量可以引起阴道出血,应定期补充孕激素,如每3个月可服用10天;肾功能障碍、癫痫、偏头痛及有这些病史者,用本品可引起体液的潴留;本品不可作为避孕药使用。

品名:甲地孕酮 Megestrol

剂型与规格:片剂(醋酸盐):4mg。

用法与用量:口服,每次4mg,每日4~12mg。用作短效口服避孕药:从月经周期第5天起,每日口服1片复方甲地孕酮片、膜或纸片,连服22日为1周期,停药后2~4日来月经;然后于第5天继续服下1个月的药。用作探亲避孕药:在探亲当日中午口服1片甲地孕酮探亲避孕片一号,当日晚上加服1片,以后每日晚上服1片,直至探亲结束,次日再服1片。用作事后避孕药:口服甲醚抗孕丸,于月经第6~7日服1次,以后每次房事时服1粒,1周服2次以上者效果较好。探亲避孕时,于探亲当日中午或傍晚先服1粒,以后每次房事时服1粒。甲醚抗孕膜可舌下含服,凡常住一起者,第1次于月经第6天含服1小格,以后每次房事含服1片。探亲者,于探亲当天含服1片,以后每次房事含服1片。治疗功能性子宫出血:口服甲地孕酮片、膜或纸片,每8小时2mg(严重情况下,每3小时1次,待流血明显减少后再改8小时1次),然后将剂量每3天递减1次,直至维持量每日4mg,连服20日。流血停止后,每日加服炔雌醇0.05mg或己烯雌酚1mg,共20日。闭经:口服每次1片甲地孕酮片和炔雌醇0.05mg,共20日,连服3个月。痛经和子宫内膜增生过长:于月经第5~7日开始,每日口服1片甲地孕酮片,共20日。子宫内膜异位症:甲地孕酮片,每次1片,每日2次,共7日,然后每日3次,每次1片,共7日;再后每日2次,每次2片,共7日;最后每日20mg,共6周。子宫内膜腺癌:口服每日4mg,逐渐增至每日30mg,共6周,或服每日2次,每次4mg,共20日。乳腺癌:口服每日1次

160mg,连续2个月为一疗程。

药理与用途:为高效孕激素。用于短效口服避孕药,还用于治疗痛经、闭经、功能性子宫出血、子宫内膜异位症及子宫内膜腺癌等,亦用于乳腺癌的姑息治疗。

不良反应:头晕、恶心、呕吐、不规则出血等。

注意事项:肝、肾病忌用;子宫肌瘤、血栓病史及高血压慎用。

品名:黄体酮 Progesterone(孕酮)

剂型与规格:注射剂:10mg/ml、20mg/ml。胶囊剂:100mg。

用法与用量:肌内注射,每次10～20mg。习惯性流产:肌内注射每次10～20mg,每日1次或每周2～3次,一直用到妊娠第4个月;痛经:在月经之前6～8日每日注射5～10mg,共4～6日,疗程可重复若干次。对子宫发育不全所致的痛经,可与雌激素配合使用;经血过多和血崩症:每日肌内注射10～20mg,5～7日为一疗程,可重复3～4个疗程,每疗程间隔15～20日;闭经:先给雌激素2～3周后,立即注射本品每日3～5mg,6～8日为一疗程,总剂量不宜超过300～350mg,疗程可重复2～3次。闭经,口服或阴道给药,每次100mg,早、晚(睡前2小时)各1次,每周期连续10日(一般在周期第17～26日)。

药理与用途:为天然孕激素。用于习惯性流产、痛经、经血过多或血崩症、闭经等。口服大剂量也用于黄体酮不足所致疾患,如经前综合征、排卵停止所致月经紊乱、良性乳腺病、绝经前和绝经期等。

不良反应:头晕、头痛、恶心、抑郁、乳房胀痛等。

注意事项:子宫内膜萎缩、月经量减少、阴道真菌感染;肝病不能口服。

品名:甲羟孕酮 Medroxyprogesterone(安宫黄体酮、Medroxyprogestetone Acetate)

剂型与规格:片剂(醋酸盐):2mg、4mg、10mg;注射剂(醋酸盐):100mg/ml、150mg/ml。

用法与用量:口服,每日2～40mg。先兆流产:口服每次4～8mg,每日2～3次;习惯性流产:开始3个月,每日10mg,第4～4.5个月,每日20mg,最后减量停药;痛经:月经周期第6天开始,每次2～4mg,每日1次,连服20日或于月经第1天开始,每日3次,连服3日;功能性闭经:每日4～8mg,连用5～10日。肌内注射避孕,于月经第2～7日注射150mg,可避孕3个月。

药理与用途:为作用较强的孕激素,无雌激素活性。用于痛经、功能性闭经、功能性子宫出血、先兆流产或习惯性流产、子宫内膜异位症等,还可用于乳腺癌、前列腺癌、子宫内膜癌的治疗。大剂量可用作长效避孕药。

不良反应:不规则出血。

注意事项:肝、肾功能不全禁用;如出血,根据出血量加服炔雌醇 0.05~0.1mg,连服3日,即可止血。

品名:羟孕酮 Hydroxyprogesterone Caproate

剂型与规格:己酸羟孕酮注射剂:125mg/ml、250mg/2ml。

用法与用量:肌内注射,1周1次250~500mg。

药理与用途:为长效孕激素。用于习惯性流产、月经不调、子宫内膜异位症、功能性子宫出血等。

不良反应:恶心、呕吐、头昏、乏力、乳胀、疲乏等。

注意事项:急慢性肝炎、肾炎及乳房肿块忌用。余见黄体酮注射液。

品名:炔诺酮 Norethisterone(妇康)

剂型与规格:片剂、滴丸剂:0.625mg、2.5mg。

用法与用量:口服,速效避孕:于同居当晚开始服用,每晚5mg必须连服10日。若同居超过15日,则在第15日起改服避孕片1号或2号。功能性子宫出血:首日每次2.5mg,每8小时1次。然后逐渐减量,减量1/3~1/2,直至每日1次2.5mg维持,连续20日。还可在流血停止后,加服己烯雌酚1mg或炔雌醇0.05mg,连续20日。痛经、子宫内膜异位症或增生过度:于月经第5~7日开始,每次2.5mg,每日1次,连服20日。可重复使用。不育症:本品2.5mg并用炔雌醇0.05mg,每日1次,连服20日。共3个疗程。

药理与用途:具有黄体酮样的孕激素,还有弱的雄激素和雌激素活性。用于与雌激素类药如炔雌酮合用作为口服避孕药,单用大剂量亦可以起到避孕效果。对功能性子宫出血、痛经、子宫内膜异位症或增生过度、不育症等亦有一定疗效。

不良反应:胃肠反应、头晕、困倦、突破性出血、泌乳量减少、下腹痛、面部水肿、胸闷、失眠、食欲亢进、皮脂增多、痤疮、多毛等。

注意事项:哺乳期、肝肾疾病、子宫及乳房肿瘤禁用。

品名:烯丙雌醇 Allylestrenol(丙烯雌甾醇、多力玛、Turinal)

剂型与规格:片剂:5mg。

用法与用量:口服,先兆流产:每次5mg,每日3次,5~7天,至症状消失。如需要,剂量可适当增加;习惯性流产:应在明确怀孕后立即用药,每日5~10mg,至少维持到危险期后的一个月,之后剂量可逐渐减少;先兆早产:剂量需个体化,通常剂量为每日5~20mg。

药理与用途:是一种口服保胎药物,其有效性为孕酮的数倍。它可使胎盘滋养层的内分泌活性增强,可刺激功能不佳的胎盘,使胎盘功能正常化;同时升高催产素酶的浓度及活性,降低孕妇体内催产素的水平;并且拮抗前列腺素对子宫产生的刺激作用,抑制宫缩从而维持妊娠。本品无雌激素或雄激素样作用,亦无肾上腺和性腺的抑制作用。用于先兆流产、习惯性流产、先兆早产。

不良反应:偶有体液潴留、恶心、头痛。

注意事项:严重肝功能障碍、Dubin-Jonson和Rotor综合征、既往病史中有过妊娠疱疹或妊娠期高血压疾病者禁用;糖尿病孕妇应慎用,服用本品期间应定期测定血糖水平。

品名:米非司酮 Mifepristone(含珠停、息百虑、Xibailu、息隐、Xiyin)

剂型与规格:片剂:10mg、25mg、200mg。

用法与用量:口服,终止早孕:顿服200mg或每次25~50mg,每日2次,连服2~3天,(总量为150mg),第3~4天清晨于阴道后穹隆放置卡前列甲酯栓1枚(1mg),或口服米索前列醇400~600μg,或使用其他同类前列腺素药物。卧床休息1~2小时,门诊观察6小时。注意用药后出血情况,有无妊娠产物和副作用;用于紧急避孕:在无防护性性生活或避孕失败后72小时内服25mg。

药理与用途:米非司酮为受体水平抗孕激素药,具有终止早孕、抗着床、诱导月经及促进宫颈成熟等作用,与孕酮竞争受体而达到拮抗孕酮的作用,与糖皮质激素受体亦有一定结合力。米非司酮能明显增高妊娠子宫对前列腺素的敏感性。米非司酮片与前列腺素药物序贯合并使用,可用于终止停经49天内的妊娠。

不良反应:部分早孕妇女服药后,有轻度恶心、呕吐、眩晕、乏力和下腹痛,肛门坠胀感和子宫出血。个别妇女可出现皮疹。

注意事项:对本品过敏者禁用;心、肝、肾疾病患者及肾上腺皮质功能不全或慢性肾上腺衰竭者、长期服用甾体激素者、凝血功能障碍或进行抗凝治疗者、遗传性卟啉病患者、带宫内节育器妊娠和确证或怀疑宫外孕者、年龄超过35岁的吸烟妇女。哺乳期妇女、早孕反应严重者、有使用前列腺素类药物禁忌者:如青光眼、哮喘及对前列腺素类药物过敏等禁用;确认为早孕者,停经天数不应超过49天,孕期越短,效果越好;服药前必须向服药者详细告知治疗效果,及可能出现的副作用;治疗或随诊过程中,如出现大量出血或其他异常情况,应及时就医;服药后,一般会较早出现少量阴道出血,部分妇女流产后出血时间较长。少数早孕妇女服用米非司酮片后,即可自然流产。约80%的孕妇在使用前列腺素类药物后,6小时内排出绒毛胎囊,约10%孕妇在服药后一周内排出妊娠物;使用本品终止早孕失败者,必须进行人工流产终止妊娠。服用本品1周内,避免服用阿司匹林和其他非甾体抗炎药。

品名:孕三烯酮 Gestrinone(内美通、甲地炔诺酮、三烯高诺酮)

剂型与规格:片剂:2.5mg、5mg;胶囊剂:2.5mg。

用法与用量:口服,用于子宫内膜异位症:一般为每次2.5mg,每周2次,第1次于月经第1天服用,3天后服用第2次,以后每周相同时间服用;探亲避孕:探亲当天服3mg,以后每次房事时服1.5mg;事后避孕:从月经第5~7天开始服药,每周2次(间隔3~4天),每次2.5mg;如每个周期服药8次以上,则避孕成功率高;抗早孕:每日9mg(分2~3次服),连服4天,停药后2天于阴道后穹隆处放置卡前列素(dl-15-甲基前列腺素2α)薄膜,每次2mg,每2.5小时1次,共4次,经2.5小时后肌内注射1.5~2mg卡前列素为一疗程,如无组织物排出,隔1天后重复疗程;子宫肌瘤:每次2.5mg,每周2次。

药理与用途:本品是一种人工合成的三烯19去甲甾体类化合物,具有激素和抗激素的复杂特性,即它具有较强的抗孕激素和抗雌激素活性,又有很弱的雌激素和雄激素作用。用于子宫内膜异位症;也用作探亲避孕或事后避孕药;对于早期妊娠,如与前列腺素合用,可提高引产成功率;也可用于治疗子宫肌瘤。

不良反应:少数人有头晕、乏力、胃部不适、痤疮、多毛及脂溢性皮炎、腿肿、体重增加、乳房缩小松弛等;也有月经周期缩短或延长、闭经、经量减少、不规则出血,但一般会自行减少。突破性出血发生率约5%。国内临床观察见有氨基转移酶升高。

注意事项:对本品中任何成分过敏者、妊娠妇女、哺乳期妇女、严重心肾肝功能不全、以往的雌激素及孕激素治疗期间曾有代谢性疾病及血栓性静脉炎病史者禁用;高血脂和糖尿病患者慎用;服药期间要定期检查肝功能。氨基转移酶轻度升高者，服用保肝药，可继续治疗。如氨基转移酶明显升高且服保肝药也无效时则应停止治疗。

七、雄激素、抗雄激素及同化激素类药

品名：丙酸睾酮 Androtest P（丙酸睾丸素、Testosterone Propionate）

剂型与规格：注射剂：10mg/ml、25mg/ml、50mg/ml、100mg/ml。

用法与用量：肌内注射，每次 25～100mg，1 周 2～3 次。雄激素缺乏症：每次 10～50mg；月经过多或子宫肌瘤：每次 25～50mg；1 周 2 次。功能性子宫出血：配合黄体酮使用，每次 25～50mg，隔日 1 次，连用 3～4 次；再生障碍性贫血：每次 100mg，每日或隔日 1 次，连用 6 个月以上；老年性骨质疏松症：每次 25mg，1 周 2～3 次，连用 3～6 个月；女性乳腺癌及乳癌骨转移：每次 50～100mg，隔日 1 次，用药 2～3 个月。

药理与用途：为睾酮的丙酸衍生物。适用于无睾症、隐睾症、男性性腺功能减退症；妇科疾病如月经过多、子宫肌瘤；老年性骨质疏松以及再生障碍性贫血等。

不良反应：女性男性化、水肿、肝损害、黄疸、头晕等。

注意事项：肝、肾功能不全，前列腺癌患者及孕妇禁用；注射液如有结晶析出，可加温溶解后注射。

品名：达那唑 Danazol（安宫唑）

剂型与规格：胶囊剂：100mg、200mg。

用法与用量：口服，每次 200～400mg，每日 400～800mg，3～6 个月为一疗程。子宫内膜异位症：从月经周期第 1～3 天开始，每日 2 次，每次 200mg，总量 1 天不超过 800mg，连续 3 个月为一疗程；纤维性乳腺炎：每日 100～400mg，分 2 次服，连用 3～6 个月；男性乳房发育：每日 200～600mg；性早熟：每日 200～400mg；血小板减少性紫癜：每次 200mg，每日 2～4 次；血友病：每日 600mg，连用 14 天；遗传性血管水肿：开始每日 600mg，分 3 次服，6～12 周后逐日下降 100～200mg，直至恒定控制症状的发作；红斑狼疮：每日 400～600mg。

药理与用途：为弱雄激素，兼有蛋白同化作用和抗孕激素作用。用于治疗子宫内膜异位症，也用于纤维性乳腺炎、男性乳房发育、乳腺痛、痛经、腹痛、性早熟、自发性血小板减少性紫癜、血友病和 Christmas 病、遗传性血

管性水肿、系统性红斑狼疮等。

不良反应:增加水肿,多毛,声粗,痤疮,头痛,肝功能障碍,焦虑,闭经,不规则阴道出血,乳房发育退化。

注意事项:严重心、肾、肝功能不全,癫痫、孕妇及哺乳期妇女禁用;对不明原因的男性乳房发育,在手术前可考虑先用本品治疗;仅限于对其他药物治疗性早熟无效的重度患者使用。

品名:甲睾酮 Methyltestosterone(甲基睾丸素)

剂型与规格:片剂:5mg、10mg。

用法与用量:口服或舌下含服,每次5~10mg,每日10~30mg。男性雄激素缺乏症:开始时每日30~100mg,维持量为每日20~60mg;月经过多或子宫肌瘤:每次舌下含服5~10mg,每日2次,1月剂量不可超过300mg;子宫内膜异位症:每次舌下含服5~10mg,每日2次,连用3~6个月;老年性骨质疏松症:每日舌下含服10mg;小儿再生障碍性贫血:每日1~2mg/kg,1~2次分服;晚期乳腺癌:每日50~200mg,分次服用。

药理与用途:作用与天然睾酮相同。用于男性性腺功能减退症,无睾症及隐睾症;妇科疾病,如月经过多、子宫肌瘤、子宫内膜异位症;老年性骨质疏松症及小儿再生障碍性贫血等。

不良反应:女性男性化、水肿、肝损害、黄疸,头晕、痤疮等。

注意事项:前列腺癌、孕妇及哺乳期妇女禁用;肝功能不全慎用;以舌下含服为宜,剂量可减半。

品名:十一酸睾酮 Testosterone Undecanoate

剂型与规格:胶囊剂:40mg;注射剂:250mg/2ml。

用法与用量:饭后服,不可咀嚼,起始量为每日120~160mg,连续2~3周,然后改为维持量每日40~120mg,可将日剂量分成两个等份,早晚各服一份,如胶囊个数不能等份,早晨应服较多的一份。肌内注射,用于男子性功能减低:每次250mg,每月1次,连续4个月;克兰非特综合征:每次250mg,每月1次;用于再生障碍性贫血:每次500mg,首次加倍,每月2次。

药理与用途:雄激素药。用于男子性功能减低、再生障碍性贫血等。也用于中老年男性,如性欲减退、脑力或体力减弱等。亦可用于精子生成功能紊乱而引起的某些不育症、男子性染色体异常及由于雄激素缺乏而引起的骨质疏松等。

不良反应:性刺激过度症状,男童有性早熟和骺骨早闭、粉刺、男子乳房发育、精子减少及水肿。

注意事项:已确诊或怀疑为前列腺癌或乳癌者、肝肾功能不全、孕妇及哺乳期妇女禁用;患有心脏病、高血压病、癫痫、三叉神经痛慎用。

品名:苯丙酸诺龙 Nandrolone Phenylpropionate

剂型与规格:注射剂:10mg/ml、25mg/ml、50mg/ml。

用法与用量:肌内注射,每次 25mg;儿童每次 10mg;婴儿每次 5mg;每 1~2 周 1 次。

药理与用途:为美雄酮的苯丙酸衍生物。用于慢性消耗性疾病,严重灼伤,手术前后,骨折不易愈合和骨质疏松症,早产儿,儿童发育不良等;尚可用于不能手术的乳腺癌,功能性子宫出血,子宫肌瘤等。

不良反应:女性男性化、肝功能损害、黄疸、水钠潴留、水肿等。

注意事项:前列腺癌及孕妇禁用;肝功能不全慎用;本品不宜用作营养品。

品名:普拉睾酮钠 Prasterone Sodium

剂型与规格:粉针剂:100mg。

用法与用量:对妊娠晚期的孕妇,将 100mg 溶于 10ml 的注射用水或 5% 葡萄糖注射液中缓慢静脉注射。每次 100~200mg,每日 1 次,每周 2~3 次。

药理与用途:为同化激素类药物,在体内可转化为雌激素。用于晚期子宫颈管成熟不全(子宫口开大不全、颈管消退不全、颈管软化不全)。

不良反应:胃肠反应、皮疹、眩晕、耳鸣、手指麻木、手水肿等。

注意事项:妊娠初期禁用。

品名:司坦唑醇 Stanozolol(康力龙、Anabol)

剂型与规格:片剂:2mg。

用法与用量:口服,每次 2mg,每日 2~3 次;儿童每日 1~4mg,分 1~3 次服。

药理与用途:蛋白同化作用较强。用于慢性消耗性疾病、重病及手术后体弱消瘦、年老体弱、骨质疏松症、小儿发育不良、再生障碍性贫血、白细胞减少症、血小板减少症、高脂血症等。还可用于防治长期使用皮质激素引起的肾上腺皮质功能减退。

不良反应:水肿、肝功能障碍、黄疸等。

注意事项:严重肝病、心脏病、前列腺肥大、前列腺瘤及孕妇禁用。

八、其 他

品名:氯米芬 Clomifene(克罗米芬)

剂型与规格:片剂、胶囊剂(枸橼酸盐):50mg。

用法与用量:口服,无排卵性不孕症:有月经者自经期第5日开始每日1次50mg,连续服用5日;无月经者任意每日开始。连服3个月经周期为一疗程。闭经患者可先用黄体酮(肌内注射,每日1次20mg)或人工周期(己烯雌酚每日1次1mg,连服20日),以后每日加黄体酮10mg肌内注射,每日1次。催经,在撤退性出血第5天开始服用本品,每日剂量不宜超过100mg。男性不育症:每日1次25mg,连服25日为一疗程。停药5日后,重复服用,直至精子达到正常标准,一般3~12个月疗程较好。乳腺癌:每日1次200~300mg,连用60日以上。

药理与用途:具有较强的抗雌激素作用和较弱的雌激素活性。用于避孕药引起的闭经及月经紊乱。对无排卵型不育症、黄体功能不全、多囊卵巢等亦有一定疗效。对经前紧张症、溢乳症可改善症状。尚用于精子缺乏的男性不育症或乳腺癌;对有精索静脉曲张者,在静脉切除手术后一年仍不生育,则可用本品治疗。

不良反应:面部潮红、恶心、头晕、乏力、腹胀、乳胀、皮疹、肝功能障碍等。

注意事项:患有肝、肾疾病、卵巢囊肿及其他妇科肿瘤忌用;对男性无精患者,除活检证明尚有精子发生外,一律不得使用。

品名:胰激肽原酶 Pancreatic Kininogenase

剂型与规格:片剂:10U。

用法与用量:口服,每次10U,每日3次。

药理与用途:改善心功能及外周血液循环,并可调节和降低高血压。用于微循环障碍症、高血压症、脑动脉硬化和脑动脉血栓、冠心病、心绞痛、视网膜血流障碍、血栓闭塞性脉管炎、肢端动脉痉挛、间歇性跛行、老年性四肢冷感、知觉异常以及梅尼埃综合征、祖德克综合征、男性不育症等。

不良反应:疼痛反应。

注意事项:肿瘤、颅内压增高、心力衰竭忌用;本品对热、酸、碱、氧化剂均不稳定。

第十二章　调节免疫功能药

一、免疫抑制药

品名:雷公藤多苷 Tripterygium Glycosides

剂型与规格:片剂:10mg。

用法与用量:饭后服,每次 0.3～0.5mg/kg,每日 3 次。首剂足量,病情控制后可减量或间歇疗法,1 个月为一疗程。

药理与用途:有较强的抗炎及免疫抑制作用。用于类风湿关节炎、红斑狼疮、肾病综合征、自身免疫性肝炎、各种变应性皮肤病及"麻风反应"等疾病的治疗。

不良反应:胃肠反应,血小板减少。

注意事项:孕妇忌用;老年有严重心血管病慎用;用本品应避孕。

品名:硫唑嘌呤 Azathioprine

剂型与规格:片剂:50mg。

用法与用量:口服,用于器官移植:每日 2～5mg/kg,维持量每日 0.5～3mg/kg。其他疾病:每日 1～5mg/kg,一般每日 100mg,可连服数月。

药理与用途:有免疫抑制作用。用于异体器官移植后抑制免疫排斥反应,多与皮质激素合用。也广泛用于类风湿关节炎、全身性红斑狼疮、自身免疫性溶血性贫血、特发性血小板减少性紫癜、活动性慢性肝炎、溃疡性结肠炎、重症肌无力、硬皮病等自身免疫性疾病。对慢性肾炎及肾病综合征,其疗效似不及环磷酰胺。由于其不良反应较多而严重,对上述疾病的治疗不作为首选药物,通常是在单用皮质激素不能控制时才使用。

不良反应:骨髓抑制(重者再生障碍性贫血),中毒性肝炎,胰腺炎,脱发,黏膜溃疡,腹膜出血,视网膜出血,肺水肿,厌食,恶心,口腔炎等。

注意事项:肝功能损伤禁用;孕妇慎用;肾功能不全适当减量;本品可诱发癌瘤。

品名:α-干扰素 α-Interferon(含基因工程干扰素及其亚型)

剂型与规格:冻干粉针剂:100 万 U、300 万 U、500 万 U。

用法与用量:皮下注射或肌内注射,毛状细胞白血病:每日 300 万 U;慢性乙型肝炎:每次 1000 万~1500 万 U,每周至多 3 次;慢性丙型肝炎:每次 500 万 U,每周 3 次;慢性骨髓白血病:每日 300 万 U;肾细胞癌:每日 300 万 U。

药理与用途:有广谱抗病毒、抗肿瘤、增强免疫功能的作用。用于肿瘤,病毒感染及慢性活动性乙型肝炎。

不良反应:发热、疲乏、食欲下降、头晕、流感症状等,抑郁、呼吸困难、肝功能降低、白细胞减少及过敏反应等。

注意事项:严重心、肝、肾功能不良,骨髓抑制禁用;孕妇、哺乳期慎用。

品名:环孢素 Ciclosporin

剂型与规格:口服液:5g/50ml;胶囊剂:25mg、50mg、100mg;注射剂:250mg/5ml。

用法与用量:口服,器官移植前 12 小时服用 10~15mg/kg,分 2 次服,手术后每日 1 次,维持 1~2 周,然后根据血药浓度逐渐减至 2~6mg/kg 的维持量。静脉滴注,仅用于不能口服的患者,于移植前 4~12 小时每日给予 5~6mg/kg,以 5% 葡萄糖或生理盐水稀释成 1∶20 至 1∶100 的浓度于 2~6小时内滴完,手术后可改为口服。

药理与用途:为强免疫抑制剂。用于肾、肝、心脏、骨髓移植的抗排斥反应,可与肾上腺皮质激素合用,但不得与其他免疫抑制剂合用。

不良反应:震颤,胃肠反应,齿龈增生,肝、肾毒性,乏力,四肢感觉异常,高血压,闭经,尿酸增高等。

注意事项:1 岁以下婴儿及过敏禁用;孕妇及哺乳期妇女慎用。

品名:胸腺肽 Thymosin(胸腺素)

剂型与规格:注射剂:2mg/2ml、5mg/2ml。

用法与用量:肌内注射,每次 2~10mg,每日或隔日 1 次。用于胸腺发育不良症幼儿,每日 1mg/kg,症状改善后,改维持量为 1 周 lmg/kg,作长期替代治疗。

药理与用途:有增强细胞免疫功能的作用。已试用于胸腺发育不全综合征,运动失调性毛细血管扩张症,慢性皮肤黏膜真菌病等免疫缺陷病。对全身性红斑狼疮、类风湿关节炎等自身免疫性疾病有一定疗效。国内猪胸腺素试用于治疗复发性口疮、麻风、重症感染、慢性肾炎等伴有细胞免疫功能低下的患者时,发现对麻风和重症感染的效果最为满意;对病毒性肝炎、恶性肿瘤、某些眼病也有一定疗效。

不良反应:发热,皮疹,头昏等。

注意事项:注射前或停药后再次注射时须做皮试。

品名:吗替麦考酚酯 Mycophenolate Mofetil(CellCept、霉酚酸酯、骁悉)

剂型与规格:片剂:0.25g、0.5g;胶囊剂:0.25g。

用法与用量:口服,预防排斥剂量:于移植72小时内开始服用。移植患者服用推荐剂量为每次1g,每日2次;难治性排斥反应:推荐剂量为每次1.5g,每日2次。

药理与用途:本品(简称MMF)是麦考酚酸(MPA)的2-乙基酯类衍生物。麦考酚酸是高效、选择性、非竞争性、可逆性的次黄嘌呤单核苷酸脱氢酶(IMPDH)抑制剂,可抑制鸟嘌呤核苷酸的经典合成途径。MPA对淋巴细胞具有高度选择作用。用于预防同种肾移植患者的排斥反应及治疗难治性排斥反应,可与环孢素和肾上腺皮质激素同时应用。

不良反应:呕吐、腹泻等胃肠道症状,白细胞减少症、败血症、尿频以及某些类型的感染的发生率增加,发生淋巴瘤、皮肤癌及其他恶性肿瘤的危险性增加;偶见血尿酸升高、高血钾、肌痛或嗜睡。

注意事项:对MMF或MPA过敏者、孕妇、哺乳期妇女禁用;严重心、肝、肾功能不全者慎用;严重活动性消化系统疾病、骨髓抑制者慎用;定期全血细胞计数检查,可与环孢素和肾上腺皮质激素同时应用,不能与硫唑嘌呤同时使用。

品名:咪唑立宾 Mizoribine(布雷青霉素、咪唑糖苷、布累迪宁、Bredinin、BRD)

剂型与规格:片剂:25mg、50mg。

用法与用量:口服,肾脏移植:初始剂量为每日2~3mg/kg,维持量为每日1~2mg/kg,分2~3次服用。类风湿关节炎:每日300mg,分2~3次服用。

药理与用途:本品是从 *Eupenicillium brefediaum* M2166 培养液中分离出

的新型咪唑核苷,为抑制核酸的嘌呤合成途径的抗代谢物,具有免疫抑制活性。用于抑制肾移植的排异反应,效果与硫唑嘌呤相当,骨抑制等不良反应比硫唑嘌呤小。也可用于肝移植和自身免疫性疾病及类风湿关节炎。

不良反应:可见白细胞减少,偶见血小板减少、红细胞减少、血细胞比容降低;偶见食欲不振、恶心、呕吐、腹泻、软便、腹胀、消化道出血等;偶见肝功能异常;偶见发热、脱毛、肺炎、口炎、舌炎、γ-球蛋白减少、尿酸值上升。

注意事项:对本品过敏、白细胞数在 3×10^9/L 以下的患者、孕妇、哺乳期妇女禁用;骨髓抑制者、伴有细菌或病毒感染者、有出血性因素、肾功能衰竭的患者慎用;应经常作血液及肝肾功能检查;应充分注重感染及出血倾向的出现或恶化;小儿及可能生育的患者给药时必须考虑对性腺的影响。肾移植患者接受免疫抑制剂治疗者,肿瘤(尤其是皮肤癌、淋巴瘤)发生率较高。

品名:他克莫司 Tacrolimus(普乐可复、他克罗姆、藤霉素、Prograf)

剂型与规格:胶囊剂:0.5mg、1mg、5mg;注射液:5mg/1ml。

用法与用量:口服,肝移植患者:首次免疫抑制量为每日 0.1~0.2mg/kg,分 2 次口服,应于术后 6 小时即开始用药;肾移植患者:首次免疫抑制量为每日 0.15~0.3mg/kg,分 2 次口服,应于术后 24 小时内即开始用药。静脉滴注,不能口服者采用连续 24 小时静脉滴注,肝移植患者起始剂量为每日 0.01~0.05mg/kg,肾移植患者起始剂量为每日 0.05~0.1mg/kg。恢复期根椐患者的排斥反应及时对药物的耐受性调整剂量。

药理与用途:本品为免疫抑制性大环内酯类药,具有高度免疫抑制作用。用于预防及治疗肝脏或肾脏移植术后的移植物排斥反应,包括应用其他免疫抑制药物无法控制的移植物排斥反应。

不良反应:多种不良反应均为可逆性,减量可使其减轻或消失。下述不良反应按系统分类,①感染:就像用其他免疫抑制剂一样,患者用本品后增加了对病毒、细菌、真菌和(或)原虫感染的易感性。已有的感染性疾病可能还会加重。②肾脏:常见肾功能异常(血肌酐升高、尿素氮升高、尿量减少)。罕见肾衰。③血糖代谢:本品治疗的患者出现高血糖和糖尿病。④中枢神经系统:频发震颤、头痛、感觉异常和失眠、不安、焦虑和情绪不稳、混乱、抑郁和陶醉感、多梦及思维异常、嗜睡、眩晕和反应降低、偏头痛、惊厥、肌阵挛和神经病。⑤心血管系统:患者常出现高血压。有报道出现肥厚性心肌病、出现 ECG 改变、心动过速、外周水肿、血管扩张包括休克。

⑥血液及淋巴系统:贫血、凝血性疾病和血小板减少、白细胞增生或白细胞减少和全血细胞减少症。⑦电解质及其他代谢性疾病:有高血钾或低血钾,血镁、血钙、磷酸、血钠浓度下降、高尿酸血和酸中毒。个例报道有碱中毒和酮症。⑧胃肠道系统/肝:有偶发性腹泻、恶心。其他有便秘、脱水、消化不良、胃肠道出血、呕吐、体重和食欲改变,以及肝功能检查异常和黄疸。个例报道有结肠炎、胰腺炎、肝肿大、肝损害、腹膜炎和胃溃疡。⑨呼吸系统:哮喘、呼吸困难和胸膜渗出。个例报道有嗜酸性粒细胞性肺炎、呼吸性碱中毒。⑩感觉系统:视觉异常包括弱视、白内障、畏光,耳鸣和耳聋。个例报道有皮质盲、青光眼、复视和眼震。⑪皮肤:脱发、多毛、瘙痒、出汗和皮疹。个例报道有表皮坏死溶解、Stevens-Johnson 综合征和皮肤恶性肿瘤。⑫肌肉骨骼:关节痛、肌痛、腿痛性痉挛、肌肉张力过高和痉挛。⑬其他:虚弱、不适、发热、男性乳房增生以及局部疼痛、个例报道有过敏反应。免疫抑制治疗能诱发恶性肿瘤。

注意事项:对本品或大环内酯类药物过敏者、孕妇禁用;哺乳期妇女使用本品时不应哺乳;肝肾功能不全、高钾血症、糖尿病、心室肥大、有神经毒性表现者(头痛、共济失调、精神状态改变等)慎用;不能与环孢素并用;监测血压,心电图,血糖,血肌酐,肝肾功能等;禁用活疫苗。

品名:西罗莫司 Sirolimus(雷帕鸣、Rapamune、雷帕霉素、宜欣可)

剂型与规格:口服液:60mg/60ml、150mg/150ml;片剂:1mg。

用法与用量:口服,建议西罗莫司口服溶液与环孢素和皮质类固醇类联合使用。首天负荷剂量单剂量 6mg,2 周内每天 2mg,2 周后每天 1～2mg。

药理与用途:通过与其他免疫抑制剂截然不同的作用机制,抑制抗原和细胞因子(白介素 IL-2,IL-4 和 IL-15)激发的 T 淋巴细胞的活化和增殖。西罗莫司亦抑制抗体的产生。适用于接受肾移植的患者,预防器官排斥。

不良反应:高胆固醇血症、高脂血症、高血压、皮疹、贫血、关节痛、腹泻、低钾血症、血小板减少等;甘油三酯和胆固醇的升高及血小板和血红蛋白的下降。

注意事项:对西罗莫司、西罗莫司的衍生物或西罗莫司口服溶液中任何成分过敏的患者禁用;孕妇或哺乳期妇女、高脂血症患者、13 岁以下儿童慎用;免疫抑制可能增加对感染的易感性,并有可能发生淋巴瘤和其他恶性肿瘤,尤其是皮肤癌;免疫系统过度抑制也会增加机会性感染,败血症及致命性感染的易感性。用药过程中应注意检查血常规、血脂、血糖、肝肾功能等。

品名:抗 Tac 单抗 Daclizumab(赛尼哌、达克马珠、达昔单抗、Zenapax、Dacliximab)

剂型与规格:注射剂:25mg/5ml。

用法与用量:静脉滴注,推荐剂量为一次 1mg/kg,加入 0.9% 氯化钠注射液 50ml 中,于 15 分钟内静脉滴注。本药首剂应在移植前 24 小时内给药,以后每隔 14 天给药 1 次,5 次为一疗程。每次给药必须在预定给药时间的前后一天内进行。严重肾损害的患者不必进行剂量调整。

药理与用途:是一种重组并人源化的 IgG_1(G 亚型免疫球蛋白)抗 TAC 抗体。其功能类似于白细胞介素-2(IL-2)受体拮抗剂,与高亲和力的 IL-2 受体复合物(在激活的 T 细胞表面表达)的 α-亚单位或 TAC 亚单位高特异性结合,从而抑制 IL-2 的结合和生物活性。使用本品可抑制 IL-2 介导的淋巴细胞激活,也即是抑制了移植排斥过程中细胞免疫反应的关键通道。适用于预防肾移植后急性排斥反应的发生,可与包含环孢素和皮质类固醇激素的免疫抑制方案一起使用。

不良反应:胃肠道紊乱。

注意事项:对本药过敏者禁用;孕妇或哺乳期妇女及老年患者慎用;本药不能直接注射,而应在静脉给药前用 0.9% 氯化钠注射液 50ml 稀释。

品名:巴利昔单抗 Basiliximab(巴西单抗、舒莱、Simulect)

剂型与规格:粉针剂:10mg、20mg。

用法与用量:静脉滴注或静脉注射,推荐总剂量为 40mg,分 2 次给予,每次 20mg。首次 20mg 应于术前 2 小时内给予,第二次 20mg 应于移植术后 4 天给予。如果发生术后并发症,如移植物失功等,则应停止第二次给药。儿童:体重<35kg:推荐总剂量为 20mg,每次 10mg,分 2 次给药;≥35kg 推荐药物总量为 40mg,每次 20mg,分 2 次给药。经配制后的巴利昔单抗,既可在 20~30 分钟内作静脉滴注,也可一次性静脉推注。

药理与用途:是一种鼠/人嵌合的单克隆抗体(IgGIK)。它能定向拮抗白细胞介素-2(IL-2)的受体 α 链(CD_{25} 抗原),CD_{25} 抗原在抗原的激发反应中,表达于 T-淋巴细胞表面。激活的 T-淋巴细胞对 IL-2 具极高的亲和力,巴利昔单抗则能特异地与激活的 T-淋巴细胞上的 CD_{25} 抗原结合,从而阻断 T-淋巴细胞与 IL-2 结合,亦即阻断了使 T-细胞增殖的信息。用于预防首次肾移植术后的急性器官排斥。本品通常与环孢素微乳剂及含皮质激素的免疫抑制剂联合使用。

不良反应：罕有皮疹、荨麻疹、喷嚏、喘息性支气管痉挛、肺水肿、心衰、呼吸衰竭、毛细血管渗漏综合征的报道。可见便秘、尿道感染、疼痛、恶心、外周性水肿、高血压、贫血、头痛以及高血钾。

注意事项：对本品过敏者禁用；曾因使用本药、达昔单抗或其他单克隆抗体而致病的患者、孕妇慎用；本品仅限于对器官移植术后进行免疫抑制治疗有经验的医师使用。若有严重的过敏或超敏反应发生，应立即停止使用，不应再追加给药。巴利昔单抗与其他免疫抑制剂合用时，有增加过度免疫抑制的可能。哺乳期妇女在接受本药第 2 次治疗后的 8 周内，不宜哺乳。

品名：兔抗人胸腺细胞免疫球蛋白 Rabbit Anti-human Thymocyte Immunoglobulin（Thymoglobuline、即复宁、Jifuning）

剂型与规格：注射剂：25mg/5ml；粉针剂：25mg。

用法与用量：静脉滴注，预防移植排异反应：肾脏、胰腺、肝脏移植术后每日 1.25～2.5mg/kg，连用 1～3 周；心脏移植术后用 3～10 日。终止用药时，无需逐渐减量。治疗移植排异反应和急性移植物抗宿主病（GvHD）：每日 2.5～5mg/kg，至临床症状和生物学指标改变。再生障碍性贫血：每日 2.5mg/kg，连续 5 日。

药理与用途：是一种选择性免疫抑制剂（作用于 T 淋巴细胞）。本品产生免疫抑制的基本原理是使淋巴细胞耗竭。T-细胞被补体依赖性溶解后从循环中清除，由单核-吞噬细胞系统作用形成的调理素机制将残存部分 T-细胞衰竭。预防和治疗肾脏、心脏、胰腺或肝脏移植后器官排异反应。治疗再生障碍性贫血、激素耐受和移植抗宿主病。

不良反应：全身性不良反应为：寒战、发热、头昏、血压低、心跳过速、呕吐和呼吸困难。局部不良反应有：输液处局部疼痛及末梢血栓性静脉炎。罕见迟发性过敏反应，如初次使用后 7～15 日，可能会发生血清病（发热、瘙痒、皮疹伴有关节痛、肌痛）。速发严重过敏反应极为罕见。

注意事项：严重不良反应可能与滴速有关，如果发生不良反应，必须减慢滴速或中断滴注至症状缓解。如果发生超敏反应，应立即终止滴注并永久性停止使用本药。治疗中及结束后，应观察血细胞计数。对兔蛋白或本品其他成分过敏者禁用。急性感染时，禁用免疫抑制治疗。接种减毒活疫苗者禁用，因可导致继发感染（有致命的危险）。本药必须在住院并有严密监护状态下使用。

品名:注射用抗人 T 细胞 CD3 鼠单抗 Mouse Monoclonal Antibody against Human CD3 Antigen of T Lymphocyte

剂型与规格:粉针剂:5mg。

用法与用量:静脉滴注,用 1ml 生理盐水溶解本品,溶液应清亮、无颗粒、沉淀及异物,再稀释于 100ml 生理盐水中,立即静脉滴注,30~60 分钟注毕,一般每日 5~10mg,连续 5~14 天。

药理与用途:本品为鼠源性抗人 T 淋巴细胞 CD3 抗原单克隆抗体,具有免疫抑制作用,可逆转对移植器官的排斥反应,其作用机制可能是阻断急性同种异体排斥反应中起主要作用的 T 细胞功能。用于肾脏移植、器官移植患者之急性排斥反应的治疗和预防。

不良反应:少数患者出现发热、皮疹、肺部感染、白细胞下降、单纯疱疹、恶心、呕吐、胃部痉挛、腹泻、鼻塞、四肢发酸、呼吸困难、胸痛。其中有的不良反应可能与联合使用的其他免疫抑制剂有关。低于 2% 的患者在第一次注射后有致命性严重肺水肿,这种副作用通常与液体超负荷有关。

注意事项:定期检查白细胞及其分类;有变态反应史、过敏体质者、对本品或其他鼠源制品过敏者、在单抗治疗前一周内体重增加超过 3% 的患者、经胸部透视证实液体超负荷的患者禁用;不推荐孕妇、儿童使用;本品为异种蛋白,可诱发抗体产生,停药后再次使用时将限制其疗效,并可能发生过敏反应等严重后果,一般不再次使用,遇特殊情况需再次使用者,应谨慎,并事先进行鼠抗体检查;使用免疫抑制剂常增加患者对感染原的易感性。本制剂勿与其他药物混合注射。在第一、二针注射时应密切监视 48 小时,为减少第一针注射反应,在本品使用前可静脉注射甲泼尼龙琥珀酸钠 1.0mg/kg 或地塞米松 5~10mg。

二、生物反应调节药

品名:重组人干扰素 α-1b Recombinant Human Interferon α-1b(干扰灵、赛诺金、赛若金、运德素、重组干扰素 α-1b、基因工程干扰素 α-1b、Recombinant Interferon α-1b、Sinogen)

剂型与规格:粉针剂:300 万 U(30μg),500 万 U(50μg);滴眼剂:100 万 U(10μg)/1ml;软膏剂:5 万 U/5g。

用法与用量:肌内注射,慢性乙型肝炎:每次 30~50μg,隔日 1 次,疗程 4~6 个月,可根据病情延长疗程至 1 年。慢性粒细胞白血病:每次 30~

50μg,每日 1 次,至少使用 6 个月。可根据病情适当调整剂量,缓解后可改为隔日 1 次用药。尖锐湿疣:每次 10～30μg,隔日 1 次,连续 3 周为一疗程。可根据病情延长或重复疗程。肿瘤:每次 30～50μg,每日 1 次或隔日 1 次,至少使用 6 个月。可根据病情延长疗程。滴眼剂:每次 1 滴,滴于结膜囊内,然后闭眼 1～2 分钟,每日 3～4 次。软膏剂:外用,涂擦患处,每日 3 次,至皮损痊愈。

药理与用途:本药具有广谱的抗病毒、抗肿瘤及免疫调节功能。适用于治疗病毒性疾病和某些恶性肿瘤。如慢性乙型肝炎、丙型肝炎和多毛细胞白血病、带状疱疹、尖锐湿疣、流行性出血热;可用于治疗恶性肿瘤如黑色素瘤、淋巴瘤、肝细胞癌、肺癌、直肠癌、膀胱癌、多发性骨髓瘤等恶性肿瘤;本药滴眼剂用于眼部病毒性疾病;软膏剂用于颜面部单纯疱疹、皮肤带状疱疹。

不良反应:发热、疲劳、头痛、肌痛、关节痛、恶心、食欲缺乏、粒细胞减少、血小板减少。

注意事项:对本品过敏者、有心绞痛、心肌梗死病史以及其他严重心血管病史者、癫痫和其他中枢神经系统功能紊乱者禁用;有过敏疾病史者、孕妇、哺乳期妇女慎用。

品名:聚乙二醇干扰素 α-2a Peginterferon alfa-2a(派罗欣)

剂型与规格:注射剂:135μg/0.5ml、180μg/0.5ml、135μg/1ml、180μg/1ml。

用法与用量:皮下注射,慢性乙型肝炎:推荐剂量为 180μg,每周 1 次,共 48 周,腹部或大腿皮下注射;慢性丙型肝炎:本品单药或与利巴韦林联合应用时的推荐剂量为每次 180μg,每周 1 次,腹部或大腿皮下注射。对中度和重度不良反应[包括临床表现和(或)实验室指标异常]的患者应给予调整剂量,初始剂量一般减至 135μg,但有些病例需要将剂量减至 90μg 或 45μg。随着不良反应的减轻,可以考虑逐渐增加或恢复至常规使用剂量。

药理与用途:是聚乙二醇(PEG)与重组干扰素 α-2a 结合形成的长效干扰素。干扰素与细胞表面的特异性受体结合,触发细胞内复杂的信号传递途径并迅速激活基因转录,调节多种生物效应,包括抑制感染细胞内的病毒复制,抑制细胞增殖,并具有免疫调节作用。用于治疗以下慢性乙型肝炎或慢性丙型肝炎患者:无肝硬化患者,肝硬化代偿期患者。

不良反应:使用本品时的不良反应与应用其他 α-干扰素类似。

注意事项:孕妇、哺乳期妇女、新生儿和婴幼儿、对 α-干扰素、大肠埃希菌产物、聚乙烯二醇或本品任何成分过敏的患者禁用;对伴有自身免疫性疾病的患者、有牛皮癣的患者慎用;如果肺浸润持续存在或出现原因不明的肺功能异常,应停用。患者如出现视力下降或视野缺失必须进行眼科检查。

品名:重组人干扰素 α-2b Recombinant Human Interferon α-2b(重组干扰素 α-2b、巨基因工程干扰素 α-2b、干扰素 α-2b、安达芬、万复因、Recombinated Interferon α-2b)

剂型与规格:粉针剂:100 万 U、300 万 U、600 万 U;栓剂:10 万 U;乳膏剂:100 万 U/5g;凝胶剂:50 万 U/5g;滴眼液:100 万 U/5ml。

用法与用量:慢性乙型肝炎:肌内注射,每次 500 万 U,每日 1 次。或每次 1000 万 U,每周 3 次(隔日 1 次)。共用 16 ~ 24 周。多毛细胞白血病:肌肉或皮下注射,每次 300 万 U/m^2,每周 3 次(隔日 1 次)。出现疗效的中位时间为 1 ~ 2 个月。慢性粒细胞白血病:皮下注射,每次 400 ~ 500 万 U/m^2,每日 1 次。Kaposi 肉瘤:肌肉或皮下注射,每次 3000 万 U/m^2,每周 3 ~ 5 次,也可用较低剂量:每日 1000 ~ 1200 万 U/m^2。外用给药,栓剂每次 1 粒,隔日 1 次,6 ~ 9 粒为 1 个疗程。乳膏剂、凝胶剂涂患处,每日 4 次,连续用药 6 ~ 8 周。口唇疱疹及生殖器疱疹连续用药 1 周。

药理与用途:其作用机制是在细胞表面与特殊的膜受体结合而发挥抗 DNA 和 RNA 作用,包括对某些酶的诱导作用。能阻止病毒感染的细胞中病毒的复制,抑制细胞增殖。并具有免疫调节作用,亦可增强巨噬细胞的吞噬活性和淋巴细胞对靶细胞的特殊细胞毒性。本药与放疗或其他抗癌药有协同作用。用于急慢性乙型、丙型、丁型肝炎,尖锐湿疣、毛细胞白血病、慢性粒细胞白血病,非霍奇金淋巴瘤、多发性骨髓瘤、Kaposi 肉瘤、恶性黑色素瘤、喉乳头状瘤等肿瘤疾病。栓剂治疗病毒感染引起(或合并病毒引起)的宫颈糜烂。乳膏剂、凝胶剂治疗由人乳头瘤病毒引起的尖锐湿疣,也可用于治疗由单纯性疱疹病毒引起的口唇疱疹及生殖器疱疹。

不良反应:多为一过性或可逆性反应,最常见为发热、疲乏、肌痛、头痛、食欲减退等,少数有胃肠道反应或外周血象变化,轻度脱发及斑疹少见,停药后均能恢复。少数患者可能出现白细胞减少、血小板减少等血象异常,但停药后便可恢复正常。

注意事项:对本品过敏者禁用;严重心脏、肾功能障碍者、癫痫、中枢神经功能紊乱者、自身免疫性疾病或有其他严重疾病而不能耐受本品者,不宜使用;孕妇及哺乳期妇女、儿童、老年人慎用。

品名:重组人干扰素 γ Recombinant Human Interferon γ(基因工程干扰素 γ、干扰素 γ、伽马、克隆伽马)

剂型与规格:粉针剂:50 万 U、100 万 U、200 万 U。

用法与用量:肌内注射,类风湿关节炎:前 3 个月,每天注射 50 万 U,连续 3 ~ 4 天后,无明显不良反应,将剂量加到 100 万 U,第二个月开始改为隔天注射 150 ~ 200 万 U。总疗程为 3 个月,必要时疗程可延长至 6 个月;用于治疗由乙型肝炎病毒(HBV)、丙型肝炎病毒(HCV)、血吸虫病引起的肝纤维化及早期肝硬化:前 3 个月,每天注射 50 万 U,后 6 个月,隔天注射 100 万 U,总疗程为 9 个月。

药理与用途:干扰素 γ 具有较强的免疫调节功能,能增强抗原递呈细胞功能,加快免疫复合物的清除和提高吞噬异物功能,对淋巴细胞具有双向调节功能,提高抗体依赖的细胞毒反应,增强某些免疫活性细胞 HLA-Ⅱ类抗原表达。对肝星状细胞(HSC)的活化、增生和分泌细胞外基质具有很强的抑制作用,并能抑制胶原合成,促进胶原降解。用于治疗类风湿关节炎、肝纤维化。预防或治疗病毒感染、慢性肉芽肿性疾病。有临床结果表明治疗骨髓增生异常综合征、异位性皮炎和尖锐湿疣有效。美国 FDA 批准用于治疗转移性肾癌、创伤、异位性皮炎和肉芽肿。日本批准用于治疗肾细胞癌和蕈样真菌病。

不良反应:常见发热,常在注射后数小时出现,持续数小时自行消退,多数为低热(38℃以下),但也有少数发热较高,发热时患者有头痛、肌肉痛、关节痛等流感样症状。一般用药 3 ~ 5 天后即不再有发热反应。其他有疲劳、食欲不振、恶心等。白细胞、血小板减少和 ALT 升高,一般为一过性,能自行恢复。偶可发生注射部位疼痛和红斑。

注意事项:已知对干扰素制品、大肠埃希菌来源的制品过敏者,有心绞痛、心肌梗死病史,以及其他严重心血管病史者,有其他严重疾病,不能耐受本品可能有的不良反应者,癫痫和其他中枢神经系统功能紊乱者禁用。孕妇及哺乳期妇女、儿童、老年人慎用。凡有明显过敏体质,特别是对抗生素有过敏史者应慎用,必须使用时应先用本品做皮肤试验(5000U 皮内注射),阴性者方可使用。在使用过程中如发生过敏反应,应立即停药。

品名:乌苯美司 Ubenimex(百士欣、抑氨肽酶 A、抑氨肽酶 B、抑氨肽酶素)

剂型与规格:胶囊剂:10mg。

用法与用量:口服,每日 30mg,早晨空腹 1 次口服或分 3 次口服。儿童酌减。症状减轻或长期服用，也可每周服用2～3次，10个月为一疗程。

药理与用途：本品能干扰肿瘤细胞的代谢，抑制肿瘤细胞的增生，并激活人体细胞免疫功能，促进抗肿瘤效应细胞的产生和增殖。作抗癌化疗、放疗的辅助用药，可用于白血病、多发性骨髓瘤、骨髓增生异常综合征及造血干细胞移植后，也可用于其他实体瘤、老年性免疫功能缺陷等。

不良反应：剂量超过每日200mg，可使T细胞减少。偶有皮疹、瘙痒、头痛、面部水肿和一些消化道反应，如恶心、呕吐、腹泻、软便。个别可出现一过性轻度AST升高。一般在口服过程中或停药后消失。有T细胞减少，皮疹、瘙痒、头痛、面部水肿、消化道反应，一过性轻度AST升高等不良反应。

注意事项：儿童、孕妇、哺乳期妇女慎用

品名：胸腺肽 α_1 Thymosin α_1（日达仙、赛特定、迈普新、胸腺肽7-α_1、Zadaxin）

剂型与规格：粉针剂：1.6mg。

用法与用量：皮下注射，治疗慢性乙肝：推荐量为每次1.6mg，每周2次，间隔3～4天，连用6个月（共52支），其间不应间断。与α干扰素联合使用，当两药物在同一日使用时，一般胸腺肽 α_1 在上午给药而在晚上给予α干扰素；作为免疫损害病者的疫苗免疫应答增强剂：每次1.6mg，每周2次，间隔3～4天，连用4周（共8支），第一针应在给疫苗后马上皮下注射。

药理与用途：本药为免疫增强药。本药通过刺激外周血液淋巴细胞丝裂原而促进T淋巴细胞的成熟，增加抗原或丝裂原激活后T细胞分泌干扰素α、干扰素γ以及白细胞介素-2（IL-2）、白细胞介素-3等淋巴因子，同时增加T细胞表面淋巴因子受体。本药还可通过激活 CD_4 细胞，而增强异体和自体的人类混合淋巴细胞反应。用于慢性乙型肝炎。用于增强机体免疫，可增强免疫损害患者对病毒性疫苗（如流感疫苗或乙肝疫苗）的免疫应答。还可用于治疗非小细胞肺癌及恶性黑色素瘤。

不良反应：一般来说，本药的耐受性良好。可见灼热感、高热、恶心、注射部位红肿不适。慢性乙肝患者接受本药治疗时，可能ALT水平短暂上升到基础值的两倍（ALT波动）以上，当ALT波动发生时本药通常继续使用，除非有肝衰竭的症状和预兆出现。

注意事项：对本品过敏者、过敏历史的患者、器官移植者禁用；孕妇、哺乳期妇女、对其他胸腺激素过敏者、正在接受皮质激素治疗的患者慎用；用药前每瓶（1.6mg）以1ml注射用水溶解后立即皮下注射；本药不应作肌内

注射或静脉注射。

品名:重组人白介素-2 Recombinant Human Interleukin-2(安捷素、白细胞介素 2、欧耐特、基因工程白细胞介素 2、阿地白介素、Aldesleukin)

剂型与规格:注射剂:50 万 U/0.4ml;粉针剂:20 万 U。

用法与用量:静脉滴注或皮下注射,用于癌症治疗,每日 20～40 万 U/m^2(每次 50～100 万 U),每日 1 次,每周连用 5 日,4 周为一疗程。

药理与用途:本品是一种淋巴因子,可使细胞毒性 T 细胞、自然杀伤细胞和淋巴因子活化的杀伤细胞增殖,并使其杀伤活性增强,还可以促进淋巴细胞分泌抗体和干扰素,具有抗病毒、抗肿瘤和增强机体免疫功能等作用。用于肾癌、恶性黑色素瘤及癌性胸、腹腔积液的治疗,也可以用于其他恶性肿瘤的治疗。

不良反应:发热、寒战、恶心、呕吐。皮下注射者局部可出现红肿、硬结、疼痛。使用较大剂量时,本品可能会引起毛细血管渗漏综合征,表现为低血压、末梢水肿、暂时性肾功能不全等。

注意事项:高热、严重心脏病、低血压者、严重心肾功能不全者、肺功能异常或进行过器官移植者禁用;孕妇及哺乳期妇女慎用。

品名:重组人白介素-11 Recombinant Human Interleukin-11(白细胞介素-11、重组人白细胞介素-11、特尔康、吉巨芬、迈格尔)

剂型与规格:粉针剂:0.75mg(600 万 U)、1.5mg(1200 万 U)。

用法与用量:皮下注射,50μg/kg,于化疗结束后 24～48 小时开始或发生血小板减少症后皮下注射(以 1ml 注射用水稀释),每日 1 次,疗程一般 7～14 天,血小板计数恢复后应及时停药。

药理与用途:本品是一种新型促血小板生长因子,可直接刺激造血干细胞和巨核母细胞增殖,诱导巨核细胞的成熟分化,增加体内血小板的生长生成、从而提高血液血小板计数,而血小板功能无明显改变。用于实体瘤、非髓性白血病化疗后Ⅲ、Ⅳ度血小板减少症的治疗。

不良反应:乏力、疼痛、寒战、腹痛、感染、恶心、便秘、消化不良、瘀斑、肌痛、骨痛、神经紧张及脱发等。

注意事项:对本品过敏者、孕妇禁用;对血液制品及大肠埃希菌表达的其他生物制剂有过敏史者、哺乳期妇女、器质性心脏病患者,尤其充血性心衰及房颤、房扑病史的患者慎用;应在化疗 24～48 小时开始使用,不宜在化疗前或化疗过程中使用。使用过程中定期检查血象(一般隔日 1 次),注意血小板数值的变化。使用期间应注意毛细血管渗漏综合征的监测,如体重、水肿、胸腹腔积液等。

品名:卡介菌多糖核酸 BCG-Polysaccharide and Nucleic Acid(卡舒宁、卡提素、唯尔本、斯奇康)

剂型与规格:注射剂:0.35mg/1ml。

用法与用量:肌内注射,每次1ml,每周2~3次。3个月为1个疗程。

药理与用途:新型免疫调节剂。通过调节机体内细胞免疫、体液免疫、刺激单核-吞噬细胞系统,激活单核-巨噬细胞功能,增强自然杀伤细胞功能来增强机体抗病能力。通过稳定肥大细胞,封闭IgE功能,减少脱颗粒细胞释放活性物质,以及具有抗乙酰胆碱所致的支气管痉挛作用,达到抗过敏及平喘作用。主要用于预防和治疗慢性支气管炎、感冒及哮喘。

不良反应:偶见红肿、结节等不良反应。热敷后一周内自然消退。

注意事项:患急性传染病、急性眼结膜炎、急性中耳炎及对本品有过敏史者禁用。本品不应有摇不散的凝块及异物。

品名:脱氧核苷酸钠 Sodium Deoxyribonucleotide

剂型与规格:片剂:20mg;注射剂:50mg/2ml。

用法与用量:口服,每次60mg,每日3次。肌内注射,每次50~100mg,每日1次;静脉滴注,每次50~150mg,每日1次,30天为一疗程,加入到250ml的5%葡萄糖中缓慢滴注。

药理与用途:促进细胞生长,增强细胞活力,以及改变机体代谢。用于急慢性肝炎、白细胞减少症、血小板减少及再生障碍性贫血的辅助治疗。

不良反应:偶有一过性血压下降。

注意事项:对本品过敏者禁用;不与其他药物混合使用;用于放射、化疗后白细胞减少时用本品治疗中应定期检查血象,粒细胞升到5000/mm^3以上应停药。

品名:核糖核酸Ⅱ Ribonucleic Acid Ⅱ(BP素)

剂型与规格:粉针剂:50mg。

用法与用量:静脉注射或肌内注射,以5%葡萄糖注射液或0.9%氯化钠注射液溶解后静脉注射,每次100~300mg,每日1次;以2ml无菌生理盐水或无菌注射用水溶解后肌内注射,每次50~100mg,每日1次。

药理与用途:本品具有提高机体细胞免疫功能和抑瘤作用。免疫调节药。适用于胰腺癌、肝癌、胃癌、肺癌、乳腺癌、软组织肉瘤及其他癌症的辅助治疗,对乙型肝炎的辅助治疗有较好的效果。本品亦可用于其他免疫功能低下引起的各种疾病。

不良反应:本品能引起头晕、恶心、胸闷、心悸以及荨麻疹、体温升高等全身反应。注射部位可能产生局部红肿疼痛。

注意事项:对本品过敏者禁用;给药后 10 分钟内如出现荨麻疹、体温升高者应禁止使用;注射部位红肿直径在 10cm 以上者应停止使用;过敏性体质患者慎用。

品名:铜绿假单胞菌制剂 Pseudomonas Aeruginosa Preparation(绿慕安、万特普安)

剂型与规格:注射剂:0.5ml、1ml。

用法与用量:上臂皮下注射,隔日注射 1 次,30 次为 1 个疗程,第 1 次注射 0.5ml,以后每次 1ml。儿童减半,幼儿为成人的 1/4 量。

药理与用途:具有免疫调节作用。接种后能改善机体免疫状况,可用于恶性肿瘤患者的辅助治疗,降低感染的发生。

不良反应:注射后局部有轻度红肿,极少数有低烧症状,无需处理可自行消退。

注意事项:有过敏史者禁用;婴儿、孕妇及哺乳期妇女慎用。

品名:左卡尼汀 Levocarnitine(可益能、雷卡)

剂型与规格:注射剂:1g/5ml;口服液:1.0g/10ml;片剂:330mg。

用法与用量:口服,用餐时服用。每日 1~3g,分 1~3 次服用;儿童起始剂量 50mg/kg,根据需要和耐受性缓慢加大剂量,通常剂量为 50~100mg/kg(最大剂量一天不超过 3g)。静脉注射,每次血透后起始剂量是 10~20mg/kg,溶于 5~10ml 注射用水中,2~3 分钟 1 次静脉推注,血浆左卡尼汀波谷浓度低于正常(40~50μmol/L)立即开始治疗,在治疗第 3 周或第 4 周时调整剂量(如在血透后 5mg/kg)。

药理与用途:促进脂类代谢。是肌肉细胞尤其是心肌细胞的主要能量来源。脑、肾等许多组织器官亦主要靠脂肪酸氧化供能。适用于慢性肾衰长期血透患者因继发性肉碱缺乏产生的一系列并发症状,临床表现如心肌病、骨骼肌病、心律失常、高脂血症,以及低血压和透析中肌痉挛等。此外,可与促红细胞生成素并用治疗尿毒症贫血,并可参与冠心病、心绞痛、心肌梗死、心肌炎、心功能不全、休克、缺血性脑血管病变、肝炎、肝硬化、糖尿病等疾病的辅助治疗。

不良反应：口服液含少量乙醇。口服或静脉注射本品可引起癫痫发作。偶见恶心、呕吐、腹泻症状。

注意事项：对本品过敏者禁用；妊娠和哺乳期妇女、肾功能不全者慎用；口服液含少量乙醇。对乙醇过敏的患者慎用；接受胰岛素或降血糖的口服药物治疗的糖尿病患者，给予左卡尼汀可造成低血糖症。所以，必须经常监测这些患者的血浆葡萄糖水平，以便调整降糖治疗。静脉给药时应缓慢进行（2～3 分钟）。

品名：香菇多糖 Lentinan（香菇菌多糖、香菇糖、力提能、易能、能治难、天地欣、天地难）

剂型与规格：片剂：2.5mg；粉针剂：1mg，4mg；注射剂：1mg/1ml、2mg/1ml。

用法与用量：口服，每次 12.5mg，每日 2 次；静脉滴注或静脉注射，每次 1mg，一周 2 次或每次 2mg，一周 1 次。用 2ml 注射用蒸馏水振摇溶解，加入 250ml 生理盐水或 5% 葡萄糖注射液中静脉滴注，或用 5% 葡萄糖注射液 5～10ml 完全溶解后静脉注射。3 个月为一疗程。

药理与用途：香菇多糖是一种具有免疫调节作用的抗肿瘤辅助药物，能促进 T、B 淋巴细胞增殖，提高 NK 细胞活性。对动物多种肿瘤，如肉瘤 S-180、艾氏腹水癌有较好的抑制作用。用于恶性肿瘤的辅助治疗。用于慢性乙型肝炎、肝中毒、肝硬化的治疗。

不良反应：头晕、胸闷、面部潮红、恶心、呕吐、食欲缺乏，偶见红细胞、白细胞及血红蛋白减少。

注意事项：对本品过敏者禁用；早产儿、新生儿和婴幼儿慎用。

品名：甘露聚糖肽 Mannatide（力尔凡、多抗甲素）

剂型与规格：注射剂：5mg/2ml；粉针剂：2.5mg、5mg、10mg、20mg；口服溶液剂：1mg/1ml；片剂：5mg。

用法与用量：静脉滴注、肌内注射或瘤体注射，每次 10～20mg，一日 1 次或隔日 1 次，一个月为一个疗程；口服，每次 5～20mg，每日 2～3 次。

药理与用途：本品能在体外抑制 S-180、艾氏腹水癌和人舌鳞状细胞癌 Tca8113 等细胞株的 DNA 和 RNA6 的合成葡萄糖代谢；动物体内能抑制艾氏腹水癌和 S-180 肉瘤、HePA 肝癌腹水瘤的生长（抑瘤率 63%），能提升外周白细胞、增强单核-吞噬细胞系统吞噬功能，活化巨噬细胞及淋巴细胞，诱导胸腺淋巴细胞产生活性物质,改善和增强机体免疫功能和应激能力。用于恶性肿瘤放、化疗中改善免疫功能低下的辅助治疗。也可用于白细胞减少、再生障碍性贫血等。

不良反应:过敏反应:瘙痒、皮疹、红斑、风团、寒战、发热,严重时可引起过敏性休克。呼吸系统:胸闷、呼吸困难、有发生呼吸骤停的报告。注射局部:疼痛。

注意事项:对本品过敏者、风湿性心脏病、支气管哮喘、气管炎患者、高敏体质者禁用;本品有因过敏反应以及因呼吸骤停而死亡的报告,本品应在医师严密监护并有抢救措施的条件下使用,一旦出现过敏反应有关症状,应立即停药,并给予对症及抗过敏治疗。

品名:草分枝杆菌 F. U. 36 Mycobacterium Phlei F. U. 36(乌体林斯)

剂型与规格:注射剂:1.72μg/1ml。

用法与用量:深部肌内注射,每周 1 支(1.72μg/1ml),一般 10 支为一疗程。

药理与用途:本品系多功能免疫增强剂,能刺激 T 淋巴细胞释放巨噬细胞凝集因子(MAF)等;促进 IL-2 等各种细胞因子的产生,增强 NK 细胞活性。免疫球蛋白明显增加。用于肺和肺外结核病及其他免疫功能低下性疾病。

不良反应:少数患者可能会出现疲倦、咳痰较多或发热,局部可能出现红肿、硬结,停药后即可逐渐消散。

注意事项:发热患者禁用,虚弱患者慎用;本品同其他药物及疫苗是相容的(疫苗注射后间隔 2 周再注射本品为佳);与抗生素、抗结核药、口服降糖药配伍使用,从疗效看有协同作用;同时使用免疫抑制药物,会降低乌体林斯药效;使用前摇匀;注意注射部位,可选择臀部的上外侧用 50mm 或 60mm 注射针进行深部肌内注射。每次注射前需认真观察注射部位症状,如出现红肿、硬结应暂停注射,待红肿、硬结、疼痛消失后再注射;反之,若继续注射,极有可能出现注射部位无菌性坏死。

品名:细菌溶解产物 Bacterial Lysates(泛福舒、Broncho-Vaxom)

剂型与规格:胶囊剂:7.0mg、3.5mg。

用法与用量:口服,急性期的治疗:每日晨空腹 7mg,6 个月 ~12 岁儿童,每日晨空腹 3.5mg,直至症状消失(至少用 10 天);如果需使用抗生素,则最好从治疗开始就同时服用。巩固及预防治疗：每日晨空腹 7mg，6 个月～12岁儿童，每日晨空腹 3.5mg，连服 10 天，停 20 天，再连服 10 天，停 20 天，再连续 10 天。连续使用 3 个月为 1 个疗程。

药理与用途：流感嗜血杆菌、肺炎链球菌、肺炎克雷伯菌、臭鼻克雷伯菌、金黄色葡萄球菌、化脓性链球菌、草绿色链球菌、卡他奈瑟菌等细菌的冻干溶解物。本品为免疫刺激剂，用于免疫治疗。可预防呼吸道的反复感染及慢性支气管炎急性发作。可作为急性呼吸道感染治疗的合并用药。

不良反应：偶见胃肠紊乱（包括恶心及腹泻）、皮肤反应（红斑、疹、瘙痒）、咽部刺激、头痛、头晕，罕见疲劳、咳嗽加重。

注意事项：对本品过敏者禁用；孕妇、6 个月以下儿童不推荐服用；如有持续胃肠紊乱、持续的皮肤反应和呼吸道不适，可能会导致过敏反应，应中断治疗。

品名：灵孢多糖 Polysacharidum of G. Lucidum Karst

剂型与规格：注射剂：4.5mg/2ml。

用法与用量：肌内注射，每次 2ml，每日 1 次，1～3 个月为一疗程。

药理与用途：有调整自主神经功能、改善微循环、增强机体免疫力等作用。用于治疗神经症、多发性肌炎、皮肌炎、萎缩性肌强直与进行性肌营养不良以及因免疫功能紊乱所致的各种疾病。

不良反应：个别患者有过敏反应。

注意事项：对本品过敏者禁用；药液出现浑浊或沉淀不宜使用。

品名：匹多莫德 Pidotimod

剂型与规格：片剂、颗粒剂：0.4g；溶液剂：10ml：0.2g、10ml：0.4g。

用法与用量：将本品溶于水中后服用或吞服。成人：急性期用药：开始两周，每次 0.8g，一日 2 次，随后减为每次 0.8g，一日 1 次，或遵医嘱；预防期用药：每次 0.8g，一日 1 次，连续用药 60 天或遵医嘱。儿童：急性期用药：开始二周，每次 0.4g，一日 2 次，随后减为每次 0.4g，一日 1 次，连续用药 60 天或遵医嘱；预防期用药：每次 0.4g，一日 1 次，连续用药 60 天或遵医嘱。

药理与用途：本品为免疫增强剂，可用于细胞免疫功能受抑制的患者反复发作的上、下呼吸道感染、中耳炎、泌尿系感染和妇科感染；用以减少急性发作的次数，缩短病程，减轻发作的程度；也可作为急性感染时抗生素的辅助用药。人工合成的口服免疫刺激剂,通过刺激和调节细胞介导的免疫反应而起作用。

不良反应:偶见有恶心、呕吐、腹泻、皮疹等。

注意事项:对本品过敏者禁用,孕妇及哺乳期妇女禁用。高敏体质者慎用;因食物影响本药的吸收,应在两餐间服用。

第十三章　抗变态反应药

品名:氯苯那敏 Chlorphenamine(扑尔敏、Teldrin)

剂型与规格:片剂(马来酸盐):4mg。

用法与用量:口服,成人每次 4mg,一日 3 次;儿童每日 0.35mg/kg,分 3～4 次服用。

药理与用途:组胺 H_1 受体阻断药。用于各种皮肤黏膜的过敏性疾病(虫咬、药物过敏等)。

不良反应:嗜睡、痰液黏稠、胸闷、咽喉痛、疲劳、虚弱感、心悸或皮肤瘀斑、出血倾向等。

注意事项:哺乳期妇女、新生儿、早产儿禁用;对其他抗组胺药有交叉过敏性;碘过敏者对本品亦可过敏。

品名:苯海拉明 Diphenhydramine

剂型与规格:片剂(盐酸盐):12.5mg、25mg、50mg;注射剂:10mg/ml、20mg/ml。

用法与用量:饭后服,每次 25～50mg,每日 2～3 次。肌内注射,每次 20mg,每日 1～2 次。

药理与用途:组胺 H_1 受体阻断药。用于皮肤黏膜的过敏性疾病。也用于防止晕车、晕船。

不良反应:头晕、头痛、嗜睡、口干、恶心、倦乏、皮疹、粒细胞减少。长期应用(6 个月以上)可引起贫血。

注意事项:哺乳期妇女、新生儿、早产儿禁用;孕妇慎用;服药期间不宜驾驶车辆、管理机器及高空作业。

品名:异丙嗪 Promethazine(非那根)

剂型与规格:注射剂(盐酸盐):50mg/2ml;片剂:12.5mg、25mg。

用法与用量:肌内注射,抗过敏:每次 25mg,2 小时后可重复,每日不超过 100mg;止吐:每次 12.5~25mg,必要时每 4~6 小时 1 次;镇静催眠:每次 25~50mg。口服,每次 12.5~25mg,每日 2~3 次。

药理与用途:H_1 受体阻断药。用于各种过敏性疾病,如哮喘、荨麻疹等,妊娠、乘车、乘船及其他原因引起的恶心、呕吐。也可与氨茶碱合用治疗哮喘。

不良反应:嗜睡、眩晕、口干、胃肠刺激症状、皮炎等。

注意事项:驾驶员、机械操作员和运动员禁用;癫痫病、肝功能减退、老人、婴幼儿及孕妇慎用;不宜与氨茶碱混合注射;避免与哌替啶、阿托品多次合用;孕妇在临产前 1~2 周应停用。

品名:阿伐斯汀 Acrivastine(新敏乐)

剂型与规格:胶囊剂:8mg。

用法与用量:口服,每次 8mg,每日 3 次。

药理与用途:组胺 H_1 受体药,无镇静作用。用于过敏性鼻炎、枯草热、荨麻疹等。

不良反应:皮疹,极罕见嗜睡。

注意事项:本品过敏禁用;肾功能损害慎用;同时服用乙醇或中枢神经系统抑制剂药物可增加本品的不良反应。服药期间不宜驾驶车辆、管理机器及高空作业。

品名:茶苯海明 Dimenhydrinate(乘晕宁、晕海宁)

剂型与规格:片剂:25mg、50mg。

用法与用量:口服,每次 25~30mg,每日 3 次。防晕动病:每次 50mg,乘车、船、飞机前半小时服用。

药理与用途:抗组胺作用较苯海拉明弱,抗晕动病作用较强。用于由乘车、船、飞机所引起的晕动病及任何原因所致的恶心、呕吐。

不良反应:嗜睡、头昏、胃肠反应等。

注意事项:1 次剂量不宜超过 100mg。

品名:酮替芬 Ketofifen(敏喘停)

剂型与规格:富马酸酮替芬片剂、胶囊剂:1mg。

用法与用量:口服,每次 1mg,每日 2 次;儿童 4~6 岁,每次 0.4mg;6~9 岁,每次 0.5mg;9~14 岁,每次 0.6mg;每日 1~2 次。

药理与用途:兼有很强的组胺 H_1 受体拮抗作用和抑制过敏反应介质释放的作用。用于过敏性鼻炎及多种类型的支气管哮喘的预防。对儿童哮喘的疗效优于成年人,外源性哮喘的疗效也优于内源性,对已发作的急性哮喘无效。

不良反应:嗜睡、口干、头晕、倦怠、胃肠反应等。

注意事项:孕妇慎用;不宜与口服降血糖药同用,镇静药、催眠药、抗组胺药及乙醇能增强其作用;服药期间不宜驾驶车辆、修理机器及高空作业。

品名:氯雷他定 Loratadine(开瑞坦)

剂型与规格:片剂:10mg。

用法与用量:每次 10mg,每日 1 次。

药理与用途:H_1 受体阻断药。用于季节性和持续性风湿病、荨麻疹、瘙痒、枯草热、卡他性鼻炎等。

不良反应:口干、头痛等。

注意事项:本品过敏者和孕妇禁用;哺乳期妇女和驾驶人员慎用。

品名:特非那定 Terfenadine(丁苯哌丁醇)

剂型与规格:片剂:60mg。

用法与用量:饭后服用,每次 60mg;儿童 6~12 岁每次 30~60mg;3~5 岁每次 15mg;每日 2 次。

药理与用途:组胺 H_1 受体阻断药,无镇静及抗毒蕈碱样胆碱作用。用于过敏性鼻炎、荨麻疹、过敏性皮肤病和枯草热。

不良反应:头痛、胃肠反应、心律失常。

注意事项:肝功能低下禁用;不宜与红霉素、酮康唑、依曲康唑及能引起心律失常的药物同用。

品名:曲普利啶 Triprolidine(克敏)

剂型与规格:片剂(盐酸盐)、胶囊剂:2.5mg。

用法与用量:口服,每次 2.5~5mg;儿童 1 岁以下,每次 1mg;1~6 岁每次 2mg;7~12 岁每次 3mg;每日 3 次。

药理与用途:有抗组胺、抗胆碱及镇静作用。用于过敏性鼻炎、荨麻疹、结膜炎等。

不良反应:嗜睡,口干等。

品名:去氯羟嗪 Decloxizine(克敏嗪)

剂型与规格:片剂(盐酸盐):25mg、50mg。

用法与用量:口服,每次 25~50mg,每日 3 次。

药理与用途:组胺 H_1 受体阻断药,有平喘和镇静效应。用于支气管哮喘、急慢性荨麻疹、皮肤划痕症、血管神经性水肿等。

不良反应:嗜睡、口干、失眠等。

品名:赛庚啶 Cyproheptadine

剂型与规格:片剂(盐酸盐):2mg。

用法与用量:口服,每次 4mg,每日 3 次。作为血管性头痛抑制剂时,发作时初量 4mg,需要时 30 分钟重复 1 次,以后每 4~6 小时 4mg 维持。

药理与用途:组胺 H_1 受体阻断药,作用较氯苯那敏、异丙嗪强。用于荨麻疹、湿疹、过敏性和接触性皮炎、皮肤瘙痒、鼻炎、偏头痛、支气管哮喘等。

不良反应:嗜睡、口干、乏力、头晕、恶心等。

注意事项:青光眼忌用;服药期间不宜驾驶车辆、管理机器及高空作业。

品名:西替利嗪 Cetirizine

剂型与规格:片剂(盐酸盐):10mg。

用法与用量:口服,每次 10mg,每日 1 次。

药理与用途:为羟嗪的代谢产物,但无明显中枢抑制作用。用于各种过敏性疾病。

不良反应:心律失常。

注意事项:孕妇、哺乳期妇女及 12 岁以下儿童禁用;肾功能低下宜减量。

品名:左西替利嗪 Levocetirizine(强溢、迪皿)

剂型与规格:片剂:5mg。

用法与用量:口服,成人及 6 岁以上儿童,每次 5mg,每日 1 次;2~6 岁儿童:每次 2.5mg,每日 1 次。

药理与用途:本品保留了西替利嗪的主要药效特性,为高效、高选择性外周 H_1受体拮抗剂,有较好的抗组胺和抗炎作用。无明显抗胆碱和抗 5-羟色胺作用,中枢抑制作用较小,较西替利嗪有更好的生物利用度,安全性高。用于荨麻疹、过敏性鼻炎、湿疹、皮炎、皮肤瘙痒症等。

不良反应:本品耐受性良好,不良反应轻微且多自愈,常见嗜睡、口干、头痛、乏力等。

注意事项:对本品过敏者、孕妇,哺乳期妇女禁用;肾功能损害者用量应减量;酒后避免使用;高空作业、驾驶或操作机器者不推荐使用。

品名:地氯雷他定 Desioratadine(地洛他定、信敏汀、Aerius)

剂型与规格:片剂:5mg;糖浆剂:60mg/60ml。

用法与用量:口服,成人及12岁以上的青少年,每次5mg,每日1次。

药理与用途:本品为非镇痛性的长效三环类抗组胺药,起效快,作用强,为氯雷他定的主要活性代谢物。具有可选择的拮抗外周 H_1 受体的作用。除抗组胺作用外,还具有抗过敏和抗炎作用。用于缓解慢性特发性荨麻疹及常年性过敏性鼻炎的全身及局部症状。

不良反应:本品主要不良反应为恶心、消化不良、头晕、头痛、困倦、口干、乏力、咽痛、肌痛、痛经等,偶见嗜睡、健忘及晨起面部、肢端水肿,罕见过敏反应、心动过速、心悸、肝酶升高及胆红素增加。

注意事项:对本品活性成分或赋型剂过敏者、严重高血压或冠心病患者和甲亢患者禁用;哺乳期妇女、儿童(12岁以下)、肝功能不全、前列腺增生或膀胱颈部梗阻者和青光眼患者慎用。

品名:依巴斯汀 Ebastine(苏迪)

剂型与规格:片剂:10mg

用法与用量:常年过敏性鼻炎:口服,每日1次,每次10mg;儿童(12～17岁)每日1次,每次5mg;季节性过敏性鼻炎:每日1次,每次10mg,早上服用效果更好。如严重过敏患者可服20mg,但应从小剂量开始。儿童(2～15岁),每日1次,每次2.5～5mg。

药理与用途:为哌啶类长效非镇静性第二代组胺 H_1 受体拮抗剂。在体内代谢为卡巴斯汀,对组胺 H_1 受体具有选择性抑制作用,对中枢神经系统的 H_1 受体拮抗作用和抗胆碱作用很弱。用于荨麻疹、过敏性鼻炎、湿疹、皮炎、痒疹、皮肤瘙痒症等。

不良反应:可引起肝功能异常,偶见ALT、ALP升高;罕见心动过速,尿潴留;罕见皮疹、水肿等过敏反应。

注意事项:对本品及其辅料过敏者禁用;哮喘和上呼吸道感染患者、有肝功能障碍者或障碍史者、驾驶或操纵机器期间慎用。

品名:粉尘螨 Dermatophagoides Farinae

剂型与规格:注射液:0.2mg/1ml。

用法与用量:皮下注射,每周1次,15周为一疗程:第1~3周,用1:100 000浓度,各周剂量相应为0.3ml、0.6ml、1.0ml;第4~6周,用1:10 000浓度,各周剂量相应为0.1ml、0.3ml、0.6ml;第7~15周,用1:5000浓度,前2周剂量相应为0.3ml、0.6ml,以后每周1.0ml;如疗程结束时效果明显,可改用维持量,每周1次,每次1:5000浓度1ml。儿童以25周为一疗程,第1~10周,用1:100 000浓度,自0.1ml开始,每周递增0.1ml;第11~20周,用1:10 000浓度,自0.1ml开始,每周递增0.1ml;第21~25周,用1:5000浓度,各周剂量相应为0.6ml、0.7ml、0.8ml、0.9ml、1.0ml,如疗程结束时效果明显,可改用维持量,每2周1次,每次1:5000浓度1ml。

药理与用途:是由粉尘螨提取的有效抗原、为一种强烈的变应原,能使粉尘螨过敏的患者产生特异性的阻断抗体,从而使患者对粉尘螨的过敏反应减少,达到脱敏治疗的目的。用于过敏性哮喘、过敏性皮炎等。

不良反应:可见过敏;可见局部红肿、皮疹或轻微哮喘。

注意事项:对本品过敏者禁用、严重心血管病患者、肾功能严重低下者禁用。6岁以下儿童不宜使用;注射前先用1:10万的药液0.03ml作皮内注射试验;每次注射后需观察半小时,如发生休克,其处理方法与青霉素相同。

第十四章 抗肿瘤药

一、烷化剂抗肿瘤药

品名:氮芥 Mechlorethamine

剂型与规格:注射剂:5mg/1ml。

用法与用量:静脉注射,每次 0.1～0.2mg/kg(不超过 8mg),开始每日或隔日 1 次,以后 1～2 次/周,4～6 次为一疗程。腔内注射:每次 5～10mg,1 周 1 次,一般不超过 4～5 次。

药理与用途:烷化 DNA,使 DNA 形成交叉联结,对肿瘤细胞起抑制作用。属细胞周期非特异性药物。主要用于恶性淋巴瘤及肺癌、头颈部肿瘤等。

不良反应:胃肠道反应;骨髓抑制;脱发等。

注意事项:局部刺激性大,应采用静脉冲入法注射;注射液需临用前配制,10 分钟内注射完毕;孕妇禁用。

品名:苯丁酸氮芥(瘤可宁)Chlorambucil

剂型与规格:片剂:2mg。

用法与用量:口服,每日 0.1～0.2mg/kg(或 4～8mg/m^2),每日 1 次,连服 3～6 周,疗程总量 300～500mg;维持量每日 0.03～0.1mg/kg。或每日 10～15mg/m^2,每 2 周 1 次。

药理与用途:为氮芥的芳香族衍生物,为细胞周期非特异性药物。可作为治疗慢性淋巴细胞白血病的首选药物,对霍奇金病、某些非霍奇金淋巴瘤、卵巢癌、乳腺癌及多发性骨髓癌疗效较好。

不良反应:消化道反应;骨髓抑制较轻。

注意事项:用药期间定期检查血象;孕妇禁用。

品名:苯丙氨酸氮芥 Phenylalanine Mustard(美法仑、马法兰、Melphalan)

剂型与规格:片剂:2mg、10mg。

用法与用量:口服,每次 8～10mg/m^2,每日 1 次,连用 4～6 日,每 6 周 1 次;或每日 0.1mg/kg,连用 2～3 周。

药理与用途:为氮芥的芳香族衍生物,属细胞周期非特异性药物。为多发性骨髓瘤的首选药物,也用于乳腺癌、卵巢癌、睾丸精原细胞瘤、恶性淋巴瘤等。

不良反应:胃肠道反应;骨髓抑制。

注意事项:用药期间定期检查血象和血尿素氮水平;肾功能不良者慎用;孕妇、哺乳期妇女禁用。

品名:氮甲 Formylmerphalan(甲酰溶肉瘤素)

剂型与规格:片剂:50mg。

用法与用量:口服,每日 150～200mg(3～4mg/kg),每日 3～4 次或睡前顿服,一疗程总量 6～8g。

药理与用途:为苯丙氨酸氮芥的衍生物,属细胞周期非特异性药物。对睾丸精原细胞瘤、多发性骨髓瘤疗效明显,对恶性淋巴瘤、乳腺癌、卵巢癌也有效。

不良反应:胃肠道反应,骨髓抑制,无力,头昏,脱发等,但较苯丙氨酸氮芥轻。

注意事项:用药期间定期检查血象;孕妇禁用。

品名:硝卡芥 Nitrocaphane(消瘤芥)

剂型与规格:粉针剂:10mg、20mg、40mg。

用法与用量:静脉滴注或静脉注射,每次 20～40mg,每日或隔日 1 次,总量 200～400mg 为一疗程。胸腔内注射,每次 40～60mg,1 周 1～2 次。

药理与用途:芳香族氮芥类烷化剂,属细胞周期非特异性药物。主要用于鼻咽癌、肺癌、淋巴瘤、癌性胸水、绒癌、恶性葡萄胎等。

不良反应:胃肠道反应;骨髓抑制;头晕、脱发、疲倦、皮疹等。

注意事项:用药期间定期检查血象;可能引起心肌损害。

品名:环磷酰胺 Cyclophosphamide(CTX)

剂型与规格:片剂:50mg、100mg;粉针剂:100mg、200mg。

用法与用量:口服,每次 50~100mg,每日 2~3 次,一疗程总量 10~15g。静脉注射,每次 0.2g,每日或隔日 1 次,一疗程总量 8~10g;或每次 0.6~0.8g(或 500~1000mg/m^2),1 周 1 次,一疗程总量 8g。

药理与用途:体内代谢成磷酰胺氮芥发挥抗瘤活性,属细胞周期非特异性药物。主要用于淋巴瘤、急性淋巴性白血病、多发性骨髓瘤,对乳腺癌、卵巢癌、肺癌等也有效。

不良反应:胃肠道反应;骨髓抑制;出血性膀胱炎;脱发;肝功能损害;心肌损害;久用有闭经或精子减少。

注意事项:肝肾功能异常时可使本品毒性加强;为减少尿路刺激,应用时鼓励患者多饮水。孕妇禁用。

品名:异环磷酰胺 Ifosfamide

剂型与规格:粉针剂:0.5g、1.0g、2.0g。

用法与用量:静脉注射,每次 2.5~5.0g/m^2,每日 1 次,连用 4~5 日,3~4 周重复 1 次。

药理与用途:为环磷酰胺异构体,也需肝脏活化,作用优于环磷酰胺或相等。对骨及软组织肉瘤、睾丸肿瘤疗效肯定;对肺癌、乳腺癌、头颈部癌、子宫颈癌、食管癌等也有效。

不良反应:胃肠道反应;骨髓抑制;脱发;出血性膀胱炎;与美司钠合用可发生神经毒性;偶见肝、肾损害。

注意事项:一般配合应用尿路保护剂美司钠于同时及以后的 4 小时、8 小时、12 小时各静脉注射美司钠一次,每次剂量为本品的 20%,并注意适当水化。肾功能不全者慎用。

品名:甘磷酰芥 Glyforfin

剂型与规格:片剂:100mg、200mg、250mg。

用法与用量:口服,每次 0.5g,每日 2 次,每周用药 4 日,停药 3 日,也可连续用药,一疗程总量为 20g。

药理与用途:属环磷酰胺的衍生物,但作用与环磷酰胺不完全相同。用于恶性淋巴瘤(特别是非霍奇金淋巴瘤)、乳腺癌、小细胞肺癌、子宫肉瘤和急慢性粒细胞白血病等。

不良反应:消化道反应;骨髓抑制。

注意事项:用药期间定期检查血象。

品名:塞替派 Thiotepa

剂型与规格:注射剂:10mg/1ml。

用法与用量:静脉注射或肌内注射,每次 10mg(0.2mg/kg),每日 1 次,连用 5 日后改为 1 周 2~3 次,一疗程总量约 200~400mg。目前多采用每次 20~30mg,每 1~2 周注射 1 次,一疗程总量为 200~300mg,最多 400mg。腔内注射:每次 10~40mg,每周 1~2 次。

药理与用途:为乙撑亚胺类烷化剂,属细胞周期非特异性药物。主要用于卵巢瘤、乳腺癌、膀胱癌、消化道癌、肺癌、子宫颈癌等。

不良反应:主要为骨髓抑制,消化道反应一般较轻,少数患者有发热、皮疹等。

注意事项:用药期间定期检查血象;孕妇禁用。

品名:六甲蜜胺 Altretamine

剂型与规格:片剂、胶囊剂:50mg、100mg。

用法与用量:口服,每日 $300mg/m^2$,分 4 次服,3~4 周为一疗程,间歇 1~2 周,饭后 1~1.5 小时服。

药理与用途:结构与烷化剂三乙撑蜜胺相似,但主要抑制二氢叶酸还原酶,抑制嘧啶代谢,为 S 期周期特异性药物。对卵巢癌、小细胞肺癌、恶性淋巴瘤、乳腺癌等有效,也可用于治疗慢性粒细胞白血病。

不良反应:骨髓抑制;胃肠道反应;神经毒性。

注意事项:用药时期定期检查血象。

品名:白消安 Busulfan(马利兰、Myelosan)

剂型与规格:片剂:0.5mg、2mg。

用法与用量:口服,每日 6~8mg,分 3 次服;维持量,每次 0.5~2mg,每日 1 次。

药理与用途:为磺酸类烷化剂,属细胞周期非特异性药物。对慢性粒细胞白血病疗效显著。

不良反应:轻度消化道反应;骨髓抑制;肺纤维化;色素沉着;脱发;闭经、睾丸萎缩等。

注意事项:用药期间定期检查血象;肾上腺皮质功能不全者慎用,急性白血病和再生障碍性贫血或其他生血性疾患患者禁用,慢性粒细胞白血病急变时停用。

品名:卡莫司汀(卡氮芥)Carmustine

剂型与规格:粉针剂:125mg。

用法与用量:静脉滴注,每次125mg(或100mg/m^2),每日1次,2~3日为一疗程,每疗程间隔6~8周;或每次60~80mg,每周1次,连用8周。

药理与用途:为亚硝脲类烷化剂,属细胞周期非特异性药物。对霍奇金病疗效明显;因易进入中枢神经系统,对脑瘤及脑、骨髓转移癌有效,对恶性黑色素瘤、肺癌、乳腺癌、睾丸肿瘤、前列腺癌、头颈部癌有一定疗效。

不良反应:胃肠道反应;迟发性骨髓抑制;肝、肾毒性等。

注意事项:使用时避免与皮肤接触,引起皮肤色素沉着;勿溅入眼以免引起眼炎;用药期间定期检查血象。

品名:洛莫司汀(罗莫司汀)Lomustine

剂型与规格:胶囊剂:40mg、50mg、100mg。

用法与用量:口服,每次120~140mg/m^2,每6~8周1次;或75mg/m^2,每3周1次,3次一疗程。

药理与用途:作用与卡莫司汀相似,为细胞周期非特异性药物。主要用于脑瘤、恶性肿瘤脑转移、脑性白血病和霍奇金病、肺癌、乳腺癌及恶性黑色素瘤等。

不良反应:胃肠道反应;迟发性骨髓抑制。

注意事项:用药期间定期检查血象和肝、肾功能;孕妇、哺乳期妇女禁用。

品名:司莫司汀 Semustine

剂型与规格:胶囊剂:10mg、50mg、100mg。

用法与用量:口服,每次100~200mg/m^2,每6~8周给药1次。也可每次36mg/m^2,每周1次,6周为一疗程。

药理与用途:洛莫司汀的甲基衍生物。属细胞周期非特异性药物。适用于缓解脑瘤和恶性肿瘤脑转移,对黑色素瘤、恶性淋巴瘤、肺癌、肝癌和胃肠道肿瘤等也有较好的疗效。

不良反应:迟发性骨髓抑制;胃肠道反应;肝、肾毒性。

注意事项:用药期间定期检查血象;肝、肾功能不全者慎用。

品名:达卡巴嗪 Dacarbazine

剂型与规格:粉针剂:100mg、200mg。

用法与用量:静脉注射,每日 200～400mg/m^2,连用 5～10 天,每隔 4 周重复 1 次。联合用药时,每次 250mg/m^2,静脉滴注,5 日一疗程,每隔 3 周重复 1 次。

药理与用途:属三氮烯类烷化剂,经肝细胞活化后,使 DNA 烷化。主要用于恶性黑色素瘤和霍奇金病,也可用于卵巢癌、胰腺癌、结肠癌、乳腺癌及肺癌等。

不良反应:胃肠道反应;轻至中度骨髓抑制、面部潮红、脱发等。

注意事项:药物临用时配制,溶解后立即注射,注意尽量避光;用药时勿外漏,避免药物接触皮肤和眼。用药期间定期检查血象;对本品过敏者禁用。

品名:复方环磷酰胺 Compound Cyclophosphamide

剂型与规格:片剂:每片含环磷酰胺 50mg、人参茎叶总皂苷 50mg。

用法与用量:口服,每次 1 片,每日 3～4 次。

药理与用途:体内代谢成磷酰胺氮芥发挥抗瘤活性,属细胞周期非特异性药物。主要用于淋巴瘤、急性淋巴性白血病、多发性骨髓瘤、对乳腺癌、卵巢癌、肺癌等也有效。

不良反应:胃肠道反应;骨髓抑制;出血性膀胱炎及膀胱纤维化;弥漫性脱发;肝功能损害;心肌损害;久用有闭经或精子减少。

注意事项:肝肾功能异常时可使本品毒性加强,药酶诱导剂如巴比妥类、皮质激素、别嘌醇及氯霉素等对本品的代谢、活性和毒性均有影响;为减少尿路刺激,应用时鼓励患者多饮水。孕妇禁用。

二、抗代谢类抗肿瘤药

品名:阿糖胞苷 Cytarabine(Ara-C)

剂型与规格:粉针剂:50mg、100mg。

用法与用量:间歇静脉注射,每日按体重 2mg/kg,分 2 次,5～7 日一疗程,间歇 7～14 日再重复用。持续静脉滴注,一般每日按体重 0.5～1mg/kg,1～24 小时内滴注完,一疗程 5～7 日,间歇 7～14 日再重复用。肌内注射或皮下注射,多用于维持治疗,每次 1～3mg/kg 体重,1 周 1～2 次。鞘内注射,每次 10～25mg,1 周 1～2 次。

药理与用途:为抗嘧啶抗代谢药物,竞争性抑制 DNA 多聚酶,干扰

DNA合成,为S期细胞周期特异性药物。为治疗急性粒细胞白血病的首选,也用于急性淋巴细胞白血病及非淋巴细胞白血病缓解期和巩固期,慢性粒细胞白血病急变期以及恶性淋巴瘤。

不良反应:骨髓抑制;消化道反应;肝、肾毒性;脱发、发热、皮疹等。

注意事项:用药期间定期检查血象;肝肾功能不全者慎用;孕妇禁用。

品名:氟尿嘧啶 Fluorouracil(5-氟尿嘧啶、5-FU)

剂型与规格:片剂、胶囊剂:50mg;注射剂:125mg/5ml、250mg/10ml。

用法与用量:口服,每次0.1~0.2g,每日3次,总量10~15g。静脉注射,每次0.25~0.5g,每日或隔日1次,一疗程总量5~10g。静脉滴注,每次0.25~0.75g,每日或隔日1次,一疗程总量8~10g。

药理与用途:为抗嘧啶类抗代谢药,抑制胸腺嘧啶核苷酸合成酶从而抑制DNA的合成。属S期细胞周期特异性药物。主要用于消化系肿瘤和乳腺癌手术辅助治疗,对生殖系肿瘤、肺癌、膀胱癌、头颈部癌、皮肤癌等均有一定疗效。

不良反应:胃肠道反应;骨髓抑制;局部刺激;脱发、皮疹、色素沉着、甲床变黑、皮炎;少数患者有神经系统反应。

注意事项:用药期间定期检查血象;肝、肾功能损害者慎用。

品名:替加氟 Tegafur

剂型与规格:片剂、胶囊剂:50mg、100mg;注射剂:200mg/5ml、400mg/10ml;栓剂:500mg、750mg。

用法与用量:口服,每次0.2~0.4g,每日3~4次,总量20~40g为一疗程。静脉滴注,每次0.5~1.0g(或15~20mg/kg),每日1次;或每次60~120mg/kg,1周2次。直肠给药,每次0.5~1.0g,每日1次,总剂量同口服。

药理与用途:为氟尿嘧啶的衍生物,在体内逐渐变为氟尿嘧啶而起抗肿瘤作用。对消化系癌有较好疗效,对乳腺癌和肝癌也有效。

不良反应:骨髓抑制较氟尿嘧啶轻,但神经毒性较大。

注意事项:用药期间定期检查血象;肝、肾功能不全者慎用;孕妇禁用。

品名:甲氨蝶呤 Methotrexate(氨甲蝶呤、Amethopterin)

剂型与规格:片剂,胶囊剂:2.5mg、5mg、10mg;粉针剂:5mg、10mg、20mg、50mg、100mg。

用法与用量:急性白血病:口服或肌内注射,每次 0.25~0.75mg/kg 体重,每周 2 次,总量 100~200mg。脑膜白血病:鞘内注射,每次 5~15mg,每周 1~2 次。绒毛膜上皮癌和恶性葡萄胎:口服、肌内注射或静脉注射,每次 10~30mg,每日 1 次,连续 5 日,必要时重复。

药理与用途:为叶酸拮抗剂,竞争性抑制二氢叶酸还原酶影响叶酸代谢,从而抑制 DNA、RNA 合成。主要作用于细胞周期 S 期。主要用于儿童急性淋巴细胞白血病和绒毛膜上皮癌,对骨肉瘤、乳腺癌、膀胱癌、睾丸肿瘤、头颈部癌等也有效。

不良反应:消化道黏膜损害;骨髓抑制;少数影响肝、肾功能。

注意事项:用药期间应严格检查血象;肝、肾功能不全者及孕妇禁用。

品名:羟基脲 Hydroxycarbamide(HU)

剂型与规格:片剂:500mg;胶囊剂:400mg。

用法与用量:口服,每日 1.5~2g,分 1~2 次服,或 60~80mg/kg,每周 2 次,6~7 周为一疗程。

药理与用途:为核苷酸还原酶抑制剂,选择性抑制 DNA 合成,杀伤 S 期细胞,并可作为同步化药物提高放、化疗的敏感性。主要用于黑色素瘤和慢性粒细胞白血病,也可用于头颈部癌、胃癌、肠癌、肝癌、乳腺癌、膀胱癌等,与放射线合并治疗脑瘤也有一定疗效。

不良反应:骨髓抑制;胃肠道反应;皮疹、脱发、肾损害等。

注意事项:用药期间定期检查血象;孕妇禁用。

品名:巯嘌呤 Mercaptopurine(6-巯基嘌呤、6-MP)

剂型与规格:片剂:25mg、50mg、100mg。

用法与用量:口服,白血病:每日 1.5~3mg/kg,分 2~3 次服,2~4 个月为一疗程。绒毛膜上皮癌:每日 6mg/kg,连用 10 日为一疗程,隔 3~4 周后可重复。

药理与用途:嘌呤类拮抗剂,在体内转变成 6-巯基嘌呤核苷酸,抑制肌苷酸转变为腺苷酸和鸟苷酸,干扰嘌呤代谢,抑制核酸合成,为 S 期细胞周期特异性药物。对儿童急性淋巴细胞白血病疗效好,对绒毛膜上皮癌和恶性葡萄胎也有一定疗效。

不良反应:骨髓抑制;胃肠道反应;肝功能损伤;皮疹及脱发等。

注意事项:用药期间定期检查血象和骨髓象;肝功能不全者慎用;孕妇禁用。

品名:吉西他滨 Gemcitabine(双氟脱氧胞苷、健择、择菲、Gemzar、Gemzer)

剂型与规格:粉针剂(盐酸盐):0.2g、1.0g。

用法与用量:静脉滴注,成人推荐量为 $1000mg/m^2$,静脉滴注 30 分钟,每周一次,连续三周,随后休息一周,第四周重复一次,依据患者毒性反应相应减少剂量。

药理与用途:本品是细胞周期特异性抗代谢类药物。作用机制和阿糖胞苷相同,其主要代谢产物在细胞内参入 DNA,主要作用于 G_1/S 期。但不同的是双氟脱氧胞苷除了参入 DNA 外,还能抑制核苷酸还原酶,导致细胞内脱氧核苷三磷酸酯减少;和阿糖胞苷不同点是它能抑制脱氧胞嘧啶脱氨酶细胞内代谢物的降解,具有自我增效的作用。用于治局限晚期或已转移的非小细胞肺癌;局限晚期或已转移的胰腺癌。

不良反应:本品的剂量限制性毒性有骨髓抑制,对中性粒细胞的抑制和血小板均较常见;本品常引起轻到中度的消化系统不良反应,如便秘、腹泻、口腔炎等;还可引起发热、皮疹和流感样症状;少数患者可有蛋白尿、血尿、肾功能异常和呼吸困难;常见脱发、嗜睡、红斑、头痛、背痛、寒战、乏力和厌食等。

注意事项:对本药过敏的患者、孕妇及哺乳期妇女禁用;肝、肾功能损害的患者应慎用。

品名:卡培他滨 Capecitabine(希罗达、Xeloda)

剂型与规格:片剂:0.15g、0.5g。

用法与用量:口服,建议剂量为 $1250mg/m^2$,每天 2 次,治疗 2 周后停药 1 周,3 周为一个疗程。餐后 30 分钟内服。

药理与用途:本品是一种对肿瘤细胞有选择性活性的口服细胞毒类制剂,其本身无细胞毒性,但可在肿瘤所在部位经胸腺嘧啶磷酸化酶(肿瘤相关性血管因子)转化为具有细胞毒性的氟尿嘧啶而发挥作用,从而最大限度地降低了氟尿嘧啶对人体正常细胞的损害。通过干扰 DNA、RNA 合成,抑制细胞分裂和蛋白质合成。适用于结肠直肠癌、乳腺癌。

不良反应:常见恶心、呕吐、腹痛、腹泻、口腔炎等可逆性胃肠道反应;疲乏、感觉异常、头痛、失眠;中性粒细胞减少及血小板减少、贫血、淋细胞减少;手足综合征、手麻、指甲疾病;四肢疼痛、肌痛;肾衰竭等。

注意事项:骨髓抑制,肾损害;对 5-FU 过敏者禁用;孕妇、哺乳期妇女、严重肾损害患者禁用。

品名:培美曲塞 Pemetrexed(力比泰、Alimta)

剂型与规格:粉针剂:0.5g。

用法与用量:本品只能用于静脉滴注。恶性胸膜间皮瘤:推荐剂量500mg/m^2,静脉输注10分钟以上,在第一天应用,21天为一疗程。本品输完约30分钟后,给予顺铂75mg/m^{2}输液2小时以上;非小细胞肺癌:推荐剂量500mg/m^2,静脉输注10分钟以上,在第一天应用,21天为一疗程。

药理与用途:本品是一种多靶点叶酸拮抗药,能够通过干扰叶酸代谢DNA的合成来抑制肿瘤生长,其作用靶点在于嘧啶和嘌呤合成过程中的多种酶,抑制胸苷酸合成酶(TS)、二氢叶酸还原酶(DHFR),还抑制嘌呤合成中的叶酸依赖酶-甲酰甘氨酰胺核苷酸转移酶(GARFT)等叶酸依赖酶,这些酶参与胸腺嘧啶核苷和嘌呤核苷的生物合成。联合顺铂用于治疗无法手术的恶性胸膜间皮瘤;单独应用作为二线用药治疗局部进展或转移性非小细胞肺癌。

不良反应:最常见可以引起骨髓抑制;包括中性粒细胞、血小板减少和贫血,白细胞减少、恶心、呕吐、疲乏、腹泻、短暂的转氨酶水平升高;嗜睡、情绪改变或抑郁。

注意事项:对本品或其他成分有过敏者禁用;肝、肾功能不全、骨髓抑制患者慎用;不推荐用于儿童,哺乳期妇女应用本品应停止授乳;定期检查肝肾功能、血液生化检查、监测血浆同型半胱氨酸。

品名:雷替曲塞 Raltitrexed

剂型与规格:粉针剂:2mg。

用法与用量:成人:推荐剂量为3mg/m^2,用50~250ml 0.9%氯化钠注射液或5%葡萄糖注射液溶解稀释后静脉输注,给药时间15分钟,如果未出现毒性,可考虑按上述治疗每3周重复给药1次。

药理与用途:在患者无法接受联合化疗时,本品可单药用于治疗不适合5-FU/亚叶酸钙的晚期结直肠癌患者。雷替曲塞为抗代谢类叶酸类似物,特异性地抑制胸苷酸合酶(TS)。

不良反应:与其他细胞毒性药物相似,雷替曲塞的主要不良反应包括对胃肠道、血液系统及肝酶的可逆性影响。

注意事项:孕妇、治疗期间妊娠或哺乳期妇女禁用。本品须由掌握肿瘤化疗并能熟练处理化疗相关的毒性反应的临床医师给药或在其指导下使用。接受治疗的患者应配合监护,以便及时发现可能的不良反应(尤其是腹泻)并处理。造血功能低下、一股状况差、既往经放疗者慎用。老年患者更易出现毒性反应,尤其是胃肠道毒性(腹泻或黏膜炎),应严格监护。因此轻度到中度的肝功能损害者应慎用,而重度肝功能损害者不推荐使用。夫妻任何一方接受本药治疗期间以及停药后至少6个月内应避孕。此前使用氟尿嘧啶治疗方案疾病仍然进展患者可能会对雷替曲塞产生耐药。

三、抗生素类抗肿瘤药

品名:放线菌素D Dactinomycin(更生霉素、Gengshengmycin)

剂型与规格:粉针剂:100μg、200μg。

用法与用量:静脉注射或静脉滴注,每次0.2~0.4mg,每日或隔日1次,一疗程总量4~6mg,2疗程间隔2周。

药理与用途:阻断RNA多聚酶而抑制RNA的合成,为细胞周期非特异性药物。对霍奇金病和肾母细胞瘤疗效显著,对绒毛膜上皮癌、横纹肌肉瘤、神经母细胞瘤及睾丸肿瘤也有效。

不良反应:胃肠道反应;骨髓抑制;脱发、皮炎、发热及肝损伤等。

注意事项:注射时防止药液外漏。用药期间定期检查血象;孕妇禁用。

品名:丝裂霉素 Mitomycin(自力霉素、Zilimycin)

剂型与规格:粉针剂:2mg、4mg;片剂:1mg。

用法与用量:静脉注射,每次2mg,每日1次,或每次4~6mg,每周1次,总量40~60mg。静脉滴注,每次8~10mg,每周2次,总量60~80mg。口服,每次2~6mg,每日1次,总量100~150mg。

药理与用途:具有烷化作用,使DNA解聚,同时阻断DNA的复制。为细胞周期非特异性药物。对消化道癌和其他多种实体肿瘤有效。

不良反应:骨髓抑制;肝、肾功能损害;局部刺激等;消化道反应较轻。

注意事项:用药时勿外漏。用药期间应严格检查血象;肾功能不全者慎用;孕妇及对本品有严重过敏史者禁用。

品名:平阳霉素 Bleomycin A_5(争光霉素 A_5、Zhengguangmeisu A_5、博来霉素 A_5、Bleomycin A_5)

剂型与规格:粉针剂(盐酸盐):4mg、8mg、10mg。

用法与用量:肌内注射、静脉注射、瘤体内注射、腔内注射或动脉插管给药，每次 8mg 或 10mg，每日和隔日 1 次，一疗程总量 240 ~ 300mg。

药理与用途：为博来霉素多种组分中的 A_5 组分，使 DNA 单链断裂，阻止 DNA 的复制。属细胞周期非特异性药物。对头颈部鳞癌、恶性淋巴瘤疗效较好；对乳腺癌、食管癌及鼻咽癌、宫颈癌也有效。

不良反应：发热；胃肠道反应；皮肤反应；肺炎样变或肺纤维化；骨髓抑制小。

注意事项：用药期间应注意检查肺部，如出现肺炎样变应停药；从小剂量渐增至常规用量，以及用药前后给予吲哚美辛或泼尼松可减少发热反应；70 岁以上老人、肝肾功能损害、对本品过敏者及孕妇、哺乳期妇女慎用。

品名：柔红霉素 Daunorubicin（正定霉素、DNR）

剂型与规格：粉针剂（盐酸盐）：10mg、20mg。

用法与用量：静脉滴注，每次 0.5 ~ 0.8mg/kg，每周 2 次；也可 1mg/kg，每日 1 次，连用 5 日。总量实体瘤为 8 ~ 10mg/kg。

药理与用途：为蒽环类抗癌抗生素，能嵌入 DNA 中，抑制核酸特别是 RNA 的合成，属细胞周期非特异性药物。主要治疗急性粒细胞及急性淋巴细胞白血病。

不良反应：骨髓抑制；心脏毒性；胃肠道反应；肝功能损害；脱发等。

注意事项：用药时勿外漏；肝功能损害者慎用；有严重或潜在心脏病者禁用；有严重感染者禁用。

品名：多柔比星 Doxorubicin（阿霉素）

剂型与规格：粉针剂（盐酸盐）：10mg、50mg。

用法与用量：静脉注射，40 ~ 75mg/m²，每 3 周 1 次；或 20 ~ 30mg/m²，连用 2 ~ 3 天，间隔 3 ~ 4 周再给药。总量不得超过 450 ~ 550mg/m²。

药理与用途：结构与柔红霉素相似，作用机制也相同，为细胞周期非特异性药物。抗瘤作用比柔红霉素强、广，毒性较低。主要用于急性淋巴细胞白血病、急性粒细胞白血病、恶性淋巴瘤；对乳腺癌、肺癌及多种其他实体肿瘤也有效。

不良反应：骨髓抑制；心脏毒性；脱发；胃肠道反应等。

注意事项：心脏疾患者禁用；孕妇忌用。

品名：表柔比星 Epirubicin（表阿霉素、Biaoroubixing）

剂型与规格：粉针剂（盐酸盐）：10mg、50mg。

用法与用量:静脉注射,每次 70~90mg/m^2,每3周1次;或 40~60mg/m^2,连续2天,每3周1次。总量 800~1000mg。

药理与用途:为多柔比星的同分异构体,作用机制与多柔比星相似,抗瘤作用与多柔比星相等或略强,但心脏毒性较小。为细胞周期非特异性药物。用于乳腺癌、恶性淋巴瘤、卵巢癌、消化道癌、肺癌、白血病、头颈部癌、软组织肉瘤、膀胱癌、肾癌、恶性黑色素瘤等。

不良反应:与多柔比星相同但较轻。

注意事项:肝损害者应减量;心肌损害者禁用。

品名:吡柔比星 Pirarubicin(吡喃阿霉素)

剂型与规格:粉针剂(盐酸盐):10mg、20mg。

用法与用量:静脉冲入,每次 35~45mg/m^2,每3~4周1次;或每次 7~20mg/m^2,1日1次,连用5天,3~4周重复。动脉灌注,10~20mg,每日1次,连日或隔日应用5次。膀胱内注入:15~30mg,保留1~2小时,每周3次为一疗程,可重复2~3个疗程。

药理与用途:为蒽环类抗肿瘤药,是多柔比星的异构体,抑制 DNA 聚合酶,阻止 mRNA 和 DNA 合成。对恶性淋巴瘤和急性白血病疗效较好;对头颈部癌、乳腺癌、泌尿系恶性肿瘤、卵巢癌、宫颈癌也有效。

不良反应:骨髓抑制;心脏毒性和胃肠道反应较多柔比星轻;发热、肝肾功能损害、脱发、色素沉着等。

注意事项:用药注意勿外漏;用药前后要监测血象、心电图、肝肾功能;有心脏功能异常、心脏病史患者禁用;对本品过敏者、孕妇、哺乳期妇女禁用。

品名:阿柔比星 Aclarubicin

剂型与规格:粉针剂(盐酸盐):10mg、20mg。

用法与用量:临用前,加氯化钠注射液或5%葡萄糖注射液溶解,静脉注射或滴注。白血病与淋巴瘤:15~20mg/d,连用7~10日,间隔2~3周后可重复。实体瘤:30~40mg/次,一周2次,连时4~8周。本品也可与其他抗癌药物联合应用。

药理与用途:急性白血病、恶性淋巴瘤,也可试用于其他实体恶性肿瘤。阿柔比星是一种新蒽环类抗肿瘤抗生素,能抑制癌细胞的生物大分子合成,特别对 RNA 合成的抑制作用强。

不良反应:主要不良反应为消化道反应和骨髓抑制,少数患者出现轻度脱发，个别患者出现发热、静脉炎、心脏毒性及肝肾功能异常。

注意事项：本品有生殖毒性，孕妇使用本品前必须充分权衡利弊。哺乳期妇女在用药期间需暂停哺乳。老年人由于生理性肾功能的衰退，本品剂量与用药间期需调整。心、肝、肾功能异常或有严重心脏病史者禁用。本品注射若漏于血管外，会引起局部坏死。应注意累积剂量与心脏毒性的关系。

品名：伊达比星 Idarubicin

剂型与规格：粉针剂（盐酸盐）：5mg、10mg。

用法与用量：急性非淋巴细胞性白血病（ANLL）：在成人急性髓性白血病，与阿糖胞苷联合用药时的推荐剂量为按体表面积计算每天静脉注入 $12mg/m^2$，连续使用三天，另一种用法为单独和联合用药，推荐剂量为每天静脉注射 $8mg/m^2$，连续使用五天。急性淋巴细胞性白血病（ALL）：作为单独用药，成人急性淋巴细胞性白血病的推荐剂量按体表面积计算每天静脉注入 $12mg/m^2$，连续使用三天；儿童 $10mg/m^2$，连续使用三天。

药理与用途：用于成人急性非淋巴细胞性白血病（ANLL）。伊达比星作为一线用药用于复发和难治患者的诱导缓解。作为二线治疗药物用于成人和儿童的急性淋巴细胞性白血病（ALL）。本品为抗有丝分裂和细胞毒制剂，可抑制核酸合成，干扰拓扑异构酶Ⅱ。

不良反应：主要的严重不良反应为严重的骨髓抑制和心脏毒性。其他不良反应有：脱发、急性恶心和呕吐、黏膜炎、食管炎和腹泻、发热、寒战、皮疹、肝脏酶类和胆红素增高。单独使用本品或与阿糖胞苷合用会产生严重的，有时甚至是致命的感染。

注意事项：禁用于肝肾功能严重损伤的患者以及感染未得到控制的患者。孕妇慎用，使用本品化疗的母亲，应告知不能哺乳。已有心脏疾病以及先前使用高蓄积量蒽环类药物治疗，或者其他具潜在心脏毒性药物的使用都增加了本品所导致心脏毒性的危险性。治疗时应仔细监测患者的血象，包括粒细胞、红细胞和血小板。当患者出现严重出血、严重感染时必须进行迅速而有效的处理。治疗过程中或停止治疗后几周内，可能发生的心脏毒性反应为潜在的致命性的充血性心力衰竭、急性危及生命的心律失常及其他心肌病。治疗过程中应仔细监测心脏功能以减少其他蒽环类化合物引发的心脏毒性的危险性。肝、肾功能受损者应有医师指导下调整剂量。老年患者在再生障碍期间应予以积极的支持治疗。由于白血病细胞迅速崩解，可能会引起继发性的高尿酸血症。因此必须密切监测血中尿酸浓度,如高尿酸血症继续发展,应予以适当的治疗。开始治疗前应进行足够的检查以发现是否存在全身性感染。本品外溢于静脉注射部位时可能引起严重的局部组织坏死。配伍禁忌:本品不可与肝素混合,因会产生沉淀。本品亦不得与其他药物混合。本品应避免与碱性溶液长期接触,以免引起药品降解。

四、天然来源抗肿瘤药

品名:高三尖杉酯碱 Homoharringtonine

剂型与规格:注射剂:1mg/1ml、2mg/2ml。

用法与用量:静脉滴注,每日 0.05~0.1mg/kg,每日 1 次,4~6 日为一疗程,停药 1~2 周后可重复。肌内注射,每日 1~2mg,加于 2% 苯甲醇溶液 2ml 中注射,4~6 日为一疗程,间歇 1~2 周后可再用。

药理与用途:干扰核糖体功能,抑制蛋白质合成,为细胞周期非特异性药。对急性粒细胞白血病的疗效较好;对急性单核细胞性白血病,慢性粒细胞白血病及恶性淋巴瘤,真性红细胞增多症等也有效。

不良反应:胃肠道反应;可恢复性骨髓抑制;心脏毒性。

注意事项:用药期间定期检查血象、肝肾功能、心脏体征及心电图;心律失常、器质性心脏病、肝肾功能不全患者慎用;孕妇禁用。

品名:羟喜树碱 Hydroxycamptothecine(羟基喜树碱)

剂型与规格:注射剂:2mg/2ml、5mg/5ml。

用法与用量:静脉注射,每次 4~8mg,每日 1 次或隔日 1 次,60~120mg 为一疗程。

药理与用途:为喜树碱的羟基衍生物,对核酸特别是 DNA 的合成有明显抑制,主要作用于 DNA 合成期(即 S 期)。主要用于消化系统肿瘤和急、慢性白血病、肺癌、绒毛上皮癌和头颈部癌等。

不良反应:胃肠道反应;骨髓抑制;肾损害较少;脱发;心电图改变;泌尿道刺激症状。

注意事项:用药后多饮水;用药期间定期检查血象、心电图、肾功能;肾功能不全者慎用。

品名:依托泊苷 Etoposide(足叶乙苷、鬼臼乙叉苷)

剂型与规格:注射剂:40mg/2ml、100mg/5ml;胶囊剂:50mg、100mg。

用法与用量:静脉注射或用生理盐水500ml稀释静脉滴注,每次60~100mg/m^2,每日或隔日1次,连续5日,3~4周重复1次。口服,每日120mg/m^2,连用5日,2~3周后重复给药。

药理与用途:为鬼臼毒素的半合成衍生物,有丝分裂抑制剂,使细胞停滞于G_2期,为细胞周期特异性药物。主要用于急性单核细胞和粒-单核细胞白血病、小细胞肺癌、非霍奇金淋巴瘤、睾丸癌、神经母细胞瘤和卵巢癌、乳腺癌等。

不良反应:骨髓抑制;胃肠道反应;脱发;口腔炎;过敏反应;神经炎;局部刺激等。

注意事项:对本品过敏者及孕妇慎用;骨髓抑制及心、肝、肾功能不全者禁用。

品名:长春碱 Vinblastine(长春花碱、VLB)

剂型与规格:粉针剂(硫酸盐):10mg、15mg。

用法与用量:静脉注射或静脉滴注,每次10mg(或6mg/m^2);儿童每次10mg/m^2,每周1次,60~80mg一疗程。

药理与用途:主要抑制微管蛋白的聚合,妨碍纺锤体微管的形成,使细胞停滞于有丝分裂中期(M期),为M期细胞周期特异性药物。主要对急、慢性白血病,恶性淋巴瘤,乳腺癌,小细胞肺癌等有效。

不良反应:骨髓抑制;胃肠道反应;周围神经炎;局部刺激;直立性低血压、脱发、乏力、失眠等。

注意事项:用药时勿外漏,多采用静脉冲入法;用药期间定期检查血象;肝功能不良者应减量慎用;孕妇禁用。

品名:长春新碱 Vincristine(VCR)

剂型与规格:粉针剂(硫酸盐):0.5mg、1mg、2mg、5mg。

用法与用量:静脉注射或静脉滴注,每次1~2mg(或1.4mg/m^2);儿童每次75μg/kg,每周1次,总量10~20mg为一疗程。

药理与用途:作用机制同长春碱,为M期细胞周期特异性药物。主要用于急性淋巴细胞白血病、恶性淋巴瘤;对绒毛膜上皮癌、小细胞肺癌、乳腺癌、睾丸肿瘤、卵巢癌、消化道癌及恶性黑色素瘤等也有效。

不良反应:骨髓抑制和胃肠道反应轻;周围神经系统毒性较大。

注意事项:用药时勿外漏;用药期间定期检查血象。肝功能不全者慎用;2岁以下儿童慎用;孕妇、哺乳期妇女禁用。

品名:长春地辛 Vindesine

剂型与规格:粉针剂(硫酸盐):1mg、4mg。

用法与用量:静脉注射或静脉滴注,每次$3mg/m^2$,每周1次,4~6周为一疗程。

药理与用途:作用与长春碱相似。属M期细胞周期特异性药物。主要用于肺癌、恶性淋巴瘤、乳腺癌、食管癌、恶性黑色素瘤等。

不良反应:骨髓抑制和胃肠道反应;神经毒性反应介于长春碱与长春新碱之间,局部刺激等。

注意事项:药物溶解后在6小时内使用,用药时勿外漏;肝、肾功能不全者慎用;骨髓功能低下者、严重感染者及孕妇禁用。

品名:长春瑞滨 Vinorelbine

剂型与规格:注射剂(重酒石酸盐):10mg/1ml、50mg/5ml。

用法与用量:静脉滴注,每次$25\sim30mg/m^2$,溶于125ml生理盐水中,15~25分钟输完,每周1次,连续4~6次为一疗程。

药理与用途:作用近似长春新碱,为M期细胞周期特异性药物。主要用于非小细胞肺癌、乳腺癌、卵巢癌、恶性淋巴瘤等。

不良反应:骨髓抑制;神经毒性比长春新碱轻;胃肠道反应;脱发等。

注意事项:静脉用药勿外漏,药毕用生理盐水冲洗静脉;孕妇、哺乳期妇女、严重肝功能不全者禁用。

品名:紫杉醇 Paclitaxel(泰素)

剂型与规格:注射剂:5ml:30mg;脂质体注射剂:30mg。

用法与用量:对于初治的卵巢癌患者,紫杉醇的推荐剂量为$135mg/m^2$,静脉输注持续3小时以上,然后给予顺铂$75mg/m^2$。第3周重复一次。对于转移性卵巢癌或转移性乳腺癌患者,单药治疗的紫杉醇推荐剂量为$175mg/m^2$,静脉输注3小时。在患者可耐受情况下,每3周重复一次。对于初治的或继发的非小细胞肺癌,紫杉醇的推荐剂量为$175mg/m^2$,静脉输注持续3小时以上,每3周重复一次。对于结节阳性乳腺癌,紫杉醇的推荐剂量为$175mg/m^2$,静脉输注持续3小时以上,联合应用多柔比星、环磷酰胺,每三周重复,4个疗程。所有患者在接受紫杉醇治疗之前均须预防性用药,以防止严重的过敏反应发生。可采用地塞米松20mg口服,通常在用泰素之前12小时及6小时给予,苯海拉明(或其同类药)50mg在泰素之前30~60分钟静脉注射,以及在注射泰素之前30~60分钟给予静脉注射西咪替丁(300mg)或雷尼替丁(50mg)。

药理与用途:与铂制剂联合应用治疗卵巢癌;常规治疗失败后的转移性乳腺癌的治疗;非小细胞肺癌(NSCLC);与多柔比星、环磷酰胺联合治疗结节阳性乳腺癌。本品为细胞毒类抗肿瘤药,可促进微管双聚体装配并阻止其解聚,也可导致整个细胞周期微管的排列异常和细胞分裂期间微管星状体的产生,从而阻碍细胞分裂,抑制肿瘤生长。

不良反应:主要有过敏反应:表现为潮红、皮疹、呼吸困难、低血压及心动过速,如发生严重过敏反应,应停药并进行治疗,曾发生过敏的患者不宜再次使用本品。骨髓抑制、神经毒性、心血管毒性、胃肠道反应、脱发。局部反应:输注药物的静脉和药物外渗局部的炎症。

注意事项:紫杉醇类药物过敏者禁用。中性粒细胞低于1500个/mm^3者禁用。用药期间应定期检查外周血象和肝功能。本品脂质体剂型只能用5%葡萄糖注射液溶解和稀释,不可用生理盐水或其他溶液溶解、稀释,以免发生脂质体聚集。肝功能不全者慎用。

品名:多西他赛 Docetaxel

剂型与规格:注射剂:20mg,40mg,80mg。

用法与用量:多西他赛只能用于静脉滴注。所有患者在接受多西他赛治疗期前均必须口服糖皮质激素类,如地塞米松,在多西他赛滴注一天前服用,每天16mg,持续至少3天,以预防过敏反应和体液潴留。多西他赛的推荐剂量为70~75mg/m^2,静脉滴注一小时,每三周一次。

药理与用途:适用于先期化疗失败的晚期或转移性乳腺癌的治疗。除非属于临床禁忌,先期治疗应包括蒽环类抗癌药。适用于以顺铂为主的化疗失败的晚期或转移性非小细胞肺癌的治疗。

不良反应:主要不良反应有骨髓抑制,过敏反应,皮疹,体液潴留包括水肿、恶心、呕吐或腹泻等胃肠道反应,神经毒性,心血管不良反应如低血压、窦性心动过速、心悸、肺水肿及高血压等有可能发生。其他不良反应包括:脱发、无力、黏膜炎、关节痛和肌肉痛、低血压和注射部位反应。

注意事项:对本活性物质或任何一种赋形剂过敏者禁用。孕妇及哺乳期妇女禁用。白细胞数目小于1500个/mm^3的患者;肝功能有严重损害的患者禁用。除非有禁忌证,患者在接受多西他赛治疗前需预防用药以减轻体液潴留的发生率和严重程度及减轻过敏反应的严重程度。在基线和每个化疗周期前要检测肝功能。多西他赛治疗期间要经常对血细胞数目进行监测。在多西他赛开始滴注的最初几分钟内极可能发生过敏反应。如果发生过敏反应的症状轻微如脸红或局部皮肤反应则不需终止治疗。如果发生严重过敏反应,如血压下降超过20mmHg,支气管痉挛或全身皮疹/红斑,则需立即停止滴注并进行对症治疗。对已发生严重不良反应的患者不能再次应用多西他赛。多西他赛治疗期间可能发生外周神经毒性。如果反应严重,则建议在下一疗程中减低剂量。

五、激素类及抗激素类抗肿瘤药

品名:泼尼松(Prednisone)

剂型与规格:片剂:5mg。

用法与用量:口服,急性淋巴细胞白血病,每次40~60mg,每日1次;恶性淋巴瘤,40mg/(m^2·d),连服14天,或100mg/(m^2·d),连服5天;肾癌,20mg,每日1次。

药理与用途:在体内转化为泼尼松龙发挥作用,系细胞周期非特异性药物。作用于白血病及肿瘤细胞的S及G_2期,并对G_1/S边界有延缓作用,使白血病细胞脂肪酸含量增高而解体。对急性淋巴细胞白血病、恶性淋巴瘤、多发性骨髓瘤、乳腺癌、前列腺癌、肾癌等有效。

不良反应:长期大剂量应用可致肾上腺皮质功能亢进综合征,骨质疏松、肌萎缩、并发和加重感染,诱发精神症状,眼并发症(眼压高、青光眼、白内障等),致畸等。

注意事项:因能影响伤口愈合,外科患者慎用;肝功能不良者不宜应用。

品名:氨鲁米特 Aminoblastin(氨基导眠能、Aminoglutethimide)

剂型与规格:片剂:250mg;胶囊剂:125mg。

用法与用量:口服,每次250mg,每日2次,2周后改为每日3~4次(日剂量小于1g)。需同时服用氢化可的松,开始每日100mg(早晚各20mg,睡前再服60mg),两周后减量,每日40mg(早晚各10mg,睡前再服20mg)。

药理与用途:为镇静催眠药格鲁米特(导眠能)的衍生物。肾上腺皮质激素合成抑制剂,特异性抑制芳香酶,阻止雄激素转变为雌激素。用于肾上腺皮质癌、绝经期后的晚期乳腺癌,对骨转移者疗效较他莫昔芬好。对卵巢切除术后恶化者及前列腺癌有效。

不良反应:中枢神经抑制、皮疹、胃肠道反应、肾上腺皮质功能减退等。

注意事项:不宜与他莫昔芬合用;孕妇和哺乳者禁用。

品名:他莫昔芬 Tamoxifen(三苯氧胺)

剂型与规格:片剂、胶囊剂:10mg。

用法与用量:口服,每次10~20mg,每日2次,疗程3~6个月。

药理与用途:为雌激素拮抗剂,竞争抑制依赖雌激素生长的肿瘤细胞。用于治疗绝经期后的晚期乳腺癌和晚期卵巢癌。

不良反应:胃肠道反应;面部潮红;阴道症状;水肿;白细胞、血小板减少等。

注意事项:长期服用者定期检查视网膜及角膜;血象、肝肾功能不全者慎用;孕妇禁用。

品名:来曲唑 Letrozol(弗隆、芙瑞、Femara)

剂型与规格:片剂:2.5mg/片。

用法与用量:口服,2.5mg,每日1次。

药理与用途:本品是新一代芳香化酶抑制剂,为人工合成的三唑类衍生物,通过抑制芳香化酶,使雌激素水平下降,从而消除雌激素对肿瘤生长的刺激作用。用于绝经后ER、PR受体阳性的晚期乳腺癌。

不良反应:多为轻度或中度,以恶心(2%~6%)、头痛(<7%)、骨痛(4%~10%)、潮热(<9%)和体重增加(2%~8%);少见便秘、腹泻、皮疹、瘙痒、失眠、头晕、水肿、心律不齐、血栓形成、呼吸困难、阴道出血等。

注意事项:对本品过敏者、妊娠及哺乳期妇女、儿童、绝经前妇女禁用;严重肾功能不全者慎用。

品名:托瑞米芬 Toremifene(Fareston、法乐通、氯三苯氧胺、氯他莫昔芬、托咪酚)

剂型与规格:片剂:20mg、40mg、60mg。

用法与用量:口服。推荐剂量为每日1次,每次60mg。

药理与用途:本品是一种与他莫昔芬化学结构相关的非甾体类三苯乙烯抗雌激素衍生物。对雌激素受体有较高的亲和力。与雌激素受体结合后可产生雌激素样或抗雌激素样作用,或同时主生两种作用。本品的抗肿瘤作用主要是抗雌激素效应,还有其他抗肿瘤机制,包括改变肿瘤基因表达、分泌生长因子、诱导细胞凋亡及影响细胞动力学周期。治疗绝经后妇女雌激素受体阳性或不详的转移性乳腺癌。

不良反应:可见轻微的恶心、出汗、眩晕、失眠、白带增多、阴道出血、四肢疼痛、头痛、面部潮红等。

注意事项:过敏者、妊娠期及哺乳期妇女、儿童、既往有血栓栓塞性疾病禁用;肝功能损害、严重心绞痛、白细胞及血小板减少患者慎用;用药前后定期进行白细胞、血钙水平、肝功能检查。

品名:比卡鲁胺 Bicalutamide(比卡米特、康士得、Casodex)

剂型与规格:片剂:50mg。

用法与用量:口服:50mg,每日 1 次,用本品治疗应与黄体生成素释放激素(LHRH)类似物或外科睾丸切除术治疗同时开始。

药理与用途:本品为非甾体类抗雄性激素药,通过与靶组织的细胞溶质雄激素受体结合,竟争性地抑制雄激素的活性,使其无有效的基因表达,从而抑制雄激素的刺激,导致前列腺肿瘤萎缩。本品与 LHRH 类似物或外科睾丸切除术联合应用于晚期前列腺癌的治疗。

不良反应:可以引起某些预期的反应,包括面色潮红、瘙痒、乳房触痛和男性乳房女性化,它可随睾丸切除而减轻;可能引起腹泻、恶心、呕吐、乏力和皮肤干燥;肝功能改变(转氨酶水平升高)。

注意事项:过敏的患者、妊娠期及哺乳期妇女和儿童禁用;中重度肝功能不全者、有氟他胺或尼鲁米特过敏者或严重不良反应者慎用;不可与特非那定、阿司咪唑或西沙比利联合使用。

品名:氟维司群 Fulvestrant

剂型与规格:注射剂:5ml:0.25g。

用法与用量:肌内注射每月 1 次,每次 250mg,可单次注射(1 次 5ml)或分 2 次注射(1 次 2.5ml),应缓慢注射。

药理与用途:用于抗雌激素疗法治疗无效、病情进展、雌激素受体呈阳性的绝经后转移性晚期乳腺癌治疗。本品是一类新的雌激素受体抑制剂。由于在许多乳腺癌患者中均发现有雌激素受体,且这些肿瘤的生长受到雌激素的刺激,因此目前治疗乳腺癌的主要方法是减少雌激素的浓度。本品可与雌激素受体竞争性结合,其亲和力可与雌二醇相比。本品还可阻断雌激素受体,抑制其与雌激素的结合,并激发受体发生形态改变,降低雌激素受体浓度从而使肿瘤细胞受到损害。

不良反应:最常见的为胃肠道反应(恶心、呕吐、便秘、腹泻和腹痛),头痛、背痛、潮红和咽炎,注射部位反应多为轻微及一过性疼痛和炎症。其他与剂量有关的反应还有血栓栓塞、肌痛、眩晕和白细胞减少,但发生率较少。另外,在治疗的头6周里,从激素治疗转为本品治疗者可能出现阴道出血。

注意事项:对本品活性成分或任何辅料过敏的患者禁用。孕妇及哺乳期妇女禁用,严重肝功能损害的患者禁用,儿童不宜使用本品。服药前应排除怀孕的可能,服药期间应采取有效的避孕措施。考虑到本品的给药途径为肌内注射,有出血体质或血小板减少症或正在接受抗凝剂治疗的患者应慎用。晚期乳腺癌妇女中常见血栓栓塞发生。

品名:福美坦 Fomestane(福美司坦)

剂型与规格:粉针剂:250mg。

用法与用量:深部肌内注射:250mg,0.9%氯化钠注射液4ml稀释,每2周1次。

药理与用途:本品为甾体类雄激素,可阻断雄激素向雌激素转化,降低体内雌激素水平,使雌激素依赖性肿瘤缩小。用于绝经后或去势后晚期乳腺癌。

不良反应:皮肤红、瘙痒、烧灼感常见,下肢水肿、潮热、恶心、呕吐、肌紧张及喉痛等偶见,尚可出现头晕、头痛等。

注意事项:本品注射后1~2小时避免静卧。

品名:阿那曲唑 Anastrozole(瑞宁得)

剂型与规格:片剂:1mg。

用法与用量:口服:1mg,每日1次,长期用药,直至病情恶化。

药理与用途:本品为芳香化酶抑制剂,可降低雌二醇水平。用于绝经后晚期乳腺癌二线或三线激素治疗。

不良反应:皮肤潮红、阴道干涩、头发油脂过度分泌,恶心、呕吐、腹泻等。

注意事项:本品仅用于绝经后患者;严重肝肾功能损害者禁用;妊娠及

哺乳期妇女禁用。

品名:依西美坦 Exemestane

剂型与规格:片剂:25mg。

用法与用量:口服:25mg,每日 1 次,饭后服用,一般用药直至疾病进展。

药理与用途:本品为一种不可逆的甾体类芳香化酶抑制剂,可显著降低血清雌激素水平。用于绝经后乳腺癌治疗,特别是他莫昔芬耐药的患者。

不良反应:内分泌失调、神经精神症状、消化道症状。

注意事项:对药物或任何辅料成分过敏者、绝经前妇女、妊娠及哺乳期妇女禁用;不可与含雌激素的药物合用,避免其抵消依西美坦的药理作用。

品名:醋酸亮丙瑞林 Leuprorelin Acetate(抑那通)

剂型与规格:粉针剂:3. 75mg(附溶媒 2ml)。

用法与用量:皮下注射:3. 75mg,每 4 周 1 次,3 ~6 次为一疗程。

药理与用途:本品可竞争性与黄体生成素释放激素(LHRH)受体结合,抑制卵巢雌激素及睾丸雄激素产生,使激素敏感型肿瘤萎缩。用于晚期前列腺癌、绝经前乳腺癌、术后辅助治疗或复发、晚期患者。

不良反应:内分泌系统症状、肝毒性、肌肉骨骼系统疼痛、心电图异常、心胸比例增大、消化道症状、过敏反应、局部刺激等。

注意事项:用药初期可使前列腺癌患者骨转移灶疼痛加剧,排尿困难或有脊髓压迫,应密切观察,出现症状时采取适当措施。

品名:醋酸戈舍瑞林 Goserelin Acetate(诺雷德)

剂型与规格:注射埋植剂:3. 6mg。

用法与用量:成人:在腹前壁皮下注射本品 3. 6mg 一支,每 28 天一次,如果必要可使用局部麻醉。

药理与用途:本品可竞争性与黄体生成素释放激素(LHRH)受体结合,抑制卵巢雌激素及睾丸雄激素产生,使激素敏感型肿瘤萎缩。用于晚期前列腺癌、绝经前乳腺癌、术后辅助治疗或复发、晚期患者。

不良反应:同醋酸亮丙瑞林。

注意事项:同醋酸亮丙瑞林。

六、其他抗肿瘤药

品名:顺铂 Cisplatin(顺氯氨铂、Cis-diamminedichloroplatinum)

剂型与规格:粉针剂:10mg、20mg;注射剂:10mg/20ml、50mg/100ml。

用法与用量:静脉滴注,一般剂量为每次 20~30mg/m^2,连用 3~5 日为一疗程(总量 150mg),间隔 3 周,可重复 3~4 次;高剂量为 80~120mg/m^2,同时配合水化和利尿,每 3~4 周 1 次,可重复 3~4 次。胸、腹腔注射,每次 20~60mg,7~10 日 1 次。

药理与用途:为第一代铂类抗肿瘤药,具有类似烷化剂的双功能基团,与 DNA 结合形成交叉键,抑制 DNA 的复制,为细胞周期非特异性药物。对多种实体肿瘤如睾丸癌症、乳腺癌、卵巢癌、肺癌、头颈部癌、骨肉瘤及黑色素瘤等均有效。

不良反应:消化道反应;骨髓抑制;肾脏毒性;听神经毒性;少数患者有胰腺毒性。

注意事项:用药前先检查肾脏功能及听力,用药时注意多饮水或输液以强迫利尿;既往有肾病史及中耳炎患者慎用;肾损害、严重骨髓抑制、对本品过敏者及孕妇禁用。

品名:卡铂 Carboplatin(碳铂)

剂型与规格:冻干粉针剂:50mg、100mg、150mg、450mg。

用法与用量:静脉注射或静脉滴注,一般一次 200~400mg/m^2,每 3~4 周给药 1 次;或每次 60~70mg/m^2,每日 1 次,连续 5 日,隔 4 周重复 1 次,2~4 次为一疗程。

药理与用途:为第二代铂类抗肿瘤药,属细胞周期非特异性药物。主要用于不能耐受顺铂治疗的小细胞肺癌、卵巢癌、睾丸癌、头颈部鳞癌、生殖细胞肿瘤、膀胱癌等。

不良反应:骨髓抑制;胃肠道反应;过敏反应。

注意事项:用药期间定期检查血象、肾功能;骨髓抑制及严重肾损害患者禁用。

品名:奈达铂 Nedaplatin

剂型与规格:冻干粉针剂:10mg、50mg。

用法与用量:临用前,用生理盐水溶解后,再稀释至500ml,静脉滴注,滴注时间不应少于1小时,滴完后需继续输液1000ml以上。推荐剂量为每次给药80～100mg/m²,每疗程给药1次,间隔3～4周后方可进行下一疗程。

药理与用途:主要用于头颈部癌,小细胞癌,非小细胞肺癌,食管癌,卵巢癌等实体瘤。奈达铂为顺铂类似物。本品进入细胞后,以与顺铂相同的方式与DNA结合,并抑制DNA复制,从而产生抗肿瘤活性。

不良反应:本品主要不良反应为骨髓抑制,其他较常见的不良反应包括恶心、呕吐、食欲不振等消化道症状以及肝肾功能异常、耳神经毒性、脱发等。

注意事项:以下患者禁用:有明显骨髓抑制及严重肝、肾功能不全者;对其他铂制剂及右旋糖酐过敏者。孕妇及哺乳期妇女禁用。听力损害、骨髓、肝肾功能不良、合并感染和水痘患者及老年人慎用。应用本品过程中应定期经常检查血液、肝、肾功能并密切注意患者的全身情况,若发现异常应停药并适当处置。对骨髓功能低下及肾功能不全及应用过顺铂者,应适当降低初次给药剂量;本品长期给药时,毒副作用有增加的趋势,并有可能引起延迟性不良反应,应密切观察。注意出血倾向及感染性疾病的发生或加重。本品主要由肾脏排泄,应用本品过程中须确保充分的尿量以减少尿中药物对肾小管的毒性损伤。育龄患者应考虑本品对性腺的影响。本品只作静脉滴注,应避免漏于血管外。本品配制时,不可与其他抗肿瘤药混合滴注,也不宜使用氨基酸输液、pH 5以下的酸性输液(如电解质补液、5%葡萄糖输液或葡萄糖氯化钠输液等)。本品忌与含铝器皿接触。本品在存放及滴注时应避免直接日光照射。

品名:丙卡巴肼 Procarbazine(甲基苄肼)

剂型与规格:片剂(盐酸盐)、胶囊剂:25mg、50mg、100mg。

用法与用量:口服,每次50～100mg,每日3次,一般4～6周,总量7～10g;维持量,每日50～100mg。一般每日150～200mg,分3～4次服用。一疗程总量可根据血象而定。

药理与用途:为单胺氧化酶抑制剂,具有抑制核酸和蛋白质的合成等多种生物效应,为周期非特异性药物;主要用于霍奇金病,对其他恶性淋巴瘤、多发性骨髓瘤和肺癌等也有一定疗效。

不良反应:胃肠道反应;骨髓抑制;神经反应;皮炎、脱发、肝功能损害等。

注意事项:用药期间定期检查血象、肝、肾功能。有严重骨髓抑制及严重肝、肾损害患者、孕妇禁用。本品为单胺氧化酶抑制剂,不宜与拟肾上腺素药及抗抑郁药合用,也不宜与富含酪胺的食物如香蕉、乳酪、腌鱼等同用。

品名:安吖啶 Amsacrine

剂型与规格:注射剂:75mg/1.5ml。

用法与用量:静脉滴注,一般每日 50~70mg/kg,每日 1 次,连用 5~7 日为一疗程。药物只能用附带的 L-乳酸稀释液混合后,再用 5% 葡萄糖溶液稀释。

药理与用途:为 DNA 嵌入型细胞毒类抗癌药,适用于急性白血病的各种类型,在患者已对蒽环类或阿糖胞苷等产生抗药性后使用本品仍有效。

不良反应:骨髓抑制;黏膜炎;胃肠道反应;脱发;肝毒性;心律失常等。

注意事项:最好用玻璃注射器吸药,注射液未稀释前避免与皮肤或黏膜直接接触;用药期间每日检查血象;肝功能不良者慎用。

品名:达卡巴嗪 Dacarbazine

剂型与规格:粉针剂(枸橼酸盐):100mg、200mg。

用法与用量:静脉注射,每日 200~400mg/m^2,连用 5~10 日,间隔 4~8 周后可重复进行。

药理与用途:为嘌呤生物合成的中间体,抑制嘌呤、RNA 和蛋白质的合成,也影响 DNA 的合成。主要用于霍奇金病、黑色素瘤和软组织肉瘤。

不良反应:胃肠道反应;骨髓抑制;局部刺激;类"流感"症状;肝、肾功能异常等。

注意事项:药物最好临用时配制,用药时勿外漏;用药期间应检查血象、肝、肾功能。

品名:门冬酰胺酶 L-Asparaginase(天门冬酰胺酶、ASP)

剂型与规格:粉针剂:1000IU、2000IU。

用法与用量:静脉注射、静脉滴注、肌内注射、鞘内注射,每次 40~5000IU/kg,每周 3~7 次,3~4 周为一疗程。

药理与用途:水解血清中的门冬酰胺,使肿瘤细胞缺乏门冬酰胺,抑制细胞生长。对急性淋巴细胞白血病的疗效最好;对急性粒细胞型白血病、急性单核细胞白血病、恶性淋巴瘤也有效。

不良反应:过敏反应;胃肠道反应;中枢神经系统症状;肝肾损害;暂时性的骨髓抑制。

注意事项:用药前须做皮试;肝、肾功能严重损害者忌用。胰腺炎患者或有胰腺炎病史者禁用;妊娠早期禁用。

品名:米托蒽醌 Mitoxantrone(米西宁)

剂型与规格:冻干粉针剂(盐酸盐):10mg;注射剂:20mg/10ml、25mg/12.5ml。

用法与用量:静脉滴注、静脉注射,每次10~14mg/m^2,每3~4周1次。

药理与用途:为合成的蒽环类抗肿瘤药,抑制DNA和RNA合成,为细胞周期非特异性药物。主要用于乳腺癌、恶性淋巴瘤、急性白血病、卵巢癌等。

不良反应:骨髓抑制;胃肠道反应;可逆性心脏毒性较多柔比星轻;脱发、皮疹、口腔炎等。

注意事项:用药期间检查血象及心电图;肝功能不全、骨髓抑制及对本品过敏者禁用。

品名:洛铂 Lobaplatin(络铂、乐铂)

剂型与规格:粉针剂:50mg。

用法与用量:静脉注射,使用前用注射用水溶解本品50mg,按体表面积每次50mg/m^2,再次使用时应待血液毒性或其他临床副作用完全恢复,推荐的应用间歇为3周。

药理与用途:为第三代铂类化合物。具烷化作用,与顺铂一样,可与DNA结合,引起链间交叉和DNA变性。还可延迟或抑制DNA修复。对耐顺铂的细胞株有一定的细胞毒作用。治疗乳腺癌、小细胞肺癌及慢性粒细胞白血病。

不良反应:血液毒性:如血小板减少,白细胞减少;常见有呕吐、腹泻,也有出现便秘,偶见轻度的可逆性血清天门冬氨酸氨基转移酶(AST)和血清丙氨酸氨基转移酶(AST)升高;感觉异常;过敏反应如紫癜、皮肤潮红;可能有潜在的致畸、致癌作用;偶见肾衰竭。

注意事项:对本品及其他铂类过敏、骨髓抑制和出血倾向、妊娠期及哺乳期妇女、肾功能不全者禁用;细菌或病毒感染、胃肠功能紊乱、癫痫者慎用;本品不与氯化钠注射液配伍。

品名：奥沙利铂 Oxaliplatin（艾恒、艾克博康、奥铂、奥克赛铂、奥乐铂、奥正南、草酸铂、乐沙定、Eioxatin、L-OHP、OXA）

剂型与规格：粉针剂：50mg。

用法与用量：静脉滴注，在单独或联合用药时，本品一般在5%葡萄糖溶液250～500ml中输注，推荐剂量为按体表面积每次130mg/m^2，静脉滴注2小时以上，21天后重复一次。

药理与用途：为铂络合物类抗癌药，是第三代铂类衍生物，通过产生烷化络合物作用于DNA，形成链内和链间交联，从而中断DNA的合成及复制并最终产生细胞毒性和抗肿瘤作用。单独或联合氟尿嘧啶使用于经氟尿嘧啶治疗失败后的结直肠癌转移的患者。

不良反应：主要为末梢神经感觉异常为特征的外周感觉神经疾病；以自限性吞咽困难、发音不良和呼吸困难为特征的咽喉部感觉异常；恶心、呕吐、腹泻；可引起贫血、白细胞减少、血小板减少。当与氟尿嘧啶联用时，中性粒细胞减少及血小板减少等反应更明显；可有口腔周围、上呼吸道的痉挛及感觉障碍；可见发热、皮疹和不适。

注意事项：对本品过敏、孕妇、严重肾功能不全者禁用；肝、肾功能不全、有感染、严重骨髓抑制、周围神经病变、哺乳期妇女应慎用。

品名：吉非替尼 Gefitinib（易瑞沙、Iressa、ZD1839）

剂型与规格：片剂：0.25g。

用法与用量：口服：荐剂量为250mg，每日1次，空腹或与食物同服。

药理与用途：本品是一种选择性表皮生长因子受体（EGFR）酪氨酸激酶抑制剂，该酶通常表达于上皮来源的实体瘤。对于EGFR酪氨酸激酶活性的抑制可妨碍肿瘤的生长、转移和血管生长，并增加肿瘤细胞的凋亡。用于治疗既往接受过化学治疗或不适于化疗的局部晚期或转移性非小细胞肺癌。

不良反应：常见腹泻、恶心、呕吐、厌食、口腔黏膜炎，可见肝功能异常；轻或中度多泡状突起的皮疹、瘙痒、皮肤干燥和痤疮；眼结膜炎和睑炎、角膜糜烂；可见间质性肺病，常较严重。

注意事项：对该活性物质或该产品任一赋形剂有严重超敏反应者、妊娠、哺乳期妇女禁用；定期监测肝功能及全血细胞计数；与CYP3A4诱导剂合用可降低疗效。

品名：尼洛替尼 Nilotinib

剂型与规格:胶囊剂:200mg。

用法与用量:推荐剂量为每日2次,每次400mg,间隔约12小时,饭前至少1小时之前或饭后至少2小时之后服用。胶囊应用水完整吞服,不应咀嚼或吮吸,不应打开胶囊。对超过65岁的患者,不需要进行特殊的剂量调整。肾功能不全的患者,不需要进行剂量调整。血液学毒性及长QTc患者在医师指导下调整剂量。

药理与用途:用于既往治疗(包括伊马替尼)耐药或不耐受治疗的费城染色体阳性的慢性髓性白血病(CML),含CML的慢性期或加速期。尼洛替尼可在细胞水平上抑制Bcr-Abl酪氨酸激酶,能选择性抑制Bcr-Abl阳性细胞系细胞、费城染色体阳性(Ph+)的慢性髓性白血病和急性淋巴细胞白血病患者的新鲜细胞的增殖和诱导其凋亡。抑制血小板衍化生长因子(PDGF)受体、干细胞因子(SCF),c-Kit受体的酪氨酸激酶,从而抑制由FDGF和干细胞因子介导的细胞行为。

不良反应:本品的主要毒性是骨髓抑制,包括血小板减少症、中性粒细胞减少症和贫血。最常见的药物相关的非血液学不良反应是皮疹、瘙痒、恶心、头痛、疲劳、便秘和腹泻。这些不良反应多数是轻度到中度。骨痛、关节炎、肌肉痉挛、少见不良反应有外周水肿、胸膜和心包积液、水潴留和心衰、胃肠道出血、中枢神经系统出血和QTcF间期延长。

注意事项:对尼洛替尼活性物质或任何赋形剂成分过敏者;伴有低钾血症、低镁血症或长QT综合征的患者禁用。不推荐用于治疗小于18岁的患者。骨髓抑制一般是可逆的,可以通过暂时停用尼洛替尼或降低剂量来控制。有胰腺炎病史的患者慎用。本品可引起低磷、低钾、高钾、低钙和低钠血症。在开始使用本品之前必须纠正电解质异常。本品主要经肝代谢,肝损害的患者慎用,并且应密切监测这些患者的QT间期延长。对转氨酶超过正常值2.5倍或胆红素升高超过正常值1.5倍的肝功能不全患者,不推荐本品治疗。在最初的2个月,应每隔2周做一次全血细胞计数,之后可每个月检测一次。应定期检查生化及电解质指标。在基线时,服药开始7天后,有临床指征时应定期做心电图,在剂量调整之后也应该做心电图。避免使用细胞色素P450(CYP)3A4强诱导剂或延长QT间期的药物。进食会使本品生物利用度增加,本品不应与食物一起服用。治疗期间避免进食葡萄、柚汁。本品含乳糖,对于有遗传性半乳糖不耐受问题、严重的乳糖缺陷或葡萄糖-半乳糖吸收障碍的患者,不推荐使用本品。

品名:伊马替尼 Imatinib

剂型与规格:胶囊剂(甲磺酸盐):400mg。

用法与用量:口服,每日 1 次,宜在进餐时服药,并饮 1 大杯水。①慢性粒细胞白血病急变期和加速期患者,甲磺酸伊马替尼的推荐剂量为每日 600mg;对慢性期患者为每日 400mg。只要有效,就应持续服用。如果血常规无异常,没有严重药物不良反应,在下列情况下剂量可考虑从每日 400mg 增加到每日 600mg,或从每日 600mg 增加到每日 800mg(400mg,分 2 次服用)。②恶性胃肠道间质肿瘤,本品的推荐剂量为 400mg/d。在治疗后未能获得满意的反应,如果没有药物不良反应,剂量可考虑从 400mg/d 增加到 600mg/d。治疗时间:对于恶性胃肠道间质肿瘤(GIST)患者,本品应持续治疗,除非病情进展。严重非血液学不良反应、严重肝脏毒副作用、严重中性粒细胞和血小板减少、肝功能衰竭患者应在医师指导下调整剂量。

药理与用途:用于治疗慢性髓性白血病(CML)急变期、加速期或 α-干扰素治疗失败后的慢性期患者。用于治疗不能切除和(或)发生转移的恶性胃肠道间质肿瘤(GIST)的成人患者。本品在细胞水平上抑制 Bcr-Abl 酪氨酸激酶,能选择性抑制 Bcr-Abl 阳性细胞系细胞、费城染色体阳性(Ph+)的慢性髓性白血病和急性淋巴细胞白血病患者的新鲜细胞的增殖和诱导其凋亡。抑制血小板衍化生长因子(PDGF)受体、干细胞因子(SCF),c-Kit 受体的酪氨酸激酶,从而抑制由 FDGF 和干细胞因子介导的细胞行为。

不良反应:常见的有轻度恶心、呕吐、腹泻、腹痛、食欲不振、乏力、肌痛、肌痉挛及红斑、水肿和水潴留、发热、疲劳、畏寒和体重增加、中性粒细胞减少、血小板减少、贫血、发热性中性粒细胞减少、头痛、头晕、味觉障碍、感觉异常、失眠、结膜炎、流泪增多、视力模糊等。少见的有出血、败血症、肺炎、单纯疱疹、带状疱疹、上呼吸道感染、全血细胞减少、骨髓抑制、脱水、高尿酸血症、低钾血症、食欲增加、食欲降低、痛风、眼刺激症状、结膜下出血、眼干、眶周水肿、心力衰竭、肺水肿、心动过速、胃肠道出血、黑便、腹水、胃溃疡、胃炎、呃逆、口干、血管神经性水肿、小疱疹、Steven-Johnson 综合征等。

注意事项:对本品活性物质或任何赋形剂成分过敏者禁用。除非使用后可能的好处大于对胎儿的危害,否则妊娠期间不宜应用。生育期妇女在服用本品期间应劝其同时进行有效的避孕。使用本品的妇女不应哺乳。而年龄对本品的药代动力学无明显影响。治疗期间建议定期监测体重,仔细评价体重的增加,必要时采取适当的支持治疗,尤其是儿童患者。青光眼的患者慎用。本品治疗第 1 个月宜每周查 1 次全血象,第 2 个月每 2 周查1次,以后则视需要而定。若发生严重中性粒细胞或血小板减少,应调整剂量。开始治疗前应检查肝功能,随后每月查1次或根据临床情况决定,必要时宜调整剂量。

品名:埃克替尼 Icotinib

剂型与规格:片剂(盐酸盐):125mg。

用法与用量:每次125mg,每天3次。口服、空腹或与食物同服,高热量食物可能明显增加药物的吸收。

药理与用途:本品单药适用于治疗既往接受过至少一个化疗方案失败后的局部晚期或转移性非小细胞肺癌(NSCLC)。本品是一种高效特异性的表皮生长因子受体酪氨酸激酶抑制剂。

不良反应:总体上埃克替尼耐受性良好。最常见的为皮疹、腹泻和氨基转移酶升高,一般见于服药后1~3周内,通常是可逆性的,无需特殊处理,可自行消失。其他的有:甲沟炎、指甲改变、皮肤瘙痒、干燥,口腔溃疡、食欲不振、恶心、腹痛、便秘,肝功能异常、胆红素增高、肌酐升高、白细胞下降、全身疼痛等。

注意事项:已知对该药活性物质或该产品任一赋形剂有严重过敏反应者禁用。建议育龄女性在接受本品治疗期间避免妊娠,建议哺乳母亲在接受本品治疗期间停止母乳喂养。不推荐18岁以下儿童或青少年患者使用本品。治疗期间密切监测间质性肺病发生的迹象,如果患者出现新的急性发作或进行性加重的呼吸困难、咳嗽,应中断本品的治疗,立即进行相关检查。当证实有间质性肺病时,应停止用药,并对患者进行相应的治疗。存在间质性肺病高风险因素的患者使用本品治疗时应谨慎。建议定期检查肝功能,特别是在用药的前1个月内。肝脏氨基转移酶轻度升高的患者应慎用本品,氨基转移酶中度或以上升高的患者需暂停用药。如以下情况加重,应即刻就医:新的急性发作或进行性加重的呼吸困难、咳嗽;严重或持续的腹泻、恶心、呕吐或厌食。在本品治疗期间,可出现乏力的症状,出现这些症状的患者在驾驶或操纵机器时应给予提醒。

品名:达沙替尼 Dasatinib

剂型与规格:片剂:20mg、50mg、70mg、100mg。

用法与用量:费城染色体阳性(Ph+)慢性髓细胞白血病(CML)慢性期的患者推荐起始剂量为100mg,每日1次,口服。服用时间应当一致,早上或晚上均可。费城染色体阳性(Ph+)慢性髓细胞白血病(CML)加速期、急变期的患者推荐起始剂量为70mg,每日2次,分别于早晚口服。在成年费城染色体阳性(Ph+)慢性髓细胞白血病患者的临床试验中,如果患者在推荐的起始剂量治疗下未能达到血液学或细胞遗传学缓解,则慢性髓细胞白血病(CML)慢性期患者可以将剂量增加至140mg,每日1次,对于进展期(加速期和急变期)CML患者,可以将剂量增加至90mg,每日2次。片剂不得压碎或切割,必须整片吞服。本品可与食物同服或空腹服用。治疗期间出现不良反应,应在医师指导下调整给药剂量。

药理与用途:本品用于治疗对甲磺酸伊马替尼耐药,或不耐受的费城染色体阳性(Ph+)慢性髓细胞白血病(CML)慢性期、加速期和急变期(急粒变和急淋变)成年患者。达沙替尼为蛋白激酶抑制剂,抑制BCR-ABL激酶和SRC家族激酶以及许多其他选择性的致癌激酶。

不良反应:重要的有骨髓抑制、出血相关事件、体液潴留、肺动脉高压、QT间期延长、充血性心力衰竭、左心功能不全以及心肌梗死。本品最常见不良反应有体液潴留(胸腔积液)、腹泻、头痛、恶心、皮疹、腹痛和呕吐及出血事件。最常见严重不良反应包括发热、胸腔积液、肺炎、血小板减少症、发热性中性粒细胞减少症、胃肠道出血、血小板减少症、呼吸困难、贫血和腹泻等。

注意事项:本品应当由具有白血病诊断和治疗经验的医师进行治疗。对本品或任何一种辅料过敏的患者禁用。除非有明确的需要,否则本品不应用于妊娠妇女。本品治疗期间,应停止母乳喂养。不推荐本品用于儿童和18岁以下的青少年。本品含乳糖,患有罕见的遗传性半乳糖耐受不良、Lapp乳糖酶缺乏症或葡萄糖-半乳糖吸收不良的患者不应服用本品。达沙替尼是细胞色素P450(CYP)3A4的底物和抑制剂。因此,当与其他主要通过CYP3A4代谢或能够调节CYP3A4活性的药物同时使用时,有可能会出现相互作用。吡咯类抗真菌药、大环内酯类抗生素、HIV-蛋白酶抑制剂或奈法唑酮会导致本药的血浆浓度升高。卡马西平、地塞米松、苯巴比妥、苯妥英钠、利福平、抗酸剂和质子泵抑制剂会导致本药的血浆浓度降低。

品名:厄洛替尼 Erlotinib

剂型与规格:片剂:100mg、150mg。

用法与用量:用于非小细胞肺癌的推荐剂量为150mg/d,至少在进食前1小时或进食后2小时服用。持续用药直到疾病进展或出现不能耐受的毒性反应。

药理与用途:适用于既往接受过至少一个化疗方案失败后的局部晚期

或转移的非小细胞肺癌(NSCLC)。厄洛替尼是表皮生长因子受体(EGFR)/人表皮生长因子受体Ⅰ(也称为HER1)的酪氨酸激酶抑制剂。厄洛替尼可有效抑制细胞内的EGFR磷酸化,EGFR通常表达于正常细胞和肿瘤细胞的表面。在非临床试验模型中,EFGF磷酸化的抑制可引起细胞生长停滞和(或)细胞死亡。

不良反应:严重不良反应有肺毒性、心肌梗死/心肌缺血、脑血管意外、血小板减少引起的微血管溶血性贫血、肝脏毒性、皮肤出现大疱、水疱和剥脱性皮炎,胃肠道穿孔。常见的不良反应是皮疹和腹泻,其他胃肠道反应、肝功能异常、眼疾等。

注意事项:对本品过敏的患者、孕妇及哺乳期妇女禁用。本品必须在有此类药物使用经验的医师指导下使用。肝功能异常患者或肾功能异常患者应慎用此药品。治疗期间一旦出现新的急性发作或进行性的不能解释的肺部症状如呼吸困难、咳嗽和发热时,在诊断评价时要暂时停止厄洛替尼治疗。一旦确诊是ILD(间质性肺病),则应停止厄洛替尼治疗,必要时给予适当的治疗。

品名:利妥昔单抗 Rituximab(Mabthera、美罗华)

剂型与规格:注射液:0.1g/10ml、0.5g/50ml。

用法与用量:静脉滴注,推荐剂量为365mg/m^2,用生理盐水稀释到1mg/ml后摇匀静脉缓慢滴注,每周一次。每4~8次为一个疗程。由于部分患者可以对本品过敏,所以必须在给药30~60分钟前给予对乙酰氨基酚和苯海拉明。滴注开始时应当缓慢、并密切观察。

药理与用途:本品为一种人抗CD20的单克隆抗体。本品和B细胞非霍奇金淋巴瘤(NHL),细胞表面的CD20的抗原有专一的和很强的结合力,通过补体依赖性细胞毒性(complement-dependent cell-mediated cytotoxicity,CDC)和抗体依赖性细胞介导的细胞毒性(antibody-dependent cell-mediated cytotoxicity,ADCC)作用从而破坏肿瘤细胞。此外,本品还能在体外诱导细胞凋亡和抗增殖。适用于复发或化疗抵抗性B淋巴细胞型的非霍奇金淋巴瘤的患者。

不良反应:常有不同程度的过敏反应,如发热、寒战、发抖,主要发生于首次滴注后30~120分钟内,一般在以后注射时减轻,但仍可有轻度的发热。皮疹比较少见。绝大多数患者均可顺利完成疗程;此外常见不良反应有:全身反应,如发热49%、寒战32%、衰弱16%、头痛14%、腹痛6%、咽痒6%;消化系统,如恶心18%、呕吐7%;血液系统,如白细胞减少11%、血小板减少8%、中性粒细胞减少7%；血管性水肿13%；肌痛7%；头晕7%；呼吸系统，如鼻炎8%、支气管痉挛8%；皮肤和其他，如皮痒10%、潮红10%、荨麻疹8%。

注意事项：已知对该产品的任何成分及鼠蛋白高敏感的患者、妊娠期妇女、哺乳期妇女、儿童禁用；中性粒细胞少于1.5×10^9/L和血小板减少于75×10^9/L的患者慎用；治疗期间应定期观察全血细胞数，包括血小板数。

品名：曲妥珠单抗 Trastuzumab（Herceptin、曲妥珠单克隆抗体、曲妥单抗、吉妥珠单抗、赫赛汀）

剂型与规格：粉针剂：0.44g。

用法与用量：静脉滴注，每瓶注射用曲妥珠单抗，用同时配送的20ml灭菌注射用水稀释，浓度为21mg/ml，根据所需的溶液量加入250ml 0.9% Nacl输液中，静脉滴注给药，每周方案：首次给予负荷量4mg/kg，滴注时间为90分钟；以后给予维持量2mg/kg，如果初次负荷量可耐受，则此剂量可于30分钟内输完，每周一次。可一直给药，一直用到疾病进展。三周方案：首次给予负荷量8mg/kg，滴注时间为180分钟；以后给予维持量6mg/kg，滴注时间为120分钟，每3周一次。

$$\text{计算所需溶液的体积}=\frac{\text{体重(kg)}\times\text{剂量(4mg/ml 负荷量或 2mg/ml 维持量)}}{\text{21(mg/ml)，配置好溶液的浓度}}$$

药理与用途：本品是一种重组DNA衍生的人源化单克隆抗体，选择性地作用于人表皮生长因子受体-2（HER-2）的细胞外部位。可抑制HER-2过度表达的肿瘤细胞增殖。另外，本品是抗体依赖的细胞介导的细胞毒反应（ADCC）的潜在介质。曲妥珠单抗介导的ADCC被证明在HER-2过度表达的癌细胞中比HER-2非过度表达的癌细胞中更优先产生。此外还能促进肿瘤细胞凋亡，抑制肿瘤细胞增殖。适用于治疗HER2过度表达的转移性乳腺癌；作为单一药物治疗已接受过1个或多个化疗方案的转移性乳腺癌；与紫杉类药物合用治疗未接受过化疗的转移性乳腺癌。

不良反应：可引起过敏反应，可致血管神经性水肿、荨麻疹，重者可死亡；白细胞、血小板减少和血红蛋白降低的发生率均低于1%，与其他化疗药（尤其是蒽环类）合用时，贫血和白细胞减少的发生率增加；有明显的心脏毒性，尤其在合用蒽环类抗肿瘤药时；输注期间发生轻度寒战、发热；还或见流感样症状，包括头痛、恶心、呕吐、背痛、无力、强直、眩晕、皮疹；某些患者在输注本品后可发生肿瘤局部疼痛。

注意事项:对曲妥珠单抗或其他成分过敏的患者禁止使用。

品名:西妥昔单抗 Cetuximab(Erbitux、爱必妥、C225)

剂型与规格:注射液:0.1g/50ml

用法与用量:静脉滴注:推荐起始剂量为400mg/m^2,滴速5ml/min,以后250mg/m^2每周一次,1小时以上滴注,直至病变进展或不能耐受。建议用药时给予H_2受体拮抗剂。

药理与用途:本品是一种重组的人鼠嵌合单克隆抗体,由鼠的抗EGFR抗体可变区和人的IgG_1重链和κ轻链的恒定区组成。西妥昔单抗可与人的正常细胞及肿瘤细胞的表皮生长因子受体(EGFR)的胞外激酶特异性结合,竞争性抑制EGFR和其他配体的结合,从而阻断受体相关激酶的磷酸化作用,抑制细胞生长,诱导凋亡,减少金属蛋白激酶和血管内皮生长因子的产生。体内外研究已证实本品可以抑制EGFR过度表达的肿瘤的生长和增殖。

本品单用或与伊立替康联合用于表皮生长因子受体过度表达的,对以伊立替康为基础的化疗方案耐药的转移性直肠癌的治疗。

不良反应:常见有痤疮样皮疹、疲倦、腹泻、恶心、呕吐、腹痛、便秘等;少数可发生严重不良反应,包括输液反应、肺毒性、皮肤毒性、发热、败血症、肾功能衰竭、肺栓塞、脱水等。

注意事项:对明显过敏史的患者禁用;对其他鼠源性或人源性单克隆抗体过敏者慎用;高血压或冠心病患者、既往曾经接受过蒽环类药物、胸部照射和有肺部疾病的患者也需特别谨慎使用;妊娠期和哺乳期妇女最好不用。

品名:贝伐珠单抗 Bevacizumab

剂型与规格:注射液:0.1g/4ml;0.4g/16ml

用法与用量:转移性结直肠癌(mCRC),贝伐珠单抗静脉输注的推荐剂量为:联合m-IFL(改良IFL,氟尿嘧啶/亚叶酸钙/依立替康)化疗方案时,5mg/kg体重,每两周给药一次。

药理与用途:转移性结直肠癌,贝伐珠单抗联合以氟尿嘧啶为基础的化疗适用于转移性结直肠癌患者的治疗。贝伐珠单抗是一种重组的人源化单克隆抗体,可以选择性地与人血管内皮生长因子(VEGF)结合并阻断其生物活性。可以对包括结肠癌、乳腺癌、胰腺癌和前列腺癌在内的多种人类肿瘤产生广泛的抗肿瘤活性。结果是转移性疾病的进展受到了抑制,而且微血管浸润也有所减少。

不良反应:最严重不良反应是:胃肠道穿孔、出血,包括较多见于NSCLC(非小细胞肺癌)患者的肺出血或咯血、动脉血栓栓塞。常见不良反应有:高血压、疲劳或乏力、腹泻和腹痛等。

注意事项:贝伐珠单抗禁用于已知对下列物质过敏的患者:产品中的任何一种组分;中国仓鼠卵巢细胞产物或者其他重组人类或人源化抗体。孕妇及哺乳期妇女禁用。使用本品可能出现胃肠道穿孔,如果患者出现腹痛,在进行鉴别诊断时应考虑胃肠道穿孔的可能。对于发生了胃肠道穿孔的患者,贝伐珠单抗应永久停用。使用本品可能出现伤口愈合及手术并发症,出现伤口愈合并发症的患者应暂停贝伐珠单抗直至伤口完全痊愈。预计进行择期手术时应暂停贝伐珠单抗治疗。手术前至少停药28天。手术后至少28天及伤口完全恢复之前不能使用贝伐珠单抗。出现严重出血或者近期曾有咯血的患者(≥1/2茶匙鲜血)不应该接受贝伐珠单抗治疗。治疗中出现NCI-CTC 3级或4级出血的患者应永久停用贝伐珠单抗。发生了气管食管(TE)瘘或任何一种4级瘘的患者,应该永久性地停用贝伐珠单抗。在大多数病例中,出现高血压的患者都可以根据个体情况采用标准的抗高血压治疗,充分地控制血压。对于采用抗高血压治疗不能充分控制的明显高血压患者,或者发生了高血压危象或高血压脑病的患者,应该永久性地停用贝伐珠单抗。

品名:尿嘧啶替加氟 Uracil/Tegafur

剂型与规格:胶囊剂:50mg、100g,以替加氟计。

用法与用量:口服,每日3次,一次2~4粒。

药理与用途:替加氟在体内逐渐变为氟尿嘧啶而起抗肿瘤作用。尿嘧啶可阻断替加氟的降解作用,特异性地提高肿瘤组织中氟尿嘧啶及其活性代谢产物的浓度。当替加氟与氟尿嘧啶以1∶4配比时,氟尿嘧啶在肿瘤和血液中的浓度比值最大。适用于头颈部癌、胃癌、结肠癌、直肠癌、肝癌、胆囊癌、胰腺癌、肺癌、乳腺癌、膀胱癌、前列腺癌、子宫颈癌等主、客观症状的缓解。

不良反应:主要为消化道反应及骨髓抑制。胃肠道反应主要表现为食欲缺乏、恶心、呕吐、腹泻、口腔炎,一般较替加氟略重,但对血象影响较轻。少数患者出现乏力、头晕、头痛、瘙痒、皮炎、色素沉着、脱发和肝功能损害。

注意事项:用药期间定期检查血象;肝、肾功能不全者慎用;孕妇禁用。

品名:亚砷酸 Arsenious Acid

剂型与规格:注射液:10mg/10ml。

用法与用量:静脉滴注,每次 5 ~ 10mg,用 5% 葡萄糖注射液或 0.9% 氯化钠注射液 500ml 稀释后静脉滴注,每日 1 次,4 ~ 6 周为一疗程;儿童:每次 0.16mg/kg,用法同上。

药理与用途:目前的研究显示,染色体 t 易位(15∶17)是急性早幼粒细胞性白血病的重要细胞遗传学特征,该易位导致早幼粒细胞白血病基因 PML 和维 A 酸受体 a(RARa)基因融合,表达 PML-RARa 蛋白,这种融合蛋白的过度表达是急性早幼粒细胞白血病(APL)发病的主要机制之一,过度表达的 PML-RARa 可抑制细胞的分化凋亡。实验发现,三氧化二砷通过调节 NB4 细胞内 PML-RARa 的水平,使细胞重又纳入程序化死亡的正常轨道。适用于急性早幼粒细胞白血病,慢粒及慢粒加速期,多发性骨髓瘤,恶性淋巴瘤、肝癌、肺癌、胰腺癌、结肠癌、乳腺癌、宫颈癌等实体肿瘤。

不良反应:主要不良反应为皮肤干燥、丘疹、红斑或色素沉着,恶心、胃肠胀满、指尖麻木、血清氨基转移酶升高;心电异常改变等、停药或相应处理后可逐渐恢复正常。

注意事项:孕妇禁用;对本品过敏者、严重肝、肾功能不全者慎用。使用过程中如出现肝、肾功能损害应即停药,并进行对症治疗,待恢复后再继续使用。如肝功能异常是因白血病细胞浸润所致者,应同时并用保肝治疗。

品名:伊立替康 Irinotecan(艾力、开普拓、CAMPTO、CPT-11)

剂型与规格:粉针剂:40mg/2ml、100mg/5ml。

用法与用量:静脉滴注,每次 300 ~ 350mg/m^2,每 3 周一次或每次 100 ~ 150mg/m^2,每周一次,连用 2 周。

药理与用途:本品为半合成喜树碱的衍生物。本品及其代谢产物 SN-38 为 DNA 拓扑异构酶Ⅰ(TopoⅠ)抑制剂,其与 TopoⅠ及 DNA 形成的复合物能引起 DNA 单链断裂,阻止 DNA 复制及抑制 RNA 合成,为细胞周期 S 期特异性。为晚期大肠癌的一线用药,对肺癌、乳腺癌、胰腺癌等有一定疗效。

不良反应:本药的剂量限制性毒性:延迟性腹泻,发生率为 80% ~ 90%,其中严重(3 ~ 4 度)者占 39%,常见的还有腹部痉挛性疼痛、恶心、呕吐、畏食、黏膜炎,其中 3 ~ 4 级恶心及呕吐占 20%;严重中性粒细胞减少(3 ~ 4 度),发生率为 39.6%;可有眩晕、失眠;可出现氨基转移酶、碱性磷酸酸酶、胆红素水平轻至中度短暂升高。

注意事项:慢性肠炎和(或)肠梗阻、对盐酸伊立替康三水合物或本品中的赋型剂有严重过敏反应者、孕期妇女和哺乳期妇女、胆红素超正常值上限3倍、严重骨髓功能衰竭、WHO行为状态评分>2的患者禁用;在每个治疗周期前均应检查肝功能,治疗期间应常检查全血细胞计数。

七、抗肿瘤辅助药

品名:昂丹司琼 Ondansetron(枢复宁、Ondansetrol、恩丹西酮、枢丹)

剂型与规格:注射剂:4mg/2ml、8mg/4ml;片剂:4mg、8mg。

用法与用量:静脉注射,常用量每次8mg,高度致吐的化疗药如顺铂可在化疗前15分钟静脉注射本品,以后酌情4~8小时重复应用。口服,剂量同静脉注射,使用高度致吐药时可在化疗前1小时口服8mg,以后每8小时口服8mg。

药理与用途:5-HT_3受体的高度选择性拮抗剂。用于预防或治疗化疗和放疗引起的恶心、呕吐。

不良反应:一般耐受良好,少数患者有头痛、头昏、便秘、乏力或腹痛、腹泻。

注意事项:对本品过敏者禁用;肝功能不全者剂量减半;孕妇、哺乳期妇女禁用。

品名:格拉司琼 Granisetron(格雷西隆)

剂型与规格:注射剂(盐酸盐):3mg/3ml;片剂、胶囊剂:1mg。

用法与用量:静脉注射,每次3mg,在化疗前35分钟静脉注射,给药时间应超过5分钟,必要时增加1~2次,但每日最高剂量应小于9mg。口服,每次1mg,每日2次,第1次于化疗前1小时服用,第2次于第1次服药后12小时服用。

药理与用途:为强效高选择性外周和中枢神经系统5-HT_3受体拮抗剂,用于治疗化疗引起的恶心及呕吐。

不良反应:头痛,头晕,便秘,嗜睡,腹泻等,停药即消失,一般不需处理。

注意事项:宜临用时配制,不应与其他药物混合于同一溶液中使用;哺乳期妇女使用本品时应停止哺乳;对本品过敏者及儿童禁用。

品名:美司钠 Mesna

剂型与规格:注射剂:200mg/2ml、300mg/2ml、400mg/4ml。

用法与用量:静脉注射,剂量为化疗药的20%,在与化疗药同时及化疗药用后4小时、8小时分别给药3次。

药理与用途:为泌尿系统保护剂。与4-OH-环磷酰胺和4-OH-异环磷酰胺结合,形成无毒性产物并迅速从尿中排除,与环磷酰胺类合用,可避免由上述两种药物引起的出血性膀胱炎等泌尿系毒性。

不良反应:单一剂量超过60mg/kg可能引起恶心、呕吐或腹泻。

注意事项:本品只作为泌尿系统保护剂。

品名:亚叶酸钙 Calcium Folinate(甲酰四氢叶酸钙、Calcium Leucovorin)

剂型与规格:注射剂:3mg/ml、30mg/10ml;粉针剂:3mg、5mg。

用法与用量:肌内注射、静脉注射、静脉滴注,甲氨蝶呤中毒解救:剂量最好根据血药浓度测定而定,一般每次6~15mg/m^2,肌内注射或静脉注射,每6小时1次,共用12次(3日)。与氟尿嘧啶并用增效;每次200~500mg/m^2,静脉滴注,每日1次,连用5日。巨幼细胞贫血:肌内注射,每次6~10mg,每日1次,连用10~15日后,减为每次5mg,每日1次,直至正常。白细胞减少症:每次3~6mg,每日1次,直至正常。

药理与用途:在体内后通过四氢叶酸还原酶转变为四氢叶酸,有效对抗甲氨蝶呤的作用。主要用于高剂量甲氨蝶呤滴注时的解救,以及与氟尿嘧啶并用提高氟尿嘧啶的疗效,还用于各种原因引起的巨幼细胞性贫血以及白细胞减少症。

不良反应:大剂量给药引起胃部不适。

注意事项:对本品过敏者及孕妇禁用;使用甲氨蝶呤后超过4小时,再用本品则无效。

品名:帕洛诺司琼 Palonosetron

剂型与规格:注射剂:5ml:0.25mg。

用法与用量:推荐剂量为化疗前约30分钟,单剂量静脉注射帕洛诺司琼0.25mg,注射时间为30秒以上。目前尚无证据表明,增加剂量或多次重复给药的有效性优于推荐用法。

药理与用途:本品为亲和力较强的5-HT_3受体选择性拮抗剂,对其他受体无亲和力或亲和力较低。5-HT_3受体位于延髓最后区的催吐化疗感受区中央和外周迷走神经末梢。化疗药物通过刺激小肠嗜铬细胞释放5-

HT,5-HT 再激活迷走传入神经的 $5\text{-}HT_3$ 受体,产生呕吐反射。用于预防高度致吐化疗引起的急性恶心、呕吐和预防中度致吐化疗引起的恶心、呕吐。

不良反应:间歇性的心动过速、心动过缓、低血压、过敏性皮炎、出疹。运动病、耳鸣、眼刺激和弱视。腹泻、消化不良、腹痛、口干、呃逆和(胃肠)胀气。一过性、无症状的 AST 和(或)ALT、胆红素升高等。

注意事项:过敏反应可能发生于对其他选择性 $5\text{-}HT_3$ 受体拮抗剂过敏者。盐酸帕洛诺司琼注射液不能跟其他药物混合,故使用帕洛诺司琼注射液前、后均需应用生理盐水冲洗输注管路。

品名:氟比洛芬 Flurbiprofen(氟布洛芬、欧可芬、平风、Ocufen、Fiurofen)

剂型与规格:注射液:50mg/5ml;片剂:50mg、100mg;缓释片:100mg、200mg;滴眼剂:1.5mg/ml、3mg/ml。

用法与用量:口服,每次 50mg,每天 3~4 次,必要时可加量,但每天不可超过 300mg;口服缓释片,每次 0.1g,早晚各一次;静脉注射,每次 50mg,每4~6小时一次;滴眼剂:①内眼手术时的瞳孔缩小及其术后炎症,术前 2 小时开始滴药,每次 1 滴,每半小时 1 次,每天共用 4 次;术后次日每次 1 滴,每天 4 次,连用 2~3 周;②激光小梁成形术等术后抗炎,每次 1 滴,每 4 小时 1 次,每天 4 次,连用 4 天。

药理与用途:本品是丙酸类非甾体类抗炎药,主要通过抑制前列腺素合成酶而起作用,和其他 NSAIDs 药物一样,具有镇痛、抗炎和解热效用,本品的抗炎和镇痛作用比阿司匹林强 250 倍和 50 倍。用于术后及癌症的镇痛。

不良反应:胃肠道不良反应包括恶心、呕吐、腹痛、腹胀、便秘或腹泻,胃肠道出血常见,还可出现转氨酶升高;偶然发生头痛、头晕、嗜睡等中枢不良反应;滴眼剂可发生局部刺痛、不适、烧灼感;其他还可能出现尿路感染样症状、皮炎和视力变化。

注意事项:禁忌:消化道溃疡患者;严重的肝、肾及血液系统功能障碍患者;对本制剂成分有过敏史患者;阿司匹林哮喘,或有既往史的患者;正在使用依洛沙星、洛美沙星、诺氟沙星的患者。

品名:甘氨双唑钠 Sodium Glycididazole(希美纳、中国咪唑、Chinese Miso)

剂型与规格:粉针剂:0.25g。

用法与用量:静脉滴注。按体表面积每次 $800mg/m^2$,于放射治疗前加入到100ml生理盐水中充分摇匀后,30分钟内滴完。给药后60分钟内进行放射治疗。放射治疗期间按隔日一次,每周三次用药。

药理与用途:本品为硝基咪唑类化合物,是肿瘤放疗增敏剂,具有亲水性和亲肿瘤细胞的桥式化学结构,可将射线对准肿瘤缺氧细胞DNA的损伤固定,抑制其DNA损伤的修复,从而提高肿瘤缺氧细胞对辐射的敏感性。适用于对头颈部肿瘤、食管癌、肺癌等实体肿瘤进行放射治疗的患者。

不良反应:有时会出现ALT、AST轻度升高;心悸、气短。窦性心动过速和轻度ST段改变;偶尔出现过敏反应、瘙痒和皮疹;还可发生恶心、呕吐和便秘。

注意事项:对本品过敏者、肝功能、肾功能和心脏功能严重异常者、孕妇及哺乳期妇女、儿童禁用;本品必须伴随放射治疗使用,单独使用本品无抗癌作用;若发生过敏反应,应立即停止给药并采取适当的措施;定期监则肝功能和心电图,特别是肝功能、心功能异常者。

品名:唑来膦酸 Zoledronic Acid(Zometa、Zomera、择泰、天晴依泰、艾瑞宁、唑米膦酸)

剂型与规格:粉针剂:4mg。

用法与用量:治疗骨转移瘤:静脉滴注,成人每次4mg,用5ml无菌注射用水重新配制,用100ml 0.9%氯化钠注射液或5%葡萄糖注射液稀释后静脉滴注,滴注时间应不少于15分钟。每3~4周给药一次,建议应同时联用标准的抗肿瘤治疗,且应用中服补钙剂(50mg)和维生素D(400U)。对前列腺癌患者,至少应同时进行1个疗程的激素治疗;恶性肿瘤高钙血症:静脉滴注,成人每次4mg,用5ml无菌注射用水重新配制,用100ml 0.9%氯化钠注射液或5%葡萄糖注射液稀释后静脉滴注,滴注时间应不少于15分钟。每3~4周给药一次。若初次治疗后血清钙浓度没有恢复到正常范围内,建议再给予4mg,但两次治疗至少间隔7天。

药理与用途:本品是第三代异环型含氮二膦酸盐类药物,通过抑制破骨细胞的活化和活化破骨细胞的增生来抑制骨吸收,减少骨基质生长因子的释放或抑制癌细胞黏附于骨基质。还能抑制破骨细胞对骨小梁的溶解和破坏,从而阻止肿瘤引起的溶骨性病变、减少骨吸收、减轻疼痛和降低骨转移所致的高钙血症及其他并发症的发生率。在体外可抑制破骨细胞凋亡,还可以抑制由肿瘤释放的多种刺激因子引起的破骨细胞活动增强和钙释放。用于恶性肿瘤溶骨性骨转移引起的骨痛及恶性肿瘤高钙血症。

不良反应:本品的毒副作用多为轻度和一过性的,大多数情况下无需特殊处理会在24~48小时内自动消退。全身反应：发热、乏力、胸痛、腿水肿、结膜炎；消化系统：恶心、呕吐、便秘、腹泻、腹痛、吞咽困难、厌食；血液和淋巴系统：贫血、低钾、低钙、低磷血症、粒细胞、血小板、全血细胞减少；肌肉骨骼系统：骨痛、骨关节痛、肌肉痛；肾脏：血清中肌酐值升高（与给药时间有关）；中枢神经系统：失眠、焦虑、兴奋、头痛、嗜睡；呼吸系统：呼吸困难、咳嗽、胸腔积液；感染：泌尿道感染、上呼吸道呼吸；内分泌代谢系统：厌食、体重下降、脱水；其他：低血压、流感样症状、注射部位红肿、皮疹、瘙痒等。

注意事项：对本品或其他双膦酸类药物过敏的患者、孕妇及哺乳期妇女禁用；严重肾功能不全者不推荐使用；本品与具有肾毒性的药物合用应慎重；使用本品时应密切监测血清中钙、磷以及血清肌酐的水平。

第十五章 解毒药

一、金属与类金属中毒解毒药

品名:二巯丙醇 Dimercaprol

剂型与规格:注射剂:100mg/ml、200mg/2ml。

用法与用量:深部肌内注射,首次剂量为 2.5~4mg/kg。最初 2 日每 4~6 小时注射 1 次,以后每日注射 1 次,一疗程为 7~14 日。慢性中毒视病情用药次数酌情减少。

药理与用途:本品有两个活性巯基,能将侵入体内并与体内酶系统中结合的重金属离子争夺下来,形成不易解离的水溶性复合物,并通过尿液排除,达到解毒的作用。用于重金属中毒的解救。

不良反应:本品可使血压上升,心跳加快;大剂量时血压下降;对肝、肾有损害。

注意事项:应及早、足量和反复用药;肝、肾功能不良者慎用。

品名:二巯丙磺钠 Sodium Dimercaptopropanesulfonate

剂型与规格:注射剂:0.25g/5ml。

用法与用量:肌内注射,治疗急性中毒:每次 5mg/kg,每 4~5 小时 1 次,第 2 日每日 2~3 次,以后每日 1~2 次,7 日为一疗程。治疗慢性中毒:每次 2.5~5mg,每日 1 次,用药 3 日停 4 日为一疗程,一般 3~4 疗程。

药理与用途:本品具有两个巯基,可与金属络合,形成不易解离的无毒性络合物由尿排出。为治疗汞中毒、砷中毒的首选药物。

不良反应:有恶心、心动过速、头晕等反应,不久可自行消失。

注意事项:高过敏体质,或对巯基化合物有过敏史的患者,应慎用或禁用,必要时脱敏治疗后密切观察。

品名:二巯丁二钠 Sodium Dimercaptosuccinate

剂型与规格:粉针剂:0.5g、1.0g。

用法与用量:肌内注射,每次0.5g,每日2次,防止疼痛可加入2%普鲁卡因2ml(先皮试)。缓慢静脉注射(不宜静脉滴注),急性中毒:首次2g,以注射用水稀释成10~20ml,以后每次1g,1小时1次,共4~5次;亚急性中毒:每次1g,每日2~3次,共3~5日;慢性中毒:每次1g,每日1次,一疗程5~7日,可间断用2~3疗程。

药理与用途:本品具有两个巯基、与金属的亲和力较大,并能夺取已经与酶系统结合的金属,形成不易解离的无毒络合物经尿排出体外,并恢复酶的活性。用于治疗酒石酸中毒,铅、砷的中毒和促排作用及预防镉、钴、镍中毒。

不良反应:可有口臭、头痛、恶心、乏力、四肢酸痛等反应。

注意事项:注射速度越快,反应越重,一般可在数小时内消失;粉剂溶解后立即使用,水溶液不稳定,不可久置或加热。

品名:二巯基丁二酸 Dimercaptosuccinic Acid

剂型与规格:胶囊剂:0.25g。

用法与用量:口服,急性中毒:剂量可参考二巯基丁二钠;慢性中毒:每次0.5g,每日3次,疗程可参照二巯基丁二钠。

药理与用途:药理作用与二巯基丁二钠相似。本品对多种金属具有解毒作用,对急性和慢性铅中毒均有疗效。

不良反应:参照二巯基丁二钠。

注意事项:参照二巯基丁二钠。

品名:青霉胺 Penicillamine

剂型与规格:片剂:0.1g、0.125g、0.25g;胶囊剂:0.125g、0.25g。

用法与用量:口服,每日1g,分4次服用,5~7日为一疗程。停药3日后开始下一疗程。一般需1~3疗程。

药理与用途:本品为青霉素代谢产物,系含巯基的氨基酸,其结构中的巯基能与铜、汞、铅、砷、金、锌、铬等重金属有较强的络合作用,生成性状稳定、溶解度较高的水溶性络合物,并由尿排出体外。治疗铜、汞、铅等重金属中毒。

不良反应:偶尔可引起头痛、咽痛、乏力、恶心、腹痛、腹泻等症状。

注意事项:长期服用,可引起视神经炎(可用维生素 B_6 治疗);对肾有毒副作用,可出现蛋白尿及肾病综合征,用药时需检查尿蛋白,肾脏患者忌用;用前应做青霉素皮试。

品名:去铁胺 Deferoxamine(Desferrioxamine)

剂型与规格:注射剂:0.5g/2ml。

用法与用量:肌内注射,治疗铁负荷过度:剂量应个体化,并在治疗期间调整剂量。一般开始每日0.5g,大多数患者每日20~40mg/kg即可。患者进入正规治疗后,每日可加维生素C 150~250mg,作辅助治疗。治疗急性铁中毒:根据中毒程度确定剂量和给药途径。血压正常者,肌内注射每次2g,儿童每次1g;对低血压者宜静脉注射,每日剂量不超过80mg/kg,输注速度为每小时15mg/kg。治疗肾衰铝负荷过度:有效剂量为一周1~4g,中度患者在每3次肾透析的最后2小时的透析中滴注1g。用于诊断:疑有铁负荷中毒时,肌内注射0.5g;疑有铝负荷中毒时,肌内注射1g。

药理与用途:本品为一种络合剂,主要与三价铁离子、三价铝离子结合为无毒的、稳定的络合物质,并排出体外。主要治疗和诊断慢性铁、铝负荷过量;治疗急性铁中毒。

不良反应:注射局部有疼痛,并可有腹泻、视力模糊、腹部不适、腿部肌肉震颤等。

注意事项:输注速度不宜超过15mg/小时;本品不能用氯化钠注射液直接溶解;铁复合物排出可使尿液呈红色;本品与维生素C合用时,应先用本品治疗1~2周后才可用维生素C,维生素C用量超过50mg时,可引发心功能紊乱;应用本品可引发感染,应先用抗生素治疗感染后再用本品治疗。

品名:地拉罗司 Deferasirox(恩瑞格)

剂型与规格:片剂(分散片):125mg。

用法与用量:推荐起始日剂量为20mg/kg。对于每月接受超过14ml/kg浓缩红细胞(即成人超过4单位/月)输注,并需要减少过量铁暴露的患者可以考虑起始剂量为30mg/(kg·d)。对于每月接受低于7ml/kg浓缩红细胞(即成人小于2单位/月)输注和需要维持体内铁平衡的患者可以考虑起始剂量为10mg/(kg·d)。已经对去铁胺治疗有良好反应的患者,可以考虑初始的本品剂量相当于去铁胺剂量的一半[如1位接受去铁胺40mg/(kg·d),每周5天或相当剂量治疗的患者,如改换用地拉罗司可以从20mg/kg开始]。本品应当在进餐前至少30分钟空腹服用,每天1次,最好在每天同一时间服用。不能将药片嚼碎或整片吞下。通过搅拌将药片完全溶解在水、苹果汁或橙汁中(100～200ml),直到得到澄清的混悬液后饮服,残余药物必须再加入少量水、苹果汁或橙汁混匀后服入。不推荐溶于碳酸饮料或牛奶中,因为会引起泡沫和延缓分散速度。

药理与用途:用于因需要长期输血而引致铁质积聚的患者,适用于两岁以上儿童及成人服用。本品是口服的活性螯合剂,与铁(Fe^{3+})具有高度选择性。

不良反应:常见的有腹泻、呕吐、头痛、腹痛、发热、皮疹、血清肌酐增高等。其他的有转氨酶增加、咳嗽、喉咙发炎、荨麻疹。

注意事项:对本品活性成分或任何辅料过敏的患者禁用。不宜与含有铝质的药物同服。不得与其他铁螯合治疗合用。禁用于肌酐清除率<40ml/min 的患者或血清肌酐>2 倍相应年龄正常上限;一般状况差、高危骨髓增生异常综合征患者或晚期恶性肿瘤患者;血小板计数<50×10^9/L 的患者。肝肾功能降低、老年患者,妊娠、哺乳期妇女,6 岁以下儿童慎用地拉罗司。2 岁以下儿童不宜使用。患者视觉或听觉可能会有影响。用药期间需定期监测肝肾功能指标、血小板计数、听力和视力。本品可能引起肾损害、肝损害、胃肠道出血,有可能是致命性的,上述反应较常见于高龄、高危骨髓增生异常综合征、基础肾损害或肝损害或血小板计数低的患者。本品可能会引起皮疹,一般皮疹会自动消失而不需作剂量调校或停止用药;若情况严重或持续,便应停止用药。患者视觉或听觉可能会有影响。应在每日相同时间服用。

品名:依地酸钙钠 Calcium Disodium Edetate

剂型与规格:注射剂:1g/5ml、2g/10ml。

用法与用量:成人常用量,每日 1g 加入 5% 葡萄糖注射液 250～500ml,静滴 4～8 小时。连续用药 3 天,停药 4 天为一疗程。肌内注射,用 0.5g 加 1% 盐酸普鲁卡因注射液 2ml,稀释后作深部肌内注射,每日 1 次,疗程参考静脉滴注。小儿常用量每日按体重 25mg/kg,静脉用药方法参考成人。

药理与用途:本品能与多种二价、三价金属结合成为稳定而可溶的络合物,由尿液排出,能用于部分金属的解毒,尤其对无机铅中毒效果较好。治疗铅中毒有特效,还用于铜、镉、锰、镍、钴等重金属及放射性元素的解毒。

不良反应:部分患者可有短暂的头晕、恶心、关节酸痛、腹痛、乏力等反应。

注意事项:用药时应注意检查尿液,若出现异常应立即停药,多数情况下,停药症状可自行恢复;如静脉注射过快,血药浓度过高时,可引起血栓性静脉炎;个别患者在注入4~8小时内出现全身性反应,如疲软、乏力、发热、寒战,继以肌痛、头痛等;治疗剂量过大,可与钙形成稳定的络合物,引起血钙下降。

二、有机磷酸酯类及其他中毒解毒药

品名:碘解磷定 Pralidoxime Iodide

剂型与规格:注射剂:0.4g/10ml、0.5g/20ml。

用法与用量:轻度中毒:每次0.4g,用葡萄糖或生理盐水稀释后静脉滴注或缓慢静脉注射。必要时2~4小时重复1次,儿童15mg/kg。中度中毒:成人首次0.8~1.2g,以后每2小时0.4~0.8g,共2~3次;或以静脉滴注给药维持,每小时0.4g,共4~6次。儿童每次20~30mg/kg。重度中毒:首次用1~1.2g,30分钟后如无效可再给0.8~1.2g,以后改为每次0.4g;儿童每次30mg/kg,静脉滴注或缓慢静脉注射。

药理与用途:碘解磷定在体内能与磷酰化胆碱酯酶中的磷酰基结合,从而将其中的胆碱酯酶游离出来,恢复其水解乙酰胆碱的能力;尚能与有机磷酸酯类直接结合,成为无毒物质由尿排出体外。用于治疗急性有机磷农药中毒。

不良反应:本品有时可引起咽痛及腮腺肿大;注射过速可引起眩晕,视力模糊,恶心,呕吐,心动过缓。

注意事项:本品应反复给药;用于治疗中度、重度有机磷中毒时,必须与阿托品合用,疗效才佳。

品名:氯解磷定 Pralidoxime Chloride

剂型与规格:注射剂:0.25g/2ml、0.5g/2ml。

用法与用量:轻度中毒者:肌内注射0.25~0.50g。中度中毒者:肌内注射0.50~0.75g,必要时2~4小时重复肌内注射0.5g。重度中毒者:0.75~1.0g用注射生理盐水20~40ml稀释后缓慢静脉注射,30~60分钟可重复注射0.75~1.0g,以后如改为静脉滴注,每小时不得超过0.5g。

药理与用途:分子结构中含有季铵基团,能与游离的有机磷结合,成为无毒的化合物排出体外。用于中、重度有机磷中毒的解救。

不良反应:不良反应较少。

注意事项:静脉注射需缓慢,大剂量使用时,可能引起癫痫样发作、昏迷等;本品如变色不可使用。

品名:双复磷 Obidoxime Chloride

剂型与规格:注射剂:0. 25g/2ml。

用法与用量:轻度:肌内注射 0. 125 ~ 0. 25g。中度:肌内注射或静脉注射 0. 5g,2 ~ 3 小时后再注射 0. 25g,必要时可重复 2 ~ 3 次。重度:静脉缓慢推注 0. 5 ~ 0. 75g,2 小时后再推注 0. 5g,以后可酌情使用。

药理与用途:本品药理作用与碘解磷定相似,但其分子中含双倍有效基团,故其特点为作用强而持久,并且可通过血-脑脊液屏障,对中枢神经系统的症状消除作用较强。本品兼有阿托品样作用,对有机磷引起的 M 样、N 样和中枢神经系统症状均有作用。用于有机磷农药中毒的解毒,对 1605、1059、3911、美曲磷酯等急性中毒有效,对乐果、敌敌畏无效。

不良反应:本品注射过快可出现全身性发热、口干、颜面潮红;少数患者有头胀、心律失常、口干发麻等。

注意事项:本品应避光保存。

品名:阿托品 Atropine

剂型与规格:注射剂(硫酸盐):0. 5mg/ml、1mg/2ml、5mg/1ml、5mg/2ml。

用法与用量:有机磷中毒的解救:轻度,皮下注射 0. 5 ~ 1mg,每 0. 5 ~ 2 小时 1 次;中度,皮下注射 1 ~ 2mg,每 15 ~ 60 分钟 1 次;重度,静脉注射 2 ~ 5mg,每隔 15 ~ 30 分钟重复 1 次。与解磷定合用时,中度中毒,每次皮下注射 0. 5 ~ 1mg,每 30 ~ 60 分钟重复 1 次;严重中毒,静脉注射 1 ~ 2mg,每 15 ~ 30 分钟重复 1 次。

药理与用途:为 M 胆碱受体阻断药,大剂量时也可阻断神经节的 N 受体,在临床上应用十分广泛。与解毒有关的药理作用有:解除平滑肌痉挛,抑制腺体分泌,兴奋呼吸中枢,对抗体内蓄积的乙酰胆碱所致的毒蕈碱样作用。在临床上用于治疗胃肠道痉挛引起的绞痛、呕吐、腹泻;大剂量时治疗有机磷中毒,尤其对有机磷毒物引起的毒蕈样反应有极好的效果,能挽救致命的呼吸中枢衰竭。

不良反应:口干、皮肤潮红、视力模糊、心悸等。

注意事项:青光眼、前列腺肥大者禁用;如使用剂量过大,可用拟胆碱类药物对抗。治疗有机磷中毒时发生阿托品过量中毒,只能选用毛果芸香碱。禁用新斯的明、毒扁豆碱,因两者能抑制胆碱酯酶,可导致有机磷中毒病情加重。

品名:贝美格 Bemegride

剂型与规格:注射剂:50mg/10ml。

用法与用量:一般剂量为25~50mg,用葡萄糖溶液稀释后缓慢静脉注射,速度不宜太快;或50mg用5%葡萄糖溶液稀释后静脉滴注,直至角膜反射恢复后停药。

药理与用途:本品的作用与临床用途和多沙普仑相似,主要兴奋脑干,对呼吸中枢兴奋强而迅速,但维持时间短。对巴比妥类及其他催眠药中毒有拮抗作用。本品主要用于巴比妥类及其他催眠药如格鲁米特、水合氯醛等药物的中毒。

不良反应:有恶心、呕吐、腱反射亢进、低血压、肌肉抽搐甚至惊厥。

注意事项:过量或注射速度过快可引起惊厥。

品名:氟马西尼 Flumazenil

剂型与规格:注射剂:0.5mg/5ml、1mg/10ml。

用法与用量:本品可用0.9%氯化钠注射液或5%葡萄糖注射液稀释后静脉滴注。用于苯二氮䓬类药物中毒的急救时,静脉注射的初剂量为0.3mg,如在60秒内未达到要求的清醒程度,可重复注射本品,直到患者清醒或总剂量达到2mg;如又出现嗜睡,可静脉滴注0.1~0.4mg/h,直到达到要求的清醒程度。如在麻醉后使用,建议初剂量为0.2mg;如在60秒内未达到要求的清醒程度,可再注射0.1mg;必要时,每隔60秒重复注射1次,直到总剂量达到1mg。

药理与用途:本品为苯二氮䓬类药物的选择性拮抗剂,能竞争性抑制苯二氮䓬类药物与受体的结合,从而消除其对中枢的抑制作用。用于逆转苯二氮䓬类药物的中枢镇静作用。

不良反应:快速注射偶见焦虑、心悸、恐惧,不需特殊处理。

注意事项:对本品过敏者、麻醉后外周肌松药作用未消失者禁用。患者用药期间不宜从事危险的作业或驾驶车辆。

品名:抗蝮蛇毒血清 Agkistrodon Halys Antivenin

剂型与规格:注射剂:6000U/10ml。

用法与用量:常用静脉注射,也可肌内或皮下注射。每次用抗腹蛇毒血清6000单位(大约相当于一条蛇毒)。儿童与成人同量,不得减少给药剂量。注射前应先做皮试,阴性者方可注射全量。过敏试验法:取0.1ml本品,加1.9ml生理盐水(稀释20倍),前臂掌侧皮内注射0.1ml,经过20~30分钟判定,怀疑为阳性者,可预先皮内注射马来酸氯苯那敏10mg(儿童酌减),15分钟再注射本品。阳性患者应采用脱敏注射法。脱敏注射法:用生理盐水将抗血清稀释20倍,分次皮下注射,每次观察20~30分钟,第一次注射0.4ml,如无反应,酌情加量,3次以上无反应,即可静脉注射、肌内注射或皮下注射。注射前使制品接近体温,注射应缓慢,开始每分钟不超过4ml。注射时反应异常,应立即停止。

药理与用途:本抗毒血清可与腹蛇毒产生特异性免疫反应,以中和蛇毒,治疗蛇咬伤,达到解毒的目的。这是目前最为有效的一种治疗方法,用于治疗腹蛇咬伤。

不良反应:血清反应。

注意事项:遇有血清反应,立即肌内注射马来酸氯苯那敏(扑尔敏),必要时,应用地塞米松5mg(或氢化可的松100mg或氢化可的松琥珀酸135mg)加入25%~50%葡萄糖液中静脉注射,也可稀释后静脉滴注;不管是否是毒蛇咬伤,伤口有污染者,应同时注射破伤风抗毒素1500~3000单位。

品名:抗五步蛇毒血清 Agkistrodon Acutus Antivenin

剂型与规格:注射剂:2000U/10ml。

用法与用量:静脉注射、肌内注射或皮下注射,每次用抗五步蛇毒血清8000单位。用法参见抗腹蛇毒血清。

药理与用途:能与五步蛇毒特异性结合,中和蛇毒,治疗蛇咬伤。主要用于治疗五步蛇咬伤。

不良反应:参见抗腹蛇毒血清。

注意事项:参见抗腹蛇毒血清。

品名:抗眼镜蛇毒血清 Naja Antivenin

剂型与规格:注射剂:1000U/10ml。

用法与用量:皮下、肌内或静脉注射,每次用抗眼镜蛇毒血清2000单位(相当于一条蛇毒)。可参见抗腹蛇血清。

药理与用途:可中和蛇毒,治疗蛇咬伤。用于治疗眼镜蛇咬伤。

不良反应:参见抗腹蛇血清。

注意事项:参见抗腹蛇血清。

品名:抗银环蛇毒血清 Bungarus Multicinctus Antivenin

剂型与规格:注射剂:10 000U/2ml。

用法与用量:用量:每次用抗银环蛇毒血清 10 000 单位(相当于一条蛇毒),皮下、肌内或静脉注射。可参见抗腹蛇血清。

药理与用途:能特异的与银环蛇毒产生免疫反应,从而中和蛇毒,治疗蛇咬伤。用于治疗银环蛇咬伤。

不良反应:参见抗腹蛇血清。

注意事项:参见抗腹蛇血清。

品名:硫酸钠 Sodium Sulfate

剂型与规格:粉剂:500g。

用法与用量:用于解毒:口服中毒者可用 2% ~5% 的硫酸钠洗胃,或口服 20 ~30g 导泻。皮肤被钡盐灼伤或污染,用 2% ~5% 溶液冲洗。口服,每次 15 ~20g。便秘患者可用 3% ~5% 水溶液,于早上空腹时服。

药理与用途:拮抗体内钡离子作用:能与钡离子生成不溶性硫酸钡,从而阻断后者的毒性作用;本品口服肠吸收极少,其导泻机制同硫酸镁,属容积性导泻药;在临床上用于治疗钡中毒,以及用于不能服镁盐导泻的患者。

不良反应:不良反应少见。

注意事项:用于治疗钡离子中毒时,除给予硫酸钠外,尚需同时给予氯化钾及大量输液。

品名:亚甲蓝 Methylthioninium Chloride

剂型与规格:注射剂:20mg/2ml、50mg/5ml、100mg/10ml。

用法与用量:治疗亚硝酸盐及苯胺类引起的中毒:用 1% 溶液 5 ~10ml,稀释于 25% 葡萄糖溶液 20 ~40ml 静脉注射。治疗氰化物中毒:用 1% 溶液 50 ~100ml 静脉注射,再注入硫代硫酸钠。两者交替使用。

药理与用途:本品为一种氧化-还原剂,随剂量不同,产生不同的作用。在低浓度时,具有还原作用,可将高铁血红蛋白转变为血红蛋白,因此小剂量时对各种化工毒物引起的高铁血红蛋白症有效。在高浓度时,可将血红蛋白氧化为高铁血红蛋白,使被抑制的细胞色素氧化酶活性恢复。但氰化高铁血红蛋白可分解,因此在给予本品后,应立即静脉注射硫代硫酸钠,使形成无毒的硫氰酸盐从尿中排出。小剂量用于治疗高铁血红蛋白血症;大剂量用于轻度氰化物中毒。

不良反应:静脉注射液量过大(500mg)时,可引起恶心、腹痛、心前区痛、眩晕、头痛、出汗和神志不清等反应。

注意事项:本品不可作皮下、肌内或鞘内注射;本品用作还原剂时,剂量不能过大,以免使氧合血红蛋白形成高铁血红蛋白,反而使病情加重。

品名:纳洛酮 Naloxone

剂型与规格:注射剂(盐酸盐):0.4mg/1ml。

用法与用量:常用剂量为0.4~0.8mg加生理盐水或葡萄糖注射液稀释静脉注射,必要时重复给药。儿童剂量为0.01mg/kg。常用给药途径有静脉、肌内、皮下注射,以静脉注射为主。本品口服无效。

药理与用途:为阿片受体拮抗剂,化学结构与吗啡相似,对阿片受体的亲和力与吗啡相似,能阻止吗啡样物质与阿片受体的结合。为阿片类药物中毒的首选药物,用于麻醉镇痛药和非麻醉镇痛药过量、安眠药中毒、急性乙醇中毒、休克、脑梗死、新生儿缺血缺氧性脑病等。

不良反应:个别患者可能会出现头昏、恶心、呕吐、血压升高等。

注意事项:本品应严格遵医嘱;有高血压和心功能不全的患者慎用。

品名:药用炭 Medicinal Charcoal

剂型与规格:片剂:0.3g;0.5g。

用法与用量:口服,腹泻时饭前服每次1~4g,每日3次。急性中毒时混悬于水中内服,并可在服用本品后再服硫酸镁导泻,以利于排出毒物。

药理与用途:本品为吸附剂,在胃肠道内不吸收,能吸附肠内容物及肠内异常发酵产生的有毒或无毒的气体、刺激物,减少对肠壁的刺激,从而使肠蠕动减缓,起到止泻和吸附毒物的作用。用于腹泻、急性中毒、胃胀气等。

不良反应:不良反应较少。

注意事项:本品可吸附大量有机物,故不宜与抗生素、维生素、激素、乳酶生等药物同服,以防减低上述药物的效果;本品可影响儿童营养,故禁止长期应用于3岁以下儿童的腹胀及腹泻。

三、氰化物中毒解毒药

品名:硫代硫酸钠 Sodium Thiosulfate

剂型与规格:注射剂:0.5g/10ml,1g/20ml。

用法与用量:本品解毒慢,必须先用作用迅速的亚硝酸钠、亚硝酸异戊酯和亚甲蓝等抢救,然后缓慢静脉注射 12.5~25g(25%~50%溶液 50ml)。口服中毒者,还必须用5%溶液洗胃,洗后再将本品留在胃内。

药理与用途:本品属供硫剂,具有活泼的硫原子,在硫氰酸酶的参与下,能和体内游离的或与高铁血红蛋白结合的氰离子结合,使之变为无毒的硫酸氰酸盐排出体外,达到解毒的效果。为氰化物和砷剂的解毒剂。

不良反应:偶有头晕、乏力、恶心、呕吐等反应。

注意事项:静脉注射不宜过快,以免引起血压下降;治疗氰化物中毒时,宜用大剂量,且最好与亚硝酸盐合用,以提高疗效。

品名:亚硝酸钠 Sodium Nitrite

剂型与规格:注射剂:0.3g/10ml。

用法与用量:静脉注射,每次3%溶液 10~20ml(或6~12mg/kg),注射速度宜慢(约2ml/min)。由于本品需发生竞争性结合,故用量不宜太小。

药理与用途:本品为高铁血红蛋白形成剂,能氧化血红蛋白转变为高铁血红蛋白,在短期内使血中高铁血红蛋白达10%~20%,并迅速与体内氰离子结合,同时也可夺取已与细胞色素氧化酶中的三价铁离子结合的氰离子,解除氰化物的毒性,恢复细胞活性。治疗氰化物中毒。

不良反应:滴注过快,会引起血压骤降,甚至虚脱。

注意事项:滴注不能过快;治疗氰化物中毒时,使用本品后,宜继之给予硫代硫酸钠,以形成硫氰酸盐,排出体外。

品名:亚硝酸异戊酯 Amyl Nitrite

剂型与规格:吸入剂:0.2ml。

用法与用量:吸入,每次 0.2ml,将本品用纱布或手帕包住压碎后立即给患者吸入,每次 15 秒,每2~3 分钟吸1 次。本品可与亚硝酸钠、亚甲蓝合用。

药理与用途:本品在体内能使 Fe^{2+} 的血红蛋白氧化成高铁血红蛋白,

后者与氰离子亲和力较强，且结合牢固，故能消除血液中游离的氰离子，并夺取已与氧化型细胞色素氧化酶中 Fe^{3+} 结合的氰离子，从而恢复酶的活性。用于氰化物中毒的急救。

不良反应：有短时面、颈、全胸潮红、头胀、头痛等。

注意事项：急性充血性青光眼患者慎用；严重贫血、脑外伤、脑出血和急性冠状动脉栓塞患者忌用；本品禁止与醇、苛性碱、碱性碳酸盐、溴化物、碘化物、铁盐和安替比林配伍；本品生成高铁血红蛋白的速度快，作用迅速而短促，但生成的高铁血红蛋白的量少，仅供应急使用，必需与亚硫酸钠或硫代硫酸钠合用。

四、其 他

品名：乙酰胺 Acetamide（解氟灵）

剂型与规格：注射液：2.5g/5ml。

用法与用量：肌内注射：每次 2.5～5.0g，每日 2～4 次，严重病例每次可用至 10g。一般可连用 5～7 日。

药理与用途：为氟乙酰胺（有机氟农药）、氟乙酸钠（杀鼠剂）、甘氟（鼠甘伏）中毒的特效解毒剂。其解毒机制可能是本品的化学结构和氟乙酸相似，故能竞争某些酶（如酰胺酶）使不产生氟乙酸，从而消除氟乙酸对机体三羧酸循环的毒性作用。对急性氟乙酰胺中毒具有延长潜伏期、减轻症状和预防发病的作用，需早期用药。

不良反应：注射可引起局部疼痛；剂量过大可引起血尿。

注意事项：本品 pH 低，刺激性较大，注射可引起局部疼痛，故本品一次量（2.5～5.0g）需加普鲁卡因 20～40mg 混合注射以减轻疼痛；与解痉药、半胱氨酸合用，效果更好。

品名：戊乙奎醚 Penehyclidine Hydrochloride（长托宁）

剂型与规格：注射液：1mg/1ml。

用法与用量：肌内注射，根据中毒程度选用首次用量。轻度中毒 1～2mg（支），必要时伍用氯解磷定 500～750mg。中度中毒 2～4mg（支），同时伍用氯解磷定 750～1500mg。重度中毒 4～6mg（支），同时伍用氯解磷定 1500～2500mg。

药理与用途：本品系新型选择性抗胆碱药，能通过血-脑脊液屏障进入脑内。它能阻断乙酰胆碱对脑内毒蕈碱受体(M 受体)和烟碱受体(N 受体)的激动作用,并能较好地拮抗有机磷毒物(农药)中毒引起的中枢中毒症状,如惊厥、中枢呼吸循环衰竭和烦躁不安等。同时,在外周也有较强的阻断乙酰胆碱对 M 受体的激动作用,能较好地拮抗有机磷毒物(农药)中毒引起的毒蕈碱样中毒症状,如支气管平滑肌痉挛和分泌物增多、出汗、流涎、缩瞳和胃肠道平滑肌痉挛或收缩等。它还能增加呼吸频率和呼吸流量,但由于本品对 M_2 受体无明显作用,故对心率无明显影响:对外周 N 受体无明显拮抗作用。用于有机磷毒物(农药)中毒急救治疗和中毒后期或胆碱酯酶(ChE)老化后维持阿托品化。

不良反应:用量适当时常常伴有口干、面红和皮肤干燥等。如用量过大,可出现头晕、尿潴留、谵妄和体温升高等。一般不须特殊处理,停药后可自行缓解。

注意事项:青光眼患者禁用。本品对心脏(M_2 受体)无明显作用,故对心率无明显影响;当用本品治疗有机磷毒物(农药)中毒时,不能以心跳加快来判断是否"阿托品化",而应以口干和出汗消失或皮肤干燥等症状判断"阿托品化";心跳不低于正常值时,一般不需伍用阿托品。孕妇及哺乳期妇女用药,本品消除半衰期较长,每次用药间隔时间不宜过短,剂量不宜过大。儿童对本类药物较敏感,应慎用;伴有高热的患儿更应慎用。

第十六章 放射性同位素药

品名:碘[^{131}I]化钠 Sodium Iodide[^{131}I]

剂型与规格:胶囊剂:333kBq;溶液剂:925MBq、1850MBq、3750MBq、7400MBq。

用法与用量:空腹口服,甲状腺功能测定:服用 0.074MBq 后,2 小时、4 小时、24 小时测定吸碘率;甲状腺显像:每次 1.1～3.7MBq,24 小时显像。口服,功能性甲状腺癌转移灶显像:每次 37～74MBq,48 小时显像;治疗甲状腺功能亢进:每次 2.2～3.7MBq/kg,若疗效不佳,2～3 月后进行第 2 疗程治疗;治疗功能性甲状腺癌转移灶显像:治疗前,甲状腺必须全部消除;第 1 次 3.7～5.55GBq,2～3 月后进行第 2 疗程,直到病灶消除,总量不宜超过 30GBq。

药理与用途:在体内碘含量正常情况下口服碘[^{131}I]化钠后,甲状腺吸收^{131}I 的速度和量与其功能有关,据此可以诊断甲状腺功能亢进或低下。明显浓集于甲状腺滤泡上皮的^{131}I 可使甲状腺、异位甲状腺和分化较好的甲状腺癌转移灶显影。^{131}I 衰变时发射 β-射线,在组织内射程仅几毫米,故聚集在甲状腺内的^{131}I 的辐射能量甲状腺组织基本上可以吸收,可以使甲状腺组织受到集中照射而出现一定的损害,达到治疗甲状腺功能亢进和功能性甲状腺癌转移灶的目的。本品用于甲状腺功能测定、甲状腺显像、功能性甲状腺癌转移灶显像,治疗甲状腺功能亢进,治疗功能性甲状腺癌转移灶显像。

不良反应:本品治疗后可并发甲状腺功能低下;若剂量大时,对骨髓内造血细胞将造成一定损害。

注意事项:诊断用药前 2 周禁用含碘的食物及药物,停止用甲状腺激素类药物;服用本品的患者需要隔离以免照射他人;其排泄物要按规定管理,防止污染公共场所和水源;使用本品治疗甲状腺功能亢进时有可能发生甲状腺癌。

品名：高锝[^{99m}Tc]酸钠 Sodium Pertechnetate[^{99m}Tc]

剂型与规格：注射剂：18.5GBq、29.6GBq、37GBq。

用法与用量：静脉注射，脑显像：每次 370～740MBq(10～20mCi)；注射后 30 分钟检查，检查前一小时口服过氯酸钾 400mg，以减少唾液腺、甲状腺对本品的吸收；甲状腺显像：每次 37～111MBq(1～3mCi)，30 分钟后检查；唾液腺显像：每次 74～111MBq(2～3mCi)，30 分钟后检查；梅克尔憩室显像：每次 185～370MBq(5～10mCi)，1 小时内多次显像检查。

药理与用途：高锝[^{99m}Tc]酸盐进入体内后，积聚在甲状腺、唾液腺和胃内，又可选择性地被脑脊液排出。据此，可以显示甲状腺、唾液腺和胃黏膜上皮细胞并测定其功能。本品可作为脑显像剂、甲状腺显像剂、唾液腺显像剂、梅克尔憩室显像剂。

注意事项：服用本品的患者需要隔离以免照射他人；其排泻物要按规定管理，防止污染公共场所和水源。

品名：邻碘[^{131}I]马尿酸钠 Sodium Iodohippurate[^{131}I]

剂型与规格：注射剂：37MBq、111MBq、185MBq、370MBq。

用法与用量：静脉注射，每次 370MBq。

药理与用途：马尿酸为体内代谢产物，由肾排泄。本品静脉注射后，通过血流入肾脏，被肾小管吸收、分泌、排泄。用仪器连续测定并记录^{131}I-OIH 在肾内的动态曲线，可判断两侧的血流、分泌及排泄功能。用于测定肾功能，肾有效血浆流量测定。

不良反应：有过敏反应的可能性。

注意事项：服用本品的患者需要隔离以免照射他人；其排泄物要按规定管理，防止污染公共场所和水源。

品名：锝[^{99m}Tc]二巯丁二酸 Technetium[^{99m}Tc]Dimercaptosuccinic Acid

剂型与规格：注射剂：0.679mg/>111MBq。

用法与用量：将本品 2～4ml 注入二巯基丁二钠和氯化亚锡冻干品中，振摇 1～2 分钟即得。静脉注射，每次 74～185MBq(2～5mCi)，注射后 1～3 小时内检查。

药理与用途：本品静脉注射后，即能被肾小管上皮细胞吸收并浓集，滞留在肾皮质，排泄较慢，可使肾皮质显示清晰的图像。作为肾脏显像剂。

不良反应：偶有晕厥、皮肤潮红、恶心及胃部疼痛。

注意事项：冻干品加入本品后若显红色，则不能再用。

品名:锝[^{99m}Tc]甲氧异腈 Technetium[^{99m}Tc]Methoxy Isonitrile

剂型与规格:注射剂:1.0mg/740～5550MBq。

用法与用量:心肌梗死的诊断和定位:静息状态下静脉注射本品740MBq,1～2小时后做心肌多体位或断层显像。心肌缺血的诊断和定位:先做次极量运动负荷(或药物负荷),达到终点时由预置静脉导管注入本品740MBq,继续运动30～60秒,0.5～1小时后进行心肌显像。若心肌局部出现放射性减低,次日后再做静息状态心肌显像1次,若此时原有的放射性减低区消失,表明该处为心肌缺血;若无改变则为心肌梗死。甲状旁腺功能亢进性腺瘤的诊断和定位:静脉注射本品370MBq后,15分钟和2小时分别在颈部显像。乳腺癌等恶性肿瘤的诊断:静脉注射该药740MBq后1小时显像。

药理与用途:本品为正一价,亲脂性阳离子化合物,它可以浓集并较长时间存留在正常的心肌组织;正常人心肌总摄取量约为注射量的4%,用药后1小时,心肌内放射性浓度较邻近脏器肺和肝高出1倍,故可以显像;心肌梗死或严重缺血灶呈现局部放射性缺损或减少而显示。本品能被正常甲状腺组织和功能亢进的甲状旁腺组织摄取,但从甲状腺组织内清除较快,故比较早期和延迟的影像,可以发现有无功能亢进的甲状旁腺并定位。

不良反应:本品给药后有一过性异氰味伴口苦,偶有面部潮红,均能自行消失。

注意事项:溶液如出现变色或浑浊,应停止使用。

品名:锝[^{99m}Tc]聚合白蛋白 Technetium[^{99m}Tc]Albumin Aggregated

剂型与规格:注射剂:0.5～1.0mg/111MBq。

用法与用量:静脉注射,每次111～185MBq(3～5mCi),缓慢注射,立即进行多体位检查。

药理与用途:肺毛细血管直径为7～9μm,当静脉注入直径为10～80μm的放射颗粒后,随血流到达肺,在肺的小动脉和毛细血管形成暂时性的栓塞,放射性颗粒的分布与各部位的血流量成正比,肺影像的放射性分布能反映各部位血流灌注情况。锝[^{99m}Tc]人血清白蛋白微球(^{99m}Tc-HAM)的颗粒直径为15～30μm,与^{99m}Tc-MAA有相似性能和作用。肺灌注显像剂,主要用于诊断肺内占位性病变、肺动脉栓塞和慢性阻塞性肺疾患等;下肢深静脉显像,此检查可显示下肢深静脉栓塞部位及范围,用于诊断下肢深静脉栓塞和评价治疗效果。因下肢深静脉血栓常引起肺栓塞,故在疑有此种情况时,选用^{99m}Tc-MAA可同时进行肺灌注显像。

不良反应:约有 2% ~3% 的患者静脉注射^{99m}Tc-MAA 后 10 ~30 分钟,感到胸闷,气短。

注意事项:肺灌注显像应严格掌握适应证,对严重肺动脉高压及肺血管严重受损者不作此检查;对有右→左分流的先天性心脏病或有过敏史应慎用;注射^{99m}Tc-MAA 前 15 分钟,患者应休息、吸氧,以减少肺血管痉挛。

品名:锝[^{99m}Tc]泮替酸盐 Technetium[^{99m}Tc] Pentetate

剂型与规格:注射剂:2. 1mg/>185MBq。

用法与用量:肾动态显像:静脉注射 111 ~296MBq 后,用 γ 相机快速连续采集包括双肾和部分膀胱区域的放射性影像,得双肾系列影像。肾小球滤过率测定:肾动态显像前测得静脉注入显像剂的总计数,显像结束后再用计算机 ROI 技术测得双肾峰时计数,除以注入显像剂得双肾摄取率。根据 Gates 公式计算得肾小球滤过率。脊髓蛛网膜下腔和脑池显像:在腰部脊髓蛛网膜下腔内注入 74MBq,24 小时内间断显像。食管通过功能测定:吞咽 37MBq(本溶液后连续摄取食管内放射性的动态影像,计算食管通过时间。胃通过功能测定:口服 14. 8 ~37. 0MBq 本溶液或吸附有该溶液的面包,连续摄取胃部放射性动态影像,计算胃排空时间。胃-食管反流测定:口服本溶液 14. 8 ~37. 0MBq,待其完全进入胃内后在胃部逐渐加压,观察食管有无放射性出现和与压力大小的关系。

药理与用途:本品在肾实质聚集,由肾小球过滤,再经肾盏、肾盂和输尿管排入膀胱的动态过程可以用 γ 相机快速摄像,不仅能显示分侧肾实质影像,并可根据肾内放射性浓聚量和消散速度来估量肾功能,也可观察到上下尿路的形态和通畅情况,判断有无梗阻和尿逆流存在。经腰穿注入脊髓蛛网下腔后,在脑脊液中扩散和泳动,数小时后到达脑部蛛网膜下腔,24 小时到达大脑凸面的蛛网膜颗粒部位被吸收回血,再经肾小球排出体外。上述动态过程,可以显示脊髓和脑部蛛网膜下腔和脑池的形态及通畅情况。①肾动态显像;用于诊断肾性高血压,肾内占位病变,尿路梗阻性疾病和先天性泌尿系统疾病,用于了解肾功能。②肾小球滤过率测定。③脊髓蛛网膜下腔和脑池显像。④食管通过功能测定。⑤胃通过功能测定。⑥胃-食管反流测定。

注意事项:溶液如出现变色或浑浊,应停止使用。

品名:锝[^{99m}Tc]双半胱乙酯 Technetium[^{99m}Tc] L, L-Ethyl Cysteinate Dimer

剂型与规格：注射剂：1.0mg/370～5550MBq。

用法与用量：静脉注射740～1110MBq，注射前30分钟口服过氯酸钾400mg，注射前10分钟给患者戴眼罩、耳塞，注射后5分钟取下，注射15～60分钟进行脑（rCBF）显像。

药理与用途：本品为一种中性脂溶性物质，静脉注入后可通过完整的血-脑脊液屏障而进入脑细胞，经水解酶或脱脂酶作用，由脂溶性变为水溶性，乃不能反扩散出脑细胞而停留在里面。它进入脑细胞的量与局部脑血流量（rCBF）有关，因此可以进行脑（rCBF）显像和定量测定。用于脑（rCBF）显像和定量测定。

注意事项：本品发生变色或浑浊，应立即停止使用。

品名：锝[^{99m}Tc]亚甲基二膦酸盐 Technetium[^{99m}Tc] Methylenediphosphonate

剂型与规格：注射剂：5mg/740～2960MBq。

用法与用量：静脉注射，每次740～1110MBq（20～30mCi），注射后2～3小时检查。

药理与用途：本品对骨的无机质部分亲和力较高，可使骨骼显像。当肿瘤、炎症、骨折等病变时，由于血供增加，代谢加快，成骨细胞活跃和新骨形成，病变局部显示为异常放射性浓聚区。作为骨显像剂，用于早期诊断恶性转移性骨肿瘤和原发性骨肿瘤。

注意事项：注射^{99m}Tc-MDP后，应鼓励患者多饮水，以加速未被骨骼吸附的放射性药物的清除；检查前，患者应排空小便以减少膀胱内放射性掩盖骨盆病变的检出；本品若发生变色或浑浊应立即停止使用。

品名：锝[^{99m}Tc]亚乙双半胱氨酸 Technetium[^{99m}Tc] Ethylenedicysteine

剂型与规格：注射剂：1.0mg/74～5550MBq。

用法与用量：静脉注射111～296MBq后，用γ相机快速连续采集包括双肾和部分膀胱区域的放射性影像，得双肾系列影像。

药理与用途：本品由肾上皮细胞吸收、分泌，然后随尿流经肾盏、肾盂和输尿管排入膀胱的过程可以由γ相机快速摄像，不仅能显示分侧肾实质影像，并可根据肾内放射性浓集量和消散速度来估量肾功能，也可观察到上、下尿路的形态和通畅情况，判断有无梗阻和尿逆流存在。用于肾动态显像。

注意事项：本品若发生变色或浑浊应立即停止使用。

品名：锝[^{99m}Tc]依替菲宁 Technetium[^{99m}Tc]Etifenin

剂型与规格：注射剂：42.7mg/>111MBq。

用法与用量：静脉注射，每次185～370MBq(5～10mCi)。注射后，5、10、15、20、25、30、45及60分钟各采集图像1次。必要时延迟至2～24小时。正常肝清晰显影时间<10分钟；胆囊及胆总管显影时间<30分钟；肠道出现放射性<60分钟。

药理与用途：^{99m}Tc-EHIDA无生理代谢作用。静脉注射后，迅速为肝实质细胞所吸收，随后分泌至毛细胆管，经胆管系统排入肠道。在此过程中，持续动态观察，可了解肝胆系统各部位的功能状态、形态和胆管畅通情况。作为胆管显像剂，其临床意义在于：①急性胆囊炎的诊断。②黄疸的鉴别诊断。③先天性胆系病变的诊断（先天性胆性闭锁、胆管畸形、异位胆囊）。④慢性胆囊炎、胆结石的辅助诊断。

注意事项：检查前至少禁食4小时，以免影响胆囊显影；血清胆红素高于85.5～171.0μmol/L时，肝脏吸收^{99m}Tc-EHIDA受到抑制，肝胆可显影不良；本品若发生变色或浑浊应立即停止使用。

品名：锝[^{99m}Tc]植酸盐 Technetium[^{99m}Tc]Phytate

剂型与规格：注射剂：10.0mg/111～1850MBq。

用法与用量：静脉注射111～185MBq，15分钟后进行肝显像。

药理与用途：与血液中的Ca^{2+}螯合，形成不溶性^{99m}Tc-植物酸钙胶体颗粒，由单核-吞噬细胞系统从血中清除，90%聚集在肝脏细胞中，2%～3%进入脾，8%进入骨髓。因此可使肝显像。当肝功能低下或脾功能亢进时，脾和骨髓代偿性聚集此颗粒，也可显影。用于肝内占位性病变的定位诊断；肝外恶性肿瘤患者术前了解肝内有无转移；肝脏活检或肝脓引流前的定位。

注意事项：放射化学纯度不低于95%；本品如发生变色或沉淀，应停止使用。

品名：枸橼酸镓[^{67}Ga]Gallium[^{67}Ga]Citrate

剂型与规格：注射剂：185MBq、370MBq、740MBq。

用法与用量：静脉注射74～148MBq后48小时或72小时γ照相。

药理与用途：能在许多软组织、肿瘤部位及炎症组织浓集，其机制还不完全清楚。主要用于肺、肝、乳腺、淋巴系统肿瘤扫描。

不良反应：不良反应较少。

注意事项:本品制备后9日内使用。

品名:胶体磷[^{32}P]酸铬 Colloidal Chromium Phosphate[^{32}P]

剂型与规格:注射剂:185MBq、370MBq。

用法与用量:腹腔内注射,每次370~570MBq。胸腔内注射,每次185~277.5MBq。

药理与用途:直接注入体腔后,不被吸收,肢体颗粒将附着在体壁和肿瘤组织表面。^{32}P只发射β射线,可对渗出液内的游离癌细胞和散播在浆膜表面的肿瘤结节进行照射,浆膜组织及小血管和淋巴管也会受辐射而纤维化和闭塞其管腔,由此达到抑制肿瘤细胞生长和减少渗出液的目的。可抑制腔内恶性肿瘤。

注意事项:本品需用生理盐水稀释后注入体腔,注射后24小时内经常变换体位,以保证药物在腔内均匀分布。

第十七章　水、电解质及酸碱平衡调节药

品名：复方氯化钠 Compound Sodium Chloride（林格注射液）

剂型与规格：注射剂：250ml、500ml、1000ml。

用法与用量：静脉滴注可根据需要给予 250ml、500ml、1000ml。

药理与用途：主要成分氯化钠、氯化钾和氯化钙。钠离子是保持细胞外液渗透压和容量的重要成分，钠还以碳酸氢钠形式构成缓冲系统。钾为细胞内主要阳离子，是维持细胞内渗透压的重要成分，还参与酸碱平衡的调节。钙可降低毛细血管通透性，增加毛细血管壁的致密性，使渗出减少，有消炎、消肿及抗过敏作用。用于各种缺盐性失水症，比生理盐水成分完全，可代替生理盐水用。

不良反应：输入过量可引起组织水肿。

注意事项：脑、肾疾病，心功能不全，血浆蛋白过低患者慎用；静脉滴注时需注意无菌操作。

品名：氯化钾 Potassium Chloride

剂型与规格：片剂、颗粒剂：0.25g、0.5g；缓释片：0.6g；注射剂：10%、15%。

用法与用量：口服，每次 1g，每日 3 次。血钾过低，病情危急或吐泻严重，口服不易吸收时，可用静脉滴注，每次用 10% 注射液 10ml，用 5% ~ 10% 葡萄糖液 500ml 稀释或根据病情酌定用量。

药理与用途：钾为细胞内主要阳离子，是维持细胞内渗透压的重要成分。钾通过与细胞外的氢离子交换参与酸碱平衡的调节。缺钾对心肌兴奋性增高，钾过多时则抑制心肌的自律性、传导性和兴奋性。当钾摄入量不足，排出量增多或在体内分布异常可引起低钾血症。用于低钾血症（多由严重吐泻不能进食、长期应用排钾利尿剂或肾上腺皮质激素所引起）的防治，亦可用于强心苷中毒引起的阵发性心动过速或频发室性期前收缩。

不良反应:口服本品无糖衣片,对胃肠道有较强的刺激性,部分患者难以耐受;当患者服后出现腹部不适、疼痛等症状时,应加警惕,因服用氯化钾片等制剂时,有造成胃肠溃疡、坏死或狭窄等并发症的可能;静脉滴注过量时可出现疲乏、肌张力减低、反射消失、周围循环衰竭、心率减慢甚至心脏停搏。

注意事项:宜在餐后服用以减少刺激性,肾功能严重减退者尿少时慎用;无尿或血钾过高时忌用;脱水病例,等排尿后再补钾;静脉滴注时,速度宜慢,溶液不可太浓(一般不超过 0.2% ~0.4%,治疗心律失常时可加至 0.6% ~0.7%),否则不仅引起局部剧痛,且可导致心脏停搏。

品名:氯化钠 Sodium Chloride

剂型与规格:注射剂:2ml、10ml、250ml、500ml、1000ml,为含 0.9% 氯化钠的灭菌水溶液。浓氯化钠注射液:1 支 1g(10ml)。

用法与用量:静脉滴注或皮下滴注,剂量根据病情决定,一般每次 500 ~1000ml。浓氯化钠注射液在临用前稀释。

药理与用途:钠是保持细胞外液渗透压和容量的重要组成成分,此外钠还可以碳酸氢钠形式构成缓冲系统,对调节体液的酸碱平衡具有重要作用。血液中氯化钠的浓度经常保持于 136 ~ 145mmol/L(0.6%)水平。此浓度的钠是维持细胞兴奋性、神经肌肉应激性的必要条件。体内大量丢失钠可引起低钠综合征;表现为全身虚弱、表情淡漠、肌肉阵挛、循环障碍等,重则谵妄、昏迷以致死亡。氯化钠注射液可补充血容量和钠离子,用于各种缺盐性失水症(如大面积烧伤、严重吐泻、出血等引起)。在大量出血而又无法进行输血时,可输入其注射液以维持血容量进行急救。

不良反应:输入过量可引起组织水肿。

注意事项:生理盐水含钠、氯离子 154mmol,比血浆氯离子浓度高出 50%,对已有酸中毒者如大量应用,可引起高氯性酸中毒,故可采用碳酸氢钠-生理盐水或乳酸钠-生理盐水;静脉滴注时要注意无菌操作,严防污染,夏季开瓶后 24 小时不宜再继续使用;如发生输液反应,应及时检查及对症处理;脑、肾、心脏功能不全及血浆蛋白过低者慎用。肺水肿患者禁用。

品名:葡萄糖 Glucose

剂型与规格:注射剂:2g/10ml、5g/20ml、10g/20ml、12.5g/250ml、25g/250ml、25g/500ml、50g/500ml、50g/1000ml、100g/1000ml。

用法与用量:据不同适应证给予不同量的葡萄糖。

药理与用途：本品是机体所需能量的主要来源，在体内被氧化成二氧化碳和水并同时供给热量，或以糖原形式贮存。对肝脏具有保护作用。此外，静脉注射20%以上高渗葡萄糖溶液可提高血液渗透压，使组织脱水及短暂利尿作用。用于下痢、呕吐、重伤大失血等，体内损失大量水分时，可静脉滴注含本品5%～10%的水溶液200～1000ml，同时静脉滴注适量生理盐水，以补充体液的损失及钠的不足；不能摄取食物的重病患者，可注射本品或灌肠，以补充营养；静脉注射50%溶液40～100ml，用于血糖过低症或胰岛素过量，以保护肝脏。对糖尿病的酮中毒须与胰岛素同用；25%～50%溶液静脉注射，因其高渗压作用，将组织（特别是脑组织）内液体进入循环系统内由肾排出，用于降低眼压及因颅压增加引起的各种病症如脑出血、颅骨骨折、尿毒症等。

不良反应：静脉输注过快易产生利尿及循环负担过重。

注意事项：葡萄糖有引湿性，且易发霉，为细菌的良好培养基，故在配制注射液时，必须特别注意；夏季细胞易于繁殖，尤应注意消毒；冬季在注射前须先将安瓿加热至与体温相等；高渗溶液应缓慢注射；注射时切勿注于血管之外，以免刺激组织；对高血糖、颅内及脊柱内出血和脱水病禁用高渗葡萄糖注射液。

品名：葡萄糖氯化钠 Glucose and Sodium Chloride

剂型与规格：注射剂：500ml、1000ml。

用法与用量：静脉滴注，每次500～1000ml，给药速度每小时300～500ml，儿童每小时50～100ml。

药理与用途：葡萄糖是人体主要的热量来源之一。钠和氯是机体重要的电解质，对维持人体正常的血液和细胞外液的容量及渗透压起着非常重要的作用。用于体液丢失及术前、术中、术后的水、电解及能量的补充。

不良反应：一般无不良反应。急速、大量给药时，有可能引起血清电解质异常。

注意事项：心、肾功能不全患者，高氯、高钠血症患者，糖尿病患者，高渗脱水性患者慎用；一般高龄患者生理功能低下，注意减量。

品名：乳酸钠 Sodium Lactate

剂型与规格：注射剂：2.24g/20ml。

用法与用量：静脉滴注，11.2%溶液每次5～8ml/kg，先用半量，以后根据病情再给其余量。用时需以5%～10%葡萄糖液5倍量稀释后静脉滴注，一般为1.87%溶液每次50～2000ml。

药理与用途：进入体内后解离出乳酸根与血中H^+结合成乳酸，经肝脏合成糖原或氧化成二氧化碳和水，与Na^+在体内转化为碳酸氢钠，用于纠正代谢性酸血症。用于纠正代谢性酸中毒和高钾血症治疗。但作用不及碳酸氢钠迅速和稳定。本品适合于高钾血症的患者。

不良反应：有尿毒症等低血钙患者纠正酸中毒可能出现低血钙症状，如手足麻木、搐搦等。也可能出现胸闷、心率加速、水肿等肺水肿和心衰。

注意事项：高血压、缺氧及休克、糖尿病酮症酸中毒患者慎用；肝肾功能不全、心力衰竭及急性肺水肿和乳酸血症患者禁用：不宜用生理盐水或其他含氯化钠溶液稀释；用药期间应检查血液pH或CO_2结合力、血钠、钾、钙的浓度及血压和心肝肾功能。

品名：碳酸氢钠 Sodium Bicarbonate

剂型与规格：片剂：0.25g、0.5g；注射剂：0.5g/10ml、5g/100ml、12.5g/250ml。

用法与用量：口服，每次0.5～2g，每日3次，饭前服用。可直接用5%溶液滴注，不加稀释，每次100～200ml，儿童5ml/kg。

药理与用途：口服能迅速中和胃中过剩的胃酸，减轻疼痛；能碱化尿液，与某些磺胺药同服，可防止磺胺在尿中结晶析出，尿液碱化可使有机酸自肾小管的重吸收减少。用于胃酸过多症。与磺胺类药物同服防止磺胺在尿中析出，还可用于苯巴比妥、阿司匹林等的中毒解救。注射剂能直接增加机体的碱储备，使体内氢离子浓度降低。用于代谢性酸血症，也用于高钾血症，各种原因引起的伴有酸中毒症状的休克，早期脑栓塞以及严重哮喘持续状态经其他药物治疗无效者。

不良反应：口服后中和胃酸产生的大量二氧化碳可增加胃内压力，使胃扩张而嗳气，并刺激溃疡面，对严重溃疡患者有引起穿孔的危险；长期使用可能引起碱血症；静脉滴注本品时，由于迅速的碱化作用，对低钙血症患者可能产生阵发性抽搐，而对缺钾患者则可能产生低钾血症（如心肌毒性）的症状。

注意事项：不宜与胃蛋白酶合剂、维生素C等酸性药物合用，因可使各自疗效降低；密闭阴暗处贮藏，否则逐渐变质，一部分成为碳酸钠。可能穿孔的溃疡患者忌用；充血性心力衰竭、水肿和肾功能衰竭的酸中毒患者，使用本品应十分慎重；由于可能产生沉淀或分解反应，本品不宜与重酒石酸间羟胺、庆大霉素、四环素、肾上腺素、多巴酸丁胺、苯妥英钠、钙盐等同瓶静脉滴注。

品名:复方乳酸钠葡萄糖 Compound Sodium Lactate and Glucose

剂型与规格:注射剂:500ml。(内含氯化钠、氯化钾、氯化钙、乳酸钠和葡萄糖)

用法与用量:静脉滴注,每次500~1000ml。

药理与用途:本品与细胞外液的电解质组成相似,可为人体补充适当的电解质、水分和糖。其中含有的乳酸钠在体内经代谢生成HCO_3^-,可调整酸中毒。用于循环血液量及组织间液少时,作为细胞外液的补充调整剂,调整代谢性酸中毒及补充热量。

不良反应:急速大量给药时,有可能出现脑水肿、肺水肿、末梢水肿。

注意事项:本品含有钙盐,与含枸橼酸钠血液混合时,会产生凝血,使用应注意与磷酸离子、碳酸离子相混可产生沉淀,请勿与此类制剂配合使用;以下患者慎用:因肾疾患而肾功能不全者、心功能不全患者、重症肝功能障碍患者、高渗性脱水症患者,因阻塞性尿路疾患而引起尿量减少的患者及糖尿病患者、乳酸血症患者禁用。

品名:复合磷酸氢钾 Compound Potassium Dihydrogen Phosphate

剂型与规格:注射剂:2ml。

用法与用量:静脉滴注,每4.1868kJ热量加入本品2.5ml(相当于[PO_4^-]8mmol)。

药理与用途:主要成分:磷酸氢钾和磷酸二氢钾。磷参与糖代谢中糖磷酸化,构成膜成分中磷脂质,是组成细胞内RNA、DNA及许多辅酶的重要成分之一。磷还参与能量的贮藏与转换输送及体液缓冲功能的调节。本品主要用于胃肠外营养疗法中作为磷的补充剂,如中等以上手术或其他创伤需禁食5日以上患者的磷补充剂。本品亦可用于某些疾病所致低磷血症。

不良反应:过量使用可出现高磷血症、低钙血症、肌肉颤抖、抽搐、痉挛等。

注意事项:本品严禁直接注射,必须在医师指导下稀释200倍以上,方可经静脉点滴注射,并控制滴注速度;本品仅限于不能进食的患者使用;本品与含钙注射液配伍时易析出沉淀,需按配液规范操作,避免沉淀发生;肾功能衰竭患者不宜使用。

品名：甘油磷酸钠 Sodium Glycerophosphate

剂型与规格：注射剂：0.1g/ml。

用法与用量：本品每日用量通常为10ml，在静脉营养输液中应根据患者需要酌情增减。本品应加入复方氨基酸注射液或葡萄糖注射液内输注。在周围静脉给药时，本品10ml可加入复方氨基酸注射液（凡命）或葡萄糖注射液（5%，10%）500ml中，并在4～6小时内缓慢滴注。本品应在无菌条件下，在使用前1小时内稀释，稀释后应在24小时内用完，以免污染。

药理与用途：磷参与骨质的形成，以磷脂形式参与细胞膜的组成；磷与许多代谢中的酶活性有关，在能量代谢中的作用至关重要。本品为成人静脉营养的磷补充剂，用以满足人体对磷的需要。用于磷缺乏症。

不良反应：尚未发现明显不良反应。

注意事项：肾功能障碍患者应慎用；本品系高渗溶液，未经稀释不能注射；注意控制给药速度；长期使用时，注意血磷、血钙浓度的变化。

品名：门冬氨酸钾镁 Potassium Magnesium Aspartate

剂型与规格：注射剂：10ml（每1ml含门冬氨酸镁3.9～4.5mg，门冬氨酸钾10.6～12.2mg）。

用法与用量：静脉滴注，10～20ml，加入5%或10%葡萄糖液250～500ml中缓慢滴注，每日1次。儿童用量酌减。

药理与用途：镁是机体必需的无机离子。钾离子改善心肌代谢，促进细胞除极化，维持心肌收缩张力，从而改善心肌收缩功能并减低耗氧量，降低洋地黄的毒副作用。镁离子是心肌膜Na^+-K^+-ATP酶所必需的激活因子，是生成糖原和高能磷酸缺少的物质，对保持细胞内钾含量起重要作用。门冬氨酸与细胞亲和力强，在体内可作为转运钾，镁离子进入细胞的载体。用于对洋地黄类药物中毒引起的心律失常；还可用于急、慢性肝炎、肝硬化、胆汁分泌障碍、高血氨症、妊娠中毒及低血钾等。

不良反应：滴注快时引起恶心、呕吐、血管疼痛、潮红、血压下降等；偶见心率减慢。

注意事项：除洋地黄中毒外，其他房室传导阻滞者慎用；滴速不宜过快；不能肌内注射或静脉推注；高血钾、高血压及严重肾功能障碍者禁用。

品名：乳酸钠林格 Sodium Lactate Ringer's Injection

剂型与规格：注射剂：250ml、500ml。

用法与用量：静脉滴注，每次500～1000ml，症状的不同可适量增减。

速度:每小时 300 ~ 500ml。

药理与用途:乳酸钠林格与细胞外液的电解质组成相似。乳酸钠的终末代谢产物为碳酸氢钠,可纠正代谢性酸中毒。高钾血症伴酸中毒时,乳酸钠可纠正酸中毒并使钾离子自血及细胞外液进入细胞内。用于调节体液、电解质、酸碱平衡,代谢性酸中毒及其脱水症。

不良反应:有低钙血症者(如尿毒症),在纠正酸中毒后易出现手足发麻、疼痛、搐愵、呼吸困难等症状,常因血氢钙离子浓度降低所致;心率加速、胸闷、气急等肺水肿、心力衰竭表现;血压升高;体重增加、水肿;逾量时出现碱中毒;血钾浓度下降,有时出现低钾血症表现。

注意事项:禁与含枸橼酸钠、磷酸离子、碳酸离子的制剂配合使用;与双胍类慎用;心力衰竭及急性肺水肿、脑水肿、乳酸性酸中毒已显著时、重症肝功能不全、严重肾功能衰竭有少尿或无尿者禁用;孕妇有妊娠中毒症者可能加剧水肿、增高血压。老年患者常有隐匿性心肾功能不全,应慎用。用药时应做下列检查及观察:血 pH 及(或)二氧化碳结合力;血氢钠、钾、钙、氯浓度测定;肾功能测定,包括血肌肝、尿素氮等;血压;心肺功能状态,如水肿、气急、发绀、肺部啰音、颈静脉充盈、肝-颈静脉反流等,按需作静脉压或中心静脉压测定;肝功能不全表现黄疸、神志改变、腹水等,应用于乳酸钠前后及过程中,经常随时进行观察。

品名:枸橼酸钾 Potassium Citrate

剂型与规格:颗粒剂:1. 45g(含 1. 45g 枸橼酸钾);溶液剂:10g/100ml、20g/200ml、50g/500ml。

用法与用量:口服,防治低血钾症(剂量以枸橼酸钾为准):若有失钾倾向,作为预防低钾血症,一般每日服 2. 17 ~ 4. 35g,分 3 次口服;治疗低钾血症,每日为 4. 35 ~ 8. 70g,分 3 次口服;儿童:每日每公斤体重 0. 087 ~ 0. 174g,分 3 次口服(按成人体重 50kg 折算)。防治泌尿系结石:每次 2. 9g,每日 3 次或遵医嘱。

药理与用途:钾是细胞内的主要阳离子,正常的细胞内外钾离子浓度及浓度差与细胞的某些功能有着密切的关系,如碳水化合物代谢、糖原贮存和蛋白质代谢、神经、肌肉包括心肌的兴奋性和传导性等。用于各种原因引起的低钾血症,预防低钾血症,防治泌尿系结石及亦可用于洋地黄中毒引起频发性、多源性期前收缩或快速心律失常。

不良反应:可有胃肠道刺激症状,如恶心、呕吐、咽部不适、胸痛(食管刺激)、腹痛、腹泻,甚至消化性溃疡及出血。在空腹、剂量较大及原有胃肠

道疾病者更易发生;原有肾功能损害时应注意发生高钾血症;

注意事项:高钾血症患者、心力衰竭或严重心肌损害患者、消化性溃疡患者禁用;急性脱水,急性肾功能不全及慢性肾功能不全、传导阻滞性心律失常,尤其大剂量用洋地黄类药物时接受潴钾利尿患者慎用。

品名:复方电解质葡萄糖 MG3 Compound Electrolytes and Glucose Injection MG3

剂型与规格:注射剂:500ml。

用法与用量:静脉滴注,每次 500 ~ 1000ml,给药速度按年龄、体重、症状不同适量增减。

药理与用途:本品以补充体内所需水分和电解质为目的,为维持输液配有 10% 葡萄糖,其电解质组成是根据正常人体对水分和电解质的平均需要量计算得到的。用于经口摄取水分和电解质困难时,或伴有低钾血症的高渗性脱水症时,作为维持液使用,并可补充热量。

不良反应:急速给药时,可出现肺水肿、脑水肿、肢体水肿、水中毒、高钾血症;可能偶然出现血管静脉炎。

注意事项:乳酸血症、高血钾、缺尿、重症灼伤、高氮血症禁用;心、肾功能不全,重症肝障碍、糖尿病患者慎用。

品名:口服补液盐Ⅰ Oral Rehydration Salts(ORS)

剂型与规格:散剂:14.75g。本品每大包含葡萄糖 11g、氯化钠 1.75g,每小包含主要成分氯化钾 0.75g、碳酸氢钠 1.25g。

用法与用量:口服,临用时,将一袋(大、小各一包)溶于 500ml 温水中随饮,一般每日服用 3000ml,直至腹泻停止。

药理与用途:钠离子、钾离子是维持体内恒定的渗透压所必需,而恒定的渗透压,则为维持生命所必需,体内的钠和钾如丢失过多,则会出现低钠综合征或低钾综合征。急性腹泻、暑天高温、劳动大量出汗,均可导致上述症状,本品可以补充钠、钾及体液,调节水及电解质的平衡。

不良反应:胃肠道不良反应可见恶心、刺激感,多因未按规定溶解本品,由于浓度过高而引起。

注意事项:脑、肾、心功能不全、高血钾患者慎用,腹泻停止后应立即停用,本品性状改变时禁用。有胃肠道反应。

第十八章　维生素及矿物质缺乏症用药

品名:维生素 B_1 Vitamin B_1

剂型与规格:片剂:5mg、10mg;注射剂:50mg/ml、100mg/2ml。

用法与用量:口服,每次 10 ~ 30mg,每日 3 次。肌内或皮下注射,每次 50 ~ 100mg,每日 1 ~ 2 次。不宜静脉注射。

药理与用途:在体内与焦磷酸结合成辅羧酶,参与糖代谢中丙酮酸和—酮戊二酸的氧化脱羧反应,是糖类代谢所必需。用于脚气病防治及各种疾病的辅助治疗,如感染、高热、糖尿病、甲亢等。

不良反应:注射时偶见过敏反应,个别甚至可发生过敏性休克。

注意事项:增大口服剂量时,并不增加吸收量,除急需补充,勿采用注射。

品名:维生素 B_{12} Vitamin B_{12}

剂型与规格:注射剂:0.1mg/ml、0.5mg/ml、1mg/ml。

用法与用量:肌内注射,每日 0.025 ~ 0.1mg 或隔日 0.05 ~ 0.2mg。用于神经炎时,用量可酌增。

药理与用途:本品为抗贫血药。维生素 B_{12} 参与体内甲基转换及叶酸代谢,促进 5-甲基四氢叶酸转变为四氢叶酸。缺乏时,导致 DNA 合成障碍,影响红细胞的成熟。本品还促使甲基丙二酸转变为琥珀酸,参与三羧酸循环。主要用于巨幼细胞性贫血,也可用于神经炎的辅助治疗。

不良反应:有些患者对本品有过敏反应,甚至过敏性休克,使用时应注意。

品名:维生素 B_6 Vitamin B_6

剂型与规格:片剂:10mg;注射剂:25mg/ml、50mg/ml、100mg/2ml。

用法与用量:口服,每次 10 ~ 20mg,每日 3 次;皮下注射、肌内注射、静脉注射，每次 50～100mg，每日 1 次。治疗白细胞减少症时，以本品 50～100mg，加入 5% 葡萄糖液 20ml 中，作静脉推注，每日 1 次。

药理与用途：在体内与 ATP 经酶作用生成具有生理活性的磷酸吡哆醛和磷酸吡哆胺。本品是某些氨基酸的氨基转移酶、脱羧酸及消旋酶的辅酶，参与许多代谢过程。用于防治因服用异烟肼、肼屈嗪等引起的周围神经炎、失眠、不安；减轻抗癌药和放射治疗引起的恶心、呕吐或妊娠呕吐等。也用于脂溢性皮炎的治疗，还可用于治疗白细胞减少症。

不良反应：过敏反应少见发生。

注意事项：与左旋多巴合用时，可降低左旋多巴的药效。

品名：维生素 C Vitamin C

剂型与规格：片剂：100mg、250mg；注射剂：100mg/2ml、500mg/5ml。

用法与用量：饭后口服，每次 0.05～0.1g，每日 3 次。静脉注射或肌内注射，以 5%～10% 葡萄糖液稀释进行静脉滴注，每日 0.25～0.5g，儿童 0.05～0.3g，必要时可酌增剂量。

药理与用途：参与氨基酸代谢、神经递质的合成、胶原蛋白和组织细胞间质的合成。可降低毛细血管的通透性，加速血液的凝固，刺激凝血功能，促进铁在肠内吸收，促使血脂下降，增加对感染的抵抗力，参与解毒功能。用于维生素 C 缺乏症的防治，急慢性传染病、肝硬化、急性肝炎，以及各种贫血，过敏性皮肤病、口疮，促进伤口愈合等。

不良反应：过量使用可引起不良反应如腹泻、皮疹、胃酸增多、胃液反流；有时尚可见泌尿系结石、尿内草酸盐与尿酸盐排出增多、深静脉血栓形成、血管内溶血或凝血等；可导致白细胞吞噬能力降低。

注意事项：大量长期服用突然停药，有可能出现维生素 C 缺乏症症状，故宜逐渐减量停药；与肝素或华法林并用，可引起凝血酶原时间缩短；大剂量静脉注射可致血栓形成和引起突然死亡；对本品过敏者勿用；色泽变深黄色，不可再用。

品名：维生素 D_3 Vitamin D_3

剂型与规格：胶囊剂：0.5μg、1μg；注射剂：30 万 U/ml(7.5mg/1ml)、60 万 U/ml(15mg/1ml)。

用法与用量：口服，每日 0.5～1μg，约 1～2 月后待症状开始消失时即改用预防量。肌内注射，每次 30 万～60 万 U，如需要，1 个月后再肌内注射 1 次，两次总量不超过 90 万 U。用前及用时需服钙剂。

药理与用途：对钙磷代谢及儿童骨骼生长有重要影响，能促进钙、磷在小肠内吸收，其代谢活性物质能促进肾小管对钙、磷的吸收。用于防治佝偻病、骨软化症和婴儿手足搐搦症、龋齿等。

不良反应：可引起高血钙、食欲不振、呕吐、腹泻甚至软组织异位骨化等；若肾功能受损，可出现多尿、蛋白尿、肾功能减退等。

品名：干酵母 Dried Yeast

剂型与规格：片剂：0.3g、0.5g。

用法与用量：口服，每次0.5～4g，每日3次，服时嚼碎。

药理与用途：含多种B族维生素，能增进食欲、帮助消化。用于防治脚气病、多发性神经炎、糙皮病，以及食欲不振、消化不良。

不良反应：超剂量服用，可发生腹泻。

注意事项：酵母可拮抗磺胺类药物的作用，不宜合用；与单胺氧化酶抑制剂合用，将引起血压上升等不良反应。

品名：维生素A Vitamin A

剂型与规格：胶囊剂：5000U、1.25万U、2.5万U。

用法与用量：口服，儿童为每日0.2万～0.3万U；成人为每日1万～2.5万U，分3次服用。连服数周及数月。

药理与用途：具有促进生长，维持上皮组织如皮肤、结膜、角膜等正常功能的作用，并参与视紫红质的合成。增强视网膜感光力，参与体内许多氧化过程，尤其是不饱和脂肪酸的氧化。临床上用于夜盲症、眼干燥症、角膜软化症和皮肤粗糙等。也用于补充需要，如妊娠、哺乳期妇女和婴儿等。

不良反应：长期应用大剂量可引起维生素A过多症，表现为食欲不振、皮肤发痒、毛发干枯、脱发、口唇皲裂、易激动、骨痛、骨折、颅内压增高。

注意事项：大量服用维生素A（每日25 000U）时应避免与口服抗凝剂合用，否则将增强其降低凝血酶原作用。

品名：维生素B_2 Vitamin B_2

剂型与规格：片剂：5mg、10mg；注射剂：1mg/ml、5mg/2ml、10mg/2ml。

用法与用量：口服，每次5～10mg，每日3次。皮下注射或肌内注射5～10mg，每日1～3次，连用数周，至病势减退为止。

药理与用途：为体内黄酶类辅基的组成部分，在生物氧化的呼吸链中起递氢作用。用于口角炎、唇炎、舌炎、眼结膜炎和阴囊炎等疾病的防治。

不良反应:服后尿呈黄绿色。

注意事项:宜在食时或食后立即服;不宜与甲氧氯普胺合用。

品名:维生素 D_2 Vitamin D_2

剂型与规格:片剂、胶囊剂:0.125mg(5000U)、0.25mg(1 万 U);注射剂:40 万 U(10mg/ml)、20 万 U(5mg/ml)。

用法与用量:口服,治疗佝偻病:每日 0.5 万~1 万 U,并加服钙剂;婴儿手足搐搦症:每日 0.2 万~0.5 万 U,1 个月后改为每日 0.04 万 U。肌内注射,每次 15 万~30 万 U,2~4 周 1 次,并加服钙剂。

药理与用途:见维生素 D_3 注射剂。用于防治佝偻病、骨软化症和婴儿手足搐搦症、龋齿等。

不良反应:大量久服,可引起高血钙、食欲不振、呕吐、腹泻甚至软组织异位骨化等;若肾功能受损,可出现多尿、蛋白尿、肾功能减退等。

注意事项:冠心病、动脉硬化及年老者慎用;对维生素 D 过敏者忌用。

品名:烟酸 Nicotinic Aid

剂型与规格:片剂:50mg、100mg;注射剂:50mg/ml、100mg/2ml。

用法与用量:口服,每次 50~200mg,每日 3 次;降血脂:每日 3~6g,分 3~4 次,饭后服。静脉注射或肌内注射,每次 10~50mg,每日 1 次。用于脑血管疾病:每次 50~200mg,加于 5%~10% 葡萄糖液 100~200ml 静脉滴注,每日 1 次。

药理与用途:在体内变为烟酰胺,后者是辅酶Ⅰ和辅酶Ⅱ的组成部分,参与体内生物氧化过程。还有较强的扩张周围血管作用。可用于治疗糙皮病,以及血管性偏头痛,头痛,脑动脉血栓形成,肺栓塞,内耳眩晕症,冻伤,中心性视网膜脉络膜炎等。大剂量用可降低血脂,适用于Ⅳ、Ⅲ、Ⅴ型高脂血症,亦可用于Ⅱ型患者。

不良反应:有皮肤潮红、热感、瘙痒;有时可引起恶心、呕吐、心悸、轻度肝功能减退、视觉障碍。

注意事项:溃疡病患者禁用。

品名:烟酰胺 Nicotinamide

剂型与规格:注射剂:50mg/ml、100mg/ml。

用法与用量:静脉注射,防治糙皮病、口炎及舌炎:每次 25mg,每日 2 次,加入葡萄糖液静脉滴注;防治心脏传导阻滞:每次 300~400mg,每日 1

次，加入10%葡萄糖溶液250ml中静脉滴注，30日为一疗程。

药理与用途：为辅酶Ⅰ及Ⅱ的组成部分，为许多脱氢酶的辅酶，在生物氧化的呼吸链中起递氢作用。主要用于防治糙皮病、口炎、舌炎等。也用于冠心病、病毒性心肌炎、风湿性心脏病及少数洋地黄中毒等伴发的心律失常作辅助用药。

不良反应：个别可引起头晕、恶心、上腹不适、食欲不振等。

注意事项：妊娠初期过量应用有致畸的可能。

品名：维生素AD Vitamin A and D

剂型与规格：胶丸：维生素A 10 000U、维生素D 1000U；滴剂：15ml（维生素A 50 000U、维生素D 5000U/g）。

用法与用量：口服，胶丸：每次1丸，每日3～4次。滴剂：每次3～11滴，每日2～3次。

药理与用途：维生素A和D是人体生长发育的必需物质，尤其对胎儿、婴幼儿的发育、上皮组织的完整性，视力，生殖器官、血钙和磷的恒定，骨骼、牙的生长发育有重要作用。用于夜盲症、佝偻病、软骨症及其他缺乏维生素A、D者。

不良反应：按推荐剂量服用，无不良反应。长期应用大剂量可引起维生素A过多症，甚至发生急性或慢性中毒、维生素D增多症。

注意事项：应按推荐剂量服用，不可超量使用；慢性肾功能衰竭、高钙血症、高钙尿症、高磷血症伴肾性佝偻病患者禁用；心肾功能不全、冠心病、动脉硬化及高胆固醇血症者慎用。

品名：维生素E Vitamin E（生育酚、产妊酚、Tocopherol Ephynal）

剂型与规格：胶丸：0.1g。

用法与用量：口服，每次100mg，每日2～3次。

药理与用途：对生殖功能、脂质代谢等均有影响，可使垂体前叶促性腺分泌细胞亢进，分泌增加，促进精子的生成和活动，增加卵巢功能，使卵泡增加，黄体细胞增大并增强孕酮的作用；缺乏时动物生殖器官受损，不易受精或引起习惯性流产。还能改善脂质代谢，缺乏时可使动物的胆固醇、甘油三酯等的含量增加，导致动脉粥样硬化；补充本品，可防止动物实验性动脉硬化症的发生。本品对氧敏感，易被氧化，故在体内可保护其他易被氧化的物质（如不饱和脂肪酸、维生素A），减少过氧化脂质的生成；缺乏时使生物膜中的脂质遭到过氧化而受损，导致红细胞脆化，易发生溶血；大剂量尚可促进毛细血管及小血管增生；并改善周围循环。此外，有报道本品可改善糖尿病的代谢异常。

用于习惯性流产、先兆流产；不孕症及更年期障碍、进行性肌营养不良症、外阴萎缩症及外阴瘙痒症、早产儿溶血性贫血、小腿痉挛、间歇性跛行等。亦可用于冠心病、高脂血症、动脉粥样硬化症等的防治，但无肯定疗效。在性器官癌症放射治疗时，并用本品可能提高有效率。此外，尚可用于延缓衰老以及浸出性或炎症性皮肤病、皮肤角化症、脱毛症及早产儿或脂肪吸收异常等所引起的缺乏症等，疗效亦未能肯定。

不良反应：长期（6 个月以上）应用，易引起血小板聚集和血栓形成。大剂量长时服用，部分病例有恶心、头痛、疲劳、眩晕、视力模糊、月经过多、闭经等。个别患者有皮肤皲裂、唇炎、口角炎、胃肠功能紊乱、肌无力，停药后上述反应可逐渐消失。此外；偶可引起低血糖、血栓性静脉炎、凝血酶原降低。每日用量超过 400mg，疗程超过 1 年，特别是与雌激素并用时，诱发血栓性静脉炎的机会增加。另有报道，一日量在 300mg 以上且长期服用时，尚可能引起出血、高血压、荨麻疹、生殖功能障碍、糖尿病和心绞痛加重，甚至可导致乳癌。又据报道，大剂量（一日 300mg 以上）不仅能引起不良反应，且可影响免疫功能使之下降；如食物中硒、维生素 A、含硫氨基酸不足时，或含有大量不饱和脂肪酸时，其需要量将大为增加，如不及时补充本品，则可能引起其缺乏症；缺铁性贫血及维生素 K 缺乏引起的低凝血酶原血症患者慎用。

品名：脂溶性维生素注射液（Ⅱ）Fat-Soluble Vitamin Injection（Ⅱ）（维他匹特）

剂型与规格：注射液：每 10ml 中分别含维生素 A 0.99mg、维生素 D_2 5μg、维生素 E 9.1mg、维生素 K 0.15mg，此外含精制大豆油 1.0g、注射液卵磷脂 120mg、甘油 220mg。

用法与用量：静脉滴注，每日 10ml，在配伍得到保证前提下加入 500ml 脂肪乳中，摇匀静脉滴注。

药理与用途：为长期肠外全营养患者补充需要量的脂溶性维生素 A、D、E、K。

不良反应：未见相关报道。

注意事项：必须稀释后使用；不宜与香豆素类抗凝血药合用。

品名：水溶性维生素 Water-Soluble Vitamin For Injection（水乐维他，

SOLUVITN)

剂型与规格:冻干粉针剂:每瓶含有维生素 $B_1$3.0mg、$B_2$3.6mg、$B_6$4mg、B_{12}5μg、烟酰胺 40mg、维生素 C 100mg、泛酸 15mg、叶酸 0.4mg、生物素 60μg、甘氨酸 300mg。

用法与用量:静脉滴注,成人或 10kg 以上儿童:每日 10ml;新生儿及体重不满 10kg 的儿童:每千克体重 1ml,在配伍得到保证前提下无菌加入脂肪乳或葡萄糖中,静脉滴注。

药理与用途:长期肠外全营养时维生素是不可缺少的组成部分,用于长期肠外全营养患者补充水溶性维生素。

不良反应:未见相关报道。

注意事项:某些高危患者可发生过敏反应;使用时注意避光。

品名:多维元素 Multivitamin Formula With Minerals(金施尔康)

剂型与规格:咀嚼片;复方滴剂:15ml;片剂。

用法与用量:咀嚼片:口服,每日 1 片;滴剂:口服,每日 1 次,1 岁以下 0.5ml,1~2 岁 1ml;片剂:口服,每日 1 片,饭时或饭后服用。

药理与用途:维生素和矿物质均为机体正常代谢和身体健康必不少的重要物质。两者是构成多种辅酶和激素的重要成分,缺乏时可导致代谢障碍,而引致多种疾病。用于预防和治疗因维生素及矿物质缺乏所引起的各种疾病。

不良反应:偶见胃部不适。

注意事项:慢性肾功能衰竭、高钙血症、高磷血症伴肾性佝偻病患者、对本品过敏者禁用;过敏体质者慎用;本品含维生素 A,可从乳汁中分泌,哺乳期妇女过量服用可致婴儿产生食欲缺乏,易激动,颅压增高等不良反应。

品名:小儿维生素片 Children's Chewable Vitamin Tablets

剂型与规格:咀嚼片:本品为复方制剂,其组分为:每片含维生素 A 5000U、维生素 D 400U、维生素 E 30U、维生素 C 60mg、叶酸 0.4mg、维生素 B_1 1.5mg、维生素 B_2 1.7mg、烟酰胺 20mg、维生素 B_6 2mg、维生素 B_{12} 6mg。

用法与用量:口服,3~12 岁儿童:每日 1 片,咀嚼后咽下。

药理与用途:含有儿童正常代谢所必需的多种维生素,当机体缺乏维生素时,可用之补充。儿童生长补充维生素。

不良反应:偶见胃部不适。

注意事项:对本品过敏者、慢性肾功能衰竭、高钙血症、高磷血症伴肾性佝偻病患者禁用;过敏体质者慎用。

品名:复方维生素注射液(4) Four Vitamin Injection

剂型与规格:注射液(4):2ml

用法与用量:静脉滴注,2ml 加入 500ml 葡萄糖等输液中,避光静脉滴注。

药理与用途:本品含维生素 A、D、E、K。维生素 A:为生长的必要成分,保持视网膜的视力功能,有维持正常细胞膜稳定的作用,缺乏后身体停止生长、夜盲、眼球干燥及角膜软化。维生素 D_2 形成骨组织、增加钙及磷的吸收,缺乏后发生骨软化症。维生素 E:细胞膜的抗氧作用,为氧自由基清除剂,缺乏后使红细胞破坏而溶血,骨骼肌与心肌变性。维生素 K:能形成凝血酶原,维持血液凝固功能正常,缺乏后时造成凝血酶原缺乏性出血。适用于不能经消化道正常进食的患者,维生素 A、D、E、K 的肠外补充。

不良反应:未见相关报道。

注意事项:必须加入输液稀释后使用,并避光;谨防过敏反应,特别是在初次使用时;本品内含维生素 K,不得和双香豆素类抗凝药合并使用。

品名:复合维生素 B 片 Compound Vitamin B Tablets

剂型与规格:片剂:为复方制剂:内含维生素 B_1、维生素 B_2、维生素 B_6、烟酰胺、泛酸钙。

用法与用量:口服,每日 3 次,每次 1～3 片;小儿每次 1～2 片。

药理与用途:维生素 B_1 是糖代谢所需的重要组成成分。维生素 B_2 为组织呼吸所需的重要辅酶组成成分。烟酰胺为辅酶Ⅰ及Ⅱ的组分,为脂质代谢、组织呼吸的氧化作用所必需。维生素 B_6 为多种酶的辅基,参与糖、脂肪、蛋白质的代谢。用于预防和治疗 B 族维生素缺乏所致的营养不良、厌食、脚气病、糙皮病等。

不良反应:大剂量服用可出现烦躁、疲倦、食欲减退等;偶见皮肤潮红、瘙痒。

注意事项:对本品过敏者、过敏体质者禁用;服用后尿液可能呈黄色。

品名:葡萄糖酸钙 Calcium Gluconate

剂型与规格:片剂:0.1g、0.5g;10% 注射剂:10ml。

用法与用量:口服,每次 0.5～2g,每日 3 次;儿童每次 0.5～1g,每日 3

次。静脉注射,每次10%液10~20ml。对儿童手足搐搦症,每次5~10ml,加等量5%~25%葡萄糖液稀释后缓慢静脉注射(1分钟不超过2ml)。

药理与用途:钙离子补充剂。常用于钙缺乏、慢性低钙血症如佝偻病、软骨病。

不良反应:静脉注射可有全身发热感;过快可引起心律失常、恶心、呕吐甚至心搏骤停;服用强心者严禁注射钙剂。

注意事项:对组织的刺激性较小,注射比氯化钙安全,常与镇静剂并用;其余同氯化钙。

品名:氯化钙 Calcium Chloride

剂型与规格:注射剂:0.3g/10ml、0.5g/10ml、0.6g/20ml、1g/20ml。

用法与用量:将5%液10~20ml以25%葡萄糖液稀释1倍后缓慢静脉注射。

药理与用途:钙离子是体液中重要的阳离子,涉及多种生理功能,能维持神经肌肉正常的兴奋性,能降低毛细血管通透性,增加毛细血管壁的致密性,使渗出减少。与镁离子有竞争性拮抗作用。用于血钙降低引起的手足搐搦症以及肠绞痛、输尿管绞痛等,荨麻疹、渗出性水肿、瘙痒性皮肤病。可解救镁盐中毒。

不良反应:静脉注射时可有全身发热感。

注意事项:注射宜缓慢,一分钟不超过2ml;在应用强心苷期间或停药后7日以内,忌用本品;不宜作皮注或肌内注射;注射液不可漏于血管之外,否则导致剧痛及组织坏死。

品名:碳酸钙 Calcium Carbonate

剂型与规格:片剂:0.5g。

用法与用量:口服,咀嚼,每日2片。

药理与用途:为钙补充剂。用于预防骨质疏松症。

不良反应:可引起嗳气,便秘。

注意事项:肾功能失调、尿钙或血钙浓度过高者忌用。

品名:碳酸钙 D_3 Calcium Carbonate and Vitamin D_3 Chewable Tablets

剂型与规格:咀嚼片:每片含碳酸钙1.25g(相当于钙0.5g)、维生素 D_3 200U。

用法与用量:口服,每次1片,每日1~2次,咀嚼后咽下;小儿每次0.5

片，每日 1～2 次，咀嚼后咽下。

药理与用途：钙是维持人体神经、肌肉、骨骼系统、细胞膜和毛细血管通透性正常功能所必需。特别对牙齿、骨骼的生长发育尤其重要。维生素 D_3 能参与钙和磷代谢，能补助“钙结合蛋白”的形成，进而使肠道中吸收钙送至血液及骨骼等组织。用于防治骨质疏松，也可用于作为儿童、妊娠期、哺乳期、更年期妇女、老年人等钙的补充剂。

不良反应：嗳气、便秘；过量服用可发生奶-碱综合征，表现为血钙症，碱中毒及肾功能不全。

注意事项：血钙或尿钙过高者、维生素 D 增多症患者、对本品过敏者、高磷血症伴肾性佝偻患者、洋地黄中毒或洋地黄化患者、肾功能不全者禁用；冠心病、动脉硬化者、心功能不全者、婴幼儿、高胆固醇血症者、对维生素 D 高度敏感者慎用。

品名：钙尔奇 D600 Caltrate With D600 Tablets

剂型与规格：片剂：0. 6g（钙含量）。

用法与用量：口服，每日 1 次，每次 1 片。

药理与用途：钙是维持人体神经、肌肉、骨骼系统、细胞膜和毛细血管通透性正常功能所必需的。维生素 D 能参与钙和磷的代谢，促进其吸收并对骨质形成有重要作用。作为补钙剂，尤其适用于妊娠期、哺乳期妇女、更年期妇女、老年人等钙的补充剂。也用于骨质疏松。

不良反应：嗳气、便秘；过量服用可发生奶-碱综合征，表现为血钙症，碱中毒及肾功能不全。

注意事项：血钙或尿钙过高者、维生素 D 增多症患者、对本品过敏者、高磷血症伴肾性佝偻患者、洋地黄中毒或洋地黄化患者、肾功能不全者禁用；冠心病、动脉硬化者、心功能不全者、婴幼儿、高胆固醇血症者、对维生素 D 高度敏感者慎用。

品名：牡蛎碳酸钙 Oyster Shell Calcium Chewable Tablets（盖天力）

剂型与规格：咀嚼片：0. 15g。

用法与用量：口服，每次 1 片，每日 3 次，咀嚼后咽下。

药理与用途：钙参与骨骼的形成与骨折后骨组织的再建以及肌肉收缩，神经传递，凝血机制并降低毛细血管的通透性等。用于儿童、妊娠期、哺乳期妇女、绝经期妇女以及老年人补充钙质。

不良反应：可见嗳气、便秘、腹部不适；偶见高血钙，胃功能不全；过量长期服用可引起反跳性胃酸分泌增多。

注意事项:肾功能不全者慎用,血钙或尿钙过高、洋地黄化患者禁用。

品名:乳酸钙 Calcium Lactate

剂型与规格:颗粒剂:0.5g。

用法与用量:口服,每次0.5g,每日1~2次,温开水冲服。

药理与用途:本品参与骨骼的形成与骨折后骨组织的再建以及肌肉收缩,神经传递,凝血机制并降低毛细血管的通透性等。用于预防和治疗钙缺乏症,如骨质疏松、手足抽搐症、骨发育不全、佝偻病,以及妊娠期、哺乳期妇女、绝经期妇女钙补充。

不良反应:可见便秘;偶见高血钙、肾功能不全。

注意事项:高钙血症及高钙尿症患者、患有肾结石或有肾结石病史者、结节病患者(可加重高钙血症)、正在服用洋地黄类药物禁用;肾功能不全、慢性腹泻或胃肠吸收功能障碍者慎用。

品名:维D钙咀嚼片 Calcium Supplement With Vitamin D Chewable Tablets-Children's Formula(迪巧)

剂型与规格:咀嚼片:每片含0.3g(钙含量)、维D_3 100单位。

用法与用量:口服,每次2片,每日1次;小儿每次1片,每日1次。

药理与用途:钙是骨骼系统形成和发育的基本物质,是维持人体神经、肌肉、骨骼系统、细胞膜和毛细血管通透性正常功能所必需的。维生素D_3能参与钙和磷代谢,促进其吸收并对骨质形成有重要作用。儿童补钙剂。

不良反应:嗳气、便秘;过量服用可发生奶-碱综合征,表现为血钙症,碱中毒及肾功能不全。

注意事项:血钙或尿钙过高者、维生素D增多症患者、对本品过敏者、高磷血症伴肾性佝偻患者、洋地黄中毒或洋地黄化患者、肾功能不全者禁用;冠心病、动脉硬化者、心功能不全者、婴幼儿、高胆固醇血症者、对维生素D高度敏感者慎用。

品名:枸橼酸钙 Calcium Citrate Tablets(司特立)

剂型与规格:片剂:0.5g。

用法与用量:口服,每次1.0g,每日3次。

药理与用途:本品参与骨骼的形成与骨折后骨组织的再建,以及肌肉收缩,神经传递,凝血机制并降低毛细血管的通透性等。本品补钙剂,用于

预防和治疗钙缺乏症，如骨质疏松、手足抽搐症、骨发育不全、佝偻病，以及妊娠期、哺乳期妇女、绝经期妇女钙补充，

不良反应：偶见便秘。

注意事项：心、肾功能不全者慎用；高钙血症、高钙尿症、含钙肾结石或有肾结石病史患者禁用。本品不宜与洋地黄类药物合用。

品名：氨基酸螯合钙 Calcium Amino Acid Chelate（复方氨基酸螯合钙、乐力、乐力钙）

剂型与规格：胶囊剂：30 粒。

用法与用量：口服，温水送下，每日 1～2 粒；6 岁以下儿童每日半粒。

药理与用途：是由钙和多种微量元素经配位键与氨基酸形成螯合物，并加以维生素 D_3、维生素 C 制成的复方制剂。其所含的钙及微量元素能在小肠绒毛上皮细胞主动转运氨基酸的同时被吸收入血。维生素 D_3 可促进人体吸收和利用钙。维生素 C 和微量元素则能促进骨基质生成，增强成骨功能。用于预防和治疗钙和微量元素缺乏导致的多种病，如骨质疏松症、儿童佝偻病、钙缺乏引起的神经痛和肌肉抽搐等；用于儿童、老人、妊娠期和乳期妇女补充钙。

不良反应：未见有不良反应报道。

注意事项：肾功能不全、血钙过高、洋地黄化患者禁用。

品名：多种微量元素注射液（Ⅱ）Multi-trace Element Injection（Ⅱ）（安达美，Addamel）

剂型与规格：注射液：10ml。

用法与用量：静脉滴注，每日 10ml，在配伍得到保证前提下 10ml 加入 500ml 输液中，静脉滴注 6～8 小时。

药理与用途：长期肠外营养，可造成微量元素摄入不足，本品可满足成人每日对所含微量元素的生理需要。仅用于 15kg 以上儿童及成人长期肠外营养时补充电解质和微量元素。妊娠妇女对微量元素的需要量微量增高，本品也适用于妊娠妇女。

注意事项：微量元素代谢障碍和胆道功能明显减退，及肾功能障碍者慎用。

第十九章 生物制品

品名:多价气性坏疽抗毒素注射剂 Mixed Gas-gangrene Antitoxin

剂型与规格:注射剂:1 万 U/10ml(多价混合)。

用法与用量:皮下或肌内注射,预防:每次 1 万 U(混合)左右。紧急情况下可增加用量,亦可采用静脉注射。伤口的感染未消除者,可隔 5~6 日重复注射 1 次。治疗:第 1 次注射 3 万~5 万 U(混合)于静脉内,同时注射适量于伤口周围健康组织内。以后根据病情,适当间隔反复注射,直到确认无需注射为止。

药理与用途:本品为经胃酶消化后的马气性坏疽(威氏、水肿、脓毒、溶组织)抗毒素免疫球蛋白混合而成,具有中和相应气性坏疽毒素的作用,用于配合抗生素治疗和预防气性坏疽。

不良反应:轻度:局部疼痛,瘙痒,水肿;重度:过敏反应。

注意事项:制剂浑浊,有沉淀异物时,不可使用;制剂打开后每次用完;如同时注射其他抗毒素时,注射器需分开;注射前必须做过敏试验,阳性者用脱敏注射法;应特别注意过敏反应的发生,门诊患者注射后应观察 30 分钟才可离开;每次注射时,详细记录姓名、性别、年龄、注射次数、上次注射后反应情况,以及所用抗毒素的生产单位及批号等。

品名:白喉抗毒素 Diphtheria Antitoxin

剂型与规格:注射剂:2000U/ml、3000U/ml、4000U/ml、1 万 U/ml;粉针剂:1 万 U、3 万 U。

用法与用量:预防,每次皮下或肌内注射 0.1 万~0.2 万 U;治疗,应尽早、足量注射。用量参考如下:一侧扁桃体,注射与病间隔 24 小时,注射液量 0.8 万 U;注射与病间隔 48 小时,注射液量 1.6 万 U;注射与病间隔 72 小时,注射液量 2.4 万 U。两侧扁桃体,注射与病间隔 24 小时,注射液量 1.6 万 U;注射与病间隔 48 小时,注射液量 3.2 万 U;注射与病间隔 72 小时,注射液量2.4万U。两侧扁桃体、悬雍垂、鼻咽、喉部,注射与病间隔24小时,注射液量2.4万U;注射与病间隔48小时,注射液量4.8万U;注射与病间隔72小时,注射液量7.2万U。仅限于鼻部,注射液量0.8万~1.6万U。

药理与用途:本品能中和感染部位及血中游离的白喉毒素,可预防和治疗白喉,使机体增强免疫能力。用于预防和治疗白喉。

不良反应:轻度:局部疼痛、瘙痒、水肿;重度:过敏反应。

注意事项:与其他马血清抗毒素类同。

品名:抗狂犬病血清 Antirabies Serum

剂型与规格:注射剂:200U、400U、700U、1000U;粉针剂:700U。

用法与用量:先冲洗伤口,在受伤部位进行浸润注射,余下的血清进行肌内注射。注射液量为1公斤体重40U(严重者可增80~100U),在1~2日内分数次注射。可同时注射狂犬病疫苗。脱敏注射法:可用氯化钠注射液稀释10倍,分小量数次作皮下注射,每次注射后观察20~30分钟。第1次1ml,第2次2ml,如注射量达4ml仍无反应,可缓慢地将全量注入。

药理与用途:本品注射到体内后,即可中和侵入的狂犬病病毒,能及时、快速地提供被动免疫,从而达到预防发病的目的。应用于被疯动物咬伤的患者,在48小时内注射本品,可减少发病率。已有狂犬病症状的患者,注射本品无效。

不良反应:轻度:局部疼痛,瘙痒,水肿;重度:过敏性休克,血清病样反应。

注意事项:本品有浑浊、沉淀现象的,禁止使用;使用前需详细询问过敏史,必须做过敏试验,阳性者用脱敏注射法;每次注射完须详细记录,包括姓名、性别、注射次数、注射后反应以及药品生产单位及批号;门诊患者注射后应观察至少30分钟方可离开。

品名:抗炭疽血清注射剂 Anthrax Antiserum

剂型与规格:注射剂:5ml、10ml。

用法与用量:预防:皮下或肌内注射,1次20ml;治疗:根据病情肌内注射或静脉滴注。原则应是早期给予大剂量,第1天注射20~30ml。待体温恢复正常,水肿消退后,临床医生可根据病情给予维持量。

药理与用途:本品可使机体及时、快速地获得被动免疫,起到预防炭疽的目的。大剂量注射可中和侵入机体的炭疽菌,起到治疗作用。

不良反应:轻度:局部疼痛、瘙痒、水肿;重度:过敏性休克、血清病样反应。

注意事项:与其他马血清抗毒素生物制剂类同。

品名:破伤风抗毒素 Tetanus Antitoxin

剂型与规格:注射剂:1500U/ml、3000U/ml、1 万 U/ml、3 万 U/ml;粉针剂:4 万 U/1g。

用法与用量:预防:凡 5 年内未接受破伤风类毒素接种的外伤患者,尤其是创口深、污染严重者,应立即皮下或肌内注射每次 0.15 万 ~0.3 万 U,伤势严重者可酌情加倍,每隔 1 周重复注射 1 次,直至感染风险解除;治疗:新生儿破伤风,24 小时内肌内注射 2 万 ~10 万 U,每次或分次注射,严重者可静脉注射。成人和儿童,每次 5 万 ~20 万 U,肌内注射,剂量及间隔时间视病情严重程度而定,病情严重者可将抗毒素加入葡萄糖注射液中缓慢静脉注射或静脉滴注,但仅能用于经肌内注射后无异常反应者,且需严密监视。除全身用药外,也可同时适量注射于伤口周围组织。

药理与用途:本品可中和伤口及游离的破伤风毒素,可预防和治疗破伤风。

不良反应:轻度:局部疼痛,瘙痒,水肿;重度:过敏性休克,血清病样反应。

注意事项:可能会引起过敏反应,包括过敏性休克和血清病;使用前必须了解患者是否以前使用过动物血清,有无哮喘及过敏史;所有患者用前须做过敏试验,阳性者用脱敏方法注射,应备有 1∶1000 肾上腺素,以便及时治疗休克;在预防使用抗毒素时,应同时开始破伤风类毒素免疫接种,但应在不同部位。

品名:肉毒抗毒素 Botulinum Antitoxin

剂型与规格:注射剂:10 000U(A 型)、5000U(B 型)、1000U(E 型)。

用法与用量:本品有 A、B、E 三型。出现中毒症状时,尽快使用本品治疗,对可疑中毒者应尽快用本品预防。中毒类型不明确时,可同时使用三型。预防:皮下或肌内注射,每次 0.1 万 ~0.2 万单位(一个型),情况紧急时,可酌情静脉注射。治疗:肌内注射或静脉滴注,第 1 次注射 1 万 ~2 万单位(一个型),以后视病情可每 12 小时注射 1 次,病情好转后减量或延长间隔时间。

药理与用途:本品可以中和肉毒毒素产生的游离毒素,但毒素与组织结合后抗毒素即不能发挥作用;感染肉毒毒素后,应尽早使用本品,以防止病情发展。对已经出现的症状,抗毒素并不能使之好转。凡已出现肉毒中毒症状者,应尽早使用本品治疗;也可使用本品进行预防可疑中毒者。

不良反应:轻度:局部疼痛、瘙痒、水肿;重度:过敏性休克、血清病样反应。

注意事项:参见白喉抗毒素。

品名:转移因子 Transfer Factor

剂型与规格:胶囊剂:3mg 多肽:100μg 核糖;注射剂:1U/2ml、3U/2ml;粉针剂:1U、2U、4U。

用法与用量:口服 1 ~ 2 粒,一日 2 ~ 3 次。皮下注射:注于淋巴回流较丰富的上臂内侧或大腿内侧腹股沟下端,也可皮下注射于上臂三角肌处,一次注射 1 支,每周 1 ~ 2 次,1 月后改为每 2 周 1 次。对带状疱疹,一般只需注射 1 次。

药理与用途:转移因子是从健康人血或动物脾脏提取的多核苷酸肽,分子量小于 5000,可将细胞免疫活性转移给受体以提高后者的细胞免疫功能。用于增强或抑制体液免疫和细胞免疫功能,辅助治疗抗生素难以控制的病毒性或真菌性细胞内感染,对恶性肿瘤,免疫缺陷可作辅助治疗。

不良反应:最常见的不良反应为注射部位疼痛、硬结及全身发热反应,个别患者可出现风疹样皮疹;可引起支气管哮喘典型发作。

注意事项:对本品过敏者禁用,药品性状发生改变时禁用。

品名:人乙型肝炎免疫球蛋白 Human Hepatitis B Immunoglobulin

剂型与规格:注射液:100 单位,200 单位。

用法与用量:本品只限肌内注射,不得用于静脉输注。用量:①母婴阻断:HBsAg 阳性母亲所生婴儿出生 24 小时内注射本品 100 单位;②乙型肝炎预防:一次注射量儿童为 100 单位,成人为 200 单位,必要时可间隔 3 ~ 4 周再注射一次。③意外感染者,立即(最迟不超过 7 天)按体重注射 8 ~ 10U/Kg,隔月再注射 1 次。

药理与用途:本品含有高效价的乙型肝炎表面抗体,能与相应抗原专一结合起到被动免疫的作用。适用于:母婴阻断:乙型肝炎表面抗原(HBsAg)阳性母亲所生的婴儿;意外感染的人群;与乙型肝炎患者和乙型肝炎病毒携带者密切接触者。

不良反应:个别患者在注射后可见一过性头痛、心慌、恶心等不良反应,但大多数较轻微,无需特殊处理,可自行恢复。

注意事项:本品只限肌内注射,不得用于静脉输注;急性传染病及发热者禁用。

品名:重组牛碱性成纤维细胞生长因子 Recombinant Bovine Basophilic Fibroblast Grow Factor(rb-bfgf、贝复济、贝林)

剂型与规格:溶液剂:63 000AU/15ml;滴眼液(融合蛋白):21 000AU/5ml。

用法与用量:直接喷于伤患处或在伤患处覆以适当大小的消毒纱布,充分均匀喷湿纱布(以药液不溢出为准),适当包扎即可。推荐剂量每次150U/cm^2,每日1次;滴眼,每次1~2滴,每日4~6次,或遵医嘱。

药理与用途:是一种多功能细胞生长因子,能刺激中胚层和神经外胚层细胞的生长,对源于中胚层和神经外胚层的组织具有促进分化(或)调节修复和再生的作用。研究显示,本品能促进细胞分裂或分化,使受损组织得以修复,加速创面的愈合;促进血管新生,改善创面的血液循环;促进神经纤维再生,改善损伤组织的神经再分配,恢复受损组织的功能。用于烧伤创面(包括浅Ⅱ度、深Ⅱ度、肉芽创面)、慢性创面(包括体表慢性溃疡等)和新鲜创面(包括外伤、供皮区创面、手术伤等);滴眼液用于各种原因引起的角膜上皮缺损和点状角膜病变,复发性浅层点状角膜病变、轻中度干眼症、大疱性角膜炎等。

不良反应:除偶见一过性轻微疼痛外,无其他不良反应。

注意事项:对本品过敏者禁用;高浓度碘酒、乙醇、过氧化氢、重金属等蛋白变性剂可能会影响本品活性,因此,常规清创后,建议用生理盐水冲洗后再使用本品;妊娠期及哺乳期妇女用药尚不清楚。

品名:免疫球蛋白 Human Immunoglobulin(丙种球蛋白、博欣、伽玛莱士、华兰肌丙、人血丙种球蛋白、人血免疫球蛋白、蓉生静丙)

剂型与规格:人免疫球蛋白注射液(肌内注射用):50mg/15ml、150mg/3ml、300mg/3ml、500mg/5ml;注射用人免疫球蛋白(肌内注射用):150mg、300mg;注射用人免疫球蛋白(静脉注射用):1.25g、2.5g、5g。

用法与用量:肌内注射或静脉滴注,预防麻疹:在与麻疹患者接触后7日内注射5~15mg/kg。一次注射后预防作用通常维持2~4周;预防甲型肝炎:按5~10mg/kg注射,或一次注射300mg,一次注射后预防作用通常维持1个月左右;内源性过敏性疾病:一次1g,3周内注射2次。静脉滴注或以5%葡萄糖溶液稀释1～2倍作静脉滴注:开始速度为1.0ml/min(约20滴/分),持续15分钟后若无不良反应可逐渐加快速度。推荐用量:原发性免疫球蛋白缺乏或低下者:首次剂量为400mg/kg体重,一般每月一次;重症感染:每日200～300mg/kg体重,连续2～3日;原发性血小板减少性紫癜:400mg/kg体重,连续输注5日,一般每周一次。

儿童:肌内注射或静脉滴注,预防麻疹:在与麻疹患者接触后7日内,注射5～15mg/kg,或5岁以下儿童注射150～300mg,6岁以上儿童最大剂量不超过600mg。一次注射后预防作用通常维持2～4周;预防传染性肝炎:按5～10mg/kg注射或一次150～300mg,一次注射后预防作用通常维持1个月左右;静脉滴注:川崎病:发病10日内应用,一次输注2g/kg。

药理与用途:本品是用乙型肝炎疫苗免疫健康人后,取其血浆或血清,经低温乙醇法纯化制备的免疫球蛋白制剂,含有10%的蛋白质(其中肌内注射用制剂90%以上为丙种球蛋白;静脉用制剂95%以上为丙种球蛋白)、并含有一定量抗-HBs(RIA法≥6U/g蛋白质)及白喉抗体(PHA法≥3HAU/g蛋白质)。由于本药含有各种抗体,故可在短期内为机体提供被动免疫,加强其免疫状态。用于预防麻疹或减轻症状;用于传染性肝炎、麻疹、水痘、腮腺炎、带状疱疹等病毒性感染的防治;用于哮喘、过敏性鼻炎、湿疹等内源性过敏性疾病;用于提高机体的免疫功能:原发性免疫缺乏症,如X联锁低免疫球蛋白血症,常见变异性免疫缺陷病,免疫球蛋白G亚缺陷病等;继发性免疫球蛋白缺陷病,如重症感染、新生儿败血症;自身免疫性疾病,如原发性血小板减少性紫癜、川崎病。

不良反应:极个别患者静脉注射时出现一过性头痛、心慌、恶心等不良反应,可能与输注过快或个体有关;肌内注射可有轻微局部反应,偶有低热,可自行缓解。

注意事项:本药肌内注射制剂不得用于静脉滴注;有严重酸碱代谢紊乱的患者慎用;孕妇及哺乳期妇女慎用;老年患者与儿童用药尚未有研究。

品名:红色诺卡菌细胞壁骨架制剂 Nocadia rubra Cell Wall Skeleton Preparation

剂型与规格:注射剂:200μg,400μg。

用法与用量:恶性胸腹水患者,可预先尽量抽尽胸腹水后,胸腔内注射一次600μg;腹腔内注射1次800μg,1周1～2次,共2～4次。

药理与用途:红色诺卡菌细胞壁骨架(N-CWS)的组分霉菌酸、阿拉伯半乳聚糖和黏肽等,能增强体内巨噬细胞和自然杀伤细胞的免疫活力,具有抑制癌细胞、减少肿瘤复发的功能,能显著地延长肿瘤患者的生存期。用于各种肿瘤引起的胸水、腹水的控制,也可用于肺癌、恶性黑色素瘤、膀胱癌、恶性淋巴瘤、晚期胃癌和食管癌的辅助治疗。

不良反应:部分患者皮下注射该药有轻微的副作用,常见的为注射局部红肿(轻~中度),个别患者出现溃疡或轻度到中度发热。一般无需特殊处理,必要时给予对症治疗。

注意事项:胸腹水灌注遇剧痛时,可用适量利多卡因缓解。高热及有过敏反应患者慎用或在医师严密观察下使用。

品名:抗蛇毒血清(参阅第十五章解毒药:抗蝮蛇毒血清、抗五步蛇毒血清、抗银环蛇毒血清、抗眼镜蛇毒血清)

剂型与规格:共4种:抗蝮蛇毒血清 Agkistrodon Halys Snake Antivenin,6000单位;抗五步蛇毒血清 Agkistrodon Acutus Snake Antivenin,2000单位;抗银环蛇毒血清 Bungarus Multicinctus Snake Antivenin,10 000单位;抗眼镜蛇毒血清 Naja Antivenin 1000单位。

用法与用量:静脉或肌内或皮下注射,抗蝮蛇毒血清:一次注射6000单位;抗五步蛇毒血清:一次2000单位;抗银环蛇毒血清:一次注射10 000单位;抗眼镜蛇毒血清:一次注射2000单位。

药理与用途:分别由各自蛇毒或脱毒蛇毒免疫马所得的血浆,经胃酶消化后纯化制成的冻干蛇毒球蛋白制剂。用于相应的毒蛇咬伤者的治疗。其中抗蝮蛇毒血清对竹叶青和烙铁头咬伤亦有效。

不良反应:偶有血清反应,立即肌内注射氯苯那敏。必要时,应用地塞米松5mg(或氢化可的松100mg或氢化可的松琥珀酯钠135mg)加入25%~50%葡萄糖20~40ml中静脉注射。亦可稀释后静脉滴注。

注意事项:注射前先做过敏试验,阴性者方可注全量。

过敏试验法:取0.1ml本品加1.9ml生理盐水(稀释20倍),前臂皮内注射0.1ml,经20~30分钟判定。可疑阳性者,可预先注射氯苯那敏1mg(儿童酌减),15分钟再注射本品。过敏试验阳性反应者,采用脱敏注射法。

脱敏注射法:用生理盐水将抗血清稀释20倍,分次皮下注射,每次观察20~30分钟,第一次注射0.4ml,酌情增量,3次以上无反应,即可静脉、肌内或皮下注射。注射前使制品接近体温,注射应慢,开始每分钟不超过1ml,以后不超过4ml,注射时如反应异常,应立即停止。

过敏试验阳性反应者慎用。对蛇咬伤应同时注射破伤风抗毒素1500～3000U。

品名:破伤风人免疫球蛋白 Human Tetanus Immunoglobulin(人抗破伤风免疫球蛋白、抗破伤风人免疫球蛋白)

剂型与规格:注射剂:250 单位/2.5ml。

用法与用量:臀部肌内注射。预防剂量:儿童成人一次用量 250 单位;参考治疗剂量:3000～6000 单位,尽快用完,可多点注射。

药理与用途:本品含高效价的破伤风抗体,能中和破伤风毒素,从而起到预防和治疗破伤风梭菌的作用。用于预防和治疗破伤风,尤其适用于对破伤风抗毒素(TAT)有过敏反应者。

不良反应:极个别患者肌内注射处可有疼痛感、硬结、红斑等反应。罕见过敏反应。

注意事项:对人免疫球蛋白类制品有过敏史者禁用;有摇不散的沉淀或异物时,不可使用;开瓶后,应一次注射完毕,不得分次使用;严禁静脉注射。

品名:人胎盘组织液 Human Placenta Tissue Hydrolysate

剂型与规格:注射剂:2ml。

用法与用量:肌内注射,一般每日或隔日注射一次,每次 1～2ml,30 次为一疗程。

药理与用途:为人胎盘组织经水解后的混合物。用于治疗妇科、皮肤科一些慢性炎症;手术后粘连、瘢痕挛缩以及气管炎等慢性病。

不良反应:未见不良反应。

注意事项:如有异物或摇不散的沉淀不能使用。

品名:乙型脑炎减毒活疫苗 Japanese Encephalitis Vaccine, Live(流行性乙脑炎活疫苗)

剂型与规格:注射液:0.5ml。

用法与用量:于上臂外侧三角肌下缘附着处皮下注射。8 月龄儿童首次注射 0.5ml,分别于 2 岁和 7 岁再各注射 0.5ml,以后不再免疫。详见说明书。

药理与用途:系用流行性乙型脑炎病毒 SA14-14-2 减毒株接种于原代地鼠肾细胞,经培育后收获病毒液,冻干制成。用于预防流行性乙型脑炎。

不良反应:少数儿童可能出现一过性发热反应,一般不超过二天,可自行缓解。偶有散在皮疹出现,一般不需要特殊处理,必要时可对症治疗。

注意事项:发热、患急性传染病、中耳炎、活动性结核或心脏、肾脏、肝脏等疾病者,体质衰弱、有过敏史或癫痫史者,先天性免疫缺陷者,近期或正在进行免疫抑制治疗者及妊娠妇女禁用。

品名:流行性感冒裂解疫苗 Inactivated Split Influenza Vaccine(凡尔灵)

剂型与规格:注射液(成人剂型):0.5ml;(儿童剂型)0.25ml。

用法与用量:用前应将该疫苗置于室温并充分摇匀,然后肌内或皮下注射。成人剂型:成人及36个月以上儿童,接种一剂,每剂0.5ml;儿童剂型:6~35个月龄的儿童,接种2支,每剂0.25ml(至少间隔4周)。

药理与用途:流感病毒在鸡胚胎中培养,用三硝基甲苯-X-100裂解,甲醛灭活,纯化制得的疫苗。用于预防流行性感冒。

不良反应:局部反应:红、肿、疼、瘀斑、便结;全身反应:发热、头晕、寒战、虚弱、头疼、出汗、肌痛、关节痛;一般的皮肤反应:瘙痒、风疹或皮疹;过敏反应,导致休克罕见。

注意事项:对疫苗中任何成分,如辅料、鸡蛋、禽蛋白、新霉素、甲醛和辛苯昔醇-9过敏者、发热或急性感染期禁用。

品名:A型肉毒毒素 Botulinum Toxin Type A fur injection

剂型与规格:粉针剂:50U,100U。

用法与用量:用法:眼睑痉挛:采用上睑及下睑肌肉多点注射法,上及下睑的内外侧或外眦部颞侧皮下眼轮匝肌共4~5点;单侧面肌痉挛:除注射眼睑痉挛所列部位外,还需于面部中、下及颈部肌肉注射3点。依病情需要,也可对眉部内、外或上唇或下颌部肌肉进行注射。斜视:根据斜视的种类、部位,在0.5%丁卡因表面麻醉下,借肌电放大器或肌电仪引导,用同轴电极针注射不同的眼外肌。

用量:眼睑及面肌痉挛:可按上述部位选择进行注射,每点起始量为2.5U/0.1ml。注射一周后有残存痉挛者可追加注射;病情复发者可作原量或倍量(5.0U/0.1ml)注射。但1次注射总量应不高于55U,1月内使用总剂量不高于200U;斜视:对垂直肌和小于三棱镜度的水平斜视,每条肌肉起始量为1.25~2.5U;对20~40棱镜度的水平斜视,每条肌肉起始量为2.5U;对40~50棱镜度的水平斜视,每条肌肉起始量为2.5U,以后根据药物反应,酌情增至5.0U/次;对1个月或以上的持久性Ⅵ神经麻痹,可向内直肌注射1.25~2.5U。每条斜视注射容积应不高于0.1ml。对低矫者可作重复注射。对病情出现反复者可作不定期的增量或维持量注射，但每条肌肉最大用量不超过5U。

药理与用途：能抑制周围运动神经末梢突触前膜乙酰胆碱释放，引起肌肉的松弛性麻痹。用于眼睑痉挛、面肌痉挛等成人患者及某些斜视，特别是急性麻痹性斜视、共同性斜视、内分泌肌病引起的斜视及无法手术矫正或手术效果不佳的12岁以上的斜视患者。

不良反应：在眼睑、面肌痉挛治疗中，少数患者可出现短暂的眼睑下垂、下睑后退、瞬目减少、睑裂闭合不全、面肌肌力减弱，等3~8周自然恢复；在斜视治疗过程中，部分患者可出现短暂的、不同程度的眼睑下垂、垂直斜视和极个别的瞳孔散大，此与该毒素向邻近弥散有关，数周内自然恢复。

注意事项：本品有剧毒，专人保管，按规定适应证、按规定剂量使用；过敏性体质者及对本品过敏者禁用；氨基糖苷类抗生素（如庆大霉素）能增加肉毒毒素作用；凡有发热、急性传染病者缓用；心、肝、肺疾患、活动性肺结核、血液病患者及孕妇和12岁以下儿童慎用；应备有1∶1000肾上腺素，以备偶尔发生过敏反应时急救用。患者在注射后应留院内短时观察。

品名：A群C群脑膜炎多糖球菌疫苗 Specification for Group A+C Meningococcal Polysaccharide Vaccine

剂型与规格：注射液：0.5ml。

用法与用量：于上臂外侧三角肌下缘附着处皮下注射。接种对象：2岁以上儿童及成人，在流行区儿童可进行应急接种。上臂外侧三角肌下缘附着处皮下注射500μg（0.5ml）一次，三年内应避免重复接种。

药理与用途：用A群及C群脑膜炎奈瑟球菌液体培养液，经提纯获得的多糖抗原冻干制成。本疫苗接种后，可使机体产生体液免疫应答。用于预防A群及C群脑膜炎球菌引起的流行性脑脊髓膜炎。

不良反应：少数患者有轻微反应，偶有短暂低热，局部稍有压痛感。

注意事项：有癫痫、惊厥及过敏史者、患脑部疾患、肾脏病、心脏病及活动性结核者、急性传染病及发热者禁用。

品名：麻腮风联合减毒活疫苗 Measles Mumps and Rubilla Vaccine Live

剂型与规格：注射液：0.5ml。

用法与用量：上臂外侧三角肌附着处皮下注射0.5ml。

药理与用途：内含三种病毒成分：麻疹病毒系用麻疹减毒株接种于

SPF鸡胚细胞，经培育后收获病毒；腮腺炎病毒系用腮腺炎减毒株于SPF鸡胚细胞，经培育后收获病毒；风疹病毒系用风疹减毒株接种于人二倍体细胞（2BS株），经培育后收获病毒。三种病毒混合并加入适宜稳定剂冻干制成。经免疫接种后，可刺激机体产生对麻疹、腮腺炎和风疹的免疫力。用于预防麻疹、腮腺炎和风疹三种疾病。

不良反应：注射后一般无局部反应，在6~11天内，少数人可能出现一过性发热反应，轻度皮疹反应或伴有耳后及枕后淋巴结肿大，一般不超过2天，可自行消退。成人接种后2~4周个别可能出现一过性关节痛反应，一般不需特殊处理，必要时可对症治疗。

注意事项：患严重疾病，急性或慢性感染，发热或有过敏史者不得接种；妊娠妇女严禁接种本疫苗。哺乳期妇女接种活性减毒风疹疫苗后，母乳中可分泌出这种病毒，并能传播给吃奶的婴儿，所以哺乳期妇女慎用本疫苗；勿与免疫球蛋白同时使用。如使用过人体免疫球蛋白、输血或输注血浆，疫苗接种应推迟至3个月后或更长时间后进行。

品名：重组乙型肝炎疫苗（酵母）Hepatitis B Vaccine Made by Recombinant DNA Techniques in Yeast

剂型与规格：注射液：10μg。

用法与用量：注射前要充分摇匀，上臂三角肌肌内注射，新生儿在出生后24小时内注射第1针，1个月及6个月后注射第2、3针；其他人群免疫程序为0，1，6个月。免疫剂量每人次均为10μg/0.5ml。

药理与用途：本品系由重组酵母表达的乙型肝炎病毒表面抗原（HBsAg），经纯化加佐剂吸附后制成。用于预防乙型肝炎。

不良反应：本品很少有不良反应，个别人可能有中、低度发热或注射局部微痛，24小时内即自行消失。

注意事项：患有发热、急性或慢性严重疾病者及对酵母成分过敏者禁用；应备有肾上腺素，以防偶有过敏反应发生时使用。

品名：牛痘疫苗致炎兔皮提取物 Extracts form Rabbit Skin Inflamed by Vaccinia Virus for Injection

剂型与规格：注射液：3.6单位/3ml。

用法与用量：肌内或静脉注射，每次3ml，每日1次。疗程通常为2周。

药理与用途：激活中枢神经系统下行抑制系统，改变丘脑下部神经元散发活动作用，调节中枢神经系统活动和抗Ⅰ型变态反应的作用，此外对外来刺激所引起的情感状态具有镇静作用。用于颈、肩、腕综合征、腰痛患者的疼痛、冷感、麻木等症状的缓解，症状性神经病。

不良反应：严重不良反应：偶尔会出现脉知不能、胸痛、呼吸困难、面色苍白、发绀、低血压、意识消失、哮喘发作、喘鸣、咳嗽、打喷嚏、失禁等休克症状；过敏，偶尔会出现皮疹、荨麻疹、红斑、瘙痒等过敏症状，该情况下应停止给药；循环系统：偶尔会出现血压上升，心动过速等症状；消化系统：偶尔会出现恶心、反胃、呕吐、口渴、食欲不振、腹痛、腹泻等；神经系统：有时会出现困倦，偶尔出现头晕、头痛、头重感、颤抖、痉挛、麻木、感觉异常、冷感、红斑、潮红、出汗、冷汗、意识障碍、发呆等症状；肝脏：偶尔会出现 AST、ALT 值上升；其他：有时出现面色潮红，偶尔出现感觉不适，疲劳、脱力感，一过性不适，脸颊红热、水肿、肿胀、发热、恶寒、发冷、寒战等症状。

注意事项：对本品过敏的患者禁用；肌内注射时，为了避免对组织、神经等的影响，避开神经走行部位，注射针刺入后，若患者主诉疼痛剧烈或发现有回血现象，应立即拔出针头，更换部位后注射；不能同地西泮注射剂或者盐酸阿米替林注射剂混合使用。

品名：甲型肝炎灭活疫苗 Inactivated Hepatitis A Vaccine

剂型与规格：注射液：0.5ml，1ml。

用法与用量：上臂三角肌肌内注射。初次免疫用 1ml，间隔 6 个月加强免疫 1ml；1～15 岁儿童，初次免疫用 0.5ml，间隔 6 个月加强免疫 0.5ml。

药理与用途：本品系将甲肝病毒减毒株（H2 株）接种人二倍体细胞，经培养、收获病毒而制成。用于甲型肝炎病毒感染危险对象的主动免疫。

不良反应：症状轻微且持续不超过 24 小时。注射局部疼痛、硬结、发红和肿胀，全身性反应包括头痛、疲劳、发热、恶心和食欲下降。

注意事项：患有肝炎或其他严重疾病者、孕妇、对本疫苗任何成分过敏者、急性、严重发热性疾病患者禁用；发热性疾病患者应推迟接种；使用疫苗后应观察被接种者 30 分钟，因可能发生过敏反应。血小板减少者或出血性疾病患者，肌内注射后可能发生出血，因此应慎用；哺乳期妇女慎用。

品名：吸附无细胞百白破联合疫苗 Diphtheria，Tetanus and Acellular Pertussis Combined Vaccine，Absorbed

剂型与规格：注射液：0.5ml。

用法与用量：臀部或上臂外侧三角肌肌内注射。基础免疫：共 3 针，自

3 月龄开始至 12 月龄，每针间隔 4 ~ 6 周，每次注射 0. 5ml；加强免疫：通常在基础免疫后 18 ~ 24 月龄进行，注射剂量为 0. 5ml。

药理与用途：由无细胞百日咳菌原液、白喉类毒素及破伤风类毒素原液，加氢氧化铝佐剂制成。可使机体产生免疫应答，用于预防百日咳、白喉、破伤风。

不良反应：注射局部可有红肿、疼痛、发痒，或有低热、疲倦、头痛等，一般不须特殊处理即行消退。如有严重反应，应及时就诊。

注意事项：有癫痫、神经系统疾病、惊厥史及过敏史者禁用；急性传染病（包括恢复期）及发热者，暂缓注射；应备肾上腺素，以备偶有发生严重过敏反应时急救用。接受注射者在注射后应在现场休息片刻。

品名：冻干 A、C 群脑膜炎球菌多糖结合疫苗 Meningococcal Group A，C Bivalent Polysaccharide Conjugate Vaccine，Freeze Dried

剂型与规格：注射剂：每瓶 20μg/0. 5ml。每 1 次人用剂量 0. 5ml，含与破伤风类毒素结合的 A 群脑膜炎球菌多糖 10μg、C 群脑膜炎球菌多糖 10μg。

用法与用量：每人次接种剂量 0. 5ml。3 ~ 12 月龄婴儿，从 3 月龄开始，每隔 1 月接种 1 剂（0. 5ml），共三剂。13 ~ 24 月龄婴儿：暂按照 3 ~ 12 月龄免疫程序和剂量。2 ~ 5 岁儿童：接种 1 剂（0. 5ml）。

药理与用途：用于预防 A、C 群脑膜炎球菌引起的感染性疾病，如脑脊髓膜炎、败血症（全身感染）等。此疫苗不能预防其他脑膜炎球菌群或其他引发脑膜炎或败血症的病原体产生的感染。

不良反应：可发生发热、皮疹等，注射局部可能出现疼痛、红肿或瘙痒，可以自行缓解。极少数的儿童还可能出现头痛、乏力、嗜睡或烦躁、消化道不适等全身反应。

注意事项：接种所有疫苗均须有合理的监护措施，以防发生罕见的过敏反应。本品不得静脉注射，应确保针头未刺入血管内。任何情况下，疫苗中的破伤风类毒素不能代替常规破伤风类毒素的免疫接种。本品与其他疫苗应尽量避免同时接种，以免影响疫苗的接种效果。

品名：甲型 H1N1 流感病毒裂解疫苗 H1N1 Influenza Vaccine（Split virion），Inactivated

剂型与规格：注射剂：每支 15μg/0. 5ml。每 1 次人用剂量为 0. 5ml，含甲型 H1N1 流感病毒血凝素为 15μg。

用法与用量:本疫苗接种 1 剂,每一次人用剂量 0.5ml。于上臂外侧三角肌肌内注射。

药理与用途:接种本疫苗后,可刺激机体产生针对甲型 H1N1 流感病毒的抗体,用于此型病毒所致流感流行的免疫预防。

不良反应:局部常见疼痛,偶见红、肿、瘙痒。全身常见发热、疲劳、乏力、头痛、头晕、恶心,偶见咽喉疼痛、肌肉疼痛、咳嗽、腹痛、关节疼痛、活动异常、口干、食欲不振、腹泻、过敏、胸闷。以上不良反应以轻度为主,主要发生在接种后 24 小时内。接种季节性流感疫苗还可能发生罕见的不良反应,如:休克、血管炎样一过性肾功能受损、脑脊髓炎、神经炎、神经痛、感觉异常、惊厥、一过性血小板减少、吉兰 - 巴雷综合征等,接种本疫苗时应注意密切观察。

注意事项:对鸡蛋或疫苗中任何其他成分(包括辅料、甲醛、裂解剂等)特别是卵清蛋白过敏者禁用。患急性疾病、严重慢性疾病、慢性疾病的急性发作期、感冒和发热者禁用。未控制的癫痫和患其他进行性神经系统疾病者,有吉兰 - 巴雷综合征病史者禁用。对硫酸庆大霉素有过敏史者禁用。本疫苗严禁静脉注射。以下情况者慎用:家族和个人有惊厥史者、患慢性疾病者、有癫痫史者、过敏体质者。注射免疫球蛋白者应至少间隔 1 个月以上接种本疫苗,以免影响免疫效果。注射后出现任何神经系统反应者,禁止再次使用。孕妇及哺乳期妇女应充分权衡利弊后决定是否使用本疫苗。

第二十章　诊断用药

品名:胆影葡胺 Meglumine adipiodon,Biligrafin

剂型与规格:注射剂:20ml(30%)、20ml(50%)。

用法与用量:静脉缓慢注射,20ml(50%);儿童 0.3~0.6ml/kg(50%)。静脉滴注,0.6ml/kg(30%)加入5%的葡萄糖注射液150ml,缓慢滴注30分钟以上。造影当日早晨禁食,造影前1日可用缓泻剂排除肠中积气。

药理与用途:本品为有机碘化合物,为胆道造影剂,静脉注射后20分钟,在胆道有足够的造影浓度,2~2.5小时后,胆囊中浓度最高,胆功能减退者也可用。本品用于胆管和胆囊造影。

不良反应:如注射过快,可出现不安、上腹发闷、恶心、呕吐等反应。

注意事项:静脉注射必须缓慢,也可在20分钟内静脉滴注;肝、肾功能严重减退、甲亢及碘过敏者禁用;黄疸患者及孕妇忌用;本品具有渗透性利尿作用,可加重患者的失水状况。

品名:碘苯酯 Iophendylate

剂型与规格:注射剂:3ml(30%)。

用法与用量:椎管内注射,每次2~5ml,在抽出同量脑脊液后缓慢注射。

药理与用途:本品为油性结合碘剂,脊髓蛛网膜下腔注射显影。毒性较碘胺大。本品为脊髓蛛网膜下腔造影剂。

不良反应:头痛,背痛,体温高及暂时性下肢疼痛。

注意事项:有脑脊髓疾患及对碘过敏者禁用;为防止药物流入颅底,患者必须尽量将头部上仰;本品注入脊髓腔后,若不预备复查,应尽量将造影剂吸出,以免造成副作用;造影剂变暗色时,则不能应用;该药有逐渐被非离子水溶性造影剂取代的趋势,但本品价格便宜,仍可推荐使用。

品名:碘番酸 Iopanoic Acid

剂型与规格:片剂:0.5g。

用法与用量:晚餐后用温开水吞服,每隔5分钟1片,半小时内服完6片,直至次日清晨拍片前不可进食。在服本品前6小时,进高脂肪餐1份,晚餐宜少量且忌脂肪,在服药后14小时开始拍片。

药理与用途:本品为口服胆囊造影剂。口服后由肠道吸收,经门静脉入血液循环,再随胆汁排入胆管及胆囊,被胆囊浓缩而显影。用作胆囊造影剂。

不良反应:本品服用时有轻度恶心,呕吐,腹泻,咽喉烧灼,小便烧灼感及假性蛋白尿等反应。

注意事项:本品只供口服,不可注射;肾功能衰竭、急性胃肠功能失调者禁用;严重肝功能减退者不能显影,故不宜使用;严重甲状腺功能亢进者禁用。

品名:碘化油 Iodinated Oil

剂型与规格:注射剂:10ml(30%)、10ml(40%)。

用法与用量:造影检查:导管直接导入,支气管造影时,一段支气管约需3~5ml(40%);子宫、输卵管造影时,约需5~10ml(40%)。各种腔室和窦道、瘘管造影可依据病灶大小酌情用量,直接注入。

药理与用途:本品主要利用碘可吸收X射线而达到造影效果。将碘化油注入支气管或子宫输卵管内可使之在X射线下显影。本品用于支气管及子宫、输卵管、瘘管等的造影检查。

不良反应:碘过敏反应。

注意事项:碘化油注射液黏稠,注射时需选用较粗大针头;碘遇高热和日光照射易游离析出,因此本品不宜在日光下或空气中暴露过久;碘过敏者慎用;甲状腺功能亢进、老年结节型甲状腺肿、甲状腺癌患者及有发热、过敏体质或有心、肝、肺疾患者,禁止使用;尽量不使本品进入脏器内,以免长时间停留而产生组织反应;严禁用本品作椎管造影;注射本品必须用玻璃容器。

品名:泛影葡胺 Meglumine Diatrizoate

剂型与规格:注射剂:20ml(60%)、20ml(76%)、100ml(60%)、100ml(76%)。

用法与用量:泌尿系统造影:静脉注射60%或76%泛影葡胺20ml。周围血管造影:60%或76%泛影葡胺,10~40ml,经皮穿刺。心血管造影:76%泛影葡胺40ml,导管注入。脑血管造影:60%泛影葡胺10~20ml,经皮穿刺或直接穿刺注入颈动脉或椎动脉。

药理与用途:本品为水溶性造影剂,直接注入血管或其他腔道后,可显示其管道形态,也利用其通过血液循环系统进入病变组织显影,经肾脏排泄时可用于尿路造影。本品用于尿路造影,也可用于肾盂、心血管、脑血管等的造影。

不良反应:温热感,流涎,恶心,呕吐,荨麻疹;个别患者可发生严重过敏反应。

注意事项:本品有凝血作用,在造影操作时应注意凝血的发生,应随时用肝素化的生理盐水冲洗导管;多发性骨髓瘤,严重肝、肾功能不良的患者,严重心脏病,心力衰竭者,严重高血压患者忌用本品。

品名:复方泛影葡胺 Compound Meglumine and Diatrizoate

剂型与规格:由10%泛影酸钠和66%泛影葡胺组成。注射剂:60%溶液(292mg碘/ml)、76%溶液(370mg碘/ml)。

用法与用量:静脉肾盂造影:静脉注射,每次20ml。心血管造影:心脏或大血管注射,每次40~60ml(一般为76%)。脑血管造影:动脉注射,每次10ml(一般为60%)。周围血管造影:动脉或静脉注射每次10~40ml(一般为60%)。CT增强:50~150ml(一般为60%)。

药理与用途:本品兼有泛影葡胺溶解度大,对组织毒性小和泛影酸钠黏稠度低易于注射的特点;利用其经静脉注射后均匀分布全身,然后从泌尿系统排出的作用而显影。用于泌尿系统、心血管、脑血管、周围血管等的造影;CT增强剂。

不良反应:轻度恶心,呕吐,个别患者可发生严重过敏。

注意事项:对碘过敏者禁用;使用本品前应皮试,无阳性反应者方可使用;本品使用中最大的问题是过敏,使用中应密切监控,有轻度恶心、呕吐等反应往往是中毒的先兆;本品有血液凝固作用,在造影操作时应注意凝血的发生,并随时用肝素化的生理盐水冲洗导管;多发性骨髓瘤,严重肝、肾功能不良的患者,严重心脏病,心力衰竭者,严重高血压患者忌用本品。

品名:硫酸钡 Barium Sulfate

剂型与规格:干混悬剂:500g。

用法与用量:食管检查:口服60%~250%(w/v)钡剂,立即检查,若服钡餐前先服产气药物,可做食管双对比检查。胃及十二指肠双对比检查:禁食6小时以上,口服产气药物使胃内产生300~500ml CO_2 气体,再口服200%~250%(w/v)钡剂,让患者翻转几圈,使钡剂均匀附着于胃黏膜上即可检查。小肠灌肠检查:禁食8~12小时,将浓度30%~80%的钡剂800~2400ml经特制导管导入十二指肠或近段空肠,逐段小肠检查。结肠灌肠检查:检查前1~3日,进流食或半流食,并于检查前1小时清洁肠道;经肛门插管入结肠,注入20%~60%钡剂充盈整个大肠,进行检查。然后排出大部分钡剂,再注入气体,进行双对比检查。CT胃肠道增强检查:检查前0.5~2小时,口服1%~2%钡剂500~1000ml,于检查前10~15分钟,再服500ml钡剂,即可检查。

药理与用途:本品为X线双重造影剂。系高密度胃肠造影剂,可制成不同比例混悬液单独使用,但通常与低密度气体一起使用,以达到双重造影的目的。检查完毕后,本品不被胃肠道吸收而在24小时内以原形从粪便排出。本品主要用作胃肠X射线造影剂。

不良反应:轻度:有时可引起便秘,偶尔有腹泻;重度:过敏反应,误致肠穿孔肠液可溢至腹腔内。

注意事项:对疑有消化道穿孔、肠梗阻、急性胃肠出血的患者禁用;全身衰弱患者禁用。由本品所致便秘,泻剂禁用甘露醇。本品慎用于肠瘘管形成及容易产生穿孔的某些肠道病,如阑尾炎、憩室、溃疡性肠炎、寄生虫感染等。急性胃肠出血、小肠梗阻、习惯性便秘、溃疡性结肠炎、60岁以上的老人和心脏病患者慎用。

品名:碘佛醇 Ioversol

剂型与规格:注射剂:160mg碘/ml(碘佛醇160)、240mg碘/ml(碘佛醇240)、300mg碘/ml(碘佛醇300)、320mg碘/ml(碘佛醇320)、350mg碘/ml(碘佛醇350)。

用法与用量:静脉注射。脑血管造影需2~12ml,使用碘佛醇240或320均可;主动脉造影需60ml碘佛醇320;锁骨下动脉、肱动脉20ml;腹腔动脉45ml;肠系膜动脉45ml;肾动脉9ml。以上剂量可重复,总剂量一般不超过200~250ml。CT增强扫描:头部CT,一般剂量为50~150ml碘佛醇320或100~250ml碘佛醇240,注射后可立即扫描;体部CT,为25~75ml碘佛醇320。

药理与用途:本品为三碘低渗非离子型造影剂。快速静脉注射后,血液中碘浓度立即升至峰值,随后在5~10分钟内迅速下降,在20分钟时,与细胞外间隙达到平衡。静脉注射 15～120 秒后,正常与异常组织间对比增强至最大程度,因此在注射后 30～90 秒钟的动态 CT 扫描可以提高增强效果及诊断效率。主要用于各种放射造影检查,包括:脑血管造影、周围动脉造影;内脏动脉、肾动脉和主动脉造影;心血管造影;静脉尿路造影以及 CT 增强检查。

不良反应:轻度:皮疹,发热,瘙痒,发汗,血压不稳,恶心,呕吐,胸部绞痛感,头痛,呼吸困难;重度:过敏性休克。

注意事项:造影前使患者体内保持足够水分;患者做完后宜观察 1 小时,因偶有延迟反应;非离子造影剂包括碘佛醇,抑制血凝的作用均较离子型弱,故在做血管造影时,对操作步骤、时间长短、注射次数、导管及注射器材料应予注意,尽量缩短血液与注射器、导管接触时间,以防止可能发生的凝血现象;如果用皮质类固醇作预防用药,造影剂和皮质类固醇为化学配伍禁忌,故不能混合在同一注射器内使用。

品名:碘海醇 Iohexol(欧乃派克)

剂型与规格:溶液剂:欧乃派克 180:15ml(180mg 碘/ml);欧乃派克 240:20ml(240mg 碘/ml);欧乃派克 300:100ml(300mg 碘/ml);欧乃派克 350:100ml(350mg 碘/ml)。

用法与用量:一般用量如下:椎管内造影视部位决定,腰胸椎 24% 溶液 8～12ml,颈部 24% 溶液 10～15ml,CT 扫描脑池造影 8～12ml。

药理与用途:本品为非离子型 X 线造影剂,其渗透性比普通离子型造影剂低,对神经系统毒性较低,故适用于脊髓造影。本品主要用于脊髓造影,也可用于心血管、动静脉、尿路造影及增强 CT 扫描。

不良反应:可出现头痛、恶心、呕吐、灼热感、脸红、轻微胸口痛、皮肤瘙痒、颈背部及四肢痛。

注意事项:有碘过敏史及过敏体质者慎用;肝肾功能不全、心脏及循环系统功能不全、体质虚弱、脑动脉硬化、糖尿病、甲状腺肿、白血病慎用;严重甲亢禁用;一般应作好急性过敏反应抢救准备。

品名:碘帕醇 Iopamidol

剂型与规格:注射剂:10ml(200mg 碘/ml)、10ml(300mg 碘/ml)、100ml(300mg 碘/ml)、50ml(370mg 碘/ml)、100ml(370mg 碘/ml)。

用法与用量:脊髓造影:碘浓度 200～300mg/ml,需用 5～15ml;脑池造影:碘浓度 200～300mg/ml,需用 5～15ml;CT 脑池造影:碘浓度 200mg/ml,

需用7ml；脑动脉造影：碘浓度300mg/ml，根据需要；胸腹动脉造影：碘浓度370mg/ml，用量1～1.2ml/kg；冠状动脉造影：碘浓度370mg/ml，根据需要；心血管造影：碘浓度370mg/ml，用量1～1.2ml/kg；周围动脉造影：碘浓度300～370mg/ml，需用40～50ml；DSA动脉性：碘浓度150～300mg/ml，根据需要；DSA静脉性：碘浓度300～370mg/ml，根据需要；静脉造影：碘浓度200～300mg/ml，需用30～50ml；成人尿路造影：碘浓度370mg/ml，需用30～50ml；儿童>8kg尿路造影：碘浓度300～370mg/ml，用量1.5～2ml/kg；CT增强扫描：碘浓度300～370mg/ml，用量0.5～2ml/kg。

药理与用途：本品为非离子型水溶性造影剂，对血管壁及神经毒性低，局部及全身耐受性好，渗透压低，注射稳定，体内脱碘少，适用于脊髓造影和有造影剂反应高危因素的患者使用。本品用于腰、胸及颈段脊髓造影，脑血管造影，周围动脉造影及静脉造影；也用于心血管、冠状动脉、尿路、关节等的造影及CT增强。

不良反应：轻度：眩晕，恶心，呕吐，精神症状，头痛；重度：支气管痉挛，过敏性休克。

注意事项：对碘过敏者、甲亢患者、心脏代偿不全患者及癫痫患者禁用；肝肾功能不全、患心血管疾病、糖尿病、老年人及有过敏及哮喘者慎用；孕妇不宜作腹部造影；抢救药品及设备必须准备就绪；使用抗惊厥药物者，不宜中断用药。

品名：碘普罗胺 Iopromide（优维显、Ultravist）

剂型与规格：溶液剂。优维显240：50ml（240mg碘/ml）；优维显300：20ml、50ml或100ml（300mg碘/ml）；优维显370：50ml、100ml或200ml（370mg碘/ml）。

用法与用量：主动脉造影：碘浓度300mg/ml，每次用量50～80ml；脑血管选择性造影：碘浓度300mg/ml，每次用量6～15ml，1～2次；胸主动脉造影：碘浓度300mg/ml，每次用量50～80ml；腹主动脉造影：碘浓度300mg/ml，每次用量45～60ml；双侧动脉造影：碘浓度300mg/ml，每次用量40～60ml；上肢动脉造影：碘浓度300mg/ml，每次用量8～12ml；上肢静脉造影：碘浓度300mg/ml，每次用量15～30ml；下肢动脉造影：碘浓度350mg/ml，每次用量20～30ml；下肢静脉造影：碘浓度300mg/ml，每次用量30～60ml；心室造影：碘浓度370mg/ml，每次用量40～60ml；冠状动脉造影：碘浓度370mg/ml，每次用量5～8ml；尿路造影：碘浓度240mg/ml，用量1.3ml/kg，碘浓度300mg/ml，用量1.01ml/kg，碘浓度370mg/ml，0.8ml/kg；数字减影血管造影(静脉):碘浓度 240 ~ 370mg/ml,每次用量 30 ~ 60ml;数字减影血管造影(动脉):碘浓度 240 ~ 370mg/ml,用量 30 ~ 60ml;数字减影血管造影(头部):碘浓度 240mg/ml,用量 1.5 ~ 2.5ml/kg,碘浓度 300mg/ml,用量 1.0 ~ 1.5ml/kg。

药理与用途:本品为非离子型造影剂,具有非离子化,低渗透压,水溶性等特点,对血管刺激小,耐受性好,不影响心率;神经系统耐受性好,毒副作用少。本品用于 CT 增强剂、尿路造影及各种血管造影;适用有造影剂反应高危因素患者的造影检查,但不用于鞘内给药的造影检查。

不良反应:轻微热感、皮肤发红、恶心、呕吐;少数病例静脉造影引起明显的组织反应。

注意事项:对碘过敏、甲亢患者禁用,孕妇及急性盆腔炎禁作子宫输卵管造影;严重肝肾功能损坏,血管功能不全、肺气肿、活动性肺结核、重度脑血管硬化患者慎用;本品不能用于脊髓造影或脑室造影。

品名:钆喷酸葡胺(钆泮替酸葡胺)Gadopentetate Meglumine

剂型与规格:注射剂:0.469g/ml、4.69g/10ml、5.63g/12ml、7.04g/15ml、9.38g/20ml。

用法与用量:静脉注射,成人和 2 岁以上儿童 0.2ml/kg 就能得到良好的影像。需要时,可在给药后 30 分钟按上述剂量再给药 1 次,于 90 分钟内进行磁共振成像。

药理与用途:钆喷酸葡胺所含元素钆属于稀土金属。离子含 7 个不成对电子,具很强的顺磁性,可显著缩短 T_1 弛豫时间,增强 MRI 信号。其结果可使某些病灶的对比增强,达到影像诊断的目的。静脉注射本品后,很快分布于细胞外间隙,并以原形经肾脏排出。用于脑和脊髓管的磁共振成像。特别是用于肿瘤的诊断,以及脑(脊)膜瘤、神经胶质瘤和瘤转移时的进一步诊断,还用于小型、不宜与健康组织区分的肿瘤和罕见的肿瘤(如垂体微腺瘤)的鉴别诊断,尚可用于确诊肿瘤位于脊髓内还是脊髓外,及其在脊髓内的扩散情况。

不良反应:轻度:恶心、呕吐、发热、疼痛及味觉异常;重度:喉头水肿、头晕、寒战及过敏反应。

注意事项:肾功能严重损害者及孕妇应慎用;溶液一经打开应立即应用,4 小时内未用完的药液应弃去不用;本品应用后,以络合法测定血清铁时,其值可能偏低,但一般在 24 小时内恢复正常。

品名:布氏菌素 Brucellin

剂型与规格:注射剂:1ml、2ml。

用法与用量:布氏菌接种前皮试:前臂掌侧中部皮肤用75%乙醇棉球消毒(不用碘酒,以免出现假阳性),待干后,用1ml注射器皮内注射0.1ml。注射时,针口向上,平刺入皮内,不应过深。注射后应在注射部位有小白泡隆起,注射液不得从针口漏出。注射后48小时观察:强阳性反应为局部红肿达4cm×6cm以上;阳性反应为局部红肿在2cm×2cm~4cm×6cm间;阴性反应为注射部位红肿在2cm×2cm以下或无反应。

药理与用途:本品系布氏菌素培养物经杀菌后的滤过液,作为抗原用于诊断布氏菌病及检测布氏菌疫苗的免疫反应。用于诊断布氏菌病和布氏菌接种前皮试。

不良反应:局部红肿,瘙痒。

注意事项:有既往过敏史者,支气管哮喘病患者等不可使用;部分人的阳性反应只有水肿而不发红,因此检查反应结果时,必须用手指触摸注射处,探测其浸润的大小;呈阳性反应者说明被试者曾患过布氏菌病或接种过布氏菌活菌苗,但患过布氏菌病或接种过布氏菌活菌苗的人,也有呈布氏菌反应阴性者,因此不能单独以皮肤变态反应作为诊断的唯一依据;每次注射前必须详细询问并记录职业、健康状况、曾否患过布氏菌病,是否接种过布氏菌活菌苗,有无过敏史。

品名:结核菌素纯蛋白衍化物 Purified Protein Derivative Tuberculin

剂型与规格:注射剂:50单位/ml、20单位/ml。

用法与用量:婴儿、儿童及成人均可使用。吸取上述稀释液0.1ml(5单位),采取孟都法注射于前臂掌侧皮内,于注射后48~72小时检查注射部位反应。测量应以硬结的横径及其垂直径的毫米(mm)数记录:反应平均直径≥5mm,为阳性反应;凡有水泡、坏死、淋巴管炎者均属强阳性反应,应详细注明。

药理与用途:本品用作结核感染的诊断试剂及卡介苗使用效果的检查试剂。

不良反应:轻度:局部疼痛,瘙痒;重度:过敏反应。

注意事项:患急性传染病如麻疹等、急性结膜炎、急性中耳炎、广泛性皮肤病患者不宜使用;注射本品的针头不得作其他注射用;不能触及皮肤或吸入本品,否则易致毒性反应。

品名:旧结核菌素 Old Tuberculin

剂型与规格:注射剂:1g/ml。

用法与用量:婴儿、儿童及成人均可用。用生理盐水稀释成 10 单位、100 单位、1000 单位三种稀释液。以 10 单位稀释液开始注射,如呈阴性,以 100 单位注射,如仍呈阴性,以 1000 单位注射,如仍呈阴性,方可判断为阴性。注射法:于一侧前臂掌侧皮内注射 0.1ml,注射后 72 小时检查。注射局部有红肿硬块,其纵横直径平均在 5mm 以上者,即为阳性反应。

药理与用途:本品能使已受结核感染或曾接受卡介苗免疫的机体引起特异的变态反应。本品用作结核感染的诊断试剂及卡介苗使用效果的检查试剂。

不良反应:轻度:局部疼痛,瘙痒;重度:过敏反应。

注意事项:患急性传染病(如麻疹、百日咳、流行性感冒、肺炎等)、急性结膜炎、急性中耳炎、广泛性皮肤病患者暂不使用;注射本品的注射器及针头,不得作其他注射用。

品名:六氟化硫 Sulfur Hexafluoride

剂型与规格:冻干粉针剂:59mg。

用法与用量:在使用前向小瓶内注入注射用生理盐水,然后用力震摇瓶子,直至冻干粉末完全分散。将微泡混悬液抽吸至注射器后应立即注入外周静脉。随之用生理盐水 5ml 冲注。

药理与用途:仅用于临床诊断。根据不同的检查需要,选择不同的浓度与剂量。在超声影像中应用本品可提高血液回波率,从而提高信噪比。本品只在不使用对比剂增强就无法得出结论的患者中使用。用于超声心动、大血管多普勒、小血管多普勒检查。

不良反应:头痛、恶心、注射部位疼痛、青肿、灼热和感觉异样。

注意事项:肾功能严重不全者;过氧化氢酶缺乏者禁用;对本品过敏者禁用;伴有右向左分流的心脏病患者、重度肺高压患者、未控制的高血压患者和成人呼吸窘迫综合征患者禁用;孕妇及哺乳期妇女禁用。

品名:吲哚菁绿 Indocyanine Green(靛氰绿、Cardio Green、ICG)

剂型与规格:粉针剂:25mg。

用法与用量:静脉滴注,测定血中滞留率或血浆消失率:以灭菌注射用水将 ICG 稀释成 5mg/ml,按 0.5mg/kg,在肘静脉注入,一般在 10 秒钟内注完;测定肝血流量:25mg ICG 用少量灭菌注射用水稀释后,再用生理盐水稀释成2.5～5mg/ml浓度，静脉注入相当于3mgICG此溶液，在50分钟内慢慢静脉滴注至采血完毕；脉络膜血管造影：25mgICG用灭菌注射用水2ml溶解，迅速肘静脉注射。

药理与用途：吲哚菁绿（ICG）系绿色的色素，静脉注射后能迅速地和血浆蛋白结合而分布于全身血管，色素不沉着于皮层，也不被其他组织吸收，在805nm处有最大的吸收波长，且不受血中氧饱和度的影响。所以测定血中ICG浓度不受黄疸及溶血标本影响，是用来检查肝脏功能和肝有效血流量的染料；吲哚菁绿（ICG）在血液中的最大吸收波长及最大荧光波长，都在近红外区。近红外区的波长容易透过视网膜色素上皮层达到脉络膜，在脉络膜中吲哚菁绿被激发产生荧光，所以，不仅对网膜色素上皮和黄斑部的叶黄素（胡萝卜醇）的眼内组织，对网膜下浆液、出血及渗出斑等也有良好的透过性。用于诊断肝硬化、肝纤维化、韧性肝炎、职业和药物中毒性肝病；用于脉络膜血管造影。

不良反应：可能引起休克、过敏样反应。所以从注射开始到检查结束的过程中要进行密切观察，并做好处置准备工作；本制剂不完全溶解时，可能发生恶心、呕吐、休克等反应；其他副作用有：荨麻疹、发热。

注意事项：对本制剂有过敏既往史的患者、有碘过敏史的患者禁用；孕妇及哺乳期妇女慎用；必须用注射用水临用新配；注入时，如有口麻、胸闷、憋气、眼球结膜充血等症出现时，应立即停用；本品可影响放射性碘的摄取率测定，故两项检查应间隔1周以上；胆囊造影剂、利胆药、利福平、抗痛风药均可导致本试验结果失误；本试验应在早晨、空腹、仰卧位、安静状态下进行。

第二十一章 营养药

一、肠外营养药

品名:丙氨酰谷氨酰胺 Alanyl Glutamine(20-L-丙氨酰-L 谷氨酰胺、莱美活力、力太、力肽、培尔吉、信肽灵、重太、Dipeptiven)

剂型与规格:注射液:20g/100ml。

用法与用量:1 倍的本品必须与可配伍的氨基酸溶液或含氨基酸的输液按至少 5 倍混合再输注(静脉滴注),每日剂量:1.5~2.0ml/kg,连续使用不能超过 3 周。

药理与用途:在体内迅速分解为谷氨酰胺和丙氨酸,其特性可经由肠外营养输液补充谷氨酰胺。本双肽分解释放出的氨基酸作为营养物质各自储存在身体的相应部位并随机体的需要进行代谢。对可能出现体内谷氨酰胺耗减的病症,可应用本品进行肠外营养支持。为接受肠外营养的患者提供谷氨酰胺。

不良反应:输注速度过快时,可出现寒战、恶心、呕吐等,应立即停药。

注意事项:严重肾功能不全(肌酐清除率<25ml/min)或严重肝功能不全的患者禁用;定期监测肝功和酸碱平衡。

品名:复方氨基酸(9AA)Compound Amino Acid Injection(9AA)

剂型与规格:注射液:13.98g/250ml(5.592%)。

用法与用量:静脉滴注,成人 1 日 250~500ml,滴速缓慢。

药理与用途:可补充体内必需氨基酸,使蛋白质合成显著增加而改善营养状况。慢性肾衰时,体内大多数必需氨基酸血浆浓度下降,而非必需氨基酸血浆浓度正常或升高。本品可使下降的必需氨基酸血浆浓度恢复。如同时供给足够能量,可加强同化作用,使蛋白质无需作为能源被分解,不产生或极少产生氮的终末代谢产物,有利于减轻尿毒症症状。亦有降低血磷,纠正钙磷代谢紊乱的作用。用于急、慢性肾功能不全或衰竭,严重肾功能衰竭患者的肠外营养支持。

不良反应:输注速度过快时,可出现寒战、恶心、呕吐等,应立即停药。

注意事项:氨基酸代谢紊乱、严重肝功能损害、心功能不全、水肿、低血钾、低血钠患者禁用;注意检测血糖、血清蛋白、肝肾功能、电解质和酸碱平衡等。

品名:复方氨基酸(14AA)Compound Amino Acid(14AA)

剂型与规格:注射液:21.2g/250ml(8.48%)。

用法与用量:静脉滴注,每日250~500ml,严重消耗疾病增至1000ml;新生儿:每日20ml,15滴/分或2小时滴完;婴幼儿:每日50~100ml,10~12滴/分。

药理与用途:由8种人体必需氨基酸和6种非必需氨基酸组成,含人体合成蛋白质时可利用的各种氨基酸。经静脉给药后可防止氮的丢失,纠正负氮平衡及减少蛋白质的消耗。用于外科临床营养支持及改善其他营养不良。

不良反应:滴速过快可引起恶心、呕吐、发热、头痛、心悸等反应,尤其是肝病患者。

注意事项:尿毒症、肝性脑病和氨基酸代谢障碍患者禁用;严重酸中毒和充血性心力衰竭患者慎用;输注前,需纠正患者电解质、体液和酸碱紊乱。为提高氨基酸利用,需同时供给葡萄糖、脂肪乳以补充足够能量。此外,电解质、微量元素和维生素也须考虑补充。

品名:复方氨基酸(15AA)Compound Amino Acid(15AA)

剂型与规格:注射液:20g/250ml、20g/250ml。

用法与用量:静脉滴注:每日250~500ml,用适量5%~10%葡萄糖注射液混合后缓慢滴注,不超过每分钟20滴。

药理与用途:由15种氨基酸组成,具有促进人体蛋白质代谢正常,纠正负氮平衡,补充蛋白质,加快伤口愈合的作用。改善血浆蛋白水平和促进肝功能恢复,用于肝硬化,各型肝炎及肝性脑病的治疗,并可作为慢性肝炎支持治疗。

不良反应:滴速过快可引起心悸、恶心、呕吐等反应,尤其是肝病患者。

注意事项:严重肾功能损害或尿毒症患者、严重肝功能损害或肝性脑病患者、氨基酸代谢障碍者禁用;严重酸中毒和充血性心力衰竭及肾功能衰竭者慎用。

品名:复方氨基酸(18AA-Ⅱ)Compound Amino Acid(18AA-Ⅱ)(乐凡命、NOVAMIN)

剂型与规格:注射液:42.5g/500ml。

用法与用量:静脉滴注,成人根据需要每日500~2000ml,滴速缓慢。

药理与用途:含有合成人体蛋白质所必需的18种必需和非必需氨基酸,能维持营养不良患者的正氮平衡。不含有过量的甘氨酸,可避免发生高氨血症。用于补充体内蛋白质、氨基酸摄入不足、吸收障碍等,满足机体合成蛋白质的需要。

不良反应:极个别患者可能会出现恶心、面部潮红、多汗。从周围静脉输注时有可能导致血栓性静脉炎。本品输注过快或给肝肾功能不全患者使用时,有可能导致高氨血症和血浆尿素氮的升高。由于含有抗氧化剂焦亚硫酸钠,因此偶有可能会诱发过敏反应(尤其哮喘患者)。

注意事项:严重肝、肾功能损害,尿毒症,氨基酸代谢障碍及对本品过敏者禁用;肝肾功能不全者慎用。

品名:复方氨基酸(18AA-Ⅳ)Compound Amino Acid(18AA-Ⅳ、麦克灵)

剂型与规格:注射液:8.7g/250ml、17.4g/500ml(总氨基酸)。

用法与用量:静脉滴注:成人每日500~1000ml。滴速100~200ml/h。

药理与用途:由18种氨基酸与葡萄糖组成,能维持营养不良患者的正氮平衡。不含有过量的甘氨酸,可避免发生高氨血症。葡萄糖可明显改善氨基酸代谢、提供合成蛋白质的能量、抑制氨基酸异生糖原和充分利用氨基酸。用于补充体内蛋白质、氨基酸摄入不足,吸收障碍等,满足机体合成蛋白质的需要。

不良反应:滴速过快可引起恶心、呕吐、发热等反应,偶可发生静脉炎。

注意事项:本品含有7.5%葡萄糖,糖尿病患者慎用;肝性脑病、严重肾衰、尿毒症及对氨基酸代谢障碍患者禁用。

品名:小儿用氨基酸(18AA-Ⅰ)Paediatric Compound Amino Acid(18AA-Ⅰ)[小儿复方氨基酸(18AA-Ⅰ)、爱咪特]

剂型与规格:注射液:1.348g/20ml(总氨基酸);6.74g/100ml(总氨基酸)。

用法与用量:外周静脉缓慢滴注,可用10%葡萄糖注射液稀释;一般用量:开始时每日15ml/kg,以后递增至每日30ml/kg,疗程结束时逐渐减量。

药理与用途:氨基酸在婴幼儿与成人体内有不同代谢作用,婴幼儿体内苯丙氨酸羟化酶和胱硫醚酶的活性低,易产生高苯丙氨酸血症和高蛋氨酸血症,又因组氨酸合成速度较慢,易产生低组氨酸血症。本品适应婴幼儿代谢特点:降低苯丙、蛋、甘氨酸用量、增加半胱、组氨酸的用量,以满足小儿营养需要。适用于小儿各种原因引起的低蛋白血症、负氮平衡、营养不良的肠外营养支持。

不良反应:输注过快,易出现心率加速、发热及胃肠道反应等。

注意事项:肝、肾功能损害及氨基酸代谢障碍患儿禁用。

品名:复方氨基酸(20AA)注射液 Compound Amino Acid(20AA)(安平10%、Aminoplasmal-Hepa)

剂型与规格:50g/500ml(10%)。

用法与用量:中央静脉输注,成人:平均剂量为每日7~10ml/kg,滴速可达每小时1ml/kg。

药理与用途:20种左旋结构氨基酸可满足肝功能衰竭状态、尤其是支链氨基酸与芳香氨基酸之间的不平衡的特殊代谢需要。用于预防和治疗肝性脑病、肝病或肝性脑病急性期的静脉营养。

不良反应:输注过量或输注速度过快会引起恶心、寒战、眩晕以及肾脏氨基酸丢失所致的氨基酸失衡。

注意事项:休克、水潴留、酸中毒及非肝源性氨基酸代谢紊乱者禁用。

品名:中/长链脂肪乳(C6-24) Medium and Long Chain Fat Emulsion Injection(C6-24)(力能)

剂型与规格:注射液:50g/250ml(20%)。

用法与用量:静脉滴注,建议剂量:5~10ml/kg,开始滴速应慢,每小时0.05g脂肪/kg,无不良反应后,最大滴速可达每小时0.125g脂肪/kg;在配伍性得到保证下,可将其他药品加入本品内。

药理与用途:通过肠外营养,长链甘油三酸酯(LCT)和可加速转换的中链甘油三酸酯(MCT)满足机体能量的需要,其中长链甘油三酸酯(LCT)还可保证必需脂肪酸的需要。脂肪酸是人体的主要能源物质,脂肪酸氧化是人体内能量的重要来源。在氧供给充足的情况下,脂肪酸可在体内分解成CO_2及H_2O并释出大量能量,以ATP形式供机体利用。中链甘油三酸酯(MCT)分子量小,在代谢时进入线粒体不需要肉毒碱携带,氧化快而彻底,能以辅酶A和酮体的形式供能,中长链脂肪酸不易于再酯化,发挥作用完全。用于需要接受胃肠外营养和(或)必需脂肪酸缺乏的患者。

不良反应:使用本品后可能发生的早期不良反应:体温轻度升高;发热感、寒冷感;寒战;不正常的热感(红晕)或发绀;食欲下降、恶心、呕吐;呼吸困难;头痛、背痛、骨痛、胸痛、腰痛;阴茎异常勃起;血压升高或下降(高血压、低血压);过敏反应。

如果有严重的超剂量,可能发生过量综合征:肝肿大,可能伴有或不伴有黄疸;脾肿大;肝功能异常;贫血、白细胞减少、血小板减少;出血倾向和出血;凝血指标的改变或下降;体温升高,血脂升高;头痛、胃痛,疲倦等。

注意事项:休克、严重凝血障碍、伴酸中毒和缺氧的严重脓毒血症、急性心梗和脑卒中、脂肪栓塞和脂肪代谢障碍者禁用。

品名:中/长链脂肪乳(C8-24) Medium and Long Chain Fat Emulsion Injection(C_{8-24})

剂型与规格:注射液:50g/250ml(20%)、50g/500ml(10%)。

用法与用量:中央或外周静脉输注,每天1~2g/kg脂肪,开始滴速10滴/分,无不良反应后,滴速可达20滴/分。

药理与用途:中/长链脂肪乳注射液为需要接受静脉营养的患者提供能量和必需肪酸。中链甘油三酸酯比长链甘油三酸酯更快地从血中消除和更快的氧化供能,它更适合为机体提供能量,尤其适用于因病理状态引起肉毒碱转运缺乏或活性降低而不能利用长链甘油三酸酯的病者。多不饱和脂肪酸由长链甘油三酸酯提供,可预防因必需脂肪酸缺乏所致的生化紊乱,纠正必需脂肪酸缺乏出现的问题。卵磷脂中含有磷,为生物膜的组成成分,可保证膜的流动性和生物学功能。甘油可参与体内能量代谢,或合成糖原和脂肪。用于肠外营养的能量补充。

不良反应:直接与脂肪乳有关的不食反应一般分为两类:即发型反应:呼吸困难、发绀、变态反应、高脂血症、凝固性过高、恶心、呕吐、头痛、潮红、发热、出汗、寒战、嗜睡及骨痛等,如果出现这些不良反应,或输入脂肪乳时血清甘油三酯浓度高于3mmol/L,应停止输注,如果需要,应减低剂量后再输注。迟发型反应:肝脏肿大、中央小叶胆汁淤积性黄疸、脾肿大、血小板减少、白细胞减少、短暂性肝功能改变及脂肪过量综合征。

注意事项:休克、脂性肾病、严重肝损伤或急性胰腺炎伴高脂血症及脂肪代谢异常者禁用。

品名:脂肪乳(C_{14-24})Fat Emulsion

剂型与规格:50g/250ml(20%)、100g/500ml。

用法与用量:本品可单独输注或在配伍稳定性得到保证下加入"全合一"营养液合用;成人最大推荐剂量每天每千克为3g(甘油三酯);新生儿、婴儿使用剂量每天为0.5~1g/kg(甘油三酯)。

药理与用途:大豆油是一种不饱和酸的必需脂肪酸,人体的主要能源物质。磷脂是构成生物膜(细胞膜、核模、线粒体)脂双层的基本骨架,可保证膜的流动性和生物学功能。还是构成各种脂蛋白的主要成分,参与脂肪和胆固醇的运输。甘油可参与体内能量代谢,或合成糖原和脂肪。为机体提供营养所需的热量和必需脂肪酸,用于肠外营养的能量补充。

不良反应:可引起体温升高,偶见发冷、畏寒以及恶心、呕吐。其他副作用比较罕见,包括:即刻和早期副作用,高过敏反应(过敏反应、皮疹、荨麻疹)、呼吸影响(如呼吸急促)以及循环影响(如高血压/低血压)、溶血、网状红细胞增多、腹痛、头痛、疲倦、阴茎异常勃起等;迟发副作用,长期输注本品,婴儿可能发生血小板减少,另外,长期静脉营养时即使不使用本品也会有短暂的肝功能指标的异常。偶见发生静脉炎、血管痛及出血倾向;患者脂肪廓清能力减退时,尽管输注速度正常仍可能导致脂肪超载综合征,脂肪超载综合征偶尔也可发生于肾功能障碍和感染患者。脂肪超载综合征表现为:高脂血症、发热、脂肪浸润、脏器功能紊乱等,但一般停止输注,上述症状即可消退。

注意事项:休克及严重代谢紊乱特别是脂肪代谢紊乱者禁用;脂肪代谢功能减退的患者,如肝、肾功能不全,糖尿病酮中毒、胰腺炎、甲状腺功能低下(伴有高脂血症)以及败血症患者慎用,这些患者输注本品时,应密切观察血清甘油三酯浓度,连续使用一周以上的患者,应检查患者的脂肪廓清能力。对大豆蛋白过敏者慎用,使用前必须做过敏试验。

二、肠内营养药

品名:肠内营养混悬液(SP)Enteral Nutritional Suspension(百普力、Peptison)

剂型与规格:混悬液:500ml。

用法与用量:口服或管道喂养,一般患者每日8373.6kJ(2000kcal);高代谢患者每日可达16747.2kJ(4000kcal);初次喂养从4186.8kJ(1000kcal)

开始,2～3日内逐渐加至需要量。

药理与用途:本品为短肽型肠内营养剂。含水、麦芽糊精、乳清蛋白水解物、植物油、维生素、矿物质和微量元素等人体必需的营养要素。可提供人体必需的营养物质和热量。适用于有胃肠功能或部分胃肠功能而不愿吃足够微量的常规食物以满足机体营养需求有肠内营养治疗的患者;代谢性胃肠道功能障碍:胰腺炎、肠道炎性疾病、放射性肠炎和化疗、肠瘤、短肠综合征、艾滋病病毒/艾滋病;危重疾病:大面积烧伤、创伤、脓毒血症、大手术后的恢复期;营养不良的手术前喂养;肠道准备。本品能用于糖尿病患者。

不良反应:可能会出现腹腹泻、腹痛等胃肠道不适反应。

注意事项:胃肠道功能衰竭、完全小肠梗阻、严重腹腔感染、顽固性腹泻、对本品任一成分过敏或有先天性代谢障碍者禁用;严重糖代谢异常、严重肝肾功能不全的患者慎用。

品名:肠内营养乳剂(TP)Enteral Nutritional Emulsion(TP)(瑞素、FRESUBIN)

剂型与规格:乳剂:500ml。

用法与用量:口服或管饲供给,以本品作唯一营养来源的,推荐剂量为每日30ml/kg;以本品补充营养的,剂量为每日500～1000ml。

药理与用途:是营养安全的肠内营养制剂,可提供人体必需的营养物质和热量。适用于有胃肠道功能的营养不良或摄入障碍、重症或手术后需要补充营养的患者。

不良反应:给药速度过快或过量时,可能发生恶心、呕吐或腹泻。

注意事项:胃肠道张力下降、急腹症、急性胰腺炎、胃肠功能衰竭和严重消化、吸收不良、肝肾功能不全以及对本品中所含成分有先天性代谢障碍者禁用。

品名:肠内营养乳剂(TPF-D)Enteral Nutritional Emulsion(TPF-D)(瑞代、FRESUBIN DIABETES)

剂型与规格:乳剂:500ml。

用法与用量:口服或管饲供给,以本品作唯一营养来源的,平均剂量为每日2000ml;以本品补充营养的,根据患者营养需要,推荐剂量为每日500ml。

药理与用途:糖尿病型肠内营养乳,配方符合国际糖尿病协会的推荐和要求,提供的营养物质符合糖尿病患者的代谢特点,处方中主要来源于木薯淀粉和谷物淀粉，能减少糖尿病患者与糖耐受不良患者的葡萄糖负荷。所含膳食纤维有助于维持胃肠道功能。体内消化吸收过程同正常食物。适用于有糖尿病的患者，或耐糖量不正常合并有营养不良，有肠道功能而又不能正常进食的患者。

不良反应：给药速度过快或过量时，可能发生恶心、呕吐或腹泻。

注意事项：胃肠道张力下降、急性胰腺炎和严重消化、吸收障碍、肝肾功能不全以及对本品中所含成分有先天性代谢障碍者禁用；对糖尿病患者应适当调节降糖药用量或将每天用量分成几小部分给予；注意本品中所含成分（例如维生素 A 和 K）的药物相互作用。

品名：肠内营养乳剂（TP-HE）Enteral Nutritional Emulsion（TP-HE）（瑞高、FRESUBIN）

剂型与规格：乳剂：500ml。

用法与用量：口服或管饲供给，以本品作唯一营养来源的，平均剂量为每日 20～30ml/kg；以本品补充营养的，剂量为每日 500ml。

药理与用途：是一种高分子量、易于代谢的肠内营养制剂，用于分解代谢和体液入量受限患者的均衡营养治疗。其中所含小肠易于吸收的中链甘油三酯，为创伤后的代谢提供能量底物。用于需要高蛋白、高能量、易于消化脂肪及液体入量受限的患者。

不良反应：给药速度过快或过量时，可能发生恶心、呕吐或腹泻。

注意事项：严重肝、肾功能不全、肠梗阻、小肠无力、急性胰腺炎及对本品成分有先天性代谢障碍者禁用；注意本品中所含成分（例如维生素 K）的药物相互作用。

品名：肠内营养乳剂（TPF-T）Enteral Nutritional Emulsion（TPF-T）（瑞能、SUPORTAN）

剂型与规格：乳剂（纤维型水果口味）：200ml。

用法与用量：口服或管饲供给，以本品作唯一营养来源的，非恶病质时为每日 125.6kJ/kg（30kcal/kg）；恶病质时为每日 167.5～209.3kJ/kg（40～50kcal/kg）；以本品补充营养的，推荐剂量为每日 400～1200ml。

药理与用途：为肿瘤型肠内营养乳，是一种高脂肪、高能量、低碳水化合物含量的肠内营养制剂，适用于癌症患者的代谢需要。其中所含ω-3 脂肪酸以及维生素 A、维生素 C 和维生素 E 能够改善免疫功能。用于营养不良的肿瘤患者的肠内营养。

不良反应:给药速度过快或过量时,可能发生恶心、呕吐或腹泻。

注意事项:消化道出血,急性胰腺炎,胃肠功能衰竭,肠梗阻,严重肝、肾功能不全等禁用;注意本品中所含成分(例如维生素 K)的药物相互作用。

品名:水解蛋白 Protein Hydrolysate

剂型与规格:注射剂:500ml:25g;口服溶液:30ml。

用法与用量:静脉注射,常用量静脉注射滴注一日 500~1000ml。口服,一般患者每次 10~30ml,重症患者每次 30~60ml,加等量温开水稀释后服用,每日 3 次。

药理与用途:成人每天需要食物蛋白 1g/kg 以维持体内氮的平衡。当重症感染、胃肠道外科手术、胃肠溃疡、肝胰疾病而致食物蛋白消化或吸收障碍时,或因肾病而致蛋白大量排出体外时,均可出现氮的不平衡,产生低蛋白血症。用于低蛋白血症及各种疾病所致的营养不良、全身衰竭及伤口愈合不良。

不良反应:如输注速度过快,可出现腹痛、抽搐、注射部位局部肿胀,应立即停药。

注意事项:禁与磺胺类药物配伍;充血性心衰、肝性脑病、氨基酸代谢障碍及酸血症患者禁用。

三、其 他

品名:谷氨酰胺 Glutamine

剂型与规格:颗粒剂:2.5g。

用法与用量:每日 3 次,每次 10~30g,温开水溶解后服,疗程 1 周。

药理与用途:为一种非必需氨基酸。在骨骼肌中由谷氨酸和谷氨酰胺合成酶催化生成,参与蛋白、核苷酸和氨基糖的合成。可促进蛋白质的合成,抑制蛋白质的分解,还可调节胃肠细胞的生长、功能和再生。用于烧伤,创伤,大手术后分解代谢及高代谢的补充。

不良反应:可出现肝功能异常、腹痛、呕吐、恶心、皮疹和瘙痒等。

注意事项:对本药过敏者禁用,定期监测肝功和酸碱平衡。

品名:复合辅酶 Coenzyme Complex

剂型与规格:冻干粉针:辅酶 A 100 单位/辅酶 I 0.1mg、辅酶 A 200 单位/辅酶 I 0.2mg。

用法与用量:肌内注射:每次 1 ~2 支,用 1 ~2ml 0.9% 氯化钠注射液稀释;静脉滴注:每次 1 ~2 支,用 5% 葡萄糖注射液稀释,每日 1 ~2 次或隔日 1 次。

药理与用途:本品系以新鲜食用酵母为原料提取精制所得的多种辅酶和生物活性物质的复合物。其中辅酶 A、辅酶 I、还原型谷胱甘肽等成分大都是人体内乙酰化反应、氧化还原反应、转甲基反应和能量代谢的重要酶的辅酶,对体内糖、蛋白质、脂肪及能量代谢起重要作用,在糖酵解、三羧酸循环、脂肪酸 β 氧化、肝糖原的合成和分解、乙酰胆碱的合成、组织呼吸、能量转运、保肝解毒、抗放射(辐射)作用等方面均密切相关。由于细胞内大多数生化反应都是连续的多步骤的反应或链式反应环,反应的完成需要多种辅酶和相关活性物质的参与,因此这些辅酶的同时存在,可相互补充和协调,共同调控和保证机体代谢全过程的顺利进行,维持或恢复细胞的正常功能。用于急、慢性肝炎,原发性血小板减少性紫癜,化、放疗引起白细胞和血小板降低等。

不良反应:静脉注射速度过快可引起短时低血压、眩晕、颜面潮红、胸闷、气促。

注意事项:严禁静脉推注;对本品过敏、孕妇、脑出血初期及房室传导阻滞者禁用。

品名:卵磷脂 Egg Lecithin

剂型与规格:片剂:0.1g(按卵磷脂计)。

用法与用量:口服。每次 0.3 ~0.5g,每日 3 次,儿童递减。

药理与用途:参与机体的脂肪代谢,降低胆固醇,兴奋胆碱能神经元。磷脂酰胆碱是合成脂蛋白的原料,脂蛋白是脂肪的运转形式,可使肝内脂肪运到肝外,参与机体的脂肪代谢,对脂肪肝防治产生作用。磷脂酰胆碱还能降低血清胆固醇、三酰甘油,使高密度脂蛋白升高,低密度脂蛋白降低,对动脉粥样硬化的防治产生作用。同时,磷脂酰胆碱作为乙酰胆碱的前体,可以提高脑内乙酰胆碱的生成,兴奋胆碱能神经元,对脑细胞功能恢复产生作用。用于脂肪肝、动脉粥样硬化等疾病的辅助治疗。

不良反应:尚未发现有关不良反应的报道。

注意事项:对本品有过敏者禁用。

第二十二章　眼科用药

品名:阿昔洛韦 Aciclovir

剂型与规格:0.1%滴眼剂:8ml。

用法与用量:滴眼,每次1~2滴,每日3~5次或每1~2小时1次。

药理与用途:选择性抑制疱疹类病毒的DNA复制,不影响正常细胞DNA聚合酶与正常细胞功能。用于治疗单纯疱疹病毒性角膜炎,带状疱疹病毒性角结膜炎和眼睑皮炎。

不良反应:轻微短暂刺痛感。

注意事项:密闭避光,阴凉处存放;药液如出现浑浊或析出结晶,置热水中溶解后使用。

品名:红霉素 Erythromycin

剂型与规格:0.25%眼膏剂:2.5g。

用法与用量:将眼膏点入结膜囊内,每晚1次。

药理与用途:对金葡菌、肺炎链球菌、白喉杆菌、链球菌、炭疽杆菌等高度敏感,对衣原体、军团菌有较强的抗菌作用,抑制某些螺旋体、支原体及立克次体等所致的感染。用于对青霉素过敏的患者或敏感菌引起的眼部感染。

不良反应:有轻度刺激性。

注意事项:不应与林可霉素类或氯霉素合用。

品名:利福平 Rifampicin

剂型与规格:0.1%滴眼剂:10ml。

用法与用量:滴眼,每次1~2滴,每日4~6次。

药理与用途:抗多数革兰阳性、阴性菌,尤对结核杆菌、麻风杆菌有特效,也可抑制沙眼衣原体和某些病毒。用于治疗沙眼、细菌性外眼感染、结核性、病毒性眼病。

不良反应:可有轻微刺激。

注意事项:用药前先将利福平药丸投入溶媒中振摇溶解;药液应在两周内用完;肝功能不良者慎用。

品名:庆大霉素 Gentamicin

剂型与规格:0.3%滴眼剂(硫酸盐):10ml。

用法与用量:滴眼,每次1~2滴,每日4~6次。

药理与用途:作用于细菌内的30s和50s核糖体亚单位,造成遗传密码错译,合成异常蛋白质致细胞膜渗漏,细菌死亡。本品对各种肠道杆菌及铜绿假单胞菌有良好抗菌作用,对葡萄球菌(包括对青霉素、卡那霉素或新霉素耐药菌株)高度敏感。用于铜绿假单胞菌、耐药性金葡菌及其他敏感菌所致的外眼感染。

不良反应:有轻度刺激;玻璃体内注射对视网膜毒性较大。

注意事项:对链球菌感染无效;易产生暂时性耐药性。

品名:氯霉素 Chloramphenicol

剂型与规格:0.25%滴眼剂:5ml、8ml。

用法与用量:滴眼,每次1~2滴,每日4~6次;重症每2小时1次,或遵医嘱。

药理与用途:作用于细菌体内核糖体50s亚基,影响蛋白质合成。对多数革兰阴性和阳性菌、衣原体、螺旋体、立克次体、支原体及某些大型病毒具较强的抗菌活性,并有保湿、润滑角膜、促进创面修复愈合作用。用于沙眼,结膜炎,眼睑炎,角膜炎,泪囊炎,眼部灼伤,干眼症等,亦可缓解中老年非病理性眼干涩,眼疲劳,防治戴隐形眼镜引起的角膜损伤。

不良反应:高浓度、大剂量用药可致眼睑、角膜水肿,眼球运动受限及视乳头萎缩;长期应用可致再生障碍性贫血。

注意事项:本品为抑菌剂,应避免与青霉素、头孢菌素等杀菌剂联合应用;避光,阴凉处保存。

品名:羟苄唑 Hydrobenzole

剂型与规格:0.1%滴眼剂:10ml。

用法与用量:滴眼,每次1~2滴,每日4~6次。或遵医嘱。

药理与用途:本品能选择性抑制微小RNA病毒,使病毒RNA合成受阻。用于急性流行性出血性角结膜炎。

不良反应:有轻度刺激。

品名:碘苷 Idoxuridine

剂型与规格:0.1%滴眼剂:8ml、10ml。

用法与用量:滴眼,每次1~2滴,每2小时1次。

药理与用途:抗病毒药,对单纯疱疹病毒和痘病毒有效。用于单纯疱疹性角膜炎、眼带状疱疹及其他病毒感染所致眼病。

不良反应:畏光,局部充血,水肿,痒,疼痛。

注意事项:可产生耐药性;长期使用可致角膜浑浊或染色小点,且不易消失。

品名:环丙沙星 Ciprofloxacin

剂型与规格:0.3%滴眼剂(盐酸盐或乳酸盐):5ml、8ml、10ml。

用法与用量:滴眼,每次1~2滴,每日3~5次。

药理与用途:抑制细菌DNA回旋酶,干扰DNA功能。对铜绿假单胞菌、肠杆菌、流感嗜血杆菌、淋病奈瑟菌、链球菌、军团菌、金黄色葡萄球菌等有较强的抗菌作用;对沙眼衣原体有一定的抗菌作用,与其他抗生素无交叉耐药性。用于治疗敏感菌引起的结膜炎、角膜溃疡、泪囊炎、眼睑炎及沙眼等外眼部感染。

不良反应:偶有局部一过性刺激症状。

注意事项:对喹诺酮类药物过敏者禁用;不宜长期使用。

品名:磺胺醋酰钠 Sodium Sulfacetamide

剂型与规格:15%滴眼剂:10ml。

用法与用量:滴眼,每次1~2滴,每日3~4次。

药理与用途:与对氨基苯甲酸竞争细菌的二氢叶酸合成酶,细菌叶酸代谢受阻,细菌生长繁殖受抑制。对大多数革兰阳性和阴性菌有抑制作用;尤其对肺炎链球菌、溶血性链球菌、痢疾杆菌敏感,对葡萄球菌、沙眼衣原体、脑膜炎球菌也有较好抑菌作用,抑制真菌生长。用于治疗结膜炎、泪囊炎、角膜炎、沙眼及其他敏感菌所致的眼部感染。

不良反应:局部刺激性;眼部过敏反应。

注意事项:对磺胺类药物过敏者禁用;使用时应有足够的剂量与疗程;局部感染用药时应先清创排脓;不宜与普鲁卡因同时使用。

品名:利巴韦林 Ribavirin

剂型与规格:0.1%滴眼剂:8ml。

用法与用量:滴眼,每次1~2滴,1小时1次。病情好转后,减为每2小时1次。

药理与用途:阻止病毒复制,但无直接灭活作用。对流感病毒、麻疹病毒、腺病毒、疱疹病毒有较强的抑制作用,无交叉耐药性。用于治疗病毒性角膜炎及其他病毒性眼病,急性流行性角膜炎,单纯性角膜炎等。

不良反应:动物试验可致畸;大量应用致可逆性贫血、免疫抑制。

注意事项:对本品过敏者忌用;妊娠3个月以内孕妇慎用。

品名:诺氟沙星 Norfloxacin

剂型与规格:0.3%滴眼剂:8ml。

用法与用量:滴眼,每次1~2滴,每日3~6次。

药理与用途:阻滞DNA合成,对多数革兰阴性和阳性菌均有较强的抗菌活性,尤对大肠埃希菌、痢疾杆菌、变形杆菌、军团菌、流感嗜血杆菌、淋病奈瑟菌、沙门菌属及克雷伯菌属高度敏感,对沙眼衣原体有效,对金葡萄敏感性较差。用于敏感菌所致眼部感染。

不良反应:有轻微一过性刺激感。

注意事项:对喹诺酮类药物过敏者禁用;避光保存。

品名:四环素醋酸可的松 Tetracycline and Cortisone Acetate

剂型与规格:软膏剂:2.5g。

用法与用量:点入结膜囊中,每日1~2次。

药理与用途:四环素对多数革兰阳性和阴性细菌、衣原体、立克次体、支原体及放线菌有抗菌活性;可的松有抗炎、抗过敏等作用。两药配伍,抗菌消炎。用于治疗结膜炎,眼睑炎,角膜炎,过敏性眼炎等。

注意事项:长期使用可致二重感染或耐药性。

品名:妥布霉素 Tobramycin

剂型与规格:0.3%滴眼剂:8ml;0.5%滴眼剂:8ml;0.5%眼膏剂:10g。

用法与用量:轻、中度感染者:滴眼,每次1~2滴,每4小时1次,或将眼膏涂入结膜囊内,每日2~3次,每次适量。重度患者:滴眼,每次2滴,1小时1次,或每3~4小时涂眼膏1次,病情缓解后减量使用。

药理与用途:抗铜绿假单胞菌、产气大肠埃希菌、大肠埃希菌、肺炎杆菌、流感嗜血杆菌、奇异变形杆菌、结膜炎摩、结膜炎嗜血杆菌、葡萄球菌、链球菌及奈瑟菌属等感染。用于成人及儿童由敏感菌引起的外眼及附属器的感染,尤其是铜绿假单胞菌所致的眼部感染。

不良反应:偶有眼睑发痒、红肿、结膜红斑等过敏反应。

注意事项:对本品过敏者禁用;本品不宜长期使用以防二重感染;孕妇及哺乳期妇女慎用。

品名:妥布霉素地塞米松 Tobramycin and Dexamethasone(点必舒、典必殊)

剂型与规格:眼膏:3.5g(妥布霉素 0.3% 和地塞米松 0.1%);滴眼液:5ml(妥布霉素 15mg,地塞米松 5mg)。

用法与用量:眼膏:每天 3~5 次,每次取约 1~1.5cm 长的药膏点入结膜囊中;滴眼:每天 3~5 次,每次 1~2 滴。严重者可增至 2 小时一次,用前摇匀。

药理与用途:妥布霉素为氨基糖苷类广谱抗生素,对多数革兰阴性菌、革兰阳性菌有较强的抗菌活性。地塞米松是肾上腺皮质激素,有抗炎及免疫抑制作用,可减轻眼部水肿及炎症。用于眼睑、球结膜、眼球前膜、泪囊及确诊的传染性结膜炎等炎症性疾病;也适用于慢性前葡萄膜炎、化学性、放射性、灼伤性及异物穿透性角膜损伤;治疗、预防眼部手术前后感染及可能的外眼部细菌感染。

不良反应:少数患者(低于 4%)偶有发痒、红肿、结膜充血现象;使用肾上腺皮质激素与抗生素复方制剂可能发生二重感染,尤其是长期使用肾上腺皮质激素,角膜可能发生真菌感染;在化脓性眼部感染时,地塞米松可能掩盖感染症状并加剧原有的感染;长期应用可引起细菌耐药、眼压升高及白内障。

注意事项:与其他氨基糖苷类抗生素可能有交叉过敏反应;树枝状角膜炎、眼部分枝杆菌及真菌感染,牛痘、水痘及其他因疱疹性病毒引起的角膜炎、结膜炎患者,角膜异物尚未完全取出者禁用;对氨基糖苷类抗生素有过敏史者,青光眼患者,儿童、肾功能不全者的老年患者慎用。

品名:金霉素 Chlortetracycline

剂型与规格:0.5% 眼膏剂(盐酸盐):2.5g。

用法与用量:适量涂于眼睑内,每日 3 次。

药理与用途:干扰敏感菌的蛋白质合成,抑制细菌 DNA 的复制而具抑菌或杀菌作用。对多数革兰阳性和阴性菌及立克次体、支原体、衣原体及放线菌有抑制作用,对耐青霉素的金葡菌作用比四环素稍强。用于治疗急性沙眼、角膜炎、结膜炎及敏感菌引起的感染。

不良反应:过敏反应。

品名:林可霉素 Lincomycin

剂型与规格:3%滴眼剂(盐酸盐):8ml。

用法与用量:滴眼,每次1~2滴,每日3次或遵医嘱。

药理与用途:抑制细菌蛋白质合成,对多数革兰阳性菌和厌氧革兰阴性菌有较好抗菌作用;对金黄色葡萄球菌(包括耐青霉素G金葡菌)、链球菌属、表葡菌、多数白喉杆菌和破伤风杆菌敏感。用于治疗敏感菌引起的眼部感染。

不良反应:局部刺激症状。

注意事项:不宜与红霉素合用。

品名:氧氟沙星 Ofloxacin

剂型与规格:0.3%滴眼剂:5ml、8ml、10ml;0.3%眼膏剂:3.5g。

用法与用量:滴眼剂:滴眼,每次1滴,每日3次。眼膏剂:适量涂于眼中,每日3次。

药理与用途:抑制菌体DNA回旋酶,对多数革兰阴性及阳性菌有较强的抗菌活性,对葡萄球菌属、链球菌属、淋病奈瑟菌、肺炎链球菌等敏感,少有交叉耐药性。用于治疗敏感菌引起的眼部感染。

不良反应:偶有过敏反应及刺激症状。

注意事项:对喹诺酮类药物过敏者禁用;不宜长期应用。

品名:噻吗洛尔 Timolol

剂型与规格:0.25%、0.5%滴眼剂(马来酸盐):5ml。

用法与用量:滴眼,每次1滴,每日2次。开始用低浓度0.25%。

药理与用途:减少房水产生,降低眼压,但不引起睫状肌痉挛,不缩小瞳孔,不影响视力。用于治疗各型青光眼。

不良反应:偶有刺激感;长期应用可有口干、角膜结膜表面损伤;个别患者可出现心率减慢,血压降低,头晕等。

注意事项:明显心衰、Ⅱ~Ⅲ度房室传导阻滞、心动过速、心源性休克、儿童、孕妇禁用;先天性心脏病、支气管哮喘、肺气肿、甲亢、冠心病、泪腺功能低下、糖尿病及重症肌无力患者慎用。

品名:毛果芸香碱 Pilocarpine

剂型与规格:滴眼剂:0.5%滴眼剂(硝酸盐):5ml。

用法与用量:慢性青光眼,0.5% ~4%溶液一次1滴,一日1~4次。急性闭角型青光眼急性发作期,1% ~2%溶液一次1滴,每5~10分钟滴眼1次,3~6次后每1~3小时滴眼1次,直至眼压下降(注意:对侧眼每6~8小时滴眼1次,以防对侧眼闭角型青光眼的发作)。缩瞳:对抗散瞳作用,1%溶液滴眼1滴2~3次;先天性青光眼房角切开或外路小梁切开术前,1%溶液,一般滴眼1~2次;虹膜切除术前,2%溶液,一次1滴。

药理与用途:对平滑肌与腺体作用较强。全身用药后,促进多种腺体的分泌,使内脏平滑肌兴奋;在眼部使瞳孔缩小,解除瞳孔阻滞,改善房水循环,使眼压下降;扩张脉络膜血管,加速血液回流,解除淤血。用于治疗原发性闭角型青光眼,拮抗扩瞳及调节性内斜视,亦用于解救阿托品类药物中毒。

不良反应:初用可产生头痛和暂时性近视,视力模糊;长期应用可致强直性瞳孔缩小、晶状体浑浊、滤泡性结膜炎、黄斑裂孔、视网膜脱离等;全身应用中毒时可引起眉痛、流涎、流泪、腹泻、出汗、恶心、肺水肿、支气管痉挛等。

注意事项:虹膜睫状体炎患者禁用;避光保存。

品名:乙酰唑胺 Acetazolamide

剂型与规格:片剂:0.25g;注射剂:0.5g/2ml。

用法与用量:口服,每次0.25g,每日3次。或根据眼压高低适量注射。

药理与用途:抑制肾脏近曲小管上皮细胞碳酸酐酶,使房水生成减少,降眼压。用于治疗各类青光眼,内眼手术前降眼压和术后前房形成迟缓者。

不良反应:四肢和面部麻木感,嗜睡;偶有情绪激动、运动失调、口渴、食欲不振、头痛、多尿、耳鸣、药疹等;长期使用可致高氯性酸血症及低血钾症。

注意事项:肝肾功能不全者禁用;本品可减少锂盐重吸收,降低锂的血浓度;不宜与钙、碘、广谱抗生素同服;不宜长期使用。酸中毒者禁用注射剂。

品名:卡替洛尔 Carteolol

剂型与规格:2%滴眼剂(盐酸盐):5ml、10ml。

用法与用量:滴眼,每次 1 滴,每日 2 次。

药理与用途:抑制房水产生,降低眼压。用于治疗慢性开角型青光眼及高眼压症。

不良反应:偶有刺激症状;偶有缓脉、呼吸困难、头痛、头晕、恶心等;长期应用偶见眼底黄斑部出现水肿、浑浊。

注意事项:患有难以控制的心脏器质性病变、支气管痉挛、支气管哮喘及对本品过敏的患者禁用;窦性心动过缓、心源性休克、房室阻滞(Ⅱ、Ⅲ度)、难以控制的糖尿病、肺动脉高压患者、孕妇、小儿慎用。

品名:地匹福林 Dipivefrine

剂型与规格:0.1%滴眼剂(盐酸盐):5ml、8ml。

用法与用量:青光眼初期治疗、辅助治疗:滴眼,每 12 小时 1 滴。替代治疗:第 1 天用原药加本品,每 12 小时 1 滴,第 2 天停用原药,继续同法用本品。协同治疗:可配伍用卡巴胆碱、毛果芸香碱、碘依可酯或乙酰唑胺以增强疗效。

药理与用途:减少房水生成,增加房水引流,具明显的降低眼压效果,不产生瞳孔收缩或调节痉挛。用于治疗慢性开角型青光眼及控制高眼压症,亦用于对肾上腺素不耐受的青光眼患者。

不良反应:肾上腺素类药物的全身性副作用;局部充血;烧灼及刺激感;偶见过敏、结膜炎、滤泡性结膜炎、视物模糊、瞳孔散大、额痛及畏光。

注意事项:前房角狭窄的青光眼患者及对本品成分过敏者禁用;哺乳期妇女慎用。

品名:可乐定 Clonidine

剂型与规格:0.25%滴眼剂(盐酸盐):5ml。

用法与用量:滴眼,每次 1 ~ 2 滴,每日 3 次。

药理与用途:抑制血管运动中枢,激动外周血管 α_2 受体,使外周血管阻力降低、去甲肾上腺素负反馈释放减少而降压。用于防治偏头痛、青光眼。

品名:可的松 Cortisone

剂型与规格:0.5%滴眼剂(醋酸盐):3ml;眼膏剂:2g。

用法与用量:滴眼,每次 1 ~ 2 滴,每日 4 次。眼膏剂,每晚涂 1 次。

药理与用途:抑制血管新生和结缔组织增生,降低毛细血管通透性,抑制组胺，减少炎性渗出和抗体产生，具有抗炎及抗过敏作用。用于非特异性炎症及过敏性眼炎，内眼手术后及眼外伤反应。

注意事项：伴有感染性炎症时，应进行必要的抗感染治疗。

品名：四环素可的松 Tetracycline and Cortison Acetate

剂型与规格：眼膏：2.5g：（1g 中含盐酸四环素 2.5mg，醋酸可的松 2.5mg）。

用法与用量：涂适量于眼睑内，每天 3～4 次。

药理与用途：四环素为广谱抑菌剂，高浓度时具有杀菌作用。许多立克次体属、支原体属、衣原体属、螺旋体对本品敏感。其作用机制为药物能特异地与细菌核糖体 30S 亚基的 A 位置结合，抑制肽链的增长和影响细菌蛋白质合成。醋酸可的松，为肾上腺皮质激素类药。具有抗炎及抗过敏作用，能抑制结缔组织的增生，降低毛细血管壁和细胞膜的通透性，减少炎性渗出，并能抑制组胺及其他毒性物质的形成与释放。用于敏感病原菌所致眼睑炎、结膜炎、角膜炎、沙眼等。

不良反应：偶见有局部过敏反应、药疹；长期频繁使用，可引起青光眼、白内障。

注意事项：单纯疱疹性或溃疡性角膜炎、四环素类药物过敏史者禁用；使用后如眼睛疼痛、视力改变，或持续性发红或刺激感，应停止使用。

品名：地塞米松 Dexamethasone

剂型与规格：0.025% 滴眼剂（磷酸钠盐）：5ml。

用法与用量：滴眼，每次 1～2 滴，每日 4～5 次。

药理与用途：稳定溶酶体膜，抑制致炎物产生，增加肥大细胞颗粒的稳定性，减少组胺的释放，抑制或减少新生血管的形成，并有消炎、免疫抑制作用。用于各种原因引起的炎症，亦用于眼科手术局部使用，可减轻排斥反应和瘢痕形成。

不良反应：部分患者长期局部使用时可以产生激素性白内障和激素性青光眼。

注意事项：用于眼部感染应并用有效抗生素；角膜溃疡者禁用；逐渐减药。

品名：氟米松 Fluorometholone

剂型与规格：0.1% 滴眼剂：5ml。

用法与用量:滴眼,在治疗初期(24~28 小时内),每次 1~2 滴,每 2 小时 1 次,以后每日 4 次。

药理与用途:抑制由机械、化学或免疫性因素所诱发的炎症。用于治疗对皮质激素敏感的眼前段组织炎症的治疗及 PK、PRK 术后的抗炎治疗。

不良反应:长期应用可使眼内压升高或青光眼,并伴有视力下降,视神经损伤及视野缺损;角膜穿孔;后囊膜下白内障及一些刺激症状;眼部继发性感染等。

注意事项:对本药过敏者禁用;患有病毒性角结膜炎、角膜溃疡、结核性、真菌性、化脓性眼部疾患禁用;孕妇及 2 岁以下儿童慎用;用药期间应监测眼压,防止二重感染;对于急性化脓性感染伍用合适抗菌药。

品名:阿托品 Atropine

剂型与规格:1% 眼膏剂(硫酸盐):3g。

用法与用量:涂眼,每日 1~2 次。

药理与用途:散瞳及调节麻痹。用于治疗严重的角膜炎,葡萄膜炎,虹膜睫状体炎,防止虹膜后粘连所引起的继发性青光眼,巩膜炎,亦用于白内障手术前、后。

不良反应:接触性皮炎及结膜充血;局部过敏反应;用量过多易引起中毒,如咽干、恶心、心悸、面红、呕吐、呼吸急促、幻视等症状。严重者可致谵语,惊厥、精神紊乱,循环衰竭导致死亡。

注意事项:青光眼禁用。

品名:普罗碘铵 Prolonium Iodide

剂型与规格:注射剂:0.4g/2ml。

用法与用量:肌内注射,每次 0.4g,每日或隔日 1 次。结膜下注射,每次 0.1~0.2g,每日或隔日 1 次。10 次为一疗程,疗程间隔 7~14 日。

药理与用途:在体内逐渐分解为游离碘,促进组织内炎性渗出物、其他病理沉着物的吸收和慢性炎症的消散。用于治疗眼底出血、玻璃体浑浊、角膜斑翳、半陈旧性角膜白斑、视网膜脉络膜炎、晚期肉芽肿或非肉芽肿性虹膜睫状体炎。

不良反应:久用可偶见碘中毒症状。

品名:托吡卡胺 Tropicamide

剂型与规格:0.5%、1% 滴眼剂:10ml。

用法与用量:治疗及预防近视:每次1~2滴,每晚睡前滴眼1次,滴眼后压迫泪囊1~2分钟以防吸收中毒。散瞳验光:每次2~3滴,每2~3分钟滴眼1次。

药理与用途:作用类似阿托品,具有迅速散瞳和睫状肌麻痹作用。用于眼底检查和验光散瞳、睫状肌麻痹,亦可防治青少年假性、中间性近视。

不良反应:短暂性刺痛感;口干;过敏反应;眼压升高。

注意事项:青光眼及可疑青光眼者禁用;儿童慎用;本品散瞳作用可被1%毛果芸香碱抵消;与1%羟基苯丙胺合用有协同作用。

品名:东莨菪碱 Scopolamine

剂型与规格:1%眼膏剂(氢溴酸盐):10g。

用法与用量:每晚或需要时涂搽。

药理与用途:阻断乙酰胆碱作用,使瞳孔括约肌和睫状肌麻痹而引起散瞳及调节麻痹。用于治疗虹膜睫状体炎、角膜炎、白内障手术前验光等。

注意事项:青光眼患者忌用;本品可代用对阿托品过敏者。

品名:后马托品 Homatropine

剂型与规格:2%眼膏剂(氢溴酸盐):2g。

用法与用量:一般治疗:每晚或需要时涂搽,用药次数依需要而定;验光:每小时1次,连用4~5次。

药理与用途:作用同阿托品,具有扩大瞳孔和调节麻痹作用。

不良反应:本品可引起个别结膜轻度充血,短时间内可恢复。

注意事项:青光眼和40岁以上浅前房者禁用。

品名:色甘酸钠 Sodium Cromoglicate

剂型与规格:滴眼剂:10ml。

用法与用量:滴眼,每次1~2滴,每日4~6次。

药理与用途:稳定肥大细胞膜,阻止肥大细胞脱颗粒,影响IgE介导的免疫反应,抑制过敏介质释放。用于治疗结膜炎,春季卡他性角膜炎,枯草热结膜炎,急慢性过敏性结膜炎等。

不良反应:一过性轻微刺激感。

注意事项:药液出现沉淀时停止使用。

品名:双氯芬酸 Diclofenac

剂型与规格:0.1%滴眼剂(钠盐):5ml。

用法与用量:非手术消炎:每次1滴或遵医嘱,每日4~6次。眼科术前:滴眼,通常用4次(3小时、2小时、1小时、30分钟前)。眼科术后:每次1滴,每日4次。

药理与用途:阻断PEG_2的生物合成,具较强的消炎镇痛作用。用于治疗眼科手术及非手术因素引起的非感染性炎症。

不良反应:用后有瞬间轻微刺痛或烧灼感。

注意事项:对本品过敏忌用;不宜与缩瞳药同时使用;青光眼患者术前3小时停用缩瞳剂。

品名:透明质酸 Hyaluronate

剂型与规格:注射剂(钠盐):1500U。

用法与用量:缓慢注入前房内,每次0.2ml。

药理与用途:本品具高黏弹性及仿形性,可保护角膜内皮细胞及眼内组织,并减少手术并发症,促进伤口愈合。用于白内障囊内、囊外摘除术、人工晶状体植入术、青光眼手术、角膜移植术等。

不良反应:术后眼压有短暂升高。

注意事项:遮光,密闭,低温保存;使用时防止充填过量;手术结束后根据需要清除残留药液;术中及术后密切观察眼内压;勿与含苯扎溴铵的药物接触。

品名:妥拉唑啉 Tolazoline

剂型与规格:注射剂(盐酸盐):25mg/ml。

用法与用量:肌内注射或皮下注射,每次25mg。

药理与用途:使周围血管舒张而降压,但作用不稳定。用于治疗血管痉挛性疾病。

不良反应:潮红,冷感,心动过速,恶心,腹痛,直立性低血压。

注意事项:胃溃疡、冠心病患者禁用。

品名:荧光素 Fluorescein

剂型与规格:注射剂(钠盐):0.2g/2ml、0.5g/5ml。

用法与用量:静脉推注,每次5~10ml;4秒钟推完,8秒钟后摄片。

药理与用途:显影剂。用于荧光眼底血管造影。

不良反应:少数人可见过敏反应。

注意事项:对本品过敏、哮喘及严重肝功能损害者禁用;注意防止污染。

品名:倍他洛尔 Betaxolol(贝特舒、倍美多心安、倍他素洛尔、倍他心安)

剂型与规格:滴眼液(盐酸盐):12.5mg(0.25%)/5ml。

用法与用量:滴眼,用前充分摇匀,每日 2 次,每次 1~2 滴。如本品不足以控制患者的眼内压时,可联用毛果芸香碱、肾上腺素或碳酸酐酶抑制剂。

药理与用途:倍他洛尔是 β 受体阻滞剂。作用机制是减少房水生成,不影响瞳孔大小及调节功能,作用时间长,降压作用可维持 12 小时。本品有钙离子拮抗作用,可直接扩张血管,改善眼的血液供应,从而对视神经起保护作用。本品有效降低眼压,用于慢性开角型青光眼、高眼压症患者的治疗。

不良反应:暂时性眼部不适感,偶有视物模糊、点状角膜炎、异物感、畏光、流泪、痒痛、干燥、红斑、发炎、分泌物增多、过敏反应、水肿、角膜敏感性降低、瞳孔大小不一;偶有心动过缓、心脏传导阻滞、充血性心力衰竭;可能有呼吸困难、支气管痉挛、气管分泌物浓稠、气喘或呼吸衰竭;偶有失眠、眩晕、头痛、抑郁、嗜睡,可加重肌无力现象;其他反应有荨麻疹、中毒性表皮坏死、脱毛和舌炎。

注意事项:糖尿病患者、甲亢、肺功能不全者及孕妇、哺乳期妇女、儿童慎用;施行全身麻醉前应逐渐停药;房室传导阻滞,窦性心动过缓、Ⅰ度以上房室传导阻滞,有明显心力衰竭者禁用;因倍他洛尔不具缩瞳作用,故在控制因闭角型青光眼引起的高眼压时需与缩瞳剂合用。

品名:玻璃酸酶 Hyalurinidase(透明质酸酶、玻糖酸酶)

剂型与规格:粉针剂:150U、500U、1500U。

用法与用量:本品以适量氯化钠注射液溶解,制成 150U/ml 或适宜浓度的溶液。皮试:取上述药液,皮内注射约 0.02ml。如 5 分钟内出现具有伪足的疹块,持续 20~30 分钟,并有瘙痒感,提示为阳性。但在局部出现一过性红斑,是由于血管扩张所引起,则并非阳性反应。①促进局部组织中药液、渗出液或血液的扩散,以上述药液注射于肿胀或其周围部位,用量视需要而定,但一次用量不超过 1500 单位。②促进皮下输液的扩散:在皮下输液每 1000ml 中添加本品 150 单位,可根据输液品种的不同(黏度和刺激性等)适当增加。③球后注射促进玻璃体混浊及出血的吸收,每次 100~300U/ml,每日 1 次。④结膜下注射促使结膜下出血或球后血肿的吸收,每次 50～150U/0.5ml，每日或隔日一次。⑤滴眼预防结膜化学烧伤后睑球粘连，治疗外伤性眼眶出血、外伤性视网膜水肿等：浓度为 150U/ml，每 2 小时滴眼 1 次。⑥关节腔内注射：每次 2ml，每周一次，连续 3～5 周。

药理与用途：能水解透明质酸（透明质酸为组织基质中具有限制水分及其他细胞外物质扩散作用的成分），可促使皮下输液或局部积贮有渗出液或血液加快扩散而利于吸收。用于促使眼局部积贮的药液、渗出液或血液的扩散，促使玻璃体混浊的吸收、预防结膜化学烧伤后睑球粘连，并消除有关的炎症反应；用于骨关节炎的治疗。

不良反应：过敏反应，包括瘙痒、荨麻疹以及其他较严重的过敏反应。

注意事项：恶性肿瘤患者、心衰或休克患者禁用；本品有导致感染扩散的危险，不得注射于感染炎症区及其周围组织；其他部位有感染者应慎用；不可作静脉注射；不能直接应用于角膜；不能用于被虫叮螫引起的肿胀；水溶液极不稳定，宜临用前配制。

品名：羧甲纤维素钠 Carmellose Sodium

剂型与规格：滴眼液：4mg（1%）/0.4ml。

用法与用量：滴眼，完全扭断然后拉掉瓶盖，打开滴眼液瓶。滴 1～2 滴于患眼。用后即弃。

药理与用途：本品含多量羧基、羟基，带负电荷，为亲水基团，故易黏附于角膜表面，起润滑、营养和保护作用。用于缓解眼部干燥或因暴露于阳光或风沙所引起的眼部烧灼、刺痛等不适感，也是防止进一步刺激的保护剂。

不良反应：有短暂视力模糊。

注意事项：对本品过敏者禁用，过敏体质者慎用。

第二十三章 耳鼻喉科用药

品名:复方硼砂 Compound Borax

剂型与规格:本品为复方制剂,每100ml含硼砂、碳酸氢钠各1.5g,液化酚和甘油各0.3ml。

用法与用量:含漱。一次取少量(约10ml)加5倍量的温开水稀释后含漱,一次含漱5分钟后吐出,一日3~4次。

药理与用途:消炎。用于治疗口腔炎、咽喉炎及扁桃体炎等。

注意事项:新生儿、婴儿禁用。小儿、老年人、孕妇及哺乳期妇女慎用。儿童必须在成人监护下使用。含漱后应吐出,不可咽下。用时应避免接触眼睛。本品误服后可引起局部组织腐蚀,吸收后可发生急性中毒,早期症状为呕吐、腹泻、皮疹以及中枢神经系统先兴奋后抑制等症状。一旦发生应立即就医。

品名:麻黄碱 Ephedrine

剂型与规格:1%滴鼻剂(盐酸盐):10ml。

用法与用量:滴鼻,每次1~2滴,每日3次。

药理与用途:激动肾上腺素受体,松弛支气管平滑肌,减轻充血水肿,改善小气道阻塞。用于治疗各种原因引起的鼻黏膜充血、肿胀引起的鼻塞。

不良反应:大量长期使用可引起失眠、头痛、震颤、焦虑、心悸、发热感、出汗等。

品名:地芬尼多 Difenidol

剂型与规格:片剂(盐酸盐):25mg。

用法与用量:口服,每次25~50mg;儿童0.9mg/kg,每日3次。

药理与用途:改善椎基底供血不足,调节前庭功能,抑制呕吐,改善眼球震颤等。用于治疗各种原因引起的眩晕及呕吐症。

不良反应:口干,胃部不适,头痛,头晕,耳鸣,皮疹,视力模糊,嗜睡,心悸。

品名:林可霉素 Lincomycin

剂型与规格:3%滴耳剂(盐酸盐):6ml。

用法与用量:滴耳,每次3滴,每日3次。

药理与用途:作用于敏感核糖体的50S亚基,抑制肽链延长而影响蛋白质的合成,对多数革兰阳性菌和炭疽杆菌、梭状芽孢杆菌、厌氧链球菌等厌氧菌有抗菌作用。用于治疗急、慢性化脓性中耳炎,外耳道感染等。

不良反应:耳鸣,眩晕。

品名:氧氟沙星 Ofloxacin

剂型与规格:0.3%滴耳剂:5ml。

用法与用量:滴耳,每次6～10滴,每日2次;儿童适当减量。

药理与用途:本品为第三代喹诺酮类广谱抗菌药,对多数革兰阳性菌和阴性菌敏感,且对后者作用更大。用于治疗敏感细菌引起的中耳炎、外耳道炎、鼓膜炎。

不良反应:耳痛,瘙痒感。

注意事项:对本药有过敏史者禁用;炎症波及到鼓膜时慎用;点耳时药液温度宜接近体温。

品名:鱼肝油酸 Morrhuate

剂型与规格:5%注射剂(钠盐):1ml、2ml、5ml、10ml。

用法与用量:第一次注射5%溶液(内含2%苯甲醇作为局部止痛剂)0.5～1ml于静脉曲张腔内。如无不良反应,24小时以后可继续注射0.5～2ml(一般为1ml),一日不超过5ml,每隔3～5日在不同部位注射。治疗内痔时,以5%的溶液0.5ml注射痔核上部,每周1次。常用量:局部注射一次0.5～5ml;极量:局部注射一次5ml。

药理与用途:本品为血管硬化剂。注射于黏膜下,可使局部组织产生无菌性炎症,之后逐渐被纤维结缔组织代替,促进血小板聚集。用于止血。

不良反应:少数患者可有严重过敏反应。

注意事项:用药前做过敏试验;过敏者禁用。

品名:倍氯米松 Beclometasone

剂型与规格:气雾剂(丙酸盐):50μg、250μg;干粉吸入剂(丙酸盐):0.1mg、0.2mg;鼻喷剂(丙酸盐):7g。

用法与用量:喷鼻,每次每鼻孔 100μg,每日 2 次;或每次每鼻孔 50μg,每日 3~4 次。每日用量不能超过 400μg。

药理与用途:抗免疫,抗炎,抗过敏,止痒,扩张支气管。用于防治常年性和季节性的过敏性鼻炎,血管舒缩性鼻炎,慢性哮喘。

不良反应:鼻、咽部干燥和烧灼感,喷嚏,轻微鼻出血;声音嘶哑,喉痛,口腔、咽部念珠菌感染;极个别患者可出现鼻中隔穿孔、眼压升高或青光眼。

注意事项:过敏者、6 岁以下儿童禁用;伴细菌感染时合用适当抗生素;孕妇慎用。

品名:氢化可的松新霉素 Hydrocortisone and Neomycin Sulfate

剂型与规格:滴耳剂:5ml(含硫酸新霉素 12.5mg、氢化可的松 2.5mg)。

用法与用量:滴耳,每次 1~2 滴,每日 3~4 次。

药理与用途:硫酸新霉素对需氧的革兰阴性杆菌及部分革兰阳性菌有效,氢化可的松具有抗炎、抗过敏等作用。两者配伍用于治疗急、慢性中耳炎、外耳道感染等。

不良反应:第八对脑神经损害,肾功能损害等。

注意事项:对氨基糖苷类抗生素过敏者禁用;肠梗阻、帕金森病、重症肌无力、结肠溃疡、肾功能损害患者慎用。

品名:环丙沙星 Ciprofloxacin

剂型与规格:0.3% 滴耳剂(盐酸盐):10ml;0.5% 滴耳剂(盐酸盐):8ml。

用法与用量:滴耳,每次 6~10 滴,每日 2 次,点耳后进行约 10 分钟耳浴;儿童酌减。

药理与用途:抑制细菌 DNA 回旋酶,使 DNA 合成和复制受阻而导致细菌死亡。对克雷伯杆菌、大肠埃希菌和其他肠杆菌属有较强抗菌活性,对金黄色葡萄球菌、铜绿假单胞菌、肺炎链球菌的抗菌作用优于诺氟沙星和培氟沙星。用于敏感菌所致的中耳炎、外耳道炎和鼓膜炎等。

不良反应:中耳痛,瘙痒感。

注意事项:对本品或喹诺酮类过敏者禁用;使用温度宜接近体温;使用

时间一般低于 4 周;本品单用仅适用于中耳炎局限在中耳黏膜部位的局部治疗。

品名:糜蛋白酶 Chymotrypsin

剂型与规格:注射剂:800U、400U。

用法与用量:液化痰液:以 0.05% 溶液喷雾吸入;软组织炎症和创伤:以 0.1% 溶液局部注于创面;分解晶状体悬韧带:以 0.05% 溶液 1 ~ 2ml 盥洗后房。

药理与用途:具肽链内切酶和脂酶作用,清除血肿、脓性分泌物和坏死组织,大剂量有抗炎作用。用于液化痰液使之易于咳出,亦用于眼科或软组织损伤。

不良反应:过敏反应。

注意事项:用前应做皮试;血液凝固功能障碍与重症肝病患者禁用。

品名:左卡巴斯汀 Levocabastine

剂型与规格:鼻喷剂:10ml。

用法与用量:喷鼻,每次每一鼻孔喷两下,每日 2 次。症状严重者可增至每日 4 次。

药理与用途:本品为强效、速效和具高选择性的组胺 H_1 受体拮抗剂,抗过敏而无中枢镇静作用。用于解除过敏性鼻炎症状。

不良反应:偶有一过性轻微的局部刺激症状;偶见轻微头痛、嗜睡及口干。

注意事项:用药前摇匀;对本品过敏者及孕妇禁用;肾功能低下慎用。

第二十四章　妇科用药

品名:麦角新碱 Ergometrine

剂型与规格:注射剂(马来酸盐):0. 2mg/ml、0. 5mg/ml。

用法与用量:肌内注射,每次 0. 2 ~ 0. 5mg,每日 1mg。静脉注射,每次 0. 2mg 用 25% 葡萄糖液 20ml 稀释,必要时半小时后重复 1 次。子宫颈注射,每次 0. 2mg,注射于子宫颈左右两侧。子宫壁注射,每次 0. 2mg。本品极量为每次 0. 5mg,每日 1mg。

药理与用途:本品选择性兴奋子宫平滑肌,尤对妊娠子宫敏感。小剂量能加强其节律性收缩,稍大剂量即可引起子宫强直性收缩。用于治疗子宫复原不良、产后子宫出血、预防产后宫缩无力性出血。

不良反应:恶心,呕吐,冷汗,面色苍白,出现突发性高血压而引起头痛甚至抽搐。

注意事项:妊娠期、高血压、心脏病禁用;肝、肾功能损伤慎用;第三产程胎盘娩出前慎用。

品名:缩宫素 Oxytocin

剂型与规格:注射剂:2. 5U/0. 5ml、5U/ml、10U/ml。

用法与用量:静脉滴注,催产或引产:每次 2. 5 ~ 5U,用 5% 葡萄糖注射液 500ml 稀释,先每分钟滴 8 ~ 10 滴,再视宫缩情况增至每分钟 40 ~ 60 滴。预防产后出血:每次 5 ~ 10U 加入 5% 葡萄糖注射液 500ml 中静脉滴注。静脉注射,预防产后出血:每次 5 ~ 10U,以 5% 葡萄糖注射液 20ml 稀释后缓注。肌内注射,产后出血、子宫出血:每次 5 ~ 10U,极量 1 次 20U。

药理与用途:增加细胞内的钙离子浓度直接兴奋子宫平滑肌,刺激其节律性收缩,增加频率及提高肌张力,无抗利尿素样作用。用于催产或引产,防治产后出血。

不良反应:滴速过快,可致胎盘缺血早期剥离;胎儿缺血窒息死亡;子宫破裂。

注意事项:心脏病、子宫肌瘤摘除术史及臀位产者慎用;生过三胎以上的经产妇(易发生子宫破裂)、产道狭窄障碍、胎位不正者禁用;在严密医疗监护下使用。

品名:垂体后叶素 Posterior Pituitrin

剂型与规格:注射剂:5U/ml、10U/ml。

用法与用量:肌内注射,每次 5~10U。静脉注射或静脉滴注,每次 5~10U,极量 20U,用 5% 葡萄糖注射液稀释。产后出血:在胎儿和胎盘已娩出后,肌内注射 10U。预防性应用:在胎儿前肩娩出后立即静脉注射 10U。肺出血:静脉滴注 5~10U 后,再静脉注射 5~10U,用 5% 葡萄糖注射液 20ml 稀释。临产阵缩弛缓不正常者:5~10U,以 5% 葡萄糖注射液 500ml 稀释后缓慢滴注,并严密观察。

药理与用途:小剂量可增强妊娠子宫的节律性收缩;大剂量可致子宫强直性收缩;止血;抗利尿和升压。用于子宫复旧不全、宫缩乏力、产后出血、肺出血、引产、尿崩症、食管及胃底静脉曲张破裂出血等。

不良反应:面色苍白,出汗,心悸,胸闷,腹痛,过敏性休克等。

注意事项:由于含抗利尿素,现产科已少用;高血压、心力衰竭、冠心病、产道狭窄障碍、胎位不正者禁用。

品名:甲硝唑 Metronidazole

剂型与规格:栓剂:0.5g;阴道泡腾片:0.2g。

用法与用量:阴道给药,每晚 1 粒,或遵医嘱。

药理与用途:抗阿米巴虫,对滴虫有强大的杀灭作用,杀灭厌氧细菌和厌氧微生物。本品是治疗阴道滴虫的首选药物,并可防治厌氧菌引起的局部感染。

不良反应:长期应用可引起念珠菌感染。

注意事项:可诱发白色念珠菌病,必要时可并用抗念珠菌药;不宜与土霉素合用。

品名:克霉唑 Clotrimazole

剂型与规格:栓剂:0.15g。

用法与用量:阴道给药,每次 1 粒,每日 1 次,10 日为一疗程。

药理与用途:与真菌细胞浆膜磷脂相作用,影响细胞膜的通透性而抗各种真菌。用于治疗阴道真菌感染,念珠菌感染。

不良反应:局部用药,不良反应少。

注意事项:用药后可出现阴道烧灼感、下腹痉挛性疼痛、腹胀、尿频等不适。

品名:咪康唑 Miconazole

剂型与规格:栓剂(硝酸盐):100mg、200mg。

用法与用量:阴道给药,每次 1 粒,每晚 1 次,插入阴道深处,一般连用 10 天。月经期也应坚持治疗。

药理与用途:广谱抗真菌药,对白色念珠球菌、曲菌、新生隐球菌等深部真菌及一些表皮真菌等有良好的抗菌作用。用于局部抗真菌。

不良反应:局部用药后有轻度刺激症状、白带略增加、外阴轻微短暂灼热,偶见过敏反应。

注意事项:孕妇禁用;过敏体质首次应用本品应严密观察,出现皮疹时停药。

品名:益康唑 Econazole(氯苯甲氧咪唑)

剂型与规格:栓剂(硝酸盐):50mg、150mg。

用法与用量:适量外用于局部(描述具体用法与用量)。

药理与用途:抗真菌药,作用近似咪康唑。

不良反应:皮疹;发红;水疱;烧灼感和其他皮肤刺激性。

注意事项:部分患者有局部刺激性和烧灼感;避免接触眼睛。

品名:制霉素 Nysfungin

剂型与规格:栓剂:10 万 U;阴道泡腾片:10 万 U。

用法与用量:阴道给药,每次 1 粒,每日 1 ~ 2 次,15 天为一疗程。

药理与用途:抗真菌,抑制白色念珠球菌、隐球菌和滴虫,尤其对念珠菌的抗菌活性最高。用于阴道的真菌或滴虫感染。

不良反应:局部外用有轻微刺激。

注意事项:对深部真菌无效;个别患者可有白带增多现象;对本品过敏者忌用。

品名:聚维酮碘 Povidone Iodine

剂型与规格:栓剂:0.2g。

用法与用量:阴道给药,每次1粒,每日1次,10日为一疗程。

药理与用途:通过对细胞膜的亲和作用,将碘直接引到细菌的细胞表面,提高碘的抗菌活性,对细菌、真菌、病毒和原虫都有杀灭作用。本品为国际上公认的高效、广谱、无毒的妇科专用消毒杀菌栓剂,用于妇科的消毒杀菌。

不良反应:过敏反应。

注意事项:对碘过敏者禁用。

品名:肼屈嗪 Hydralazine

剂型与规格:注射剂(盐酸盐):20mg/ml。

用法与用量:一般治疗:肌内注射,每次10mg,每日3~4次,用药2~4日,以后用量逐渐增加。重度妊娠高血压综合征急需控制血压者:静脉注射,先缓慢注射1mg试验剂量,如1分钟无不良反应,在4分钟内缓慢注射4mg,以后根据血压情况每20分钟用药1次,每次5~10mg。维持治疗:每日30~200mg,分次肌内注射。

药理与用途:激活鸟苷酸环化酶增加血管内cGMP的含量,直接松弛平滑肌、扩张外周血管而降压,维持或增加肾、脑血流量。首选用于治疗妊娠高血压综合征,亦用于肾性高血压及舒张压较高的患者。

不良反应:耐药性;头痛;心悸;恶心;长期大量应用,可致类风湿关节炎、红斑狼疮样反应。

注意事项:用时监测血压,用量不超过每20分钟20mg;可引起心绞痛发作、心电图改变;脑动脉硬化、心动过速、冠心病及心功能不全者慎用;大多数患者在24~48小时内改为口服。

品名:垂体后叶注射液 Posterior Pituitary Injection

剂型与规格:注射液:3U/0.5m;6U/1ml。

用法与用量:肌内、皮下注射或稀释后静脉滴注。引产或催产静脉滴注:一次2.5~5U,用氯化钠注射液稀释至每1ml中含有0.01U。静脉滴注开始时每分钟不超过0.001~0.002U,至达到宫缩与正常分娩期相似,最快每分钟不超过0.02U,通常为每分钟0.002~0.005U;控制产后出血每分钟静脉滴注0.02~0.04U,胎盘排出后可肌内注射5~10U。呼吸道或消化道出血:每次6~12U。产后子宫出血:每次3~6U。

药理与用途:本品主要成分为垂体后叶粉。用于肺、支气管出血、消化道出血并适用于产科催产及产后收缩子宫、止血等。对于腹腔手术后肠道麻痹等亦有功效。本品尚对尿崩症有减少排尿量之作用。

不良反应:用药后如出现面色苍白、出汗、心悸、胸闷、腹痛、过敏性休克等,应立即停药。

注意事项:本品对患有肾脏炎、心肌炎、血管硬化、骨盆过窄、双胎、羊水过多、子宫膨胀过度等患者不宜应用。在子宫颈尚未完全扩大时亦不宜采用本品。高血压及冠状动脉病患者慎用。

品名:地诺前列酮 Dinoprostone(前列腺素 E_2、普贝生、普比迪、洛舒定、Prostaglandin E_2、PGE_2、PROSTIN E_2)

剂型与规格:注射剂:2mg/1ml,另附每支1mg碳酸钠的溶液及10ml的生理盐水;阴道栓:每粒3mg;20mg;控释阴道栓:10mg。

用法与用量:应用前,将地诺前列酮和碳酸钠溶液各1支加入10ml等渗盐水中,摇匀使成稀释液,供宫腔给药或静脉滴注给药。静脉滴注:将上述含2mg地诺前列酮的稀释液加入5%葡萄糖液500ml中静脉滴注,一般滴速:中期妊娠引产每分钟4~8μg(每分钟15~30滴左右);足月妊娠引产每分钟1μg;宫腔内羊膜腔外给药:每次给药200μg,2小时给药1次。给药3小时后,亦可酌情加用适量缩宫素,以加速产程进展;羊膜腔内给药,40mg/次。阴道给药:放栓剂在后穹隆深处(可用少量润滑剂以助放置,在阴道外留有足够的终止带以便取出。)放置后确保患者卧床休息20~30分钟。

药理与用途:为天然前列腺素(PG),除对各期妊娠子宫均有收缩作用外,还能激活宫颈组织内的胶原溶解酶,促进胶原纤维分解,使宫颈软化,成熟而扩张,不仅对足月妊娠的孕妇能促进分娩,且可使早期子宫或中期妊娠子宫引起收缩,足以导致流产。可使支气管平滑肌舒张,对下丘脑体温调节中枢有升温作用,用药后体温可升高1~2℃。

可用于中期妊娠引产、足月妊娠引产和治疗性流产,对妊娠期高血压疾病(先兆子痫、高血压)、妊娠合并心肾疾病患者、过期妊娠、死胎不下、水泡状胎块、羊膜早破、高龄初产妇等均可应用。妊娠中期人工流产(16~20周)及过期流产、胎死宫内或较明显的胎儿先天性畸形的引产,也可用于足月妊娠时引产和用于动脉造影。

不良反应:本品不良反应常见:腹泻、恶心、呕吐、发热(常在用药后15~45分钟出现,停药或药栓取出后2~6小时恢复正常);少见:畏寒、头痛、发抖;流产发生后第3天出现畏寒或发抖、发热;用量过大或同时用其他缩宫药,可致子宫痉挛或张力过高,甚至挛缩,因而导致宫颈撕裂、宫颈后方穿孔、子宫破裂或(和)大出血;约10%妇女用药后舒张压可降低20mmHg,也可伴有血压升高。

注意事项:必须严密观察宫缩情况,随时调节用药剂量,以防止宫缩过强而发生子宫破裂;静脉滴注时,少数可出现类似静脉炎症状,停药后常自行消失;少数患者出现呕吐或轻度腹泻等,用药前或同时服用止吐和止泻药,可降低胃肠道不良反应;既往有癫痫病史者应慎用;羊水抽出后如为血性,切勿用药。如本品引产无效,要等待宫缩停止后才可改用其他方法引产。用前列腺素阴道栓终止妊娠失败后,必须改用其他方法终止妊娠。妊娠晚期有头盆不称、胎位异常者禁用,胎膜已破时也禁用,子宫破裂或有子宫手术史者(如剖宫产或子宫切开术)、怀孕期间不明原因阴道出血者、溃疡性结肠炎、青光眼患者,以及对前列腺素或任何凝胶内含物过敏者均禁用;有贫血史、哮喘史、活动性肺病、癫痫病史、活动性心脏病、心血管病史、高血压史、宫颈硬化、子宫纤维瘤、子宫手术史、宫颈炎或阴道炎、糖尿病史、青光眼、肝病及肾病史患者应慎用或禁用;用药后如果产程进展缓慢,可加用适量缩宫素(10U溶于5%葡萄糖注射液500ml中缓慢静脉滴注),可加快产程进展,缩短产程时间,但因缩宫素可加强PGE_2的作用而引起宫缩过强,故用药6~12小时后才可加用宫缩素;在催产、引产用药时需注意严密观察:子宫收缩频率、时间、张力和强度等;测量体温、脉搏和血压等。根据子宫收缩情况可随时调整给药剂量。若出现宫缩过强,则立即停药,必要时给予抑制宫缩药物,如利托君、特布他林等;流产或分娩后常规检查宫颈,及时发现宫颈裂伤,予以修补;使用前药栓应放置在室温中,且避免用手直接接触无包装的栓剂。患者放置栓剂后应保持卧位15分钟。

品名:聚甲酚磺醛 Policresulen(受宝疗、地瑞舒林、Abothyl、Albothyl)

剂型与规格:溶液剂:10ml:3.6g(36%);栓剂:90mg。

用法与用量:外用,溶液剂用于阴道冲洗时,溶液应按1∶5的比例以水稀释,而用于局部涂抹或敷贴时则无需稀释,通常敷贴每周进行1~2次。栓剂:每2日将1粒栓剂放入阴道。如果采用聚甲酚磺醛浓缩液病灶烧灼,则于两次烧灼间隔日放入一粒栓剂。

药理与用途:本品通过强酸和蛋白凝固等作用,杀灭多种细菌、真菌和滴虫,其中,以阴道加德纳菌(*Gardnerella Vaginatis*)、厌氧菌和滴虫对本品较为敏感。还可保护生理性乳酸杆菌菌群的生长,保持阴道内的酸性环境。本品还对坏死组织的上皮细胞及异位的柱状上皮有选择性作用,使之凝固、变性、脱落,同时还可促进组织再生及上皮重新覆盖。对正常的鳞状上皮细胞无影响。本品还可通过收缩小血管和促进血浆蛋白凝固,起到收敛、止血、促进创面愈合的作用。

溶液剂用于妇科、外科与皮肤科、耳鼻喉科的伤口止血、愈合,尖锐湿疣的治疗,乳腺炎的预防(乳头皲裂的烧灼)。栓剂用于治疗宫颈糜烂、宫颈炎、各类阴道感染、外阴瘙痒、使用子宫托造成的压迫性溃疡。

不良反应:偶可引起局部烧灼感和疼痛,一般可耐受,并自行消失。

注意事项:注意怀孕期间,特别是妊娠晚期,任何宫颈内的局部治疗均应避免。

品名:双唑泰 Metronidazole Clotrimazole and Chlorhexidine Acetate Suppositories

剂型与规格:栓剂:每粒含主要成分甲硝唑 200mg、克霉唑 160mg、醋酸氯己定 8mg。

用法与用量:外用,阴道给药,睡前洗净双手,取栓剂,除去外包装后,戴上指套,将本品送入阴道深处(后穹隆部),每次 1 粒,连用 7 日为一个疗程。停药后第一次月经净后再重复一个疗程。

药理与用途:本品中甲硝唑为抗厌氧菌与抗滴虫药;克霉唑为广谱抗真菌药,对浅表、深部的多种真菌均有抗菌作用,其作用机制是抑制真菌细胞膜的合成和影响其代谢过程;醋酸氯己定为季铵盐类阳离子表面活性剂,对革兰阳性细菌有杀菌作用。三药合用具有协同作用,不仅适用于单纯真菌、细菌或滴虫感染,也适用于混合感染。用于细菌性阴道病、念珠菌性外阴阴道病、滴虫性阴道炎以及细菌、真菌、滴虫混合感染性阴道炎。

不良反应:偶见皮疹、阴道烧灼感、瘙痒或其他黏膜刺激症状。因本品可自黏膜吸收,长期大量使用后也可产生与全身用药相同的不良反应,如恶心、食欲缺乏、呕吐、腹泻、腹部不适、味觉改变、口干、口腔金属味等。癫痫发作和周围神经病变,后者主要表现为肢端麻木和感觉异常。其他还有可逆性粒细胞减少,过敏反应如皮疹、荨麻疹、瘙痒等。中枢神经系统症状,如头痛、眩晕、晕厥、感觉异常、肢体麻木、共济失调和精神错乱等。血清氨基转移酶升高、发热、膀胱炎、排尿困难、尿液发黑等,均属可逆性,停药后自行恢复。

注意事项:对本品过敏者、孕妇、哺乳期妇女、有活动性中枢神经疾病和血液病患者禁用;肝、肾功能不全者慎用;哺乳期妇女应用本品时应停止哺乳;仅供阴道给药,切忌口服;用药部位如有烧灼感、红肿等情况应停药,并将局部药物洗净,必要时向医师咨询。

品名:利托君 Ritodrine(安宝、雷托君、托丽托德林、羟苄羟麻黄素、盐酸羟苄羟麻黄素)

剂型与规格:注射剂(盐酸盐):50mg/5ml;片剂(盐酸盐):10mg。

用法与用量:口服,片剂:静脉滴注结束前30分钟开始口服治疗,每日总量不超过120mg。静脉滴注:本品2支共100mg用静脉滴注溶液500ml稀释,静脉滴注时应保持左侧姿势。开始时应控制滴速使剂量为0.05mg/min(5滴/分,每10分钟增加5滴/分,通常保持在0.15~0.35mg/min(15~35滴/分),待宫缩停止,继续输注至少12~18小时。

药理与用途:盐酸利托君为β_2受体激动剂,可激动子宫平滑肌的收缩,减少子宫的活动而延长妊娠期。同时本品可使腺苷酸环化酶的活性增强(cAMP增多),而产生保胎作用。临床用于延长孕期,防止早产。

不良反应:可升高血糖及降低血钾;静脉用药母体、胎儿心率及母体血压等变化十分常见(80%~100%);心悸、震颤、恶心、呕吐、头痛或皮疹也常见;神经质、烦躁、焦虑、无力;偶见胸闷、胸痛、心律不齐、过敏性休克、上腹部不适、腹胀、腹泻、出汗、寒战、头晕、乏力;罕见心电图异常、颜面疼痛、血小板减少、粒细胞缺乏、心脏停搏、横纹肌溶解症、新生儿肠闭塞、新生儿心室中隔肥大、黄疸、史-约综合征、面色潮红、呼吸困难、氨基转移酶升高、给药部位血管痛或静脉炎等。

注意事项:本品禁用于妊娠不足20周和分娩进行期(宫颈口开4cm以上)的孕妇;继续妊娠对妇女和胎儿均有害时,如产前出血、子痫或严重先兆子痫、胎儿死于子宫内、绒毛膜羊膜炎(宫内感染)等患者禁用;母亲有心脏病、肺高压、甲状腺功能亢进、未控制的高血压、未控制的糖尿病、嗜铬细胞瘤、支气管哮喘以及对本品任何成分过敏者禁用。肺水肿、肺水肿合并心功能不全等。

品名:卡前列素氨丁三醇 Carboprost(卡波普罗斯特、卡波前列素、卡前列酸、卡前列素、卡前列腺素、前列腺素15M、息纭)

剂型与规格:注射液:1ml:0.25mg。

用法与用量:肌内注射,引产及中期流产的有关适应证:开始剂量为250μg(1ml),深部肌内注射,以后依子宫反应情况,间隔1.5~3.5小时再注射250μg,开始时亦可使用选择性的测试剂量100μg(0.4ml)。数次注射250μg(1ml)后子宫收缩力仍不足时,剂量可增至500μg(2ml);难治性产后子宫出血起始剂量为250μg(1ml),做深部肌内注射,也有间隔15~90分钟多次注射的应用方法(应由专职医师根据病情来决定),总剂量不得超过

2mg(8 次剂量)。

药理与用途:能增加子宫收缩频率和收缩幅度,增强子宫收缩力,并能抑制内源性黄体激素的分泌,降低血浆孕酮水平,终止妊娠。用于妊娠期为 13 ~20 周的流产,亦可用于下述与中期流产有关的情况:其他方法不能将胎儿排出;采用宫内方法时,由于胎膜早破导致药物流失,子宫收缩乏力;尚无存活能力的胎儿出现意外或自发性胎膜早破,但无力排出。适用于常规处理方法〔包括静脉注射催产素、子宫按摩以及肌内注射麦角类制剂(非禁忌)〕无效的子宫收缩弛缓引起的产后出血现象。

不良反应:恶心、呕吐、腹痛、腹泻、面色潮红、寒战、头痛等;还可引起血压升高和支气管痉挛;偶见呼吸困难和肺水肿;静脉滴注有组织刺激且不良反应发生率较高。

注意事项:对本品过敏者、急性盆腔炎、有活动性心肺肾肝疾病、严重哮喘、癫痫、高血压、青光眼、带宫内节育器或怀疑宫外孕者禁用:可能会加强其他缩宫药的活性,故不与其他宫缩药合用。

品名:米索前列醇 Misoprostol(米索、米索普特、喜克馈)

剂型与规格:片剂:200μg。

用法与用量:口服,胃及十二指肠溃疡:每次 200μg,每日 4 次,于饭时和睡前服用;4 ~8 周为一疗程。预防抗炎所致的消化性溃疡:每次 200μg,每日 2 ~4 次,剂量应根据个体差异、临床情况不同而定。抗早孕:在服用米非司酮 36 ~48 小时后,单次空腹口服米索前列醇 0. 6mg。

药理与用途:本品为前列腺素 E_1 衍生物,具有较强的抑制胃酸分泌作用。此外具有 E 类前列腺素的药理活性,可软化宫颈、增强子宫张力及宫内压作用。与米非司酮序贯合用可显著增高或诱发早孕子宫自发收缩的频率和幅度,用于终止早孕。本品有防止溃疡形成的作用。用于治疗胃及十二指肠溃疡和预防非甾体类抗炎药所引起的出血性消化性溃疡;与米非司酮序贯合并使用可用于终止停经 49 天内的早期妊娠。

不良反应:轻度恶心、呕吐、眩晕、乏力和下腹痛。个别可出现潮红、发热及手掌瘙痒,甚至过敏性休克。

注意事项:对前列腺素过敏者、孕妇、哺乳期妇女、心肝肾疾病患者及肾上腺皮质功能不全者、青光眼、哮喘及过敏体质者、带宫内节育器妊娠和怀疑宫外孕者禁用;低血压者、癫痫患者慎用;本品用于终止早孕时,必须与米非司酮配伍,严禁单独使用;服药前必须向服药者详细告知治疗效果,及可能出现的副作用。治疗或随诊过程中,如出现大量出血或其他异常情况应及时就医;服药后,一般会较早出现少量阴道出血,部分妇女流产后出血时间较长;少数早孕妇女服用米非司酮后,即可自然流产,约 80% 的孕妇在使用本品后,6 小时内排出绒毛胎囊。约 10% 孕妇在服药后一周内排出妊娠物;使用本品终止早孕失败者,必须进行人工流产终止妊娠;服用本品 1 周内,避免服用阿司匹林和其他非甾体类抗炎药。

第二十五章 皮肤科用药

品名:阿昔洛韦 Aciclovir(无环鸟苷)

剂型与规格:软膏剂:5%。

用法与用量:外用:每日6次,涂药覆盖全部患处,连续用药7~10日。

药理与用途:抗病毒药。本品在体内可转变成三磷酸无环鸟苷,干扰单纯疱疹病毒脱氧核糖核酸聚合酶,抑制病毒DNA的复制。对细胞的α-DNA聚合酶也有作用,但程度轻。口服吸收差(15%)。对单纯疱疹、带状疱疹,尤其性病-生殖器疱疹有良好的治疗作用。尚可用于治疗乙型肝炎。

不良反应:外用有发红、痒感、刺痛等。

注意事项:外用剂型不可入眼;遮光处密闭保存;对本品过敏者禁用。

品名:红霉素 Erythromycin

剂型与规格:软膏剂:1%。

用法与用量:涂、敷药膏,覆盖全部患处。

药理与用途:同红霉素片剂、胶囊剂。金黄色葡萄球菌对本品易耐药。主要用于链球菌、金黄葡萄球菌引起的皮肤及软组织感染,梅毒等。

注意事项:红霉素为抑菌药物,给药应按一定时间间隔进行,利于作用发挥;β-内酰胺类药物与本品联合应用,一般认为可发生降效作用。

品名:环丙沙星 Ciprofloxacin

剂型与规格:乳膏剂:0.3%(盐酸盐);软膏剂:10g。

用法与用量:外用,涂于患处。

药理与用途:抗菌谱与诺氟沙星相似,对肠杆菌、铜绿假单胞菌、流感嗜血杆菌、淋病奈瑟菌、链球菌、军团菌、金黄色葡萄球菌、脆弱拟杆菌等的最低抑菌浓度(MIC_{90})为0.008~2μg/ml,显著优于其他同类药物以及头孢菌素、氨基糖苷类等抗生素,对耐β-内酰胺类或耐庆大霉素的病菌也常有效。金黄色葡萄球菌对本品易耐药。适用于敏感菌所致的皮肤和软组织、腔道、眼、耳、鼻等部位的感染。

不良反应:可出现皮肤过敏症状。

注意事项:严重抑制茶碱的正常代谢。对咖啡因、可能对华法林也有同样影响,应予注意;本品应尽量少接触紫外线;孕妇、哺乳期妇女和未成年者不宜用本品。

品名:克霉唑 Clotrimazole

剂型与规格:乳膏剂:1% ~3%;软膏剂:3% ~5%。

用法与用量:外用,涂于患处。

药理与用途:为咪唑类抗真菌药,对许多临床致病真菌如白色念珠菌、曲菌、新生隐球菌、芽生菌、球孢子菌、拟酵母菌等深部真菌和一些表皮真菌,以及酵母菌等,都有良好的抗菌作用。还对葡萄球菌、链球菌和炭疽杆菌等革兰阳性菌有抑菌作用。主要用于皮肤、黏膜、腔道等部位真菌感染。

不良反应:偶致局部炎症。

注意事项:吸收不规则且毒性较大;密闭,在凉暗处保存。

品名:苯甲酸 Benzoic Acid

剂型与规格:苯甲酸软膏剂、酊剂:一般含药 0.2% ~0.3%。

用法与用量:外用,涂于患处。

药理与用途:为抗真菌药,对许多临床致病真菌都有良好抑制作用,亦可抑制细菌和真菌生长,可作为防腐剂。外用于浅部皮肤真菌感染,如体癣、手足癣。

不良反应:外用涂抹可发生接触性皮炎。

注意事项:密闭保存。

品名:林旦 Hexachlorocyclohexane(六氯环己烷、Lindane、疥得治乳剂、丙体六六六)

剂型与规格:乳膏剂:1%(20g)。

用法与用量:治疥疮:自颈涂遍全身,第 2 日洗澡换衣,必要时 1 周后再用 1 次。治虱病:涂于患处,每日 1 次,连用 3 日。

药理与用途:本品与疥虫或虱体的体表直接接触后,透过体壁引起神经系统麻痹而致死。是杀灭疥虫的有效药物,也杀灭虱和虱卵。用于疥疮、虱病等的局部用药。

注意事项：密闭，置阴凉处保存。儿童不宜使用。

品名：二硫化硒 Selenium Sulfide

剂型与规格：洗剂：2.5%。

用法与用量：外用，涂于患处，半小时后洗去，每日1次，连续4日。

药理与用途：杀灭真菌、寄生虫，主要用于皮肤的真菌感染，具抗皮脂溢出作用，能抑制核分裂造成表皮细胞更替减少，亦有角化促成作用。治疗花斑癣、脂溢性皮炎。

不良反应：对黏膜有刺激作用，偶尔会引起头发脱落、褪色。

注意事项：有剧毒，误食应洗胃，硫酸钠导泻，防止与外生殖器等黏膜部接触，勿进入眼内；本品使用前应充分振摇；婴幼儿用药安全性尚未确定；密封，在阴暗处保存；皮肤炎症或有渗出及外生殖器禁用。过敏者禁用。

品名：鬼臼毒素 Podophyllotoxin

剂型与规格：溶液剂：0.5%（丙二醇）。

用法与用量：酊剂外用，用温水肥皂洗净并擦干患处，用特制塑签蘸药液涂药，每次涂遍所有疣体，然后暴露数分钟，使药液挥干，注意尽量不让药液接触正常皮肤与黏膜。每日用药2次，连续用药3日，观察4日为一疗程，若疣体仍有残留，可重复上述疗程。

药理与用途：本品为药用植物八角莲主要化学成分之一，有抑制细胞的中期有丝分裂，抑制疣病毒 DNA 分裂、杀死病毒的作用。用于治疗各种病毒性疣如尖锐湿疣、寻常疣、扁平疣、跖疣等。

不良反应：使用本药后2～3日内，大部分患者出现用药部位敏感或轻度烧灼感，疣体脱落后局部留有一时性红斑或浅表糜烂，均属正常现象。少数患者出现涂药部位明显水肿及剧烈疼痛，经局部应用冷敷、外用糊等消炎收敛处理可很快消退，必要时可停止治疗。

注意事项：外用药，不可内服，一旦进入眼内应立即用大量清水冲洗干净。孕妇、婴儿、糖尿病患者，疣及周围出现炎症时，疣出血时，疣长出毛时，患者血液循环不良以及患者正在使用类固醇激素时禁用。

品名：过氧苯甲酰 Benzoyl Peroxide

剂型与规格：乳膏剂、凝胶剂：5%～10%。

用法与用量：外用，涂搽患者，每日2～3次。

药理与用途:为强氧化剂,极易分解,遇有机物分解出新生态氧而发挥杀菌除臭作用,对厌氧菌感染有效。国内外多配成乳膏剂、洗剂等供皮肤科治疗皮脂腺分泌过多而引起的痤疮。夏季可用于防治疖肿、痱子等。还可用于慢性溃疡的治疗。

不良反应:用药后可能有短暂的刺痛或灼烧感,还会出现血管扩张及血管周围淋巴细胞浸润,特别是对颈部皮肤及口周围区有刺激性。使用1~2周后,可能出现皮肤过度干燥及脱皮现象。

注意事项:本品原料易燃,受热、摩擦或撞击易发生爆炸,故要小心轻放,避免碰撞,并远离火源,遮光密闭保存;本品可使衣服脱色;不能使本品接触眼睛。

品名:环吡酮胺 Ciclopirox Olamine

剂型与规格:乳膏剂:1%。

用法与用量:外用,涂于患处,每日2次。对甲癣需在涂药前用温水泡软病甲,并尽量将病甲削(或锉)去,然后涂药。专用于指(趾)甲癣涂剂的用量,第1个月为每日1次。

药理与用途:较低浓度(4~8mg/ml 甚至1mg/ml)对多数皮肤真菌、酵母菌有抑制和杀灭作用,较高浓度对各种放线菌、革兰阳性和阴性细菌及支原体、衣原体也有抑制作用。适用于浅表真菌及白色念珠菌感染如手足癣、体癣、股癣、指(趾)甲癣尤其对皮肤增厚的手足癣有效。

不良反应:少数患者用药后局部有发红、刺痒等反应,停药后症状可消失。

注意事项:本品避免接触眼睛;遮光,密闭,在阴凉处保存。

品名:甲紫 Methylrosanilinium Chloride(龙胆紫)

剂型与规格:酊剂:0.5%、1%;水溶液:1%、2%。

用法与用量:外用,涂于患处。

药理与用途:有较好的杀菌作用,对大部分细菌、真菌有杀灭和抑制作用。但革兰阴性细菌及抗酸性细菌可对本品产生高度抗药性。能与坏死组织结合形成保护膜,起到收敛作用。用于表浅创面、糜烂、溃疡及皮肤感染。

不良反应:可引起接触性皮炎,偶可造成皮肤皱褶、外生殖器和口腔黏膜产生坏死性溃疡。

注意事项:仅限于外用;治疗鹅口疮时,只在患处涂药,如将溶液咽下可造成食管炎、喉头炎。尤其婴儿，使用时可使其脸朝下，以减少药物咽下的可能；涂药后不再加封，应采取卫生措施以控制再感染；肉芽组织接触甲紫会产生持久性的皮肤色素沉着，对面部溃疡性损伤应禁用。

品名：克林霉素 Clindamycin Hydrochloride（氯洁霉素）

剂型与规格：乳膏剂（盐酸盐）：1%。

用法与用量：外用，涂于患处。

药理与用途：本品吸收后可水解成克林霉素发挥抗菌作用，尤对痤疮丙酸杆菌具有较好的抗菌活性，局部使用还可使表皮脂肪酸减少，有利于痤疮的治疗。用于治疗寻常性痤疮。

不良反应：可引起过敏反应，如皮疹、荨麻疹、多形性红斑以及白细胞减少、血小板减少等。

注意事项：与林可霉素有交叉耐药性；本类药与红霉素有拮抗作用，不可联合应用；肝功能不全者、孕妇、哺乳期妇女慎用。

品名：克罗米通 Crotamiton

剂型与规格：乳膏：1g/10g、3g/30g。

用法与用量：外用，治疗前洗澡、揩干患处，将本品从颏下涂搽全身皮肤特别在皱褶、手足、指趾间、潮湿部位如腋下和腹股沟；24 小时后涂第 2 次，再隔 48 小时洗澡将药洗去，穿上干净衣服，更换床单等；配偶和家人与患者同治。对顽固病例，3 周后重复 1 次；亦有人主张每日涂搽 1 次，连续 5～7 日。

药理与用途：杀灭疥螨，机制尚未阐明。有止痒和杀菌作用。用于疥疮。

不良反应：可引起接触性皮炎。

注意事项：若误服本品，应立即洗胃。急性炎症性糜烂或渗出性皮肤损害患者禁用。

品名：联苯苄唑 Bifonazole（孚琪、美克）

剂型与规格：软膏剂：100mg/10g；溶液剂：10mg/10ml（0.1%）、100mg/10ml（1%）。

用法与用量：外用，涂布患处，每日 2 次，2～4 周为一疗程。

药理与用途：具有广谱抗真菌作用，低浓度时可阻止细胞脂质成分麦角固醇的合成,高浓度时使细胞质膜特异性结合的性质发生改变,使细胞膜的结构及功能发生障碍而显示抗真菌作用。适用于真菌、酵母状真菌等引起的感染,如手癣、足癣、体癣、腹股沟癣、花斑癣、皮肤念珠菌病、红癣等。

不良反应:个别人有皮肤局部刺激感、瘙痒感、龟裂或接触性皮炎等。

注意事项:室温保存,应密闭,避光,避火。对咪唑类或本品过敏者禁用。

品名:新霉素 Neomycin

剂型与规格:软膏剂(硫酸盐):0.5%、1%。

用法与用量:外用,涂搽患处,每日2~3次。

药理与用途:具广谱抗菌作用,对一些主要的革兰阳性菌、阴性菌、抗酸性菌和放线菌局部有效。能明显而迅速地抑制肠道大肠埃希菌。脓液、渗出液、胃肠分泌液物和酶均不影响本品抗菌作用。与卡那霉素之间有完全交叉耐药性。适用于细菌感染性皮肤、黏膜感染。

不良反应:局部应用未见全身毒性。

注意事项:对于可能引起新霉素吸收的大面积烧伤,营养性溃疡等应避免长期大量使用;孕妇不得大剂量或长期使用;外用一般不超过7日,以防止吸收而致耳、肾毒性;对新生儿可能产生听神经损害。有过敏史者禁用。

品名:咪康唑 Miconazole(达克宁)

剂型与规格:软膏剂(硝酸盐):2%;乳膏剂:2%。

用法与用量:皮肤感染:外用,每日2次,敷药于患处。待患处损害全部消失后(通常需2~5周),应继续用药10日,以防复发。指(趾)甲感染:尽量剪尽患甲,每日2次敷少许药膏于患处。患甲松动后(约需2~3周)应继续用药至新甲生长;确见疗效一般需7个月左右。念珠菌阴道炎每日就寝前用涂药器将药膏(约5g)挤入阴道深处,必须连续用药2周。月经期内也可进行,2次复发后再用仍然有效。

药理与用途:广谱抗真菌药,对皮肤真菌、念珠菌、酵母菌及其他藻类、子囊菌、隐球菌等具有抑制与杀灭作用。同时对革兰阳性球菌和杆菌也有很强的抗菌力。咪康唑作用于菌体细胞膜,改变其通透性,阻止营养物摄取,导致其死亡。由皮真菌、酵母菌及其他真菌引起的皮肤、指(趾)甲感染,如体股癣、手足癣,花斑癣、头癣、须癣、甲癣、皮肤指(趾)甲念珠菌病、口角炎、外耳炎。也用于革兰阳性菌引起的继发感染。由酵母菌(如念珠菌等)引起的阴道感染和继发感染。

不良反应:极少数病例可能有灼烧和刺激感染。

注意事项:密闭,避光保存。1岁以下儿童禁用本品。孕妇禁用。

品名:莫匹罗星 Mupirocin(百多邦)

剂型与规格:2%软膏剂:5g。

用法与用量:外用,涂于患处,每日2次。

药理与用途:本品主要作用为抑制蛋白质合成,是一种新型抗生素,仅作外用。它能在皮肤表层达到并保持很高的药物浓度,不易产生抗药性。其抗菌谱广,对皮肤感染有关的各种革兰阳性球菌尤其是葡萄球菌、链球菌高度活性,对某些革兰阴性菌也有一定的抗菌作用,与其他抗生素无交叉耐药性。适用于各种细菌性皮肤感染,主要用于革兰阳性球菌引起的皮肤软组织感染,如脓疱疮、疖毛囊炎等原发性感染以及湿疹、皮炎。溃疡、外伤等皮肤病的继发性感染。

不良反应:偶见局部烧灼感、螫刺感及瘙痒等,一般不需停药。

注意事项:本品不宜于眼、鼻内使用。有中度或严重肾损伤者慎用,孕妇宜慎用。对本品及基质过敏者禁用。

品名:诺氟沙星 Norfloxacin(氟哌酸)

剂型与规格:软膏剂:1%。

用法与用量:外用,涂于患处。

药理与用途:同诺氟沙星片剂、胶囊剂。对本品敏感的细菌所致感染均有效。

不良反应:极少数可致转氨酶升高,停药后可恢复正常;偶见轻度周围神经刺激症状。

注意事项:一般不用于幼儿。对氟喹诺酮类有过敏史者禁用。

品名:硼酸 Boric Acid

剂型与规格:溶液剂:4%;软膏剂:5%、10%。

用法与用量:口腔、鼻腔、阴道和膀胱冲洗用1%~3%溶液。洗眼用2%溶液(等张液)。治疗脓疱疮、小腿慢性溃疡和褥疮用10%软膏外搽,每日2次。

药理与用途:对真菌和细菌有弱的抑制作用。硼酸溶液无刺激性,一般用于娇嫩部位。用于化脓性皮肤病或软化痂皮。常用于鼻腔、口腔、膀胱、阴道冲洗及治疗细菌和真菌感染。

不良反应：吸收后可发生急性中毒，甚至导致死亡。

注意事项：含硼酸的制剂不宜用于婴儿；与甘油配合后酸性增强；软膏需密闭保存；禁用于大面积损害，因吸收后可发生急性中毒，甚至导致死亡。

品名：升华硫 Sublimed Sulfur

剂型与规格：软膏剂：5% ~20%。

用法与用量：治疥疮时用 10% ~20% 的软膏，于夜间涂搽。治疗皮脂漏、痤疮等皮肤疾患可用 5% ~10% 的软膏涂于患处。

药理与用途：有杀菌（包括真菌）及杀疥虫的作用。本身并无此作用；与皮肤接触后变为硫化氢与五硫磺酸（$H_2S_5O_6$）后显效。硫磺对皮肤有溶解角质作用。治疗疥疮、皮脂漏、痤疮等。

注意事项：本品易燃，应远离火源保存。

品名：十一烯酸 Undecylenic Acid

剂型与规格：软膏剂：2% ~15%。

用法与用量：每日 2 ~3 次，涂于患处。

药理与用途：具有抗真菌作用，对毛发癣菌属、表皮癣菌属、小孢子菌属、念珠菌属等均有抑制或杀灭作用。临床外用治疗头癣、脚癣等。

不良反应：浓度太高黏膜可有烧灼感或刺激。

注意事项：外用于黏膜时浓度不宜超过 1%，浓度太高可有烧灼感或刺激；避光，在 30℃以下保存。

品名：酮康唑 Ketoconazole

剂型与规格：软膏剂：200mg/10g；洗剂：2%/50ml。

用法与用量：外用，涂抹患部。治疗花斑癣，每日 1 次，连用 5 日；治疗脂溢性皮炎和头皮糠疹，1 周 2 次，连用 2 ~4 周；预防花斑癣，夏季开始前每日 1 次，连用 3 日为一疗程；预防脂溢性皮炎和头皮糠疹，1 周 1 次或 2 次。

药理与用途：本品可抑制真菌细胞膜麦角甾醇的生物合成，影响细胞膜的通透性，而抑制其生长。还抑制孢子体转变为菌丝体，防止进一步感染。对念珠菌、芽生菌、球孢子菌、组织胞浆菌等以及毛发癣菌等有效。用于治疗表皮和深部真菌感染。包括皮肤及甲癣、阴道白色念珠菌。外用可预防治疗糠秕孢子菌引起的花斑癣、脂溢性皮炎、头皮糠疹(头皮屑)等。

不良反应:可见刺痛或其他局部刺激症状,偶见瘙痒等过敏反应。罕见病例中可出现过敏反应,如灼热感、皮肤刺激、局部湿疹。外用洗剂可能有局部烧灼感、瘙痒、刺激和出油、发干等症状,但少见;少数患者,主要是头发受到化学损伤或灰发的患者可能有头发褪色现象。

注意事项:在同时使用类固醇制剂的患者中,应同时继续使用类固醇一段时间,然后逐渐停用类固醇,以防症状反跳。对酮康唑或赋形剂过敏者禁用。

品名:林可霉素 Lincomycin

剂型与规格:软膏剂(盐酸盐):50mg/10g(0.5%)。

用法与用量:外用,涂于患处。

药理与用途:同盐酸林可霉素注射剂。外用治疗革兰阳性菌化脓性感染。

不良反应:可导致过敏反应,如皮疹、荨麻疹、多形性红斑以及白细胞减少、血小板减少等;可致氨基转移酶升高、黄疸等。肝功能不全者慎用。长期应用应定期检查血象和肝功能。

注意事项:孕妇及哺乳期妇女慎用。1月龄以下的新生婴儿禁用。

品名:特比萘芬 Terbinafine

剂型与规格:片剂(盐酸盐):125mg、250mg。乳膏剂:100mg/10g、150mg/15g。

用法与用量:口服:根据适应证和感染程度决定用量和疗程;每次250mg,每日1次,疗程分别为:手足癣2~6周,体癣、股癣、皮肤念珠菌病2~4周,甲癣6周至3个月,甚至半年。2岁以上儿童体重<20kg者,每日62.5mg;体重20~40kg者,每日125mg;体重>40kg者,同成人。外用:清洁干燥患处,然后将软膏薄薄地涂布于患处及周边近处;如患处已溃烂可在涂搽后用纱布覆盖。疗程:体癣、肌股癣1~2周,皮肤念珠菌病1~2周,花斑癣2周。

药理与用途:本药为具广谱抗真菌活性的丙烯胺类药物,它通过抑制真菌细胞半角鲨烯环氧化酶特异性地干扰真菌固醇的早期生物合成,导致麦角固醇的缺乏及细胞内角鲨烯堆积,从而造成真菌死亡。口服给药时,进入皮肤、头发、指甲的浓度即可达杀菌活性。适用于由真菌、酵母菌等引起的体癣、股癣、花斑癣、甲癣以及皮肤念珠菌病。

不良反应:口服常见胃肠道症状、有胀满感、食欲不振、恶心。轻度腹痛、腹泻;轻的皮肤反应为皮疹;偶见严重皮肤反应为 Stevens-Johnson 综合征、中毒性皮肤坏死性松解症;罕见味觉改变或损害,后者停药后可恢复。偶见月经不调。外用可见用药部位发红、发痒或刺痛,偶有过敏反应。

注意事项:对孕妇、儿童用药缺乏经验,因此妊娠、哺乳期妇女以及 2 岁以下儿童使用本品要特别慎重,一般暂不推荐;肝肾功能不全者慎用。

品名:益康唑 Econazole

剂型与规格:软膏剂(硝酸盐):0.1g/10g、0.3g/30g、80mg/8g、0.15g/15g。

用法与用量:外用,涂于患处。

药理与用途:本品属广谱抗真菌药,有抗表皮癣菌、酵母菌和霉样菌活性,而且对革兰阳性菌也有效。外用治疗皮肤、黏膜、腔道的真菌感染。

不良反应:偶见过敏。

注意事项:本品只供外用。

品名:益康唑/曲安奈德 Econazole/Triamcinolone Acetonide(复方达克宁)

剂型与规格:乳膏剂:10g。

用法与用量:外用,涂于患处,每日 2 次。疗程一般限于 3 ~4 周内。

药理与用途:主要成分:硝酸益康唑、曲安奈德、苯甲酸和羟基丁酸。益康唑是一种广谱抗真菌药,有抗表皮癣菌、酵母菌和霉样菌活性,对革兰阳性细菌也有效。曲安奈德为具强抗炎作用的皮质激素类药,有显著的抗炎、止痒、抗过敏作用。二药合用,充分发挥其效力。适用于湿疹、由真菌和细菌引起的炎性皮肤病、表皮癣菌等引起的皮肤病以及甲沟炎、念珠菌性口角炎、尿布性皮炎、浅表性脓皮病等。

不良反应:偶见过敏反应。

注意事项:避免细嫩皮肤及面部过长时间使用。妊娠妇女禁用。不可用于结核、梅毒或病毒感染。

品名:水杨酸 Salicylic Acid

剂型与规格:乳膏剂:2.5%、10%、25%、60%。

用法与用量:外用,涂搽于患处,每日 1 ~2 次。

药理与用途:具抗真菌作用。有止痒、溶解角质等作用。能提高其他抗真菌药物的穿透性,并抑制细菌生长。25% ~60% 浓度具有防腐作用。治疗真菌引起的皮肤感染。

不良反应:可引起接触性皮炎;大面积使用吸收后可出现水杨酸全身中毒症状,如头晕、神志模糊、呼吸急促、持续性耳鸣、剧烈或持续头晕。

注意事项:勿使用在有炎症和感染皮损上;不宜长期使用,以免出现水杨酸全身中毒症状。对炎症、周围循环衰竭,有可能发生炎症和溃疡,故禁用。

品名:鱼石脂 Ichthammol

剂型与规格:软膏剂:5% ~30%。

用法与用量:外用,涂于患处,每日2~3次。

药理与用途:有抑菌、消炎、抑制分泌和消肿作用。用于各种皮肤炎症及疖肿、牛皮癣及各种红斑狼疮,并可使局部慢性炎症痊愈。

不良反应:对皮肤有轻微刺激,一般不需停药。

注意事项:密闭保存。

品名:地蒽酚 Dithranol

剂型与规格:软膏剂:0.1%、0.25%、0.5%。

用法与用量:外用,涂搽患处。

药理与用途:本品具有抑制角质形成作用,能透过表皮,通过对代谢酶的调节使酶失去活性,抑制 DNA 合成,减缓表皮细胞分裂的增殖速率。使银屑病的角化不全、过度角化趋于正常。治疗牛皮癣有效,适用于进行期斑块型、点滴型和肥厚型牛皮癣。也可用于银屑病、扁平苔癣等。

不良反应:可使毛发、皮肤、指甲着色,对黏膜、皮肤可产生刺激反应,局部产生红斑,灼热,刺痛及瘙痒等。

注意事项:肝、肾功能异常者慎用。头面部及黏膜慎用或忌用。

品名:黑豆馏油 Pix Fabate Nigrate

剂型与规格:软膏剂:10g:1.5g。

用法与用量:外用,涂搽或贴敷。每日2次。

药理与用途:有止痒、消炎、收敛、防腐作用。低浓度(3% ~5%)具有促使角质新生的作用;20% ~30% 浓度促使角质剥脱。神经性皮炎、湿疹等,也用于婴儿湿疹。

不良反应:不良反应极少。

注意事项:本品应密闭,阴凉处保存。

品名:糠馏油 Pityrol

剂型与规格:糊剂:3~5ml/100g。

用法与用量:外用,涂抹患处,每日1次,厚涂。

药理与用途:有促使角质新生及止痒、消炎、收敛等作用。用于治疗皮炎、湿疹等。

不良反应:不良反应极少。

注意事项:置于非金属容器内;密闭,阴凉处保存。

品名:煤焦油 Coal Tar

剂型与规格:溶液剂、软膏剂:5%~10%。

用法与用量:外用,涂搽患处,每日可多达4次。

药理与用途:具有温和刺激作用和防腐止痒作用。可用于慢性湿疹、慢性皮炎、牛皮癣等皮肤病。

不良反应:偶见接触性皮炎、毛囊炎等不良反应;可能致刺痛或者烧灼感。

注意事项:密闭,遮光保存;急性炎症,开放性伤口或皮肤感染不宜用;对煤焦油或其他焦油过敏者禁用;不可应用于儿童。

品名:氢化可的松 Hydrocortisone

剂型与规格:乳膏剂、软膏剂(醋酸盐):1%。

用法与用量:外用,涂于患处。

药理与用途:本品原是一种天然糖皮质激素,现已人工合成。抗炎作用为可的松的1.25倍,还具有免疫抑制作用、抗毒作用、抗休克等。此外,也有一定程度的盐皮质激素活性,具有留水、留钠及排钾作用。用于过敏性皮炎、脂溢性皮炎、瘙痒症等。

不良反应:用药时间过长,量过大可引起皮肤萎缩。

注意事项:局部皮肤应用时,用药不可太多,时间宜短,以免皮肤萎缩,且要注意局部反应,如皮肤有异常反应宜停药;真菌感染一般不用本品。孕妇忌用;青光眼、麻疹、真菌感染等忌用。

品名:氟轻松 Fluocinolone Acetate(氟西奈德)

剂型与规格:乳膏剂、软膏剂(醋酸盐):0.025%。

用法与用量:局部外用,先将皮肤洗净,然后薄薄涂于患处,可轻揉促其渗入皮肤,每日3~4次。

药理与用途:为外用皮质激素,其疗效显著而副作用较小,涂敷于局部对皮肤、黏膜的炎症、瘙痒及皮肤过敏反应等均有效。适用于湿疹(特别是婴儿湿疹)、神经性皮炎、皮肤瘙痒症、接触性皮炎、牛皮癣、盘状红斑狼疮、扁平苔癣、外耳炎、日光性皮炎等。奏效迅速,使用低浓度(0.025%)即有明显疗效。止痒作用较好。

不良反应:外用吸收过多可产生全身不良反应。

注意事项:对皮肤病并发感染,需同时应用抗生素。凡有结核或细菌感染、病毒感染(如水痘等)的皮肤病患者忌用。

品名:丙酸倍氯米松 Beclometasone Dipropionate

剂型与规格:软膏剂:0.025%~0.05%;乳膏剂:2.5mg/10g。

用法与用量:每日涂患处2~3次,必要时包扎之。

药理与用途:系强效外用糖皮质激素类药,具有抗炎、抗过敏和止痒等作用。对皮肤血管收缩作用远比氢化可的松强。局部抗炎作用是氟轻松和曲安西龙的5倍。亲脂性较强,易渗透,涂于患处30分钟后即生效。钠潴留及肝糖原沉着作用很弱,也无雄性、雌性及蛋白同化激素样的作用,对体温和排尿也无明显影响。因此局部外用不会抑制人体皮质功能和因皮质功能紊乱所引起的不良反应。外用可治各种炎症皮肤病如湿疹、过敏性皮炎、神经性皮炎、接触性皮炎、牛皮癣、瘙痒等。

不良反应:长期用药易引起红斑、丘疹、痂皮等。

注意事项:本品乳膏不宜长期使用,因易引起红斑、丘疹、痂皮等,此时应减少用药量;不宜用于皮肤结核、疱疹、水痘、皮肤化脓性感染、溃疡、二度以上烫伤、冻伤、湿疹性外耳道炎等;本品不能用于眼科,对孕妇及婴儿须慎用。

品名:地塞米松 Dexamethasone(氟美松)

剂型与规格:软膏剂(醋酸盐):0.05%。

用法与用量:外用,涂于患处。

药理与用途:本品的抗炎作用及控制皮肤过敏的作用显著,而对水钠潴留和促进排钾作用较轻微,对垂体-肾上腺皮质的抑制作用较强。各种急性细菌感染、过敏性疾病、剥脱性皮炎、外阴瘙痒、神经性皮炎、湿疹等。

不良反应:用药时间过长、量过大可引起皮肤萎缩。

注意事项:局部皮肤应用时,用药不可太多,时间宜短,以免皮肤萎缩,且要注意局部反应,如皮肤有异常反应宜停药;真菌感染一般不用本品;本品应避光保存;孕妇慎用或禁用;溃疡病、血栓性静脉炎、活动性肺结核、肠吻合手术患者忌用或慎用。

品名:复方曲安奈德 Compound Triamcinolone Acetonide Acetate

剂型与规格:乳膏剂:15g、5g。

用法与用量:外用,涂搽患处,每日 2~3 次。

药理与用途:主要成分:曲安奈德、制霉菌素、硫酸新霉素和短杆菌肽。具抗炎、抗过敏作用。用于念珠菌或细菌感染性皮肤病、皮炎、湿疹、单纯性苔癣、肛门或外阴瘙痒。

不良反应:长期用可致皮肤萎缩。

注意事项:本品乳膏不宜长期密封给药,因易引起红斑、丘疹、痂皮等。此时应减少用药量;不宜用于皮肤结核、疱疹、水痘、皮肤化脓性感染、溃疡、二度以上烫伤、冻伤、湿疹性外耳道炎等;孕妇忌用;青光眼、水痘、麻疹、真菌感染等忌用。

品名:哈西奈德 Halcinonide

剂型与规格:乳膏剂、软膏剂:0.1%。

用法与用量:外用,涂于患处,每日 2 次。

药理与用途:系人工合成之强效糖皮质激素,其特点为抗炎作用强,具止痒、抗过敏及血管收缩作用,有抑制肉芽增生的作用。局部应用不易引起全身性副作用。临床应用证明对银屑病和湿疹性皮炎疗效突出,用于银屑病,具有疗程短、副作用小的特点。

不良反应:少数患者在涂药部位出现局部烧灼感、刺痕,暂时性瘙痒、粟粒疹、毛囊炎等,发生率约 16%。

注意事项:孕妇慎用;眼科疾患不宜用;细菌、病毒性皮肤病忌用。

品名:丙酸氯倍他索 Clobetasol Propionate

剂型与规格:软膏:2mg/10g(0.02%)。

用法与用量:外用:薄薄一层均匀涂于患处,每日 2 次。

药理与用途:本品是皮质类固醇药,具有较强抗炎、抗瘙痒和毛细血管收缩作用。用于治疗皮肤炎症和瘙痒症,如神经性皮炎、接触性皮炎、脂溢性皮炎、湿疹、局限性瘙痒症、盘状红斑狼疮等。

不良反应:可能有皮肤皱缩,在用药部位产生红斑、灼热、瘙痒等刺激症状。大面积涂擦时、由于吸收增多,可引起全身不良反应。

注意事项:不得用于细菌、真菌和病毒引起的感染;不得用于孕妇、婴儿及儿童以及面部、腋窝以及腹股沟等处;对其他皮质类固醇过敏者禁用。

品名:复方醋酸地塞米松 Compound Dexamethasone Acetate(皮炎平)

剂型与规格:软膏剂:每 10g 含醋酸地塞米松 0.075%、樟脑 1%、薄荷脑 1%。

用法与用量:涂于患处,每日 2~3 次。

药理与用途:具消炎、止痛、抗过敏作用。对神经性皮炎、接触性皮炎、职业性皮炎、丘疹性皮炎、湿疹、瘙痒症有显著的疗效。

不良反应:用药时间过长,量过大可引起皮肤萎缩。

注意事项:并发细菌、病毒等感染时,应与抗感染药物合用。孕妇忌用。

品名:曲安奈德 Triamcinolone Acetonide

剂型与规格:软膏、乳膏剂:2.5mg/10g。

用法与用量:外用,每日 1~4 次涂于患处。

药理与用途:具抗炎及控制皮肤过敏的作用,其抗炎和抗过敏作用较强且较持久。适用于各种皮肤病(如神经性皮炎、湿疹、牛皮癣等)。

不良反应:长期用药可出现皮肤萎缩、毛细血管扩张、色素沉着以及继发感染。

注意事项:孕妇不宜长期使用;病毒、细菌、真菌感染忌用。

品名:曲安奈德益康唑 Triamcinolone Acetonide and Econazole Nitrate(派瑞松)

剂型与规格:乳膏:15g:0.15g(硝酸益康唑 1%),每克含主要成分曲安奈德 1.0mg、硝酸益康唑 10mg。

用法与用量:局部外用。取适量本品涂于患处,每日早晚各 1 次。治疗皮炎、湿疹时,疗程 2~4 周。治疗炎症性真菌性疾病应持续至炎症反应消退,疗程不超过 4 周。

药理与用途:本品中的益康唑为抗真菌药,对皮肤癣菌、真菌和酵母菌(如念珠菌)等有抗菌活性,对某些革兰阳性菌也有效。而曲安奈德为糖皮质激素，具有抗炎、止痒及抗过敏作用。用于治疗真菌感染的皮炎及湿疹、炎症性皮肤真菌病（手足癣、体癣、股癣、花斑癣）、尿布性皮炎、念珠菌性口角炎、甲沟炎、由真菌和细菌所致的皮肤混合感染。

不良反应：偶见过敏反应；长期大量应用可致皮肤萎缩，毛细血管扩张，也可引起酒渣样皮炎、四周皮炎。

注意事项：对本品过敏者、局部有严重感染者及皮肤结核、梅毒或病毒感染者禁用；孕妇，特别是妊娠3个月内的孕妇禁用；过敏体质者慎用。

品名：醋酸曲安奈德尿素 Triamcinolone Acetonide Acetate and Urea

剂型与规格：软膏：5mg/10g；乳膏10g，每克含醋酸曲安奈德1mg，尿素100mg。

用法与用量：外用，每日2～3次，涂患处，并轻揉片刻。

药理与用途：醋酸曲安奈德为肾上腺糖皮质激素类药物。外用具有抗炎、抗过敏及止痒作用，能消除局部非感染性炎症引起的发热、发红及肿胀。尿素可溶解角蛋白，增加蛋白质的水合作用，兼有止痒、抗菌等作用，并能增加药物经皮肤的穿透性。用于过敏性皮炎、湿疹、神经性皮炎、脂溢性皮炎及瘙痒症，亦用于手足皲裂。

不良反应：局部偶见过敏反应，如出现皮肤烧灼感、瘙痒、针刺感等。长期使用时可出现皮肤萎缩、毛细血管扩张、色素沉着以及继发感染，偶见过敏反应。

注意事项：本品过敏者、孕妇、特别是妊娠3个月内的禁用，哺乳期妇女禁用，感染性皮肤病，如脓疱疹、体癣、股癣患者禁用，局部有感染者禁用，真菌性皮肤病和某些病毒性皮肤病（如牛痘、水痘）患者禁用；涂布部位如有灼烧感、瘙痒、红肿等，应停止用药，洗净。

品名：复方醋酸曲安奈德 Compound Triamcinolone Acetonide Acetate

剂型与规格：溶液剂：10ml。每毫升含醋酸曲安奈德1mg、水杨酸20mg、月桂氮䓬酮0.02ml、丙二醇0.45ml、乙醇适量。

用法与用量：局部外用。取本品适量涂于患处，每日2次，症状控制后改为每日或隔日1次，连用不超过1周。

药理与用途：醋酸曲安奈德为肾上腺糖皮质激素类药物。外用具有抗炎、抗过敏及止痒作用，能消除局部非感染性炎症引起的发热、发红及肿胀。水杨酸有抗真菌、止痒、溶解角质等作用。月桂氮䓬酮为皮肤渗透促进剂。用于过敏性皮炎、神经性皮炎、慢性湿疹。

不良反应:可见轻度刺激,偶见过敏反应;长期使用可引起局部皮肤萎缩、毛细血管扩张、色素沉着以及继发感染。

注意事项:对本品过敏者、皮肤感染或有渗出、糜烂和破损者禁用;小儿不推荐使用。

品名:炉甘石 Calamine

剂型与规格:洗剂:含炉甘石 15%,以及氧化锌、甘油、液化酚等。

用法与用量:外用,每日数次涂于患处。

药理与用途:本品有收敛、止痒、抑菌和轻度防腐等作用。用于治疗湿疹、皮炎、痱子、荨麻疹等,亦可用于静脉曲张性溃疡、癣症及瘙痒。

注意事项:洗剂振摇均匀后涂搽患处;密闭保存。

品名:尿素 Urea

剂型与规格:软膏剂:10%、20%;复方制剂:曲安西龙尿素霜。

用法与用量:外用,涂搽患处,每日 1~3 次。

药理与用途:尿素可促进皮肤角质与水结合,使皮肤软化,防止手足皲裂;并有抗菌止痒,促进肉芽生长作用。甘油可保持皮肤润湿,防止干裂。防治皮肤皲裂、皮肤角化症、湿疹、皮炎等。

注意事项:密闭,阴凉处保存。

品名:维 A 酸 Tretinoin

剂型与规格:片剂:10mg;冷霜:0.025%;软膏剂:0.1%;凝胶剂:0.025%~0.1%。

用法与用量:口服,每次 10mg,每日 2~3 次。外用,0.025% 治疗痤疮、面部单纯糠疹;0.1% 治疗扁平苔癣、毛发红糠疹、白斑等其他皮肤病;涂药每日 2 次,或遵医嘱。

药理与用途:本品系体内维生素 A(维甲醇)的代谢中间产物,主要影响骨的生长和上皮代谢。可能具有促进上皮细胞增生分化、角质溶解等作用。适用于寻常性痤疮,扁平苔癣(包括口腔扁平苔癣),白斑,毛发红糠疹和面部单纯糠疹等。本品还可作牛皮癣(银屑病)的辅助治疗药物,亦可用于治疗多发性寻常疣以及角化异常类的各种皮肤病如鱼鳞病、毛囊角化症等。

不良反应:本品内服可产生头痛、头晕(50 岁以下患者较老人为多)、口干、脱屑等副作用,控制剂量,或同时服用谷维素、维生素 B_1、B_6 等药物,可使头痛等反应减轻或消失。现制成酯类供内服用,以减轻毒副作用。可引起肝损害,肝、肾功能不良者慎用。外用应避免使用于皮肤较薄的皱褶部位,并注意浓度不宜过高(0.3%以下较为适宜),以免引起红斑、脱皮、灼热感及微痛等局部刺激。这些反应如果轻微,应坚持继续治疗;如反应严重,立即停药。

注意事项:不宜应用于急性皮炎、湿疹等疾病;在治疗严重类型的皮肤病时,可与其他药物如皮质激素、抗生素等合并使用,以增加疗效。

品名:阿维A Acitretin(阿维A酸、阿曲汀、新体卡松、新银屑灵、ETRETIN)

剂型与规格:胶囊:10mg。

用法与用量:本品个体差异大,剂量需要个体化,才能取得最大的临床治疗效果,同时不良反应最小。银屑病:开始治疗时为一次25mg或30mg,每天1次,进主食时服用。如用药4周未达满意疗效,且无毒性反应,每天最大剂量可逐渐增至60~75mg。治疗开始有效后,可给予每日20~30mg维持量,其他角化性疾病:维持量为每天10mg,最大剂量为每天50mg。

药理与用途:本品是视黄醛类药物,是阿维A酯的活性代谢产物。具有促进表皮细胞分化和增殖等作用。适用于治疗严重的银屑病和其他角化性皮肤病。

不良反应:主要不良反应表现为维生素A过多综合征样反应,在治疗开始阶段有时可见银屑病症状加重。可见头痛、步态异常、疲劳,罕见颅内压升高;可见尿酸轻度升高、高密度脂蛋白(HDL)降低,磷、钾等电解质减少,继续治疗或停药可恢复。大剂量时可见三酰甘油、胆固醇升高,特别是高危患者更易发生;可见鼻出血、鼻炎;偶见肌肉、关节、骨骼疼痛;可见丙氨酸氨基转移酶(ALT)、天门冬氨酸氨基转移酶(AST)、碱性磷酸酶、胆红素等短暂性轻度升高,继续治疗或停药可恢复,罕见肝炎、黄疸;可见口腔及嘴唇干燥、口渴、口角皲裂、唇炎、畏食、食欲改变、恶心、腹痛、呕吐。偶见口炎、齿龈炎、味觉异常;可见网织红细胞轻度升高、白细胞减少;可见眼干燥、结膜炎、夜视物减退、不耐受角膜接触镜,罕见角膜溃疡;可见耳鸣、耳痛;常见脱发、甲脆、甲沟炎,可见瘙痒、红斑,皮肤(特别在掌跖)变薄、脱屑以及黏膜和变移上皮干燥或发生炎症性损害等。

注意事项:对本品、阿维A酯、维生素A及其他视黄醛或维A酸类药物过敏者、维生素A过多患者、高脂血症、严重肝功能不全者、孕妇、哺乳期妇女及两年内有生育愿望的妇女禁用;不宜与四环素、甲氨蝶呤、苯妥英钠、维生素A及其他维A酸类药物同用;有脂代谢障碍、糖尿病、肥胖症、乙醇中毒的高危患者或长期服用本品者,要定期检查血清胆固醇、甘油及无骨异常。

品名:维胺酯 Viaminate(维甲酰胺、痤疮王、Viaminati)

剂型与规格:胶囊:25mg;乳膏剂:每100g含维胺酯3g、维生素E 5g。

用法与用量:口服,每天1~2.0mg/kg,每次25~50mg,每日服2~3次。疗程治疗痤疮为6周,脂溢性皮炎为4周;外用,涂搽患处,每天1次,宜夜间使用。

药理与用途:本品为维A酸衍生物,口服具有调节和控制上皮细胞分化与生长,抑制角化,减少皮脂分泌,抑制角质形成细胞的角化过程,使角化异常恢复正常;具有抑制痤疮丙酸杆菌生长的作用,并能提高细胞免疫功能。还具有除皱褶、减轻皮肤色斑、增加皮肤弹性作用。适用于治疗重、中度痤疮,对鱼鳞病、银屑病、苔藓类皮肤病及某些角化异常性皮肤病也有一定疗效。

不良反应:常见的副作用包括皮肤干燥、脱屑、瘙痒、皮疹、脆性增加、掌跖脱皮、瘀斑、继发感染等。

注意事项:孕妇及哺乳期妇女、重症糖尿病患者、脂代谢障碍者、肝功能不全者禁用,本品有强致畸性,女性患者服药期间及停药后半年内应采取严格避孕措施;不可与维生素A、四环素、甲氨蝶呤同用,用药期间忌饮酒;不宜用于急性和亚急性皮炎、湿疹类皮肤病患者及皮肤皱褶部位;避免接触眼和黏膜;用药部位应避免强烈日光照晒。

品名:氟尿嘧啶 Fluorouracil

剂型与规格:软膏剂或乳膏剂:5%~10%。

用法与用量:外用,涂于患处。

药理与用途:本品需经过酶转化为5-氟脱氧尿嘧啶核苷酸而具有抗肿瘤活性,通过抑制胸腺嘧啶核苷酸合成酶而抑制DNA的合成,对RNA的合成也有一定抑制作用。局部涂抹治疗皮肤癌、外阴白斑、尖锐湿疣等。

不良反应:不良反应有骨髓抑制,消化道反应,严重者可有腹泻,少数可有神经系统反应如小脑变性、共济失调,亦有人出现皮肤疹,色素沉着,甲床变黑等。用药期间应严格检查血象。

注意事项:用药期间应严格检查血象;本品宜避光置阴暗处保存,温度不应低于10℃,并不超过35℃;孕妇、哺乳期妇女禁用。

品名:复方土槿皮 Compound Hibiscus

剂型与规格:酊剂:20ml。

用法与用量:外用,涂于患处,每日1~2次。

药理与用途:主要成分:苯甲酸、水杨酸和土槿皮酸酊。土槿皮酊含土槿皮酸(约0.8%)对多种常见致病真菌均有不同程度的抗菌作用。水杨酸有抑菌和溶解角质的作用。苯甲酸具有抗细菌、真菌作用。土槿皮酊与水杨酸配伍,有利于抑制和杀灭寄生于皮肤深部的真菌。三者合用具协同作用,使治疗皮肤癣症的效果更佳。用于皮肤真菌感染、手足癣、体癣等。

不良反应:可发生接触性皮炎。

注意事项:遮光,密闭保存。

品名:甲氧沙林 Methoxsalen

剂型与规格:片剂:10mg;溶液剂:24ml 含药0.2%、0.5%。

用法与用量:治疗银屑病:口服,在照射紫外线之前的1小时口服,剂量为0.5mg/kg;外用剂涂搽0.5%本品溶液于患处,每日1次。治疗白癜风:口服,每次10mg,每日3次,餐时服用;外用剂涂于患处,每日1次,涂药后1小时,紫外线或日光照射。

药理与用途:本品具有强烈的光敏活性,易被长波紫外线激活而产生光毒作用,使DNA合成及细胞分裂受到抑制。能在白斑部位集结紫外线加速黑色素的生成。本品用于治疗银屑病、白癜风及其他色素减退斑,常配紫外线照射治疗。

不良反应:有胃部不适、恶心等不良反应,与牛奶同服可减轻反应症状。服药后光照时间长可引起红斑、水疱、皮疹,应立即停药,待皮疹消退后再用。

注意事项:肝、肾功能不良者或孕妇慎用。

品名:依沙吖啶 Ethacridine(利凡诺、Rivanol)

剂型与规格:溶液剂:0.1%~0.2%。

用法与用量:供局部洗涤、湿敷。

药理与用途:本品为外用杀菌防腐剂,能抑制革兰阳性菌,主要是球菌,尤其是链球菌。此外,经过提纯及消毒后本品能刺激子宫肌肉收缩,使子宫肌紧张度增加,用药后除阵缩疼痛外无其他不适症状,胎儿排出快,效果尚满意。多用于外科创伤、皮肤黏膜的洗涤和湿敷。可应用于中期妊娠引产。

不良反应:引产时可引起阵缩痛和产后出血。

注意事项:作引产用,为减少出血,一般用于妊娠 16~24 周的引产为宜;本品应避光保存;心、肝、肾疾患者禁用。

品名:樟脑 Camphor

剂型与规格:醑剂、酊剂、软膏剂:10%。

用法与用量:外用,涂于患处,每日 2~3 次。

药理与用途:本品为樟树蒸馏精制而得,为局部刺激剂,具有清凉、止痒、镇痛、抗菌等作用,对中枢有兴奋作用,可使局部皮肤血液循环增强、消肿止痛。外用治疗冻疮、挫伤、扭伤、神经痛、肌肉痛、关节病,也可用于皮肤瘙痒症、神经性皮炎、慢性湿疹等。

不良反应:可引起接触性皮炎。

注意事项:避免接触眼睛和其他黏膜;密闭保存。

品名:碘酊 Iodine Tincture

剂型与规格:酊剂:500ml:10g(2%),20ml。

用法与用量:外用。用棉签蘸取少量碘酊,由中心向外涂搽局部,消毒后再用 70% 乙醇脱碘。

药理与用途:本品为消毒防腐剂,其作用机制是使菌体蛋白质变性、死亡,对细菌、真菌、病毒均有杀灭作用。用于皮肤感染和消毒。

不良反应:对皮肤黏膜有刺激性,偶见过敏反应和皮炎。

注意事项:不宜用于破损皮肤、眼及口腔黏膜的消毒;仅供外用,切忌口服;过敏者禁用,新生儿慎用;涂布部位如有灼烧感、瘙痒、红肿等情况,应停止用药。

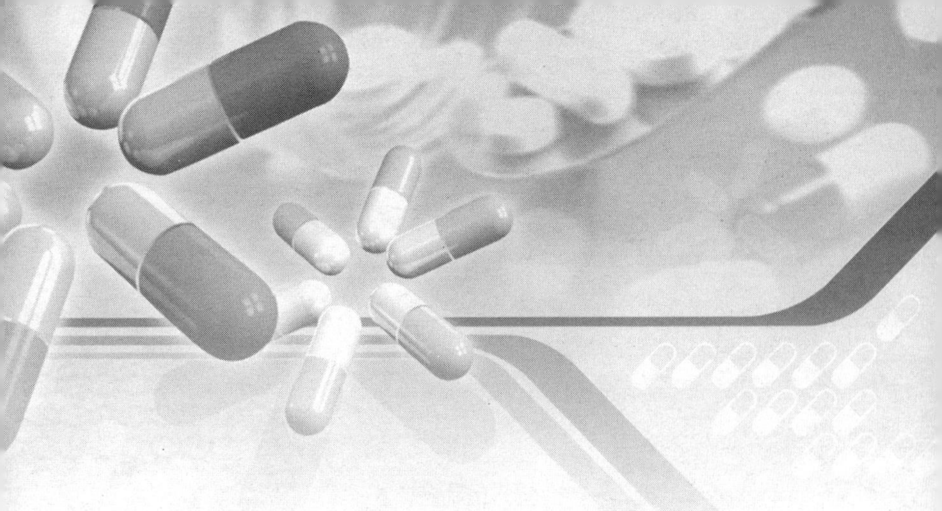

下篇　中成药

第一章 解表剂

一、辛温解表剂

品名:九味羌活丸(颗粒)

剂型与规格:水丸:每500粒31g;颗粒剂:每袋15g。

用法与用量:口服,水丸:每次6~9g;颗粒剂:每次15g,每日2~3次。

功能与主治:解表除湿,清热止痛。用于恶寒发热,无汗,头痛,口干,肢体酸痛。

注意事项:阴虚气弱者慎用。

品名:正柴胡饮颗粒

剂型与规格:颗粒剂:每袋10g(含糖)、3g(无糖)。

用法与用量:冲服,含糖颗粒:每次10g;无糖颗粒:每次3g;每日3次,小儿酌减或遵医嘱。

功能与主治:表散风寒,解热止痛。用于外感风寒初起,发热恶寒,无汗,头痛,鼻塞,喷嚏,咽痒咳嗽,四肢酸痛等症。适用于流行性感冒初起、轻度上呼吸道感染等疾患。

品名:强力感冒片(强效片)

剂型与规格:片剂:每片0.5g。

用法与用量:口服,每次2片,每日2~3次,小儿酌减。

功能与主治:辛凉解表,清热解毒,解热镇痛。用于伤风感冒,发热头痛,口干咳嗽,咽喉疼痛。

品名:桂枝合剂

剂型与规格:合剂:10ml。

用法与用量:口服,每次10~15ml,每日3次。

功能与主治:解肌发表,调和营卫。用于外感风邪,头痛发热,鼻塞干呕,汗出恶风。

注意事项:孕妇禁用;表实无汗或温病发热、口渴者禁用;高血压、心脏病、肝病、糖尿病、肾病慎用;忌烟、酒及辛辣、生冷、油腻食物;不宜同服滋补性中药。

二、辛凉解表剂

品名:抗感颗粒

剂型与规格:颗粒剂:每袋10g。

用法与用量:冲服,每次10g,每日3次,小儿酌减或遵医嘱。

功能与主治:清热解毒。用于外感风热引起的发热、头痛、鼻塞、喷嚏、咽痛、全身乏力、酸痛等症。

注意事项:孕妇慎用。

品名:柴胡注射液(口服液)

剂型与规格:注射液:每支2ml(每1ml相当于原药材1g);口服液:每支10ml。

用法与用量:肌注,注射液:每次2ml,儿童每次1~1.5ml;每日1~2次。口服,口服液:每次20ml,每日2~3次。

功能与主治:解热镇痛。用于流行性感冒和普通感冒。亦可用于疟疾的退热和止痛。亦可作为其他高热、炎症的辅助药物,以加速退热,缩短疗程。

不良反应:可引起过敏反应,表现为固定性药疹,重症可见多形性红斑、剥脱性皮炎,严重时甚至体温骤降、心率减慢、痉挛性喉梗阻等过敏性休克症状。

注意事项:本品严禁静脉给药。

品名:银翘解毒丸(片,颗粒)

剂型与规格:蜜丸:每丸9g;药汁丸:每千丸168g;片剂:每片0.92~1.92g;颗粒剂:每袋10g,相当于原药材7~15g。

用法与用量:口服,蜜丸:每次1~2丸;药汁丸剂:每次6g;颗粒剂:每次10g;每日2次。片剂:每次4片,每日2~3次。

功能与主治:辛凉解表,清热解毒。用于风热感冒、发热头痛、咳嗽、口干、咽喉疼痛。

不良反应:可引起过敏反应,表现为荨麻疹样皮疹、多形性红斑性药疹、药物性皮炎、血管神经性水肿,严重时可引起过敏性休克。

注意事项:忌烟、酒及辛辣、生冷、油腻食物;不宜同服滋补性中成药;风寒感冒者不适用。

品名:瓜霜退热灵胶囊

剂型与规格:胶囊剂:每粒0.3g。

用法与用量:口服,每次1.2~1.8g;1岁以内0.15~0.3g;1~3岁0.3~0.6g;3~6岁0.6~0.75g;9岁以上0.9~1.2g;每日3~4次。

功能与主治:清热解毒,开窍镇静。用于热病高烧、惊厥抽搐、咽喉肿痛等症。

注意事项:不宜久服;孕妇禁用。

品名:羚羊感冒胶囊(片)

剂型与剂型与规格:胶囊剂:每粒0.42g;片剂:每片0.26g。

用法与用量:口服,胶囊剂:每次2粒,每日2~3次;片剂:每次4~6片,每日2次。

功能与主治:清热解表。用于流行性感冒、伤风咳嗽、头晕发热、咽喉肿痛。

品名:桑菊感冒片(颗粒)

剂型与规格:片剂:每片0.5g;颗粒剂:每袋11g。

用法与用量:口服,片剂:每次4~8片;颗粒剂:每次11~22g,每日2~3次。温开水送服。

功能与主治:疏风清热,宣肺止咳。用于风热感冒初起、头痛、咳嗽、口干、咽痛。多用于流行性感冒和风热感冒初起。对于上呼吸道感染也有一定的疗效。

注意事项:风寒咳嗽不宜服用。

品名:重感灵片

剂型与规格:片剂:每片0.25g。

用法与用量:口服,每次4~6片,每日3~4次。

功能与主治:解表清热,消炎止痛。用于治疗恶寒、高热、四肢酸痛、鼻塞、咽喉肿痛、咳嗽等重症感冒、流行性感冒、四时感冒的各种症状。

品名:维C银翘片

剂型与规格:片剂:每片含维生素C 49.5mg、对乙酰氨基酚105mg。

用法与用量:口服,每次2片,每日3次。

功能与主治:辛凉解表,清热解毒。用于流行性感冒引起的发热头痛、咳嗽、口干、咽喉疼痛。

注意事项:忌烟、酒及辛辣、生冷、油腻食物;小儿、年老体弱者、孕妇及哺乳期妇女应在医师指导下服用;对本品过敏者禁用;过敏体质者慎用;用药期间不宜驾驶车辆、管理机器及高空作业等。

品名:复方感冒灵片

剂型与规格:片剂:每片含原药材6.25g、含对乙酰氨基酚42mg。

用法与用量:口服,每次4片,每日3次,二天为一疗程。

功能与主治:辛凉解表,清热解毒。用于风热感冒及温病之发热、微恶风寒、头身痛、口干而渴、鼻塞涕浊、咽喉红肿疼痛、咳嗽、痰黄黏稠。

注意事项:用药期间不宜驾驶车辆及高空作业等。

品名:小柴胡颗粒

剂型与规格:颗粒剂:每袋10g。

用法与用量:开水冲服,每次10~20g,每日3次。

功能与主治:解表退热。用于外感发热,治疗感冒、流行性感冒及疟疾等的发热。风寒感冒者不适用,其表现为恶寒重、发热轻、无汗、头痛、鼻塞、流清涕、喉痒咳嗽。

注意事项:忌烟、酒及辛辣、生冷、油腻食物;不宜同时服用滋补性中成药;高血压、心脏病、肝病、糖尿病、肾病等慎用。

品名:夏桑菊颗粒

剂型与规格:颗粒剂:每袋10g。

用法与用量:口服,每次3~6g,每日3次。

功能与主治:清肝明目,疏风散热,清热解毒。用于风热感冒、目赤头痛、咽喉肿痛、疔疮肿毒。风寒感冒者适用,其表现为恶寒重、发热轻、无汗、头痛、鼻塞、流清涕、喉痒咳嗽。

注意事项:忌烟、酒及辛辣、生冷、油腻食物;不宜同服滋补性中药;高血压、心脏病、肝病、糖尿病、肾病等慎用。

品名:清热解毒片

剂型与规格:片剂:每片0.52g。

用法与用量:口服,每次4片,每日3次,儿童酌减。

功能与主治:清热解毒。用于流感、上呼吸道感染及发热性疾病。

注意事项:忌烟、酒及辛辣、生冷、油腻食物;孕妇禁用;高血压、心脏病、肝病、肾病、糖尿病及脾胃虚寒(症见腹痛、喜暖、泄泻)者慎用。

三、表里双解、扶正解表剂

品名:防风通圣丸

剂型与规格:水丸:50粒重3g。

用法与用量:口服,每次6g,每日1~2次。

功能与主治:解表通里,清热解毒。用于外感风邪、内有蕴热、表里俱实之证。

不良反应:服药后可有轻度腹泻,停药或减量后可缓解。

注意事项:忌辛辣油腻;非表里俱实者禁用。

品名:小柴胡片(颗粒)

剂型与规格:片剂:每片0.4g(相当于总药材1.5g);颗粒剂:每袋10g。

用法与用量:口服,片剂:每次4~6片;颗粒剂:每次10g;每日3次。

功能与主治:解表散热,疏肝和胃。用于寒热往来、胸胁苦满、心烦喜吐、口苦咽干。

品名:表虚感冒颗粒

剂型与规格:颗粒剂:每袋10g。

用法与用量:冲服,每次10~20g,每日2~3次。

功能与主治:散风解肌,和营退热。用于感冒病外感风寒表虚证、头痛项强、咳嗽痰白、鼻鸣干呕、苔薄白、脉缓。

注意事项:服药后多饮热水或热粥,覆被保暖,取微汗,不可发大汗,慎防重感;忌食生冷、油腻。

品名:玉屏风颗粒(口服液)

剂型与规格:颗粒剂:每袋 5g;口服液:每支 10ml。

用法与用量:冲服,颗粒剂:每次 5g;口服液:每次 10ml;每日 3 次。

功能与主治:益气,固表,止汗。用于感冒、风寒咳嗽、鼻塞流清涕等。

注意事项:忌油腻食物;宜饭前服。

第二章 泻下剂

品名:三黄片

剂型与规格:片剂:每片 0.25g。

用法与用量:口服,每次 4 片,每日 2 次。

功能与主治:清热解毒,泻火通便。用于三焦热盛、目赤肿痛、口鼻生疮、咽喉肿痛、牙龈出血、心烦口渴、尿赤便秘。

注意事项:忌烟、酒及辛辣、油腻食物;心脏病、肝病等慢性病患者应在医师指导下服用;服药后大便次数每日 2~3 次者,应减量;每日 3 次以上者,应停用并向医师咨询;小儿、孕妇、过敏体质者、年老体弱及脾胃虚寒者慎用。

品名:麻仁胶囊(丸)

剂型与规格:胶囊剂:每粒 0.35g;大蜜丸:每丸 9g。

用法与用量:口服,胶囊剂:每次 2~4 粒,早晚各 1 次或睡前服用;大蜜丸:每次 1 丸,每日 1~2 次。

功能与主治:润肠通便。用于肠燥便秘。

注意事项:孕妇禁用;老年性体弱血枯津燥的便秘不宜久服。

品名:一清颗粒(胶囊)

剂型与规格:颗粒剂:每袋 7.5g;胶囊剂:0.5g。

用法与用量:冲服,颗粒剂:每次 7.5g,每日 3~4 次;胶囊剂:每次 2 粒,每日 3 次。

功能与主治:清热泻火解毒,化瘀凉血止血。用于火毒血热所致的身热烦躁、目赤口疮、咽喉、牙龈肿痛、大便秘结、吐血、咯血、衄血、痔血等症;咽炎、扁桃体炎、牙龈炎见上述证候者。

注意事项:出现腹泻时,可酌情减量。

第三章　清热剂

一、清热泻火剂

品名:牛黄解毒片

剂型与规格:片剂:每片0.4g。

用法与剂量:口服,每次2片,每日2～3次。

功能与主治:清热,泻火,解毒。用于上焦实热引起的咽喉肿痛、头晕目赤、牙龈肿痛、耳鸣口疮、大便不通。

注意事项:孕妇禁用;如果溏薄或平素胃寒者应慎用。

品名:黄连上清片(丸)

剂型与规格:片剂:每片0.6g(每4片相当于原药材4.5g);水丸:每50丸约3g;大蜜丸:每丸6g。

用法与用量:口服,片剂:每次6片,每日2次;水丸:每次9g;每日1次。大蜜丸:每次1丸,每日2次。温开水送服。

功能与主治:清火散风,通便泻热。用于胃肠实热引起的头昏耳鸣、牙龈肿痛、口舌生疮、咽喉红肿、暴发火眼、便燥溺赤等。

注意事项:孕妇禁用;老年体弱、大便溏薄者禁用。

品名:芎菊上清丸(片,颗粒)

剂型与规格:水丸:每30粒3g;大蜜丸:每丸9g;片剂:每片0.3g;颗粒剂:每袋10g。

用法与用量:口服,水丸:每次6g;大蜜丸:每次1丸;片剂:每次4片;每日2次;颗粒剂:每次10g,每日3次。

功能与主治:疏风,清热,止痛。用于肝肺胃内热积火、风邪外袭、循经上扰所致偏正头痛、头晕目眩、鼻渊脑痛、风火牙痛等病，如神经性头痛、三叉神经痛及感冒头痛、神经症、牙周病等。

注意事项：忌食辛辣食物。

品名：新癀片

剂型与规格：片剂：每片 0.32g。

用法与用量：口服，每次 2～4 片，每日 3 次，小儿酌减。外用，用冷开水调化，敷患处。

功能与主治：清热解毒，活血化瘀，消肿止痛。用于热毒瘀血所致的咽喉肿痛、牙痛、痹痛、胁痛、黄疸、无名肿毒等症。

注意事项：胃及十二指肠溃疡者，肾功能不全者及孕妇慎用；有消化道出血史者禁用。

品名：复方红根草片

剂型与规格：片剂：每片含干膏 0.12g。

用法与用量：口服，每次 4 片，每日 3～4 次。

功能与主治：清热解毒。用于急性咽喉炎、扁桃体炎、肠炎、痢疾等。

品名：功劳去火片

剂型与规格：片剂：片芯 0.30g。

用法与用量：口服，每次 5 片，每日 3 次。

功能与主治：清热解毒。用于实热火毒型急性咽喉炎、急性胆囊炎、急性肠炎。

二、清热解毒剂

品名：板蓝根颗粒

剂型与规格：颗粒剂：每袋 10g。

用法与用量：冲服，每次 5～10g，每日 3～4 次。

功能及用于：清热解毒。用于病毒性感冒、咽喉肿痛。

品名：玉叶解毒颗粒

剂型与规格：颗粒剂：每袋 12g。

用法与用量:冲服,每次1袋,每日3次。

功能及用于:清热解毒,辛凉解表,清暑利湿,生津利咽。用于防治咳嗽、咽喉炎、尿路感染及防暑。

品名:穿心莲片

剂型与规格:片剂:每片含穿心莲干浸膏0.105g。

用法与用量:口服,每次2~3片,每日3~4次。

功能与主治:清热解毒。用于咽喉肿痛、口舌生疮。

注意事项:忌辛辣食物。

品名:北豆根片

剂型与规格:片剂:每片15mg、30mg。

用法与用量:口服,每次30mg,每日3次。

功能与主治:清热解毒,消肿利咽。用于火毒内结所致的咽喉肿痛、急性咽炎、扁桃体炎、慢性支气管炎。

品名:冬凌草片

剂型与规格:片剂:每片0.25g。

用法与用量:口服,每次2~5片,每日3次。

功能与主治:清热消肿。用于急慢性扁桃体炎、咽炎、喉炎、口腔炎,也用于癌症的辅助治疗。

品名:清热解毒口服液

剂型与规格:口服液:每支10ml。

用法与用量:口服,每次10~20ml,每日3次,或遵医嘱。

功能与主治:清热解毒。用于热毒壅盛所致发热面赤、烦躁口渴、咽喉肿痛等症;流感、上呼吸道感染见上述证候者。

品名:新清宁片

剂型与规格:片剂:每片相当于生药0.31g,含总蒽衍生物不低于7mg。

用法与用量:口服,每次5片;3岁以上每次服3~4片;3岁以下每次不少于2片;每日3次。用于便秘,临睡前服5片即可。

功能与主治:清热解毒,活血化瘀。用于内结实热、喉肿、牙痛、目赤、便秘、下痢、感染性炎症、发烧等症。

注意事项:服药后尿液为深黄色。

品名:复方穿心莲片

剂型与规格:片剂:每片0.37g。

用法与用量:口服,每次4片,每日3次。

功能与主治:清热解毒,凉血,利湿。用于风热感冒、喉痹、痄腮、湿热泄泻等。

品名:清火栀麦片

剂型与规格:片剂:每片0.34g;胶囊剂:每粒0.25g。

用法与用量:口服,片剂:每次2片,每日2次。胶囊剂:每次2粒,每日2次。

功能与主治:清热解毒,凉血消肿。用于咽喉肿痛、发热、牙痛、目赤。

注意事项:忌辛辣、鱼腥食物;不宜在服药期间同时服用温补性中成药。

品名:注射用炎琥宁

剂型与规格:粉针剂:每支0.2g。

用法与用量:肌内注射,每次40~80mg,临用前,加灭菌注射用水适量使其溶解;静脉滴注,每日0.16~0.4g,用5%葡萄糖注射液或5%葡萄糖氯化钠注射液稀释后滴注;每日1~2次,小儿酌减或遵医嘱。

功能与主治:适用于病毒性肺炎和病毒性上呼吸道感染。

注意事项:本品需在输注前新鲜配制;孕妇禁用。

品名:喜炎平注射液

剂型与规格:注射液:每支2ml:50mg。

用法与用量:肌内注射,每次50~100mg,每日2~3次。静脉滴注,每日250~500mg,加入5%葡萄糖注射液或氯化钠注射液中滴注,小儿酌减或遵医嘱。

功能与主治:清热解毒,止咳止痢。用于支气管炎、扁桃体炎、细菌性痢疾等。

注意事项:孕妇慎用。

品名:大蒜素胶囊剂(注射液)

剂型与规格:胶囊剂:每粒20mg;注射液:每支2ml:30mg。

用法与用量:口服,每次40mg,每日3次,儿童酌减。注射液静滴:一次90~150mg,用5%或10%葡萄糖液1000ml稀释后缓缓滴注,4~5小时滴完。小儿:每次2~3mg/kg,稀释浓度为:0.001%。

功能与主治:清热解毒。用于深部真菌和细菌感染、肺部及消化道真菌感染、白色念珠菌菌血症、急慢性菌痢、急慢性肠炎、百日咳等。

注意事项:过敏者禁用;服用时应整粒吞服。

品名:双黄连口服液(颗粒,注射液)

剂型与规格:口服液:每支10ml;颗粒剂:每袋5g;注射剂:每支20ml。

用法与用量:口服液:口服,每次20ml;颗粒剂:开水冲服,每次10mg;每日3次。儿童酌减。注射剂:静脉注射,每次10~20ml,每日1~2次。静脉滴注,每次1ml/kg,加入生理盐水或5%~10%葡萄糖溶液中。肌注每次2~4ml,每日2次。

功能与主治:清热解毒。用于风热感冒发热、咳嗽、咽痛。

注意事项:忌烟、酒及辛辣、生冷、油腻食物;风寒感冒者不适用。

三、清热祛暑剂

品名:保济丸

剂型与规格:水丸:每瓶3.7g。

用法与用量:口服,每次0.5~1瓶,隔4小时服1次,开水送服。3岁以下儿童减半,研烂冲服。

功能与主治:解表,祛湿,和中。用于恶心、呕吐、厌食、嗳酸、肠胃不适、消化不良、腹痛、腹泻、舟车晕浪、四时感冒、头痛发热。

品名:藿香正气水(口服液,颗粒,丸)

剂型与规格:酊剂:每支10ml;口服液:每瓶10ml;颗粒剂:每袋10g;水丸剂:每袋9g。

用法与用量:口服,口服液、酊剂:每次5~10ml;颗粒剂:每次10g;水丸剂:每次9g;每日2次。

功能与主治:解表祛湿,化湿和中。用于外感风寒、内伤湿滞、夏伤湿滞、头痛昏重、脘腹胀痛、呕吐泄泻、胃肠型感冒。

注意事项:不宜与滋补性中成药同服;高血压、心脏病、肝病、糖尿病、肾病及孕妇慎用酊剂(含40%乙醇)。

品名:六合定中丸

剂型与规格:大蜜丸:每丸9g。

用法与用量:口服,每次1丸,每日3次。

功能与主治:祛暑除湿,和中消食。用于夏伤暑湿、宿食停滞、寒热头痛、胸闷恶心、吐泻、腹痛。

品名:十滴水

剂型与规格:酊剂:每支5ml、10ml。

用法与用量:口服,酊剂:每次2.5~5ml,每日2次,温开水送服,小儿用量酌减。外搽皮肤有损伤时,酊剂则宜稀释成2%,每次用温纱布敷搽20分钟左右。

功能与主治:祛暑,散寒,健胃。为治疗中暑所引起的头晕、恶心、腹痛、胃肠不适等症的常用药,特别是夏季旅游常备的良药。外搽可治痱子、冻疮等。

注意事项:嗜酒者慎用;孕妇禁用;过敏体质者慎用。

四、清热脏热剂

1. 清热宣肺剂

品名:银黄片(颗粒,口服液,注射液)

剂型与规格:糖衣片:每片0.25g;颗粒剂:每袋4g;口服液:每支10ml;注射液:每支2ml(内含绿原酸25mg、黄芩苷40mg)。

用法与用量:口服,片剂:每次2~4片,每日4次;颗粒剂:每次1~2袋,每日2次;口服液:每次10~20ml,每日3次,小儿酌减。肌内注射,注射液:每次2~4ml,每日1~2次。

功能与主治:清热,解毒,消炎。用于急慢性扁桃体炎,急慢性咽喉炎,上呼吸道感染。

品名:鱼腥草注射液

剂型与规格:注射液:每支2ml、10ml、50ml、100ml。

用法与用量:肌内注射,每次2~4ml,每日4~6ml。静脉滴注,每次

20~100ml,用5%~10%葡萄糖注射液稀释后应用,或遵医嘱。

功能与主治:清热,解毒,利湿。用于肺脓疡,痰热咳嗽,白带,尿路感染,痈疖。

品名:夏枯草膏

剂型与规格:煎膏剂:大瓶60g,小瓶30g。

用法与用量:口服,每次15g,每日2次。7岁以上小儿服1/2量,3~7岁服1/3量。温开水送下。

功能与主治:清泄肝火,化痰散结。用于气郁痰阻引起的瘿瘤痰核,瘰疬,鼠疮,痈疖肿痛,流脓流水,缠绵不愈以及乳癌肿痛;肝火上炎引起的头痛,目珠痛,眩晕。

注意事项:偶有过敏反应。

品名:新雪颗粒

剂型与规格:颗粒剂:每瓶1.5g;薄膜衣颗粒:每瓶1.7g。

用法与用量:口服,每次1瓶,每日2次。

功能与主治:清热解毒。用于各种热性病之发热,如扁桃腺炎、上呼吸道感染、气管炎、感冒所引起的高热以及温热病之烦热不解。

2. 肝解毒剂

品名:护肝宁片

剂型与规格:片剂:0.27g。

用法与用量:口服,每次4片,每日3次。

功能与主治:舒肝解郁,理气助消化,降低谷丙转氨酶。用于慢性、迁延性肝炎,肝硬化等症。

品名:利肝隆颗粒

剂型与规格:颗粒剂:每袋10g。

用法与用量:冲服,每次10g,每日3次,小儿酌减。

功能与主治:疏肝解郁,清热解毒。用于急、慢性肝炎,迁延性肝炎,慢性活动性肝炎,对血清ALT、麝香草酚浊度、黄疸指数均有显著的降低作用,对乙型肝炎表面抗原转阴有较好的效果。

品名:乙肝清热解毒颗粒(胶囊)

剂型与规格:颗粒剂:每袋 10g;胶囊剂:每粒 0.4g。

用法与用量:冲服,颗粒剂:每次 2 袋;胶囊剂:每次 6 粒;每日 3 次。

功能与主治:清肝利胆,解毒逐瘟。用于肝胆湿热型、急慢性病毒性乙型肝炎初期或活动期、乙型肝炎病毒携带者。

注意事项:脾虚便泄者慎用或减量服用。忌烟、酒、油腻。

品名:肝复乐片

剂型与规格:片剂:素片重 0.3g(糖衣片)或 0.5g(薄膜衣片)。

用法与用量:口服,每次 10 片(糖衣片)或 6 片(薄膜衣片),每日 3 次,Ⅱ期原发性肝癌 2 个月为一疗程,或遵医嘱。

功能与主治:健脾理气,化瘀软坚,清热解毒。适用于以肝瘀脾虚为主证的原发性肝癌,症见上腹肿块,胁肋疼痛,神疲乏力,食少纳呆,脘腹胀满,心烦易怒,口苦咽干等。可抑制消化道癌、乳腺癌等多种癌细胞的生长。

不良反应:个别患者偶见腹泻,一般 2~3 天则可自行缓解,或减少剂量即减轻至消失。

品名:鸡骨草胶囊

剂型与规格:胶囊剂:每粒 0.5g。

用法与用量:口服,每次 4 粒、每日 3 次。

功能与主治:疏肝利胆,清热解毒。用于急、慢性肝炎和胆囊炎属肝胆湿热证者。

品名:苦参素

剂型与规格:注射液:每支 2ml:0.2g;每瓶 100ml:0.6g;胶囊剂:每粒 0.1g。

用法与用量:肌内注射,用于慢性乙肝的治疗,每次 400~600mg,每日 1 次。用于升高白细胞,每次 200mg,每日 2 次。静脉滴注:每次 0.6g(1 瓶),每天 1 次,两月为一疗程。口服,胶囊剂:每次 0.3g,每日 3 次,疗程 12 周。

功能与主治:用于慢性乙肝的治疗及肿瘤放疗、化疗引起的白细胞低下和其他原因引起的白细胞减少症。

注意事项:过敏者禁用;长期使用应密切注意肝功能变化,严重肝功能不全患者慎用;孕妇及哺乳期妇女慎用。

3. 清利肝胆湿热剂

品名:龙胆泻肝片(丸)

剂型与规格:片剂:每片 0.4g(相当原生药 1.5g);大蜜丸:每丸 9g;水丸:100 粒 6g。

用法与用量:口服,片剂:每次 4~6 片,每日 3 次;大蜜丸:每次 1 丸,每日 2~3 次;水丸:每次 6~9g;7 岁以上儿童 1/2 量;每日 3 次。

功能与主治:清肝胆,利湿热。用于肝胆湿热,头晕目赤,耳鸣耳聋,耳肿疼痛,胁痛口苦,尿赤涩痛,湿热带下。

注意事项:本药味苦性寒,久服易伤脾胃,故脾胃虚弱者不宜久服;孕妇慎用;忌辛辣食物。

品名:茵栀黄注射液

剂型与规格:注射剂:每支 2ml。

用法与用量:静脉滴注,每次 10~20ml,用 10% 葡萄糖注射液 250ml 或 500ml 稀释后滴注。肌内注射,每日 2~4ml。

功能与主治:清热解毒,利湿退热,降低谷丙转氨酶。用于治疗急、慢性黄疸型肝炎,迁延性肝炎等。

不良反应:极个别患者有过敏反应。

品名:苦黄注射液

剂型与规格:注射剂:每支 10ml。

用法与用量:本品 30ml 加入 5%~10% 葡萄糖注射液 500ml 静脉滴注(重症及郁胆型可增加至 60ml),每日 1 次,15 天为一疗程,可反复注射至黄疸消退。

功能与主治:清热利湿,疏肝退黄。用于因湿热蕴毒引起的黄疸型病毒型肝炎患者的退黄。

注意事项:剂量宜逐日增加,第一天 10ml,第二天 20ml,第三天可 30~60ml;滴速 30 滴/分,不宜过快。

品名:熊胆胶囊

剂型与规格:胶囊剂:每粒 0.25g(含熊胆粉 0.05g)。

用法与用量:口服,每次 2~3 粒,每日 3 次。

功能与主治:清热,平肝,明目。用于惊风抽搐,咽喉肿痛,目赤肿痛,羞明多泪。

注意事项:孕妇禁用。忌生冷油腻食物,鱼、虾腥物;忌酒、烟、刺激食物。

品名:乙肝宁颗粒

剂型与规格:颗粒剂:每袋25g。

用法与用量:口服,每次1袋,每日3次。

功能与主治:调气健脾,滋肾养肝,利胆清热,活血化瘀。用于乙型肝炎病毒抗原阳性者,慢性肝炎,慢性活动性肝炎,急性肝炎。

品名:乙肝养阴活血颗粒

剂型与规格:颗粒剂:每袋10g。

用法与用量:冲服,每次20g,每日3次。

功能与主治:滋补肝肾,活血化瘀。用于肝肾阴虚型慢性肝炎。症见面色晦暗,头晕耳鸣,五心烦热,腰腿酸软,齿鼻出血,胁下痞块,赤缕红,舌质红,少苔,脉沉弦,细涩等。

注意事项:肝胆湿热、脾虚气滞者禁用。

品名:茵陈五苓丸

剂型与规格:水丸:每50粒30g。

用法与用量:口服,每次10g,每日3次,饭后温开水送服,儿童用量酌减。

功能与主治:清热利湿,健脾消肿。用于急性黄疸型肝炎。

注意事项:忌食生冷、酒类、油腻之品;孕妇慎用。

品名:甘草甜素片

剂型与规格:片剂:每片75mg。

用法与用量:口服,每次2片,每日2次。

功能与主治:清热利湿。用于慢性乙型肝炎。

品名:复肝宁片

剂型与规格:片剂:每片0.3g。

用法与用量:口服,每次6片,每日3次。

功能与主治:舒肝健脾,清热利湿。用于乙型肝炎表面抗原阳性属于肝旺脾虚，热毒较盛者。

品名：肝加欣片

剂型与规格：薄膜衣片：每片 0.365g。

用法与用量：口服，每次 4 片，每日 3 次。

功能与主治：舒肝解郁，清热利湿。用于慢性病毒性肝炎肝郁脾虚症，症见胸胁胀痛，神疲乏力，食欲不振，烦躁等。

注意事项：孕妇及哺乳期妇女慎用。

品名：肝苏颗粒（片）

剂型与规格：颗粒剂（无糖型）：每袋 3g；片剂：每片 0.3g。

用法与用量：口服，颗粒剂：每次 3g；片剂：每次 5 片；每日 3 次。小儿酌减。

功能与主治：降酶，保肝，退黄，健脾，清利湿热。用于急性病毒性肝炎、慢性活动性肝炎及乙型肝炎等湿热证者。

品名：肝脾康胶囊

剂型与规格：胶囊剂：每粒 0.35g。

用法与用量：餐前半小时口服，每次 5 粒，每日 3 次，3 个月为一疗程。

功能与主治：疏肝健脾，活血清热，用于肝郁脾虚，余热未清证。症见胁肋胀痛，胸脘痞闷，食少纳呆，神疲乏力，面色晦暗，胁下积块，慢性肝炎，早期肝硬化见于上述症侯者。

注意事项：孕妇禁用。

品名：克癀胶囊

剂型与规格：胶囊剂：每粒 0.4g。

用法与用量：口服，每次 6 粒，每日 3 次。小儿酌减。一个月为一疗程，一般用药三个疗程。

功能与主治：清热解毒、化瘀散结。用于胁肋胀痛、口苦口黏、纳呆腹胀、面目黄染、小便短赤、舌质黯红或瘀斑、舌苔黄腻、脉弦滑或涩等湿热毒邪内蕴、瘀血阻络证及急、慢性肝炎见有上述证候者。

不良反应：用药后可能出现非感染性腹泻，减量后可停止。

品名：五灵丸

剂型与规格:丸剂:每丸或每瓶9g。

用法与用量:口服,每次9g,每日3次,饭后半小时服。

功能与主治:疏肝益脾活血。用于乙型慢性活动性及迁延性肝炎,肝郁脾虚挟瘀证,症见纳呆、腹胀嗳气、胁肋胀痛、疲乏无力等。

不良反应:偶见轻度恶心,上腹不适等消化道反应。

注意事项:孕妇慎用。

品名:海麒舒肝胶囊

剂型与规格:胶囊剂:每粒0.2g。

用法与用量:口服,每次1粒,每日3次。

功能与主治:化痰散结,利水排毒。用于痰浊蕴结所致胁痛、痞块、腹胀、恶心等症。也可用于慢性乙型肝炎、肿瘤放化疗后有上述表现的辅助治疗。

注意事项:服药期间少食辛辣食物;孕妇慎用。

品名:大黄䗪虫丸

剂型与规格:大蜜丸:每丸3g。

用法与用量:口服,每次3g,每日3次。

功能与主治:活血破瘀、通经消痞。用于瘀血内停、腹部肿块、肌肤甲错,目眶黯黑,潮热羸瘦,经闭不行,慢性乙型活动性肝炎。

注意事项:孕妇禁用。

4. 清热肠胃湿热剂

品名:复方黄连素片

剂型与规格:片剂:每片含盐酸小檗碱30mg。

用法与用量:口服,每次2~4片,每日3次。

功能与主治:行气止痛,清热止痢。用于腹痛泄泻,下痢脓血,里急后重。

品名:葛根芩连丸(片)

剂型与规格:水丸:每袋1g;片剂:每片0.6g(相当于原药材2g)。

用法与用量:口服,水丸:每次3g;小儿每次1g;片剂:每次3~4片,每日3次。

功能与主治:解肌清热,止泻止痢。用于泄泻痢疾,身热烦渴,下痢臭秽;菌痢,肠炎。

品名:香连片(丸)

剂型与规格:浓缩片:每片48~62mg;浓缩丸:每6丸相当于原生药3g。

用法与用量:口服,浓缩片:每次5片,每日3次。浓缩丸:每次6~12丸,每日2~3次。

功能与主治:清热燥湿,行气止痛。用于泄泻腹痛、便黄而黏。

注意事项:忌食生冷油腻之物,胃弱泄泻者慎用;孕妇慎用。

品名:巴特日七味丸

剂型与规格:水丸:每10丸2g。

用法与用量:口服,每次9~13粒,每日1~2次,或遵医嘱。

功能与主治:清温解毒,止痛,散瘀,止痢。用于瘟疫盛热,脑炎,赤白痢疾,白喉,目黄,音哑,转筋。

注意事项:孕妇禁用。

第四章　温里剂

一、温中散寒剂

品名:附子理中丸

剂型与规格:大蜜丸:每丸 9g;浓缩丸:每 8 丸 3g。

用法与用量:口服,大蜜丸:每次 1 丸;浓缩丸:每次 8 ~ 12 丸;每日 2 ~ 3 次,空腹温开水送服。小儿用量酌减。

功能与主治:温阳祛寒,止痛止泻。用于脾胃虚寒证。

注意事项:忌食生冷食物;孕妇禁用。

品名:香砂养胃丸(胶囊,颗粒,片)

剂型与规格:浓缩丸:每 8 丸 3g;胶囊剂:每粒 0.35g;颗粒剂:每袋 5g;片剂:每片 0.6g。

用法与用量:口服,浓缩丸:每次 8 丸;胶囊剂:每次 3 粒;每日 3 次。颗粒剂:每次 5g;片剂:每次 4 ~ 8 片;每日 2 次。空腹时服用,温开水送服。

功能与主治:理气和中,健脾益胃。用于脾胃虚弱,消化不良。

注意事项:服药期忌食生冷油腻食物,勿气恼。

品名:香砂六君丸

剂型与规格:浓缩丸:每 8 丸相当于原药材 3g。

用法与用量:口服,每次 12 丸,每日 3 次。

功能与主治:益气健脾,和胃。用于脾虚气滞,消化不良,嗳气食少,脘腹胀满,大便溏泄。

注意事项:孕妇慎用;伤风感冒及实热证禁用。

品名:桂附理中丸

剂型与规格:大蜜丸:每丸10g。

用法与用量:口服,大蜜丸:每次1丸,每日2次,温开水送服。

功能与主治:温中散寒,健脾止痛。用于阳气不足,四肢厥冷,脾胃虚寒,胃脘冷痛。

注意事项:孕妇慎用;伤风感冒及实热证禁用。

品名:黄芪健中丸

剂型与规格:大蜜丸:每丸9g。

用法与用量:口服,每次1丸;7岁以上儿童服1/2量,3~7岁之间服1/3量;每日3次。

功能与主治:补气散寒,健胃和中。用于脾胃虚寒所致的恶寒腹痛,身体虚弱。

注意事项:忌气恼寒凉。

品名:理中丸

剂型与规格:大蜜丸:每丸9g;浓缩丸:每丸相当于原药材3g。

用法与用量:口服,大蜜丸:每次1丸,每日2次,小儿酌减。浓缩丸:每次8丸,每日3次。

功能与主治:温中散寒,健脾。用于脾胃虚寒,呕吐泄泻,胸满腹痛,消化不良。

品名:温胃舒胶囊(颗粒)

剂型与规格:胶囊剂:每粒0.4g;颗粒剂:每袋10g。

用法和剂量:口服,胶囊剂:每次3粒;颗粒剂:冲服,每次10~20g;每日2次。

功能与主治:益气温中,健脾养胃,行气止痛。用于脾肾阳虚引起的胃脘冷痛、胀气、嗳气、纳差、畏寒、无力等症,及萎缩性胃炎、慢性胃炎表现有上述证候者。

注意事项:忌食生冷油腻;胃出血时禁用。

品名:香砂理中丸

剂型与规格:大蜜丸:每丸9g。

用法与用量:口服,每次1丸,每日2次,温开水送服。

功能与主治:行气健脾,温中和胃。用于脾胃虚寒,阴阳亏损,气滞腹痛,反胃泄泻等症。

品名:虚寒胃痛胶囊

剂型与规格:胶囊剂:每粒0.4g。

用法与用量:口服,每次4粒,每日3次或遵医嘱。

功能与主治:温胃止痛,健脾益气。用于脾虚胃弱、胃脘隐痛、喜温喜按、遇冷等症,或空腹痛重,十二指肠球部溃疡,慢性萎缩性胃炎。

品名:陈香露白露片

剂型与规格:片剂:每片0.3g(含次硝酸铋0.066g)。

用法与用量:口服,每次5~8片,每日3次。

功能与主治:健胃和中,理气止痛。用于胃溃疡,糜烂性胃炎,胃酸过多,急性、慢性胃炎,肠胃神经症,十二指肠炎。

品名:健脾丸

剂型与规格:浓缩丸:每8丸相当于原药材3g。

用法与用量:口服,每次8丸,每日3次。

功能与主治:健脾开胃。用于脾胃虚弱,脘腹胀满,食少便溏。

二、回阳救逆、益气复脉剂

品名:参附注射液

剂型与规格:注射液:每支2ml。

用法与用量:肌内注射,每次2~4ml,每日1~2次。静脉滴注,每次20~100ml,用5%~10%葡萄糖注射液250~500ml稀释后使用。静脉推注,每次5~20ml,用5%~10%葡萄糖注射液20ml稀释后使用。使用时遵医嘱。

功能与主治:回阳救逆,益气固脱。用于感染性、失血性、失液性休克,也用于气虚阳虚所致的惊悸、怔忡、喘咳等。

注意事项:实热厥脱者禁用。

品名:参麦注射液

剂型与规格:注射液:每支10ml。

用法与用量:肌内注射,每次2~4ml,每日1次。静脉滴注,每次10~60ml(用于5%葡萄糖注射液250~500ml稀释后应用)或遵医嘱。

功能与主治:益气固脱,养阴生津,生脉。用于治疗气阴两虚型之休克,冠心病,病毒性心肌炎,慢性肺心病,粒细胞减少症。

品名:生脉注射液

剂型与规格:注射液:每支2ml、10ml、20ml。

用法与用量:肌内注射,每次2~4ml,每日1~2次。静脉滴注,每次20~60ml,用5%葡萄糖注射液250~500ml稀释后使用,或遵医嘱。

功能与主治:益气养阴,复脉固脱。用于气阴两亏、脉虚欲脱的心悸、气短、四肢厥冷、汗出、脉欲绝及心肌梗死、心源性休克、感染性休克等具有上述证候者。

品名:生脉胶囊(颗粒,口服液)

剂型与规格:胶囊剂:每粒0.33g;颗粒剂:每袋10g;口服液:每支10ml。

用法与用量:口服,胶囊剂:每次3粒;颗粒剂:每次10g;口服液:每次10ml;每日3次。

功能与主治:益气,扶阳,固表。用于气短心悸、表虚自汗、乏力眩晕、易感风邪。

品名:四逆汤

剂型与规格:口服液:每支10ml。

用法与用量:口服,每次10~20ml,每日3次或遵医嘱。

功能与主治:温中祛寒,回阳救逆。用于阳虚欲脱,冷汗自出,四肢厥逆,下利清谷,脉微欲绝。

品名:炙甘草合剂

剂型与规格:合剂:每瓶100ml(相当于原药材100g)。

用法与用量:口服,每次15~25ml,每日3次。

功能与主治:益气补阴,补血复脉。用于气虚血少,心动悸,脉结代,气短羸瘦,虚热咳嗽。

注意事项:摇匀后服用。

第五章　化痰、止咳、平喘剂

一、温化寒痰剂

品名:祛痰止咳颗粒

剂型与规格:颗粒剂:每袋 12g。

用法与用量:口服,每次 1 袋,每日 3 次。

功能与主治:健脾燥湿,祛痰止咳。用于急性、慢性支气管炎,支气管扩张之痰多咳嗽。

品名:通宣理肺丸(口服液)

剂型与规格:大蜜丸:每丸 6g;水蜜丸:每 100 丸 10g;口服液:每支 10ml 支。

用法与用量:口服,大蜜丸:每次 2 丸;水蜜丸:每次 7g;口服液:每次 20ml;每日 2~3 次。

功能与主治:解表散寒,宣肺止嗽。用于感冒咳嗽,发热恶寒,鼻塞流涕,头痛无汗,肢体酸痛。

品名:二陈丸

剂型与规格:大蜜丸:每丸 6g;水丸(生姜汁泛丸):50 粒 3g。

用法与用量:口服,大蜜丸:每次 2 丸;水丸:每次 9~15g,每日 2 次。

功能与主治:燥湿化痰,理气和中。适用咳嗽痰多,白色易出,苔白润,脉弦滑等。常用于老年性慢性支气管炎,肺气肿,胃及十二指肠溃疡,耳源性眩晕,脑血管意外,妊娠恶阻,多寐,小儿流涎症等辨证属于痰湿者。

注意事项:阴虚,燥热,干咳少痰,或有痰咳不畅者均不宜服用。

品名:小青龙合剂(颗粒)

剂型与规格:合剂:每瓶 100ml;颗粒剂:每袋 13g。

用法与用量:合剂:每次 10~20ml,用时摇匀;颗粒剂:每次 13g;每日 3 次。

功能与主治:解表化饮,止咳平喘。用于风寒水饮,恶寒发热,无汗,喘咳痰稀。

品名:镇咳宁糖浆

剂型与规格:糖浆剂:每瓶 100ml。

用法与用量:口服,每次 5~10ml,每日 3 次。

功能与主治:镇咳祛痰。用于伤风咳嗽、支气管炎、哮喘等。

注意事项:冠心病、心绞痛和甲状腺功能亢进患者慎用。

二、清热化痰剂

品名:橘红痰咳颗粒

剂型与规格:颗粒剂:每袋 10g。

用法与用量:冲服,每次 1 袋,每日 2 次。

功能与主治:清肺,化痰,止咳。用于咳嗽痰多,痰不易出,胸闷口干。

品名:祛痰灵口服液

剂型与规格:口服液:每支 30ml。

用法与用量:口服,每次 30ml,每日 3 次。2 岁以下每次 15ml;2~6 岁每次 30ml,每日 2 次。6 岁以上每次 30ml,每日 2~3 次,或遵医嘱。

功能与主治:清热,化痰,解毒。用于肺热痰喘,咳嗽痰多。

注意事项:便溏者禁用。

品名:芒果止咳片

剂型与规格:片剂:每片相当于总药材 2.5g。

用法与用量:口服,每次 3~5 片,每日 2~3 次。

功能与主治:宣肺化痰,止咳平喘。用于咳嗽,气喘,多痰。

品名:急支糖浆

剂型与规格:糖浆剂:每瓶 100ml。

用法与用量:口服,每次 20～30ml,每日 3～4 次,小儿酌减。

功能与主治:清热化痰,宣肺止咳。用于治疗急性支气管炎,感冒后咳嗽,慢性支气管炎急性发作等。

品名:橘红丸(颗粒)

剂型与规格:大蜜丸:每丸 6g(含药量约 2.7g);颗粒剂:每袋 11g(相当于原生药 7g)。

用法与用量:口服,大蜜丸:每次 2 丸;颗粒剂:每次 11g;每日 2 次。

功能与主治:清肺祛湿,止嗽化痰。用于肺胃湿热引起的咳嗽痰盛,呼吸气促,口舌咽干,胸中痞满,饮食无味。

注意事项:风寒患者慎用;忌食辛辣油腻食物。

品名:鲜竹沥

剂型与规格:合剂:每瓶 30ml、60ml、100ml。

用法与用量:口服,每次 15～30ml,每日 1～3 次。小儿每次 5～10ml。

功能与主治:清热化痰。用于肺热咳嗽痰多,气喘胸闷,中风舌强,痰涎壅盛,小儿痰热惊风。适用于小儿急性支气管炎,哮喘性支气管炎,肺炎引起的咳嗽痰多。也可用于高热神昏痰多,以及脑血管意外昏迷痰多。

注意事项:忌辛热食物;腹泻者不宜服用。

品名:金振口服液

剂型与规格:口服液:每瓶 10ml。

用法与用量:口服。6 个月～1 岁,每次 5ml,每日 3 次;2～3 岁,每次 10ml,每日 2 次;4 岁～7 岁,每次 10ml;8 岁～14 岁,每次 15ml;每日 3 次。疗程 5～7 天。

功能与主治:清热解毒,祛痰,止咳。用于小儿急性支气管炎符合痰热咳嗽者,表现为发热、咳嗽、咳吐黄痰、咳吐不爽、舌质红、苔黄腻等。

不良反应:偶见用药后便溏,停药后即可复常。

注意事项:风寒咳嗽或体虚久咳者禁用。

品名:牛黄蛇胆川贝散(合剂)

剂型与规格:散剂:每瓶 0.5g。合剂:每支 10ml。

用法与用量:口服,散剂:每次 1～2 瓶;合剂:每次 10ml,每日 3 次;小儿酌减或遵医嘱。

功能与主治：清热，化痰，止咳。用于外感咳嗽的热痰咳嗽，燥痰咳嗽。

品名：清气化痰丸

剂型与规格：浓缩丸：每袋6g。

用法与用量：口服，每次6～9g，每日2次，温开水送服。

功能与主治：清肺止嗽，降逆化痰。用于痰热气逆引起的咳嗽喘促，胸闷痞闷，气急呕恶，舌质红，苔黄腻。

注意事项：风寒咳嗽和干咳无痰者不宜用；忌辛辣食物。

品名：蛇胆陈皮胶囊（口服液）

剂型与规格：胶囊剂：每粒0.3g；口服液：每支10ml。

用法与用量：口服，胶囊剂：每次2～4粒，每日3次；口服液：每次10ml，每日2～3次。小儿酌减或遵医嘱。

功能与主治：顺气除痰，祛风健胃。用于风痰咳嗽，气逆反胃。

品名：蛇胆川贝胶囊

剂型与规格：胶囊剂：每粒装0.3g；口服液：10ml。

用法与用量：口服，胶囊剂：每次1～2粒，每日2～3次；口服液：每次10ml，每日2次。

功能与主治：清肺，止咳，除痰。用于肺热咳嗽、痰多。

注意事项：忌食辛辣、油腻食物；支气管扩张、肺脓疡、肺心病、肺结核患者及孕妇慎用。

品名：蛇胆川贝枇杷膏

剂型与规格：煎膏剂：每瓶66g，110g，138g，207g，210g，345g。

用法与用量：口服，煎膏剂：每次22g（约一汤匙）；每日3次。小儿酌减或遵医嘱。

功能与主治：润肺止咳，祛痰定喘。用于外感风热引起的咳嗽痰多，胸闷，气喘等症。

注意事项：忌食辛辣、油腻食物。

品名：感冒止咳糖浆

剂型与规格：糖浆剂：每瓶100ml。

用法与用量：口服，每次10ml，每日3次。

功能与主治:解表清热,止咳化痰。用于感冒或流感发热,头痛鼻塞,伤风咳嗽,咽痛,肢痛。

品名:清热镇咳糖浆
剂型与规格:糖浆剂:每瓶 100ml。
用法与用量:口服,每次 15~20ml,每日 3 次。
功能与主治:镇咳祛痰。用于感冒咽炎,肺热咳嗽。

品名:三蛇胆川贝糖浆
剂型与规格:糖浆剂:每瓶 100ml。
用法与用量:口服,每次 10~15ml,每日 3 次。
功能与主治:清热润肺,化痰止咳。用于痰热咳嗽。

品名:咳喘宁口服液
剂型与规格:口服液:10ml。
用法与用量:口服,每次 10ml,每日 2 次。
功能与主治:宣肺通气,止咳平喘。用于久咳、痰喘见于痰热证候者,症见咳嗽频作、咳痰色黄、喘促胸闷。
注意事项:孕妇、哺乳期妇女禁用;脾胃虚寒泄泻者慎服。

品名:散痰宁糖浆
剂型与规格:糖浆剂:每瓶 100ml。
用法与用量:口服,每次 10ml,每日 3~4 次。
功能与主治:清肺,止咳,平喘。用于支气管炎,咳嗽痰多。
注意事项:忌食辛辣、油腻食物。

品名:复方岩白菜素片
剂型与规格:片剂:每片含岩白菜素 125mg、马来酸氯苯那敏 2mg。
用法与用量:口服,每次 1 片,每日 3 次。
功能与主治:镇咳祛痰。用于慢性支气管炎。
不良反应:有轻度嗜睡、口干、疲倦等。
注意事项:孕妇及哺乳期妇女用药尚不明确。

品名:京制咳嗽痰喘丸

剂型与规格:浓缩水丸:每100粒重21g。

用法与用量:口服,每次30粒,每日2次。8岁以内小儿酌减。

功能与主治:散风清热,宣肺止咳,祛痰定喘。用于外感风邪,痰热阻肺,咳嗽痰盛,气促哮喘,不能躺卧,喉中作痒,胸膈满闷,老年痰喘。

注意事项:含有马兜铃,须慎用。

品名:克咳胶囊

剂型与规格:胶囊剂:每粒0.3g。

用法与用量:口服,每次3粒,每日2次。

功能与主治:止嗽,定喘,祛痰。用于咳嗽,喘急气短。

注意事项:儿童、孕妇及哺乳期妇女禁用;高血压、心脏病、支气管扩张、肺脓疡、肺心病、肺结核患者慎用;忌烟、酒及辛辣、生冷、油腻食物;不宜同时服滋补性中药。

品名:十味龙胆花颗粒

剂型与规格:颗粒剂:每袋3g。

用法与用量:开水冲服,每次3g,每日3次。

功能与主治:清热化痰,止咳平喘抗炎。用于痰热壅肺所致的咳嗽、喘鸣、痰黄,或兼发热、流涕、咽痛、口渴、尿黄、便干等症;急性气管炎、慢性支气管炎急性发作。

注意事项:忌食辛辣、油腻食物。

品名:痰咳净散

剂型与规格:散剂:每盒6g。

用法与用量:含服,每次0.2g(一小药匙),每日3~6次。

功能与主治:通窍通气,消炎镇咳,促进排痰。用于气管炎、胸闷、咽喉炎、肺气肿等所引起的咳嗽多痰、气促气喘等症。

注意事项:不宜吞服、冲服,宜含服;孕妇、糖尿病及脾胃虚寒泄泻者慎用;忌烟、酒及辛辣、生冷、油腻食物。

三、润肺化痰剂

品名:蜜炼川贝枇杷膏

剂型与规格:煎膏剂:每瓶 66g,110g,138g,210g,345g。

用法与用量:口服,每次 22g(约一汤匙),每日 3 次。

功能与主治:止咳,化痰。用于咳嗽痰多,支气管炎。

品名:强力枇杷露

剂型与规格:糖浆剂:每瓶 100ml。

用法与用量:口服,每次 15ml,每日 3 次。小儿酌减。

功能与主治:养阴敛肺,镇咳祛痰。用于久咳劳嗽,支气管炎等。

品名:玄麦甘桔颗粒

剂型与规格:颗粒剂:每袋 10g。

用法与用量:冲服,每次 10g,每日 3 ~ 4 次。

功能与主治:清热滋阴,祛痰利咽。用于阴虚火旺,虚火上浮,口鼻干燥,咽喉肿痛。

品名:养阴清肺口服液(丸,膏,糖浆)

剂型与规格:口服液:每支 10ml;大蜜丸:每丸 9g;煎膏剂:每瓶 60 ~ 120g;糖浆剂:每瓶 120ml、60ml、10ml。

用法与用量:口服,口服液:每次 10ml,每日 2 ~ 3 次;蜜丸:每次 1 丸,每日 1 ~ 2 次;煎膏剂:每次 10 ~ 15g;糖浆剂:每次 20ml;每日 2 次。

功能与主治:养阴润肺,清肺利咽。用于阴虚肺燥,咽喉干痛,干咳少痰或痰中带血。

品名:止咳定喘片

剂型与规格:片剂:每片相当于原药材 1g。

用法与用量:口服,每次 4 ~ 6 片,每日 3 次。

功能与主治:止咳祛痰,消炎定喘。用于支气管哮喘,哮喘性支气管炎。

四、平 喘 剂

品名:海珠喘息定片

剂型与规格:片剂:每片 0.3g。

用法与用量:口服,每次2~4片,每日3次。

功能与主治:平喘,祛痰,镇静,止咳。用于支气管哮喘,慢性气管炎。

注意事项:忌食生冷、辛辣、油腥、刺激性食物;甲亢、心律不齐或高血压合并症患者慎用。

品名:消咳喘糖浆

剂型与规格:糖浆剂:每瓶100ml。

用法与用量:口服,每次10ml,每日3次,小儿酌减。

功能与主治:止咳,祛痰,平喘。用于寒痰咳嗽,慢性支气管炎。

品名:定喘膏

剂型与规格:硬膏剂:每贴10g、20g。

用法与用量:温热软化,外贴肺俞穴。

功能与主治:止咳定喘。用于气促喘息,冬季加重,胸膈满闷,咳嗽痰盛等症。

品名:复方川贝精片

剂型与规格:片剂:糖衣片每片0.5g(片心0.25g)。

用法与用量:口服,每次3~6片,每日3次。

功能与主治:润肺化痰,止咳平喘。用于急、慢性支气管炎,支气管扩张,风寒咳嗽,痰喘。

注意事项:高血压、心脏病患者及孕妇慎用。

品名:蛤蚧定喘胶囊(丸)

剂型与规格:胶囊剂:每粒0.5g;大蜜丸:每丸9g;水丸:每瓶6g。

用法与用量:口服,胶囊剂:每次3粒;大蜜丸:每次1丸;水丸;每次6g;每日2次,或遵医嘱。

功能与主治:滋阴清肺,祛痰平喘。用于虚劳咳喘,气短胸闷,自汗盗汗等。

注意事项:忌食辛辣、油腻食物;儿童、孕妇及脾胃虚寒者慎用;过敏体质者慎用;对本品过敏者禁用;外感风寒,咳嗽禁用。

品名:固本咳喘片

剂型与规格:片剂:每片0.48g。

用法与用量:口服,每次3片,每日3次。

功能与主治:益气固表,健脾补肾。用于慢性支气管炎,肺气肿,支气管哮喘,支气管扩张等。

品名:固肾定喘丸

剂型与规格:水丸:每瓶30g。

用法与用量:口服,1.5~2.0g,一日2~3次。

功能与主治:温肾纳气,健脾利水。用于脾肾虚型及肺肾气虚型的慢性支气管炎,肺气肿,先天性哮喘,肺源性心脏病。

品名:苏子降气丸

剂型与规格:水丸:每13粒重1g。

用法与用量:口服,每次6g,每日1~2次。

功能与主治:降气平喘,祛痰止咳。用于上盛下虚。症见痰涎壅盛,喘咳短气,胸膈满闷,或腰痛脚弱,肢体倦怠,或肢体水肿,舌苔白滑或白腻。

注意事项:肺肾两虚之喘咳,肺热痰喘等证型者禁用。

品名:蛹虫草菌粉胶囊

剂型与规格:胶囊剂:每粒0.25g。

用法与用量:口服。每次4粒,每日3次。疗程2个月。

功能与主治:补肺益肾、化痰止咳。用于慢性支气管炎证属肺肾气虚、肾阳不足者。症见咳嗽气喘、咳痰、身寒肢冷、腰膝酸软、乏力、头昏眼花等。

注意事项:慢性支气管炎急性期患者禁用。

第六章 开窍剂

一、清热开窍剂

品名：清开灵颗粒(胶囊，口服液，注射液)

剂型与规格：颗粒剂：每袋3g；胶囊剂：每粒0.25g；口服液：每支10ml(含黄芩苷20mg)；注射液：每支2ml(含黄芩苷10mg，总氮5mg)、5ml(含黄芩苷25mg，总氮12.5mg)、10ml(含黄芩苷50mg，总氮25mg)。

用法与用量：口服，颗粒剂：每次3～6g；胶囊剂：每次2～4粒；口服液：每次20～30ml，每日2～3次，儿童酌减或遵医嘱。肌内注射，注射液：每日2～4ml。静脉滴注，重症患者每日20～40ml，以10%葡萄糖注射液200ml或生理盐水注射液100ml稀释后使用。

功能与主治：清热解毒、镇静安神。对温热病引起的高热不退，烦躁不安，咽喉肿痛，舌红或绛，苔黄脉数者适宜；多用于湿热型肝炎和上呼吸道感染症。注射液：清热解毒，化痰通络，醒神开窍。用于热病神昏，中风偏瘫，神志不清，亦可用于急、慢性肝炎，乙型肝炎，上呼吸道感染，肺炎，高热以及脑血栓形成，脑出血见上述证候者。

注意事项：注射液贮藏或配制时如产生沉淀或混浊不得使用；有表证恶寒发热者慎用。

品名：安宫牛黄丸

剂型与规格：蜜丸：每丸3g(含生药量约1.8g)；散剂：每瓶1.6g。

用法与用量：口服，蜜丸：每次1丸，每日1～3次；小儿：3岁以内每次服1/4丸，4～6岁每次服1/2丸，温开水送下。散剂：每次1瓶，每日1～3次；小儿：3岁以内1/4瓶，4～6岁1/2瓶，昏迷不能口服者，可用温开水适量化开，由鼻饲管给药。

功能与主治:清热解毒,化痰开窍,镇惊安神。用于温热病,邪陷心包。症见高热烦躁,窍闭神昏,谵语;中风热甚,痰火内闭而昏迷及小儿急惊风等。

注意事项:孕妇慎用;忌食油腻辛辣;舌苔白腻,寒痰阻窍之神昏禁用;中风脱症神昏禁用;内含朱砂、雄黄等有毒药物,不可久服过服,以免中毒;忌与含川乌、草乌的中成药合用。

品名:安脑丸

剂型与规格:蜜丸:每丸3g。

用法与用量:口服,每次1~2丸,每日2次,或遵医嘱,小儿酌减。

功能与主治:镇静,安神。

品名:局方至宝丸(散)

剂型与规格:蜜丸:每丸3g;糊丸:每丸2.7g;散剂:每瓶2g。

用法与用量:口服,蜜丸或糊丸:每次1丸;散剂:每次2g;小儿:3岁以内服1/4丸或0.5g散剂,4~6岁服1/2或1g散剂;每日1~2次,温开水送服,昏迷者可鼻饲管给药。

功能与主治:清热解毒,开窍定惊。用于温病或中风内闭所致身热烦躁,痰盛气促,神昏谵语,惊厥抽搐,以及小儿急热惊风,小儿痘疹不出。

注意事项:忌辛辣油腻荤腥;内含朱砂、雄黄,不宜久服;孕妇慎用。

品名:牛黄至宝丸

剂型与规格:大蜜丸:每丸6g。

用法与用量:口服,每次1~2丸,每日2次。

功能与主治:清热解毒,泻火通便。用于胃肠积热引起的头痛眩晕、目赤耳鸣、口燥咽干、大便燥结。

注意事项:孕妇禁用。

品名:万氏牛黄清心丸

剂型与规格:蜜丸:每丸3g。

用法与用量:口服,每次1丸,病重者每次2丸,每日2次,温开水送下,若喉中痰鸣,可用竹沥水送下。

功能与主治:清心化痰,镇惊祛风,益气养血。适用于气血亏虚所致中风,眩晕,惊悸,言语不利,神志不清,半身不遂等症。

注意事项:温热病狂躁谵语神昏者不宜服用;孕妇禁用。

二、芳香、化痰开窍剂

品名：礞石滚痰丸

剂型与规格：水丸：每袋6g、9g、18g。

用法与用量：口服，每次6～12g，一日1次，温开水送服。

功能与主治：降火逐痰，通便。用于实热顽痰，气火上逆引起的癫狂惊悸，怔忡昏迷，或胸脘痞闷，或眩晕痰多，大便秘结，舌赤苔黄白腻。

注意事项：孕妇及肺虚哮喘者禁用。

品名：苏合香丸

剂型与规格：蜜丸：每丸3g。

用法与用量：口服，姜汤或温开水送服，每次1丸，每日1～2次。

功能与主治：开窍豁痰，祛湿除秽。用于寒邪、痰湿、秽浊内壅、气机闭寒所致诸病。

注意事项：闭证属于热邪或脱证则当禁用；忌辛辣食物。

品名：十香返生丸

剂型与规格：大蜜丸：每丸6g。

用法与用量：口服，每次1丸；7岁以上服1/2量，3～7岁服1/3量；每日1～2次。

功能与主治：开窍豁痰，镇惊安神。用于脑卒中痰迷心窍引起的言语不清，神志昏迷，痰涎壅盛，牙关紧闭。

注意事项：孕妇禁用。

品名：复方麝香注射液

剂型与规格：注射液：每支2ml。

用法与用量：肌内注射，每次2～4ml，每日1～2次。静脉滴注，每次10～20ml，用5%、10%葡萄糖注射液或氯化钠注射液250～500ml稀释后使用或遵医嘱。

功能与主治：豁痰开窍，醒脑安神。用于痰热内闭所致的中风昏迷。

注意事项：为芳香性药物，开启后立即使用，防止挥发；如产生浑浊或沉淀不得使用；孕妇禁用；过敏者禁用。

第七章 固涩剂

品名:腰肾膏

剂型与规格:橡胶膏剂:每贴6cm×9cm。

用法与用量:外用,贴于腰部两侧腰眼穴或加贴下关元穴,痛症贴患处。

功能与主治:温肾助阳,强筋壮骨,祛风止痛。用于肾虚性腰膝酸痛,肌肉酸痛,亦可用于夜尿,遗精,早泄,阳痿等症。

注意事项:孕妇慎用。

品名:缩泉丸

剂型与规格:水丸:每20粒1g。

用法与用量:口服,每次9g,每日2次,空腹温开水送服。儿童服用应遵医嘱。

功能与主治:温肾缩尿。用于肾气虚寒之尿频、遗尿等。

注意事项:忌辛辣、刺激性食物。

品名:金锁固精丸

剂型与规格:水丸:每袋9g。

用法与用量:口服,每次9g,每日2次,空腹淡盐水送服。

功能与主治:固肾涩精。用于肾虚不固而引起的遗精滑泄,神疲乏力,四肢酸软,腰痛耳鸣,失眠多梦等。

第八章 扶正剂

一、补 气 剂

品名:补中益气丸(合剂,口服液)

剂型与规格:水丸:每 50 粒 3g;合剂:每瓶 100ml;口服液:每支 10ml。

用法与用量:口服,水丸:每次 6g,每日 2 次。合剂:每次 10 ~ 15ml;口服液:每次 10ml;每日 3 次。

功能与主治:健脾益胃,补气养血。用于气血虚弱,中气不足引起的气短烦闷,咳嗽喘息,畏风自汗,头晕耳鸣,脾虚之泻,脱肛,妇女子宫下垂。

注意事项:忌食生冷;肾虚者不宜服用。

品名:参苓白术丸

剂型与规格:水丸:每 100 粒 6g。

用法与用量:口服,每次 6g,每日 3 次。

功能与主治:补气健脾,调中止泻。用于由脾胃虚弱引起的食欲不振,脘腹胀满,大便溏泻,身体消瘦,四肢无力,精神疲倦等症。

注意事项:孕妇不宜服用;忌食生冷物品。

品名:补脾益肠丸

剂型与规格:水蜜丸:每瓶 72g。

用法与用量:口服,每次 6g(重症 9g),每日 3 次,30 天为一疗程,一般连服 2 ~ 3 个疗程。

功能与主治:补中健脾,益气升阳,补血生血,行气止痛,涩肠止泻,温阳止血。用于慢性结肠炎,溃疡性结肠炎。

品名:刺五加片

剂型与规格:片剂:0.15g、0.2g。

用法与用量:口服,每次 2~3 片、每日 2 次。

功能与主治:益气健脾,补肾安神。用于脾肾阳虚,体虚乏力,食欲不振,腰膝酸痛,失眠多梦。

品名:刺五加注射液

剂型与规格:注射剂:每支 20ml(含总黄酮 100mg)、100ml(含总黄酮 300mg)、250ml(含总黄酮 500mg)。

用法与用量:静脉滴注,每次 300~500mg,每日 1~2 次,20ml 剂型与规格的注射液可按每次每公斤体重 7mg,加入生理盐水或 5%~10% 葡萄糖注射液中。

功能与主治:平补肝肾,益精壮骨。用于肝肾不足所致的短暂性脑缺血发作、脑动脉硬化、脑血栓形成、脑栓塞等。亦用于冠心病、心绞痛合并神经衰弱和更年期综合征等。

不良反应:刺五加注射液的不良反应主要有:皮疹、瘙痒、头晕、头痛、寒战、发热、恶心、呕吐、注射部位疼痛、心悸等。严重时可出现过敏性哮喘、呼吸困难、喉水肿、过敏性休克甚至死亡等。

注意事项:对本品有过敏史的患者禁止使用。高敏体质或对同类产品有严重过敏史者禁止使用。对老人、肝肾功能异常患者谨慎使用。不得超过剂量或浓度使用。本品严禁与其他药品混合配伍。如出现过敏反应,应立即停药。本品谨慎联合用药,如确需与其他药品联合使用时,应慎重考虑间隔时间以及药物相互作用等问题。应严格按照本产品的适用范围使用。严格掌握用法用量及疗程,不得超过剂量使用,要严格按体重计算用量。静脉滴注时滴速过快可产生血管的疼痛感,静脉滴注本品应遵循先慢后快的原则。开始滴注时应为 20 滴/分钟,15~20 分钟后,患者无不适,可改为 40~50 滴/分钟,并注意监护病人有无不良反应发生。使用本品时应控制药液温度,建议尽可能接近体温。首次使用本品应密切注意观察,一旦出现皮疹、瘙痒、面部潮红,特别是出现心悸、胸闷、呼吸困难、咳嗽等症状应立即停药,及时给予脱敏治疗。

品名:六君子丸

剂型与规格:水丸:每 20 丸约 1g。

用法与用量:口服,每次 9g,每日 2 次,温开水送服。

功能与主治:健脾止泻。用于脾胃虚弱,消化不良,腹痛便溏。

品名:人参健脾丸

剂型与规格:大蜜丸:每丸6g。

用法与用量:口服,每次2丸,每日2次,小儿酌减。

功能与主治:健脾益气,消食和胃。用于脾胃虚弱,消化不良,食欲不振,脘胀呕恶,腹痛便溏,小儿疳积。

注意事项:忌油腻生冷。

品名:四君子丸(合剂)

剂型与规格:水丸:每瓶100g,每袋3g、6g、60g、250g;合剂:每瓶100ml。

用法与用量:口服,水丸:每次3~6g;合剂:每次15~20ml;每日3次,温开水送服,小儿酌情减量。

功能与主治:益气健脾。用于脾胃气虚,胃纳不佳,食少便溏。

注意事项:阴虚血热者慎用。

品名:胃复春片

剂型与规格:片剂:每片0.359g。

用法与用量:口服,每次4片,每日3次。

功能与主治:健脾益气,活血解毒。用于治疗胃癌前期病变及胃癌手术后辅助治疗。

品名:香砂平胃丸

剂型与规格:水丸:每瓶6g。

用法与用量:口服,每次6g,每日1~2次。

功能与主治:健胃,舒气,止痛。用于胃肠衰弱,消化不良,胸膈满闷,胃痛呕吐。

品名:养胃舒胶囊

剂型与规格:胶囊剂:每粒0.4g。

用法与用量:口服,每次3粒,每日2次。

功能与主治:扶正培本,滋阴养胃,调理中焦,行气消导。用于慢性萎缩性胃炎,慢性胃炎所引起的胃脘热胀痛,手足心热,口干,口苦,纳差,消瘦等症。

注意事项:忌辛辣、煎炸类食物。

品名:肠泰合剂

剂型与规格:合剂:每支 10ml。

用法与用量:口服,每次 10~20ml,每日 3 次。

功能与主治:益气健脾,消食和胃。用于脾胃气虚所致的神疲懒言,体倦无力,食少腹胀,大便稀溏。

注意事项:糖尿病患者禁用;高血压、心脏病、肝病、肾病等慎用;感冒发热患者不宜服用;忌辛辣、生冷、油腻食物。

品名:黄芪精

剂型与规格:合剂:每支 10ml。

用法与用量:口服,每次 10ml,每日 2 次,早晚服用。

功能与主治:补血养气,固本止汗。用于气虚血亏,表虚自汗,四肢乏力,精神不足或久病衰弱,脾胃不壮。

注意事项:小儿、孕妇、高血压患者慎用;感冒患者不宜服用;忌油腻食物;宜饭前服用。

品名:参芪降糖颗粒

剂型与规格:颗粒剂:每袋 3g。

用法与用量:口服,每次 1g,每日 3 次,一个月为一疗程。严重或效果不明显者,每次可用 3g,一日 3 次。

功能与主治:益气养阴,滋脾补肾。用于消渴症,2 型糖尿病。

注意事项:有实热症者禁用。

品名:抗狼疮散

剂型与规格:散剂:每袋 6g。

用法与用量:口服,每次 1 袋,每日 1 次,早饭后半小时温开水送服。

功能与主治:清热凉血,解毒散瘀,益气养阴。用于系统性红斑狼疮非急性期热毒瘀结,气阴两虚症,症见低热、五心烦热、红斑、神疲乏力、口干、肌肉或关节疼痛、自汗等。

注意事项:凡属于热毒瘀结,气阴两虚症的患者,视病情决定激素的加用或递减,切不可突然停用;患有心、肝、肾、肺及造血系统严重损害者不宜使用。

二、养血剂

品名:新血宝胶囊

剂型与规格:胶囊剂:每粒0.25g。

用法与用量:口服,每次2粒,每日3次,10~20天为一疗程。

功能与主治:补血益气,健脾和胃。用于消化道出血,痔疮出血,月经过多,尤其适用于妊娠及偏食等所致的缺铁性贫血。

注意事项:宜饭后服;忌与茶、咖啡及含鞣酸类药物合用。

品名:归脾丸(合剂)

剂型与规格:水蜜丸:60g/瓶;小蜜丸:36g/瓶、60g/瓶;大蜜丸:每丸9g;合剂:每瓶100ml。

用法与用量:口服,水蜜丸:每次6g;小蜜丸:每次9g;大蜜丸:每次1丸;合剂:每次10~20ml,用时摇匀;每日3次,用温开水或生姜汤送服。

功能与主治:益气健脾,养血安神。用于心脾两虚,气短心悸,失眠多梦,头昏头晕,肢倦乏力,食欲不振,崩漏便血。

品名:八珍颗粒(丸)

剂型与规格:颗粒剂:每袋8g、3.5g(无糖型);大蜜丸:每丸9g。

用法与用量:冲服,颗粒剂:每次1袋;大蜜丸:每次1丸;每日2次。

功能与主治:补气益血。用于气血两亏,面色萎黄,食欲不振,四肢乏力,月经过多。

品名:当归补血丸(口服液)

剂型与规格:大蜜丸:每丸重9g;口服液:每支10ml。

用法与用量:口服,大蜜丸:每次1丸;口服液,一次1支;每日2次。

功能与主治:滋补气血,调经止痛,摄血止崩。用于治疗贫血,血虚萎黄,头晕,心悸健忘,妇女月经不调,崩漏下血,产后血虚,体弱等病症。

注意事项:忌食辛辣厚味;感冒患者禁用。

品名:当归丸

剂型与规格:大蜜丸:每丸9g;浓缩丸:每丸0.25g。

用法和剂量:口服,大蜜丸:每次 1 丸,每日 2 次。浓缩丸:每次 4~6 丸,每日 3 次。病重者加倍服用。

功能与主治:调经活血,补血。用于月经失调,经来腹痛,赤白带下。

注意事项:忌生冷食物。

品名:人参养荣丸

剂型与规格:大蜜丸:每丸 9g(含药量约 4g)。

用法与用量:口服,每次 1 丸,每日 2 次。温开水送下。

功能与主治:温补气血,养心安神。用于气虚血亏,失眠怔忡,面色苍茫苍白,疮口久久不敛等病。

注意事项:因心火亢盛,灼伤阴液所致的心悸失眠等禁用。

品名:四物合剂

剂型与规格:合剂:每支 10ml。

用法与用量:口服,每次 10ml,每日 3 次。

功能与主治:补血行血,养血调经。用于血虚型月经不调,痛经,春季卡他性结膜炎,功能性子宫出血,子宫内膜异位症,月经紊乱,迁延性肝炎,血管神经性头痛,荨麻疹,老年人皮肤瘙痒等病。

注意事项:忌气恼与劳碌;血虚严重者,当配合汤剂服用。

品名:养血饮口服液

剂型与规格:口服液:每支 10ml。

用法与用量:口服,每次 1 支,每日 2 次。

功能与主治:补气养血,益肾助脾。用于气血两亏,崩漏下血,体虚羸弱,血小板减少及贫血,对放疗和化疗后引起的白细胞减少症有一定的治疗作用。

品名:复方扶芳藤合剂

剂型与规格:合剂:每支 15ml;每瓶 120ml。

用法与用量:口服,每次 15ml,每日 2 次。

功能与主治:益气补血,健脾养心。用于气血不足,心脾两虚,症见气短胸闷,少气懒言,神疲乏力,自汗,心悸健忘,失眠多梦,面色不华,纳谷不馨,脘腹胀满,大便溏软,舌淡胖或有齿痕,脉细弱,及神经衰弱、白细胞减少症见上述证候者。

注意事项:周岁以内婴儿禁服;外感发热患者禁用。

三、滋 阴 剂

1. 滋补肾阴

品名:六味地黄丸(口服液,颗粒)

剂型与规格:蜜丸:每丸 6g、9g;浓缩丸:每 8 丸 3g;口服液:每支 10ml;颗粒剂:每袋 5g。

用法与用量:口服,蜜丸:每次 6~9g;儿童每次 1.5~3g;浓缩丸:每次 8 丸;口服液:每次 10~20ml;颗粒剂:每次 5g;每日 3 次。儿童酌减或遵医嘱。

功能与主治:滋阴补肾,兼益肝脾。用于肝肾阴虚所致的腰膝酸软,头晕目眩,耳聋耳鸣,骨蒸潮热,盗汗遗精,口干口渴,失眠健忘,小便频数,经少经闭,舌红少苔,脉虚细数;或见小儿五迟五软,囟开不合等症。

注意事项:忌辛辣油腻;可长期服用。

品名:杞菊地黄丸(胶囊,口服液)

剂型与规格:大蜜丸:每丸 9g;水蜜丸:每瓶 60g;浓缩丸:每 8 丸 3g;胶囊剂:每粒 0.3g;口服液:每支 10ml。

用法与用量:口服,大蜜丸:每次 9g;水蜜丸:每次 6g;浓缩丸:每次 8 丸;胶囊剂:每次 5~6 粒;每日 3 次;口服液:每次 10ml,每日 2 次,温开水送服。

功能与主治:滋肾养肝,清头明目。用于肝肾阴亏,眩晕耳鸣,羞明畏光,迎风流泪,视物昏花等症。

品名:补肾固齿丸

剂型与规格:水丸:每 30 丸重 1g。

用法与用量:口服,每次 4g,每日 2 次,温开水或淡盐水送下。

功能与主治:补肾填髓,益精固齿。用于因肾气虚损所致牙龈萎缩,牙齿松动,风凉寒气刺激疼痛等。

注意事项:属实热证和有表邪未解者禁用;少食辛燥之物;注意节制房事。

品名:大补阴丸

剂型与规格:大蜜丸:每丸9g;水蜜丸:每瓶120g。

用法与用量:口服,大蜜丸:每次1丸,每日2次。水蜜丸:每次6g,每日2~3次,空腹时姜盐汤或淡盐水送服。

功能与主治:滋肾养阴,敛肺止嗽。用于阴虚火旺,潮热盗汗,咳嗽咯血,耳鸣遗精。

注意事项:忌食辛辣食物;脾胃虚弱者不宜服用。

品名:麦味地黄丸(口服液)

剂型与规格:大蜜丸:每丸9g;水蜜丸:每瓶60g;浓缩丸:每8丸3g;口服液:每支10ml。

用法与用量:口服,大蜜丸,每次1丸;水蜜丸:每次6g;浓缩丸:每次8丸;每日3次。口服液:一次10ml,一日2次。

功能与主治:滋肾养肺。用于肺肾阴亏,潮热盗汗,咽干咳血,眩晕耳鸣,腰膝酸软,消渴。

品名:知柏地黄丸

剂型与规格:大蜜丸:每丸9g。浓缩丸:每8丸3g。

用法与用量:口服,大蜜丸:每次1丸,每日2次;浓缩丸:每次8丸;每日3次。空腹温开水送下。

功能与主治:滋阴降火。用于阴虚火旺而致的骨蒸劳热,虚烦盗汗,口干咽痛,腰背酸痛,耳鸣遗精,小便短赤、血淋等症。

注意事项:忌油腻辛辣;脾虚便溏者不宜使用。

品名:左归丸

剂型与规格:水蜜丸:每10粒1g;大蜜丸:每丸9g。

用法与用量:口服,水蜜丸:每次9g;大蜜丸:每次1丸;每日2次。

功能与主治:滋阴补肾,填精益髓。用于真阴不足,症见头目眩晕,腰膝酸软,遗精滑泄,自汗盗汗,口燥咽干,渴欲饮水,舌光少苔,脉细或数。

注意事项:脾虚便溏,痰多者慎用。

2. 滋补心肺

品名:糖脉康颗粒

剂型与规格:颗粒剂:每袋5g。

用法与用量:冲服,每次1袋,每日3次。

功能与主治:养阴清热,活血化瘀,益气固精。用于糖尿病气阴两虚兼血瘀症。

注意事项:孕妇慎用。

品名:消渴丸

剂型与规格:水丸:每10丸重2.5g(含格列本脲2.5mg)。

用法与用量:口服,每次1.25~2.5g(约5~10丸),每日3次,饭后温水送服。

功能与主治:滋肾养阴,益气生津。用于多饮,多尿,多食,消瘦,体倦无力,眠差腰痛,尿糖及血糖升高之气阴两虚型消渴症。

注意事项:服本品时严禁加服降血糖化学类药物;对严重肾功能不全,少年糖尿病,酮体糖尿,妊娠期糖尿病,糖尿性昏迷等症患者不宜使用;肝炎患者慎用;个别患者偶见格列本脲所致不良反应,请在医生指导下用药。

品名:玉泉丸

剂型与规格:水丸:每10丸1.5g。

用法与用量:口服,每次6g;7岁以上小儿每次3g;3~7岁小儿每次2g;每日4次。

功能与主治:养阴生津,止渴除烦,益气和中。用于治疗因胰岛功能减退而引起的物质代谢、碳水化合物代谢紊乱,血糖升高之糖尿病(亦称消渴症),肺胃肾阴亏损,热病后期。

品名:滋心阴口服液

剂型与规格:口服液:每支10ml。

用法与用量:口服,每次10ml,每日3次。

功能与主治:滋养心阴,活血止痛。用于心阴不足,胸痹心痛,心悸,失眠,五心烦热,舌红少苔,脉细数;冠心病、心绞痛见上述证候者。

品名:消渴降糖胶囊

剂型与规格:胶囊剂:每粒0.3g(相当于原药材3g)。

用法与用量:口服,每次3~5粒,每日3次。

功能与主治:生津止渴,甘平养胃,涩敛固阴。用于多饮,多尿,多食,消瘦,体倦无力,尿糖及血糖升高之消渴症;轻度及中度成年型糖尿病。

注意事项:忌饮酒;肝肾功能不全者、糖尿病并发酸中毒和急性感染者禁用。

四、温 阳 剂

品名:龟鹿补肾丸(胶囊)

剂型与规格:大蜜丸:每丸 6g、12g;水蜜丸:每瓶 60g;胶囊剂:每粒 0.4g。

用法与用量:口服,大蜜丸:每次 6～12g;水蜜丸:每次 4.5～9g;胶囊剂:每次 2～4 粒;每日 2 次。

功能与主治:壮筋骨,益气血,补肾壮阳。用于身体虚弱,精神疲乏,腰腿酸软,头晕目眩,肾亏精冷,性欲减退,夜多小便,健忘失眠。

注意事项:孕妇、儿童禁用;忌辛辣食物;凡脾胃虚弱、呕吐泄泻、腹胀便溏、咳嗽痰多者慎用;感冒患者不宜服用。

品名:金匮肾气丸

剂型与规格:大蜜丸:每丸 6g;水蜜丸:每瓶 60g。

用法与用量:口服,水蜜丸:每次 4～5g(20～25 粒);大蜜丸:每次 1 丸;每日 2 次。

功能与主治:温补肾阳,化气行水。用于肾虚水肿,腰膝酸软,小便不利,畏寒肢冷。

注意事项:孕妇禁用;忌房劳、气恼;忌食生冷食物。

品名:四神丸

制剂与规格:水丸:每 50 粒 3g。

用法与用量:口服,每次 9g,每日 1～2 次,早晚开水送服。小儿剂量酌减。

功能与主治:温肾暖脾,固肠止泻。用于脾肾虚寒。

注意事项:实热泄泻腹痛者禁用;忌食生冷油腻食物。

品名:桂附地黄胶囊(丸)

剂型与规格:胶囊剂:每粒 0.46g。大蜜丸:每丸 9g;浓缩丸:每 8 丸 3g。

用法与用量:口服,胶囊剂:每次 5 粒;大蜜丸:每次 1 丸,每日 2 次;浓缩丸:每次8丸;每日3次。

功能与主治:温补肾阳。用于肾阳不足,腰膝酸冷,肢体水肿,小便不利或反多,痰饮喘咳,消渴。

注意事项:阴虚有火,阳亢者禁用。

品名:右归丸

剂型与规格:大蜜丸:每丸9g。

用法与用量:口服,每次1丸,每日3次。

功能与主治:温补肾阳,填精补血。用于肾阳不足,命门火衰。症见神疲乏力,畏寒肢冷,腰膝酸冷,阳痿遗精,大便溏薄,尿频,下肢水肿等。

注意事项:阴虚火旺者禁用;忌生冷油腻食物。

品名:百令胶囊

剂型与规格:胶囊剂:每粒0.2g。

用法与用量:口服,每次5~15粒,每日3次,儿童酌情减量。

功能与主治:补肺肾,益精气。用于肺肾两虚引起的咳嗽,气喘,咯血,腰背酸痛等病及慢性支气管炎的辅助治疗。

品名:五子衍宗片

剂型与规格:片剂:每片重0.3g。

用法与用量:口服,每次6片,每日3次。

功能与主治:补肾益精。用于腰酸腿软,遗精早泄,阳痿不孕。

注意事项:孕妇慎服;忌食辛辣食物;不宜和感冒类药同时服用;宜饭前或进食同时服用。

品名:健阳胶囊(片)

剂型与规格:胶囊剂:每粒0.4g。片剂:每片0.32g。

用法与用量:口服,胶囊剂:每次3粒;片剂:每次4片,每日2次,早晚黄酒或温开水送服,疗程30天。

功能与主治:补肾益精,助阳兴痿。用于肾虚阳衰引起的阳痿、早泄。

注意事项:忌房事过度;防止身受寒湿及过度劳累;肝肾功能不全者慎用。

品名:疏肝益阳胶囊

剂型与规格:胶囊剂:每粒0.25g。

用法与用量:口服,每次4粒,每日3次。

功能与主治:疏肝解郁,活血补肾。用于肝郁肾虚和肝郁肾虚兼血瘀证所致功能性阳痿和轻度动脉供血不足性阳痿,症见阳痿,阴茎痿软不举或举而不坚,胸闷,腰膝酸软,舌有瘀斑,脉弦或弦细。

注意事项:出血性疾病患者慎用;感冒期间停用;治疗期间禁止酗酒及过度吸烟;治疗期间停用其他治疗药物。

品名:肾宝合剂

剂型与规格:合剂:每瓶10ml、100ml、200ml。

用法与用量:口服,每次10~20ml,每日3次。

功能与主治:调和阴阳,温阳补肾,扶正固本。用于腰腿酸痛,精神不振,夜尿频多,畏寒怕冷;妇女月经过多,白带清稀。

注意事项:孕妇、儿童禁用;忌油腻食物;脾胃虚弱,呕吐泄泻,腹胀便溏、咳嗽痰多者和感冒患者不宜服用。不宜同服藜芦、五灵脂、皂荚或其制剂;不宜喝茶和吃萝卜。

品名:补肾强身胶囊

剂型与规格:胶囊剂:每粒0.3g。

用法与用量:口服,每次3粒,每日3次。饭前服用。

功能与主治:补肾强身。用于腰酸足软、头晕耳鸣,眼花心悸。

注意事项:儿童、孕妇、过敏者禁用;高血压、心脏病、肝病、糖尿病、肾病等患者慎用;忌辛辣、生冷、油腻食物;感冒发热患者不宜服用。

第九章 安神剂

品名:七叶神安片

剂型与规格:片剂:每片50mg、100mg。

用法与用量:口服,每次50~100mg,每日3次,饭后服或遵医嘱。

功能与主治:益气安神,活血止痛,止血。用于心气血不足,失眠,心悸,胸痹心痛,或肿瘤痈肿疮毒及出血症。

品名:柏子养心丸

剂型与规格:大蜜丸:每丸9g。

用法与用量:口服,每次1丸,每日2次。

功能与主治:补气养血安神。用于心气虚寒,心悸易惊,失眠多梦,健忘。

注意事项:忌食辛辣食物;肝阳上亢者不宜服用。

品名:天王补心丸

剂型与规格:蜜丸:每丸9g。

用法与用量:口服,每次1丸,每日2次。7岁以上儿童服1/2量;3~7岁服1/3量。

功能与主治:滋阴清热,养心安神。用于心阴不足,心悸失眠,多梦,健忘,口舌生疮,舌质红,脉细数。

不良反应:可引起药疹,长期服用可引起汞中毒。

注意事项:脾胃虚寒,胃纳欠佳,痰湿留滞者,均不宜服用。

品名:安神补脑液

剂型与规格:口服液:每支10ml;每瓶100ml。

用法与用量:口服,每次10ml,每日2次。

功能与主治:生精补髓、增强脑力。用于神经衰弱,失眠,健忘,头痛。

品名:安神补心丸

剂型与规格:水丸:每15丸2g。

用法与用量:口服,每次15丸,每日3次。

功能与主治:养心安神。用于阴血不足引起的心悸失眠,头晕耳鸣。

品名:活力苏口服液

剂型与规格:口服液:每支10ml。

用法与用量:口服,每次10ml,每日1次,睡前服,连服三个月为一疗程。

功能与主治:益气补血,滋养肝肾。用于年老体弱,精神萎靡,失眠健忘,眼花耳聋,脱发或头发早白属气血不足、肝肾亏虚者。

品名:甜梦胶囊

剂型与规格:胶囊剂:每粒约0.4g(相当于原药材2.18g)。

用法与用量:口服,每次3粒,每日2次。

功能与主治:益气补肾,健脾和胃,养心安神。用于头晕耳鸣,视减听衰,失眠健忘,食欲不振,腰膝酸软,心慌气短,中风后遗症;对脑功能减退,冠状血管疾患,脑血管栓塞及脱发也有一定作用。

品名:养血安神片(丸,糖浆)

剂型与规格:片剂:素片约0.25g(相当于总药材1.1g);大蜜丸:每丸9g;糖浆剂:每瓶100ml。

用法与用量:口服,片剂:每次5片;大蜜丸:每次1丸;糖浆剂:每次18ml;每日3次或遵医嘱。

功能与主治:滋阴养血,宁心安神。用于阴虚血少,头眩心悸,失眠健忘。

品名:乌灵胶囊

剂型与规格:胶囊剂:每粒0.33g。

用法与用量:口服,每次3粒,每日3次或遵医嘱。

功能与主治:补肾健脑,养心安神。适用于神经衰弱的心肾不交症。症见失眠健忘,神疲乏力,腰膝酸软,脉细或沉无力等。

品名:安神养血口服液

剂型与规格:口服液:每瓶 30ml。

用法与用量:口服,每次 30ml,每日 2 次。

功能与主治:养血安神。用于肝血不足引起的失眠,健忘等症。

注意事项:外感发热患者禁服;忌烟、酒及辛辣、油腻食物。

品名:复方枣仁胶囊

剂型与规格:胶囊剂:每粒 0.4g。

用法与用量:口服,每次 1 粒,睡前服。

功能与主治:养心安神。用于心神不安,失眠,多梦,惊悸。

注意事项:孕妇慎用;宜餐后服;外感发热患者禁用。

第十章　止血剂

品名:槐角丸

剂型与规格:大蜜丸:每丸 9g;水蜜丸:每瓶 60g。

用法与用量:口服,大蜜丸:每次 9g;水蜜丸:每次 6g;每日 2 次,温开水送服。

功能与主治:清肠疏风,凉血止血。用于肠风便血,痔疮肿痛。还用于肛裂,慢性结肠炎,胃及十二指肠溃疡出血,肛瘘,肛痈,溃疡性结肠,慢性细菌性痢疾等症。

注意事项:忌辛辣刺激性食物。

品名:二至丸

剂型与规格:水蜜丸:每 40 粒 3g。

用法与用量:口服,每次 9g,每日 3 次,空腹温开水送服。

功能与主治:补肾养肝。用于肝肾阴虚引起的病症,如遗精,眩晕,脱发,衄血;西医之慢性肾炎,血小板减少性紫癜,神经衰弱等。

注意事项:凡属脾胃虚寒,大便溏薄者慎用。

品名:三七胶囊(片,散)

剂型与规格:胶囊剂:每粒 0.3g;片剂:每片 0.5g;散剂(生):每支 5g。

用法与用量:口服,胶囊剂:每次 6 ~ 8 粒,每日 2 次;片剂:每次 2 ~ 6 片,每日 3 次;散剂(生):每次 1 ~ 3g;每日 2 次,或遵医嘱。

功能与主治:止血散瘀,消肿定痛。用于咯血,吐血,衄血,便血,崩漏,外伤出血,胸腹刺痛,跌打肿痛,原发性血小板减少性紫癜。

注意事项:孕妇禁用。

品名:三七血伤宁胶囊

剂型与规格:胶囊剂:每粒0.4g(盒配装保险子1粒)。

用法与用量:口服,每次1粒(重症者2粒),每日3次,初服者若无反应,每隔4小时服1次,可连服多次;小儿:2~5岁每次服1/10粒,5岁以上每次服1/5粒。跌打损伤较重者,可先用酒送服保险子1粒,但轻伤及其他病症不可用。瘀血肿痛者可取胶囊剂中药物,以酒调和,外敷局部。

功能与主治:散瘀止血。用于胃、十二指肠溃疡出血,支气管扩张出血,肺结核咯血。功能子宫出血,妇女月经不调,经痛,经闭及月经过多,产后瘀血。痔疮出血,外伤出血,胃痛,肋间神经痛,瘀血肿痛。

品名:十灰散

剂型与规格:散剂:每瓶3g。

用法与用量:口服,每次6~9g,每日1~2次。用藕汁或萝卜汁磨京墨半碗调或温开水冲饭后服。亦可外用,如吹鼻止衄,刀伤止血。

功能与主治:凉血止血。用于吐血,衄血,咳血,便血,血崩及一切血出不止热症。

品名:止血定痛片

剂型与规格:片剂:每片相当于原药材0.43g。

用法与用量:口服,每次6片,每日3次。

功能与主治:散瘀,止血,止痛。用于十二指肠溃疡疼痛、出血、胃酸过多。

第十一章 祛瘀剂

一、益气活血剂

品名：速效救心丸

剂型与规格：滴丸：每粒重40mg。

用法与用量：口服或含服，每次4～6粒，急性发作时10～15粒。

功能与主治：温通活血，化瘀止痛。用于因心脉瘀阻，心阳不振引起的心前区疼痛，胸闷，憋气等病症。

注意事项：有胃病者慎用；据报道本品可引起口腔溃疡，全身瘙痒，风疹块等。

品名：通心络胶囊

剂型与规格：胶囊剂：每粒0.38g。

用法与用量：口服，每次2～4粒，每日3次。

功能与主治：益气活血，通络止痛。用于冠心病心绞痛证属心气虚乏，血瘀络阻者。症见胸部憋闷，刺痛、绞痛，气短乏力，心悸自汗，舌质紫暗或有瘀斑，脉细涩或结代。

注意事项：出血性疾病，孕妇及妇女经期禁用；服药后胃部不适宜改为饭后服。

品名：补心气口服液

剂型与规格：口服液：每支10ml。

用法与用量：口服，每次1支，每日3次。4周为一疗程。

功能与主治：补益心气，理气止痛。用于气短，心悸，乏力，头晕等心气虚损型胸痹心痛。

品名:黄杨宁片

剂型与规格:片剂:每片含黄杨宁0.5mg、1mg。

用法与用量:口服,每次1~2mg,每日2~3次。

功能与主治:行气活血,通络止痛。用于气滞血瘀所致的胸痹心痛,脉象结代及冠心病,心律失常见上述证候者。

注意事项:服用初期可出现轻度四肢麻木感,头昏,胃肠道不适,可在短期内自行消失,勿须停药。

品名:山海丹胶囊

剂型与规格:胶囊剂:每粒0.5g。

用法与用量:口服,每次4~5粒,每日3次,饭后半小时服用,连服3个月为一个疗程。

功能与主治:益气养血,活血化瘀,宣通脉络。用于治疗冠心病。

注意事项:部分患者有口干现象,服药期间适当增加饮水量。

品名:舒心口服液

剂型与规格:口服液:每支20ml。

用法与用量:口服,每次20ml,每日2次。

功能与主治:补益心气,活血化瘀。用于气虚血瘀所致的胸闷胸痛,气短乏力;冠心病、心绞痛见有上述症状者。

注意事项:孕妇慎用。

品名:心宝丸

剂型与规格:浓缩丸:每丸重60mg。

用法与用量:口服,每次1~2丸,每日2~3次,温开水送下。

功能与主治:温阳,益气,活血。用于病态窦房结综合征,窦房结功能低下引起的心动过缓,各种心脏病引起的慢性心力衰竭,老年性心脏收缩无力,心功能不全,心绞痛,心肌缺血,期前收缩。

注意事项:青光眼患者禁用;感冒发热患者、孕妇慎用;服药后如觉口干,可用淡盐开水送服。

品名:心通口服液

剂型与规格:口服液:每支10ml。

用法与用量:口服,每次10~20ml,每日2~3次。

功能与主治:益气活血,化痰通络。用于胸痹气虚痰瘀交阻症,心痛,心悸,胸闷气短,心烦乏力,脉沉细、弦滑或结代;冠心病心绞痛见上述证候者。

注意事项:孕妇禁用;如有服后泛酸者,可于饭后服用。

品名:银杏叶片

剂型与规格:片剂:每片含总黄酮醇苷 9.6mg、萜类内酯 2.4mg。

用法与用量:口服,每次 2 片或遵医嘱,每日 3 次,一个月为一疗程。

功能与主治:改善心脑供血不足,改善器质性脑部神经症状,增强记忆。用于动脉硬化及高血压所致的冠状动脉供血不全,心绞痛,心肌梗死。

品名:心达康片

剂型与规格:片剂:每片 5mg、10mg。

用法与用量:口服,每次 10mg,每日 3 次,三个月为一疗程。

功能与主治:补益心气,化瘀通脉,消痰运脾。用于心气虚弱、心脉瘀阻、痰湿困脾所致的心慌、心悸心痛、气短胸闷、血脉不畅、咳累等症。

品名:心元胶囊

剂型与规格:胶囊剂:每粒 0.3g。

用法与用量:口服,每次 3~4 粒,每日 3 次,或遵医嘱。28 天为一疗程,应坚持连服三个疗程。

功能与主治:补肾养心,活血化瘀,益气养阴,宁心安神,调补五脏。用于防治冠心病(缺血性心脏病),改善心肌缺血、高血脂、心律失常、心衰头晕等症状,调节和维持心肌氧化代谢及能量的供需平衡,营养心肌。

品名:益心舒胶囊

剂型与规格:胶囊剂:每粒 0.3g。

用法与用量:口服,每次 4 粒,每日 3 次。

功能与主治:益气复脉,活血化瘀,养阴生津。用于气阴两虚,心悸脉结代,胸闷不舒,胸痛及冠心病心绞痛见有上述症状者。

品名:十全大补丸

剂型与规格:浓缩丸:每 8 丸 3g。

用法与用量:口服,每次 8~10 丸,每日 3 次。

功能与主治:温补气血。用于气血两虚,面色苍白,气短心悸,头晕自汗,四脚不温。

品名:稳心颗粒

剂型与规格:颗粒剂:每袋9g。

用法与用量:开水冲服,每次1袋,每日3次。

功能与主治:益气养阴,定悸复脉,活血化瘀。主治气阴两虚兼心脉瘀阻所致心悸,气短乏力,头晕心悸,胸闷胸痛,用于心律失常、室性早搏等。

注意事项:孕妇慎用;偶见轻度头晕、恶心。

品名:川黄口服液

剂型与规格:口服液:每支10ml。

用法与用量:口服,每次10ml,每日3次。

功能与主治:益气养血,滋补肝肾,活血化瘀。用于气血两虚、肝肾不足所致的神疲乏力、头晕目眩、腰膝酸软等症。对免疫功能低下、放化疗后白细胞减少及高脂血症等有辅助治疗作用。

注意事项:孕妇慎用;体内有出血症者禁用;如有少量沉淀,摇匀后服用。

二、养血活血剂

品名:益脉康片

剂型与规格:片剂:每片含总黄酮40mg。

用法与用量:口服,每次2片,每日3次。

功能与主治:活血化瘀。用于缺血性脑血管病及脑出血后遗瘫痪,眼底视网膜静脉阻塞,冠心病,血管炎性皮肤病,风湿病。

品名:复方丹参滴丸

剂型与规格:滴丸:每丸25mg。

用法与用量:口服或舌下含服,每次10丸,每日3次,疗程4周或遵医嘱。

功能与主治:活血化瘀,理气止痛。用于胸中憋闷,心绞痛。

注意事项:孕妇慎用。

品名:香丹注射液(复方丹参注射液)

剂型与规格:注射剂:每支1ml、2ml(每1ml相当于丹参、降香各1g)。

用法与用量:肌注,每次2ml,每日1~2次,一般以2~4周为一疗程。静注,4~10ml加入5%~10%葡萄糖注射液100~500ml内静脉滴注,亦可加入25%葡萄糖溶液20ml中静脉推注,每日1次。

功能与主治:祛瘀止痛,活血通经,清心除烦。用于胸中憋闷,心绞痛,慢性肝炎和肾功能不全。

不良反应:可引起过敏反应,急性喉头水肿,剧烈头痛,静滴甚至引起过敏性休克;个别患者可能出现皮疹和注射处局部疼痛。

注意事项:对本品或含有丹参、降香制剂有过敏或严重不良反应病史者禁用。本品含有聚山梨酯-80,对聚山梨酯-80类制剂过敏者禁用。孕妇及哺乳期妇女禁用。药品稀释应严格按照说明书的要求配制,不得随意改变稀释液的种类、稀释浓度和稀释溶液用量。配药后应坚持即配即用,不宜长时间放置。严禁混合配伍,不宜与抗癌药、止血药、抗酸药、阿托品及细胞色素C、维生素B_6、麻黄碱联合使用。保存不当可能影响产品质量,所以使用前必须对光检查,发现药液出现浑浊、沉淀、漏气等现象时禁止使用。用药前应认真检查药品以及配制后的滴注液,发现药液出现浑浊、沉淀、变色、结晶等药物性状改变以及瓶身细微破裂者,均不得使用。

品名:血府逐瘀口服液

剂型与规格:口服液:每支10ml。

用法与用量:口服,每次10ml,每日3次,或遵医嘱。

功能与主治:活血化瘀,行气止痛。用于瘀血内阻,头痛或胸痛,内热瞀闷,失眠多梦,心悸怔忡,急躁善怒。

品名:丹参注射液

剂型与规格:片剂:每片相当于原药材1g。注射液:每支2ml、10ml。

用法与用量:口服,片剂,每次1~2片,每日2次。肌内注射,每次4ml,每日1~2次;静脉注射,每次4ml,每日1次,用50%葡萄糖注射液20ml稀释后应用。静脉滴注,每次10ml,每日1次,用5%葡萄糖注射液100~500ml稀释后应用。

功能与主治:活血化瘀。用于冠心病所致胸闷,心悸,心前区疼痛,心绞痛。

不良反应:静脉点滴可引起过敏反应,荨麻疹,皮炎,过敏性哮喘,高热、药物热，严重者可引起过敏性休克，尚可引起月经量增多，延长，绝经后出血等。此外，有报道可引起室性心律失常及颈部水肿。

品名：复方丹参片

剂型与规格：片剂：素片重0.27g。

用法与用量：口服，每次3片，每日3次。

功能与主治：活血化瘀，理气止痛。用于胸痹心痛证。症见胸闷，心悸，心痛，气短，面色苍白，四肢厥冷，唇舌青紫黯红。冠心病属气滞血瘀者。

不良反应：可致药疹，口腔溃疡。

品名：冠脉宁片

剂型与规格：片剂：每片0.5g。

用法与用量：口服，每次5片，每日3次或遵医嘱。

功能与主治：活血化瘀，行气止痛。用于冠心病，心绞痛，冠状动脉供血不足。

注意事项：孕妇禁用。

品名：冠心丹参片（胶囊）

剂型与规格：片剂：每片约0.25g（相当原药材0.5g）；胶囊剂：每粒0.3g。

用法与用量：口服，片剂：每次2~3片，每日1次；胶囊剂：每次3粒，每日3次。

功能与主治：活血化瘀，理气止痛。用于气滞血瘀所致的胸闷、胸痹、心悸气短；冠心病见上述证候者。

品名：乐脉颗粒

剂型与规格：颗粒剂：每袋3g。

用法与用量：冲服，每次3~6g，每日3次。

功能与主治：行气活血，解郁化瘀，养血通脉。用于冠心病，动脉硬化，肺心病，多发性梗死性痴呆等心脑血管疾病，及属气滞血瘀所致的头痛、眩晕、胸痛、心悸等症。

品名：利脑心胶囊

剂型与规格:胶囊剂:每粒0.25g。

用法与用量:口服,每次4粒,每日3次,饭后服用。

功能与主治:活血祛瘀,行气化痰,通络止痛。用于气滞血瘀,痰浊阻络,胸痹刺痛、绞痛,固定不移,入夜更甚,心悸不宁,头晕头痛,以及冠心病,心肌梗死,脑动脉硬化,脑血栓等见上述证候者。

品名:心可舒片

剂型与规格:片剂:0.31g。

用法与用量:口服,每次4片,每日3次或遵医嘱。

功能与主治:活血化瘀,行气止痛。用于冠心病,心绞痛。

品名:血府逐瘀胶囊

剂型与规格:胶囊剂:每粒0.4g。

用法与用量:口服,每次6粒,每日2次。

功能与主治:活血祛瘀,行气止痛。用于瘀血内阻,头痛或胸痛,内热瞀闷,失眠多梦,心悸怔忡,急躁善怒。

注意事项:忌食辛冷;孕妇禁用。

三、化瘀宽胸剂

品名:冠心苏合丸

剂型与规格:大蜜丸:每丸9g。

用法与用量:口服,每次1~2丸,每日1~2次,温开水送服。也可以于发病时舌下含化。

功能与主治:芳香开窍,理气活血止痛。用于寒凝气滞、心脉不通所致的胸痹,症见胸闷,心前区疼痛;冠心病心绞痛见上述证候者。

不良反应:偶可引起过敏反应,手及手腕部肿胀麻木;含服可引起口周红肿,溃疡,肿胀,触痛。

注意事项:冠心病、心绞痛、心肌梗死若中医辨证属于热郁者禁用;其他适应证,中医辨证属于热郁者也应禁忌;孕妇禁用;有出血倾向禁用。

品名:活血通脉胶囊

剂型与规格:胶囊剂:每粒0.25g。

用法与用量：口服，每次2~4粒或遵医嘱，每日3次。

功能与主治：活血散瘀，通脉止痛。用于冠心病、心绞痛、急性心肌梗死、高脂血症、脑血栓、肾动脉硬化、肾病综合征等。

注意事项：孕妇禁用。

品名：活血通脉片

剂型与规格：片剂：0.5g。

用法与用量：口服，每次5片，每日3~4次；糖衣片每次8片，每日3~4次。

功能与主治：活血通脉，强心镇痛。用于冠状动脉硬化引起的心绞痛、胸闷气短、心气不足、瘀血作痛。

注意事项：孕妇慎用。

品名：心可宁胶囊

剂型与规格：胶囊剂：每粒0.4g。

用法与用量：口服，每次2粒，每日3次。

功能与主治：活血散瘀，开窍止痛。用于冠心病、心绞痛、胸闷、心悸、眩晕。

品名：心脉通片

剂型与规格：片剂：0.6g。

用法与用量：口服，每次2~4片，每日2~3次。

功能与主治：活血化瘀，通脉养心，降压降脂。用于高血压、高血脂。

品名：心脑舒通胶囊

剂型与规格：胶囊剂：每粒0.15g。

用法与用量：口服，每次2~3粒，每日3次，饭后服用。

功能与主治：活血化瘀，舒利血脉。用于胸痹心痛、中风恢复期的半身不遂、语言障碍和动脉硬化等心脑血管缺血性疾患，以及各种血液高黏征。

注意事项：颅内出血后尚未完全止血者禁用；有出血史或血液低黏征患者慎用。

品名：心血宁片

剂型与规格:片剂:素片0.2g。

用法与用量:口服,每次4片,每日3次,或遵医嘱。

功能与主治:活血化瘀,通络止痛。用于心血瘀阻、瘀阻脑络引起的胸痹,眩晕,以及冠心病、高血压、心绞痛、高脂血症等见上述证候者。

品名:愈风宁心片

剂型与规格:片剂:0.28g。

用法与用量:口服,每次5片,每日3次。

功能与主治:解痉止痛,增强脑及冠脉血流量。用于高血压头晕、头痛、颈项疼痛,冠心病,心绞痛,神经性头痛,早期突发性耳聋等征。

品名:眩晕宁颗粒

剂型与规格:颗粒剂:每袋8g(相当于原药材15g)。

用法与用量:冲服,每次8g,每日3~4次。

功能与主治:健脾利湿,益肝补肾。用于痰湿中阻、肝肾不足引起的头晕。

品名:振源胶囊

剂型与规格:胶囊剂:每粒0.25g(含人参果皂苷25mg)。

用法与用量:口服,每次25~50mg,每日3次。

功能与主治:滋补强壮,安神益智,增强免疫功能,调节内分泌和自主神经功能紊乱,增强心肌收缩力,提高心脏功能,还有保肝和抗肿瘤等作用。用于治疗冠心病,更年期综合征,久病体弱,神经衰弱,隐性糖尿病,亦可用于慢性肝炎和肿瘤的辅助治疗。

注意事项:忌与五灵脂、藜芦同服。

四、化瘀通脉剂

品名:地奥心血康胶囊

剂型与规格:胶囊剂:每粒含甾体总皂苷100mg(相当于甾体总皂苷元35mg)。

用法与用量:口服,每次1~2粒,每日3次。

功能与主治:活血化瘀,行气止痛,扩张冠脉血管,改善心肌缺血。用于预防和治疗冠心病,心绞痛以及瘀血内阻之胸痹、眩晕、气短、心悸、胸闷或痛等症。

品名:灯盏花素片

剂型与规格:片剂:每片含灯盏花素20mg。

用法与用量:口服,每次2片,每日3次,15日为一疗程,或遵医嘱。

功能与主治:活血化瘀,通络止痛。用于中风后遗症、冠心病、心绞痛。

不良反应:个别患者用药后出现皮疹、口干、乏力等,但不影响治疗。

品名:脉络宁注射液

剂型与规格:注射液:每支10ml(相当于总药材100g)。

用法与用量:静脉滴注,每次10~20ml,每日1次,用5%葡萄糖注射液或氯化钠注射液250~500ml稀释后使用,10~14日为一个疗程。重症患者可使用2~3个疗程。

功能与主治:清热养阴,活血化瘀。用于血栓闭塞性脉管炎,静脉血栓形成,动脉硬化性闭塞症,脑血栓形成及后遗症等。

品名:血栓心脉宁胶囊

剂型与规格:胶囊剂:每粒0.5g。

用法与用量:口服,每次4粒,每日3次。

功能与主治:芳香开窍,活血散瘀。用于脑血栓,冠心病,心绞痛属气滞血瘀证者。

注意事项:孕妇禁用。

品名:脑心通胶囊

剂型与规格:胶囊剂:每粒0.4g。

用法与用量:口服,每次2~4粒,每日3次。

功能与主治:益气活血、化瘀通络。用于气虚止滞、脉络瘀阻所致中风中经络,症见半身不遂、肢体麻木、口眼歪斜、胸闷、心悸、气短;脑梗死、冠心病、心绞痛属上述证候者。

注意事项:孕妇禁用;胃病患者饭后服用。

品名:复方血栓通胶囊

剂型与规格:胶囊剂:每粒0.5g。

用法与用量:口服,每次3粒,每日3次。

功能与主治:活血化瘀,益气养阴。用于治疗血瘀兼气阴两虚证的视网膜静脉阻塞,症见视力下降眼底瘀血征象等;用于血瘀兼气阴两虚的稳定性劳累型心绞痛。

注意事项:孕妇慎用。

品名:血塞通注射液(软胶囊,颗粒)

剂型与规格:注射液:每支2ml:100mg,5ml:250mg;冻干粉针剂:200mg、400mg;软胶囊剂:每粒0.33g;颗粒剂:每袋50mg。

用法与用量:肌内注射,每次100mg,每日1~2次;静脉注射,每次200~400mg,每日1次,以5%~10%葡萄糖注射液250~500ml稀释后缓慢滴注;口服,胶囊剂:每次2粒,每日2次;颗粒剂:开水冲服,每次50~100mg;每日3次。

功能与主治:活血祛瘀,通脉活络。用于中风偏瘫,瘀血阻络,脑血管疾病后遗症,视网膜中央静脉阻塞属瘀血阻滞证者。

不良反应:常见头面部发红、潮红,轻微头胀痛;偶有轻微皮疹。

注意事项:孕妇禁用;对人参、三七过敏患者及对酒精高度过敏患者禁用。

品名:脑血康胶囊(片,口服液)

剂型与规格:胶囊剂:每粒0.15g;糖衣片:每片0.15g;口服液:每支10ml。

用法与用量:口服,胶囊剂:每次1粒;糖衣片:每次3片;口服液:每次10ml;每日3次。

功能与主治:活血化瘀,破血散结。用于血瘀中风、半身不遂、口眼歪斜、舌强言謇、舌紫暗、有瘀斑点,以及高血压性脑出血后的脑血肿、脑血栓见上述证候者。

注意事项:出血者及孕妇禁用。

品名:消栓通络片

剂型与规格:片剂:每片相当于原药材1.8g。

用法与用量:口服,每次8片,每日3次。

功能与主治:活血化瘀,温经通络。用于血脂增高、脑血栓引起的精神呆滞,舌质发硬,语言迟涩,发音不清,手足发冷,活动疼痛。

品名:消栓再造丸

剂型与规格:大蜜丸:每丸9g。

用法与用量:口服,每次1~2丸,每日2次,温开水或温黄酒送下。

功能与主治:活血通络,息风开窍,补养气血。用于气虚血瘀型的中风,症见半身不遂,麻木,口眼歪斜,语言謇涩,神识不清,胸中郁闷,血脂增高等。

注意事项:需坚持服用一个月以上疗效始佳。

品名:益心丸

剂型与规格:水丸:每丸相当于原药材30~85mg。

用法与用量:口服,每次1~2粒,每日1~2次,舌下含服或吞服。

功能与主治:芳香开窍,活血化瘀,改善冠脉循环。用于治疗冠心病,心功能不全,对心绞痛、胸闷、心悸、气促等症状疗效显著。

品名:复方地龙胶囊

剂型与规格:胶囊剂:每粒200mg。

用法与用量:口服,每次2粒,每日3次。

功能与主治:化瘀通络,益气活血。用于血栓类疾病、中风后遗症、脉管炎、冠心病心绞痛、高血压、高血脂及高血黏度患者。

注意事项:活动性出血以及血液凝固功能低下者禁用。

品名:脑脉泰胶囊

剂型与规格:胶囊剂:每粒0.5g。

用法与用量:口服,每次2粒,每日3次。

功能与主治:益气活血,息风豁痰。用于缺血型中风(脑梗死)恢复期中经络属于气虚血瘀证、风痰瘀血闭阻脉络证者。

注意事项:忌厚腻肥甘;夹有感冒发热、目赤咽痛等火热症者慎用。

品名:脉络舒通颗粒

剂型与规格:颗粒剂:每袋20g。

用法与用量:口服,每次20g,每日3次。用温开水冲服。

功能与主治:清热解毒,化瘀通络,祛湿消肿。用于湿热瘀阻脉络所致的血栓性浅静脉炎,非急性期深静脉血栓形成所致的下肢肢体肿胀、疼痛、肤色暗红或伴有条索状物。

注意事项:孕妇禁用;肝肾功能不全者及有出血性疾病或凝血机制障碍者慎用;深静脉血栓形成初发一周内患者勿用。

品名:血栓通注射液

剂型与规格:注射液:每支2ml:70mg(三七总皂苷),5ml:175mg(三七总皂苷)。

用法与用量:静脉注射,每次2~5ml,每日1~2次,以氯化钠注射液20~40ml稀释后使用。静脉滴注,每次2~5ml,每日1~2次,用10%葡萄糖注射液250~500ml稀释后使用。肌内注射,每次2~5ml,每日1~2次。理疗:每次2ml,加注射用水3ml,从负极导入。

功能与主治:活血祛瘀。用于视网膜中央静脉阻塞、脑血管病后遗症、内眼病、眼前房出血等。

品名:注射用血栓通

剂型与规格:粉针剂:每瓶150mg。

用法与用量:临用前用注射用水或氯化钠注射液适量使溶解。肌内注射:一次150mg,注射用水稀释至40mg/ml,每日1~2次。静脉注射,每次150mg,每日1~2次,用氯化钠注射液30~40ml稀释。静脉滴注,每次250~500mg,每日1次,用10%葡萄糖注射液250~500ml稀释。理疗:每次100mg,加入注射用水3ml,从负极导入。

功能与主治:活血祛瘀,通脉活络。用于瘀血阻络,中风偏瘫,胸痹心痛及视网膜中央静脉阻塞症。

不良反应:有头面部发红,潮红,轻微头胀痛等反应;偶有轻微皮疹出现。

注意事项:孕妇慎用;连续给药不得超过15天;脑溢血急性期禁用;对人参、三七过敏的患者禁用;对酒精高度过敏的患者禁用;用药期勿从事驾驶及高空作业等危险作业。

品名:灯盏细辛注射液

剂型与规格:注射液:每支10ml(含总黄酮45mg)。

用法与用量:静脉滴注,每次20~40ml,每日1次,用0.9%氯化钠注射液250~500ml稀释后缓慢滴注。穴位注射,每穴0.5~1ml,多穴总量6~10ml。肌内注射,每次4ml,每日2~3次。

功能与主治:活血祛瘀,通络止痛。用于瘀血阻滞、中风偏瘫、肢体麻木、口眼歪斜、胸痹心痛;缺血性中风、冠心病、心绞痛见上述证候者。

不良反应:仅极个别患者出现心悸、发热寒战、皮肤瘙痒、潮红、头晕、头痛及血压下降等症状,若出现以上情况,立刻停药并对症处理,症状即可消失。

注意事项:静脉滴注时,用生理盐水稀释后即配即用;避免与 pH 过低的液体或药物配伍使用;如贮存不当或配伍时出现浑浊、结晶、沉淀等应禁止使用;脑出血急性期禁用。

品名:疏血通注射液

剂型与规格:注射液:每支 2ml。

用法与用量:静脉滴注,每日 6ml,加于 5% 葡萄糖注射液(或 0.9% 氯化钠注射液)250 ~ 500ml 中,缓慢滴入。

功能与主治:活血化瘀,通经活络。用于瘀血阻络所致的缺血性中风病中经络急性期,症见半身不遂,口舌歪斜。适用于急性期脑梗死见上述表现者。

注意事项:有过敏史及过敏性疾病史者禁用;孕妇、无瘀血证者、有出血倾向者禁用。

品名:银杏达莫注射液

剂型与规格:注射剂:每支 5ml、10ml。

用法与用量:静脉滴注。每次 10 ~ 25ml,加入 0.9% 氯化钠注射液或 5% ~10% 葡萄糖 500ml 中滴注,每日 2 次。

功能与主治:适用于预防和治疗冠心病、血栓栓塞性疾病。

不良反应:偶有恶心、呕吐、头晕、皮肤过敏发生。

注意事项:孕妇、有出血倾向者慎用;与肝素、双香豆素等抗凝药同用时,易引起出血倾向。

品名:参脉注射液

剂型与规格:注射剂:每支 20ml。

用法与用量:肌内注射,每次 2 ~ 4ml,每日 1 次。静脉注射,每次 20 ~ 100ml,用 5% 葡萄糖注射液 250 ~ 500ml 稀释后用。

功能与主治:益气固脱,养阴生精。用于治疗气阴两虚型之休克,心悸,冠心病,病毒性心肌炎,慢性肺心病,粒细胞减少症。

不良反应:静滴 15 天后,偶见患者谷丙转氨酶升高;少数患者有口干、口渴、舌燥;用量过大,可引起心动过速,晕厥等症。

品名:参芎葡萄糖注射液

剂型与规格:注射剂:每瓶 100ml。

用法与用量:静脉滴注,每次 100ml,或遵医嘱。

功能与主治:活血化瘀,通脉养心。用于闭塞性脑血管病如脑供血不全、脑血栓形成、脑栓塞等。

注意事项:脑出血及有出血倾向的患者忌用;糖尿病患者慎用;不宜与碱性注射液一起配伍。

品名:丹参注射剂

剂型与规格:粉针剂:每瓶 400mg;注射剂:每瓶 250ml:16g。

用法与用量:静脉滴注,粉针剂:用适量注射用水、0.9%氯化钠注射液(或5%葡萄糖注射液)500ml 溶解稀释,每次 400mg;注射剂:每次 250ml;每日 1 次。

功能与主治:活血化瘀,通脉养心。用于冠心病,胸闷,心绞痛。

不良反应:偶见皮疹,如出现皮疹,应立即停药。

注意事项:请勿静脉注射;溶解不完全时请勿使用;糖尿病患者慎用;应单独使用,不可与其他药物合用。

第十二章　理气剂

一、疏肝解郁剂

品名：丹栀逍遥丸

剂型与规格：大蜜丸：每丸6g；水丸：每袋18g。

用法与用量：口服，大蜜丸：每次1丸；水丸：每次6～9g，每日2次。温开水送服。

功能与主治：疏肝解郁，健脾和中，理血调经。用于气郁血虚、肝脾不和引起的各种症状，如胸闷，两胁胀满，食欲不振，月经不调，乳房胀痛等。

注意事项：宜用于肝脾不和而肝郁化热之证，故凡虚寒者禁用；忌食生冷、辛辣之品。

品名：逍遥丸

剂型与规格：大蜜丸：每丸9g；水蜜丸：每8丸3g。

用法与用量：口服，每次6～9g，每日1～2次。

功能与主治：疏肝健脾，养血调经。用于肝气不舒，胸胁胀痛，头晕目眩，食欲减退，月经不调。

品名：加味逍遥丸

剂型与规格：水丸：每20丸约1g。

用法和剂量：口服：每次6～9g，每日2次，温开水送服。

功能与主治：舒肝解郁，和血调经。用于肝郁气滞，日久化热所致之头晕目眩，午后烦热，以及妇女月经不调，食少倦怠，乳房肿痛。

注意事项：忌气怒及生冷辛辣食物。

品名:柴胡舒肝丸

剂型与规格:大蜜丸:每丸 10g。

用法与用量:口服,每次 1 丸,每日 2 次,温开水送服。

功能与主治:舒肝理气,消胀止痛。用于肝气不舒,胸胁痞闷,食滞不消,呕吐酸水。

注意事项:孕妇慎用。

品名:舒肝丸

剂型与规格:大蜜丸:每丸 9g。

用法与用量:口服,每次 1 丸,每日 2 次。小儿酌减。

功能与主治:疏肝理气,和胃止痛。用于肝气郁结。

注意事项:忌恼怒,解忧郁,慎饮食。

品名:四逆散

剂型与规格:散剂:每袋 9g。

用法与用量:口服,每次 4.5 ~9g,每日 2 次,温开水调服。

功能与主治:疏肝理脾,解郁透热。用于肝气郁结,气机不利。

注意事项:肝血虚者不宜用;阳虚寒厥者禁用。

品名:乙肝益气解郁颗粒

剂型与规格:颗粒剂:每袋 10g。

用法与用量:冲服,每次 20g,每日 3 次。

功能与主治:益气化湿,疏肝解郁。用于肝郁脾虚型慢性肝炎。症见胁痛腹胀,痞满纳呆,身倦乏力,大便溏薄,舌质淡暗,舌体肿或有齿痕,舌苔薄白或白腻,脉沉弦或沉缓等。

注意事项:肝胆湿热、邪实证者禁用。

品名:越鞠丸

剂型与规格:水丸:每袋 6g、12g、18g。

用法与用量:口服,每次 6g,每日 2 次。7 岁以上儿童服 1/2 量,3 ~7 岁服 1/3 量。温开水送服。

功能与主治:解郁宽胸,舒气消胀。用于肝胃不和,气郁积滞。

注意事项:忌忧思恼怒;忌生冷食物。

二、疏肝和胃剂

品名:胃苏颗粒

剂型与规格:颗粒剂:每袋5g。

用法与用量:口服,每次1袋,每日3次。15天为一个疗程,可服1~3个疗程,或遵医嘱。

功能与主治:理气消胀,和胃止痛。用于气滞型胃脘痛,症见:胃脘胀痛,窜及两肋,得嗳气或矢气则舒,情绪郁怒则发作加重,胸闷食少,排便不畅,舌苔薄白,脉弦等。用于慢性胃炎及消化性溃疡见上述证候者。

不良反应:偶有口干,嘈杂。

品名:元胡止痛片

剂型与规格:片剂:每片0.3g。

用法与用量:口服,每次4~6片,每日3次。温开水送服。

功能与主治:祛风散寒,理气止痛。用于气滞血瘀疼痛。

注意事项:本品药性温燥,阴虚火旺者慎用。

品名:复方陈香胃片

剂型与规格:片剂:每片0.28g。

用法与用量:口服,每次4片,每日3次。

功能与主治:行气和胃,制酸止痛。用于气滞型胃脘疼痛,脘腹痞满,嗳气吞酸等症,胃及十二指肠溃疡、慢性胃炎见上述症状属气滞证者。

品名:气滞胃痛颗粒

剂型与规格:颗粒剂:每袋5g。

用法与用量:冲服,每次1~2袋,每日2~3次,或遵医嘱。

功能与主治:舒肝和胃,止痛消胀。用于肝郁气滞,胸痞胀满,胃脘疼痛等。

注意事项:对气郁化火者不宜服用。孕妇慎用。

品名:心胃止痛胶囊

剂型与规格:胶囊剂:每粒0.25g。

用法与用量:口服,每次 2 粒,每日 3 次,7 天为一个疗程;饭前或饭中服用。

功能与主治:行气止痛。用于气滞血瘀所致的胃脘疼痛、嗳气吞酸、胀满及胸闷胸痛、心悸气短。

注意事项:高血压、心脏病、肝病、糖尿病、肾病等及脾胃虚寒易泄泻者慎用;忌烟、酒及辛辣、生冷、油腻食物。

品名:胃乐胶囊

剂型与规格:胶囊剂:每粒 0.4g。

用法与用量:口服,每次 2~3 粒,每日 3 次。

功能与主治:行气止痛。用于胃胀闷疼痛、嗳气泛酸、恶心呕吐、食少、疲乏无力、大便不畅;也可用于慢性浅表性胃炎见上述症状者。

注意事项:孕妇禁用;青光眼、高血压、心脏病、糖尿病、肝病、肾病患者等慎用;忌食辛辣、生冷、油腻食物。

品名:六味安消胶囊

剂型与规格:胶囊剂:每粒 0.5g。

用法与用量:口服,每次 3~6 粒,每日 2~3 次。

功能与主治:和胃健脾,导滞消积,行血止痛。用于胃痛胀满,消化不良,便秘,痛经。

注意事项:孕妇、妇女哺乳期禁用;过敏体质者慎用。

品名:六味能消胶囊

剂型与规格:胶囊剂:每粒 0.45g。

用法与用量:口服,便秘、胃脘胀痛每次 2 粒;高脂血症每次 1 粒;每日 3 次。

功能与主治:宽中理气,润肠通便,调节血脂。用于胃脘胀痛、厌食、纳差及大便秘结,高脂血症及肥胖症。

注意事项:妊娠及哺乳期妇女禁用。

品名:四磨汤口服液

剂型与规格:口服液:每支 10ml。

用法与用量:口服,每次 20ml,每日 3 次,疗程一周;新生儿每次 3~5ml,每日 3 次,疗程 2 天;幼儿每次 10ml,每日 3 次,疗程 3~5 天。

功能与主治:顺气降逆,消积止痛。用于婴幼儿乳食内滞证,症见腹胀、腹痛、啼哭不安、厌食纳差、腹泻或便秘;中老年气滞、食积证,症见脘腹胀满、腹痛、便秘;以及腹部手术后促进肠胃功能恢复。

注意事项:孕妇及肠梗阻、肠道肿瘤、消化道术后患者禁用;一般手术患者在术后12小时第一次服药,再隔6小时第二次服药,以后常法服用。

品名:乌梅丸

剂型与规格:大蜜丸:每丸9g。

用法与用量:口服,每次1丸,每日3次,空腹温开水送服。3~7岁儿童每次服1/3,7岁以上儿童每次服1/2。

功能与主治:安蛔止痛。用于蛔虫引起的腹部剧痛、四肢厥冷、痢疾。

注意事项:忌气恼寒凉、香燥生冷食品。孕妇禁用。

品名:元胡止痛胶囊

剂型与规格:胶囊剂:0.25g。

用法与用量:口服,每次4~6粒,每日3次,或遵医嘱。

功能与主治:理气,活血,止痛。用于气滞血瘀的胃痛、胁痛、头痛及月经痛等。

品名:左金丸

剂型与规格:水丸:每50粒3g。

用法与用量:口服,每次3~6g,每日2~3次,温开水送服。儿童、老人可酌量减服。

功能与主治:舒郁止痛,健胃和中,清泻肝火。用于肝气郁结化火、胃失和降。

注意事项:忌生冷、辛辣、油腻饮食。孕妇及体虚无热者禁用。

品名:复方田七胃痛胶囊

剂型与规格:胶囊剂:每粒0.5g(相当于原药材0.73g)。

用法与用量:口服,每次3~4粒,每日3次。症状消失后继续用药15天,每次2粒,每日2次。

功能与主治:制酸止痛,理气化瘀,温中健脾,收敛止血。用于胃酸过多、胃脘痛、胃溃疡、十二指肠球部溃疡及慢性胃炎。

品名：猴头健胃灵胶囊

剂型与规格：胶囊剂：每粒 0.34g。

用法与用量：口服，每次 4 粒，每日 3 次，或遵医嘱。

功能与主治：舒肝和胃，理气止痛。用于因肝胃不和导致的慢性胃炎及胃、十二指肠溃疡等。

品名：胃力康颗粒

剂型与规格：颗粒剂：每袋 10g。

用法与用量：口服，每次 10g，每日 3 次，6 周为一疗程，或遵医嘱。

功能与主治：行气活血，泄热和胃。用于胃脘痛、气滞血瘀兼肝胃郁热证，症见胃脘疼痛，胀闷，灼热，嗳气，泛酸，烦躁易怒，口干口苦等；以及慢性浅表性胃炎及消化性溃疡见上述证候者。

注意事项：脾虚便溏者慎用；孕妇禁用。

第十三章 消导剂

品名:化积口服液

剂型与规格:口服液:每支10ml。

用法与用量:口服,1岁以内儿童,每次5ml;2~5岁以内儿童每次10ml;每日2次。5岁以上儿童,每次10ml,每3次,或遵医嘱。

功能与主治:消积治疳。用于小儿疳气型疳积、腹胀腹痛、面黄肌瘦、消化不良。

品名:保和丸

剂型与规格:大蜜丸:每丸9g;浓缩丸:每瓶1.2g。

用量及用法:口服,大蜜丸:每次1丸;浓缩丸:每次1.2g;每日3次。

功能与主治:消食导滞和胃。用于食积停滞、脘腹胀满、嗳腐吞酸、不欲饮食。

注意事项:体虚无积滞者禁用。

品名:开胸顺气丸

剂型与规格:水丸:50粒3g。

用法与用量:口服,每次6g,每日2~3次。7岁以上儿童服1/2量。

功能与主治:消食导滞,开胸顺气。用于气滞不舒,宿食停滞。

注意事项:本丸适用于食积停滞、气滞不舒的实证,如消化不良而脾胃虚弱,或者已有大便溏薄者不宜应用。

品名:摩罗丹

剂型与规格:大蜜丸:每丸9g;小蜜丸:每55粒9g。

用法与用量:口服,大蜜丸:每次1~2丸;小蜜丸:每次55~110粒;每日3次,饭前用米汤或温开水送下,或遵医嘱。

功能与主治:和胃降逆,健脾消胀,通络定痛。用于慢性萎缩性胃炎,症见胃疼,胀满,痞闷,纳呆,嗳气,烧心等。

注意事项:忌食刺激性食物及饮料;孕妇慎用。

品名:木香槟榔丸

剂型与规格:水丸:每100粒6g。

用法与用量:口服,每次3~6g;儿童每次1.5~3g;每日3次。

功能与主治:行气导滞,泻热通便。用于赤白痢疾。

注意事项:孕妇禁用;年老体弱慎用;虚胀及因津液亏,大便燥结者不宜使用。

品名:木香顺气丸

剂型与规格:水丸:50粒3g。

用法与用量:口服,每次6~9g,每日2~3次。

功能与主治:行气导滞,燥湿健脾。用于食积,腹痛,气郁等病。

注意事项:忌生冷、油腻饮食;孕妇慎用;本药为香燥之品,如遇气郁化火而兼阴亏者慎用。

品名:越鞠保和丸

剂型与规格:水丸:每50粒3g。

用法与用量:口服,每次6g;7岁以上儿童服1/2量;3~7岁服1/3量;每日2~3次。

功能与主治:疏气解郁,和胃消食。用于食积郁滞,湿浊内生。

注意事项:孕妇慎用。

品名:枳实导滞丸

剂型与规格:水丸:每袋18g。

用法与用量:口服,每次6~9g,每日2次。

功能与主治:消导积滞,清利湿热。用于胃肠积滞,湿热内蕴。

注意事项:忌食生冷食物。

品名:醒脾养儿颗粒

剂型与规格:颗粒剂:每袋2g。

用法与用量:温开水冲服,1岁以内每次2g;1~2岁每次4g;每日2次;

3～6岁每次4g,每日3次;7～14岁每次6～8g,每日2次。

功能与主治:醒脾开胃,养血安神,固肠止泻。用于脾气虚所致的儿童厌食,腹泻便溏,烦躁盗汗,遗尿夜啼。

注意事项:糖尿病患儿禁用;忌食生冷油腻及不易消化食物;感冒时不宜服用。

品名:小儿消积止咳口服液

剂型与规格:口服液:每瓶10ml。

用法与用量:口服,1岁以内每次5ml,1～2岁每次10ml,3～4岁每次15ml,5岁以上每次20ml,每日3次。

功能与主治:清热理肺,消积止咳。用于小儿食积咳嗽属痰热症,症见咳嗽,以夜重,喉间痰鸣、腹胀,口臭等。

第十四章 治风剂

一、疏散外风剂

品名：健胃消食片

剂型与规格：片剂：每片 0. 3g。

用法和剂量：口服，每次 8～12 片，可嚼碎服；小儿酌减。

功能与主治：用于小儿疳证，呕吐，多寐，虚劳等病。症见面黄肌瘦，纳差乏力，脘腹胀满，恶心呕吐，多眠困倦，大便溏薄。西医诊之营养不良，慢性消化不良，神经性呕吐，胃炎等。

注意事项：阴虚火盛、中焦实热者禁服。

品名：正天丸

剂型与规格：水丸：每袋 6g。

用法与用量：口服，每次 1 袋，每日 2～3 次，饭后服，15 天为一疗程。

功能与主治：疏风，活血，养血。用于各种头痛，包括瘀血头痛，偏头痛，紧张性头痛，颈椎病头痛，痛经等。

品名：镇脑宁胶囊

剂型与规格：胶囊剂：每粒 0. 3g。

用法与用量：口服，每次 4～5 粒，每日 3 次。

功能与主治：息风通络。用于内伤头痛，伴有恶心，呕吐，视物不清，肢体麻木，头昏，耳鸣等症；高血压头痛，动脉硬化头痛，血管神经性头痛。

二、平肝息风剂

品名:天麻片

剂型与规格:片剂:0.3g。

用法与用量:口服,每次6片,每日2~3次。

功能与主治:祛风除湿,舒筋通络,活血止痛。用于肢体拘挛,手足麻木,腰腿酸痛。

注意事项:孕妇慎用。

品名:天麻素注射液

剂型与规格:注射剂:每支2ml:0.2g。

用法与用量:肌内注射,每次0.2g,每日1~2次。静脉滴注,每次0.6g,每日1次。

功能与主治:祛风除湿,活血止痛。用于神经衰弱、神经衰弱综合征及血管神经性头痛等症,亦用于脑外伤性综合征、眩晕症如梅尼埃病、药源性眩晕、外伤性眩晕、突发性耳聋、前庭神经元炎、椎基底动脉供血不足等。

注意事项:过敏者禁用。

品名:羚羊角胶囊

剂型与规格:胶囊剂:每粒0.15g。

用法与用量:口服,每次2~4粒,每日1次。

功能与主治:平息肝风,清肝明目,散血解毒。用于肝风内动、肝火上扰、血热毒盛所致的高热惊痫、神昏痉厥、子痫抽搐、头痛眩晕、目赤、翳障、温毒发斑等。

品名:息风通络头痛片

剂型与规格:薄膜衣片:每片0.3g。

用法与用量:口服,饭后15分钟用白开水送下。每次4片,每日3次。疗程为2周。

功能与主治:平肝息风,活血通络。用于偏头痛(肝风挟瘀症),症见头部胀痛、刺痛或跳痛,伴有眩晕,心烦易怒,夜寐不安,口干口苦等。

注意事项:孕妇禁用。

品名:天舒胶囊

剂型与规格:胶囊剂:每粒0.34g。

用法与用量:饭后口服,每次4粒,每日3次。

功能与主治:活血平肝。用于血瘀所致血管神经性头痛,症见头痛日久,痛有定处,或兼头晕,夜寐不安。

注意事项:孕妇及月经量过多者禁用。

品名:复方羊角胶囊

剂型与规格:胶囊剂:每粒0.25g。

用法与用量:口服,每次1.25g,每日2~3次。

功能与主治:平肝,镇痛。用于偏头痛、血管性头痛、紧张性头痛,也可用于神经痛。

品名:牛黄降压丸

剂型与规格:大蜜丸:每丸1.6g;小蜜丸:每20丸1.3g。

用法与用量:口服,大蜜丸:每次1~2丸,每日1次;小蜜丸:每次20~40丸,每日2次。

功能与主治:清心化痰,镇静降压。用于肝火旺盛、头晕目眩、烦躁不安、痰火壅盛、高血压症。

注意事项:腹泻者禁用。

品名:松龄血脉康胶囊

剂型与规格:胶囊剂:每粒0.5g。

用法与用量:口服,每次3粒,每日3次,病情重者可酌情加量或遵医嘱。病情稳定后每次2~3粒,每日2~3次。

功能与主治:平肝潜阳,镇心安神,活血化瘀,降血压,降血脂,降血液黏稠度和血小板聚集率。用于肝阳上亢、气滞血瘀所致的头痛、眩晕、心悸失眠、颈项强痛、口苦口干、中风等症。

品名:复方罗布麻颗粒(片)

剂型与规格:颗粒剂:每袋15g;片剂:复方。

用法与用量:口服,每次1~2袋,每日2次;片剂:每次2片,每日3次;维持量:每日2片。

功能与主治:清热,平肝,安神。用于高血压、神经衰弱引起的头晕,心悸,失眠等症。

不良反应:过量使用可引起镇静、嗜睡、乏力等。

注意事项:糖尿病、痛风患者慎用;大剂量服用有中枢镇静作用;也可引起血尿酸增加。

品名:脑立清丸(片)

剂型与规格:水丸:每10丸1g;片剂:每片0.5g。

用法与用量:口服,水丸:每次10丸;片剂:每次3~4片;每日2次,温开水送服。

功能与主治:平肝潜阳,醒脑安神。用于肝阳上亢引起的头目眩晕、耳鸣、口苦咽干、心烦难寐及高血压等症。

不良反应:可引起过敏性药疹。

注意事项:孕妇及体弱虚寒,脾胃虚弱之食欲不振,大便溏稀者禁用。

品名:天麻钩藤颗粒

剂型与规格:颗粒剂:每袋10g。

用法与用量:冲服,每次10g,每日3次,或遵医嘱。

功能与主治:平肝息风,清热安神。用于肝阳上亢、高血压等所引起的头痛,眩晕,耳鸣,眼花,震颤,失眠。

品名:养血清脑颗粒

剂型与规格:颗粒剂:每袋4g。

用法与用量:口服,每次1袋,每日3次。

功能与主治:养血平肝,活血通络。用于血虚肝亢所致头痛、眩晕眼花、心烦易怒、失眠多梦等。

不良反应:偶见服药后恶心,一般不影响继续用药,可自行消失。

注意事项:本品有轻度降压作用,低血压者慎用;孕妇禁用。

品名:山绿茶降压片

剂型与规格:片剂:每片相当于原药材1.8g。

用法与用量:口服,每次2~4片,每日3次。

功能与主治:清热解毒,平肝潜阳。用于眩晕耳鸣、头痛头胀、心烦易怒、少寐多梦及高血压、高血脂见有上述证候者。

品名:脉君安片

剂型与规格:片剂:每片0.3g。

用法与用量:口服,每次4~5片,每日3~4次。

功能与主治:平肝息风,解肌止痛。用于高血压症、头痛眩晕、颈项强、失眠心悸、冠心病。

三、祛风通络剂

品名:再造丸

剂型与规格:大蜜丸:每丸9g。

用法与用量:口服,每次1丸,每日2次。

功能与主治:祛风化痰,活血通络。用于中风、口眼歪斜、半身不遂、手足麻木、疼痛拘挛、语言謇涩。

注意事项:孕妇禁用。

品名:华佗再造丸

剂型与规格:小蜜丸:每瓶80g(约480~500丸)。

用法与用量:口服,每次4~8g,每日2~3次;重症每次8~16g;或遵医嘱。

功能与主治:活血化瘀,化痰通络,行气止痛。用于瘀血或痰湿闭阻经络之中风瘫痪、拘挛麻木、口眼歪斜、言语不清。

注意事项:孕妇禁用。

品名:人参再造丸

剂型与规格:蜜丸:每丸3g。

用法与用量:口服,每次1丸,每日2次。

功能与主治:祛风化痰,活血通络。用于中风口眼歪斜、半身不遂、手足麻木、疼痛、拘挛、言语不清。

注意事项:孕妇禁用。

品名:大活络丸

剂型与规格:蜜丸:每丸3.5g。

用法与用量:口服,每次1丸,每日1~2次,温黄酒或温开水送服。

用于：祛风止痛，除湿豁痰，舒筋活络。用于中风痰厥引起的瘫痪、足萎痹痛、筋脉拘急、腰腿疼痛及跌打损伤、行走不便、胸痹等症。

注意事项：孕妇禁用。

品名：活络丸

剂型与规格：蜜丸：每丸3g。

用法与用量：口服，每次1丸，每日2次，温黄酒或温开水送服。

功能与主治：祛风，舒筋，活络，除湿。用于风寒湿痹引起的肢体疼痛、手足麻木、筋脉拘挛、中风瘫痪、口眼歪斜、半身不遂、言语不清。

注意事项：孕妇禁用。

品名：小活络丸

剂型与规格：蜜丸：每丸3g。

用法与用量：口服，每次1丸，每日2次，温黄酒或温开水送服。

功能与主治：祛风除湿，活络通痹。用于风寒湿痹、肢体疼痛、麻木拘挛。

注意事项：孕妇禁服。

品名：中风回春丸

剂型与规格：浓缩丸：每袋1.8g，每瓶16g。

用法与用量：口服，每次1.2～1.8g，每日3次，或遵医嘱。

功能与主治：活血化瘀，舒筋通络。用于中风偏瘫、口眼歪斜、半身不遂、肢体麻木等症。

注意事项：脑出血急性期患者禁用。

第十五章　祛湿剂

一、散寒除湿通痹剂

品名:天和追风膏

剂型与规格:橡胶膏剂:7cm×10cm。

用法与用量:外用:贴患处。

功能与主治:温经通络,祛风除湿,活血止痛。用于风湿痹痛、腰背拘挛等症。

注意事项:孕妇禁用。

品名:风湿液

剂型与规格:酒剂:每瓶10ml。

用法与用量:口服,每日10~15ml,每日2~3次。

功能与主治:补养肝肾,养血通络,祛风除湿。用于肝肾血亏、风寒湿痹引起的骨关节疼痛,四肢麻木,以及风湿性、类风湿性疾病见上述证候者。

不良反应:对乙醇过敏者禁用。

注意事项:严重心、肝、肾功能损害者慎用;孕妇禁用。

品名:追风透骨丸

剂型与规格:大蜜丸:每丸9g。

用法与用量:口服,每次1丸,每日2次,宜用温黄酒送服。

功能与主治:通经络,散风湿,祛寒。用于治疗风寒湿痹、邪滞经络所致的腰腿疼痛,四肢麻木。

注意事项:孕妇禁用。

品名:风湿骨痛胶囊

剂型与规格:胶囊剂:每粒0.3g。

用法与用量:口服,每次2~4粒,每日2次。

功能与主治:温经散寒,通络止痛。用于风寒湿痹所致的风湿性关节炎。

注意事项:本品含毒性药,不可多服;孕妇禁用。

品名:痛风定胶囊

剂型与规格:胶囊剂:每粒0.4g。

用法与用量:口服,每次4粒,每日3次。

功能与主治:清热祛风除湿,活血通络定痛。用于湿热所致的关节红肿热痛,伴有发热,汗出不解,口渴喜饮,心烦不安,小便黄及痛风病见上述证候者。

注意事项:服药后不宜立即饮茶;孕妇慎用。

品名:腰痛宁胶囊

剂型与规格:胶囊剂:每粒0.3g。

用法与用量:口服,每次4~6粒、每日1次,睡前半小时用黄酒兑少量温开水送服。

功能与主治:消肿止痛,疏散寒邪,温经通络。用于腰椎间盘突出症、腰椎增生症、坐骨神经痛、腰肌劳损、腰肌纤维炎、慢性风湿性关节炎。

注意事项:孕妇及小儿禁服。

品名:迈之灵片

剂型与规格:片剂:含马栗提取物150mg。

用法与用量:饭后口服,成人每日2次,早、晚各一次,每次1~2片。

功能与主治:用于慢性静脉功能不全,静脉曲张,深静脉血栓形成及血栓性静脉炎综合征引起的下肢肿胀。用于术后、外伤所致的软组织、静脉性水肿。

不良反应:可有轻微胃肠道不适。

注意事项:胃溃疡患者慎用。

品名:云香精

剂型与规格:酊剂:每瓶12ml,15ml,30ml。

用法与用量:口服,每次0.5~2ml,每日2~3次,小儿酌减。外用取适量,搽患处。

功能与主治:祛风除湿,活血止痛。用于风湿骨痛,伤风感冒,头痛,腹痛,心胃气痛,冻疮。

注意事项:孕妇与未满3岁儿童忌内服。

二、清热除湿通痹剂

品名:雷公藤片

剂型与规格:片剂:每片含雷公藤甲素33μg。

用法与用量:口服,每次1~2片,每日2~3次。

功能与主治:具有抗炎及免疫抑制作用。用于治疗类风湿关节炎。

品名:二妙丸

剂型与规格:水丸:每袋6g、12g。

用法与用量:口服,每次6g,每日2次,温开水送服。

功能与主治:清热祛湿。用于湿热下注所致的皮肤病,如脓疱疮,脚气,臁疮等;湿热留恋导致的痛风证候如筋骨疼痛,足膝红肿热痛;及湿热带下,淋浊等病。

品名:四妙丸

剂型与规格:水丸:每15粒1g。

用法与用量:口服,每次6g,每日3次。小儿用量酌减,温开水送服。

功能与主治:祛湿清热。用于由湿热下注引起的两足麻木,下肢痿弱,筋骨疼痛,足胫湿疹痒痛。

注意事项:孕妇慎用;虚寒痿证、带下、风寒湿痹等禁用。

品名:正清风痛宁片

剂型与规格:片剂:每片60mg。

用法与用量:口服,用于风湿与类风湿关节炎属风寒湿痹证者:每次1片,每日2次,2个月为一疗程。用于慢性肾炎(普通型为主)患者:每次2片,每日2次,3个月为一疗程。

功能与主治:祛风除湿,活血通络,利水消肿。用于风湿与类风湿关节炎属风寒湿痹证者，症见：肌肉酸痛，关节肿胀，疼痛，屈伸不利，麻木僵硬等。亦用于慢性肾炎（普通型为主）属湿邪瘀阻证者，症见：反复水肿，腰部酸痛，肢体困重，尿少，舌质紫暗或有瘀斑，苔腻等。

不良反应：皮肤潮红，灼热，瘙痒，皮疹；偶见胃肠不适、恶心、食欲减退、头昏、头痛、多汗；少数患者可发生白细胞减少和血小板减少；罕见嗜睡；停药即可消失。

注意事项：定期复查血象（建议每周检查一次），并注意观察血糖和胆固醇；孕妇或哺乳期妇女禁用；有哮喘病史及对青藤碱过敏者禁用。

品名：昆明山海棠片

剂型与规格：片剂：每片 0.18g。

用法与用量：口服，每次 3~5 片，每日 3 次。

功能与主治：祛风除湿，舒筋活络，清热解毒。用于类风湿关节炎、红斑狼疮。

不良反应：对骨髓有抑制作用，可引起白细胞和血小板减少。

注意事项：孕妇、哺乳期妇女或患有肝脏疾病者禁用；患有骨髓造血障碍的患者禁用；胃、十二指肠溃疡活动期禁用。

品名：帕歌斯片

剂型与规格：薄膜衣片：每片 410mg。

用法与用量：饭前口服，每次 2 片，每日 3 次。

功能与主治：止痛消肿。用于骨性关节炎所致的关节疼痛、肿胀、活动受限等症。

注意事项：严重胃痛、消化道溃疡及严重胆囊病患者慎用。

品名：药艾条

剂型与规格：艾条：每条 25g。

用法与用量：直射灸法，每次适量，红晕为度，每日 1~2 次。

功能与主治：行气血，逐寒湿。用于风寒湿痹，肌肉痠麻，关节四肢疼痛，脘腹冷痛。

三、补肝益肾、祛风除湿痹剂

品名:壮骨关节丸

剂型与规格:水丸:每瓶60g。

用法与用量:口服,水丸:每次6g,每日2次,早晚饭后服。

功能与主治:补益肝肾,养血活血,祛风通络。用于腰椎、颈椎、足跟、四肢关节骨质增生及腰肌劳损。

不良反应:可引起过敏反应,荨麻疹;长期服用可引起中毒,造成肝损害,致药物性肝炎,胆汁瘀积型肝炎,肝功能异常,血尿。

品名:独活寄生合剂

剂型与规格:合剂:每瓶100ml。

用法与用量:口服,每次15~20ml,每日3次,用时摇匀。

功能与主治:养血舒筋,祛风除湿。用于风寒湿痹,腰膝冷痛,屈伸不利。

品名:杜仲颗粒

剂型与规格:颗粒剂:每袋5g。

用法与用量:口服,每次5g,每日2次。

功能与主治:补肝肾,强筋骨,安胎,降血压。用于肾虚腰痛,腰膝无力,胎动不安,先兆流产,高血压症。

品名:强力天麻杜仲胶囊

剂型与规格:胶囊剂:每粒0.2g、0.4g。

用法与用量:口服,每次4~6粒,每日2次。

功能与主治:散风活血,舒筋止痛。用于中风引起的筋脉掣痛、肢体麻木、行走不便、腰腿酸痛、头痛头昏等。

品名:壮腰健肾丸

剂型与规格:大蜜丸:每丸9g;小蜜丸:每丸5g。

用法与用量:口服,大蜜丸:每次1丸;小蜜丸:每次5g;每日2~3次,温开水送下。

功能与主治:壮腰健肾,祛风活络。用于肾亏,外伤风湿之腰痛。

品名:祖师麻片

剂型与规格:片剂:每片 0.29g。

用法与用量:口服,每次 3 片,每日 3 次。

功能与主治:祛风除湿,活血止痛。用于风湿痹症、关节炎、类风湿关节炎。

注意事项:有胃病者可饭后服用,并配合健胃药使用。

品名:金水宝胶囊

剂型与规格:胶囊剂:每粒 0.33g。

用法与用量:口服,每次 3 粒;用于慢性肾功能不全者,每次 6 粒;每日 3 次。

功能与主治:补益肺肾,秘精益气。用于肺肾两虚,精气不足,久咳虚喘,神疲乏力,不寐健忘,腰膝酸软,月经不调,阳痿早泄等症;慢性支气管炎、慢性肾功能不全、高脂血症、肝硬化见上述证候者。

品名:全天麻胶囊

剂型与规格:胶囊剂:每粒 0.5g。

用法与用量:口服,每次 2~6 粒,每日 3 次。

功能与主治:平肝息风止痉。用于头痛眩晕,肢体麻木,小儿惊风,癫痫抽搐,破伤风症。

四、消肿利水剂

品名:复方金钱草颗粒

剂型与规格:颗粒剂:每袋 3g(无糖型);10g(相当于总药材 4.9g)。

用法与用量:口服,每次 1~2 袋,每日 3 次。

功能与主治:清热祛湿,利尿排石,消炎止痛。用于泌尿系结石、尿路感染属湿热下注证者。

品名:肾石通颗粒

剂型与规格:颗粒剂:每袋 15g。

用法与用量:口服:每次1袋,每日2次。

功能与主治:清热利湿,活血止痛,化石,排石。用于肾结石,肾盂结石,膀胱结石,输尿管结石。

品名:济生肾气丸

剂型与规格:大蜜丸:每丸9g。

用法与用量:口服,每次1丸,温开水送服。

功能与主治:温补肾阳,行气化水。用于肾虚水肿,腰膝酸重,咳喘痰饮,小便不利等。

品名:肾炎四味片(颗粒)

剂型与规格:片剂:0.36g;颗粒剂:每袋5g。

用法与用量:口服,每次8片;每次5g,每日3次。

功能与主治:活血化瘀,清热解毒,补肾益气。用于慢性肾炎。

注意事项:孕妇或哺乳期妇女慎用。

品名:肾炎消肿片

剂型与规格:片剂:0.34g。

用法与用量:口服,每次5片,每日3次。20天为1疗程,连用3个疗程。

功能与主治:健脾渗湿,通阳利水。用于脾失运化水湿所致的四肢水肿或全身水肿,按之凹陷,四肢困重,小便短少,脘腹胀满,纳呆。

注意事项:凡属虚证者慎用。

品名:五苓片

剂型与规格:片剂:每片0.35g。

用法与用量:口服,每次4~5片,每日3次。

功能与主治:温阳化气,利湿行水。用于小便不利,水肿腹胀,呕逆泄泻,渴不思饮。

品名:舟车丸

剂型与规格:水丸:每袋6g。

用法与用量:口服,每次1.5~3g,每日2次。温开水送服。

功能与主治:行气逐水。用于水热内壅,气机阻滞所致水肿,口渴气粗,腹坚,大便秘,脉沉数有力。

注意事项:体弱及孕妇禁用;不可过量,不可久服;勿与甘草同服。

品名:三金片

剂型与规格:片剂:每片相当于原药材3.5g。

用法与用量:口服,每次3片,每日3~4次。

功能与主治:清热解毒,利湿通淋,益肾。用于下焦湿热、热淋、小便短赤、淋沥涩痛;急、慢性肾盂肾炎、膀胱炎。

品名:八正合剂

剂型与规格:合剂:每瓶120ml。

用法与用量:口服,每次15~20ml,每日3次,小儿酌减。

功能与主治:清热泻火,利水通淋。用于湿热下注引起的各种淋症,以及膀胱炎,尿道炎,急性前列腺炎,泌尿系结石,肾盂肾炎等。

注意事项:孕妇及久病体弱者慎用;忌生冷油腻。

品名:复方石淋通片

剂型与规格:片剂:每片相当于原药材2.86g。

用法与用量:口服,每次6片,每日3次,温开水送服。

功能与主治:利水清热,通淋排石。用于胆、肾、膀胱结石症。

品名:五淋化石丸

剂型与规格:水蜜丸:每10丸重2.5g(相当于总药材3g)。

用法与用量:口服,每次5丸,每日3次。

功能与主治:通淋化湿,化石止痛。用于淋证、癃闭、尿路感染、尿路结石、前列腺炎、膀胱炎、肾盂肾炎、乳糜尿。

品名:癃闭舒胶囊

剂型与规格:胶囊剂:每粒0.3g。

用法与用量:口服,每次3粒,每日2次。

功能与主治:温肾化气,清热通淋,活血化瘀,散结止痛。用于肾气不足、湿热瘀阻之癃闭所致尿频、尿急、尿赤、尿痛、尿细如线,小腹拘急疼痛,腰膝酸软等症;前列腺增生有以上证候者均可应用。

不良反应:个别患者服药后有轻微的口渴感,胃部不适,轻度腹泻不影响继续服药。

品名:癃清片

剂型与规格:片剂:每片0.6g。

用法与用量:口服,每次8片,每日3次。

功能与主治:清热解毒,凉血通淋。用于热淋所致的尿频、尿急、尿痛、尿短、腰痛、小腹坠胀等症。

注意事项:体虚胃寒者不宜服用。

品名:尿感宁颗粒

剂型与规格:颗粒剂:每袋15g。

用法与用量:口服,每次15g,每日3~4次。

功能与主治:清热解毒,通淋利尿,抗菌消炎。用于急慢性尿路感染。

品名:尿塞通片

剂型与规格:片剂:每片0.35g。

用法与用量:口服,每次3~5片,每日2~3次。

功能与主治:理气活血,通经散结。用于前列腺增生症、尿闭或点滴而短少、腺体肥大者。

品名:前列通片

剂型与规格:片剂:0.34g。

用法与用量:口服,每次4片,每日3次,30~45天为一疗程,可连续服数疗程。

功能与主治:补肾健脾,清利湿浊,理气活血,祛瘀通阳。用于膀胱湿热、脾肾阳虚。

品名:野菊花栓

剂型与规格:栓剂:每粒2.4g。

用法与用量:直肠给药,每次1粒,每天1次。

功能与主治:清热解毒,抗菌消炎。用于慢性前列腺炎、慢性盆腔炎。

品名:尿毒清颗粒

剂型与规格:颗粒剂(无糖型):每袋5g。

用法与用量:温开水冲服,每日4次,6、12、18时各服1袋,22时服2袋,每日最大量8袋,也可另定服药时间,但两次服药间隔勿超过8小时。

功能与主治:通腑降浊、健脾利湿、活血化瘀。用于慢性肾功能衰竭、氮质血症期和尿毒症早期。可降低肌酐、尿素氮,稳定肾功能,延缓透析时间。

注意事项:忌豆类食品;服药后大便呈水样需减量使用。忌与氧化淀粉等化学吸附剂合用。

品名:阿魏酸哌嗪片

剂型与规格:片剂:50mg。

用法与用量:口服,每次100~200mg(2~4片),每日3次。

功能与主治:适用于各类伴有镜下血尿和高凝状态的肾小球疾病,如肾炎、慢性肾炎、肾病综合征早期尿毒症以及冠心病、脑梗死、脉管炎等的辅助治疗。

注意事项:对阿魏酸哌嗪类药物过敏者禁用;禁与阿苯达唑类和双羟萘酸噻啶类药物合用。

品名:普乐安片

剂型与规格:薄膜衣片:每片0.5g。

用法与用量:口服,每次3~4片,每日3次。

功能与主治:补肾固本。用于肾气不固、腰膝酸软、尿后余沥或失禁及慢性前列腺炎、前列腺增生具有上述证候者。

注意事项:少数患者用药后有轻度大便溏薄现象,但不影响继续治疗。

品名:前列倍喜胶囊

剂型与规格:胶囊剂:每粒0.4g。

用法与用量:饭前服,每次6粒,每日3次。

功能与主治:清利湿热,活血化瘀,利尿通淋。用于湿热瘀阻所致的小便不利、淋漓涩痛,以及前列腺炎、前列腺增生见上述证候者。

注意事项:孕妇禁用;服药期间忌酒及辛辣刺激食物;过敏体质者慎用。

品名:前列安栓

剂型与规格:栓剂:每栓2g。

用法与用量:将药栓置入肛门约3~4cm,每次1粒,每日1次。

功能与主治:清热利湿通淋,化瘀散结止痛。用于湿热瘀血壅阻证所引起的少腹痛、会阴痛、睾丸疼痛、排尿不利、尿频、尿痛、尿道口滴白、尿道不适等证。用于精浊、白浊、劳淋等。

注意事项:忌食辛辣等刺激性食物;戒酒。

品名:男康片

剂型与规格:片剂:素片0.32g(相当于原生药12g)。

用法与用量:口服,每次4~5片,每日3次,或遵医嘱。

功能与主治:补肾益精,活血化瘀,利湿解毒。用于治疗肾精亏损、瘀血阻滞、湿热蕴结引起的慢性前列腺炎。

品名:注射用七叶皂苷钠

剂型与规格:注射液:每支10mg。

用法与用量:静脉滴注,成人按体重每日0.1~0.4mg/kg或取本品5~10mg溶于10%葡萄糖注射液或0.9%氯化钠注射液250ml中。静脉推注,取本品5~10mg溶于10%葡萄糖注射液或0.9%氯化钠注射液10~20ml中。重症患者可多次给药,但每日总量不得超过20mg。疗程7~10天。

功能与主治:用于各种病因引起的脑水肿,创伤或手术所致肿胀,也用于静脉回流障碍的治疗。

注意事项:本品只能用于静脉注射和滴注;注射时宜选用较粗静脉,切勿漏出血管外,如出现红肿,用0.25%普鲁卡因封闭或热敷;切忌注射于动脉血管,以免引起动脉坏死;肾损伤、肾衰竭、肾功能不全患者禁用;孕妇禁用。

第十六章　降脂剂

品名：降脂灵片

剂型与规格：片剂：每片0.25g。

用法与用量：口服，每次5片，每天3次。

功能与主治：滋补肝肾，清热平肝。多用于眩晕，胸痹等病，有降血脂的作用，用于头晕目花、耳鸣、健忘、腰膝酸软无力、舌暗红、苔薄黄、脉细弦迟等症。

注意事项：忌油腻饮食。

品名：血脂康胶囊

剂型与规格：胶囊剂：每粒0.3g。

用法与用量：口服，每次2粒，每日2次，早晚饭后服用。轻、中度患者每日2粒，晚饭后服用或遵医嘱。

功能与主治：除湿祛痰，活血化瘀，健脾消食。用于脾虚痰瘀阻滞所致的气短、乏力、头晕、头痛、胸闷、腹胀、食少纳呆等；也可用于由高脂血症及动脉粥样硬化引起的心脑血管疾病的辅助治疗。

第十七章　肿瘤用药

品名:华蟾素注射液

剂型与规格:注射剂:每支 2ml、5ml、10ml。

用法与用量:肌内注射,每次 2～4ml,每日 2 次。静脉滴注,每次 10～20ml,用 5% 的葡萄糖注射液 500ml 稀释后缓缓滴注,用药 7 天,休息 1～2 天,四周为一疗程或遵医嘱。

功能与主治:解毒,消肿,止痛。用于中、晚期肿瘤,慢性乙型肝炎等症。

品名:槐耳颗粒

剂型与规格:颗粒剂:每袋 20g。

用法与用量:冲服,每次 20g,每日 3 次,或遵医嘱。

功能与主治:扶正抑菌。适用于原发性肝癌。

品名:康莱特注射液

剂型与规格:注射剂:每瓶 100ml。

用法与用量:静脉滴注,每次 200ml,每日 1 次,21 日为一疗程,间隔 3～5 日,方可进行下一个疗程。联合放疗、化疗时,可酌减剂量。首次使用,滴注速度应缓慢,开始 10 分钟滴速应为每分钟 20 滴,20 分钟后可持续增加,30 分钟后可控制在每分钟 40～60 滴。

功能与主治:益气养阴,消癥散结。适用于手术前及不宜手术的脾虚痰湿型、气阴两虚型原发性肺癌。

注意事项:在脂肪代谢严重失调时(如严重肝硬化,急性休克,急性胰腺炎,病理性高脂血症,脂性肾病变等患者)禁用。

品名:平消片

剂型与规格:片剂:素片0.23g。

用法与用量:口服,每次4~8片,每日3次。

功能与主治:活血化瘀,止痛散结,清热解毒,扶正祛邪。对肿瘤具有一定的缓解症状,有缩小瘤体,抑制肿瘤生长,提高人体免疫力,延长患者生命的作用。

注意事项:可与手术治疗、放疗、化疗同时进行。

品名:肿节风片

剂型与规格:片剂:每片含肿节风干浸膏0.25g。

用法与用量:口服,每次3片,每日3次。

功能与主治:消肿散结,清热解毒。用于肺炎、阑尾炎、蜂窝组织炎,大剂量用于肿瘤。

品名:鸦胆子油乳注射液

剂型与规格:注射液:每支10ml。

用法与用量:静脉滴注,每次10~30ml,每日1次。

功能与主治:抗癌。用于肺癌,肺癌脑转移及消化道肿瘤。

不良反应:少数患者有油腻感、恶心、厌食等消化道不适。

注意事项:本品须加灭菌生理盐水250ml稀释后立即使用;如有分层,应停止使用。

品名:硫酸长春新碱注射液

剂型与规格:粉针剂:每支1mg。

用法与用量:静脉注射,每次1~2mg,每周1次,一疗程总量6~10mg,不得超过20mg。临用前用氯化钠注射液或5%的葡萄糖溶液20ml使溶解。

功能与主治:抗肿瘤。作用和毒性均与长春碱相似,能影响细胞纺锤体的形成,抑制有丝分裂,干扰核酸的合成。本品对急性白血病有效,尤其对急性粒细胞性白血病的效果更好。对恶性淋巴瘤、肾母细胞瘤、神经母细胞瘤等有较好的疗效。对绒毛膜上皮癌、宫颈癌、乳腺癌、肺癌、脑瘤等也有一定的疗效。

不良反应:对神经系统毒性较大,常有四肢麻木、感觉异常、腹痛、便秘,甚至有麻痹性肠梗阻;也可有跟腱反射消失、脑神经麻痹,特别是眼睑下垂和声带麻痹等,个别有偏瘫。

注意事项:本品局部刺激性较大,注射时药液漏出血管外,可引起局部组织坏死和持续性疼痛。因此注射时不可将药液漏出血管外;用药期间应严格检查血象。

品名:艾迪注射液

剂型与规格:注射液:每支 10ml。

用法与用量:静脉滴注,每次 50 ~ 100ml,加入 0.9% 氯化钠注射液或 5% ~10% 葡萄糖注射液 400 ~ 450ml 中,每日 1 次。与放、化疗合用时,疗程与放、化疗同步。手术前后使用本品 10 天为一疗程,介入治疗 10 天为一疗程。单独使用 15 天为一周期,间隔 3 天,二周期为一疗程。晚期恶病质患者,连用 30 天为一疗程,或视病情而定。

功能与主治:清热解毒,消瘀散结。用于原发性肝癌,肺癌,直肠癌,恶性淋巴瘤,妇科恶性肿瘤等。

不良反应:首次应用本品,偶有患者出现面红、荨麻疹、发热等反应,极个别患者有心悸、胸闷、恶心等反应。

注意事项:首次用药应在医师指导下,给药速度开始 15 滴/分,30 分钟后如无不良反应,给药速度控制 50 滴/分;再次应用时,艾迪注射液用量从 20 ~ 30ml 开始,加入 0.9% 氯化钠注射液或 5% ~10% 葡萄糖注射液 400 ~ 500ml,同时可加入地塞米松注射液 5 ~ 10mg;因本品含有微量斑蝥素,外周静脉给药时注射部位静脉有一定刺激,可在静滴本品前后给予 2% 利多卡因 5ml 加入 0.9% 氯化钠注射液 100ml 中。

品名:薄芝糖肽注射液

剂型与规格:注射液:每支 2ml:5mg(多糖):1mg(多肽)。

用法与用量:肌内注射,每次 2ml,每日 2 次。静脉滴注,每日 4ml,用 0.9% 氯化钠注射液或 5% 葡萄糖注射液 250ml 稀释。1 ~ 3 个月为一疗程或遵医嘱。

功能与主治:进行性肌营养不良、萎缩性肌强直及各种原因引起的眩晕等疾病,以及免疫功能障碍引起的各种疾病。

不良反应:偶有发热,皮疹等。

注意事项:本品如出现沉淀或混浊时停止使用;当药品性状发生改变时禁止使用;对本品过敏者禁用。

第十八章 肿瘤化疗辅助用药

品名:复方皂矾丸

剂型与规格:水丸:每丸0.2g。

用法与用量:口服,每次7~9丸,每日3次,饭后即服。

功能与主治:温肾健髓,益气养阴,生血止血。用于再生障碍性贫血、白细胞减少症、血小板减少症、骨髓增生异常综合征、放疗和化疗引起的骨髓损伤、白细胞减少。

注意事项:忌茶水。

品名:云芝胞内糖肽胶囊

剂型与规格:胶囊剂:每粒0.25g。

用法与用量:口服,每次0.5~1.0g,每日3次。

功能与主治:用于慢性乙型肝炎、肝癌的辅助治疗,亦可用于免疫功能低下者。

注意事项:对本品过敏者禁用;糖尿病患者慎用;药品性状发生改变时禁止使用。

品名:黄芪注射液

剂型与规格:注射液:每支2ml(相当于原药材4g),10ml(相当于原药材20g)。

用法与用量:注射,肌内注射:每次2~4ml,每日1~2次。静脉滴注:每次10~20ml,每日1次,或遵医嘱。

功能与主治:益气养元,扶正祛邪,养心通脉,健脾利湿。用于心气虚损、血脉瘀阻之病毒性心肌炎、心功能不全及脾虚湿困之肝炎。

品名:猪苓多糖注射液

剂型与规格:注射液:每支2ml(含猪苓多糖20mg)。

用法与用量:肌内注射,每次2~4ml,每日1次,小儿酌减或遵医嘱。

功能与主治:能调节机体免疫功能,对慢性肝炎、肿瘤病有一定疗效。与抗肿瘤化疗药物合用,可增强疗效,减轻毒副作用。

注意事项:本品不可供静脉注射。

品名:香菇多糖注射液

剂型与规格:注射液:每支2ml:1mg。

用法与用量:静脉滴注,每次1mg,一周2次或遵医嘱。用2ml注射用水振摇溶解,加入250ml生理盐水或5%葡萄糖注射液中。或用5%葡萄糖注射液5~10ml完全溶解后静脉注射。

功能与主治:用于恶性肿瘤的辅助治疗。

不良反应:少数人有头晕、胸闷等可逆性反应;少数人有面部潮红。

注意事项:本品加入溶剂后要用力振摇使完全溶解即能使用。

品名:人参多糖注射液

剂型与规格:注射液:每支4ml(含人参多糖12mg)。

用法与用量:肌内注射,每次4ml,每日2次。

功能与主治:用于减轻肿瘤放、化疗引起的副作用。亦可作为肿瘤治疗的辅助用药。

注意事项:长期注射,可出现局部红、肿等反应。

第十九章　外科用药

一、清　热　剂

1. 清利肝胆剂

品名:结石通片

剂型与规格:片剂:每片含干浸膏 0.25g(相当于原药材 2g)。

用法与用量:口服,每次 5 片,每日 3 次。

功能与主治:清热利胆,通淋排石,镇痛止血。用于泌尿系统感染,膀胱炎,肾炎水肿,尿路结石,血尿,淋沥混浊,尿道灼痛等。

注意事项:孕妇禁用;忌食辛、燥、酸、辣食物。

品名:消炎利胆片

剂型与规格:片剂:每片含脱水穿心莲内酯($C_{20}H_{28}O_4$)不得少于 1.0mg。

用法与用量:口服,每次 6 片,每日 3 次。

功能与主治:清热,祛湿,利胆。用于肝胆湿热引起的口苦、胁痛、急性胆囊炎、胆管炎。

品名:胆宁片

剂型与规格:片剂:素片约 0.25g(相当于原生药 0.66g)。

用法与用量:口服,每次 2 ~3 片,每日 3 ~4 次。

功能与主治:清热化湿,疏肝利胆。用于急慢性胆囊炎、胆道感染、胆结石等。

品名:胆舒胶囊

剂型与规格:胶囊剂:每粒含挥发油0.1ml。

用法与用量:口服,每次1~2粒,每日3次;或遵医嘱。

功能与主治:舒肝解郁理气,利胆溶石。主要用于慢性结石性胆囊炎、慢性胆囊炎及胆结石。

品名:金胆片

剂型与规格:片剂:0.33g。

用法与用量:口服,每次5片,每日2~3次。

功能与主治:利胆消炎。用于急、慢性胆囊炎、胆石症以及胆道感染。

注意事项:孕妇慎用。

品名:乌军治胆片

剂型与规格:片剂:素片0.3g。

用法与用量:口服,每次4片,每日3次。

功能与主治:疏肝解郁,利胆排石,清里泄热,理气止痛。用于胆囊炎、胆道感染、胆道手术后综合征属肝胆湿热证者。

2. 清热解毒剂

品名:季德胜蛇药片

剂型与规格:片剂:每片0.4g。

用法与用量:口服,首次20片,以后每隔6小时续服10片,危急重症者将剂量增加10~20片并适当缩短服药间隔时间。不能口服药者,可行鼻饲法给药。外用,被毒虫咬伤后,水调外搽,即可消肿止痛。

功能与主治:清热,解毒,消肿止痛。用于毒蛇、毒虫咬伤。

注意事项:本品应捻碎以温开水(如加少量酒更好)送服效果好;患者蛇毒症状明显消失,即可停止服药;服药时应配合挑破伤口,引流排毒;若手足部被咬伤引起肿胀时,上肢者穿刺八邪穴,即四个手指指缝之间。下肢者穿刺八风穴,即四个足趾趾缝之间,以排除毒液,加速退肿。

品名:锡类散

剂型与规格:散剂:每瓶1g。

用法与用量:每用少许,吹敷患处,每日1~2次。

功能与主治:解毒化腐。用于咽喉糜烂肿痛。

品名:康复新液

剂型与规格:合剂:100ml。

用法与用量:口服,一次10ml,一日3次,或遵医嘱。外用,用纱布浸透药液敷于患处。对深部创面需清创后,再用本品冲洗并用浸透本品的纱布填塞。

功能与主治:通利血脉,养阴生肌。内服:用于瘀血阻滞,胃痛出血,胃、十二指肠溃疡;以及阴虚肺痨,肺结核的辅助治疗;外用:用于金疮,外伤,溃疡,瘘管,烧伤,烫伤,褥疮之创面。

品名:五福化毒丸

剂型与规格:大蜜丸:每丸3g。

用法与用量:口服,每次1丸;每日2~3次。

功能与主治:清热解毒,凉血消肿。用于血热毒盛,小儿疮疖,痱毒,咽喉肿痛,口舌生疮,牙龈出血,痄腮。

3. 清热利湿剂

品名:马应龙麝香痔疮膏

剂型与规格:软膏剂:每支10g。

用法与用量:外用:每日2次,早晚各一次,用前洗净肛门。用于外痔和肛裂时,可将药膏直接涂敷患处;用于内痔、混合痔时,将注入器套在药膏管管口上,拧紧后,将注入器插入肛门内,挤入适量药膏后,弃去注入器。

功能与主治:清热解毒,去腐生肌。用于痔疮肿痛,肛裂疼痛。

注意事项:孕妇慎用;药品性状发生改变时禁止使用。

品名:如意金黄散

剂型与规格:散剂:每袋6g,每瓶15g。

用法与用量:外用,红肿烦热:用清茶调敷;漫肿无头:用醋或葱酒调敷,亦可用植物油或蜂蜜调敷,每日数次。敷药时将患处用烧酒擦净。

功能与主治:消肿,解毒,止痛。用于疮疡肿痛,丹毒流注,跌打损伤,灼烧疼痛,腮腺炎等。

注意事项:切勿入口;忌辛辣食物。

品名:消痔灵注射液

剂型与规格:注射液:每支10ml。

用法与用量:肛门镜下内痔局部注射。内痔出血,早期内痔:用本品原液注射到黏膜下层;用量相当于内痔的体积为宜。中,晚期内痔和静脉曲张性混合痔:按四步注射法进行。第一步注射到内痔上方黏膜下层动脉区;第二步注射到内痔黏膜下层;第三步注射到黏膜固有层;第四步注射到齿线上方痔底部黏膜下层。第一步和第四步用1%普鲁卡因注射液稀释本品原液,使成1:1。第二步和第三步用1%普鲁卡因注射液稀释本品原液,使成2:1。根据痔的大小,每个内痔注入6~13ml,总量20~40ml。

功能与主治:收敛,止血。用于内痔出血,各期内痔,静脉曲张性混合痔。

注意事项:内痔嵌顿发炎、皮赘性外痔禁用。

品名:痔疮片

剂型与规格:片剂:每片0.3g。

用法与用量:口服,每次4~5片,每日3次。

功能与主治:清热解毒,凉血止痛,祛风消肿。用于各种痔疮、肛裂、大便秘结。

品名:麝香痔疮栓

剂型与规格:栓剂:每枚相当于原药材0.33g。

用法与用量:早晚或大便后塞于肛门内,每次1枚,每日2次,或遵医嘱。

功能与主治:清热通便,消肿止痛,止血生肌。用于各类痔疮和肛裂。

二、温经理气活血剂

品名:愈伤灵胶囊

剂型与规格:胶囊剂:每粒0.3g。

用法与用量:口服,每次4~5粒,每日3次。

功能与主治:活血散瘀,消肿止痛。用于跌打挫伤、筋骨瘀血肿痛,亦可用于骨折的辅助治疗。

注意事项:孕妇禁用。

品名:茴香橘核丸

剂型与规格:水丸:每100丸6g。

用法与用量:口服,每次6~9g,每日2次。

功能与主治:散寒行气,消肿止痛。用于寒疝,睾丸肿痛。

品名:小金丸

剂型与规格:水丸:每丸0.6g。

用法与用量:打碎后口服,每次2~5丸,每日2次,小儿酌减。

功能与主治:散结消肿,化瘀止痛。用于阴疽初起,皮色不变,肿硬作痛,多发性脓肿,瘿瘤,瘰疬,乳岩,乳癖。

注意事项:孕妇禁用。

第二十章　妇科用药

一、理　血　剂

1. 理气养血剂

品名:妇科千金片(胶囊)

剂型与规格:片剂:糖衣片;胶囊剂:每粒 0.4g。

用法与用量:口服,片剂:每次 6 片;胶囊剂:每次 2 粒;每日 3 次,温开水送下。

功能与主治:清热除湿,补益气血。用于带下病,湿热下注症,气血不足症,盆腔炎,子宫内膜炎,宫颈炎。

注意事项:孕妇禁用;忌食辛辣。

品名:八珍益母丸

剂型与规格:大蜜丸:每丸 9g;小蜜丸:每瓶 60g;水蜜丸:每袋 15g。

用法与用量:口服,大蜜丸:每次 1 丸;小蜜丸:每次 9g;水蜜丸:每次 6g;每日 2 次。

功能与主治:补气血,调月经。用于妇女气血两亏所致之体弱无力,月经不调,行经腹痛,白带过多,腰酸体倦,不思饮食。

注意事项:孕妇慎用。

品名:妇科十味片

剂型与规格:片剂:每片 0.3g。

用法与用量:口服,每次 4 片,每日 3 次。

功能与主治:舒肝理气,养血调经。用于肝郁血虚、月经不调、行经腹痛、闭经等证。

品名:妇女痛经丸

剂型与规格:水丸:每10粒1.8g。

用法与用量:口服,每次50粒,每日2次。

功能与主治:活血,调经,止痛。用于血凝滞、小腹胀疼、经期腹痛。

注意事项:孕妇禁用。

品名:七制香附丸

剂型与规格:大蜜丸:每丸9g;水丸:每袋6g、10g、18g、30g。

用法与用量:口服,大蜜丸:每次1丸;水丸:每次6g;每日2次,温黄酒或温开水送服。

功能与主治:舒郁和肝,补血和血,调经理气。用于妇女阴虚肝热、气血凝滞所致之胸闷肋胀、体倦食少、月经不调、赤白带下、行经腹痛、烦躁头昏。

注意事项:忌忧思气恼。

2. 活血化瘀剂

品名:乳癖消片

剂型与规格:片剂:0.67g。

用法与用量:口服,每次5~6片,每日3次。

功能与主治:软坚散结,活血消痈,清热解毒。用于乳癖结块、乳痈初起、乳腺囊性增生病及乳腺炎前期。

注意事项:孕妇慎用。

品名:大黄䗪虫丸

剂型与规格:水丸:每10丸0.72g。

用法与用量:口服,每次3g,每日2~3次。

功能与主治:活血破瘀,通经消痞。用于瘀血内停、腹部肿块、肌肤甲错、目眶黯黑、潮热羸瘦、经闭不行、慢性乙型活动性肝炎。

注意事项:皮肤过敏者停服;孕妇禁用。

品名:桂枝茯苓胶囊

剂型与规格:胶囊剂:每粒0.31g。

用法与用量:口服,每次3粒,每日3次,饭后服,经期停服,疗程3个月,或遵医嘱。

功能与主治:活血化瘀,缓消症块。用于妇女血瘀所致下腹宿有症块,月经量多或漏下不止,血色紫暗,多血块,小腹隐痛或腹痛拒按,舌暗有瘀斑,脉涩或细。

不良反应:偶见药后胃脘不适,隐痛,停药后可自行消失。

注意事项:孕妇禁用。

品名:生化丸

剂型与规格:大蜜丸:每丸9g。

用法与用量:口服,每次1丸,每日3次。

功能与主治:养血祛瘀。用于产后受寒恶露不行或行而不畅,夹有血块,小腹冷痛。

品名:益母草膏(颗粒)

剂型与规格:浸膏剂:每瓶63g、126g;颗粒剂:每袋15g。

用法和剂量:口服,膏滋剂:每次10~15g;颗粒剂:每次15g;每日2次。

功能与主治:养血调经,化瘀生新。适用于由气血不和引起的月经量少,月经错后,行经腹痛,产后血瘀,痛经闭经等。

注意事项:孕妇禁用。

品名:益母草流浸膏

剂型与规格:流浸膏剂:每瓶100ml。

用法与用量:口服,每次5~10ml,每日3次。

功能与主治:子宫收缩药。用于调经及产后子宫出血,子宫复原不全等。

注意事项:孕妇禁用。

品名:新生化颗粒

剂型与规格:颗粒剂:每袋6g。

用法与用量:热水冲服,每次12g,每日2~3次。

功能与主治:活血,祛瘀,止痛。用于产后恶露不行,少腹疼痛,也可以用于上节育环后引起的阴道流血,月经过多。

二、清热剂

品名:宫血宁胶囊

剂型与规格:胶囊剂:每粒0.13g。

用法与用量:口服,每次1~2粒,每日3次。在月经期或子宫出血期服用。

功能与主治:凉血,收涩止血。用于崩漏下血,月经过多,产后或流产后宫缩不良出血及子宫功能性出血属血热妄行证者。

品名:白带丸

剂型与规格:水丸:60g/瓶。

用法与用量:口服,每次6g,每日2次。

功能与主治:清湿热,止带下。用于湿热下注,赤白带下。

品名:保妇康栓

剂型与规格:栓剂:每枚1.74g。

用法与用量:阴道用药,每晚一枚,将栓剂塞入阴道深部。

功能与主治:行气破瘀,生肌,止痛,用于真菌性阴道炎,老年性阴道炎,宫颈糜烂。

注意事项:栓剂变软,切勿挤压,可在用药前放入冰箱内或冷水中冷冻5~10分钟,即可使用,外形改变不影响疗效。

品名:妇乐颗粒

剂型与规格:颗粒剂:每袋6g(相当于原药材27.7g)。

用法与用量:冲服,每次12g,每日2次。

功能与主治:清热凉血,消肿止痛。用于盆腔炎、附件炎、子宫内膜炎等引起的带下、腹痛。

注意事项:孕妇慎用。

品名:妇炎平胶囊

剂型与规格:胶囊剂:每粒0.28g。

用法与用量:外用,每次2粒,每日1次,置胶囊剂于阴道内。

功能与主治:清热解毒,燥湿止带,杀虫止痒。用于湿热下注,带脉失约,赤白带下,阴痒阴肿,以及滴虫、真菌、细菌引起的阴道炎、外阴炎等。

注意事项:孕妇慎用;月经期至经净3天内停用;切忌内服。

品名:金刚藤糖浆(胶囊)

剂型与规格:糖浆剂:每瓶100ml;胶囊剂:每粒0.5g。

用法与用量:口服,糖浆剂:每次20ml;胶囊剂:每次4粒;每日3次。

功能与主治:清热解毒,消肿散结。用于附件炎和附件炎性包块及妇科多种炎症。

注意事项:孕妇禁用。

品名:金鸡片

剂型与规格:片剂:每片含干膏0.247g。

用法与用量:口服,每次6片,每日3次。10天为一疗程,必要时可连续服2~3个疗程。

功能与主治:清热解毒,健脾除湿,通络活血。用于湿热下注引起的附件炎,子宫内膜炎,盆腔炎等症。

注意事项:孕妇慎用。

品名:妇炎净胶囊

剂型与规格:胶囊剂:每粒0.4g。

用法与用量:口服,每次3粒,每日3次。

功能与主治:清热祛湿,行气止痛。用于湿热带下,月经不调,痛经,附件炎,盆腔炎,子宫内膜炎。

注意事项:孕妇慎用。

品名:花红片

剂型与规格:片剂:每片0.29g。

用法与用量:口服,每次4~5片,每日3次,七天为一疗程,必要时可连服2~3疗程,每疗程之间休息3天。

功能与主治:清热利湿,祛瘀止痛。用于湿热型的妇女带下,月经不调,痛经,子宫内膜炎,附件炎,盆腔炎。

品名:抗宫炎片(颗粒)

剂型与规格:片剂:每片含干浸膏0.375g;颗粒剂:每袋10g。

用法与用量:口服,片剂:每次4片;颗粒剂:每次10g;每日3次。

功能与主治:清湿热,止带下。用于因慢性宫颈炎引起的湿热下注,赤白带下,宫颈糜烂,出血等症。

不良反应:偶见头晕及轻度消化道反应。

注意事项:孕妇禁用。

品名:黄藤素片

剂型与规格:薄膜衣片:每片0.1g。

用法与用量:口服,每次2~4片,每日3次。

功能与主治:清热解毒。用于妇科炎症,菌痢,肠炎,呼吸道及泌尿道感染,外科感染,眼结膜炎。

注意事项:孕妇禁用。

品名:妇炎康片

剂型与规格:片剂:每片0.25g。

用法与用量:口服,每次6片,每日3次。

功能与主治:清热解毒,除湿止带。用于湿热带下,症见量多色黄。

注意事项:孕妇禁用;经期、哺乳期慎用;糖尿病,带下伴血性分泌物,或伴有尿频、尿急、尿痛者慎用;月经过多者不宜服用;忌食辛辣、生冷、油腻食物。

品名:舒康凝胶剂

剂型与规格:凝胶剂:每瓶5g。

用法与用量:外用。每次5g,每日1次,睡前将舒康凝胶剂瓶颈插入阴道,用手指挤压瓶体,将药液挤入阴道深处。七天为一疗程。

功能与主治:解毒祛湿,杀虫止痒。用于湿热下注之阴痒、带下,症见:阴部瘙痒,带下量多。

注意事项:孕妇禁用;阴道出血期间禁用;带下量多,气臭或伴少量血性分泌物者及阴道急性炎症或溃破者慎用;忌食辛辣食物。

品名:康妇消炎栓

剂型与规格:栓剂:每粒2.8g。

用法与用量:直肠给药,每次1粒,每日1~2次。

功能与主治:清热解毒,利湿散结,杀虫止痒。用于湿热,湿毒所致的腰痛,小腹痛,带下病,阴痒,阴蚀。

品名:复方沙棘籽油栓

剂型与规格:栓剂:每粒2.7g。

用法与用量:阴道给药,每晚1粒,每日或隔日1次,6次为一疗程。月经干净后开始用药,洗净外阴部,将栓剂塞入阴道深处。

功能与主治:清热燥湿、消肿止痛、杀虫止痒、活血生肌。用于湿热下注所致宫颈糜烂。

注意事项:孕妇慎用;治疗期间避免房事;月经期不宜用药。

品名:复方莪术油栓

剂型与规格:栓剂:每粒含硝酸益康唑50mg、莪术油0.21ml。

用法与用量:阴道给药,每次1粒,每日1次。于睡前放入阴道深处。

功能与主治:清热解毒,杀虫止痒。用于念珠菌性外阴阴道炎,老年性阴道炎。

注意事项:妊娠3个月内妇女及哺乳期妇女禁用。

品名:日舒安洗液

剂型与规格:洗剂:每瓶150ml。

用法与用量:外用,用时振摇。每晚睡前以本品适量,加10倍量温开水稀释坐浴5分钟。

功能与主治:清热燥湿止痒。用于妇女外阴瘙痒。

注意事项:经期、孕期妇女禁用。

品名:洁尔阴洗液

剂型与规格:洗剂:每瓶60ml、120ml、220ml、350ml。

用法与用量:外用,外阴、阴道炎:10%洗液,冲洗阴道,每日1次,7天为一疗程;接触性皮炎、湿疹:3%洗液湿敷患处,皮损轻者每日2~3次,7天为一疗程。

功能与主治:清热燥湿,杀虫止痒。用于妇女湿热带下。也用于真菌性、滴虫性阴道炎,湿疹(湿热型),接触性皮炎(热毒夹湿型),体股癣(风湿热型)。

注意事项:外阴、肛门等处勿直接用原液涂擦;经期、孕期妇女禁用;皮肤破溃处禁用;治疗期间避免房事;忌食辛辣、生冷、油腻食物。

三、扶　正　剂

品名:孕康口服液(糖浆)

剂型与规格:口服液:每瓶 20ml、100ml;糖浆剂:每瓶 180ml。

用法与用量:早、中、晚空腹口服,每次 20ml,每日 3 次,2 周为一疗程。

功能与主治:健脾固肾,养血安胎。用于肾虚型和气血虚弱型先兆流产和习惯性流产。

注意事项:忌食辛辣刺激性食物;避免剧烈运动及重体力劳动;凡因难免流产、异位妊娠、葡萄胎等非本品适应范围。

品名:乳康片

剂型与规格:片剂:0. 35g。

用法与用量:口服,每次 2 ~ 3 片,每日 2 次,饭后服用,20 天为一个疗程。间隔 5 ~ 7 天,继续第二个疗程,亦可连续服药。

功能与主治:疏肝解郁,理气止痛,活血破瘀,消积化痰,软坚散结,补气健脾。用于乳腺增生病。

注意事项:孕妇慎用(前三个月内禁用);女性患者宜于月经来潮前 10 ~ 15 日开始服用。

品名:乌鸡白凤丸

剂型与规格:大蜜丸:每丸 9g;水蜜丸:每丸 6g。

用法与用量:口服,大蜜丸:每次 1 丸;水蜜丸:每次 6g;每日 2 次,温黄酒或温开水送服。

功能与主治:补气养血,调经。用于腹痛,崩漏带下,少腹冷痛,体弱乏力,腰酸腿软,产后虚弱,阴虚盗汗。

品名:安坤赞育丸

剂型与规格:大蜜丸:每丸 9g。

用法与用量:口服,每次 1 丸,每日 2 次。

功能与主治:补气养血,调经止带。用于气血两亏、肝肾不足、形瘦虚羸、神倦体疲、面黄水肿、心悸失眠、腰酸腿软、午后低烧、骨蒸潮热、月经不调、崩漏带下、产后虚弱、瘀血腹痛、大便溏泻。

注意事项:孕妇遵医嘱服用。

品名:产复康颗粒

剂型与规格:颗粒剂:每袋10g。

用法与用量:冲服,每次20g,每日3次,5~7天为一疗程;产褥期可长期服用。

功能与主治:补气养血,排瘀生新。用于产后出血过多,气血俱亏,腰腿酸软,倦怠无力等。

品名:更年安片

剂型与规格:片剂:每片0.3g。

用法与用量:口服,每次6片,每日2~3次。

功能与主治:滋阴清热,除烦安神。用于更年期出现的潮热汗出,眩晕,耳鸣,失眠,烦躁不安,血压不稳等症。

品名:女金丸

剂型与规格:大蜜丸:每丸9g。

用法与用量:口服,每次1丸,每日2次。

功能与主治:调经养血,理气止痛。用于营血不足,气滞血瘀所致的月经不调,痛经,小腹胀痛,腰腿酸痛。

注意事项:孕妇慎用。

品名:女金丹丸

剂型与规格:水蜜丸:每10丸重0.5g。

用法与用量:口服,每次5g,每日2次。

功能与主治:补肾养血,调经止带,用于肾亏血虚引起的月经不调,带下量多,腰腿酸软,小腹疼痛。

注意事项:肾功能不全、造血系统疾病患者和孕妇、哺乳期妇女禁用;感冒患者禁用;本品含朱砂,不宜长期服用。

品名:妇科调经颗粒

剂型与规格:颗粒剂:每袋14g。

用法与用量:开水冲服,每次14g,每日3次。

功能与主治:养血,调经,止痛。用于月经量少、后错,经期腹痛。

注意事项:孕妇、糖尿病患者禁用;忌食生冷食物;治疗痛经,宜在经期前3~5天开始服药,连服一周。

品名:复方乌鸡口服液

剂型与规格:口服液:每支10ml。

用法与用量:口服,每次10ml,每日2次。月经不调:月经干净后服用,12日为一疗程,可连用3个疗程。带下病:10日为一个疗程,可连服一个月。

功能与主治:补气血,益肝肾。用于气血两虚或肝肾两虚的月经不调;脾虚或肾虚带下。

注意事项:少食辛辣生冷食物;属湿热等实症者慎用。

第二十一章 眼科用药

一、清 热 剂

品名:明目上清片

剂型与规格:片剂:0.6g。

用法与用量:口服,每次4片,每日2次。

功能与主治:热散风,明目止痛。用于暴发火眼,红肿作痛,头晕目眩,眼边刺痒,大便燥结,小便赤黄。

注意事项:孕妇及白内障患者禁用;忌辛辣厚味。

品名:拨云退翳丸

剂型与规格:大蜜丸:每丸9g。

用法与用量:口服,每次1丸,每日2次。

功能与主治:散风明目,消障退翳。用于目翳外障,视物不清,隐痛流泪。

注意事项:忌食辛辣食物。

品名:黄连羊肝丸

剂型与规格:大蜜丸:每丸9g。

用法与用量:口服,每次1丸,每日1~2次。

功能与主治:泻火明目。用于肝火旺盛、目赤肿痛、视物昏暗、羞明流泪、胬肉攀睛。

品名:马应龙八宝眼膏

剂型与规格:眼膏剂:每支2g。

用法与用量:点入眼睑内,每次适量,每日2~3次。

功能与主治:退赤,去翳。用于眼睛红肿痛痒、流泪、沙眼、眼睑红烂等。

二、扶 正 剂

品名:明目地黄丸

剂型与规格:大蜜丸:每丸9g。

用法和剂量:口服,每次服1丸,每日2次,温开水送服。

功能与主治:滋肾养肝,祛风明目。用于肝肾阴虚引起的目涩怕光、视物模糊、迎风流泪、内障云翳、夜盲。

注意事项:勿用于风热目疾如目赤羞明。

品名:石斛夜光丸

剂型与规格:大蜜丸:每丸6g。

用法与用量:口服,每次6g,每日2次。

功能与主治:滋阴补肾,清肝明目。用于肝肾两亏、阴虚火旺、内障目暗、视物昏花。

品名:珍珠明目滴眼液

剂型与规格:滴眼液:每瓶15ml。

用法与用量:滴入眼睑内,每次1~2滴,每日3~5次。

功能与主治:清热泻火,养肝明目,用于视力疲劳症和慢性结膜炎。

不良反应:药物滴入有沙涩磨痛、流泪频频者停用。用药后有眼痒、眼睑皮肤潮红、结膜水肿者停用。

注意事项:药品性状发生改变时禁止使用。

品名:石斛明目丸

剂型与规格:水丸:每100粒12g。

用法与用量:口服,每次6g,每日2次。

功能与主治:平肝清热,滋肾明目。用于肝肾两亏、虚火上升引起的瞳孔散大,夜盲昏花,视物不清,内障抽痛,头目眩晕,精神疲倦。

注意事项:忌食辛辣食物。

品名:障眼明片

剂型与规格:片剂:0.21g。

用法与用量:口服,每次4片,每日3次。

用于:补益肝肾,退翳明目,用于初期及中期老年性白内障。

品名:障翳散

剂型与规格:散剂:每瓶0.3g。

用法与用量:外用,临用时,将本品倒入滴眼用溶剂瓶中,摇匀后滴入眼睑内,每次2~3滴,每日3~4次,或遵医嘱。

功能与主治:行滞祛瘀,退障消翳。用于老年性白内障及角膜翳。

第二十二章　耳鼻喉科用药

一、耳病用剂

品名:滴耳油

剂型与规格:溶液剂:每瓶 3g。

用法与用量:滴耳用,先擦净脓水,每次 2~3 滴,每日 3~5 次。

功能与主治:清热解毒,消肿止痛。用于肝经湿热上攻,耳鸣耳聋,耳内生疮,肿痛刺痒,破流脓水,久不收敛。

品名:耳聋左慈丸

剂型与规格:大蜜丸:每丸 9g。

用法及剂量:口服,每次 1 丸,每日 2 次,温开水送下。

功能与主治:滋肾养阴,平胆清热。用于肝肾阴亏、浮阳上越所致的耳鸣耳聋症,肝肾阴虚所致视力模糊等症以及腰膝酸软无力等。

二、鼻病用剂

品名:鼻炎康片

剂型与规格:片剂:每片重 0.37g(含马来酸氯苯那敏 1mg)。

用法与用量:口服,每次 4 片,每日 3 次。

功能与主治:清热解毒,宣肺通窍,消肿止痛。用于急慢性鼻炎、过敏性鼻炎等。

注意事项:用药期间不宜驾驶车辆、管理机器及高空作业等。

品名:藿胆丸

剂型与规格:水丸:每瓶 36g。

用法与用量:口服,每次 3 ~6g,每日 2 次。

功能与主治:清热化浊,宣通鼻窍。用于风寒化热、胆火上攻引起的鼻塞欠通,鼻渊头痛。

品名:鼻窦炎口服液

剂型与规格:口服液:每支 10ml。

用法与用量:口服,每次 10ml,每日 3 次(临床推荐:20 天为一疗程,一般 1 ~2 个疗程,必要时可延长至 3 个疗程)。

功能与主治:疏散风热,清热利湿,宣通鼻窍。本品用于风热犯肺、湿热内蕴所致的适用于因感冒引起的鼻塞不通,流黄稠涕,急慢性鼻炎,鼻窦炎见上述证候者。

品名:鼻咽清毒颗粒

剂型与规格:颗粒剂:每袋 10g。

用法与用量:冲服,每次 20g,每日 2 次,30 天为一疗程。

功能与主治:清热解毒,消炎散结。用于鼻咽部慢性炎症,咽喉肿痛以及鼻咽癌放射治疗后分泌物增多。

品名:鼻炎片

剂型与规格:糖衣片:素片 0. 4g。

用法和剂量:口服,每次 3 ~4 片,每日 3 次,饭后温开水送服。小儿酌减或遵医嘱。

功能与主治:疏风解表。用于风热之邪壅于鼻窍,鼻孔肿痛,鼻流浊涕,不闻香臭,舌尖红苔薄黄,脉浮数。也用于急、慢性鼻炎及鼻窦炎。

注意事项:忌食辛辣食物。

品名:鼻炎糖浆

剂型与规格:糖浆剂:每瓶 100ml。

用法与用量:口服,每次 20ml,每日 3 次。

功能与主治:清热解毒,消肿通窍。用于急慢性鼻炎。

品名:鼻渊舒口服液

剂型与规格：口服液：每支10ml。

用法与用量：口服，每次10ml，每日2~3次，7日为一疗程。

功能与主治：清热解毒，疏风排脓，通鼻窍。用于鼻窦炎、慢性鼻炎。

品名：滴通鼻炎水

剂型与规格：滴鼻液：每支10ml。

用法与用量：外用滴鼻，每次2~3滴，每日3~4次。

功能与主治：祛风清热，宣肺通窍。用于伤风鼻塞、鼻窒（慢性鼻炎）、鼻衄（过敏性鼻炎）、鼻渊（鼻窦炎）等病。

品名：千柏鼻炎片

剂型与规格：片剂：0.35g。

用法与用量：口服，每次3~4片，每日3次。

功能与主治：清热解毒，活血祛风。用于急慢性鼻炎、鼻窦炎、咽炎。

品名：辛芩颗粒

剂型与规格：颗粒剂：每袋20g。

用法与用量：冲服，每次20g，每日2~3次，20天为一个疗程。

功能与主治：益气固表，祛风通窍。用于肺气不足风邪外袭所致的鼻痒喷嚏流清涕易感冒过敏性鼻炎见上述证候者。

三、咽喉病用剂

品名：金嗓利咽丸

剂型与规格：大蜜丸：每丸9g；水蜜丸：每10粒1g。

用法与用量：口服，大蜜丸：每次1~2丸；水蜜丸：每次60~120粒；每日2次。

功能与主治：燥湿化痰，疏肝理气。用于咽部不适、咽部异物感、声带肥厚等属于痰湿内阻、肝郁气滞型者。

品名：金嗓散结丸

剂型与规格：大蜜丸：每丸9g；水蜜丸：每10粒1g。

用法与用量：口服，大蜜丸：每次1~2丸；水蜜丸：每次60~120粒；每日2次。

功能与主治:清热解毒,活血化瘀,利湿化痰。用于热毒蓄结、气滞血瘀而形成的慢喉,及由此而引起的声音嘶哑等症。

品名:黄氏响声丸

剂型与规格:炭衣浓缩丸:每丸0.1g;糖衣丸:400丸/瓶。

用法与用量:口服,炭衣丸:每次8丸;糖衣丸:每次20粒;每日3次,饭后服用,儿童减半。

功能与主治:利咽开音,清热化痰,消肿止痛。用于喉部急、慢性炎症引起的声音嘶哑,早期声带小结,缩小声带息肉。

注意事项:胃寒便溏者慎用;外感风寒、风热引起的嘶哑禁用。

品名:六神丸

剂型与规格:水丸:每1000粒3.125g。

用法与用量:口服,每次10粒,每日3次,温开水吞服。1岁患儿每服1粒,2岁患儿每服2粒,3岁患儿每服3~4粒,4~8岁患儿每服5~6粒,9~10岁患儿每服8~9粒。外用,取丸数粒,用冷开水或米醋少许化散,敷搽皮肤红肿四周,每日数次常保潮润,直至肿退为止。

功能与主治:清凉解毒,消炎止痛。用于烂喉丹痧,咽喉肿痛,喉风喉痈,单双乳蛾,小儿热疖,痈疡疔疮,乳痈发背,无名肿痛。

注意事项:孕妇禁用;外用时如皮肤红肿已将出脓或已穿烂,切勿再敷。

品名:齿痛冰硼散

剂型与规格:散剂:每瓶3g。

用法与用量:吹敷患处,每次少量,每日数次。

功能与主治:散郁火,止牙痛。用于火热内闭引起的牙龈肿痛,口舌生疮。

注意事项:不可内服;忌食辛辣食物。

品名:桂林西瓜霜

剂型与规格:散剂:每瓶2.5g。

用法与用量:外用,喷、吹或敷于患处,每次适量,每日数次,重症者兼服,每次1~2g,每日3次。

功能与主治：清热解毒，消肿止痛。用于咽喉肿痛，口舌生疮，牙龈肿痛或出血，乳蛾口疮，小儿鹅口疮及轻度烫火伤与创伤出血，急、慢性咽喉炎，扁桃体炎，口腔炎，口腔溃疡见上述证候者。

注意事项：孕妇及哺乳期妇女禁用；用药期间忌烟酒、辛辣、鱼腥食物。

品名：清咽滴丸

剂型与规格：滴丸：每丸20mg。

用法与用量：含服，每次4～6粒（1～2粒含服），每日3次。

功能与主治：疏风清热，解毒利咽。用于风热喉痹，症见咽痛、咽干、口渴，或微恶风，发热，咽部红肿，舌边尖红，苔薄白或薄黄，脉浮数或滑数。

不良反应：噙化时，偶有口麻感，停用后即可消除。

注意事项：孕妇慎用。

品名：清咽润喉丸

剂型与规格：水蜜丸：每丸3g。

用法与用量：吞服或含化，每次2丸，每日2次。

功能与主治：清热利咽，消肿止痛。用于风热内蕴，肿胃热盛，胸膈不利，口渴心烦，咳嗽多痰，咽喉肿痛，失音声哑。

注意事项：忌食辛辣食物。

品名：金嗓清音丸

剂型与规格：大蜜丸：每丸9g；水蜜丸：每10粒1g。

用法与用量：口服，大蜜丸：每次1～2丸；水蜜丸：60～120粒；每日2次。

功能与主治：养阴清肺，化痰利咽。用于阴虚肺热而致的咽喉肿痛，慢性咽炎，喉炎。

第二十三章 骨伤科用药

一、活血化瘀剂

品名:独一味胶囊

剂型与规格:胶囊剂:每粒 0.3g。

用法与用量:口服,每次 3 粒,每日 3 次。疗程一周,或必要时服。

功能与主治:活血止痛。用于跌打损伤,筋骨扭伤,风湿痹痛;软组织、关节及腰挫伤,骨折外伤,风湿性关节炎等引起的疼痛。

注意事项:孕妇慎用。

品名:跌打丸

剂型与规格:大蜜丸:每丸 9g。

用法与用量:口服,每次 1 丸,每日 2 次。

功能与主治:活血化瘀,消肿止痛。用于跌打损伤、闪腰岔气、瘀血肿痛。

品名:三七伤药片(胶囊)

剂型与规格:片剂:0.3g;胶囊剂:每粒 0.25g。

用法与用量:口服,片剂:每次 3 片;胶囊剂:每次 3 粒;每日 3 次,或遵医嘱。

功能与主治:舒筋活血,散瘀止痛。用于急慢性挫伤、扭伤、关节痛、神经痛、跌打损伤。

注意事项:本品药性强烈,应按规定量服用;孕妇禁用;有心血管疾病患者慎用。

品名:痛血康胶囊

剂型与规格：胶囊剂：每粒 0.2g（每盒配装保险子 1 粒）。

用法与用量：口服：每次 0.2g，每日 3 次，儿童酌减。外用：跌打损伤者取内容物适量，用 75% 乙醇调敷患处，每日 1 次。创伤出血者取药粉适量，直接撒患处。凡跌打损伤疼痛难忍时，可先服保险子胶囊 1 粒。

功能与主治：止血镇痛，活血化瘀。用于跌打损伤，外伤出血，以及胃、十二指肠溃疡、炎症引起的轻度出血。

注意事项：心、肝、肾功能有严重损伤者不可内服；服药期间忌食蚕豆、鱼类及酸冷食物。

品名：云南白药（胶囊）

剂型与规格：散剂：每瓶 4g（配装保险子 1 粒）；胶囊剂：每粒 0.25g（每盒配装保险子 2 粒）。

用法与用量：口服，每次 0.25～0.5g，每日 4 次。2～5 岁患儿按 1/4 剂量服用；5～12 岁患儿按 1/2 剂量服用。凡遇较重的跌打损伤可先服保险子 1 粒，轻伤及其他病症不必服。刀、枪、跌打诸伤，无论轻重，出血者用温开水送服；瘀血肿痛与未流血者用酒送服；妇科各症，用酒送服；但月经过多、红崩，用温开水送服。毒疮初起，服 0.25g，另取药粉用酒调匀，敷患处，如已化脓，只需内服。其他内出血各症均可内服。

功能与主治：化瘀止血，活血止痛，解毒消肿，用于跌打损伤、瘀血肿痛、吐血、咳血、便血、崩漏下血、疮疡肿毒及软组织挫伤、闭合性骨折、支气管扩张及肺结核咳血、溃疡病出血，以及皮肤感染性疾病。

不良反应：偶有过敏反应。

禁忌：孕妇禁用；过敏体质者禁用。

品名：云南白药酊（气雾剂）

剂型与规格：酊剂：每瓶 30ml、50ml、100ml；气雾剂：每瓶 85g、60g。

用法与用量：口服，每次 3～5ml，每日 3 次，极量每次 10ml。外用，取适量擦揉患处，每次 3 分钟左右，每日 3～5 次。气雾剂：外用，喷于伤患处，每日 3～5 次。

功能与主治：活血散瘀，消肿止痛。用于跌打损伤、风湿麻木、筋骨及关节疼痛、肌肉酸痛、冻伤、蚊虫叮咬。

注意事项：孕妇禁用；酒精过敏者禁用；忌食蚕豆、鱼类、酸冷食物。

品名：回生第一散

剂型与规格:散剂:每瓶1g。

用法与用量:口服,每次1g,每日2~3次。用温黄酒或温开水送服。

功能与主治:活血散瘀,消肿止痛。用于跌打损伤、闪腰岔气、伤筋动骨、皮肤青肿、血瘀疼痛。

注意事项:孕妇禁用。

品名:七厘胶囊

剂型与规格:胶囊剂:每粒0.5g。

用法与用量:口服,每次2~3粒,每日1~3次。

功能与主治:化瘀消肿,止痛止血。用于跌打损伤、血瘀疼痛、外伤出血。

注意事项:孕妇禁用。

品名:接骨七厘片

剂型与规格:片剂:每片相当于原药材量0.3g。

用法与用量:口服,每次5片,每日2次,黄酒送下。

功能与主治:活血化瘀,接骨止痛。用于跌打损伤、续筋接骨、血瘀疼痛。

注意事项:孕妇禁用。

品名:伤科接骨片

剂型与规格:片剂:每片0.36g。

用法与用量:口服,每次4片;10~14岁儿童每次3片;每日3次,以温开水或黄酒送服。

功能与主治:活血化瘀,消肿止痛,舒筋壮骨。用于跌打损伤、闪腰岔气、伤筋动骨、瘀血肿痛、损伤红肿等症。对骨折患者需经复位后配合使用。

注意事项:本品不可随意增加服量;孕妇禁用;10岁以下儿童禁服。

品名:中华跌打丸

剂型与规格:大蜜丸:每丸6g。

用法与用量:口服,每次1丸,每日2次。小孩及体虚者减半。外用,将丸研细,外敷患处。

功能与主治:消肿止痛,舒筋活络,止血生肌,活血祛瘀。用于挫伤出血、风湿瘀痛。

注意事项:孕妇禁用。

二、活血通络剂

品名:活血止痛散

剂型与规格:散剂:每瓶3g、4.5g;每袋1.5g。

用法与用量:口服,每次1.5g,每日2次,用温黄酒或温开水送服。

功能与主治:活血散瘀,消肿止痛。用于跌打损伤、瘀血肿痛。

注意事项:孕妇禁用;本品对胃有一定的刺激性,故应饭后服用,且服用时间不宜太久;慢性胃病者慎用。

品名:舒筋活血片

剂型与规格:片剂:0.44g。

用法与用量:口服,每次5片,每日3次。

功能与主治:舒筋活络,活血散瘀。用于筋骨疼痛、肢体拘挛、腰背酸痛、跌打损伤。

注意事项:孕妇禁用。

品名:活血止痛胶囊

剂型与规格:胶囊剂:每粒0.25g。

用法与用量:口服,每次4粒,每日3次,用温酒或温开水送服。

功能与主治:活血散瘀,消肿止痛。用于跌打损伤,瘀血肿痛。

注意事项:孕妇及6岁以下儿童禁用;肝肾功能异常者禁用。

品名:舒筋活血丸

剂型与规格:大蜜丸:每丸6g(含药量约2.5g)。

用法与用量:口服,每次1丸,每日1~2次。

功能与主治:舒筋通络,活血止痛。用于风寒湿三种邪气引起的痹证,筋骨疼痛,麻木拘挛,腰膝酸痛。

注意事项:孕妇禁用。

品名:腰痹通胶囊

剂型与规格:胶囊剂:每粒0.42g。

用法与用量:口服,每次3粒,每日3次,宜饭后服。

功能与主治:活血化瘀,祛风除湿,行气止痛。用于血瘀气滞、脉络闭阻所致腰痛,症见腰腿疼痛,痛有定处,痛处拒按,腰椎间盘突出症见上述证候者。

品名:瘀血痹颗粒

剂型与规格:颗粒剂:每袋10g。

用法与用量:冲服,每次10g,每日3次。

功能与主治:活血化瘀,通络定痛。用于瘀血阻络的痹证。

品名:特制狗皮膏

剂型与规格:橡胶膏剂:7cm×10cm。

用法与用量:外用,贴于患处。

功能与主治:祛风散寒,舒筋活血,和络止痛。用于风寒湿痹、肩臂腰腿疼痛、肢体麻木、跌打损伤。

注意事项:对橡胶膏过敏,皮肤糜烂及外伤化脓者不宜贴用。

品名:跌打万花油

剂型与规格:溶液剂:每瓶10ml、15ml、25ml。

用法与用量:外搽,外敷适量。

功能与主治:止血止痛,消炎生肌,消肿散瘀,舒筋活络。用于跌打损伤、撞击扭伤、刀伤出血。

品名:骨通贴膏

剂型与规格:橡胶膏剂:7cm×10cm。

用法与用量:外用,贴于患处。贴用前,将患处皮肤洗净;贴用时,将膏布的弹力方向与关节活动方向一致。

功能与主治:祛风散寒,活血通络,消肿止痛。用于寒湿阻络兼血瘀证之局部关节疼痛、肿胀、麻木重着、屈伸不利或活动受限。

注意事项:皮肤过敏者慎用;过敏体质、患处皮肤溃破者及孕妇慎用;每次贴用的时间不宜超过12小时;使用过程中如出现皮肤发红、瘙痒等症状,可适当减少贴用时间;儿童必须在成人的监护下应用。

不良反应:有时出现皮疹、瘙痒;罕见水疱。

品名:正骨水

剂型与规格:酊剂:每瓶12ml、30ml、45ml、88ml。

用法与用量:外用,用药棉蘸药液轻搽患处;重症者用药液湿透药棉敷患处1小时,每日2~3次。

功能与主治:活血祛瘀,舒筋活络,消肿止痛。用于跌打扭伤、各种骨折、脱臼、运动前后搽用、能消除疲劳。

注意事项:忌内服;不能搽入伤口;用药过程中如有瘙痒起疹,暂停使用。

品名:伤湿止痛膏

剂型与规格:橡胶膏剂:7.5cm×10cm。

用法与用量:外用,贴于患处。

功能与主治:祛风湿、活血止痛。用于风湿痛,关节、肌肉痛,扭伤。

注意事项:孕妇慎用。对橡胶膏过敏,皮肤溃烂有渗液者及外伤合并感染化脓者不宜贴用。

品名:麝香壮骨膏

剂型与规格:橡胶膏剂:7cm×10cm。

用法与用量:外用,贴于患处。

功能与主治:镇痛,消炎。用于风湿痛、关节痛、腰痛、神经痛、肌肉酸痛、扭伤、挫伤。

注意事项:孕妇慎用。

品名:伤科万花油

剂型与规格:搽剂:每瓶8ml。

用法与用量:外擦,每日3次;外敷,将药棉蘸油适量敷患处,每日1次。

功能与主治:清热解毒,祛瘀止血,消肿止痛,收敛生肌。用于水火烫伤,跌打损伤,刀伤出血。

三、补益肝肾剂

品名:骨刺片

剂型与规格:糖衣片或薄膜衣片。

用法与用量:口服,每次3片,每日3次,或遵医嘱。

功能与主治:散风邪,祛寒湿,舒筋活血,通络止痛。用于颈椎、胸椎、腰椎、跟骨等骨关节增生性疾病,对风湿、类风湿关节炎有一定疗效。

注意事项:本品含士的宁、乌头碱,不得任意增加服量,不宜长期连续服用;严重心脏病,高血压,肝、肾疾病及孕妇禁用。

品名:颈复康颗粒

剂型与规格:颗粒剂:每袋5g。

用法与用量:冲服,每次1~2袋,每日2次,饭后服用。

功能与主治:活血通络,散风止痛。用于颈椎病引起的脑供血不足、头晕、颈项僵硬、肩背酸痛、手臂麻木等症。

注意事项:孕妇禁用;消化道溃疡,肾性高血压等患者慎用;感冒,发热,鼻咽痛等患者,暂停服此药。

品名:骨刺丸

剂型与规格:大蜜丸:每丸9g。

用法与用量:口服,每次1丸,每日2次。

功能与主治:疏风胜湿,散寒通痹,活血通络,消肿止痛。用于骨质增生、风湿性关节炎、风湿痛属风寒湿痹者。

注意事项:本品含剧毒药,按量服用,不宜多服;关节红肿属热痹,骨刺属肝肾阴虚、精血不足者禁用;孕妇禁用。

品名:骨仙片

剂型与规格:片剂:0.41g(含干浸膏0.28g)。

用法与用量:口服,每次4~6片,每日3次。

功能与主治:填精益髓,壮腰健肾,强壮筋骨,舒筋活络,养血止痛。用于因骨质增生引起的疾患。

注意事项:感冒发热勿服。

品名:抗骨增生片

剂型与规格:片剂:0.3g。

用法与用量:口服,每次4片,每日2次。

功能与主治:补肾,活血,止痛。用于肥大性脊椎炎,颈椎病,跟骨刺,增生性关节炎,大骨节病。

品名:抗骨质增生胶囊(丸)

剂型与规格:胶囊剂:每粒0.35g;大蜜丸:每丸3g。

用法与用量:口服,胶囊剂:每次5粒;小蜜丸:每次3g;大蜜丸:每次1丸;每日3次。

功能与主治:补腰肾,强筋骨,活血,利气,止痛。用于增生性脊椎炎(肥大性胸椎炎,肥大性腰椎炎),颈椎综合征,骨刺。

品名:壮骨伸筋胶囊

剂型与规格:胶囊剂:每粒0.3g。

用法与用量:口服,每次6粒,每日3次,4周为一疗程,或遵医嘱。

功能与主治:补益肝肾,强筋壮骨,活络止痛。用于肝肾两虚,寒湿阻络所致的神经根型颈椎病。

注意事项:本品含洋金花,不宜超量服用;高血压、心脏病慎用;青光眼和孕妇禁服。

第二十四章　皮肤科用药

品名:驱风油

剂型与规格:溶液剂:每瓶 3ml。

用法与用量:外用,涂擦患处。

功能与主治:活血止痛,用于关节痛。

品名:复方青黛丸

剂型与规格:水丸:每袋 6g。

用法与用量:口服,每次 6g,每日 3 次。

功能与主治:清热解毒,消斑化瘀,祛风止痒。用于进行期银屑病,玫瑰糠疹,药疹等。

品名:乌蛇止痒丸

剂型与规格:水丸:每 10 丸 1.25g。

用法与用量:口服,每次 2.5g,每日 3 次。

功能与主治:养血祛风,燥湿止痒。用于皮肤瘙痒,荨麻疹。

品名:癣湿药水(鹅掌风药水)

剂型与规格:溶液剂:每瓶 30ml。

用法与用量:外用,擦于洗净的患处,每日 3~4 次;治疗灰指甲应先除去空松部分,使药易渗入。

功能与主治:祛风除湿,杀虫止痒。用于鹅掌风,灰指甲,湿癣,脚癣。

注意事项:切忌入口,严防触及眼、鼻、口腔等黏膜处。

品名:银屑灵

剂型与规格:煎膏剂:每瓶 100g。

用法与用量:口服,每次33g,每日2次,或遵医嘱。

功能与主治:祛风燥湿,清热解毒,活血化瘀。用于银屑病。

注意事项:忌食刺激性食物,孕妇慎用。

品名:湿毒清胶囊

剂型与规格:胶囊剂:每粒0.5g。

用法与用量:口服,每次3~4粒,每日3次。

功能与主治:养血润燥,化湿解毒,祛风止痒。用于皮肤瘙痒症属血虚湿蕴皮肤证者。

品名:复方土槿皮酊

剂型与规格:酊剂:1ml:187.5mg(总酸量)。

用法与用量:外用,涂患处,每日1~2次。

功能与主治:杀菌,止痒。适用于趾痒,皮肤滋痒,一般癣疾。

注意事项:哺乳期妇女慎用;儿童、孕妇禁用;水疱型、糜烂型手足癣禁用;忌烟酒、辛辣、油腻及腥发食物。

中文药名索引

C

D

E

F

G

J

K

L

M

N

Q

R

S

X

Z

英文药名索引

C

D

E

F

M

N

O

P

S

T